OEUVRES

DE

RUFUS D'ÉPHÈSE,

TEXTE COLLATIONNÉ SUR LES MANUSCRITS,

TRADUIT POUR LA PREMIÈRE FOIS EN FRANÇAIS,

AVEC UNE INTRODUCTION.

PUBLICATION COMMENCÉE

PAR LE Dᴿ CH. DAREMBERG,

CONTINUÉE ET TERMINÉE

PAR CH. ÉMILE RUELLE,

BIBLIOTHÉCAIRE À LA BIBLIOTHÈQUE SAINTE-GENEVIÈVE.

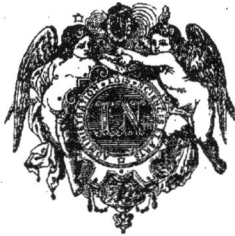

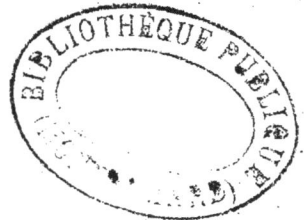

PARIS.

IMPRIMÉ PAR AUTORISATION DU GOUVERNEMENT

A L'IMPRIMERIE NATIONALE.

M DCCC LXXIX.

COLLECTION

DES

MÉDECINS GRECS ET LATINS

PUBLIÉE,

SOUS LES AUSPICES DU MINISTÈRE DE L'INSTRUCTION PUBLIQUE,

CONFORMÉMENT AU PLAN APPROUVÉ PAR L'ACADÉMIE DES INSCRIPTIONS ET BELLES-LETTRES
ET PAR L'ACADÉMIE DE MÉDECINE,

PAR LE D^R CH. DAREMBERG,

PROFESSEUR À LA FACULTÉ DE MÉDECINE DE PARIS,
BIBLIOTHÉCAIRE DE LA BIBLIOTHÈQUE MAZARINE,
BIBLIOTHÉCAIRE HONORAIRE DE L'ACADÉMIE DE MÉDECINE,
MEMBRE CORRESPONDANT DE L'ACADÉMIE ROYALE DES SCIENCES DE MUNICH.

À PARIS,

CHEZ J. B. BAILLIÈRE et FILS,

RUE HAUTEFEUILLE, N° 19;

À LONDRES, chez BAILLIÈRE, TINDALL AND COX;

A MADRID, chez C. BAILLY-BAILLIÈRE, 10, plaza Santa Ana.

PRÉFACE.

M. Ch. Daremberg écrivait en 1851, dans les premières pages des *Œuvres d'Oribase* publiées par lui avec M. Bussemaker : « La publication de Rufus suivra de près celle du premier volume d'Oribase[1]. »

Une série de circonstances dont le détail serait inutile a mis obstacle à la réalisation de cette promesse, soit avant, soit depuis la mort de M. Daremberg, et c'est seulement dans le courant de 1877 qu'il a été possible de songer à terminer la publication de Rufus, poussée par le savant médecin-philologue jusqu'à la page 246 de ce volume. Ce n'est pas à dire que M. Daremberg soit resté entièrement étranger à la préparation de ce qui vient ensuite. Sans considérer ce que son continuateur pourrait gagner ou perdre à ne pas fixer sa part de responsabilité, il nous répugnerait à tous égards de laisser cette question dans le vague.

MM. J.-B. Baillière et fils nous ont mis entre les mains l'*apparatus* de notre regrettable ami, où nous avons trouvé la

---

[1] Dès 1842, L. Ideler annonçait l'intention de commencer le tome III de ses *Scriptores medici minores* par les écrits de Rufus. (T. II, *Præf.*, p. v.) Dans les « Instructions de l'Académie des inscriptions et belles-lettres relatives à la nouvelle mission de M. Daremberg en Allemagne et en Italie, » M. Littré, rédacteur de ces Instructions, s'exprimait ainsi : « Rufus sera aussi un objet tout particulier de l'attention de M. Daremberg, qui, depuis longtemps, amasse les matériaux nécessaires à une nouvelle et complète édition de cet auteur. » (*Arch. des missions scient. et litt.*, t. III, 1853, p. 424.)

majeure partie des textes qui restaient à publier, ainsi que
des collations de manuscrits non encore utilisées. Les traductions françaises de ces textes sont notre œuvre. En l'accomplissant, nous avons eu, le plus souvent, à établir le texte
grec que notre prédécesseur avait simplement transcrit ou
fait transcrire en y joignant des collations. Il n'avait laissé que
des indications très-sommaires sur les manuscrits consultés
par lui ou pour lui. Quant à la notice sur la vie et les œuvres
de Rufus, annoncée dans le cours de la partie qu'il a imprimée lui-même, rien des matériaux qui ont pu être réunis par
ses soins dans cette vue ne figurait parmi ceux de ses papiers
qui nous ont été remis.

Il nous eût été complètement impossible de songer à terminer cette publication, si nous n'avions eu lieu de compter
sur la haute direction et les conseils d'un savant académicien,
l'ami et le maître de M. Daremberg, le traducteur d'Hippocrate. M. É. Littré nous a soutenu et guidé dans cette tâche.
Il a certes plus que nous-même bien mérité de Rufus. Pour
l'économie générale du travail, nous nous sommes, autant
que possible, conformé au «Plan de la collection» exposé
par M. Ch. Daremberg en tête des *Œuvres d'Oribase*, et nous
avons souvent recouru, chemin faisant, aux conseils et aux
indications de M. Ém. Egger, dont l'obligeance n'a d'égale
que son érudition si variée.

I.

RUFUS D'ÉPHÈSE.

Bien que Rufus ait été célèbre dans l'antiquité, on ne sait
rien ou presque rien de sa vie. L'auteur du *Kitâb el-Hokama*,
ouvrage de biographie médicale écrit en arabe, et plus tard
Grégoire Abulfaradje (*Histor. dynast.*, IV, p. 59, édit. Pocock),
l'ont fait contemporain de Platon. Jean Tzetzès le présente

dans ses *Chiliades* (VI, xliv, vers 300) comme ayant été le médecin de la reine Cléopâtre [1]. L'opinion à laquelle s'est arrêtée la critique le place avec Suidas sur la limite du Ier et du IIe siècle de notre ère, au temps de l'empereur Trajan. Galien, né lui-même l'an 131, compte Rufus parmi les νεώτεροι. (*De atra bile*, chap. I.) Il faut noter que Damocrate, qui a écrit sous Tibère, le cite déjà comme une autorité. On a dit que les écrits de ce médecin ne fournissaient aucune donnée sur sa vie. Toutefois, d'après un passage de son traité *De l'interrogatoire des malades* (ci-après, p. 196), il fit un voyage et peut-être même un séjour de quelque durée en Égypte. M. Daremberg exprimait, en 1870, l'opinion que Rufus a résidé à Rome (*Histoire des sciences médicales*, t. I, p. 190); mais nous ignorons sur quelles données.

On peut, en outre, se faire une idée de son caractère moral, de sa valeur scientifique et littéraire. Quoi qu'en ait dit G. Abulfaradje, qui paraît avoir confondu Rufus avec un autre médecin de l'antiquité, Galien se range à l'avis de son devancier plus souvent qu'il ne le réfute. Les écrits de Rufus font voir en lui un esprit généralement droit, inspiré par la philosophie aristotélique, cherchant à donner la raison des faits et des prescriptions. Il distingue avec une grande précision les variétés de chaque maladie, en détaille avec soin le traitement, et ne se départ jamais d'une méthode rigoureuse. M. Daremberg l'a déjà dit ailleurs: d'après Haller, Rufus est le premier qui ait décrit le chiasma des nerfs optiques. Il reconnaissait deux ordres de nerfs, ceux de mouvement et ceux de sentiment. Ackermann (dans la *Bibliothèque grecque* de Fabricius, édit. Harles, t. IV, p. 715) a porté, sur le style de Rufus, ce jugement auquel on souscrira: «Dictione utitur attica, sim-

---

[1] Probablement pour l'avoir confondu avec Dioscoride, dont Suidas a écrit: Κλεοπάτρα συνῆν.

plici, gravi, concisa, et brevitate omni verborum pompa or-
natiore. » Un de ses éditeurs, Clinch, l'avait déjà loué pour la
netteté et la simplicité de son style. (P. XVII.) Frédéric Dübner écrivait à M. Daremberg : «J'ai toujours regardé Rufus
comme un écrivain sérieux, très-bon et fort intéressant, même
pour les ἀνίατροι tels que moi : son style a un *cachet* à lui, ce
que l'on ne peut pas dire d'un grand nombre. » (Lettre inédite du 28 juillet 1859.)

On voit par ses écrits qu'il était à la fois praticien et professeur. Il étudia l'anatomie sur le singe. Il se fit un nom dans
la botanique médicale. Haller a fait ressortir son mérite en
botanique, en anatomie et en thérapeutique[1]. S'il faut en
croire Galien, Rufus connaissait à fond les livres hippocratiques[2]. Il fit faire plus d'un pas à la science et à la pratique.
Ainsi Clinch remarque que, sur la question du contenu des
veines et des artères, la doctrine d'Érasistrate, renversée par
Galien, avait été déjà fortement ébranlée par Rufus d'Éphèse,
qui établissait la présence et du sang et du pneuma dans les
artères aussi bien que dans les veines. (Voir plus loin, p. 183.)
Le même éditeur signale aussi ce fait que Rufus paraît avoir
reconnu, dans la cavité de l'utérus, certains vaisseaux dont la
connaissance avait échappé à ses devanciers. (Voir p. 159.)
Aussi ne faut-il pas s'étonner de voir M. Daremberg, dans son

---

[1] Voir Haller, *Bibl. bot.*, t. I, § 48,
p. 107; *Bibl. anat.*, t. I, § 53, p. 78;
et *Bibl. med. pract.*, t. I, § 53, p. 172.

[2] Galien, *Traité sur ses propres ouvrages*, t. IV, p. 370, ed. Basil. M. Littré
(*OEuvres d'Hippocrate*, t. I, p. 104) a
dit : «Nous ne savons pas au juste
quels sont les écrits hippocratiques que
Rufus avait commentés. Galien, qui
seul nous donne quelques renseignements sur ce sujet, nous prouve, par
les citations qu'il rapporte, que Rufus

avait commenté les *Aphorismes*, le livre
des *Épidémies*, le-Ier livre des *Prorrhétiques*, le traité des *Humeurs*. C'est là
tout ce que nous savons de ses commentaires sur les écrits hippocratiques.
Galien dit que Rufus s'efforçait toujours de conserver les vieilles leçons du
texte. (Gal., t. V, p. 188, edit. Basil.)
On voit, par quelques lignes que Galien
a conservées du *Commentaire* de Rufus
sur le Ier livre *des Prorrhétiques*, que le
médecin d'Éphèse estimait peu les tra-

Histoire des sciences médicales (résumé de ses leçons publié en 1870), s'exprimer ainsi (t. I, p. 10) : « Si l'on avait soigneusement consulté les archives de la médecine, on aurait depuis longtemps trouvé..... dans Rufus, dans Soranus, dans Héliodore et dans Galien, la torsion des artères; dans Hérophile et dans Rufus, toute une théorie des mouvements du pouls, mouvements qu'on apprécie aujourd'hui à l'aide d'instruments ingénieux. »

La sculpture antique ne nous a pas laissé la représentation de la figure de Rufus; mais un manuscrit de Dioscoride remontant au vi° siècle[1], conservé à Vienne et décrit par Lambécius, renferme des dessins reproduits en partie par ce bibliographe (*Biblioth. Cæsar.*, t. II, p. 566), par J. P. Bellori (ad calcem *Illustr. philosophorum, poet., rhetor. rom.*, 1685, in-folio), et par Gronovius (*Thesaurus antiq. græc.*, t. III, tab. CCCC). Deux de ces dessins représentent, l'un, Chiron, Machaon, Pamphile, Xénocrate, Niger, Héraclide (de Tarente?) et Mantias, l'autre, Galien, Cratevas, Apollonius (de Cittium?), Andréas, Dioscoride, Nicandre et Rufus. La ressemblance de notre auteur, bien que le dessin soit treize fois séculaire, n'est guère plus certaine pour nous que celle du centaure-médecin qui commence cette curieuse galerie[2].

Le récent ouvrage d'histoire médicale du docteur Lucien Leclerc[3] renferme les informations suivantes sur la place

---

vaux de Zeuxis : « Zeuxis, dit-il, s'il « faut aussi en faire mention, qui fuit « ordinairement la raison, en donne ici « une preuve, car, rencontrant une er- « reur, il l'a conservée; il veut qu'on in- « terprète (il s'agit d'un passage du « I°ʳ livre *Des Prorrhétiques*) urine cuite « οὖρα πέπονα, comme signifiant urine « purulente et épaisse, chose fâcheuse; « ne sachant pas que la coction des « urines est comptée parmi les phéno-

« mènes les plus utiles. » (Gal., *ibid.*) Rufus voulait qu'on lût *urines rendues avec douleur, οὖρα ἐπίπονα.* »

[1] Si, du moins, est exact le calcul que fait Lambécius sur l'âge de ce précieux manuscrit.

[2] Voir ce que dit M. Littré (*Œuvres complètes d'Hippocrate*, t. I, p. 43) sur la représentation sculpturale du médecin de Cos.

[3] *Histoire de la médecine arabe. Ex-*

occupée par Rufus d'Éphèse dans le mouvement scientifique qui s'est produit chez les Arabes au xi° siècle (t. I, p. 239 et suiv.) :

« Rufus, dit Ebn Abi Ossaïbiah, naquit à Éphèse et fut le premier médecin de son temps[1]. Galien l'a cité et en faisait grand cas. Le *Fihrist* n'est pas plus explicite, et le *Kitâb el-Hokama*, suivi par l'auteur des *Dynasties*, le fait contemporain de Platon, etc. On croit généralement que Rufus vivait au commencement du second siècle. »

Suit la liste des écrits de Rufus donnée par Ebn Abi, dont nous avons tiré parti plus loin (p. xxxvi).

« Si les biographes arabes ne nous fournissent aucun renseignement sur les traductions de Rufus, il n'en est pas moins incontestable que ses ouvrages ont été traduits en arabe. Nous en avons la preuve dans les nombreuses citations que nous rencontrons dans Sérapion, dans Mésué, dans le *Continent* de Rhazès et dans les *Simples* d'Ebn el-Beïthar[2]. »

posé complet des traductions du grec; les sciences en Orient, leur transmission à l'Occident par les traductions latines. Paris, E. Leroux, 1876. 2 vol. gr. in-8°.

[1] Ebn Abi dans un autre endroit appelle notre auteur «le grand Rufus,» comme l'avait fait Oribase (*Euporistes*, I, Préambule).

[2] M. Paul Foucart nous a donné le conseil de compulser l'ouvrage de J. T. Wood (*Discoveries at Ephesus*, etc.), mais nous y avons cherché vainement quelque inscription portant la mention de notre médecin éphésien. Deux textes épigraphiques publiés par Wood méritent toutefois de nous arrêter un instant : 1° (Inscriptions from the great theatre, n° 11) : Μάρκος Αὐρήλιος Ῥουφεῖνος Ἀλεξανδρεὺς καὶ Ἐφέσιος καὶ Ῥόδιος βούλει (sic). Cette inscription nous

a rappelé que le nom de Rufus est quelquefois produit sous la forme *Rufinus*, notamment dans Rhazès. 2° (Inscriptions from tombs, etc., n° 7) : Tombeau et autel élevés à la mémoire d'un Marcus Pomponius Boron, médecin, ami d'Auguste et d'Ulpia Niké, sa femme. Dernières lignes : Τῆς σοροῦ κήδονται τὸ συνέδριον οἱ ἐν Ἐφέσῳ ἀπὸ τοῦ Μουσείου ἰατροὶ, οἷς καθιερωσάτην εἰς κλῆρον M. Δ. K. Il semble résulter de ce texte qu'il existait à Éphèse, sous la domination romaine (comme plus anciennement à Smyrne), une sorte de centre médical, ce qui expliquerait la pluralité des médecins célèbres originaires de cette cité; mentionnons entre autres Daphnus (un des deipnosophistes d'Athénée), Soranus, Magnus, Ménécrate.

Le nom de Rufus se rencontre dans

Nous ne pouvons mieux faire, pour exposer synoptique-
ment l'œuvre conservée de Rufus et l'économie de la présente
édition, que de reproduire, avec des détails et des notes complémentaires, la notice que M. Ch. Daremberg a consacrée à
cet auteur dans son *Plan de la collection des médecins grecs et
latins.* (OEuvres d'Oribase, t. I, p. XXIII.)

Ce que nous connaissons de Rufus d'Éphèse consiste en fragments
qui se trouvent dans divers autres médecins grecs et arabes, surtout dans
Oribase, dans Aétius[1], dans Paul d'Égine et dans Rhazès, et en véritables traités malheureusement trop peu nombreux.

Des trois ouvrages de Rufus qui sont arrivés jusqu'à nous, l'un traite
des *maladies de la vessie et des reins,* l'autre du *nom qu'ont reçu les diverses
parties du corps,* le troisième de la *goutte*[2].

De Matthæi a publié le premier traité avec plus de deux cents lacunes,
d'après deux manuscrits, l'un de Moscou, l'autre d'Augsbourg[3]. Je suis
parvenu à combler toutes ces lacunes, soit par la collation de sept autres
manuscrits[4], soit par la comparaison du texte original avec les fragments
qui font actuellement partie de la *Collection médicale* et de la *Synopsis
d'Oribase,* de la *Tétrabiblos* d'Aétius et de l'*Encyclopédie* de Paul d'Égine.

Stobée (*Eglogæ physicæ*, § 48), en tête
d'un fragment, *De voce,* mais ce morceau pourrait être attribué, sous toutes
réserves d'ailleurs, au Rufus auteur
d'un traité *De musica,* plutôt qu'au médecin d'Éphèse.

Galien, dans son traité *De compositione medicam. sec. loca,* mentionne, en
passant, un remède employé avec succès
contre la goutte par un médecin qu'il
nomme Μήνιος Ῥοῦφος, mais il s'agit
ici probablement d'un homonyme de
notre Rufus. (Galien, t. XIII, p. 850, éd.
Chartier; t. XIII, p. 1010, éd. Kühn.)

[1] Ajoutons : dans Alexandre de
Tralles. (C. É. R.)

[2] «Il est fort douteux que le traité
Du pouls, Περὶ σφυγμῶν, attribué à Rufus, et que j'ai publié en 1846, soit
réellement de cet auteur.» (DAREMBERG.)

Cette restriction n'a pas empêché M. Daremberg de comprendre dans la présente
publication ce traité, Περὶ σφυγμῶν,
dont l'authenticité ne nous paraît pas
inadmissible. (Voir plus loin, p. XXVII.)
Par contre, M. Daremberg ne parle pas
du traité *Des médicaments purgatifs,* qui
d'ailleurs figure dans la *Collection médicale* d'Oribase. (Liv. VII, ch. XXVI.)

[3] Voir plus loin la notice de ces manuscrits. (C. É. R.)

[4] Deux de Paris, un du Vatican, un
de la Bibliothèque barberine à Rome,
un d'Oxford, un de Middlehill (ces trois
derniers étaient inconnus), enfin un de
Leyde, dont je dois la collation à mon
ami M. Ermerins, de Groningue.

«Les manuscrits d'Oxford, de Middlehill, d'Augsbourg et de Paris, proviennent tous d'un même original et

J'ai eu soin de collationner tous ces fragments sur les meilleurs manuscrits d'Oribase, d'Aétius et de Paul [1].

Le texte du traité *Du nom des parties* a été publié d'abord par Goupyl (1554) et reproduit ensuite avec toutes les fautes par Clinch (1726). J'ai collationné ce texte sur plus de dix manuscrits. Le plus important est sans contredit celui de la collection de Nicétas, qui se trouve à Florence. Je dois la collation du manuscrit de Turin à mon ami M. Maury, sous-bibliothécaire à l'Institut [2]. Des gloses en partie inédites, faites aux dépens d'un ouvrage de Soranus analogue à celui de Rufus, et que j'ai copiées dans un manuscrit du Vatican, ajouteront un nouvel intérêt au traité de Rufus.

Le traité *De podagra* n'est connu qu'en latin; il a été publié pour la première fois par M. Littré dans la *Revue de philologie* (t. I, 1845, p. 229 et suiv.). Il existe aussi dans Rhazès des fragments de ce traité qui pourront servir à corriger, pour quelques passages, le texte donné par M. Littré.

La collection des fragments de Rufus, déjà connus ou découverts par moi, est très-considérable. M. Munck l'enrichira de plusieurs morceaux tirés d'ouvrages arabes ou persans [3].

---

sont mutilés aux mêmes endroits.» (Autre note de M. Daremberg retrouvée dans ses papiers.)

[1] Le cardinal Angelo Mai découvrit quelques nouveaux fragments du *Traité de la vessie*, et les a publiés en 1831 dans le tome IV de ses *Classici auctores*. (C. É. R.)

[2] Aujourd'hui directeur général des Archives nationales. (C. É. R.)

[3] M. Daremberg continuait ainsi : «A Rufus je joindrai la partie anatomique de l'*Onomasticon* de Pollux (l. II, ch. III-v, § 22-235), Hypatus, et d'autres opuscules sur le même sujet.»

En ce qui regarde Pollux, nous sommes loin de contester l'intérêt qu'il peut y avoir à rapprocher ses chapitres *sur les parties du corps humain* des textes de Rufus relatifs au même sujet (voir Haupt, *Pollux und Rufus Ephesius*, dans *Hermès*, 1869, t. III, p. 224.

228); mais il serait peu utile de donner une simple reproduction de cette portion de l'*Onomasticon* que M. Daremberg aurait sans doute commentée avec une autorité toute spéciale, et d'ailleurs les rapprochements seront faciles, les bonnes éditions de Pollux n'étant pas rares. (Voir, plus loin, p. XXIX.)

Le nom d'Hypatus doit être rayé de la liste des anciens médecins grecs. C'est par suite d'une singulière confusion qu'il y figure. Le texte qu'on lui attribue a été retrouvé parmi les opuscules de Michel Psellus, qui portait, comme on le sait, le titre honorifique de ὕπατος τῶν φιλοσόφων. M. Constantin Sathas, l'auteur de cette découverte, à peine entrevue par Lambecius (VII, 297), a réédité ce morceau et raconté tout au long la série de méprises auxquelles il a donné lieu, dans la savante introduction placée en tête des *Mélanges*

Après avoir réuni et résumé à peu près tout ce que l'on sait sur les traités conservés en tout ou partiellement et publiés dans cette édition, nous énumérerons les autres portions de son œuvre. On aura d'abord sous les yeux la nomenclature dressée par Ackermann (n°s 1 à 27)[1]; ensuite une liste supplémentaire formée avant nous d'après les historiens ou médecins arabes (n°s 28 à 73)[2]; puis un second et dernier supplément renfermera les titres des écrits non encore signalés dont l'indication nous aura été procurée par les compilations d'Oribase et surtout de Rhazès (n°s 74 à 102). Quant à la question de savoir si les titres relevés dans cette triple nomenclature désignent un traité proprement dit ou un simple chapitre, nous avons dû souvent renoncer à la résoudre. La plupart des éléments dont l'ensemble constitue la liste raisonnée des écrits de Rufus, qui se lira plus loin, ont été puisés dans de grandes compilations médicales formées par les Grecs et, plus tard, par les Arabes. En voici les titres :

1. Galien, *Œuvres diverses*[3].
2. Oribase, *Collections médicales; Synopsis; Euporistes.*

inédits de *Psellus*. (Voir sa collection d'anecdota intitulée : *Bibliotheca græca medii ævi*, t. V, 1876, Maisonneuve, p. LI.) Sa réédition nous dispense d'insérer le prétendu Hypatus dans le présent volume; mais nous publierons (Appendice, section VI) un texte inédit intitulé Ὀνοματοποιία τῆς τοῦ ἀνθρώπου φύσεως, tiré d'un codex du Vatican, par M. Daremberg. (Cp. *Archives des missions scientifiques et littéraires*, t. III, 1852, p. 5; cp. aussi un petit poëme grec de G. Sanginatius, comte palatin du XVe siècle, sur les parties du corps humain, publié pour la première fois, par M. Daremberg, dans les *Archives des missions*, t. III, p. 1-16. — Voir aussi, même re-

cueil, t. II, p. 548. Cp. Fabricius, *Bibliotheca græca*, anc. éd. t. X, p. 477 et 484; t. XII, p. 781, éd. Harles, t. XII, p. 135; et C. Sathas, *l. c.*)

[1] La bibliographie de Rufus d'Éphèse, par J. Chr. G. Ackermann, médecin et professeur d'Altdorf à la fin du XVIIIe siècle, figure dans la *Bibliothèque grecque* de Fabricius, édition Harles, t. IV, p. 714-721.

[2] Wenrich, *De auctorum Græcorum versionibus et commentariis syriacis, arabicis*, etc., *commentatio*, etc. Lipsiæ, 1842. — Dr L. Leclerc, *Histoire de la médecine arabe.*

[3] Galien n'a cité textuellement qu'un seul passage de Rufus. Nous croyons

3. Aétius d'Amida, *Synopsis médicale.*
4. Alexandre de Tralles, *Thérapeutiques.*
5. Paul d'Égine, *Traité de médecine.*
6. Traité anonyme grec *sur les fièvres.*
7. Rhazès, *Continent.*
8. Ibn el Beïthar, *Traité des simples.*

Nous reviendrons sur ces textes et sur les fragments que nous aurons à leur emprunter. Qu'il nous suffise d'observer dès à présent que ces emprunts sont au nombre de plus de cinq cents.

II.

ÉCRITS CONSERVÉS.

I. — MALADIES DES REINS ET DE LA VESSIE.

Un livre mutilé à la fin.

Manuscrits :

1. Leyde. Fonds Vossius, ci-devant à la Bodléienne. (Catalog. mss. Angl. et Hib. t. Ier, 1re partie, n° 2182.)
2. Leyde. Biblioth. de l'Université. (P. 395 du catalogue.)
3. Augsbourg. Aujourd'hui à Munich sous le n° 469.

Extrait de la notice de Matthæi: Cod. Augustanus. In catalogo Hæschelii notatur num. CXI, p. 54. In Reiseri, p. 63, num. 77. In eo continentur hæc ;

a. Galeni expositio IV librorum Hippocratis, Περὶ διαίτης ἐπὶ τῶν ὀξέων νοσημάτων, fol. 1-50.

b. Ejusd. Ἐρωτήματα ἰατρικῆς τέχνης, fol. 51-55.

c. Ejusd. Περὶ τῆς τῶν ἀπλῶν φαρμάκων δυνάμεως, a l. VIII, ad finem l. XI, fol. 56-131.

d. Ejusd. Τίνας δεῖ καθαίρειν, fol. 132-137.

néanmoins, tout compte fait, devoir reproduire les endroits de ses écrits où il a mentionné le médecin d'Éphèse.

Il en est de même d'Alexandre de Tralles. (Voir ci-après, p. XLIV.)

e. Ῥούφου μονόϐιϐλον ϖ. Φαρμάκων καθαρτικῶν, fol. 137-147, qui liber totus legitur etiam in cod. mosq. Oribasii (*Collection médicale,* VII, 26.)

f. Ejusd. II. τῶν ἐν κύσ7ει καὶ νεΦροῖς ϖαθῶν, fol. 148-160.

g. Ejusd. fragmentum, fortasse ex libello ϖ. ἀΦροδισίων, fol. 161-165. (Voir plus loin, p. xvi.)

Primus libellus Rufi scriptus est in charta bombyc. sec. XIV. Reliqua ejusd. scripta sunt in chartis vulgaribus, sec. XV.

M. Daremberg avait obtenu le prêt de ce manuscrit. Il en a fait une description détaillée et multiple à laquelle nous emprunterons textuellement ou en substance les parties qui ne feront pas double emploi avec la notice précédente.

1° (= *a* de Matthæi) Galeni, etc. (voir ci-dessus). Écriture fine et régulière.

2° (= *b*) La main est plus mauvaise que la précédente, mais de la même époque. (T. XIX, p. 350-377, éd. Kühn.) Texte peu différent de l'imprimé.

3° (omis par Matthæi) fol. 55 v°. Γαλήνου ϖερὶ ἐτησίων καιρῶν ὡς ἐσ7ι διορισ7ᾶσθαι (*sic?*) : ἀπὸ Πλειάδων δύσεως ἕως ϖρὸ τῶν χειμερινῶν. — Au bas du folio : καὶ ἀΦροδίσια ταύτῃ τῇ διαίτῃ χρησάμενος· ζήσας... χρόνῳ (?).

4° (= *c*) fol. 56. Une autre main, du xiiie siècle, belle et régulière. Fragments du traité de Galien, ϖ. ἁπλ. Φαρμ. Je les ai collationnés en partie sur l'édition de Bâle. Titres à la marge.

5° (= *d*) Même écriture.

6° (= *e*) Rufus, *Médicaments purgatifs.* Le texte du manuscrit s'arrête avec le mot ϖνεύμονος. (*Œuv. d'Orib.,* t. II, p. 129, l. I.) [Il reprend plus loin.]

7° (=*f*) Rufus, *Maladies des reins et de la vessie.* Autre papier et autre main.

Les raccommodages sont antérieurs à la reliure, mais non les déchirures. Après le fol. 160 vient le fol. 161 (= σν de la pagination grecque, premier mot εὑρίσκεται), qui doit être placé après le fol. 164; puis doivent venir les fol. 161, 162, 163, 165. La déchirure et autres avaries des fol. 160 et 164 se correspondent; celles de 164 et 161 se correspondent moins, en sorte qu'il pourrait bien y avoir eu un feuillet intermédiaire; celles de 163 et 165 se correspondent assez bien. La pagination en chiffres arabes est antérieure au collage des feuillets déchirés.

4. Middlehill. N° 1536, olim Meerm. 231, xv° siècle[1]. Notice de ce ms. par M. Daremberg, dans les *Archives des Missions*, t. III, p. 30: « Papier in-folio, xv° siècle.

« Contenu : 1° Ῥούφου Ἐφεσίου μονόβιβλος. Τίνας δεῖ καθαίρειν, καὶ ποίοις καθαρτηρίοις, καὶ πότε; ... Le cod. Phillippicus ne contient que la partie fournie par le cod. Aug. (et publiée par de Matthæi, p. 3-60). La collation que j'ai faite m'a donné la certitude qu'il ne diffère pas du ms. d'Augsbourg lorsque le texte est intégral, mais il comble les lacunes qui existent dans le cod. August. Le plus souvent, le ms. de Moscou remplit aussi ces lacunes, mais ses restitutions ne concordent pas toujours avec celles de mon manuscrit. » Puis renvoi à la notice des mss. contenant ce morceau de Rufus dans les OEuvres d'Oribase (t. II, p. v).

« 2° Πολυδεύκους ὀνομασ7ικῶν, et immédiatement au-dessous : Ῥούφου Ἐφεσίου ὀνομασίαι τῶν τοῦ ἀνθρώπου μορίων. J'ai collationné ce ms. sur l'édition de Clinch. Il n'offre que de très-rares et de très-petites différences; il a été relu et corrigé avec soin par le copiste.

« 3° Τοῦ αὐτοῦ περὶ τῶν ἐν κύσ7ει καὶ νεφροῖς παθῶν. Le ms. ne diffère pas de ceux dont j'ai parlé plus haut. (Voyez cod. Laud. 58, [*Archives*, t. II, p. 486] § 10). Je l'ai néanmoins collationné avec le plus grand soin sur le texte de Matthæi. »

5. Oxford. Bibl. Bodl. fonds Laud. n° 58, nunc 59. Cod. Bodl. 708. Description détaillée avec morceaux inédits, par M. Daremberg, dans les *Archives des Missions*, t. II, p. 486. Extrait concernant Rufus.

10° (*Maladies de la vessie et des reins.*) Cette copie du traité de Rufus, la plus ancienne après le ms. prototype d'Augsbourg (actuellement à Munich) était tout à fait inconnue. Elle n'est pas même indiquée dans le Catalogus mss. Angliæ et Hiberniæ. »

Éditions et traductions :

1. *Rufi Ephesii De vesicæ renumque morbis. De purgantibus medicamentis. De partibus corporis humani. Sorani de utero et muliebri pudendo.* Ex biblioth. reg. Parisiis, ap. Adr. Turnebum typogr, reg. 1554, in-8° (édition due aux soins de Jacques Goupyl. et contenant quelques variantes recueillies dans les divers manuscrits du Roi).

2. Autre édition citée par Haller (*Bibl. anatom.* t. I, p. 79) d'après le catalogue d'Astruc [Paris] 1556, in-8°, mise en doute par Ackermann.

---

[1] Voir plus bas, p. XXXIV, note 3.

3. Édition grecque-latine : *Rufi Eph. De ves. ren.q. morbis. De pur-
gantib. medicam. De partib. corp. hum.* Nunc iterum typis mandavit Gu-
lielm. Clinch, qui et dissert. de auctore ejusq. scriptis, una cum commen-
tariolo de usu idoneo vesicantium in morbis curandis adjecit. Londini,
1726, in-4°.

4. Traduction latine, dans le volume intitulé : *Aretæi libri VIII Rufi
Eph. de hominis partibus libri III, Junio Paulo Crasso interprete.* Access.
quæ Crassus non vertit : Aretæi aliquot capita, Rufi liber *De vesicæ ac
ren. affectibus.* Ejusd. *De medicament. purgant.* Parisiis, ap. Guil. More-
lium, 1554, in-12. La traduction des *Maladies de la vessie* et des *Purgatifs* est attribuée tantôt à Goupyl, tantôt à G. Morel.

5. Même traduction dans le recueil d'Henri Estienne, *Artis medicæ
principes.* Paris, 1567, in-fol.

6. Édition. *Rufi Ephesii . . . opera et fragmenta* græce, post editiones
Parisinam 1554, 8, et Londinensem 1726, 4. novis accessionibus qua-
druplo auctiora ex codd. Mosquensi[1] et Augustano edidit et notationes
subjecit Christianus Fridericus de Matthæi. Mosquæ, 1806, in-8°.

7. La présente édition du *Traité des maladies des reins et de la vessie*
commence notre volume (p. 1-63). On trouvera dans l'Appendice (section 1) le peu de notes critiques relatives à ce traité que nous avons pu
recueillir dans les papiers de M. Daremberg. Voici la signification des
sigles employés dans sa recension :

A,   ms. d'Augsbourg, actuellement à Munich, sous le n° 469[2].
B,   ms. de Rome (cod. Barberin.) inconnu jusqu'ici.
D. conj. conjecture de Dübner.
E. conj. conjecture d'Ermerins.
G,   édition de Goupyl.

[1] Extrait de la notice du ms. de
Moscou (Matthæi, p. XVIII) : « Codex typographei synodalis in-fol. num. XXV.
Continet Oribasii collectaneorum libros
priores XV. Ex hoc codice multa ac nota-
bilia Rufi fragmenta subjeci post fragm.
a Paulo Ægineta servata. Mirabilia fata
habuit hic codex ac multa per dissitis-
simos locos itinera fecit. Primo fuit in
bibliotheca Jo. Bapt. Rasarii, deinde
translatus est in bibliothecam Maximi Margunii, Cytherorum episcopi. Post
hujus obitum pervenit in bibliothecam
monasterii Iberorum montis Athus.
Inde cum aliis pluribus (avis aux philo-
logues-paléographes) ex mandato Alexii
Michaelidis Rossorum imperatoris, Petri
Magni Parentis, emtus, huc Mosquam
translatus est. » — On voit que le ms.
de Moscou n'a servi à Matthæi que par
les extraits de Rufus conservés dans Oribase.

L,   ms. de Leyde (xvi⁰ siècle) n° 9 du fonds Vossius.

M,   ms. de Middlehill (xvi⁰ siècle).

Ma, lecture de Matthæi.

O,   ms. d'Oxford (Bodléienne).

P,   ms. de Paris, n° 2231 (xvii⁰ siècle).

Q,   ms. de Paris, n° 2288, in-4°(xv⁰ siècle). S'arrête aux premières
         pages. Type de l'éd. Goupyl.

V,   ms. du Vatican, collationné par Dietz et revu par M. Daremberg
         pour les passages importants.

Rapports entre les divers manuscrits. (Note inédite de M. Daremberg.)
« Dans l'histoire des manuscrits du *Traité* de Rufus *sur les maladies des
reins et de la vessie,* il y a d'abord un fait certain, c'est que le ms. d'Augsbourg (**A**) est celui d'où dérivent directement ou indirectement tous les
manuscrits connus jusqu'à présent, puisque c'est A qui est mutilé et que
tous les autres le sont aux mêmes endroits que lui, à cette exception
près que, dans ces derniers, il y a moins de lacunes que dans A. (Voir
ci-dessous.) Il s'agit de savoir si tous les manuscrits que nous connaissons
proviennent directement de A ou si une de ces copies a servi à en reproduire d'autres.

« Comme le manuscrit d'Augsbourg tombait en pourriture, ses copies,
si elles eussent été faites toutes sur le manuscrit, attesteraient des dégra-
dations successives; mais il n'en est rien, et, d'un autre côté, les manuscrits se ressembleraient tous pour les leçons, tandis qu'il y a entre eux
diverses familles, bien que tous les membres de ces familles dérivent
médiatement du manuscrit d'Augsbourg.

« Les mss. O et V paraissent avoir été copiés directement. BVLP viennent
de la même souche. — Omission par tous les manuscrits du ϖερὶ ἀφροδισίων[1]. Certains se ressemblent plus entre eux qu'ils ne ressemblent au
ms. d'Augsbourg. L'identité de la reproduction des lacunes est une
preuve qu'ils ont tous été copiés les uns sur les autres, et la diversité des
leçons dans l'intérieur du texte ne montre aucune particularité dans les
manuscrits. La copie des mss. a été faite avant la reliure, puisqu'on n'y
voit pas les traces de désordre qui sont dans l'édition de Matthæi; et
d'ailleurs ils renferment des mots qui ne sont plus dans le manuscrit
depuis qu'il est retrouvé; et depuis, il n'a rien perdu ou n'a pu que
perdre très-peu. Aucune copie n'a été faite sur ce ms. après sa restau-

---

[1] Ou plutôt du ϖερὶ σατυριασμοῦ. Voir ci-dessus, p. xi.

ration, car elles contiennent des mots qui sont tellement cachés derrière le papier collé, qu'il est impossible de les voir et que ce papier n'a jamais été décollé. (Une seule exception, x, 29, ὅταν ἐκπέσῃ.) Quand Matthæi a fait sa copie, le ms. était collé, et il n'a pas pris la peine de voir à travers le papier et de soulever légèrement ce voile qui lui aurait permis de lire quelques mots. Le collage n'est fait qu'au verso, en sorte que les mss. ne contiennent partiellement ou en totalité que les lacunes du verso, tandis qu'ils ne donnent, pour le recto, que ce qu'on y lit sans difficulté. Les vers se sont mis dans ce ms., même depuis qu'il est réparé, car les papiers restaurateurs en sont percés.

« Il n'y a que P et L qui présentent des variantes isolées, suivies. OM marchent toujours ensemble ou ces deux manuscrits et V plus particulièrement avec A. PL peuvent avoir été faits sur une copie commune ou l'un sur l'autre; O et M, sur une copie commune, mais non sur la même que P et L.

« En résumé, il me semble que P et L proviennent d'une même copie secondaire; P a pu être copié sur L. Quant aux mss. OM, ils n'ont que des rapports éloignés avec A d'une part et PL de l'autre. Ils ne sont pas non plus uniformes d'une manière constante; ils ont donc été copiés isolément sur une même ou sur deux copies secondaires. Il n'y a pas assez de rapports entre ces quatre manuscrits pour qu'on puisse admettre qu'ils ont été exécutés d'après la même copie secondaire et que les changements soient le fait d'un copiste. De leur côté, O M n'ont pas de rapports assez constants pour provenir d'une seule copie. PLOM diffèrent généralement de A. Je remarque aussi que M est le manuscrit avec lequel PL ont le plus d'analogie, mais on ne saurait en tirer rien pour en conclure une dérivation de l'un ou de l'autre.

« Il est très-probable qu'il existe ou qu'il s'est perdu d'autres copies que celles que nous avons, qui furent primitivement faites sur A et sur lesquelles ont été faits O et M. Pour les lacunes qui ne sont pas particulières à PL, ces deux manuscrits s'accordent en général avec OM. Quant à V, il a beaucoup plus de rapports avec A, quant au nombre des lacunes, d'où je suis tenté de croire que V a été copié sur A, et que les autres manuscrits proviennent d'une copie faite sur A, et qu'ainsi beaucoup de variantes seraient introduites par cette transmission secondaire ou même tertiaire [1].

---

[1] Nous donnerons sommairement les résultats à peu près conformes auxquels nous a conduit un nouvel examen des variantes. 1° Tous les manuscrits con-

« Les titres des chapitres, vu le désordre qui règne dans les feuillets de A, me paraissent avoir été primitivement introduits de la marge dans le texte par celui qui a copié ce manuscrit sur l'original non mutilé. Dans les autres, ce désordre avait été corrigé par le seul instinct des copistes.

« Depuis la page 8 [de notre édition] jusqu'à la fin, le manuscrit d'Augsbourg offre un très grand nombre de lacunes représentées, dans mon texte, par des crochets. Toutes ces lacunes sont maintenant comblées. Quand la restitution totale ou partielle vient des manuscrits que j'ai collationnés, je l'indique de la manière suivante dans les variantes : [...] codd.; quand c'est par Aétius : [...] Aet., avec le renvoi au chapitre, à la page et à la ligne; quand c'est par conjecture : [...] par conj. Toutes les fois que les débris de texte conservés par le manuscrit d'Augsbourg correspondent exactement aux mots ou parties de mots que supposent les autres manuscrits ou Aétius, j'ai soin de l'indiquer, et, quand les manuscrits ne sont pas d'accord, je ne me contente pas de marquer la lacune par des crochets, j'indique les différentes leçons des manuscrits en donnant les mots ou parties de mots qui précèdent ou qui suivent la lacune, afin qu'on juge de celle que j'ai adoptée. Le système d'indication des variantes est le même que celui qui a été suivi dans l'édition d'Oribase. (Voy. Plan de la collection, en tête du 1ᵉʳ volume des Œuvres d'Oribase, p. xlv.) »

On trouvera un fragment de ce traité dans les Extraits de Rhazès, fol. 207, 242.

II. — Sur le Satyriasis et la Gonorrhée.

Il existe un fragment de cet opuscule dans le manuscrit d'Augsbourg. Matthæi l'a publié et nous le rééditons, avec traduction française de M. Daremberg, à la suite du Traité des

sultés proviennent directement ou indirectement de A ; O , directement ; aucun des manuscrits consultés ne provient de O , même indirectement ; M peut venir de A , V de M , et Q de V ; L vient indirectement de A ; de L dérivent B , peut-être avec un intermédiaire et P immédiatement. De là une généalogie qui est résumée dans le tableau suivant :

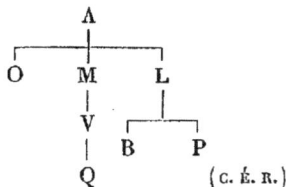

(c. é. r.)

maladies des reins et de la vessie, sans autre secours que ce
même manuscrit. Matthæi suppose que ce texte ne fait qu'un
avec le Περὶ ἀφροδισίων (*Ruf. Ephes. opuscula*, p. 151), dont
Oribase nous a conservé un fragment (*Coll. méd.* VI, 38);
mais il est probable que le Περὶ ἀφροδισίων doit plutôt être
rattaché aux livres concernant le régime, d'autant plus qu'Oribase, s'il faut en croire les copies de son texte, a rappelé lui-
même ce rapport : ἔχει καὶ τὴν δίαιτην.

LE LIVRE XI D'AÉTIUS.

On sait que, sur les seize livres qui composent la *Synopsis*
d'Aétius, les huit premiers ont seuls été publiés dans le texte
grec. Les analogies du livre XI de cette compilation avec les
écrits de Rufus relatifs aux affections des reins et de la vessie,
au satyriasis et à la gonorrhée, ont amené M. Daremberg à
placer à la suite de ces textes les chapitres de ce même livre
qui traitent des mêmes questions. On verra plus loin (p. LII)
comment M. Daremberg lui-même nous a fourni les moyens
de compléter la publication du livre XI de la *Synopsis* (*Appendice*, section III) et quel parti nous avons tiré des collations
recueillies par notre prédécesseur postérieurement à la publication partielle de ce livre.

M. Bussemaker, qui s'est occupé d'Aétius pour M. Daremberg, avait transcrit non-seulement le livre XI, mais en outre,
pour lui aussi, le XVIe livre, dont la copie ne se trouve pas
parmi les papiers qui nous ont été communiqués.

Manuscrits consultés et éditions [1].

Manuscrits :

A, Paris, 2196, xie siècle. M. Daremberg en a fait photographier le
recto du fol. 148.

[1] Voir Fabric. *B. Gr.*, anc. édit. vol. VIII, p. 318. Labbe, *Bibl. mss.*, p. 212.
Lambec. *Bibl. cæsar.*, t. VI, p. 102.

B, Paris, 2191.

C, Paris, 2193. Prototype des textes publiés dans ce volume.

M, Middlehill, 1534. « Exécuté par une main inintelligente. » (DAR.)

O, Oxford Bodl. canonic. 109, ms. du xv⁰ siècle, sur papier in-4°.

P, Paris, 1883. « Grande analogie avec B ; probablement copié sur *d*. »
(DAR.).

U, Vienne, cod. médical vi.

V, Vienne, cod. médical xii.

X, Paris, ms. Mynas. (Bibliothèque nationale, n°ˢ 630, 631, 632 du
suppl. grec.) 3 vol. écrits au xi⁰ siècle et contenant les seize livres
d'Aétius.

Y, Venise, 291, xv⁰ siècle.

Z, Venise, 596, xv⁰ siècle.

a, Florence, plut. LXXV, 2.

b, Florence, plut. LXXV, 10.

c, Florence, plut. LXXV, 18.

d, Florence, plut. LXXV, 21,

Éditions et traductions :

Éd. grecque des huit premiers livres. ex Asulani et Aldi officina. Venet.
1534, in-fol.

Trad. latine des livres VIII à XIII, d'après un manuscrit grec, par
Janus Cornarius.

—— complétée des seize livres, par J. B. Montanus, Basil. Froben.
1535, in-fol.

—— latine complète, par Janus Cornarius. Francof. 1541, in-fol.

—— latine complète, revue sur deux manuscrits, sur Gal. et Paul
d'Ég., Basil. 1542, in-fol.

—— latine complète, réimprimée, Basil. 1549, in-fol.

—— latine de J. Cornarius, comprise par Henri Estienne dans sa collection des principaux médecins, Genève, 1567, in-fol.

Éd. grecque (seulement), Lyon, 1549, in-fol.

—— grecque (seulement), Lyon, 1560, in-12, avec « Scholia » de
Hugo Solerius « ad II primos libros. »

M. Daremberg avait réuni quelques notes pour expliquer
les rapports du livre XI d'Aétius avec le traité de Rufus sur

les maladies de la vessie. Nous reproduisons ci-après la plupart
de celles qui se sont retrouvées dans ses papiers.

« ... Dans le chapitre sur la phlegmonie des reins, on trouve, en
comparant le texte de Rufus avec celui d'Aétius, toute la différence d'un
style original à celui d'un compilateur, et cette seule circonstance est
déjà à considérer pour la question qui nous occupe. Rufus est précis, il
compte les mots, ne disserte que sur ce qui suffit à l'expression de l'idée
ou du fait, tandis qu'Aétius délaye cette pensée, etc. Quelquefois même
on reconnaît à peine le texte original. Cependant on voit bien que c'est
Rufus que le compilateur a eu sous les yeux; mais nous allons voir tout
à l'heure qu'Aétius change d'auteur sans avertir, et que peut-être il
intercale lui-même ses propres opinions.

« D'abord, nous ne retrouvons pas, dans Rufus, la première phrase
du chapitre. Quant à la seconde, je n'oserais pas affirmer qu'elle soit
empruntée à Rufus, et que ce soit le commentaire de ces seuls mots :
ὀδύνη ἔχει ὑπὸ τοῦ κενεῶνος. Dans la troisième, Aétius a retranché
quelques détails anatomiques qui lui étaient inutiles, et il ajoute la mention de l'engourdissement des jambes, qui se trouve dit un peu plus bas
d'une autre façon dans Rufus. — Voici maintenant des exemples d'additions [et de changements de mots moins ordinaires en ceux qui sont le
plus habituellement employés]. Je souligne ce membre de phrase : ψύχεται... (dans ce volume, p. 3, l. 12). Ce qui suit dans Rufus manque
dans Aétius; mais, de son côté, Aétius a une phrase qui ne se trouve
pas dans Rufus, et qu'il a sans doute prise ailleurs. Donc je conclus que
les chapitres sont inscrits sous le nom de celui qui a le plus fourni. —
Voici une nouvelle phrase semblable à celle que je viens de citer : θεραπεύειν θερμῷ. Mais, à côté de cette phrase empruntée à Rufus, avec
quelques modifications à côté desquelles se retrouve le texte, en voici
une qui est la même au fond, mais toute différente pour la rédaction, et
beaucoup moins précise, bien qu'Aétius paraisse avoir eu l'intention
d'abréger. Dans les explications qu'Aétius a cru devoir y ajouter, nous
voyons seulement que quelques médecins donnaient des purgatifs, tandis
que Rufus dit cela d'une façon plus générale.

« On remarquera aussi que A, le plus ancien manuscrit, se rapproche
le plus de ce texte (d'Aétius), ce qui prouve que le copiste renchérit sur
Aétius lui-même pour modifier les textes originaux, et que c'est une rai-

son de plus pour croire que nous possédons le texte original, puisque
c'est d'Aétius que A copie le plus.

III. — Médicaments purgatifs.

Simple fragment où manquent le commencement et la fin.
Ce morceau ne figure pas seulement dans la collection médicale d'Oribase (VII, 26). Il en existe des copies isolées dans
les manuscrits ci-après :

1. Leyde. Fonds de Vossius, n° 9. (Voir ci-dessus.)
2. Leyde. Ms. de l'Université. (*Id.*)
3. Augsbourg, aujourd'hui à Munich. (*Id.*)
4. Florence. Cod. 7 plut. LXXV. Bandini, t. III, p. 152. (Voir plus
loin, p. 23.)
5. Paris, n° 2261.
6. Middlehill, n° 1536. (Voir ci-dessus.)
7. Moscou. Cod. typographei synodalis. (*Id.*)

Éditions et traductions.

1. Éd. incomplète de Goupyl, chez Turnèbe, 1554. (Voir ci-dessus.)
2. Éd. de 1556, douteuse. (*Id.*)
3. Éd. gr. lat., 1726, incomplète (*Id.*)
4. Trad. lat., 1554. (*Id.*)
5. Même trad. lat., 1567. (*Id.*)
6. Éd. complétée de Matthæi, 1806, in-8°.
7. Rufi Ephesii de medicamentis purgantibus fragmentum e cod.
parisin. descriptum. » Edidit Car. Gottlob Kühn. Fasc. I, II, *Progr.*
acad., Lipsiæ, 1831, in-4°.
8. La dernière édition de ce morceau est comprise dans les *Œuvres*
d'Oribase, t. II, p. 90 à 145. Le texte y est traduit en français pour la
première fois. Nous nous sommes borné à donner l'analyse du fragment,
comme nous l'avons fait de tous ceux que nous avons empruntés aux compilations d'Oribase.

IV. — Du nom des parties du corps humain.

D'après Ackermann (Fabric., *Bibl. gr.*, édit. Harl., t. IV,
p. 715), le livre Ier (texte dont notre édition fait un traité

spécial) aurait eu deux rédactions. La seconde serait le livre
Ier de Clinch, devenu pour nous un abrégé du traité précité.
M. Daremberg a supprimé toute classification des morceaux
relatifs à l'anatomie. Voici un tableau comparé de la disposition adoptée dans l'édition de Clinch et dans celle-ci :

ÉDITION CLINCH.	ÉDITION DAREMBERG.
P. 22-45. Ῥούφου Ἐφ. Περί ὀνομ. τῶν τοῦ ἀνθρ. μορίων. (Dans la traduction latine Cl. ajoute : liber I.)	P. 133-167. Rufus d'Éphèse, *Du nom des parties du corps*. (Texte correspondant exactement à celui que renferme la collection de Nicétas, § 386.)
P. 46-52. Τοῦ αὐτοῦ ὀνομασιῶν τῶν κατὰ ἄνθρωπον Cl. (Trad. lat. : Alter liber I.)	P. 233-236. Même titre que l'éd. Clinch.
P. 53-65. T. α. ὀνομασίων ϛ'.	P. 168-185. Traité anonyme (attribué à Rufus). I. *Anatomie des parties du corps*[1].
P. 66-71. Ῥ. Ἐφ. ὀνομασιῶν τ. κ. ἄνθρ. ὀσ7έων γ'.	P. 186-194. II. *Des os.* (Collection de Nicétas, § 387.)

La disposition adoptée par M. Daremberg nous porte à exprimer une opinion qu'il avait peut-être dans l'esprit, mais
dont nulle trace ne se retrouve dans ses papiers : c'est que le
traité du *nom des parties du corps* et celui des *os* n'ont figuré
isolément dans les manuscrits qu'après avoir pris place dans
la collection de Nicétas, dont l'archétype présumé, conservé à
Florence, fera l'objet de l'article suivant. En effet, ce manuscrit date du XIIe siècle, ou même de la fin du XIe, et partant
est le plus ancien monument paléographique où l'on rencontre

---

[1] Texte tantôt abrégé, tantôt complété par Oribase, *Coll. méd.*, l. XXV, ch. I. Cp. Daremberg, *Archives des missions*, t. III, p. 25. Voir aussi le traité de Théophile le Protospathaire (VIIe s.) *Sur la structure du corps humain*, publié pour la première fois (grec-latin) dans l'ancienne édition de Fabricius (*Bibl. gr.*, t. XII, p. 785-911). Cf. Meletius, *De natura hominis*, éd. Cramer (*Anecd. Oxon.*, t. III).

ces deux textes. Cette hypothèse, qui n'a rien d'exagéré, rendrait fort suspecte l'authenticité des morceaux publiés par Clinch, pages 46 à 65. Ces deux textes ne sont probablement qu'une paraphrase byzantine d'un Syméon Seth, d'un Michel Psellus ou de quelque autre compilateur polygraphe du même temps.

Manuscrits connus :

1. Florence. Plut. LXXIV, n° 7. Manuscrit probablement original de la fameuse collection de textes médicaux formée, à la fin du XI° siècle, par le médecin Nicétas sur la demande des empereurs grecs Constantin Ducas, Michel son fils ou Alexis Comnène.

Bandini, dans son Catalogue des manuscrits grecs de la Laurentienne, a donné une description détaillée de celui-ci, l'un des plus importants de cette riche bibliothèque. (T. III, col. 53-93.) En 1679, Gaspar Bartholin le reçut en communication des mains d'Antoine Magliabecchi, alors bibliothécaire des ducs de Toscane, et a exprimé en termes enthousiastes l'admiration que lui causa l'examen du « codex Laurentianus. » (*De Tibiis*, p. 349-350.) Antoine Cocchi en a publié quelques parties inédites, sous le titre suivant : *Græcorum chirurgici libri; Sorani unus de fracturarum signis; Oribasii duo de fracturis et de luxatis e collectione Nicetæ* (= livres XLVI et XLVII de la *Collection médicale*), Florentiæ, 1754, in-fol. Nous avons relevé les articles suivants dans la notice de Bandini :

§ 189 : Τὸ Ἱπποκράτους βάθρον. E libris Rufi, Scamnum Hippocratis. Fol. 173-178. Premiers mots : Ὁ Θαυμασιώτατος Ἱπποκράτης; derniers mots : Ἐν τῇ ὀλισθημάτων πραγματείᾳ. (Voir dans le présent volume, page 305, l'analyse du morceau correspondant d'Oribase, *Coll. méd.*, XLIX, 26 et suiv., et les notes placées à la suite.) Ce texte a été traduit en latin par Vidius. (*Chirurgia,* Paris, 1544, in-fol.)

§ 229 : Même titre que pour le § 189, mais attribué dans Nicétas, avec le groupe des §§ 200-235, à Apollonius de Cittium. (Publié par Dietz, *Scholia in Hippocratem et Galenum,* t. I, p. 33-41.)

§ 386 : Ῥούφου Ἐφεσίου ὀνομασίαι τῶν κατὰ ἄνθρωπον, fol. 275.

§ 387 : Τοῦ αὐτοῦ περὶ ὀσ7ῶν, fol. 283 b.

2. Ms. de Paris, 2247. Copie du *Codex Laurentianus*, faite sous François Ier, et offerte à ce prince par le cardinal Nic. Rodulfi. (Voir Dietz,

l. c., vol. I, p. VIII.) Ms. noté P dans la recension d'Oribase (t. IV, p. IV).

3. Ms. de Paris 2248, autre copie de la collection de Nicétas, datant aussi du XVI⁺ siècle. (Dietz, *l. c.*, p. X.)

4. Berne, n° 459, fol. 23 *a*-28 *a*. Ms. utilisé, dit Fabricius (*B. Gr.*, anc. éd., t. III, p. 103), par Martinus Bogdanus, qui entreprit une édition grecque-latine de ce texte. (Bartholin. Centur. IV, *Medic. Epist.*, p. 37; cf. Matthæi, éd. de Rufus, p. XV; Sinner, *Catalog. codd. in biblioth. Bern.*, p. 589; Hagen, *Catalog. codd. biblioth. Bongarsianæ*, 1875, n° 459.)

5. Rome. Codex Ottob. 235[1] (Montfaucon, t. I, p. 186).

6. Milan. Ackermann cite deux manuscrits ambrosiens d'après Montfaucon, t. I, p. 504. Nous donnons la collation de l'un d'eux (T. 141) à l'Appendice (section V)[2].

7, 8, 9, 10. Paris. Ancien fonds Colbert n°ˢ 3161, 3162, 3163 (aujourd'hui n°ˢ 2261, 2262, 2263).

11. Turin. (Montf., t. II, p. 1401.) Voir aussi *Catalog. codd. gr. bibl. Taur.*, p. 415.

12. Escurial. Ms. Φ. I. 2 (n° 177 du catalogue de M. Miller). En 1871, dans le cours d'une mission littéraire en Espagne, nous avons transcrit un feuillet de ce manuscrit à la demande de M. Daremberg. La collation n'a donné, nous a-t-il dit, qu'un résultat sans importance. Notre copie ne s'est pas retrouvée dans ses papiers.

13. Paris. Ancien fonds Colbert n° 5068. (Montf., t. II, p. 1011.)

14. Ms. de Guill. Pellicier, évêque de Montpellier. « Nunc, dit Montfaucon (1739), in bibliotheca episcopatus. » (T. II, p. 1199.)

15. Ms. du Président de Mesmes, in-4°. (Montf., t. II, p. 1327.)

16. Londres Brit. Mus. *Cod. Burneiensis*, XCIV, 4; XVI⁺ siècle, in-fol., papier. (Daremberg, *Archives des Missions*, t. III, p. 37.)

17. Londres. Société de médecine. Ms. d'Arétée contenant, d'une main plus récente, *Les noms des parties*, de Rufus. (Daremberg, *Archives des Missions*, t. III, p. 43.) « Peu de différence avec les éditions. »

18. Ms. de Rome. Fonds Colonna n° 12. Voir, sur le contenu de ce

---

[1] M. Daremberg n'a pas vu ce manuscrit, mais il a obtenu de M. Albert Jahn une copie que ce philologue en avait faite.

[2] C'est une copie du XVI⁺ siècle, écrite sur papier in-4°. Une main qui n'est pas celle de M. Daremberg (c'est probablement celle de M. Ermerins) a écrit, en marge des collations : « sans valeur. »

manuscrit la notice qui précède les scholies que M. Daremberg en a ti-
rées sur le traité de Rufus (ci-après p. 237).

19. Ms. de Paris n° 2220.

20. Ms. de Paris n° 2151. (Ms. noté A dans le t. III des *Œuvres
d'Oribase*, p. x.)

21. Ms. de Rome, Vaticane, n° 291.

22. Vienne, Cod. philosoph. 3o3.

23. Ms. de Paris, n° 2321. (Ms. noté E dans Oribase, *l. c.*)

Éditions :

1. Éd. de Turnèbe. Voir ci-dessus, 1, 1.

2. Éd. de 1556 (douteuse).

3. Éd. de 1726. Voir ci-dessus.

4. Traduction latine de Junius Paulus Crassus : « Aretæi libri VII et
Rufi Ephesii de corp. hum. appellationibus libri III latinitate donati. »
Venetiis, apud Juntas, 1552, gr. in-4°.

5. Même traduction dans le recueil précité d'Henri Estienne.

6. Rufi Ephesii, *De corporis humani appellationibus* libri tres, latine. Dans la collection intitulée : *Medici antiqui Græci*, Basileæ, ex
off. Petri Perna, 1581, in-4°. (Révision de la traduction publiée en
1552.)

Nous citerons encore, d'après Hoffmann (*Bibliograph. Lexic.*) :

« Epitome Rufi libri *de corpore humano*, latine adjectis appellationibus græcis. » Dans le *Dictionarium medicum* d'Henri Estienne. Paris, 1564,
in-8°, p. 528-548.

7. A ces publications se rattache celle d'André Vesale, ayant pour
titre : *Anatomia, addita nunc postremo etiam antiquorum anatome*, dans
laquelle figure un appendice ainsi désigné : *Universa antiquorum anatome
tam ossium quam partium externarum : ex Rufo Ephesio medico antiquis-
simo, tribus tabellis explicata per Fabium Paulinum, etc.* Venetiis apud Jo.
Antonium et Jacobum de Franciscis, 1604, in-fol.

8. Dans notre édition, le texte a été revu par M. Daremberg sur un
grand nombre de manuscrits. Toutefois plusieurs d'entre eux ne furent
collationnés par lui ou pour lui qu'après l'impression du traité. Nous
avons placé ces collations dans l'Appendice, section v.

Sigles.

A, ms. de Milan, bibliothèque Ambroisienne. T 141.

B, ms. de Londres, British Museum, fonds Burney, XCIV, 4.

Col. ms. de Rome, bibliothèque du Vatican, fonds Colonna n° 12.

Cl. Édition de Clinch.

F, ms. de Paris 2261 (ms. B dans le tome III des *OEuvres d'Oribase*, p. x.)

F¹,ms. de Paris 2262 (ms. C, *ibid.*).

F²,ms. de Paris 2263 (ms. D, *ibid.*). Corrigé sur l'édition princeps.

L, ms. de Florence, LXXIV, 7.

N, ms. de Paris 2247.

N¹,ms. de Paris 2248.

O, ms. de Rome, bibliothèque du Vatican, fonds Ottoboni, 235.

P, ms. de Paris 2220.

R, ms. de Paris 2151.

T, ms. de Turin.

V, ms. de Rome, Vaticane, 291.

W,ms. de Vienne, Cod. philosoph. 303.

X, ms. de Berne.

Note inédite de M. Daremberg.

« Le plus ancien manuscrit est celui de Florence (collection Nicétas).
Le plus ordinairement j'ai suivi ce manuscrit. Toutes les fois que je me
contente de mettre au bas la leçon du texte de Clinch, c'est que la leçon
de mon texte vient de L. Dans le cas contraire, j'indique la source où j'ai
puisé ma correction. — Quand il y a des dissemblances entre L et nos
copies de la collection de Nicétas N et N¹, je l'indique. J'ai négligé les
autres manuscrits comme n'ayant nulle valeur et nulle autorité, puisqu'ils
procèdent tous de mon prototype, ou qu'ils appartiennent à la mauvaise
famille. »

(Pour mémoire.) *Chirurgica.* Ackermann, fautivement, considère à part et mentionne sous cette rubrique les textes de
Rufus compris dans la collection de Nicétas. Ce sont évidemment les paragraphes 189, 386 et 387 de cette collection,
ceux-là mêmes que nous venons de citer.

M. Daremberg, par des motifs à lui seul connus, a placé
les textes V et VI, dont nous allons parler, avant l'« Abrégé des
traités anatomiques » et les « Scholies sur le traité du nom des

parties du corps.» Il convient de mentionner dès à présent ces deux morceaux, qui se rattachent directement au texte IV. Cet abrégé figure dans l'édition de Clinch, pages 46-52, où il est présenté simplement comme un ouvrage de Rufus. Le nouvel éditeur y voit avec une grande vraisemblance une *synopsis* des notions contenues dans le traité proprement dit qui porte le même titre. Il a indiqué tous les rapprochements possibles entre ce traité et le texte résumé. Quant aux scholies, elles sont précédées d'observations assez complètes pour que nous n'ayons pas à nous y arrêter ici.

V. — Interrogatoire des malades. Ἰατρικὰ ἐρωτήματα, ια'.

Ce texte est publié ici pour la première fois. La traduction française est de M. Daremberg.

Manuscrits :

Vienne (Catalogue de Nessel, part. III, p. 22), cod. VIII, olim 19.
Ms. rapporté d'Orient par Minoïde Mynas et conservé à la Bibliothèque nationale sous le n° 637 du supplément grec, fol. 65 v°.
Sigles : V = ms. de Vienne. — M = ms. de Mynas.

Nous n'avons pas à discuter l'attribution de l'*Interrogatoire des malades* à Rufus, laquelle repose uniquement sur la suscription des manuscrits. On peut dire seulement que cet opuscule est de tout point digne de notre auteur. C'est une application très-intéressante de la méthode dogmatique ou rationnelle exposée depuis par Galien [1].

---

[1] Notamment dans le passage qui suit :

«La secte, dit Galien, qui procède par le raisonnement ordonne d'étudier la nature du corps que l'on veut traiter et la puissance de toutes les causes à l'action desquelles l'homme étant exposé tous les jours devient mieux portant ou plus malade; de plus, elle prescrit au médecin de connaître d'avance la nature des airs, des eaux et des lieux, du genre de vie, des aliments, des boissons et des habitudes, pour trouver la cause de toutes les maladies, la vertu des médicaments, et pour devenir capable de calculer, à l'aide de comparaison et de rai-

VI. — Traité sur le pouls attribué à Rufus.

Nous n'ajouterons guère ici aux observations dont M. Daremberg a fait précéder et suivre son édition princeps de 1846, et que nous reproduisons avec ses additions manuscrites et quelques notes qui nous sont personnelles [1]. Un seul point doit nous demander quelques développements.

On pourra s'étonner que M. Daremberg admette le *Traité du pouls* dans son édition des OEuvres de Rufus après avoir fait les plus expresses réserves sur son authenticité [2]. Pour notre part, après avoir examiné de près le texte en question au point de vue philologique, et relu attentivement toute l'annotation déjà publiée ou inédite de M. Daremberg, nous sommes disposé à tenir grand compte de l'attribution que les copistes en ont faite à Rufus d'Éphèse. Voici nos principaux motifs :

M. Daremberg, dans sa note 24 *bis* [3], semble avoir péremptoirement établi que ce texte a été rédigé dans la période comprise entre l'an 50 avant l'ère chrétienne et l'époque de Galien. Partant de ce premier point, qui nous permet de considérer la rédaction de la *Synopsis* comme contemporaine de Rufus, on est amené à chercher dans la doctrine du rédacteur et dans son langage technique des éléments de comparaison

sonnement, quels effets produira, contre une certaine espèce de cause, un moyen de traitement doué d'une certaine propriété déterminée, etc. » (*Des sectes, aux étudiants*, chap. III : Méthode des dogmatiques. Traduction de M. Daremberg.)

D'autre part, Galien s'exprime ainsi dans sa *Thérapeutique à Glaucon*, I, II : « Nous nous efforçons, comme tu sais, d'indiquer nous-même la cause antécédente sans attendre les renseignements du malade. . . . Si les passions de l'âme persistent encore pendant l'examen du malade, c'est surtout par le pouls qu'il faut s'efforcer d'arriver au diagnostic, ainsi qu'il est écrit dans mes livres *sur le pouls*. Après le pouls, on arrivera au diagnostic par les autres signes. (P. 711.)

[1] Voir l'Appendice, section VIII.

[2] Édition de 1846, p. 3. *OEuvres d'Oribase*, 1851, t. I (Plan de la collection des médecins grecs et latins), p. XXIII.

[3] Dans la présente édition, p. 635, note sur la page 226, l. 10.

avec celui du médecin d'Éphèse. Or nous voyons celui-ci, dans
un texte que personne ne songe à lui contester, le *Traité du
nom des parties,* présenter le cœur comme τὴν ἀρχὴν τοῦ σφύζειν (voir plus loin, p. 155, l. 12). Il dit encore (*l. c.* p. 183,
l. 14) : « C'est dans les artères que le pouls se produit, et c'est
à travers les artères que le pneuma, *chassé avec force par le
cœur,* se répand dans tout l'organisme. » On reconnaît ici la
théorie du médecin alexandrin Hérophile, légèrement modifiée
par Érasistrate. L'auteur du *Traité sur le pouls* dit à son tour
(*l. c.* p. 223, l. 9) : « Il arrive donc que le cœur, exactement
rempli par le pneuma qu'il a attiré du poumon, se porte sur
les côtés et s'éloigne notablement du sternum ; quand il retombe sur lui-même et que, se vidant, il revient à sa forme
naturelle, il se rapproche vivement du sternum, le frappe ;
par conséquent, c'est en s'affaissant qu'il produit le pouls. » Ce
rapprochement était au moins à signaler [1].

Il y a plus. L'auteur du περὶ σφυγμῶν renvoie εἰς τὴν ἀνατομὴν
ceux qui voudront examiner plus à fond la question des mouvements du cœur (*l. c.* p. 222, l. 11). Il y a deux façons d'interpréter ce renvoi. M. Daremberg a donné à ce mot, ἀνατομή, la signification de « science anatomique. » N'y a-t-il pas
plutôt, dans ce passage, la mention d'un *traité d'anatomie,*
composé par le médecin même qui fait le renvoi? A dire le
vrai, ce renvoi, une fois admis, nous paraît se rapporter parfaitement au texte, intitulé par M. Daremberg *Anatomie des
parties du corps,* que Clinch attribue à Rufus, d'autant plus que
la doctrine n'a rien de contradictoire dans l'un et l'autre texte.
Quant à l'authenticité de cette *Anatomie,* tout en admettant

---

[1] Cf. Pollux, sur le cœur (*Onom.* II,
ch. IV, § 216) : ...ἡ καρδία κόλπους
ἔχουσα αἵματός τε καὶ πνεύματος, ὧν τὸ
μὲν ἐκπέμπει δι' ἀρτηριῶν, τὸ δὲ ἀνα-
πέμπει διὰ φλεβῶν. § 217. Οἱ δὲ κόλποι
καλοῦνται κοιλίαι· ἡ μὲν ἐπ' ἀριστερᾷ παχυτέρα ὡς πνεύματος οὖσα ἄφεσις· ἡ δὲ ἐν
δεξιᾷ λεπτοτέρα μὲν ἐπὶ μείζονος δὲ εὐρυ-
χωρίας, ἀφ' ἧς οἱ τοῦ αἵματος ὀχετοὶ φέ-
ρονται. Voir la page suivante.

que ce livre a pu subir une transformation byzantine, un nou-
.veau rapprochement de textes tend à la rendre incontestable.
Dès les premiers mots de ce morceau, l'auteur rappelle qu'il
vient de terminer la nomenclature des parties externes apparentes de l'organisme humain, et annonce qu'il va maintenant
parler de ses parties intérieures. La connexité des deux textes
anatomiques est donc déjà bien visible, et cependant Rufus
lui a donné un caractère encore plus manifeste dès le début
du premier, lorsqu'il s'est exprimé dans les termes suivants
(*l. c.* p. 134, l. 9) : «Si vous regardez cet esclave et si vous
écoutez ce que je vais dire, vous mettrez d'abord en votre
mémoire le nom des parties apparentes; ensuite, disséquant
l'un des animaux qui ressemblent le plus à l'homme (le singe),
je tâcherai de fixer dans votre esprit la nomenclature des parties internes.» Il y a là, ce nous semble, comme un pro-
gramme qui, pour être rempli, exige la réunion en un traité
unique de deux opuscules, dont l'un est déjà jugé authentique[1]. Cela admis, on arriverait à ces conclusions :

1° Le *Traité du pouls* est du même auteur que l'*Anatomie;*
2° L'*Anatomie* est de Rufus; donc, etc.

La question du vocabulaire a été traitée par M. Daremberg
lui-même. Une remarque ingénieuse l'a conduit, comme on le
verra dans sa note préliminaire (p. 612), à rapprocher ce texte
du temps où notre auteur a écrit. Nous ajouterons que vérifi-
cation faite dans le *Thesaurus* d'Henri Estienne, la langue em-

[1] L'édition de Pollux donnée en 1706 par Lederlin et Hemsterhuis rapporte cette observation de Jungermann sur les emprunts faits à Rufus par l'auteur de l'*Onomasticon* dans le cours de son IIe livre, consacré à l'homme physique : «In hunc suum secundum totum fere Rufi Ephesii librum de appellatione partium corporis humani transtulit nos-ter, ut monet Casaubon (IX, *in Athen.* XIII).» Or la nomenclature du grammairien grec ne présente pas moins d'analogies avec l'Anatomie «attribuée à Rufus» qu'avec le *Traité du nom des parties du corps;* nouvel argument en faveur de la connexité qui relie les deux textes.

ployée dans le *Traité du pouls* ne renferme pas un seul mot
qui le fasse descendre plus bas que Plutarque.

Manuscrits, éditions, traductions.

Le traité Περὶ σφυγμῶν ne se trouve que dans deux mss. :

1. Ms. de Florence (notice d'après Bandini), plut. LXXV, n° 7, codex
sur papier in-fol. du XIV° siècle, exécuté par Johannicius et contenant :

I-III, fol. 1. Aétius, livres XIII-XVI.

IV, fol. 214, *Synopsis de pulsibus*. Bandini traduit les mots, τὸ γὰρ
σύνταγμα οὐκ εἶχεν, par « opus enim non habebat ; » ce qui doit signifier
« car [le ms. prototype] ne possédait pas le traité [lui-même], ne contenait
que la *Synopsis*, l'abrégé [1]. »

Bandini rappelle la vieille traduction latine de cette *Synopsis*, publiée
par René Chartier (*OEuvres d'Hippocrate et de Galien*, t. VIII, p. 330),
traduction que nous croyons du XII° siècle.

V, fol. 217. Galeni, Τίνας δεῖ καθαίρειν.

VI, fol. 219. Ἐκ τοῦ Ῥούφου περὶ καθαρτηρίων. Premiers mots comme
dans Oribase (p. 90, l. 4) ; derniers mots : οὐδενὸς ἐδεήθησαν (p. 130,
l. 7).

VII-VIII, fol. 124. Fragments d'Antylle.

IX, fol. 225 *b*. Fragment du médecin Sévère.

X. Galeni, Περὶ ἐθῶν.

2. Ms. de Paris, n° 2193, XIV° siècle. Codex ayant appartenu à François Asulanus.

Sigles : G = ms. de Florence. — P = ms. de Paris. — G = traduction
latine contenue dans le *Galien* de Chartier.

Le texte du Περὶ σφυγμῶν a été collationné sur le ms. de
Florence par M. Pietro del Furia, postérieurement à l'édition
de 1846.

Par des motifs que M. Daremberg eût seul été capable
d'expliquer, le présent volume contient, à la suite du *Traité
sur le pouls*, un abrégé de celui qui concerne *les parties du corps
humain*. Dans l'impossibilité où nous sommes de pénétrer ces

---

[1] Je propose une autre interprétation p. 613, note 2 de la p. 612.

motifs, nous eussions volontiers placé cet abrégé immédiatement à la suite du traité proprement dit, si la feuille d'impression contenant les premières pages du *Traité sur le pouls*
n'avait été tirée du vivant de notre regrettable prédécesseur.
Le texte de cet abrégé, qui figure déjà dans les éditions de
Turnèbe et de Clinch, a été collationné par M. Daremberg
sur le manuscrit déjà cité de Londres (sigle B) et, postérieurement à l'impression, sur une copie conservée à Berne
(fonds de Bongars), n° 459 (sigle X).

Après cet abrégé viennent les scholies relatives au *Traité*
de Rufus *sur le nom des parties du corps*, scholies dont le texte
a été trouvé par M. Daremberg dans deux manuscrits, l'un
du Vatican, l'autre de Florence, et sur lesquelles il s'est suffisamment expliqué. Des emprunts d'une certaine importance
faits à divers écrits étymologiques, notamment aux complé-
ments inédits du *Magnum etymologicum*, publiés par M. Emm.
Miller (*Mélanges de littérature grecque*), terminent la portion
de ce volume préparée pour l'impression par le savant dont
nous avions à continuer l'œuvre.

VII. — TRAITÉ DE LA GOUTTE.

Afin de ne pas démembrer le travail de M. Littré sur ce
texte, travail que nous reproduisons en y joignant une traduction française, nous renvoyons simplement à son Introduction. Quelques détails sommaires suffiront ici.

Ce traité de Rufus ne nous est connu que par une vieille
traduction latine renfermée dans un manuscrit de notre bibliothèque nationale [1], copie qui remonte au VIIe ou VIIIe siècle.
L'attribution du texte à notre auteur est confirmée par la

[1] Autrefois, n° 621 du supplément
latin ; aujourd'hui, n° 10233 de l'ancien
fonds. Voir la description de ce ms.,
par M. Aug. Molinier, *OEuvres d'Oribase*,
t. V, p. v.

transcription des chapitres xxx et xxxi qu'en a faite Aétius (XII, 24 et 25), et par quelques fragments cités dans la *Collection médicale* d'Oribase et dans le *Continent* de Rhazès [1]. Cette traduction latine offre un grand intérêt, au point de vue de l'histoire, de la médecine et de la linguistique. Elle se recommande au moins autant à ceux qui étudient les monuments encore si peu nombreux de la basse latinité qu'aux personnes dont les recherches restent limitées dans le domaine médical.

D'accord avec l'éminent éditeur du *De podagra*, nous avons mieux aimé maintenir la rédaction de l'édition primitive et rejeter les formes barbares au bas des pages que de les faire rentrer dans le texte, ce qui, d'après les notes laissées par M. Daremberg, semblait être dans ses intentions. Les linguistes distingueront tout aussi bien ces formes ainsi groupées, et les lecteurs d'un autre ordre goûteront mieux la teneur d'un texte médical ramené à une forme moins éloignée du latin ordinaire.

RÉCAPITULATION DES ÉCRITS CONSERVÉS, AVEC RENVOIS AUX CITATIONS CONNUES OU PRÉSUMÉES.

I. MALADIES DES REINS ET DE LA VESSIE. (Orib., *Synopsis*, IX, xxv, xxviii; Aét., XI, *passim*; Alexandre de Tralles, VIII, *passim*; Paul d'Égine, III, xlv; Rhazès, fol. 207, 208, 212, 242, 250, 252, 254, 256.)

II. SATYRIASIS ET GONORRHÉE. (Cp. Aét. XI, vers la fin.)

III. MÉDICAMENTS PURGATIFS. (Orib., *Coll. méd.*, VII, xxvi.)

IV. PARTIES DU CORPS HUMAIN. (Orib., *Coll. méd.*, XXV, i.)

V. INTERROGATOIRE DES MALADES.

VI. TRAITÉ SUR LE POULS.

---

[1] Le passage d'Oribase nous donne probablement le titre grec de ce traité : Περὶ τῶν κατὰ ἄρθρα νοσημάτων. Le traducteur latin de Rhazès l'intitule généralement : *De dolore articulorum* (fol. 141, 195, 275, 284). Il en fait aussi une section du livre de la médecine populaire (*Liber ad vulgus*, f. 206, 289, 290). — Cp. Fabricius, *Biblioth. gr.*, t. XI, p. 417, éd. Harl., note *y*.

VII. Traité de la goutte. (Orib. *Coll. méd.*, VIII, xlvii Aét. XII, 24, 25; Rh., fol. 141, 195, 206, 275, 284, 289, 290, 292, 296.)

III

AUTRES ÉCRITS MENTIONNÉS DANS LES AUTEURS ET PERDUS OU CONSERVÉS EN FRAGMENTS.

Liste d'Ackermann[1].

D'après Suidas.

1*. Du régime[2], 5 livres[3]. (Orib. *passim* Aét. *passim* Rh., fol. 91, 148, 167, 420; cp. fol. 482 ; t. II, fol. 2, 5, 11, 17, 22, 24, 26, 32, 38, 39, 42, 43, 44, 47, 48, 49, 50.)

2. Du régime des navigateurs, 1 l.

3. Du traitement des blessures, 1 l.

4*. De la blessure (*alias* des douleurs) des articulations, 1 l. (Rh., fol. 141, 206, 284.)

5*. Des fics, 1 l.

6*. De l'ancienne médecine[4], 1 l. (Rh., fol. 269.)

7*. Du lait (*alias* de l'usage du lait), 1 l. (Orib., *Coll. méd.*, II, xli[5]; *Synopsis*, IV, xl; Aét., II, lxxxvi, xciii; Rh., fol. 38, 148, 483, 485; t. II, 14.)

8*. Du vin, 1 l.[6] (Orib. *passim* Rh. fol. 483, 485; t. II, fol. 60.)

9*. Du miel. (Orib., *Coll. méd.*, II, lxiii[7].)

D'après divers auteurs :

10. *Thérapeutiques.* (Gal., *Præf. ad l. VII, De simpl. medicam. facult.*)

11*. De la mélancolie, 2 l. (Gal. *De Atra bile*, VII; Aét., III, cxv; VI,

---

[1] Voir ci-dessus p. viii.

[2] L'astérisque désigne les écrits dont quelques parties nous sont parvenues et figurent, par conséquent, soit dans les *Œuvres d'Oribase*, soit dans le présent volume.

[3] Cp. dans la collection hippocratique (éd. Littré, t. VI) le traité portant le même titre, notamment le l. I, ch. ii (p. 469).

[4] C'est là peut-être un commentaire de Rufus sur l'opuscule d'Hippocrate

portant le même titre, véritable «discours de la méthode» du père de la médecine grecque. Sur l'authenticité de cet opuscule, voir Littré, *Œuvres d'Hippocrate*, t. I, p. 293-320.

[5] Présenté par Oribase comme situé vers le milieu du l. V du *Régime*.

[6] Présenté par Oribase comme extrait du l. II du *Régime*, livre consacré aux boissons.

[7] Présenté par Oribase comme extrait du l. II du *Régime* (boissons), vers la fin.

ix, x; Rh., fol. 7 14, 16, 110, 116, 120, 141, 144, 146, 153, 154, 249, 381, 422, 424, 437, 450, 451, 478, 483[1].)

12*. De l'acte vénérien. (Orib., *Coll. méd.*, VI, xxxviii[2]; *Livres incertains*, 9; *Synopsis*, I, xvi; Rh., fol. 274, 276, 277, 279.)

13*. De la peste. (Orib., *Synopsis*, VI, xxv; Aét. III, viii; V, xcv; Paul d'Égine...)

14. Sur la médecine, et Collections médicales (à l'Escurial, d'après Monfaucon, *Biblioth.*, t. I, p. 623, et Casiri, *Cod. Biblioth. scor. arab.*). Titre donné, sans doute arbitrairement, dans quelque manuscrit, à une réunion d'écrits médicaux attribués à Rufus.

15*. Du régime des enfants. (Rh., fol. 58, 72, 73.) Doit être une partie de l'article 1 ci-dessus.

16. Médicaments populaires, *alias* Médecine pour le peuple. (Rh., fol. 28, 34, 35, 40, 41, 42, 44, 51, 55, 57, 66, 72, 76, 77, 137, 206, 230, 244, 251, 252, 274; 275, 382, 479, 482, 483, 485, 501, 502; t. II, fol. 61[3].)

17*. Maladies des yeux. (Rh. fol. 48.)

18*. Contre la morsure d'un chien enragé. (Aét., VI, xxiv[4]; Paul, V, iii; Rh. fol. 495.)

---

[1] Les papiers laissés par M. Daremberg contiennent le texte et la traduction française du passage d'Ebn Abi Ossaïbiah où se trouve la liste des écrits de Rufus (voir plus loin, p. xxxvi). On y lit, à propos du traité de la *Mélancolie:* « le meilleur ouvrage de Rufus, en deux parties. »

[2] Présenté par Oribase comme extrait du *Régime*. Voir dans nos fragments de Rufus le n° 16 et la note.

[3] Oribase, dans le préambule de ses *Euporistes*, dit que Rufus avait écrit un traité de médecine : Πρὸς ἰδιώτας, et, d'autre part, annonce qu'il fera dans son ouvrage de fréquents emprunts à ce médecin. Or il n'a spécifié que deux fois, dans ses *Euporistes*, les emprunts qu'il lui a faits. Nous sommes porté à conjecturer qu'il a rédigé en majeure partie, d'après notre auteur, les articles de cet ouvrage intitulés : *De la manière d'élever des enfants* (I, 1); — *Du*

régime à suivre entre l'enfance et la vieillesse (I, 2); — *Du régime à suivre suivant les différentes saisons* (I, 10); — *Des rapports sexuels* (I, 13); — *Que le lait nuit aux dents* (I, 52).

On trouve dans le *Voyage de Hollande* de Diderot, t. XVII, p. 429 éd. de Garnier frères, la mention d'un ms. grec in-folio de 30 feuillets environ, acheté aux Jésuites par Meerman fils, de La Haye, et intitulé *Rufi Ephesii de morbis popularibus*. D'après les renseignements que M. Campbell, administrateur en chef de la bibliothèque royale de La Haye, a bien voulu me communiquer, avec un empressement dont je me plais à le remercier publiquement, ce manuscrit ne porte pas le titre précité, et n'est autre que le codex meermanien 231, acquis par sir Thomas Phillips et décrit ci-dessus (p. xii).

[4] Dans quelques mss. d'Aétius, ce morceau est attribué non pas à Rufus,

19. Poésie. (Citée par Gal., *Compos. medicam. sec. loc.* I, 1.)
20. Poëme en vers hexamètres sur les plantes, en 4 livres. (Gal., *Præf. in l. VI, De simpl. medicam. facult.* [1].)
21*. Du glaucome et de la cataracte. (Orib., *Syn.*, VIII, XLIX; Paul, III, XXIII. Cp. l'art. 17 ci-dessus.)
22. De la préparation des aliments. (Orib., IV, 11; Aét., III, CVIII [2].)
23. De l'eau ou Des eaux. (Orib., *Coll. méd.*, V, 111; Aét., III, 16 [3].)
24. Des instruments usités dans l'art médical. (Orib...)
25. Sur la santé [4].
26*. Des lavements. (Orib., *Coll. méd.*, VIII, XXIV; *Syn.*, I, XIX; Aét., III, CLIX; Rh., fol. 147, 154, 205, 216 [5].)
27*. Commentaires sur Hippocrate [6], notamment:
    a, sur les *Humeurs;*
    b, sur les *Épidémies* (Gal. in VI l. *Epidem.*, § 31, t. IX, p. 414 éd. Ch.);
    c, sur le Ier livre des *Prorrhétiques;*
    d, sur les *Aphorismes*, au moins 5 livres. (Rh., fol. 138, 479, 485 [7].)

mais à Posidonius. Voir dans les fragments le n° 76.

[1] Voir Fabricius, *Biblioth. gr.*, anc. édit., t. II, p. 630, et t. III,p. 103. Un scholiaste d'Oribase mentionne le l. III τῶν τοῦ Ῥούφου βοτανικῶν. (*Œuvr. d'Orib.*, t. II, p. 744, l. 9.) M. Daremberg, dans une courte biographie de Rufus, s'est exprimé ainsi en 1857 : «Il (Rufus) avait écrit un poëme sur la médecine dont il reste quelques fragments dans l'édition de Dioscoride des Aldes.» (*Dictionn. d'hist.* de Dezobry et Bachelet.) Nous nous proposons de revenir sur cette assertion et de rechercher si le poëme en question, publié de nouveau par Fabricius (t. II), peut être en effet de Rufus. Il en a été donné une 3e édition à peu près définitive par C. F. Lehrs dans les *Bucolici et Didactici* de la *Bibliotheca græca* de Firmin Didot, 1851.

[2] Présenté par Oribase comme extrait du l. I du *Régime*, vers la fin.

[3] Partie du l. II du *Régime* (boissons), d'après Oribase.

[4] Ouvrage de Galien, attribué à Rufus par Rhazès.

[5] Ce livre a été traduit en hébreu et plus tard en latin, d'après la version arabe de Honein. Rhazès, dans le *Continent*, dit à plusieurs reprises que l'ouvrage, attribué à Galien, est plutôt de Rufus. Cp. Luc. Leclerc, *Hist. de la médecine arabe*, t. I, p. 149.

[6] Voir ci-dessus, p. IV, note 2.

[7] On lit dans Étienne d'Athènes, préambule de son commentaire sur les *Aphorismes* (Dietz, *Schol. in Hippocr.*, t. II, p. 238) : Ὅτι γνήσιον Ἱπποκράτους τὸ σύγγραμμα ἐμαρτύρησαν Ῥοῦφος τε καὶ Ῥουφῖνος (alias Σαβῖνος] καὶ Σωρανὸς καὶ Πέλωψ καὶ Γαληνός... Quant à la division des *Aphorismes*, Étienne s'exprime ainsi : «Soranus a partagé l'ouvrage en 3 parties, Rufus en 4, Ga-

Premier supplément à la liste d'Ackermann.

D'après les historiens arabes[1] :

28. Traité en 40 livres ou chapitres[2].
29. De l'hydrophobie. (Cp. l'article 17.)
30*. De l'ictère et de la bile ou Du choléra[3] (Aétius X, xvii).
31*. De la diminution des chairs (entraînement?)[4].
32*. Des soins à donner en l'absence du médecin (Rh., fol. 40, 52, 80, 91.)
33. De l'enrouement[5].
34. De la médecine hippocratique. (Rh., fol. 276.)
35. De la stérilité[6].
36*. De la conservation de la santé. Cp. l'article 25. (Rh., fol. 483.)
37*. De l'épilepsie. (Aét., VI, xiv, xvii.)
38*. Des fièvres, au moins 11 livres[7]. (Rh., fol. 395.)
39*. De la pleurésie et de la pneumonie. (Rh., fol. 98, 101.)
40. Des opérations faites dans les hôpitaux.
41. De la distinction [?] (*ferq*) ou du hoquet (*fouâq*)[8].
42*. Des vierges ou du régime des jeunes filles. (Orib., *Livres incertains*, 2.)

lien, que nous suivons, en 7 » (p. 239). Peut-être faut-il corriger : « Rufus en 5. »

[1] Particulièrement d'après Ebn Abi Ossaïbiah, auteur d'une biographie médicale au xiiie siècle. Nous suivons ici Wenrich (*De auctorum græcorum versionibus et commentariis syriacis*, etc., p. 221 et suiv.), et surtout le Dr L. Leclerc (*Hist. de la médecine arabe*, t. I, p. 239 et suiv.).

[2] Mentionné dans la nomenclature d'Ebn Abi. Nous donnons ce titre d'après l'ouvrage du Dr Leclerc. La traduction manuscrite précitée de cette nomenclature donne : « Le livre des quarante, en une partie. » Wenrich omet cet article.

[3] Cp. dans Rhazès les citations empruntées au *Liber flegmaticorum*, f. 304.

[4] Sans doute le même traité dont Rhazès rapporte quatre passages en l'intitulant : *De extenuando pinguem*, f. 229, 274, 275 ; t. II, fol. 27.

[5] La traduction ms. : de l'angine.

[6] On lit dans une scholie d'Oribase (*Œuvres complètes*, t. II, p. 681 : Ἰσ7έον ὅτι ὁ Ῥοῦφος ἐν τῷ (*sic*) « Μὴ κυϊσκομένων θεραπείας » μονοβίβλῳ περὶ ἐπικυήσεως τάδε φησίν· ὅσαι δὲ ἂν κύουσαι καθαιρῶνται, ὃ δὴ καὶ τοῦτο γίνεται διὰ πολυπλήθειαν αἵματος, καὶ ἐπικυΐσκονται· αἱ δὲ καὶ ἀποφθείρουσιν.

[7] Il faut sans doute rattacher à cet ouvrage le fragment relatif à la fièvre quintane. (Voir Appendice, section VII, p. 609.) Cp. ci-après, p. 343, Aét., V, 83, 84,

[8] Trad. ms. : Sur la boisson des accouchées (?).

[1] Trad. ms. : Des figuiers (*sc.* fics). (Cp. l'art. 5.)

[2] Ouvrage dédié à un ami nommé Potamonianus.

[3] Trad. ms. : De l'utilité de prendre beaucoup de remèdes dans les repas de noce.

[4] Trad. ms. : Un traité sur les plaies. (Cp. l'art. 3.)

[5] Trad. ms. : Recommandations aux médecins. Il faut peut-être voir une partie de cet ouvrage dans le morceau conservé sous le titre d'*Interrogatoire des malades.* (Écrits conservés, art. V.)

[6] Peut-être le Περὶ ὀλισθημάτων auquel Rufus renvoie lui-même. (Orib., *Coll.,* XLIX, xxxii et xxxv.) — Cp. t. IV, p. 432, l. 3, et la scholie, p. 540, l. 6.

[7] Trad. ms. : Des degrés des médicaments. (Cp. *Œuvres d'Oribase,* t. II, p. 603 et suiv.)

[8] Cp. dans Rufus, *Maladies des reins et de la vessie,* p. 22-23, le passage où il annonce l'intention de traiter ce sujet.

[9] Trad. ms. : Sur le médicament appelé *Bounya*(?).

68*. Du traitement d'un enfant épileptique [1]. (Rh., fol. 14.)
69*. Du régime des femmes enceintes. (Orib., *Coll.*, *Liv. incert.*, 3.)
70. De l'indigestion.
71*. De la rue. (Rh., fol. 211.)
72*. De l'iléus. (Rh., fol. 207, 215.)
73*. De la sueur [2]. (Rh., fol. 438.)

Second supplément à la liste d'Ackermann.

D'après divers auteurs [3] ;
74*. Liste des poisons. (Cp. l'art. 47.)
75. De l'hypocondrie.
76*. Des évacuations. (Aét., III, CLX; Rh., fol. 449, 450.)
77*. Sur le jeûne (ou la diète). (Rh., fol. 483.)
78*. Sur les laxatifs. (Rh., fol. 485.)
79*. Livre du complément et de la fin (?). (Rh., fol. 91, 496.)
80*. De l'alimentation des enfants. (Cp. l'art. 60. Rh., fol. 91, 498 [4].)
81*. Des salaisons. (Rh., fol. 501.)
82*. De l'alimentation. (Cp. l'art. 22. Rh., t. II, fol. 1, 4.)
83*. Traité des chymes (=humeurs ?). (Rh., t. II, fol. 14.)
84*. Des bains. (Rh., fol. 167, 170, 171, 444, 486, 492.)
85*. De l'air et du climat. (Rh., fol. 192.)
86*. Sur les découvertes médicales. (*De medicinis inventis*, fol. 57, 502, 503.)
87*. Du régime des femmes. (Cp. l'art. 69. Rh., fol. 133.)
88*. De la suppuration ayant lieu à la poitrine (=phthisie ?). (Rh., fol. 93.)
89*. Exposition [médicale], au moins six livres. (Rh., fol 438 : citation du livre VI, ch. IV.)
90*. Sur le moyen de diagnostiquer les affections chroniques (en grec : τὸ τῶν χρονίων παθογνωμικόν [5]). (Orib., t. IV, p. 63.)

[1] Trad. ms. : Du traitement des enfants épileptiques.
[2] La trad. ms. ajoute : Traité sur l'embolisme (?) melæna (?).
[3] Nous avons formé cette dernière liste d'après Rhazès, Oribase, etc.
[4] Rhazès, fol. 91, place cet article dans le livre V [du Régime].

[5] Titre signalé par un scholiaste d'Oribase comme celui d'un ouvrage dont le dernier chapitre serait le morceau περὶ ἐλεφαντιάσεως, rapporté par le compilateur. (*Collect. médic.*, l. XLV, ch. XXIII; cf. *Œuvres d'Oribase*, t. IV, p. 529.)

91*. Traité des affections externes. Plusieurs scholies d'Oribase rattachent à ce traité en un seul livre (μονόβιβλος) : *a*, le fragment περὶ ἐρυσιπελάτων (Orib., t. III, p. 655; cp. p. 689. Cp. ci-dessous les articles 95 et suivants); *b*, le fragment περὶ γαγγλίου (*ibid.*, t. IV, p. 15; cp. p. 527),'et *c*, le fragment περὶ λοιμώδους ἕλκους (t. IV, p. 517; cp. p. 541)[1].

92. Entretiens sur la médecine. Cité par un scholiaste d'Oribase. (Orib., t. III, p. 686.)

93*. Du bubon. (Orib., *Coll.*, XLIV, xvii; LI, xli.)

94*. Des ulcères. (Orib., *Coll.*, XLIV, xx.)

95*. De l'érésipèle. (Orib., *Coll.*, XLIV, xxviii. Cp. l'art. 91, *a.*)

96*. Des ganglions. (Orib., *Coll.*, XLV, 8.)

97*. Des affections cancéreuses. (Orib., *Coll.*, XLV, xi, xxviii.)

98*. Dépôts et substitutions. (Orib., *Coll.*, XLV, xxx.)

99*. Banc d'Hippocrate[2]. (Orib., *Coll.*, XLIX, xxvi.)

100*. Des spasmes; du tétanos. (Aét. VI, xxxviii.)

101*. Des affections du côlon. (Alex. de Tr., IX, i, dans nos fragments, n° 111.)

102*. Des épidémies[3]. (Rh., fol. 499.) — Cp. le n° 27[b].

Nous essayerons de grouper les divers écrits de Rufus, de façon à rapprocher des ouvrages proprement dits certains chapitres qu'une tradition assez incertaine en·a pu détacher pour former des traités spéciaux. Ce travail fournira quelques données pour une classification plus précise.

GÉNÉRALITÉS. Articles 89, 10, 6, 86, 14, 16, 54; V, 90, 91, 92, 98.
EXPLICATION DES ÉCRITS HIPPOCRATIQUES. Art. 34, 27, 77, 58.
RÉGIME ET HYGIÈNE. 1, 53, 87, 69, 42, 15, 60, 80, 44, 2, 67, 25, 36, 85, 32, 82, 22, 48, 77, 23, 7, 8, 9, 63, 9, 5, 43, 81, 84, 12, 26, 76, 78, 79, 31, 83, 73, 62, 57, 70, 45, 12.
MALADIES SPÉCIALES. 50, 38, 13, 18, 28, 37, 68, 61, 11, 30, 46,

---

[1] Nous sommes tenté d'y comprendre le fragment sur les pâles couleurs et les taches livides (Orib., *Synopsis*, III, lxxxviii), et la recette pour enlever les rides (*ibid.*, III, clxviii, et Aét., VIII, vi).

[2] Cp. la collection de Nicétas (mentionnée ci-dessus, p. xxii), §§ 189-198.

[3] Peut-être le commentaire sur les *Épidémies* d'Hippocrate. (Cp. l'article 27 *b*.}

75, 72; I, II, V, 17, 21, 33, 55, 35, 89, 51, 84, 88, 66, 41, 65, 4, 5, 93, 94, 95, 96, 97, 100, 101, 102.

CHIRURGIE ET ANATOMIE. IV, VI (Apocryphe ?), 3, 40, 56, 3, 52, 4, 24, 99.

PHARMACOPÉE. 59, III, 20, 19, 71, 47, 74.

IV.

FRAGMENTS DE RUFUS.

On a vu plus haut (p. IX) les noms des auteurs auxquels est due la conservation de très-nombreux fragments des ouvrages laissés par Rufus et perdus pour nous. De plus, la nomenclature de ses écrits (p. XXXII) a déjà donné au lecteur l'occasion de faire la part de contribution apportée par chacun de ces auteurs[1]. Nous allons maintenant les passer rapidement en revue.

I. — FRAGMENTS EXTRAITS DE GALIEN.

Moins d'un siècle après Rufus, Galien, en plusieurs endroits de son œuvre immense, a fait mention de son devancier, auquel il n'a pas ménagé les éloges. On nous dispensera sans doute d'aborder la bibliographie même la plus sommaire de cette œuvre. Qu'il nous suffise de dire que, pour le texte, nous suivons, à moins d'avis spécial, le texte adopté dans l'édition de Kühn, et que la traduction française nous est propre. On sait que l'édition *princeps* de Galien date de chez les Alde (1525, in-fol.), et que la première gréco-latine est celle de René Chartier, professeur de l'École de médecine de Paris (13 volumes in-folio portant la date de 1679). Tout en souscrivant aux critiques sérieuses, portées sur cette édition par Ackermann, dans sa Notice littéraire sur Galien[2], et par

---

[1] Récapitulation des fragments : Galien, nos 1-6; Oribase, 7-55; Aétius, 56-81; Alexandre de Tralles, 82-111;

Paul d'Égine, 112-117; Rhazès, 118-494; Ibn el-Beithar, 495-508.

[2] Fabricius, *Bibl. gr.*, éd. Harl., t. V,

M. Daremberg, il faut reconnaître avec eux l'utilité et la difficulté de cette vaste publication, qui n'a pas été mise hors
d'usage par celle du professeur Ch. G. Kühn, ainsi qu'on serait
porté à le croire.

L'édition de Kühn commence la collection gréco-latine intitulée *Medicorum Græcorum opera quæ exstant,* dont elle comprend les vingt premiers tomes, en vingt-deux volumes in-8°
(Lipsiæ, 1821-1833). A dire le vrai, ces deux grands monuments de la philologie médicale, qui ne s'excluent pas, sont
loin d'avoir donné la dernière expression de la critique sur le
médecin de Pergame. Telle était l'opinion de M. Daremberg.

II. — FRAGMENTS EXTRAITS D'ORIBASE.

Oribase, médecin et ami de l'empereur Julien, avait composé sous le titre d'Ἰατρικαὶ συναγωγαί, *Collections médicales,*
un recueil en soixante-dix livres[1], uniquement formé d'extraits
textuels de trente et un médecins et chirurgiens grecs les plus
renommés, entre autres Rufus d'Éphèse et Galien. Tout ce
que l'on connaît de cette compilation a pris place dans l'é-
dition générale de Bussemaker et Daremberg. Sont encore
inconnus les livres XVI à XX, XXIII, XXVI à XLIII et LII à
LXX; toutefois une partie de ces livres, renfermée dans un
manuscrit de Paris (n° 446 du supplément grec, xiiᵉ siècle), a
été signalée, en 1846, par M. É. Littré, qui en publia dès lors
une portion[2], et reproduite complétement dans le tome IV
des *Œuvres d'Oribase* avec d'autres parties empruntées à nos

---

p. 377-500. Notice reproduite, avec additions et modifications, en tête des
Œuvres de Galien, éd. de Kühn, t. I,
p. XVII-CCLXIV.

[1] Paul d'Égine (*Præfatio*) la nomme
Ἑϐδομηκοντάϐιϐλος.

[2] *Fragments complémentaires du livre XLIV et autres fragments de livres
inconnus (Revue de philologie,* t. II, 1846-
1847). Cf. *Œuvres d'Oribase,* t. IV,
Préface, p. VI et suiv.

manuscrits 2237, 1883, etc., et au *Codex medicus XVI* de Vienne.

Deux autres ouvrages d'Oribase étaient demeurés inédits, et l'on n'en avait imprimé qu'une traduction latine : ce sont la *Synopsis*, en neuf livres, réduction des *Collections médicales*, et le *Recueil des remèdes faciles à préparer*, Εὐπόριστα, en quatre livres. Ces deux textes remplissent le tome V des *Œuvres d'Oribase*, qui a paru peu de temps après la mort de M. Daremberg[1].

Nous avons pensé qu'il était superflu de reproduire le texte et la traduction des fragments de Rufus conservés dans les divers ouvrages d'Oribase. Nous nous contentons d'en rapporter les titres et d'en donner une analyse sommaire. Il sera facile, pour plus ample informé, de recourir à l'édition des *Œuvres d'Oribase*.

MM. Bussemaker et Daremberg parlent d'une règle d'après laquelle « tout chapitre sans nom d'auteur provient toujours de la même source que celui qui le précède immédiatement. » (*Œuvres d'Oribase*, t. III, p. 694.) Un peu plus loin (p. 695), ils invoquent cette règle, mais M. Daremberg n'en a pas tenu compte lorsqu'il a relevé et transcrit, dans les deux premiers volumes de l'Oribase les extraits attribués à Rufus. Nous avons fait de même, sauf dans certains cas signalés en leur lieu. Cocchi et Dietz, dans leurs emprunts à la compilation chirur-

---

[1] Voir, sur Oribase, sa vie, ses ouvrages et les auteurs cités dans ses compilations, la préface du tome VI et dernier de ses *Œuvres*, mis en état et publié par M. Auguste Molinier. — Sur la valeur des fragments d'écrivains médicaux contenus dans Oribase, nous citerons cette remarque de Gaspard Barth : « Oribasius... de quo scriptore illud memorare utile videtur, perraro eum veterum auctorum verba excerpere quin de suorum numero multa accudat. » (*Adversaria*, liv. XXXI, ch. II, col. 1756.) Signalons en passant un opuscule dont M. Daremberg ne paraît pas avoir connu l'existence : Osann (Fr.), *De loco Rufi Ephesii medici apud Oribasium* [sc. *Synopsis*, VI, xxv] *servato, sive De pesta libyca disputatio*. Gissæ, 1833, in-8°.

gicale de Nicétas, ont suivi la règle précitée. En ce qui concerne Oribase, nous laissons à d'autres le soin de préciser ces attributions, qui d'ailleurs garderont toujours un caractère hypothétique [1].

III. — FRAGMENTS EXTRAITS D'AÉTIUS.

La compilation d'Aétius intitulée « Synopsis des ouvrages d'Oribase, de Galien, d'Archigène, de Rufus et autres médecins célèbres, » et divisée en quatre τετράβιβλοι est encore inédite en grande partie. Les huit premiers livres ont seuls été imprimés (Alde, 1534, in-fol.). Nous publions le XI[e 2]. Quelques fragments des livres IX à XVI ont été donnés en grec à diverses époques [3]. L'ouvrage entier a été traduit complètement en latin par J. Cornarius (1541, in-fol.). Les fragments de notre auteur extraits d'Aétius sont encore les seules parties de la *Synopsis* qui auront été traduites en français.

Nous empruntons deux morceaux à la seconde moitié de cet ouvrage, restée inédite [4]. Le texte en a été transcrit et constitué par le continuateur d'après deux manuscrits de Paris, les n°s 1883 (= P) et 631 du supplément grec (= X). Ce dernier manuscrit, rapporté d'Orient et complété avec d'autres exemplaires par Minoïde Mynas, est une copie excel-

[1] Il suffit qu'un copiste distrait oublie d'inscrire le nom de l'auteur cité à la suite de la rubrique d'un chapitre, pour qu'il y ait fausse attribution. Quelquefois l'attribution varie avec les manuscrits. Le vrai critérium consiste dans l'examen comparé du contexte, du style, du vocabulaire, etc. — Cp. Villoison, *Anecdot. gr.* t. II, p. 98, fine.

[2] Voir ci-dessus, II, II, p. XVII.

[3] Voir Choulant, *Handbuch für die Bücherkunde der alten Medicin*, p. 135, le *Lexique bibliographique* d'Hoffmann

et Engelmann, *Bibliotheca scriptorum classicorum*, verbo *Aetius*. — Cp. *Œuvres d'Oribase*, t. I, p. XXXVII. Pour les détails bibliographiques et paléographiques, voir plus haut, p. XVII.

Voir, sur un ms. partiel d'Aétius conservé à Venise, nos *additions et corrections* sur les pages 323 et suiv.

[4] Conrad Gesner, dans sa *Bibliothèque universelle* (Art. RUFUS) a relevé les titres des principaux fragments de notre auteur, cités dans la compilation d'Aétius.

lente faite au xie siècle, qui offre de continuelles ressemblances avec celle qui a servi de texte à la traduction latine de Janus Cornarius [1].

IV. FRAGMENTS EXTRAITS D'ALEXANDRE DE TRALLES.

Aétius précède de peu Alexandre de Tralles, qui le cite, et qui florissait à Rome vers la fin du règne de Justinien. Il parle dans ses écrits de son séjour en Gaule et en Espagne. M. Daremberg a extrait de ses *Thérapeutiques*, en douze livres, non pas à proprement parler des fragments de Rufus, mais plutôt quelques chapitres utiles à rapprocher des textes de cet auteur qui nous sont parvenus. Nous y avons ajouté le chapitre du livre XII relatif au diagnostic de la fièvre quotidienne, morceau qui contient l'unique passage d'Alexandre où notre auteur soit nommé. Les autres chapitres que nous rapportons font partie des livres VIII et IX : ils concernent les maladies des reins et de la vessie, ainsi que celles des organes sexuels.

Manuscrits consultés.

Ms. de Paris 2202 = A, volume qui a appartenu au savant médecin anglais Thomas Linacer.

Ms. de Paris 2201 = B.

Ms. de Paris 2200 = C, copie que n'avait pas consultée M. Daremberg et qui nous a fourni une division de l'ouvrage en chapitres plus admissible que celle des éditions et des traductions latines.

Éditions et traductions.

Édition grecque exécutée par Jacques Goupyl [2] d'après deux mss. de notre Bibliothèque nationale. Paris, Rob. Estienne, 1548,

---

[1] Du reste, le manuscrit mis en usage par Cornarius ne peut provenir d'un dérivé de X. Ce traducteur donne une phrase omise dans ce ms. Voir, dans le présent volume, le fragm. 80, § 5. Le fragment 61 nous apporte la preuve qu'il a existé, au moins partiellement, une double rédaction de la *Synopsis* d'Aétius. V. p. 323 et les *Additions*.

[2] Nous relèverons ici un passage de la *Bibliothèque grecque* (XII, 597), où Fabricius impute fautivement une er-

in-fol. Cette belle édition contient, comme plusieurs manuscrits d'Alexandre, le traité de Rhazès *De pestilentia* traduit de l'arabe en grec.

Traductions :

Latine (d'après l'arabe) en III livres. Lyon, 1504, in-4° [1]; Pavie, 1520, in-8°. — Venise, 1522, in-fol.

Latine d'Alb. Torino. (C'est plutôt une paraphrase) Bâle, 1533, in-fol. — Trad. lat. en v livres, Bâle, 1541, in-fol.

Latine de J. Gontier d'Andernach. Argentorati in-8° ; — Lyon, 1560, in-12. Reproduite dans la collection d'Henri Estienne, *Artis medicæ Principes*. Genève, 1567, in-fol. t. II. Cum notis Jo. Molinæi. Lyon, 1576, in-12.

Édition grecque-latine (avec la trad. de Gontier) « Castigavit J. Goupyl ex mel. cod. Bâle, 1556, in-8°. »

Traduction française du livre XI par Seb. Collin, Poitiers, 1557, in-4°.

Alexandri Trall. Opera latine versa, éd. d'Alb. de Haller (dans sa collection intitulée *Art. med. Principes,* t. VI, Lausanne, 1769-1787, in-8°.

Lettre d'Alexandre de Tralles à Théodore *sur les Helminthes, etc.*, non comprise dans les *Œuvres* de ce médecin, reproduite pour la quatrième fois par Fabricius (*Biblioth. gr.* t. XII, p. 602), et depuis, par Ideler (*Physici et medici gr. minores*, t. I, 1841, in-8° [2].)

V. FRAGMENTS EXTRAITS DE PAUL D'ÉGINE.

Le chirurgien Paul d'Égine était très-renommé dans la seconde moitié du VII° siècle. L'archevêque arabe Grégoire Abulfaradje prétend qu'on le désignait sous le nom de l'*accoucheur*. Sa compilation médicale, dont il dit lui-même que c'est le

reur au savant Goupyl. Celui-ci déclare, dans sa dédicace aux professeurs de l'École de médecine de Paris, que Galien et Paul d'Égine lui ont été d'un grand secours pour établir le texte d'Alexandre, le premier en ce qu'Alexandre le cite, et Paul, en ce qu'il cite Alexandre. C'est Goupyl et non l'auteur édité par lui qui a profité des écrits de Paul.

[1] Cette traduction n'est pas complète. Elle se termine avec le texte d'Alexandre relatif au marasme (l. XII, p. 225 de l'édition grecque de Goupyl).

[2] Une édition grecque - allemande d'Alexandre de Tralles vient de paraître

plus souvent un abrégé des *Collections* d'Oribase, se divise en sept livres.

M. René Briau a fait précéder son travail sur le livre VI, qui constitue un véritable manuel chirurgical [1], d'une introduction sur la vie et les écrits de Paul d'Égine. Il nous paraît avoir péremptoirement établi que Paul florissait vers l'an 650, et qu'il avait fait ses études de médecine à l'école d'Alexandrie. Les assertions relatives aux autres circonstances de sa vie sont, pour M. Briau, presque toutes conjecturales.

Manuscrits consultés [2].

A, ms. de Paris 2205. Contient des scholies et des gloses interlinéaires.

B, ms. de Paris 2206.

C, ms. de Paris 2217.

D, ms. de Paris 2292.

E, ms. de Paris 2207. Contient des gloses et des spécimens de traduction latine.

F, ms. de Paris 2210.

G, ms. de Paris 2209.

H, ms. de Paris 2208. Porte à la marge des indications de chapitres et des recettes d'une date postérieure.

J, ms. de Paris 2211.

K, ms. de Paris 2047.

à Vienne. (Voir aux *Additions* sur la page 389.)

[1] *Chirurgie* de Paul d'Égine, texte grec restitué et collationné sur tous les manuscrits de la Bibliothèque impériale etc., avec une traduction française en regard, etc. Paris, V. Masson, 1855, in-8°. — Il est regrettable que le savant bibliothécaire de l'Académie de médecine n'ait pu donner suite à l'intention exprimée dans sa préface de faire le même travail pour les livres IV et V qui « renferment véritablement la pa-

thologie externe des anciens. » Nous espérons qu'il n'y a pas absolument renoncé.

[2] Les sigles adoptés par M. Daremremberg pour les manuscrits de Paris sont les mêmes que ceux de M. Briau, qui a fait suivre son *Introduction* d'une notice de ces manuscrits. La seule différence, et nous l'avons fait disparaître, portait sur le ms. 2211 = J, que notre prédécesseur siglait I. De plus, M. Briau n'a pas mentionné S (= ms. de Paris 1883).

L, ms. de Paris 2212.

M, ms. de Paris 2192.

N, ms. de Paris 2213.

O, ms. de Paris 2214.

P, ms. de Paris 2215.

Q, ms. de Rome (Vatican) fonds de la reine de Suède, n° 176, fol. 101 v°.

R, ms. de Paris 2204.

S, ms. de Paris 1883.

T, ms. de Paris 338 du supplément.

θ, ms. de Rome (Vatican) 296, fol. 152; xvie siècle.

V, ms. de Rome (Vatican) 295, fol. 680.

X, ms. de Paris 494 du supplément,

ϕ, ms. de Florence, plut. LXXIV, n° 2.

χ, ms. de Florence, plut. LXXIV, n° 27.

ψ, ms. de Florence, plut. LXXIV, n° 21.

Voici l'appréciation que M. Daremberg a faite de ces manuscrits; nous la reproduisons textuellement. Bonne forme : D, H, J, K, R. — Copies médiocres : E. F, M, N, O, X. — Copies mauvaises : G. L, P. — Manuscrits généralement semblables aux éditions : A, B, C, T, θ².

Éditions et traductions.

Éditions :

Grecque (seulement), éd. Ald. et And. Asulan. socer. 1528, in-fol.[2]

Grecque « Melior. » Basil. ex off. And. Cratandri, 1538, in-fol. cura Hieronymi Gemusæi, d'après un ms. communiqué par le médecin hellé- niste Jean Ruel, et, accessoirement, d'après d'autres mss.

Traductions :

Latine d'Albert Torinus (moins le livre VI) Bâle, 1532, in-4°.

Latine d'Albert Torinus, complète, 1534, in-4°.

---

[1] M. Briau a exprimé les mêmes opinions (p. 79). Ce savant n'a pas examiné les manuscrits conservés à l'étranger; mais il présume, du moins en ce qui concerne le livre VI (dans lequel d'ailleurs ne figure aucun frag- ment de Rufus), que la plupart des difficultés provenant seulement de la lexicologie de Paul d'Égine peuvent être levées à l'aide du texte et des va- riantes que donne son édition de ce livre (p. 3).

[2] L'édition Aldine n'a guère plus de valeur que la transcription d'un ma- nuscrit médiocre.

Latine d'Albert Torinus, complète, 1546, in-8°. Jo. Oporinus.

Latine d'Albert Torinus, complète, 1555, in-8°. Jo. Oporinus.

Latine de Gontier d'Andernach, Paris, Simon Colineus, 1532, in-fol.

Latine de Gontier d'Andernach, Cologne, 1534, in-fol.

Latine de Gontier d'Andernach, Cologne, 1546.

Latine de Gontier d'Andernach, avec notes de J. Goupil, Lyon, 1551, in-8°.

Latine de Gontier d'Andernach, avec notes de J. Goupil, Lyon, 1563, in-8°.

Latine de Gontier d'Andernach, avec notes de J. Goupil, Lyon, 1589, in-8°.

Latine de Janus Cornarius, Bâle, Hervag, 1556, in-fol.

Latine de Janus Cornarius, publiée en 1567, par Henri Estienne, dans ses *Medicæ artis principes,* p. 344.

Française du livre VI (Chirurgie), par Pierre Tolet, Lyon, 1539, in-12.

Française (Nouvelle) de ce même livre; avec le texte en regard, par M. René Briau. Paris, 1855, in-8°.

VI. — FRAGMENTS EXTRAITS DE RHAZÈS.

Mohammed Abou Beker ibn Zacaria er Rhazi (*alias* Arrhazi), écrivain médical du Khorassan auquel on a donné le nom de sa ville natale Rhay, Rhazès ou Rhazi, puis, plus communément, Rhazès, a composé, vers le milieu du xe siècle, et dédié à un Al-Mansor, prince indépendant du califat de Bagdad, un traité ou plutôt une vaste compilation intitulée *el Hawi* (le «contenant» ou «continent,» en latin *continens*), dont la Bibliothèque nationale possède une belle copie, mais incomplète[1] (mss. arabes, n° 1005 du supplément). C'est une réunion de matériaux d'un grand travail laissé inachevé par Rhazès et que ses disciples ont recueilli, augmenté et fort mal coordonné[2].

---

[1] M. le Dr Leclerc dit qu'il en existe une copie plus complète à l'Escurial.

[2] Au XIIIe siècle, Ferraguth faisait du Haauy (*alias* Hawy), sous le nom de *Continens,* une traduction latine qui a été plusieurs fois imprimée en deux

Le département des imprimés de notre Bibliothèque nationale possède une traduction latine du *Continent* : Rasis continens, imprimée à Venise en 1509, 2 vol. in-fol.[1] M. Daremberg en a fait extraire tous les fragments de Rufus qui sont au nombre de trois cent soixante-dix-sept[2].

Rhazès, autant que nous pouvons en juger par l'interprétation de son vieux traducteur latin[3], ne s'est pas astreint à copier *in extenso* notre auteur. Il est facile de voir, par certains rapprochements à notre portée, qu'il laissait de côté des membres de phrase, même des paragraphes entiers, dans le cours d'un morceau donné[4].

VII. — FRAGMENTS EXTRAITS D'IBN EL-BEÏTHAR.

« Ebn el-Beïthar, écrit M. L. Leclerc, notre seul guide dans ce que nous avons à dire de ce médecin arabe ou plutôt persan[5], est le plus grand botaniste de l'Orient. » Né, vers la fin du XIIe siècle, à Malaga, il mourut à Damas en 1248. Il s'appelait, de son vrai nom, Dhya Eddin Abou Mohammed Abd

---

volumes in-folio (L. Leclerc, *Médecine arabe*, t. I, p. 346). Le traité de Rhazès, *De Pestilentia*, traduit en latin par Laurent Valla (Placentiæ, 1498, in-4°), a été mis en français par Fr. Paulet, *Histoire de la petite vérole*. Cp. ci-dessus, p. XLV.

[1] L'édition princeps est intitulée *Hawi seu continens* (Brescia, 1486, 2 vol. in-fol.). Dans le cours d'une mission philologique à Venise dont nous avons été chargé, en 1878, par le Ministre de l'Instruction publique, M. Bardoux, nous avons pu mettre à profit une autre traduction latine de Rhazès, publiée à Venise en 1506, in-fol., par Bonetus Locatellus. Ce volume nous a fourni quelques bonnes leçons.

[2] M. Daremberg, pour le dire en passant, a relevé, dans le *Continent* de Rhazès, en groupes séparés, non seulement les citations de notre auteur, mais, en outre, celles des médecins Antyllus, Philagrius, Timée, Museia (? f. l. Musa), Apollonius, Archigène, Érasistrate, Philumène, etc.

[3] Fl. Pharaon, art. *Rhazès*, dans la *Biographie générale*. Voir, sur Rhazès, Fabricius, *Bibl. gr.*, ancienne édition, t. XIII, p. 46, verbo *Abu-Becar* et surtout les chapitres consacrés à Rhazès, par le Dr L. Leclerc, dans son *Histoire de la médecine arabe*, t. Ier, p. 259-276 et p. 336-354.

[4] Voir nos fragments 283 et 284.

[5] *Histoire de la médecine arabe*, t. II, p. 225-237.

Allah ben Ahmed, dit Ennabaty (le botaniste). Ebn el-Beithar signifie «le fils du vétérinaire.» Il dut séjourner tour à tour à Séville, à Tunis, à Constantine, à Tripoli, à Barca, sur les côtes de l'Asie Mineure, à Alexandrie, etc. Ses principaux ouvrages sont le *Traité des simples* (Djami el-Mouffridat), compilation où Rufus est cité une trentaine de fois, et le *Traité* ou *Livre suffisant* (Mor'ny). Ce n'est autre chose qu'un « mémorial de thérapeutique. » (L. Leclerc, *l. c.*)

M. Daremberg avait demandé à M. le Dr Leclerc une traduction française des fragments de Rufus compris dans le *Djami el-Mouffridat* ou *Recueil des simples* du médecin botaniste Ibn el-Beithar. M. le Dr Leclerc a bien voulu nous communiquer en bonnes feuilles la traduction d'Ibn el-Beithar qu'il publie dans les *Notices et extraits des manuscrits*[1]. C'est donc son œuvre proprement dite que nous insérons dans cette édition de Rufus; seulement, comme nous avons voulu n'y faire entrer que les citations d'Ibn el-Beïthar comprises dans la partie de cette traduction publiée jusqu'à ce jour, il nous a fallu rejeter ces fragments dans l'Appendice (section X) à cause des retards apportés dans l'impression du *Traité des simples*. Du reste, ce déplacement est purement matériel, et le numérotage des fragments de Beïthar continue la série unique commencée avec ceux de Galien.

Nous terminerons cette revue des auteurs qui nous fournissent des fragments de Rufus en rappelant simplement deux médecins du moyen âge auxquels Rufus n'était pas inconnu.

VIII. — Fragments extraits de Sylvaticus et de Valescus.

Matthieu Sylvaticus de Mantoue, qui vivait à Salerne en 1297, a laissé un grand dictionnaire de médecine intitulé

[1] T. XXIII et XXV, 1re part. jusqu'à la p. 96. V. la note à la fin de ces fragments.

Pandectæ medicinæ ou *Liber cibalis et medicinalis Pandectorum*, dédié à Robert, roi de Sicile, en 1336, ouvrage qui eut plusieurs éditions (Bologne, 1474; Naples, même date; Venise, 1478, 1480, 1489; Turin, 1526, in-fol.). Fabricius dit et prouve qu'il savait très-imparfaitement le grec (*Biblioth. græca*, t. XIII, p. 324). Rufus est compris parmi les auteurs qu'il a cités; mais Fabricius, qui a dressé la liste de ces auteurs, n'a pas indiqué le lieu des citations.

Valescus Tarentinus ou de Tarenta, disciple de Bernard Forestier et médecin à Montpellier en 1382, puis à la cour de Charles VI, a cité plusieurs fois Rufus, notamment le purgatif « ἱερὰ Rufi, » dans son *Philonium*, ouvrage de pratique pharmaceutique et de chirurgie, publié à Venise en 1521, à Lyon en 1560, in-8°, etc. Fabricius (*Biblioth. græca*, t. XIII, p. 444) nous indique les citations de Rufus d'après l'édition de Francfort 1599, in-4°, bien qu'il y en ait une plus récente, même ville, 1686, in-4°. (Voir le *Philonium*, p. 3; 576 et 577.)

En terminant cette révision des auteurs auxquels on doit les nombreux fragments de Rufus, nous avons à présenter une observation ou plutôt un avertissement sur l'authenticité qu'il y aurait lieu d'attribuer ou de contester à ces fragments. Premièrement il est moralement certain que la section qu'ils forment dans le présent volume renferme plusieurs textes qui ne sont pas et ne peuvent pas être de Rufus. Telles seront, par exemple, quelques parties indéterminables des morceaux qui, dans Oribase, Aétius, etc., sont indiqués comme étant tirés communément et de Rufus et d'une autre autorité médicale. De plus, le rapprochement de quelques fragments reproduits par deux compilateurs sur un sujet donné fera voir des différences de rédaction qui prouvent que, croyant ou pouvant croire que nous possédons l'œuvre de Rufus, nous n'avons parfois que sa pensée revêtue d'une expression propre au compilateur qui nous l'a transmise. Nous avons touché ailleurs (p. XLII) la question des attributions énoncées implicitement d'après la rubrique placée en tête d'une série de chapitres provenant peut-être d'une même source, attributions essentiellement hypothétiques, qui réclameraient une étude toute spéciale. Enfin il existe, nous l'avons dit, un certain désaccord entre les attributions indiquées par les divers manuscrits des compilateurs. Comment reconnaître celles qui méritent créance? Nous devions faire ces réserves pour fixer les idées sur la valeur toute relative que nous donnons au terme de « fragments de Rufus. »

V.

APPENDICE[1].

SECTION I. *Notes sur le traité des maladies des reins et de la vessie.* — M. Daremberg, dans la partie de ce volume imprimée par ses soins, a visé plusieurs fois[2], par anticipation, le commentaire qu'il avait projeté sur ce traité. Nous avons essayé de le constituer avec les matériaux retrouvés sous différents chefs, dans les papiers de notre prédécesseur. On nous pardonnera ce que doit avoir d'incomplet un travail exécuté dans ces conditions. Les citations de textes inédits ont été revues sur le manuscrit de Paris 2193.

SECTION II. *Notes et nouvelles variantes relatives au livre XI d'Aétius.* — Nous avons reproduit deux notes préliminaires où le savant éditeur expose l'usage qu'il a fait des manuscrits et donne son opinion sur leur valeur. Puis viennent les collations des manuscrits de Florence, consultés postérieurement à l'im-

---

[1] Voir l'avis placé en tête de l'Appendice. — [2] Notamment p. 22, 31 et 61.

pression du texte d'Aétius. Nous avons eu à coordonner ces collations.

Section III. — Vient ensuite le complément du livre XI ·d'Aétius. M. Bussemaker avait exécuté une copie des chapitres de ce livre qui n'avaient pas un rapport direct avec les textes connus de Rufus, et que, pour cette raison, M. Daremberg n'avait pas cru devoir, dans le principe, insérer à la suite du traité de notre auteur. Mais le soin que M. Daremberg a pris de mettre un renvoi dans son *Apparatus* à chacun des endroits où doivent être placés les fragments complémentaires, rend manifeste l'intention qu'il avait de les publier, pour donner le livre XI dans son entier. Cette copie, faite sur X, manuscrit rapporté d'Orient par Minoïde Mynas, a été collationnée sur le ms. *d* (cod. laurent. plut. LXXV, n° 21), et (par nous), sur C (ms. de Paris 2193). Il sera donc facile de reconstituer le livre XI de la *Synopsis* d'Aétius. Nous ne mentionnons que les variantes offrant quelque détail particulier.

Section IV. *Extraits inédits des Éphodes d'Abou Djafar traduits en grec.* — M. Daremberg avait donné déjà quelques parties des *Éphodes* ou *Viaticum* (en arabe, *Zad el-Muçafir*), dans le t. II des *Archives des Missions scientifiques et littéraires*[1]. Les fragments que nous éditons se rattachent à notre publication, le premier par la mention du nom de Rufus et les autres par la communauté des sujets traités. Le texte de ces extraits a été transcrit en partie par M. Daremberg sur le ms. 2239 de Paris (décrit *Archives*, p. 492), partie pour lui

---

[1] Voir, dans les *Archives*, p. 490-527, l'étude approfondie que M. Daremberg a consacrée aux *Éphodes*, dont il retire la traduction en grec à Constantin l'Afri- cain. Cp. dans le même recueil, 3ᵉ série, t. II, nos deux rapports sur une mission philologique en Espagne, notamment le § 37 du deuxième rapport.

sur le ms. 708 de la Bodléienne. Nous l'avons constitué en ayant sous les yeux le ms. 2239.

SECTION V. *Variantes nouvelles et autres notes relatives au traité du Nom des parties du corps.* — Ici comme ailleurs nous n'avons retenu, dans les collations de M. Daremberg, que les leçons qui pouvaient avoir d'autres causes que l'ignorance ou l'inadvertance des copistes.

SECTION VI. *Premier texte anonyme inédit. Dénominations de la nature de l'homme.* — Dès 1852, M. Daremberg signalait ce texte inédit dans les *Archives des missions* (t. III, p. 5). Il l'a tiré d'un ms. du Vatican (fonds palatin, n° 302, fol. 84 r°), puis collationné sur une copie du fonds Colonna, n° 12. Ce court morceau offre quelques analogies avec un texte publié par M. Constantin Sathas dans l'introduction du t. V de sa *Bibliotheca græca medii ævi*, p. LII, et mérite d'être rapproché du *Traité du nom des parties de l'homme.*

SECTION VII. *Second texte anonyme inédit sur les variétés de fièvres.* — M. Daremberg a fait copier dans le ms. de Paris 2260 un traité anonyme (omis au catalogue imprimé) sur les variétés de fièvres, traité dans lequel se rencontre un court fragment de Rufus. Ce manuscrit, de plus de 400 feuillets, écrit sur papier au xv° siècle, renferme un grand nombre de textes sur les fièvres, sur les urines, sur le pouls, etc., placés sous les noms d'Hippocrate, Galien, Étienne, Théophile, Actuarius, Avicenne, Siméon, Dioscoride, enfin le traité Περὶ ψυχῆς de Jean Chrysostome. Nous publions en partie, le *Traité des fièvres*, en faveur du fragment de Rufus que nous lui devons, et aussi par cette considération qu'il ne manque pas d'un certain intérêt pour l'histoire du traitement des fièvres. C'est une sorte de commentaire sur le traité de Galien portant le même titre.

La Laurencienne, à Florence, possède le même texte (plut. LXXIV, cod. 11) dans un manuscrit du XVIᵉ siècle [1].

Section VIII. *Synopsis ou Traité abrégé sur le pouls. Notice préliminaire et commentaire.* — Nous avons eu dans les mains un exemplaire de l'édition de 1846 annoté par le savant éditeur et préparé vraisemblablement pour le volume que nous publions. Nous nous sommes borné le plus souvent à raccorder le travail ancien avec les modifications portées sur cet exemplaire. On a vu plus haut notre opinion sur l'authenticité de la *Synopsis* [2].

Section IX. *Fragment de Paul d'Égine relatif aux maladies des reins et de la vessie.* — Ce morceau continue le texte publié parmi les fragments de Rufus sous le n° 117 (pages 442-447). Il s'est retrouvé après coup dans une seconde copie du chapitre faite pour M. Daremberg, indépendamment des matériaux réunis en vue de la présente publication. Nous le donnons pour être rapproché des notions analogues énoncées dans notre auteur.

Section X. *Fragments de Rufus extraits* d'Ibn el-Beïthar. — Voir ci-dessus, p. XLIX.

Telle est, dans son ensemble, notre édition de Rufus

[1] Extrait de Bandini, t. III, col. 99, plut. LXXIV, cod. 11, VII, p. 150 *b* : Περὶ διαφορᾶς πυρετῶν, *De differentia febrium.* Anonymus tractatus. Incipit : Σκοπὸν ἔχομεν κ. τ. λ. Desinit : ... ἐν οἷς διαφοραὶ τῶν πυρετῶν ... — Codex græcus bombycinus ms. in-8° minori, sæculi XIII, initio ac fine mutilus, vetustate valde consumtus ac scriptoris manum non satis peritam redolens. Constat foliis scriptis 242.

[2] Page XXVII. — Nous avons cru devoir mettre *Synopsis* au féminin, comme on l'a fait dans les *OEuvres d'Oribase.*

d'Éphèse. En résumé, nous pouvons dire que l'on n'a pas laissé sans usage une seule des remarques ou des recherches dues à l'éditeur proprement dit de cet auteur; heureux si nous avons réussi à faire moins regretter que la multiplicité des travaux entrepris par M. Daremberg, puis une mort prématurée, ne lui aient pas permis d'achever cette œuvre de restauration, à laquelle il eût apporté plus de compétence que nous. Notre zèle, du moins, a fait ce qu'il a pu pour y suppléer.

Cн.-Éм. RUELLE.

Septembre 1879.

ΡΟΥΦΟΥ ΤΟΥ ΕΦΕΣΙΟΥ

ΠΕΡΙ

ΤΩΝ ΕΝ ΝΕΦΡΟΙΣ ΚΑΙ ΚΥΣΤΕΙ ΠΑΘΩΝ

[ΠΡΟΟΙΜΙΟΝ.]

Ms. 148 rᵒ. Matth. 61.

61
1

| Ὅσα ϖερὶ τοὺς νεφροὺς καὶ τὴν κύσ1ιν νοσήματα γίγνεται, κατὰ ἕκασ1ον γράψω, καὶ ὡς γιγνώσκειν αὐτὰ χρὴ, καὶ ὡς θεραπεύειν.

2
62

Τὸ | μὲν δὴ σύμπαν ἐν νεφροῖς οὐ ϖάνυ ὀξεῖαι νόσοι γίγνονται· θανατώδεις γε μὴν οὐχ ἧσσον ἢ ἑτέρωθι· καὶ γὰρ ἕλκη καὶ ἐμπυήματα αὐτοῦ συσ1άντα ϖολλοὺς ἐν τῷ χρόνῳ ἀπέκτειναν· ἐπεὶ καὶ 5 φλεγμήναντες οἱ νεφροὶ ὀδυνῶσι μέν τι καὶ μειζόνως, οὐ μὴν οὐδὲ αὐτὴ ἡ νόσος συνταχύνει· αἱ δὲ κατὰ κύσ1ιν φλεγμοναὶ ὀξύτερον·

RUFUS D'ÉPHÈSE.

TRAITÉ

DES MALADIES DES REINS ET DE LA VESSIE.

PRÉAMBULE.

1
2

Je décrirai chacune en particulier les maladies qui attaquent les reins et la vesssie, et je dirai comment il faut les reconnaître et les traiter. En général, il ne survient pas aux reins de maladies aiguës; toutefois il y a dans ces organes des maladies qui ne sont pas moins mortelles que celles des autres parties; car les ulcères et les suppurations qui s'y forment font, à la longue, mourir beaucoup de monde; ainsi, lorsque les reins sont enflammés, on éprouve de violentes douleurs; cependant la maladie elle-même n'en a pas une marche plus rapide; quant aux inflammations de la

---

PRÉAMB. l. 2. γίγν. A, et ainsi presq. touj.; γίν. cet. codd. — 3. δέ BLP. — Ib. εἰς νεφρούς BP. — 6. μέντοι BLMPV. — 7. ταύτῃ conj. D. — Ib. αἱ δὲ κ.τ.λ.]Σημείωσαι ὅτι αἱ φλεγμοναὶ κατὰ κύσ1ιν ὀξύτεραι A. — Ib. ὀξύτεραι BP Ma e conj.

1

καὶ γὰρ οὖρον ἀποληφθῆναι τούτοις ἑτοιμότερον, καὶ πυρέξαι, καὶ
παραφρονῆσαι, καὶ ἐμέσαι πολλά τε καὶ ἄκρατα. Ὀξύτεραι δὲ καὶ 3
αἱ ἄλλαι κατὰ κύστιν νόσοι· καὶ γὰρ ἐπικαιρότερον τὸ χωρίον, καὶ
εὐθὺς ἀπὸ παίδων νοσεῖν εἰθισμένον, ἐν ᾧ δὴ μάλιστα αἱ ὀξεῖαι νόσοι
5 γίγνονται· τὸ δὲ κατὰ νεφροὺς γέρουσι μᾶλλον ἢ νέοις συμβαίνει·
διὰ τόδε καὶ μαλακώτερον ἐκείνων ἐστίν. Πάντα δὲ, καὶ τὰ τῶν νε- 4
φρῶν, καὶ τὰ τῆς | κύστεως οὐκ εὐμεταχείριστα, καὶ μάλιστα ὅσα 63
ἕλκη ἐν αὐτοῖς γίγνεται· ἐπιρρέον γὰρ συνεχῶς τὸ οὖρον δάκνει τε
ἅμα, καὶ εἰς ὠτειλὰς ἰέναι κωλύει· ὡς δὴ τοιαῦτα ὄντα προαγο-
10 ρεύειν χρὴ καὶ ἰᾶσθαι.

α' (Ἀέτιος, ις'). Περὶ φλεγμονῆς νεφρῶν.

Καὶ δὴ ἔνθεν σημεῖα νεφρῶν φλεγμονῆς· ὀδύνη ἔχει ὑπὸ τοὺς κε- 1

vessie, elles sont plus aiguës; car les malades sont plus disposés aux sup-
pressions d'urine, à la fièvre, au délire, aux vomissements de matières
abondantes et non mélangées. Les autres affections de la vessie sont éga- 3
lement plus aiguës; cette partie est, en effet, fort importante (*partie vitale*); de plus, elle devient ordinairement malade dès l'enfance; or c'est
là une circonstance qui favorise spécialement l'acuité des maladies; les
vieillards sont plus exposés aux maladies des reins que les jeunes gens;
c'est pour cela que les maladies des reins sont moins violentes. Toutes 4
les maladies des reins et de la vessie ne sont pas faciles à traiter, surtout quand il s'agit d'ulcères qui se forment dans l'une ou l'autre partie; car l'urine, en coulant incessamment, les irrite et en même temps
les empêche d'arriver à cicatrisation; il faut porter le pronostic en conséquence, et agir d'après ces données.

1. DE L'INFLAMMATION DES REINS.

Voici à quels signes on reconnaît l'inflammation des reins : la douleur 1

2. περιφρ. A. — Ib. Καὶ ὀξύτ. καὶ αἱ   προσαγ. A — 10. δεῖ καὶ BP. — CH. 1,
BP. — 3. τὴν κύστιν P. Voy. notes. — 6.   tit. II. φλεγ. νεφρ. ex em.; Σημεῖα νε-
μαλακώτερον ex em.; μαλακώτεροι codd.   φρῶν φλεγμονῆς A texte; Πῶς χρὴ δια-
et edd.; τὰ δὲ.. μαλακώτερα conj. E.   γιγνώσκειν νεφρῶν φλεγμονάς A marg.
— Ib. εἰσὶ BGLMMaO (à la marge)   — 11. ἔνθεν ALM OQV; ἔνθα GMa
PQV. — 8. ἑλκώδη conj. Ma. — Ib.   ex em.; ἐντεῦθεν BP texte; ἔνθεν B
γίνονται O. — 9. ὠτιλάς A. — 9-10.   marge, ἐνθένδε P id. — Ib. ὀδύνην O.

νεῶνας, καὶ οὔτε ὀρθοῦσθαι δύνανται, οὔτε βαδίζειν · καὶ ἤν τε
148 v° πlαρμὸς, ἤν τε ἄλλος τις σεισμὸς συμπέσῃ, ἀ|νοιμώζουσι, καὶ ἐπὶ
γασlέρα μὲν κλινόμενοι οὐκ ἀνέχονται, ὕπlιοι δὲ ἀνέχονται μένειν ·
2 κεῖνται γὰρ πρὸς τοῖς κενεῶσιν οἱ νεφροί. Παντὶ δὲ τῷ οὕτως ἀλ-
3 γοῦντι εὐφορώτερον κειμένῳ ἀτρεμίζειν. Περὶ μὲν τὰς κλίσεις 5
τοιαῦτα πάσχουσιν · τὰ δὲ ἄλλα διήκουσιν οἱ πόνοι, ἄνω μὲν, μέ-
64 χρι | ἥπατος · κατὰ γὰρ μεγάλην φλέβα κοινωνοῦσιν αὐτῷ, καὶ
μᾶλλον εἰ ὁ δεξιὸς φλεγμαίνοι · καὶ γάρ τοι καὶ ἐγγυτέρω οὗτός
ἐσlι τοῦ ἥπατος, καὶ ψαύει τοῦ λοβοῦ · ὁ δὲ ἀρισlερὸς προσωτέρω
καὶ κάτω · ἄλλοι δὲ πόνοι μέχρι κύσλεως καὶ αἰδοίου κατέρχονται, 10
καὶ οὔ τοι συνεχεῖς, ἀλλὰ διεσπασμένοι μάλισlα εἰς ὀσφύν τε καὶ
4 ἰσχία καὶ ἦτρον ἐνσείουσιν. Ψύχεται δὲ αὐτοῖς τὰ ἄκρα, μᾶλλον δὲ
κνῆμαι καὶ πόδες, καὶ οὐροῦσι συνεχῶς καὶ ἐπιπόνως, καὶ κατὰ ἀρ-

occupe les flancs; on ne peut ni se tenir droit, ni marcher; si l'on éternue,
ou si l'on éprouve quelque autre secousse, on pousse des gémissements;
on ne peut se coucher sur le ventre, mais on peut se tenir sur le dos, car
2 les reins sont situés dans les flancs. Chez tout individu atteint de cette maladie, la position qui procure le plus de calme est le décubitus [dorsal] dans
3 l'immobilité. Voilà ce qu'on éprouve par rapport au décubitus; du reste,
les douleurs s'étendent, d'une part, en haut jusqu'au foie; car les reins sont
en communication avec lui par une grande veine (*v. cave inf.*), surtout
si c'est le rein droit qui est enflammé; il est, en effet, plus près du foie
et touche *au lobe*, tandis que le rein gauche est situé plus en avant et
en bas; d'autre part, elles descendent jusqu'à la vessie et aux organes
génitaux; cette dernière espèce de douleur, qui retentit particulièrement
sur les lombes, les hanches et le pubis, n'est pas continue, mais inter-
4 mittente. Les extrémités se refroidissent, surtout les jambes et les pieds;
les malades urinent continuellement et péniblement; au début, les urines

2. συνπέσῃ A et συνπέσει en corr.;
πέσῃ GOQV. — 3. τὴν γασl. BP. —
Ib. ὕπlιοι δὲ ἀνέχ. om. P.— Ib. δέ om.
L. — 4. τοὺς κενεῶνας O.— Ib. τῷ οὕτως ex em.; τοιούτῳ codd. et edd.; τοιού-
τως Ma conj. — 4-5. ἀλγοῦντι ex em.;
ἀλγουμένῳ codd. et edd. — 5. κλάσεις

BP.— 7. τὴν μεγ.conj. Ma.— 8. φλεγμαί-
νει BGLMPV.—Ib. γάρ τοι conj. Ma;
γάρ τι codd. — 9. λωβοῦ A. — 11. ἄλλοι
δὲ ἐσπ. O. — Ib. μάλισlα δὲ εἰς ὀσφύν
LP. — 12. lτρον et ainsi touj. A. —
Ib. τὰ ἄκρα ex em.; τὰ ἄκρεα codd.; τὰ
ἄκρα G et Ma qui conjecture τάκρεα.

χὰς μὲν λεπ7ὰ καὶ ὑδατώδη · προϊούσης δὲ τῆς φλεγμονῆς, ἐρυθρότερα. Ὅταν δέ γε εἰς τόδε ἀφίκωνται, λεπ7ύνονται μὲν ἰσχία καὶ 5
γλουτοί, ἀκρατέσ7ερα δὲ τὰ σκέλη γίγνεται · τοῖς δὲ καὶ ἐξεπύησαν
οἱ νεφροί · καὶ τά γε πολλὰ τούτων οὕτω τελευτᾷ · ἀλλὰ περὶ μὲν
5 τῶν ἐμπυημάτων αὐτίκα εἰρήσεται. — | Τὰς δὲ φλεγμονὰς θερα- 65
πεύειν ὧδε · κατακλίνειν μὲν ὡς μαλακώτατα, καὶ σίτου τὴν πρώτην 6
ἀπέχειν · οὐ μὴν εἰς ἅπαν αἱ λιμαγχίαι τούτοις συμφέρουσιν, ἥπερ
ταῖς ἄλλαις φλεγμοναῖς, ἀλλά τι καὶ προσαρτέον, φυλάσσοντα
τοὺς | πυρετοὺς, ὅπῃ τε χαλῶσι, καὶ ὅπῃ ἐπιτείνουσιν · οὐδὲν γὰρ 149 r°
10 αὐτοῖς τοσοῦτον ἀγαθὸν αἱ ἀσιτίαι, ὅσον κακὸν αἱ ἀπὸ τῶν οὔρων ἀκράτων γενομένων δήξεις. Διαιτᾷν δὲ κατὰ ἀρχὰς μὲν λεπ7οῖς 7
ῥοφήμασι, καὶ ποτῷ, ὕδατι · μελίκρατον δὲ μὴ προσφέρειν, ἐὰν μή
σοι δοκῇ ἐπὶ οὔρησιν ἤδη προτρέπειν, ὃ ἐγὼ κατὰ ἀρχὰς οὐκ ἐπαινῶ,

sont ténues et aqueuses, mais l'inflammation faisant des progrès, elles
deviennent plus rouges. Quand on est arrivé à ce point, les hanches et les 5
fesses maigrissent, les jambes deviennent plus faibles; chez quelques-
uns se déclare alors la suppuration des reins, ce qui est, dans le plus
grand nombre de cas, la terminaison de l'inflammation; mais je vais traiter bientôt de la suppuration des reins (chap. 2). — Il faut traiter l'in- 6
flammation de la manière suivante : coucher les malades le plus molle-
ment possible, suspendre la nourriture le premier jour; l'abstinence
absolue prolongée ne convient cependant pas dans cette espèce d'inflammation comme dans les autres; il faut, au contraire, donner quelque chose, prenant en considération le redoublement ou la rémission
de la fièvre; car le bienfait qui résulte de l'abstinence ne compense pas
tout le dommage causé par l'irritation que produiraient des urines sans
mélange. Au début, on prend pour nourriture de la bouillie légère, et 7
pour boisson de l'eau; ne donnez pas du mélicrat, à moins que vous ne
croyiez le moment venu de pousser aux urines, ce que je ne conseille
pas de faire au début, avant que la maladie, qui entretient la douleur,

2. Καὶ ὅταν δέ γε P.— Ib. εἰς τόγε O.
— 5. Τὰς δὲ φλεγμ.] Θεραπ. φλεγμονῆς A texte; Πῶς χρὴ θεραπεύειν νεφρῶν φλεγμονήν marg. — 6. μαλακώτερα O texte; -κώτατα marge. — 7.
συμφέρονται BLP. — 9. τε om. BP. —
10. ἀσιτίαι ex em. (voy. Aët. et notes);
ἀποσιτίαι codd. et edd. — 13. δοκεῖ BP.

πρὶν σαφῶς τὰς ὀδύνας πέσσεσθαι · τότε δὲ καὶ πάνυ φημὶ δεῖν τοῖς
8 οὐρητικοῖς καθαίρειν. — Εἰ δὲ καὶ ἡ γασ7ὴρ κενωθῆναι δέοιτο, ἄλλην
μὲν κένωσιν μηδεμίαν μηχανᾶσθαι, ὁποῖαι αἱ ἀπὸ φαρμάκων ἐξεύ-
66 ρηνται · κλυσμάτιον δὲ θερ|μὸν ἐνιέναι, ἢ μαλάχην ἐν ὕδατι ἑψή-
σας, ἢ λίνου σπέρμα, ἢ βούκερας · τούτων τινὶ ὑποκλύζειν μετὰ 5
ἐλαίου, καὶ τούτου τὸ ἱκανὸν προσμίσγων · πλῆθος δὲ ἐνιέναι μὴ
9 πολὺ, ὡς μὴ πιέζῃ τοὺς νεφροὺς τὰ πληρώματα τοῦ ἐντέρου. Ὑπελθούσης δὲ τῆς γασ7ρὸς, εἰ μὲν ἐνδιδοίη ὁ πόνος, ἔριον περιτιθεὶς
ἐν κύκλῳ ἀναπαύειν ἐπιτέγγων ἐλαίῳ θερμῷ · οὐκ ἄπο τρόπου δὲ συνη-
ψῆσθαι τῷ ἐλαίῳ τοῦ τε πηγάνου, καὶ τῆς ἀλθαίας, καὶ τοῦ ἀνήθου, 10
10 καὶ τῆς ἀρτεμισίας. — Ὀξύτερον δὲ πονούντων φλέβα κατὰ ἀγκῶνα
τέμνειν · εἰ δὲ καὶ ὡς τὶ ὑπολείποιτο τῆς φλεγμονῆς, καταπλάσ-

ne soit manifestement arrivée à coction ; c'est alors qu'il convient tout
8 à fait, suivant moi, de mondifier par les diurétiques. — S'il est opportun de relâcher aussi le ventre, il ne faut recourir à aucune des
évacuations qu'on procure à l'aide de médicaments pris par la bouche ;
mais on administrera un lavement chaud avec de l'eau dans laquelle on
aura fait bouillir soit de la mauve, soit de la graine de lin, ou du fenugrec ; dans l'un ou l'autre cas on ajoutera au lavement de l'huile en
proportion convenable ; on n'injectera pas une grande quantité de
9 liquide, de peur que l'intestin rempli ne pèse sur les reins. Après avoir
relâché le ventre, si la douleur cède, on fera reposer le malade après
avoir entouré [les lombes] d'un morceau de laine trempé dans l'huile
chaude ; il n'est pas hors de propos d'avoir fait bouillir dans l'huile de
10 la rue, de la guimauve, de l'aneth, ou de l'armoise. — Les douleurs
étant plus vives, il convient d'ouvrir la veine du pli du coude ; s'il reste
encore de l'inflammation, on appliquera des cataplasmes, d'abord avec de

1. τότε δέ ex em.; τότε δή codd. et edd. | en interl. εἰ Q. — 9. ἀπότροπον BP
— 1-2. τοῖς οὐρ. om. BP. — 2. Εἰ δὲ | — 9-10. συνεψῆσθαι BGLMOPQV;
καί] Περὶ κλυσ7ῆρος A texte. — 3. μὴ | συνεψεῖσθαι Ma. — 11. Ὀξύτερον]
δὲ μίαν A; id. p.34, l. 6. — 4. κλύσματι | Περὶ φλεβοτομίας A texte. — 12. ὑπο-
GMa (qui a imprimé κλήσματι) OQV; | λείποιτο Aët.; ὑπολείποι codd. et edd.
κλυσμάτιον A (manifestement) BPML. | — 12 et p. 6, l. 1. ἐπιπλάσματα κατα-
— 4-5. ἡψήσας (sic) A; ἑψήσας P. — 6. | πλάσσειν codd. et edd.; ἐπιπλ. est un
τούτου ex em.; τούτῳ cod. et edd. — Ib. | titre marg. passé dans le texte. Voy.
προσμίγων BP. — 8. εἰ] ἐν P; τά, et | p. 7, l. 3 et 7.

σειν, τὰ μὲν πρῶτα ἀλεύρῳ ἐν μελικράτῳ ἐφθῷ, ἢ τῷ λίνου σπέρματι,
ἔπειτα δὲ καὶ τῆς χαμαιπίτυος μίσγειν, καὶ τοῦ πολίου, καὶ ἀβρο-
τόνου δὲ μίσγειν, καὶ τῆς βρυωνίας, καὶ τοῦ πηγάνου, καὶ | ἀψιν- 67
θίου, καὶ κενταυρίου, καὶ ἀρτεμισίας, καὶ τῆς χαμαίδρυος τῶν φύλ-
5 λων, καὶ τοῦ ἀσάρου, καὶ τῆς σχοίνου τοῦ ἄνθους· καὶ τότε μηκέτι
ἐν τῷ μελικράτῳ καταπλάσματα ἕψειν ἀλλὰ ἢ ἐν γλυκεῖ, ἢ οἴνῳ
μελιχρῷ· μίσγειν δὲ καὶ τοῦ ἀλεύρου τοῦδε μὲν μέρη τέσσαρα, τῶν
δέ τινος εἰρημένων | φαρμάκων μέρη δύο· ἰσχυροτέρῳ δὲ βουλόμενος 149 v°
χρῆσθαι, καὶ πλέον τι, καὶ κηροῦ [ἢ ῥητίνης] ξηρᾶς προσμίσγειν
10 κεκομμένης. Ἀγαθὸν δὲ καὶ τὸ τοῦ Χρυσίππου κατάπλασμα· ἔστι δὲ 11
τόδε· χαλβάνης, καὶ ῥητίνης τερεβινθίνης, καὶ πολίου, καὶ ὀροβίνου
ἀλεύρου ὁλκαὶ ἑκάστου πεντήκοντα, ἴριδος ξηρᾶς ὁλκαὶ τριάκοντα,
κηρωτῆς εὐώδους κοτύλη μία, ἀλεύρου πυρίνου χοίνικος ἀτλικῆς τέ-

la farine ordinaire délayée dans du mélicrat bouillant, ou avec de la farine
de graine de lin ; plus tard on mélangera à la farine de l'ivette, du *polium*
ou de l'aurone, et aussi de la bryone, de la rue, de l'absinthe, de la centaurée, de l'armoise, des feuilles de germandrée lucide, de cabaret, du
jonc odorant ; dans ce cas, on ne cuira pas ces cataplasmes dans du mélicrat, mais dans du vin d'un goût sucré, ou dans du vin mielleux ; on unit
quatre parties de cette farine à deux parties des médicaments énumérés ;
si on veut rendre les cataplasmes plus actifs, on augmente la dose de
ces médicaments et on y ajoute de la cire ou de la résine sèche et broyée.
Le *cataplasme de Chrysippe* est également bon ; en voici la composition : 11
galbanum, térébenthine de Chios, polium, farine d'ers, de chaque
5o drachmes ; iris sec, 3o drachmes ; cérat de bonne odeur, une cotyle ;
farine de froment, le quart d'une chénice attique ; cuire le tout dans du vin.

1. ἢ τῷ λίνου σπέρματι ex em. ; ἢ τη-
λίνῳ σπ. (τῇ λίνῳ P) codd. et edd. Voy.
Aët. et les notes.— 2. μίσγειν om. BLP.
Cela vient sans doute de ce que ce mot
est à moitié effacé dans A. — 5. σχίνου
καὶ τοῦ BP. — 6. ἀλλὰ ἢ ἐν ex em. E ;
ἀλλα καὶ ἐν codd. et edd. — 9. κηροῦ [ἢ
ῥητ.] ξηρᾶς ex em. ; κηροῦ ξηρᾶς codd.
et edd. Voy. les notes. — Ib. προσμίγειν
ABP. — 10. κεκομμένου BLP. — Ib.

Ἀγαθόν] Σύνθεσις τοῦ καταπλάσματος
τοῦ Χρ. A à la marge. — 12. ἀλεύρου
ὁλκάς ABLV. — Ib. ἴριδ. ξ. ὁλκαὶ τριάκ.
ex em. ; ἴριδ. ξηρ. δραχμαὶ τέσσαρες codd.
et edd. Après ce mot ABLPQ ont la variante suivante : Ἐν ἄλλῳ· ἴρ. ξ. (ξ. om.
A.) ὁλκάς (ὁλκαὶ Q, δραχμαὶ P) τριάκοντα
(τριάκοντας A) ; dans V cette variante se
trouve après ἀλεύρου ὁλκαί. Goupyl ne
l'a pas.

Ms. 149 v°. Matth. 67-68-69.

68 ταρτου· ταῦτα ἕψων ἐν γλυκεῖ καταπλάσσειν, τοὺς | μὲν νεφριτικοὺς
12 ἐξόπισθεν, τοὺς δὲ κατὰ κύστιν πονοῦντας ἔμπροσθεν. Εἰ δὲ μὴ
    καταπλασσομένῳ πραΰνοιτο ἡ ὀδύνη, σικύας προσβάλλειν τῇ τε ἄλλῃ
    ὀσφύϊ, καὶ ὑπὸ τοὺς κενεῶνας, ἀποσχάζειν τε καὶ ἀφέλκειν τοῦ
    αἵματος· ἔπειτα σπόγγοις πυριᾶν, καὶ εἰς θερμὸν ἐγκαθίζειν, συνη-   5
    ψημένων γε τῷ ὕδατι τῆς τε μήκωνος, καὶ τῆς ἀνθεμίδος, καὶ τοῦ
13 καλάμου, καὶ τῆς σχοίνου. Πρότερον δὲ καὶ κύστιν πληροῦντα
14 ἐλαίου καὶ ὕδατος παρακλίνειν, καὶ τἆλλα λιπαρῶς πυριᾶν. Ἐπὶ
    δὲ τούτοις κηρωτὰς καὶ μαλάγματα ἐπιτιθέναι, τὰς μὲν κηρωτὰς διὰ
    κυπρίνου ἐλαίου, [ἢ] ῥοδίνου καὶ ἰρίνου μύρου, τὰ δὲ μαλάγματα, 10
69 οἷα τὰ εὐωδέστατα.——|Ἐν δὲ ταῖς ὀδύναις, πίνειν φάρμακα τοιάδε·
15 μαράθρου σπέρματος ὀβολοὺς δύο, καὶ λιβανωτίδος ὀβολὸν, καὶ σι-

12 d'un goût sucré, et appliquer le cataplasme en arrière pour les ma-
    ladies des reins, en avant pour celles de la vessie. Si la douleur n'est
    pas diminuée par les cataplasmes, poser des ventouses sur les lombes et
    aussi sur les flancs, les scarifier et tirer du sang; puis faire des fomenta-
    tions avec des éponges, donner au malade un bain de siége chaud dans
    lequel on aura fait bouillir du pavot, de la camomille, du roseau et du
13 jonc odorants. Avant d'en venir là, on se sert d'une vessie remplie d'huile
    et d'eau qu'on place le long du dos; du reste, les fomentations doivent
14 être onctueuses. On applique, en outre, du cérat et des malagmes; le cé-
    rat doit être fait avec de l'huile cyprine (*huile d'alcanna*), avec de l'huile
    parfumée aux roses ou à l'iris; les malagmes doivent avoir l'odeur la plus
15 agréable possible. — Contre les douleurs on prendra les médicaments
    composés suivants : semence de fenouil, 2 oboles; armarinte, 1 obole;

---

2. τοὺς δὲ... ἔμπρ. se lit dans Q après
ἡ ὀδύνη l. 3. Goupyl a le texte vulg. —
Ib. μή om. P. — 3. Dans A κατα
καταπλ. est ajouté par la main qui a écrit
les titres marg.—Ib. πυρία σικύας προσβάλλειν codd.; πυριᾶν σικύας προσβάλλων G Ma. Πυρία est un titre marg. passé
dans le texte et se rapport. à la ligne 7.
Voy. Aët. et p. 5, l. 12. — 4. ὑποσχά-
ζειν BP. — 6. γε ex em.; τε AGMMaO
QV; δέ BLP. — 7. κύστιν ex em. (voy.
Aët.); κύστιας GLMMaO; κύστιος BP

QV; κύστι et une lettre grattée, peut-
être un s, A. — Après ce mot il y en a
deux petits égal. grattés; le premier est
illisible; le second est ἐπι (sic). Peut-être
avait-on écrit primitivement ἐπιπληρ.
— 8. ἐλαίου om. O. — 10. [ἢ] ex em.;
om. codd. et edd. — 11. Ἐν δὲ ταῖς
ὀδυν.] Πρὸς περιοδυνίας βοηθήματα A
text. cet. codd. et edd. BP ont περιο-
δυνίαν. — 12 et p. 8, l. 1. ὀβολοὺς.....
σπέρματος om. G et Q. — Ib. ὀβολοὶ,
καί BP.

κύου σπέρματος κόκκους εἴκοσι, καὶ ὁποῦ μήκωνος, ἢ πάνακος τῆς
ἡρακλείας τριώβολον | τῆς ῥίζης, καὶ μελιλώτου βραχὺ, κεδρίας τε 150 r°
καὶ κωδύας πεφωγμένης ἡμιώβολον· βέλτιον [δὲ] καὶ σ1ύρακος
ἡμιώβολον, καὶ σελίνου ὅσον τοῖς τρισὶ δακτύλοις, καὶ ὁποῦ μήκω-
5 νος ὅσον ὄροβον· τούτων ἕκασ1α τρίβων ὡς λειότατα, καὶ κεραννύων
ἐν γλυκεῖ [ἢ ἐν] ὕδατι, διδόναι πίνειν· αὐτίκα γὰρ ὠφελήσει, εἰ ὀξὺ
εἴη, καὶ ὕπνος ἕξει τὸν ἄνθρωπον. Ὅταν δὲ καιρὸς φανῇ, τότε καὶ 16
τοῖς οὐρητικοῖς καθαίρειν.—[Τὰ δὲ οὐρητικὰ ἔσ1ω τάδε· ἀκόρου τε 70 17
ῥίζα καὶ χαμαίπιτυς, καὶ κασία, καὶ μῆον, καὶ κιννάμωμον, καὶ
10. πόλιον, καὶ πετροσέλινον, καὶ ἄγρωσ1ις· ταῦτα μὲν ἕψειν ἐν ὕδατι,
καὶ μετὰ οἴνου ἢ μελικράτου πίνειν. Ἐσθίειν δὲ τῶν τε θαλασσίων 18
ἐχίνων, καὶ λαχάνων τοῦ μαράθρου, καὶ τοῦ σελίνου, καὶ τοῦ δαύ-

semences de concombres, 20 graines ; suc de pavots ou de racine d'o-
popanax, 3 oboles ; un peu de mélilot ; résine de *cèdre* et têtes de pavots
torréfiées, 1/2 obole ; mieux vaut encore y ajouter : styrax, 1/2 obole ;
céleri, une pincée de trois doigts ; opium, gros comme un ers ; broyer le
tout le plus exactement possible, délayer dans du vin d'un goût sucré ou
dans de l'eau, et donner à boire ; en effet, le malade éprouvera aussitôt
du soulagement, si la douleur est vive, et le sommeil le gagnera. Quand
on jugera le temps opportun, on mondifiera au moyen des diurétiques. 16
— Les diurétiques sont : la racine de faux acore, l'ivette, la fausse can- 17
nelle, le cistre, la cannelle, le polium, le persil, le chiendent; on fait
cuire ces plantes dans l'eau, et on boit cette décoction avec du vin ou
du mélicrat. Parmi les animaux marins, on mange des hérissons de mer, 18
et, parmi les légumes verts, du fenouil, de l'ache, du daucus de Crète,

1. κόκκους] ὀδολός O.— 2-3. κεδρίας
τε καὶ κωδύας πεφ. ἡμιώβ. ex em.; κεδρίας δὲ καὶ κωδύας (κοδίας O) πεφωγμ.
(πεφυγμ. B P) ἡμιώβολον B M O P V;
κεδρίας καὶ κωδείας πεφωγ. ἡμιώβ. G
(qui a δὲ καὶ) Ma Q ; καὶ κεδρίδας δὲ
κληκωδύας πεφωγ. ἡμίω (sic; it. l. 4) A.
— 3. βέλτιον [δὲ] καί ex em.; βέλτιον καί A L P; Ma qui met βέλτιον entre
parenth.; βέλτιον om. cet. codd. — 5.

λειότατον B L P.— 6. [ἢ ἐν] ὔδ. ex em.
Voy. Aët.— 6-7. εἰ ὀξὺ εἴη ex em.;
εἰ ὀξύνει G O M Q V ; ἢ ὀξύνει A B L P.—
7-8. τότε καὶ τοῖς] τοῖς καὶ τοῖς P.—
8. Τὰ δὲ οὐρ.] Οὐρητικόν A texte.—
Ib. ἀκόρους P. — 9. ἢ κινάμ. P. — 11.
καί avant μετά effacé par l'humidité dans
A; Ma l'a mis par conj.; il en est de
même des syll. λας, l. 11, ἠψ., p. 9,
l. 1, et de τά, l. 2. — Ib. τε om. P.

Ms. 150 r°. Matth. 70-71.

κου, καὶ τῆς ῥαφανίδος ὅτι κάλλισ]α ἡψημένης, καὶ σικύου ἑφθοῦ,
καὶ τὰ ἄγρια ϖάντα· ἐπὶ οὕρησιν γὰρ καλῶς ϖροτρέπει, μάλισ]α
19 δὲ οἱ σ]αφυλῖνοι, καὶ τὰ κρῆθμα, καὶ οἱ σκάνδικες. Καὶ οὖρα δεῖ
ϖροσδέχεσθαι τοῖς τοιούτοις ϖολλά τε καὶ ϖαχέα, καὶ ὑποσ]άσεις
καλὰς ἔχοντα· καὶ μάλισ]α τοῦτο κρίνει τὴν νόσον· αἱ δὲ ὑδατώ- 5
δεις καὶ καθαραὶ καὶ διαφανεῖς οὐρήσεις δυσκριτώτεραι.

71   β' (Ἀέτιος, ιη').] Περὶ διαπυησάντων νεφρῶν.

1   Τὰς μὲν οὖν φλεγμονὰς ὧδε ἄν τις θεραπεύοι κάλλισ]α· ὅσοις
δὲ ἔμπυοι οἱ νεφροὶ γίγνονται, ἤδη μέν τι καὶ ἐξογκεῖ ϖερὶ τοὺς κενεῶνας, ἀτὰρ καὶ καῦμα ἰσχυρὸν ἔνεσ]ιν ἐν τοῖς νεφροῖς, καὶ οὐροῦσι
ϖυῤῥὰ καὶ ἄκρατα, καὶ αἱ ὀδύναι οὐκέτι μὲν ὀξεῖαί εἰσιν, ὡς ϖρό- 10

du raifort cuit le mieux possible, des concombres cuits, et toutes les
plantes qui viennent dans les champs; elles poussent bien aux urines;
mais ce sont surtout la carotte, le fenouil de mer et l'aiguillette, qui
19 jouissent de cette propriété. On doit, dans ce cas (c'est-à-dire *après que
l'inflammation est arrivée à coction*), s'attendre à voir s'échapper des urines
abondantes, épaisses, et qui présentent de beaux dépôts; ce sont surtout
ces urines qui jugent la maladie; les urines aqueuses, pures, transpa-
rentes, jugent plus difficilement.

2. TRAITEMENT DES REINS QUI SUPPURENT.

1   On traitera très-bien de cette manière les reins enflammés; mais,
quand ils suppurent, il se forme tout d'abord une tumeur dans les flancs;
puis les malades éprouvent une grande ardeur dans la région des reins,
ils rendent des urines rousses et sans mélange; les douleurs ne sont
plus aussi aiguës qu'elles l'étaient d'abord; elles sont gravatives et pulsa-

---

1. ἐψωμένης P. — 3. σκάδικες B P. —
Ib. οὖρα δεῖ G (ex em.?) Q V; οὖρα δέ
rel. codd. et Ma. Voy. not. — Cʜ. 2, tit.
Περὶ διαπυησάντων νεφρῶν ex em. (voy.
Aët.); Ἐμπυημάτων καὶ φλεγμονῶν θεραπεία codd. texte et edd. Σημεῖα ἐμπυήματος A marge. — 7. θεραπεύει L. —

8. μέντοι B P. — Ib. ἐξογκοῖ Ma ex em.
(mais à tort) P; ἐξογκεῖ cet. codd. et
edd. — 9. ἐν est à moitié effacé par l'humidité dans A; c'est sans doute sur l'autorité de G que Ma introduit ce mot,
que donnent, du reste, tous les autres
manuscrits. — 10. ϖυρά A B.

σθεν, βαρύτεραι δὲ καὶ σφύζουσαι, καὶ οἱ πυρετοὶ οὐ καθεσῖῶτες, ἀλλὰ πεπλανημένοι γίγνονται καὶ φρικώδεις. Τούτοις ῥήγνυται τὰ 2 μὲν πολλὰ ἐπὶ κύσιῖν· καὶ ἐσῖιν | αὕτη τῶν ῥήξεων ἡ κρατίσῖη· ποτὲ 150 v° μὴν καὶ ἐπὶ ἔντερον ῥήγνυται, ταύτῃ κορυφώσαντος τοῦ ἐμπυήματος 5 καὶ σαπέντος. | Πραξαγόρας δὲ ἔφη, τινὶ καὶ τὸ οὖρον διὰ τῆς ἕδρας 72/3 ἰδεῖν ἀποκρινόμενον, καὶ βιῶναι μὲν τοῦτον ἔτη δώδεκα, οὐ μέντοι εἰ-δέναι, εἰ καὶ μεταξὺ ἐβίω· προαπελθεῖν γὰρ, καὶ οὐδὲν ἔτι πυθέσθαι ὕσῖερον. Ἄλλοις δὲ ἐπὶ τὰ ἔξω ῥήγνυται παρεξιὸν τὸν κενεῶνα, ὃν 4 πληροῦσθαι ἀνάγκη πύου τε καὶ οὔρου, καὶ αὐτοῦ μένειν, χρόνῳ 10 δὲ βιασάμενα εἰς τὴν ἕδραν ἥκειν, καὶ ταύτῃ ἰέναι ἔξω. Τοῖς δέ 5 τισιν οὐδὲ ῥήγνυσθαι ἐθέλει ἐκ τῶν νεφρῶν, ἀλλὰ αὐτοῦ μένει χρό-νον πολὺν, ἔσῖε ἂν ἢ διακαύσῃς, ἢ ἄλλον τρόπον ἀποσῖομώσῃς. Ῥα- 6

tives, la fièvre n'est pas régulière, mais errative et accompagnée de frissons. Ces collections purulentes se rompent le plus souvent dans la 2 vessie, et ce mode de rupture est de tous le meilleur ; quelquefois elles se vident dans l'intestin, la collection se formant en pointe dans cette partie et se pourrissant. Praxagore raconte avoir vu un homme qui ren- 3 dait les urines par l'anus et qui vécut ainsi douze ans ; il ajoute qu'il ne sait pas si ce malade vécut encore après ce temps, car il s'en alla, et lui n'en entendit plus parler. Chez d'autres, la rupture s'opère extérieurement ; le 4 contenu s'avance au delà des cavités iliaques, qui se remplissent nécessai-rement de pus et d'urine ; ces matières y séjournent, mais, forcées, avec le temps, de se faire jour à travers le siége, elles s'échappent par cette voie. 5 Chez d'autres enfin, la rupture ne veut pas se produire ; le pus reste long-temps dans les reins jusqu'à ce que le cautère, ou quelque autre moyen vienne lui ouvrir une issue. Quand les collections se font jour dans la 6

---

1. καί avant οἱ à moitié effacé dans A; om. cet. codd. et edd. — 2. φρικώδεις A (ou φριγ.); il n'y a plus que la trace de ces 4 l. Dans l'interl. on voit un μ. Peut-être avait-on corrigé τρομ. ou κρυμ. ou δρυμ. BLMP ont lu δρυμώδεις ou δριμ.; Ma a lu ῥιγώδεις, sans doute d'après G; ῥιγώδεις cet. codd. — 5. δέ om. BP. — 6. ἀποκρινόμενον A manif. Je ne sais où les mss. et les édit. ont pris ἔκκριν. ou

pourquoi ils ont fait ce changement adopté par Ma. — Ib. β. μετὰ τοῦτο εἴη (ἔτη L) δώδ. (δέδωκα P) BLP. — 7. ποιθέσθαι AMQV. — 8. ἔσω A. — 9. Blanc entre καί et αὐτοῦ dans A; καὶ τέως αὐτοῦ conj. D. — Ib. μένει ex em. E; μένειν codd. et edd. — 12. διακαύσῃς.. ἀποσῖομώσῃς ex em.; διακαύσῃ...... ἀποσῖομώσει codd. Voy. p. 11, l. 7. — Ib. ἀποσῖομώσῃ G Ma.

Ms. 150 v°. Matth. 72-73.

γέντα δὲ ἐπὶ κύσ7ιν, τὰ μὲν ϖρῶτα μιξόπυά τε καὶ αἱματώδη οὐροῦσιν, ὥσπερ ἔκ τινος καὶ ἑτέρου τομῆς ἐμπυήματος, ἔπειτα κατὰ
7 λόγον τῶν ἑλκῶν. Εἰ μὲν τὰ ἕλκη ϖονηρεύοιτο, οἷα καὶ ἐπὶ τοῖς
73 ἄλλοις ἕλκεσι σηπομένοις, ϖολλά τε καὶ δύσοσμα, καὶ | ϖελιὰ, καὶ
μυξώδη, καί τινα καὶ σαρκία ϖαραμήκη, ὁποῖα ἶνες ἀπέρχονται· 5
εἰ δὲ χρησ7ὰ εἴη τὰ ἕλκη, καὶ τὸ ϖύον λευκὸν, καὶ ὁμαλὸν, καὶ
8 ἄνοσμον, καὶ ὀλίγον ἀπέρχεται. Ἢν δέ σοι δοκῇ ὁ νεφρὸς εἰς ϖύον
τρέπεσθαι, δόξῃ δὲ τοῖς εἰρημένοις σημείοις, συμπεπαίνειν τε ὡς
τάχισ7α, καὶ ῥῆξίν τινα οὕτω μηχανᾶσθαι· τὰ γὰρ ϖολλὰ ἐπὶ
9 κύσ7ιν τρέπεται. Πυριᾶν τε οὖν συνεχῶς τοῖς σπόγγοις, καὶ κατα- 10
ϖλάσσειν ἀλεύρῳ κριθίνῳ μετὰ σύκων ἀφεψήματος· τὰ δὲ σῦκα ἐν
μελικράτῳ ἢ οἴνῳ ἕψειν· ἀγαθὸν δὲ καὶ αὐτῶν τῶν σύκων μίσγειν
λεαίνοντα, καὶ ἀψινθίου δὲ κόμην κόψαντα ἐμβάλλειν, καὶ χαμελαίας,

vessie, on urine des matières d'abord mêlées de pus et sanguinolentes,
comme à la suite de l'ouverture d'un abcès ordinaire, puis des matières en
7 rapport avec l'ulcère. S'il est malin, on rend, comme dans les autres ulcères accompagnés de pourriture, des matières abondantes d'une odeur
fétide, livides et muqueuses, quelquefois aussi des morceaux de chair
longs, semblables à des fibres ; si l'ulcère est, au contraire, de bonne
8 nature, il s'écoule un pus blanc, lié, sans odeur et peu abondant. S'il
vous semble que le rein tourne à la suppuration, et vous le reconnaîtrez à
l'aide des signes énumérés plus haut, amenez, le plus tôt possible, la collection à maturité, et procurez-en ainsi la rupture, car le plus souvent le
9 pus se dirige du côté de la vessie. Faites en conséquence des fomentations
continuelles avec des éponges, mettez des cataplasmes de farine d'orge
bouillie avec une décoction de figues dans du mélicrat ou dans du vin ; il
est bon aussi de mélanger les figues elles-mêmes en les broyant, et d'ajouter des sommités d'absinthe et d'*olivier nain* pilées, de l'iris tamisé et de

1. μιξόπυα ex em. E; μιξόποια BL;
μυξόποια cet. codd. et edd. Voyez les
notes. — 3. Εἰ μὲν τὰ ἕλκη.] Ὅρα οἷα
ἐκκρίνονται τῶν ἑλκῶν ϖονηρῶν ὄντων
A marge. — 4. σεσηπ. B. — 5. ὑπέρχον-
ται O. — 6. εἰ δὲ χρησ7ὰ] Ὅρα εἰ χρησ7ὰ
εἴη A marge. — 8. δόξει A; δόξῃ cet.

codd. et Ma (sans avertir). — 10. οὖν
A; om. cet. codd. et edd. Voy. Aëtius.
—Ib. σπόγγοις] ϖόνοις ABLMOPQV.
G, suivi par Ma, a changé ce mot en
σπόγγοις et avec raison. Voy. Aët. —
12. δέ om. BLV. — 13. καὶ χαμελ.
om. B.

Ms. 151 r°. Matth. 73-74-75.

καὶ ἴριν σεσησμένην, καὶ βρυωνίας τὴν ῥίζαν· ταῦτα δὲ ἅμα μὲν
συμπέσσει, ἅμα δὲ ἐπὶ οὔρησιν ἄγει. Δεῖ δὲ καὶ τὴν οὔρησιν ἐρε- 10
θίζειν, ὥστε καὶ ἐπιπίνειν τῶν οὐρη|τι|κῶν κελεύειν συμφέρει· ἐπι- 151 r°
τηδειότατον δὲ τὸ τῆς ἄγνου σπέρμα ἐν οἴνῳ ἢ μελικράτῳ πινό- 74
5 μενον, καὶ ἡ τοῦ νάρθηκος ῥίζα, καὶ ἄγχουσα, καὶ τὸ ἄρον, καὶ ἕν
τι ἕκαστον, καὶ εἰ δύο καὶ τρία συμμίξαις. — Ἀγαθὸν δὲ καὶ τόδε· 11
ὀριγάνου καὶ δαύκου ὅσον χοίνικα, καὶ ψευδοδικτάμνου ὅσον χοίνικα ἐμβάλλων εἰς οἶνον εὐώδη λευκὸν, ἀποτίθεσθαι· ὅταν δὲ χρή-
ζῃς, λαβὼν κυάθους τέσσαρας, καὶ κεράσας πρὸς ὕδατος δύο, καὶ
10 ἔτι πηγάνου φύλλων ὡς λειοτάτων μίξας δραχμὴν μίαν, διδόναι πί-
νειν· τοῦτο ἄξει πύον καὶ οὖρα πολλά. Εἰ δέ σοι τάδε ποιοῦντι 12
μηδὲν μᾶλλον ῥηγνύοιτο τὸ ἐμπύημα, καὶ ὑποκλύζειν κλυσ|μοῖς δρι- 75
μέσιν. Οἱ δὲ κλυσμοί εἰσιν· ἐλλεβόρου τε ἀπόβρεγμα τοῦ μέλανος, 13

la racine de bryone ; ces substances, en même temps qu'elles poussent
aux urines, mûrissent les collections. Il faut certainement activer l'émis- 10
sion de l'urine ; aussi convient-il ensuite de faire boire des diurétiques ; ce
qu'il y a de plus convenable, c'est la semence de gattilier dans du vin
ou du mélicrat, la racine de férule, la buglosse, le gouet, soit qu'on
prenne une seule de ces substances, soit qu'on en mélange deux ou
trois ensemble. — Voici encore une bonne recette : origan et daucus 11
de Crète, 1 chénice ; dictame bâtard, 1 chénice ; jeter le tout dans du vin
blanc de bonne odeur, et mettre cette liqueur en réserve ; quand on
veut s'en servir, on en prend 4 cyathes qu'on mélange à 2 cyathes
d'eau ; on y ajoute une drachme de feuilles de rue bien broyées et l'on
donne à boire ; cette boisson fait couler le pus et procure d'abondantes
urines. Si, malgré ces moyens, la collection ne se vidait pas davantage, 12
on donnera des lavements âcres. Ces lavements sont composés avec une 13
infusion d'ellébore noir, de raifort, d'ail, de coloquinte, préalable-

---

2. συμπέσσειν BL. — Ib. ἅμα δὲ καὶ
ἐπ' BP. — Ib. ἄγειν BLMOPQ. — 3.
Dans A les trois prem. syll. de οὐρητικῶν ont été enlevées par l'humidité et
la colle ; Ma les a rétablies, sans doute
d'après G. — Ib. κελεύειν συμφέρει ex
em. GMa ; κελεύοι (-ει B) συμφέρειν
codd. — 6. εἰ om. BLP. — Ib. συμ-
μίξαι B ; συμμίξας L. — Ib. Ἀγαθὸν δὲ
καί] Οὐρητικὰ ῥηγνύοντα τὰς ἀποστάσεις A
in textu ; ce titre est répété à la marge.
— 7. Φοίνικα ABLOQV ; it. même
ligne. — 10. δραγμήν (sic) A. — 12.
μηδέ BL. — 13. Οἱ δὲ κλ.] Κλύσματα
ῥηγνύοντα τὰς ἀποστάσεις A marge. —
Ib. τε om. P.

καὶ ῥαφανίδος, καὶ σκορόδων, καὶ σικυωνίας· βρέχειν δὲ ἐν ἅλμῃ
ἢ ἐν θαλάσσῃ, ἢ ἐν ὄξει, καὶ μικρὸν ἐλαίου μίξαντα τοῦ ὀλισθηρὸν
εἶναι, τούτοις κλύζειν· κελεύειν δὲ ὅτι πλεῖσἼον χρόνον κατέχειν·
14 πολλάκις γὰρ ῥηγνύει τὸ ἐμπύημα, καὶ δὴ ἔρρωται. Χρὴ μέντοι ἔτι
καὶ τοῖς σπόγγοις πυριᾷν καὶ τοῖς καταπλάσμασιν, ἕως πᾶσά τε   5
15 λωφήσῃ ἡ ὀδύνη, καὶ τὸ πύον εὔρουν γένηται. — Διδόναι δὲ καὶ
τῶν οὐρητικῶν καθαρτηρίων λογιζόμενον πρὸς τὸ ἕλκος· εἰ μὲν
εὔηθες εἴη, σημαίνουσί τε οἱ πυρετοὶ καὶ οἱ πόνοι ἐπικουφίζοντες,
76 καὶ τὰ ἐν τοῖς οὔροις λεῖα καὶ λευκὰ | καὶ ἄνοσμα ἰόντα, καὶ οὐ-
ρήσεις εὐπετῶς ἀπερχόμεναι· εἰ δὴ τοιαῦτα εἴη, τῶν πραοτέρων   10
προσφέρειν οἷον, τό τε τοῦ σικύου σπέρμα μετὰ μέλιτος, καὶ τῶν
φοινίκων τὸ ἀφέψημα, καὶ ἶριν μετὰ μέλιτος, καὶ αὐτὸ [τὸ] μέλι·
ἰσχυρότερον δὲ καθαίρειν βουλόμενος, ἀδιάντου τε ἀφέψημα μετὰ με-

ment macérés dans de l'eau salée, ou dans de l'eau de mer, ou dans du
vinaigre ; on y versera un peu d'huile pour que le liquide pénètre plus
facilement, et on administre le lavement, en engageant le malade à le
garder le plus longtemps possible ; la collection se rompt souvent et le
14 malade guérit. On doit encore faire des fomentations avec des éponges
et des cataplasmes, afin que la douleur disparaisse entièrement et que
15 le pus coule facilement. — Il faut aussi donner des diurétiques qui mon-
difient et purgent, en se guidant sur la nature de l'ulcère : la modération de la fièvre et des douleurs, la présence de matières liées, blanches et sans odeur dans les urines, enfin la facilité de la miction,
indiquent que l'ulcère est de bonne nature ; s'il en est ainsi, on administrera des diurétiques assez doux : par exemple, des semences de concombres avec du miel, une décoction de dattes, de l'iris avec du miel
et le miel pur ; si l'on veut purger plus fortement, on se sert, soit d'une
décoction de capillaire dans du mélicrat ou dans de l'eau, soit d'une

1. δέ om. BP. — 2. ἢ ἐν θαλ. ex em.
(voy. Aët.); καὶ ἐν θαλ. codd. et edd. —
5. ἕως ex em.; ὡς codd. et edd.— 6. λωφήσῃ G Ma ex em.; λωφήσει ABLMOQV.
— Ib. Διδόναι δὲ καί] Οὐρητικὰ ἑλκῶν
καθαρτήρια A texte; Οὐρητικὰ ἑλκῶν κα-

θάρτι (sic) πρὸς τὰ ἕλκη A marge. — Ib.
δέ om. LP. — Ib. καί om. O. — 8. σημ.·
δὲ οἴτε πυρ. Ma conj. — 10. δέ BGLQ;
Ma conserve avec raison δή donné par A
et par les autres mss. — 12. [τό] ex Aët.;
om. codd. et edd.

λικράτου [ἢ] ὕδατος, | καὶ χαλβάνην μετὰ καρύου ἡρακλεωτικοῦ, καὶ 151 v°
ῥητίνην τερμινθίνην διατήξας ἐν ὕδατι, εἶτα ὅταν κατασ⁷ῇ τὸ ὕδωρ,
ἠθήσας καὶ κεράσας μελικράτῳ, ἢ οἴνῳ, οὕτω δίδου· ταῦτα μὲν ⲡρὸς
τὰ εὐηθέσ⁷ερα τῶν ἑλκῶν. —— Πρὸς δὲ τὰ ⲡονηρότερα ἰσχυροτέρων 16
5 δεῖ καὶ ἔνδοθεν, καὶ ἔξωθεν· ἔνδοθεν μὲν οὖν, ὅσα τε ⲡρὸς τὰς
ῥήξεις ἤδη εἴρηται συμφέρειν, καὶ κύ|μινον τὸ αἰθιοπικὸν μετὰ οἴ- 77
νου γλυκέος, καὶ ⲡήγανον μετὰ μέλιτος καὶ οἴνου, καὶ κάχρυος μετὰ
ⲡράσου σπέρματος ἐν οἴνῳ ἀπαλῷ· ἔξωθεν δὲ ὀρόβων ἀλεύροις
καταπλάσσειν ἐφθοῖς ἐν οἴνῳ καὶ μέλιτι, καὶ ῥόδοις ξηροῖς μετὰ
10 φακῆς τρίψας καὶ μέλιτος, καὶ μύρτοις μετά τινος τούτων ἐφθοῖς·
τὰς γὰρ σηπεδόνας τῶν ἑλκῶν ἀπέχει ταῦτά τε καὶ ὅσα τοιαῦτα
ἄλλα, καταπλάσμασιν ὀσφύν τε καὶ κενεῶνας ὅλους ⲡεριλαμβάνον-
τας. Ἀγαθὸν δὲ καὶ ἐνιέναι τῶν δυσεντερικῶν τι φαρμάκων, εἰ ἐπὶ 17

dilution aqueuse de galbanum ou de térébenthine de Chios avec des
noisettes; quand on a laissé déposer, on passe et on mélange avec du
mélicrat ou du vin, et on donne à boire : voilà ce qui convient pour
les ulcères de bonne nature. — Pour les ulcères de mauvaise nature, il 16
convient d'employer, à l'intérieur et à l'extérieur, des moyens plus énergiques; à l'intérieur on emploie les remèdes déjà indiqués pour opérer
la rupture des collections purulentes, et, de plus, du cumin d'Éthiopie
avec du vin d'un goût sucré, de la rue avec du miel ou du vin, de l'armarinte avec des semences de poireau dans du vin *mou;* à l'extérieur
on appliquera des cataplasmes composés, soit de farine d'ers cuite dans
du vin ou du miel, soit de roses sèches broyées avec des lentilles et du
miel, soit de baies de myrte cuites avec quelqu'un de ces liquides; ces
cataplasmes, et tout autre analogue, placés tout autour des lombes et sur
les flancs, préviennent, en effet, la pourriture. Il est bon aussi d'employer 17

1. [ἢ] ex em.; om. codd. et edd. —
Ib. χαλβάνου BL. — Ib. μετὰ καρύου
ἡρακλ. ex em.; καὶ τοῦ ἡρακλ. codd. et
edd. — Après ἡρακλ. AMOQ ont: Ἐν
ἄλλῳ· μετὰ κορίου ἡρακλ.; BLPV : Ἐν
ἄλλῳ· καὶ τοῦ κορ. ἡρ. — 2. τρητίνην P;
τριτ. Q; τιτίνην B. — 3. οὕτως A; om.
B. — 4. Πρὸς δὲ τά] Ἐπιπλάσματα σηπομένων ἑλκῶν A texte; Μέθοδος Ϩ-ϵρα-

πείας σηπομένων ἑλκῶν A marge. — 7.
κάγχρυος A.— 8. ἀλεύρου B.— 9. ἐφθούς
B. — Ib. οἴνῳ] οἴκῳ B. — Ib. μέλι AB;
μύελι L. — 9-10. ῥόδους ξηρούς... μύρ-
τους..... ἐφθούς B.— 11. ἐπέχει BGM
MaOPQ. — Ib. καί om. BP. — 12.
ἄλλα om. BL. — Ib. τε om. P. — 12-
13. ⲡεριλαμβάνεσθαι BP; ⲡεριλαμβά-
νοντα conj. E. — 13. ἀνιέναι BMP.

Ms. 152 r°. Matth. 77-78.

18 μεῖζον νέμοιτο. Εἰ δὲ ἐπὶ ϖόνου καὶ φλεγμασίας τὸ ϖύον ἔξω δια-
διδόναι μὴ δύναιτο, ὑποκλύζειν χυλοῖς ϖλισάνης λεπλοῖς, καὶ γάλακτι, καὶ τἄλλα χλιάσμασι ϖυριᾷν, καὶ εἰς ὕδωρ καθίζειν θερμόν·
οὕτω γὰρ μάλισλα ἂν ὑπέλθοι· εἰ δὲ ὑπὸ ϖάχους ἐνίσχοιτο, μαρά-
78 θρου τὲ ἀ|φέψημα ϖίνειν, καὶ σελίνου, καὶ χαμαιπίτυος, καὶ ἀψιν-   5
19 θίου, καὶ ὀριγάνου· ταῦτα μὲν δεῖ ϖοιεῖν ὧδε. — Μετὰ δὲ, γάλα
ϖίνειν σὺν μέλιτι, τὰ μὲν ϖρῶτα ὄνειον ἢ ἵππειον· ϖρὸς γὰρ τὴν
κάθαρσιν τῶν ἑλκῶν συμφέρει· ὅταν δὲ μηκέτι καθαίρεσθαι δέωνται, ἀλλὰ τὸ μὲν ϖύον ὑπίῃ ὀλίγον, αἱ δὲ ἀπὸ τῶν οὔρων δήξεις
ἀμβλύνωνται, χρήζῃ δὲ ὁ ἄνθρωπος ϖιαίνεσθαι, τότε ἤδη τὸ βόειον   10
γάλα ϖροσφέρειν, καὶ μᾶλλον [τὸ] τῆς οἱός· ϖαχύτερον γὰρ καὶ
152 r° ἧσσον διαχωρητικόν· | ϖλῆθος δὲ ϖροσφέρειν καὶ δύο, καὶ τρεῖς,

en lavement quelqu'un des remèdes contre la dyssenterie lorsque la pour-
18 riture fait des progrès. Si, en cas de douleur et d'inflammation, le pus ne
pouvait pas sortir, on donnerait des lavements avec de la crème légère
de ptisane et avec du lait ; on fomenterait, du reste, avec des topiques
tièdes, et on ferait asseoir les malades dans l'eau chaude, car ce sont surtout ces moyens qui procurent l'écoulement du pus ; s'il était retenu à
cause de son épaisseur, on ferait boire une décoction de fenouil, de céleri,
19 d'ivette, d'absinthe, ou d'origan ; c'est ainsi qu'on emploiera ces remèdes.
— Ensuite il faut boire du lait avec du miel, d'abord du lait d'ânesse
ou de jument ; car ces deux espèces favorisent la mondification des ulcères ; mais, quand il n'est plus nécessaire de mondifier, que le pus est
peu abondant, que l'irritation produite par les urines s'émousse, que le
malade a besoin d'être engraissé, on lui donne du lait de vache, et surtout du lait de brebis : car ce dernier est plus épais et passe moins facilement par les selles que l'autre ; quant à la quantité, on administrera

2. δύναιτο ex em.; δύνηται AB; δύναται GLMMaOPV. — Ib. λεπλῆς O.
— 3. χλιάσματι B. — 4. οὕτως AGL
MQ; Ma a corrigé en οὕτω sans avert.
— Ib. ὑπέλθοι G et Ma ex em.; ὑπέλθῃ
codd. — Ib. ἀπό B. — 4-5. μαράθου A;
it. p. 29, l. 8. — 6. Μετὰ δὲ γάλα] Περὶ
γάλακτος A texte et marge. — 9. ὑπίῃ G
Ma ex em.; ὑπίοι ALMOQV; εἰ ϖίοι

BP. — 10. ἀμβλύνωνται GMa ex em.;
ἀμβλύνονται codd. — Ib. χρήζῃ ex em.
GMa; χρήζει codd. — Ib. ϖιένεσθαι B.
— 11. [τό] ex em.; om. codd. — Ib.
οἱός ex em. GMa; ὑός codd. — Ib. γάρ
om. BP. — 12. ϖλῆθος et ϖρ de ϖροσφ.
sont presque entièrement enlevés par
les vers dans A; Ma a sans doute restitué
ces mots d'après G.

καὶ ἔτι πλείους κοτύλας. Καὶ σιτίον εὐθὺς μηδὲν ἄλλο λαμβάνειν, 20
ἔστε ἂν τόδε καταπεφθῇ· τὸ δὲ ὑποχωρῆσαν τοῦ γάλακτος, τοῦτο
καὶ τῶν ἄλλων ἑλκῶν τῶν εἴσω κάλλιστον | φάρμακον, τοῖς τε χαλε- 79
ποῖς ἰχῶρσιν εὐμενέστατον, καὶ ταχὺ ἀνατρέφον τὸ σῶμα, μάλιστα
5 δὲ ἐν νοσήμασι συντηκτικοῖς ὅτε δεῖ τάχιστα εἰς εὐεξίαν καταστῆ-
σαι τὸν ἄνθρωπον· ὥστε, εἰ καὶ τῇ ἄλλῃ διαίτῃ πιαίνοις τὸν νεφριτικὸν, οὐκ ἂν ἁμαρτάνοις. Χρὴ οὖν κατακείμενον μαλακῶς ἀνα- 21
τρίβειν τε ἐπὶ ἑκάστῃ ἡμέρᾳ, καὶ τρέφειν, κατὰ ἀρχὰς μὲν γάλακτι,
ὡς εἴρηται, καὶ ῥοφήμασι πτισάνης, καὶ ἀμυλίοις, καὶ τῷ πλυτῷ
10 ἀλεύρῳ ἐν γάλακτι ἑφθῷ, καὶ ἰτρίοις καταθρύπτων εἰς ζωμὸν ὄρνιθος
λιπαρὸν, καὶ ἔτνει τῷ τε ἀπὸ τῶν ὤχρων, καὶ [τῷ] ἀπὸ τῶν δολίχων,
καὶ τῷ ἀπὸ τῶν ὀρόβων, προαπογλυκαίνειν τούς τε ὀρόβους, καὶ
αὐτοὺς κατὰ αὐτοὺς ἕψων, ἢ καὶ συμμίσγων τινὶ τῶν εἰρημένων ὅσ-

deux, trois, ou plusieurs cotyles. Pour nourriture on ne doit prendre d'a- 20
bord que du lait, du moins aussi longtemps qu'on le digère; ce lait est
également le meilleur remède des ulcères intérieurs, quand il provoque
des déjections alvines; il est propice pour les suppurations rebelles, et il
restaure promptement; il convient surtout dans les maladies colliquatives,
lorsqu'il faut ramener très-vite le malade à l'embonpoint; de sorte que, si
on veut engraisser un néphrétique par les moyens précédents et par le
reste du régime, on ne s'égarera pas. On doit, en conséquence, chaque 21
jour, frictionner doucement le malade pendant qu'il est couché, le nourrir au début avec du lait, comme il a été dit, avec des bouillies d'orge,
d'amidon et de farine lavée cuite dans du lait, avec des massepins écrasés
dans du jus gras de volaille, avec de la purée de gesses à fleurs jaunes,
de haricots ou d'ers; on adoucit d'abord l'ers, on le fait cuire seul, ou

1. εὐθύς à peu près effacé dans A. Même remarque pour la dern. syll. d'ὑπο-χωρῆσαν, l. 2, et pour φά de φάρμακον, l. 3. — Ib. ἀπολαμβάνειν BLP; om. A. — 2. τὸ δὲ ὑποχ.] Σημείωσαι ὅτι τὸ γάλα καὶ τῶν ἄλλων ἑλκῶν τῶν εἴσω κάλλιστον φάρμακον A marge. — 5. δὲ ἐν..... τάχιστα om. O. — Ib. συνεκτι-κοῖς BP. — 6. πιαίνεις GMa. — 6-7. νεφρικόν B et toujours ainsi. — 9. ἀμυ-λίους B. — 10. Dans A le κ de γάλακτι est ajouté par une main plus récente. — Ib. ἰτρίους B. — Ib. εἰ ζωμόν O. — 11-12. ἔτνει τῷ τε..... καὶ [τῷ] ἀπό.... καὶ τῷ ἀπό ex em.; ἔτνη τάτε..... καὶ ἀπό..... καὶ τὰ ἀπό codd. et edd. — 12. προσαπ. A. — Ib. προαπ. δὲ τούς ὀρ. conj. Ma. — 13. κατὰ αὐτούς om. O.

Ms. 152 v°. Matth. 79-80-81.

⁸⁰
22 πρίων. — | Λάχανα δὲ ἐπιτήδεια τοῖς παροῦσι μαλάχη, καὶ λάπα-
θον, καὶ βλίτον, καὶ ἀνδράχνη, καὶ ἀσπάραγος, καὶ κολοκύνθη,
καὶ ἑφθὸς σίκυος, καὶ θριδακίνη ἑφθή · ὠμὸν δὲ οὐδὲν συμφέρει
23 ἐσθίειν. Ταῦτα δὲ καὶ τὴν γασ7έρα ἡσυχῇ ὑπάγει, καὶ τὰς τῶν οὔ-
24 ρων δήξεις ἀμβλύνει. Προϊόντος δὲ τοῦ χρόνου, καὶ πεπαυμένων 5
εἰς τέλος τῶν πυρετῶν, ἀνατρεφομένου τε τοῦ ὄγκου, καὶ τοῖς κρέασι
25 δεῖ σιτίζειν.— Κρέα δὲ ἐπαινῶ ἐς τήνδε τὴν νόσον, ἐρίφων καὶ ἀρνῶν
καὶ χοίρων, καὶ ἀπαλοὺς ὄρνιθας, καὶ ἰχθύων τὰ πετραῖα ἑφθά,
καὶ ῥίνας, καὶ λειοβάτους, καὶ νάρκας, καὶ τὸ τοιοῦτον γένος τῶν σε-
152 v° 81
26 λάχων. — | Εἰ δέ τινος καὶ τραγήματος προσδέοιτο ἐν μακρᾷ νόσῳ, 10
ἰσχάδων μὲν ἀπέχειν · πολέμιαι γὰρ τοῖς ἕλκεσιν · φοίνικας δὲ προσφέρειν, καὶ καρύων τῶν ποντικῶν, καὶ κώνων, καὶ ἀσ7αφίδος, καὶ
ἀμύγδαλα φρύγων διδόναι μετὰ μέλιτος · οἶνον δὲ πίνειν μελιχρόν ·

22 bien on le mêle avec quelqu'un des légumes susdits. — Les légumes
verts convenables en pareil cas sont la mauve, la patience, la blette,
le pourpier, l'asperge, la courge, le concombre cuit, la laitue cuite ;
23 il ne faut rien manger de cru. Ces aliments relâchent aussi doucement
24 le ventre et émoussent l'irritation produite par les urines. Plus tard,
quand la fièvre a tout à fait cessé, que le corps prend de l'embonpoint,
25 il faut aussi donner à manger de la viande. — Je recommande contre
cette maladie les viandes de chevreau, d'agneau, de cochon de lait, les
poulets jeunes, les poissons rocheux cuits, les rhinobates, la raie lisse, les
26 torpilles, en un mot tous les poissons luisants (*plagiostomes*). — Si la maladie est longue et que le malade demande quelques friandises, on lui
défendra les figues sèches, car elles sont contraires aux ulcères, mais on
lui accordera des dattes, des noisettes, des pignons doux, des raisins
secs, des amandes rôties avec du miel, et on lui fera boire du vin miel-

1. Λάχανα] Περὶ λαχάνων A texte et
marge. — 5. προϊὼν A; προϊόντος cet.
codd. et edd. — 5-6. πεπαυμ. εἰς ex em.;
πεπαυμ. δέ εἰς codd. — 6. τε] δέ ABP.
— 7. Κρέα δέ] Περὶ κρεῶν A texte et
marge. — lb. εἰς L. — 9. ῥίγας (sic)
B. — 9-10. σελάχων] λαχάνων B P. —
10. Εἰ δέ τινος] Περὶ τραγημάτων A texte
et marge; au-dessous égal. à la marge :

Σημ. ὅτι αἱ ἰσχάδες πολέμιαι τοῖς ἕλκεσι.
— Ib. Dans A, ιτο de προσδέοιτο, ἐν, et
μα de μακρᾷ sont rongés par les vers.
C'est sans doute d'après G que Ma a restitué ces mots. — 11. ικας de φοίνικας,
et δέ sont effacés maint. dans A. — 13.
ύγ de ἀμύγδαλα est effacé maint. dans
A. —Ib. Dans A il ne reste plus que le
sigle de ον pour οἶνον, et μελι.

2

Ms. 152 v°. Matth. 81-82.

ὄξους δὲ ἀπέχειν καὶ παντὸς ἁλμυροῦ καὶ πόματος καὶ σιτίου·
τὰ μὲν οὖν προσάρματα τῶν νεφριτικῶν τοιάδε. Ἡ δὲ ἄλλη δίαιτα, 27
πρὸς τὰς κινήσεις [μήτε] ἐπιπολὺ, μήτε ταχέως ἄγειν· οὐδὲ
γὰρ ἑτέρῳ ἕλκει οὐδενὶ κίνησις συμφέρει, πολύ γε μὴν μᾶλλον
5 τοῖς κατὰ νεφρῶν ἕλκεσιν. Ἀλλὰ ἀτρεμοῦντα ἀνακομίζειν ἐν εὐπα- 28
θείᾳ πάσῃ, τρίψεσί τε ὡς λιπαρωτάταις, καὶ λουτροῖς, καὶ σκέπῃ.
— |Τὰς δὲ ὑπογιγνομένας πλησμονὰς ἀρκέσει καὶ πυρία ξηρὰ κενῶ- ⁸²
29
σαι, καὶ ἔμετος· κάτω δὲ οὐ χρὴ μαλάσσειν, πλὴν ὅσα ἐπὶ ἡμέρᾳ
τῶν τινι εἰρημένων βρωμάτων. Ὡς μὴ σφόδρα ταλαιπωροῖντο τοῖς 30
10 ἐμέτοις, μήτε ἄγαν ἐμπλήσας κέλευε ἐξεμεῖν, καὶ τῶν ἐμετηρίων
σιτίων προσάρας· ταῦτα δέ ἐστι τὰ πίονα καὶ γλυκέα, καὶ οἱ σπερ-
ματίαι σίκυοι· εἰ δὲ μὴ παρεῖεν, τὸ σπέρμα αὐτῶν τετριμμένον
μετὰ μέλιτος, καὶ ἄλευρον ἑφθὸν, καὶ πόμα ἐπὶ τούτοις γλυκὺ καὶ

leux; il devra s'abstenir de vinaigre et de tout aliment ou boisson salés :
voilà pour les aliments des néphrétiques. Quant au reste du régime, il 27
importe de ne faire faire des mouvements ni fréquents, ni rapides; car
les mouvements ne conviennent à aucune espèce d'ulcère, et beaucoup
moins encore à ceux des reins. Il faut réconforter le malade en lui pro- 28
curant le repos et tout le bien-être possible; on joint à cela des frictions
très-grasses, des bains et un abri convenable. — Des fomentations sèches 29
(*bains d'air chaud*) et un vomitif suffiront pour évacuer une surabondance
accidentelle d'humeurs; mais on ne doit pas relâcher le ventre, si ce
n'est par les aliments journaliers dont je viens de parler. Afin que les 30
vomissements ne fatiguent pas trop, ne surchargez pas l'estomac auparavant et prescrivez des substances qui facilitent le vomissement; ces
substances sont les matières grasses et douces, ainsi que les pastèques;
si on n'a point de pastèques, on y supplée avec leurs pepins broyés dans
du miel, ou avec de la farine cuite; on administrera par-dessus une bois-

---

1. δέ et ἁ de ἀπέχειν effacés dans A. —
Ib. ἁλμυροῦ] καὶ μύρου BLM. — 2. οὖν effacé maint. dans A. — 3. Dans A, un mot
gratté (peut-être μέν) entre πρός et τάς;
lac. entre πρός (sic) et τάς Ma. — Ib. κι-
νήσ. [μήτε] ἐπιπ. ex em.; κιν. συμφέρει
ἐπιπ. codd. et edd. — 6. δὲ BL; τε est

très-pâle dans A. — 7. Τὰς δὲ ὑπογιγν.]
Ἐμετικά A texte; Περὶ ἐμετικῶν marge.
— 7-8. ξηρὰ κεν. om. B.— 9. ἤρημ. MO et
Ma ex conj. — Ib. Καὶ ὡς μὴ σφ. conj. E;
Ὡς μὴ σφ. δέ conj. D. — 10-11. Ma tient,
mais à tort, pour suspects, ἐμπλήσας et
προσάρας — 11. πίονα] πλείονα BP.

Ms. 153 r°. Matth. 82-83-84.

31
83 δαψιλές. Οὐ μόνον δὲ πρὸς τὰς | πλησμονὰς ἐπαινῶ τοὺς ἐμέτους, ἀλλά
μοι δοκεῖ τολμήσας τις θαμινὰ ἐξεμεῖν ταχὺ ἂν καὶ ἕλκος ἐν νε-
32 φροῖς, καὶ ἄλλην τινὰ ἐνθένδε λῦσαι βλάβην. Ὅταν δὲ εἰς τόδε ἔλθῃ,
ὥσ]ε ῥαΐζειν δύνασθαι καὶ ἀνέχεσθαι κινούμενος, τὰ μὲν πρῶτα
ἡσυχῇ τε καὶ ὀλίγα καὶ ἐν ἰσοπέδῳ περιπατεῖν· σ]άσεις δὲ καὶ 5
δρόμους καὶ πηδήσεις καὶ ἐξαπιναίους ἐπικύψεις φυλάσσεσθαι·
ἔπειτα δὲ κατὰ ὅσον ἐπιδίδωσι ῥώμῃ τε καὶ εὐεξίᾳ, κατὰ τοσοῦτο τοῖς
33 τε περιπάτοις, καὶ τοῖς ἄλλοις πόνοις προσ]ιθέναι. Τὰ εἴδη τῶν
ἄλλων πόνων ἐσ]ὶν, ἀναπάλαι τε χειρῶν, καὶ τρίψεις κατὰ πολλὴν
34 ἡσυχίαν· δίαιτα μὲν ἥδε τῶν νεφριτικῶν.— Εἰ δὲ πρὸς τὰ ἔξω 10
τράποιτο τὸ ἐμπύημα, οἰδεῖ τε μᾶλλον ἐνταῦθα, καὶ τῇ χειρὶ κατα-
153 r° 84
35 φανέσ]ερον, [καὶ| τῇ ὄψει γίγνεται. Τούτ]|ους διέκαιον οἱ παλαιοὶ ἢ

31 son douce et abondante. Je ne recommande pas les vomissements seulement contre la surabondance d'humeurs; mais il me semble que celui qui
ne craindrait pas de vomir fréquemment ferait bientôt disparaître les ul-
32 cères des reins, ou toute autre affection de ces organes. Lorsqu'on entre
en convalescence et qu'on est en état de supporter le mouvement, on
fera d'abord des promenades modérées de peu de durée dans un endroit
uni; on évitera de se tenir longtemps debout, de faire des courses, des
sauts ou de brusques flexions; et, au fur et à mesure que reviendront
l'embonpoint et les forces, on augmentera les promenades et les autres
33 exercices. Les espèces de ces autres exercices sont élever les bras et faire
des frictions avec beaucoup de douceur : tel est le régime des néphré-
34 tiques. — Si le pus tourne au dehors, la partie se gonfle et devient plus
35 appréciable au toucher et à la vue. Les anciens portaient le feu où se

1. δαψιλές est manifeste dans A; δαψι-
λόν Ma (sans avertir et prob. d'après G)
cet. codd. — Ib. Οὐ μόνον] Σημ. ὅτι ὁ
ἔμετος πάντα τὰ ἐν νεφροῖς πάθη ὠφελεῖ
A marge. — 2. τολμήσαντας θαμ. B. —
3. λῦσαι A; λύσαι Ma. — 5. ἐν om APV.
— 7. εὐεξίᾳ P et Ma par conj.; εὐταξίᾳ
cet. codd. et edd. — Ib. τοσοῦτον B L
O. — 9. παλαι BP. — 10. Εἰ δὲ πρὸς]
Σημείωσαι ὅταν πρὸς τὰ ἔξω τραπῇ τὸ

ἐμπύημα, καὶ θεραπεία A marge. — Ib.
τά om. B. — 11. οἰδεῖ τε ex em.; εἰ δεῖται
GQ; οὐ δεῖται O; οἰδεῖται cet. codd. Ma.—
11-12. καταφανέσ]ερον....ους Ma; κατα-
φανέστερον (ρον presque effacé) καὶ [lac.
12-14 lett.] τους A; καταφανέσ]ερον....
τούς cet. codd. On voit les traces de καὶ
à la fin du fol. 152 v°; sur le fol. 153 r°,
au bord de la déchirure on aperçoit les
débris d'un τ avant ους. Voy. Aët.[1]

[1] Voyez l'Avertissement placé en tête de ce volume, sur la manière dont j'ai indiqué et comblé les
lacunes du ms. de Munich.

2.

ἀπεκορυφοῦτο μάλισΊα, τὰ δὲ [ἕλκη ὡς τῶν κοινῶν] τὰ κοῖλα ἰῶντο·
οὐ μὴν εἰς ἅπαν ἐξυγιάζετο, ἀλ[λά τι ἐσυριγγ]οῦτο τοῦ ἕλκους. Εὐ- 36
ρυώδης δὲ ὁ σικελὸς, καὶ Ἱππο[κράτης ἠπί]σΙαντο καὶ τέμνειν
τοὺς νεφριτικοὺς, ὥσΙε σαρεκελεύον[το τὸν λιθ]ιῶντα νεφρὸν καὶ
5 ἔμπυον ταύτῃ, τέμνοντα ἰᾶσθαι, ᾧ ἀπισΙεῖν | μὲν οὐκ ἔχω, τἄλλα 85
γε ὄντι ἀγαθῷ τὴν τέχνην· αὐτὸς μέντοι οὔ φημί σω ἐπιτολμῆσαί
τινι τοιούτῳ· ἐπεὶ καὶ τῷ τέμνοντι τὸν θώρακα ἐν τῇ φθινάδι νόσῳ
σαρὰ τὰς ἐσχάτας σλευρὰς καὶ διατιτράντι εἴσω καλῶς σοτε
ἀπέβη, τοῦ σύου ταύτῃ ὑπεξελθόντος ὥστε τὸ ἄνω ἕλκος ἐπιξηραν-

formait la pointe; ils traitaient la plaie comme les ulcères profonds ordinaires; ils n'obtenaient pas la cicatrisation complète, mais une partie du
trajet restait fistuleuse. Euryode de Sicile et Hippocrate (*Affect. internes*, 36
§ 14, 15, 17, t. VII, p. 202 et suiv.) savaient aussi opérer par incision les néphrétiques; ils traitaient donc de cette façon ceux qui avaient du pus ou des
calculs dans les reins; je ne refuse pas mon assentiment à cette méthode;
c'est, il est vrai, une bonne chose, eu égard à l'art; j'affirme cependant
que je n'ai jamais osé employer ce moyen; je sais que, dans la phthisie
(*empyème*), l'incision du thorax au niveau des dernières côtes, et pénétrant dans l'intérieur de la poitrine, a produit quelquefois de bons résultats par l'écoulement du pus, d'où résulte le desséchement de l'ulcère

1. ἀπεκορυφοῦτο ex em.; ἀπεκορύ-
φου. codd. et edd. Ici fin. G et Q. — Ib.
τὰ δὲ [lac. 12-14 l.] τὰ κοῖλα Ma A et les
autres mss. excepté B et P qui ont τὰ δὲ
τὰ κοῖλα sans signe de lac. Voy. Aët.
— 2. ἀλ.... ὀντο Ma; ἀλλὰ.... τοῦτο
BLMOPV; ἀλ [lac. 10-12 l.] γοῦτο A.
On lit distinct. γοῦτο, et on voit les débris du second γ. λά des autres mss. est
une conj. ou devait se trouver sur la
marge de fonds. — 2-3. Εὐρυώδης] Voy.
notes. — Ib. 3 σικελικός Ma, sans donner la leçon de A, qui est celle des autres mss. — Ib. Ἱππο [lac. 8-9 l.] σΙαντο
MaAMOV; Ἱππο... αὐτό BP; Ἱππο...
αυτο L. — 4. λεύον.....ιῶντα Ma; λεύον
[lac. 4 à 5 l.]θιῶντα A; λεύοντο....τιῶντα

codd. Les copistes ont pris pour un τ les
débris évidents du θ qui, dans A, précède ιῶντα. το des mss. est une conjecture, ou se trouvait sur une languette
de la marge de fonds; σαρεκέλευε conj.
Ma. — 5. ἀ...σΙεῖν A; l'ι est effacé;
mais je crois voir les débris d'un π
après l'ἀ; ἀπισΙεῖν Ma; ἀντιπεῖν ou ἀν-
τειπεῖν cet. codd. — 6. γε] δέ B. —
Ib. αὐτός ex em.; αὐτόν codd.; ἐμαυτόν
conj. Ma. — 7. τινι τοιούτῳ ABLMOP;
τινὶ τῷ τοιούτῳ Ma; τ. τὸ τοιοῦτο V;
entre τινι et τοιούτῳ il y a dans A la trace
d'un τ qui paraît avoir été surmonté
de ᾧ; E conj. τινι τῶν τοιούτων — Ib.
φθινώδη MO. — 9. τοιαύτη B. — Ib. τὸ
τοῦ ἄνω BP.

37 θῆναι. Καὶ ἴσως ἐν τοῖς ἐσχάτοις ἀρρωσ7ήμασι καὶ τοιοῦτόν τι τολμητέον · ὅπου γε μὴν καὶ ἄλλων ἰαμάτων ἔσ7ιν εὐπορεῖν, οὐ χρὴ
ἑκόντας ἐνταῦθα τὰ ἔσχατα ἐξευρίσκειν.

γ' (Ἀέτιος, δ', ε', s'). Περὶ λιθιώντων νεφρῶν.

1   Λίθοι ἐν τοῖς νεφροῖς γίνονται σωριδίοις μάλισ7α ὅμοιοι· γί-
86 γνονται δὲ ἔπει\τα ὀδύναι νεφρῶν, καὶ ἐπὶ οὔροις, τὰ μὲν σολλὰ 5
λεπ7οῖς καὶ ὑδατώδεσιν, ἔσ7ι δὲ ὅτε καὶ ἐπὶ μέλασι, καὶ ἐρυθροῖς
2 καὶ σαχέσιν. Τοὐπίπαν γε μὴν μέλαιναι αἱ οὐρήσεις λύουσι τὴν νό-
σον· λύουσι δὲ καὶ ἄλλαι, αἱ καθάρσεις τέ εἰσι μᾶλλον ἢ δηλώσεις,
σλὴν τῶν ὀξειῶν καὶ συρετωδῶν νόσων· ἐν ἐκείναις δὲ ἀγρυπνίας,
καὶ φλεγμονὰς σπλάγχνων, καὶ σπασμοὺς, καὶ σαραφροσύνας, καὶ 10

37 siégeant à la partie intérieure. Dans les maladies extrêmes il est peut-
être permis de faire de pareilles tentatives; mais, quand on peut soulager
avec d'autres moyens, il ne faut pas recourir volontiers aux remèdes
extrêmes.

3. SUR LES CALCULS DES REINS.

1   Il se forme dans les reins des calculs qui ressemblent particulièrement aux pierres poreuses; il survient alors des douleurs à la région des
reins, et, le plus souvent, on rend des urines ténues et aqueuses, mais
2 quelquefois aussi, noires ou rouges et épaisses. En général, les urines
noires jugent la maladie; d'autres urines jugent aussi; mais elles sont
plutôt détersives que séméiologiques, excepté dans les maladies aiguës
accompagnées de fièvre; dans les affections qui nous occupent, elles annoncent l'insomnie, les inflammations viscérales, les spasmes, le délire

---

1. Καὶ ἴσως] Εἰς τὰ ἔσχατα νοσήματα αἱ ἔσχαται θεραπεῖαι εἰς ἀκριβείαν
κράτισ7αι [Hipp. Aph. I, 6] A marge.
3. ἑκόντως BPL. — Ch. 3, tit. Περὶ
λιθιώντων νεφρῶν ex em.; Περὶ λιθιάσεως νεφρῶν A à la marge. Ἄλλη νεφρῖτις se trouve à la fois en titre et au commenc. du chap. dans les mss. (A compris) et dans Ma. — 4. σωρωδίοις Ma,

qui en note met sic, propose σωροδίοις
et ajoute : « quod tamen non memini
« legere; » mais A porte manifest. σωριδίοις. Voy. aussi le chap. 13. —
5. σολλὰ] καλὰ P. — 7. μέλαιναι om. O.
— 8. λύουσι δέ conj. E; λ. τε codd. et
edd. — Ib. τὲ (et ainsi toujours) εἰσί A;
δὲ εἰσί BL; γε εἰσί conj. E. — 9. ὀξειῶν
ex em.; ὀξέων codd. Ma.

Θανάτους σέμπουσιν. Ὥσπερ γὰρ τὰ ἄλλα μέγα διαφέρει, καὶ εἰς τὸ 3
κακὸν, καὶ εἰς τὸ ἀγαθὸν, ὥρα τε καὶ ἡλικία, καὶ φύσις σώματος, καὶ
δίαιτα, οὕτω δὴ χρὴ καὶ περὶ τῶν οὔρων προσδοκᾶν · τὰ γὰρ μέλανα,
τῷ μὲν πρεσβύτῃ, καὶ φθινοπώρου, καὶ χειμῶνος, καὶ [ὅστις] γέγονε
5 μελάνων χυμῶν, ἧσσον δεινά | ἐσὶν · πρὸς δέ τι καὶ ὑπεκφέροι τῶν 87
λυπησάντων ἂν, εἰ μὴ ἀπέρχοιτο · τῷ δὲ νέῳ, καὶ ἦρος, καὶ ὅστις
ὑγροτέρων ἐσὶ χυμῶν, τούτῳ χαλεπώτερα. — | Τὴν μὲν οὖν ἐπὶ τοῖς ${}^{153\,v°}_{4}$
οὔροις τέχνην, ἀξίαν γε οὖσαν τῷ ἰα[τρῷ παντὸς] μᾶλλον γιγνώσκε-
σθαι, γράψω ὕσερον. — Λιθιῶσι δὲ [καὶ ὀδύναι ἐκ δια]σημάτων · 5
10 ὅταν [δὲ] πονήσῃ τὸ κῶλον · ἐσὶ δὲ τοῦτο κοιλία ἡ [κάτω · ἡ

et la mort. Comme la saison, l'âge, la nature du corps et le régime, 3
modifient beaucoup, dans le bon ou dans le mauvais sens, le pronostic
tiré des autres signes, de même il faut s'attendre que les influences semblables agiront sur les urines; car des urines noires chez un vieillard,
en automne ou en hiver, et si l'individu est atrabiliaire, ne sont pas
très-funestes; même elles pourront entraîner avec elles quelque partie des
matières qui nuiraient au corps, si elles n'étaient pas évacuées; mais,
chez un individu jeune, au printemps, et si le sujet est phlegmatique,
les urines noires sont plus fâcheuses. — Je traiterai plus tard de l'art 4
d'interroger les urines, art plus digne que tout autre d'être connu du
médecin. — Les individus qui sont affectés de calculs rénaux ont aussi 5
des douleurs qui reviennent à intervalles; lorsqu'on souffre du colon

1. ὥσπερ γὰρ conj. E; ὥσπερ γε
codd.; ὥσπερ δέ conj. Ma. — 3. δὴ
conj. Ma; δέ codd. — Ib. Τὰ γὰρ μέ-
λανα] Ὅρα περὶ τῶν μελάνων οὔρων A à
la marge. — 4. καὶ.....γέγ. Ma (qui conj.
ὅσις ou εἴ τις); καὶ ὅσις γέγ. BLMOPV;
dans A il y a les débris de ὅσις, en partie disparu par la mouillure et l'usure.
— 5. μελάνων om. P. — Ib. ὑπεκφέροι
conj. Ma; ὑπεκφέρει codd. — 6. εἰ μὴ
ἄλλως ἀπέρχοιτο conj. Ma; εἰ μὴ ὑπάρχ.
BP. — 7. Τὴν μὲν οὖν] Περὶ λιθιώντων
νεφρῶν A texte, Ma et les autres manuscrits en titre. — 8. γε ex em.; δέ M Ma
qui, sans en avertir, a changé τε de A
suivi par LOV; om. BP. — Ib. ἰα....μ.

Ma (qui conj. ἰατρῷ παντὸς μ.); ἰατ. [lac.
8-9 l.] μ. A. ατ est en transp. derrière
le papier collé; ἰατρῷ..... μ. cet. codd.
qui ont ici plus qu'il ne reste dans A.
— 9. δὲ [lac. 10-12 l.] σημάτων A Ma
MOV; δε... σοματων BLP. Voy. notes.
— 10. [δέ] ex em.; om. codd. et Ma.
— 10-p. 23, l. 1. κοιλία ἡ [lac. 10-11 l.]
πὶ A Ma; κοιλιακὸν... ἐπί cet. codd. ἔ de
ἐπί est une conjecture des copistes, on
se trouvait à la marge de fond sur une
languette que le temps a fait disparaître; κοιλιακόν vient sans doute de
ce que le copiste a pris ἡ de A pour un
κ et n'a pas fait attention à l'accent de
κοιλία. Voy. notes.

Ms. 153 v°. Matth. 87-88.

πνεύμασι, ἢ ἐ]πὶ σιτίοις ἀπέπλοις, καὶ ἄλλως ψυγὲν, τότε οὖν
φῦ[σαί τε καὶ διαχωρήσεις], καὶ ἐρευγμοὶ ἀναδραμόντες ἔλυσαν
τὸν πόνον, ἀτ[ὰρ καὶ λιθιῶσιν οὐ]ρήσεις πολλοῦ καὶ παχέος, πωρι-
6 δίων συναπελθόντων. Τὰ [μὲν οὖν πολλὰ] ἄνδρες κατὰ νεφροὺς
88 |λιθιῶσιν· γυναῖκες δὲ ἥκιστα· ὤφθη γε μὴν ἤδη καὶ γυνὴ ψαμμία   5
οὐροῦσα, ἡ μὲν ἀπὸ νεφρῶν, ἡ δὲ ἀπὸ κύσεως· ἔστι δὲ ταύταις οὐ
φαύλη πάνυ ἡ νόσος· οὔτε γὰρ στραγγουρία, οὔτε πόνοι ἰσχυροὶ
7 ἔχουσιν. Αἴτιον δέ· οἱ γὰρ οὐρητῆρες εὐρύτεροι τῇ γυναικὶ, ὥσπερ
καὶ τὰ ἄλλα ἔνδον· πρὸς δὲ καὶ κατὰ εὐθὺ πεφύκασι, μήκει τε μι-
κρότεροί εἰσιν· αἱ δὲ ἄλλαι τῶν νεφρῶν νόσοι οὐδὲ γίγνονται τοῖς   10
θήλεσι τοὐπίπαν, πλὴν ὅσα κοινωνίᾳ τῶν ὑστερῶν· τάχα μὲν δὴ

(c'est-à-dire du ventre inférieur), ou par des gaz, ou pour avoir mangé
des aliments d'une digestion difficile, ou pour avoir causé d'une autre
façon le refroidissement de l'intestin, alors des vents, des déjections
alvines, des éructations qui remontent, dissipent la douleur; mais, dans
le cas de calcul des reins, la douleur est emportée par des urines abon-
6 dantes et épaisses avec sortie de petites pierres. Ce sont le plus souvent
les hommes qui sont affectés de calculs aux reins; les femmes y sont
très-peu exposées; cependant on a vu des femmes rendre des graviers venant soit des reins, soit de la vessie; chez elles la maladie n'est pas très-
dangereuse, car elle n'est accompagnée ni de strangurie, ni de fortes
7 douleurs. La cause en est que les femmes ont l'urètre, comme les
autres parties internes, plus large que les hommes; de plus, cet organe
est droit et offre moins de longueur; en général, les femmes ne sont
pas sujettes aux autres maladies des reins, excepté par sympathie avec
l'utérus; encore les règles en font-elles peut-être justice; autre raison,

1. ἄλλοις BMPV. — 2. φῦ..... καὶ
ἐρευγ. Ma; φῦσαι τε (σαί τε en transp.)
[lac. 8-9 l.] καὶ ἐρ. ALMOV (qui a
ἐρεγμόν); φῦσαι τε καὶ ἐρεγμοὶ BP, sans
lac. — 3. ατ..... ρήσεις Ma; ἀτὰρ καὶ
(ἀρ καὶ en transp.) [lac. 7-8 l.] ρήσ. A
BLMOPV; B et P ont ρήσας au lieu
de ρήσεις. — 3-4. πωριδίων A; πωριδίων
cet. codd.; παριδεῖν Ma, qui a mal lu
ou mal imprimé. — 4. Τὰ ..... ἄνδρες

Ma; Τὰ μὲν (μέν en transp.)...πολλὰ (à
peine visible) ἄνδρες A; Τὰ μὲν οὖν πολλὰ
ἀνδρ. cet. codd. Depuis la première copie, οὖν a disparu dans A. — 5. γυναῖκες
δέ] Ὅρα ὅτι ἡ λιθίασις ἐπὶ τῶν γυναικῶν
οὐ πάνυ φαύλη ἐστὶ A marge. — Ib. καὶ
om. LP. — 7. πάνυ φαύλη BLPV. —
Ib. γὰρ om. V. — 8. κατέχουσι conj.
Ma. — 9. πρὸς δὲ κατὰ εὐθύ BP. —
11. forte : ὅσαις, id est νόσοις Ma.

καὶ αἱ καθάρσεις κωλύουσιν· τὸ δὲ δὴ μέγιστον· ἀταλαιπωρότερον
γὰρ ἐν τοῖς ἀφροδισίοις τῶν ἀνδρῶν ἀπαλλάττουσιν· εἰ δέ τι καὶ
ἕτερον ἐπικαλεῖται τὰ νεφριτικὰ, καὶ αἱ τῶν μίξεων συντάσεις. Ὅσοις 8
μὲν οὖν μείζους ἔνεισι | λίθοι, ὀδύνας τε ὀξείας παρέχουσι καὶ στραγ- 89
5 γουρίας· οὐ γάρ εἰσιν αἱ κοιλίαι τοῖς νεφροῖς εὐρεῖαι, ἀλλὰ αὐταί
τε μικρότεραι, καὶ ὁ νεφρὸς ὑπὸ στερεότητος οὐκ ἂν διασταίη,
ὥσπερ ἡ κύστις. Οὐροῦνταί γε μὴν οὗτοι μᾶλλον ἢ οἱ ἐν τῇ κύστει· 9
καὶ γάρ τι καὶ ἥττους γίνονται καὶ μαλθακώτεροι· ἅτε οὖν πολυ-
χρόνιοι ὄντες, ἀλγεινότατοι μέν εἰσι τοῖς νεφροῖς, καὶ διὰ τῶν οὐ-
10 ρητήρων ἰόντες, καὶ αὖθις ὅταν εἰς τὸ αἰδοῖον ἐρείσωσιν. Πολλοὶ δὲ 10
καὶ αἷμα ἀπούρησαν ὑπὸ βίας τοῦ λίθου, καὶ ἐνάρκησαν μηρούς τε καὶ
ἰσχία, καὶ τἄλλα πάθη, ὅσα ἐπὶ τοῖς ἕλκεσιν εἴρηται. Οἱ δὲ οὐδέ τινα 11
ὀδύνην ἔσχον, | οὐδὲ αἷμα οὔρησαν, οἷς πῶροι μὲν οὐ συνίστανται, 90

qui est la plus puissante : les femmes accomplissent l'acte vénérien
avec moins de fatigue que les hommes; or, si quelque cause fait naître
plus particulièrement les maladies des reins, c'est, sans contredit, la tension qui accompagne le coït. Ceux qui ont des pierres volumineuses res- 8
sentent des douleurs aiguës et de la strangurie, car les cavités des reins
ne sont pas amples, mais petites, et le rein, à cause de sa densité, ne
saurait se distendre comme la vessie. On rend, il est vrai, plus facilement 9
les calculs des reins par les urines que ceux de la vessie, car ils sont plus
petits et plus mous; cependant, comme ils descendent lentement, ils causent des douleurs très-vives dans les reins, lorsqu'ils passent à travers les
uretères, et aussi lorsqu'ils s'enclavent dans le pénis. Beaucoup de ma- 10
lades rendent même du sang par suite de la pression violente qu'exerce le
calcul; ils ont les cuisses et les hanches engourdies, ils sont en proie aussi
à d'autres souffrances dont il a été parlé à propos des ulcères (chap. 2).
Les personnes chez lesquelles il ne se forme pas de calculs, mais de 11
petits graviers, n'éprouvent ni douleurs ni hématurie; elles ne font pas

---

1. καί om. B. — Ib. ἀταλαιπωρότ.] Ὅρα
Περὶ ἀφροδισίων Α à la marge. — 2. γὰρ
om. LMOP. — 3. συντάσεις ex em.;
συστάσεις codd. — 7. Οὐροῦνται] Σημείωσαι ὅτι οἱ κατὰ νεφροὺς λίθοι μᾶλλον
οὐροῦνται ἢ οἱ ἐν τῇ κύστει Α à la marge.

— 8-9. πολυπρόνιοι Ma et πολυχρό-
νιοι en conj.; Α a πολυχρ. comme les
copies. — 10. αὖθις ὅταν ex em.; ὅταν
αὖθις codd. et edd.; ὅταν εὐθὺς conj. D.
— Ib. αὖθις] αὐτούς B P. — 12. ἔπαθον
conj. Ma. — 13. συνίσταντο conj. Ma E.

Ms. 154 r°. Matth. 90-91.

154 r° ψαμμία δὲ λεπτά· οὐδὲ μέγα πραγμα[̓τεύονται οὖ]τοι, οὐδὲ νοσεῖν οἴονται, ἅτε οὐκ ὀδυνώμενοι· χρὴ δὲ μηδενὸς [ἀμελεῖν· καὶ γὰρ
12 τῷ] χρόνῳ ἀποδείκνυται πάντα δεινότερα. — Θεραπεύειν οὖν χρὴ
τοὺς τάδε πά[σχοντας, καὶ] τὰς οὐρήσεις τῶν λίθων, καὶ τὰς ὀδύνας, τοῖς τε διὰ τοῦ πη[γάνου ἀποβρ]έγμασι, καὶ καταπλάσσοντας   5
ἀλεύρῳ θερμίνῳ ἑ[νηψημένῳ] γλυκεῖ· μίσγειν δὲ τῷ ἀλεύρῳ πευκεδάνου τὰς ῥίζας [ὡς λειοτ]άτας καὶ μανδραγόρου φλοιὸν, καὶ μή-
13 κωνα, καὶ ὑοσκυάμου σπέρμα, καὶ ἀνθεμίδας τὰς εὐώδεις. | Ἀγαθὸν
91

grande attention à elles et ne pensent pas être malades, puisqu'elles n'ont
pas de douleurs; cependant ne négligez rien; car, à la longue, tous les
12 accidents s'aggravent. — Il faut traiter ceux qui éprouvent les symptômes
précédemment énumérés, ceux qui rendent des pierres avec les urines
et ceux qui ressentent des douleurs, avec des infusions de rue et avec
des cataplasmes de farine de lupin cuite dans du vin d'un goût sucré; on
mêle à la farine de la racine de fenouil de porc bien broyée, de l'écorce
de mandragore, du pavot, des graines de jusquiame et de la camomille
13 odorante. Il est également bon de mettre des cataplasmes de pain cuit

1. οὐδέν A Ma. — Ib. πρᾶγμα..... τοι
Ma, (qui conjecture πρᾶγμα παρέσχον
οὗτοι); πράγμα [au bas du fol. 153 v°,
puis après lac. de 8-9 l. sur le fol. 154 r°]
τοι A (il n'y a que les débris du τ);
πρᾶγμα... οι (οἱ BO) BLMOV; πρᾶγμα
οἱ sans lac. P. Voy. notes. — 2-3. μηδενὸς..... χρόνῳ Ma; μηδενὸς [lac. 10-
11 l.] ὦ χρ. A; μηδενὸς ἀμελεῖν καὶ γὰρ
τῷ χρ. cet. codd; μηδενὸς ἀμελῆσαι (ὀλι-
γωρεῖν) ὅτι τῷ χρόνῳ (τῷ γὰρ χρόνῳ) conj.
Ma. Comme les mss. remplissent les
lac. de la 2° ligne, le commenc. de la 3°,
et rien des autres, et qu'il en est à peu
près de même pour le v°, il faut supposer qu'un lambeau a disparu dans A depuis les premières copies. — 3. ἀποδείκνυται ex em. Ma, BMOPV; ἀποδείκνυν-
ται AL. — Ib. δεινότερα : ᴖ ..... ντων
νεφρῶν : ᴖ A Ma. On lit : Θεραπεία λιθιώντων νεφρῶν à la marge de A; δεινότερα. Π. λιθιώντων νεφρῶν MOV; δ. Π.

λιθιώντων νεφρῶν θεραπείας BLP.— 4.
πά [lac. 8-9 l.] τάς AMa; πάσχοντας...
τάς cet. codd.— 4-5. καὶ (lac.) τὰς ὀδύν.
P. Mais le texte paraît complet; il n'y a
aucun signe de lacune dans A. — 5.
πη....ο..... άγμασι Ma; πη [lac. 7-8 l.]
6ρέγμασι (il n'y a que les débris du 6 et
du ρ que Ma a pris pour un ο, εγ est
très-manifeste) A; πη....... δράχμασι
BLMOP; πη......δραχμάς V.— 6-7.
ἀλ. θερμῷ ἑ [lac. 4-6 l.] γλυκεῖ· μίσγειν δὲ τῷ ἀλεύρῳ πευκεδάνου A Ma
MOV(?); ἀλ. θερμῷ ἐπὶ εὐκεδάνου BL
(qui n'a pas ἐπί) P sans lac. Voy. Aët.
— 7. ταῖς ῥίζας...... άταις MaBLMO
PV; ταῖς ῥίζας (une lettre à moitié
effacée; je crois voir les débris d'un ω
de forme allongée, avec un trait au-dessus) σ λ....... τάταις (il n'y a plus que
les débris du premier τ) A. Voy. Aët.
Le contexte réclame τὰς ῥίζας.... λειοτάτας.

Ms. 154 r°. Matth. 91-92.

δὲ καὶ ἄρτον ἕψοντα ἐν γλυκεῖ καταπλάσσειν, μᾶλλον μὲν ὀσφὺν
καὶ κενεῶνας· οὐ μὴν οὐδὲ κύσλιν καὶ ἦτρον κάκιον, πυκνὰ δὲ ἄλλο
καὶ ἄλλο ἐπιφέρειν πρὶν [ἢ] ψυχρὸν εἶναι τὸ πρῶτον· εἰ δὲ μὴ, θερμάσματί γε ἔξωθεν ἑτέρῳ σκεπάζειν, ὡς μὴ καταψύχηται. Πολλοῖς 14
5 μὲν δὴ ἐς τὸ οὐρηθῆναι τὸν λίθον ἤρκεσε ταῦτα μόνα· σὺ δὲ ἀλλὰ
καὶ τῶν οὐρητικῶν προπότιζε, τὸ μῆον, καὶ τὸ ἄκορον, καὶ τὴν
ἄγρωσλιν, καὶ τῆς νάρδου τὸ ἀφέψημα, καὶ τοῦ καλάμου, καὶ τοῦ
ὀρεοσελίνου, καὶ ὑπερικοῦ σπέρμα, καὶ λιβανωτίδα, καὶ ἄσαρον, καὶ
κόκκον, ᾧ βάπλουσι τὰ φοινικὰ μετὰ λευκοΐου σπέρματος, καὶ 92
10 ἀσφοδέλου ῥίζης ἀφέψημα μετὰ σελίνου σπέρματος, καὶ πίτυος
τῶν φύλλων. — Προσφέρειν δὲ καὶ ὅσα θρύπλειν τοὺς λίθους δύ- 15
ναται· ἔσλι δὲ σίον τε καὶ ἀδίαντον, καὶ βδέλλιον, καὶ ἀλκυόνιον,

dans du vin d'un goût sucré, surtout sur les lombes et sur les flancs;
il n'est pas mauvais non plus de les appliquer sur la région de la vessie
et sur le pubis; mais il faut remplacer fréquemment un cataplasme par
un autre avant que le dernier mis ne se soit refroidi; sinon, on recouvre
le topique avec une enveloppe chaude afin que le refroidissement n'ait
pas lieu. Chez beaucoup de malades ces moyens ont suffi, il est vrai, 14
pour expulser les calculs; mais je conseille de faire prendre aussi des
diurétiques, tels que le cistre, le faux acore, le chiendent, la décoction
de nard ou de roseau odorant, les semences du séséli annuel et de mil-
lepertuis, l'armarinte, le cabaret, les excroissances de chêne qui servent à teindre en pourpre (*kermès végétal*) avec des semences de giroflée, la décoction de racines d'asphodèle avec des semences de céleri
et avec des feuilles de pin. — On administrera aussi tout ce qui peut 15
briser la pierre, c'est-à-dire, la berle, le capillaire, le bdellium, l'al-

1. ἕψαντα Ma. — 3. ἐπιφ. πρὶν [ἢ] ψ. ex em.; ἐπιφ. πρὶν ψ. codd. y compris A. Ma dit : ἐπιφερ. πρινή «e conject. «dedi; fere enim evanuerant;» mais le ms. est ici parfaitement lisible. Entre πρίν et ψυχρ. il y a un petit blanc qui tient peut-être la place de ἤ. — 4. ἑτέρως A Ma; ἑτέρῳ cet. codd. — 4-5. Πολλοῖς μὲν] Οὐρητικά A marge. — 5. τὸν λί-

θον om. L. — Ib. μόνα] μέγα BP. — 7. τὸ ἀφέψημα conj. Ma; τοῦ ἀφέψημα AM O; τοῦ ἀφεψήματος BLPV. — 8. ἄσαρον καί om. Ma.— 9. ᾧ βάσλουσι Ma qui conjecture ὃν βασλάζουσι; mais A porte très-manifestement ᾧ βάπλουσι, comme, du reste, tous les autres mss. — 11. Προσφέρειν δέ] Λίθων θρυπλικά A texte et marge.

Ms. 154 v°. Matth. 92-93.

καὶ ἄγνος, καὶ τῆς ὀξείας μυρσίνης ἡ ῥίζα, σμύρνα τε καὶ τῆς
δάφνης ἡ ῥίζα, καὶ παλιούρου σπέρμα · πολλάκις γὰρ ὑπὸ μεγέθους ἐνισχόμενοι, εἰς τὸν ἔσχατον κίνδυνον ἄγουσι, τῇ τε τῶν πό-
νων ὀξύτητι, καὶ οὐκ ἐῶντες τὸ οὖρον ὑποχωρεῖν. | Οἶδα δέ τινι
τὰ μὲν ἄλλα διεξελθόντα τὸν λίθον, οὐ πολὺ δὲ ἐσωτέρω ἄκρου τοῦ
αἰδοίου ἐμφραγέντα, καὶ ὀλίγου ἐδέησεν ἀπολέσθαι τὸν ἄνθρωπον
ταῖς δυσουρίαις · ἀλλὰ τῇ σ]ενῇ λαβίδι οἷοί τε ἐγενόμεθα ἐξελκύσαι
αὐτόν. Εἰ δὲ μὴ οὕτως ἐξελκύσαι οἷόν τε ἦν, τέμνειν διελογιζόμεθα το-
μὴν παραμήκη ἄνωθεν · τὸν γὰρ | οὐρητῆρα, ὅπου μὴ μεγάλη ἀνάγκη,
οὐ χρὴ τέμ[νειν · συριγγοῦται γὰρ ὡς ἐ]πίπαν, καὶ ὕσ]ερον ταύτῃ
ὕπεισιν. — Ἐνθυμεῖσθαι δὲ [ἐπὶ τοῖς νεφροὺς λιθιῶ]σι καὶ τοῦτο · εἰ

cyonium, le gattilier, la racine de houx frelon, la myrrhe, la racine de
laurier, les semences d'argalou ; car souvent le calcul, arrêté dans sa
route, à cause de son volume, met le malade dans le plus extrême danger par l'acuité des douleurs et par l'impossibilité de rendre les urines.
16 J'ai connu un individu chez qui un calcul passa bien du reste, mais s'ar-
rêta non loin de l'extrémité du pénis ; peu s'en fallut que la dysurie ne
17 le fît mourir ; mais je parvins à l'extraire avec la pince étroite. Si je
n'avais pas pu réussir de cette façon, j'aurais été d'avis de faire une incision le long du pénis, à sa partie supérieure ; mais il ne faut pas diviser l'urètre sans nécessité pressante, puisqu'il se forme le plus souvent
18 des fistules qui continuent à livrer passage à l'urine. — On doit encore,
pour les reins calculeux, faire attention aux circonstances suivantes : si

3. τὸν ἔσχ. κίνδυνον LMMa (sans
avertir) O ; τὸ ἔσχ. κινδύνων ABPV. —
4. τινι ex em. (voy. Aët.) ; τινα codd. et
edd. — 5. ἐσωτέρω conj. Ma ; ἐσώτερον
B ; ἐσωτέρου cet. codd. — 7. μβίδει Ma
qui dit que ce mot est corrompu ; λαβίδι se lit dans A comme dans les copies. — Ib. οἷόν τε BP. — 8. οἷον à moitié effacé dans A. — 8-9. Après τομήν
une ou deux lettres grattées dans A. —
10. τέμ..... πίπαν Ma (qui conj. τοὐπίπαν) ; τέμνειν (ειν en transp.) [lac. 10-12

l.] πίπαν A ; τέμνειν.... ἐπίπαν cet. codd.
ἐ était ou une languette à la marge
de fonds. Voy. Aët. — 10. ταύτῃ om.
LMOPV. 11. — ἐνθυμ. δὲ .... σι
καὶ Ma ; ἐνθυμ. δὲ ἐ (ἐ en transp.) [lac.
10-12 l.] σι (ι peu distinct.) καὶ A ; ἐνθυμεῖσθαι..... καὶ LMO ; ἐνθυμεῖσθαι καὶ
sans lac. BPV. — 11 et p. 28, l. 1. εἰ
μὲν γὰρ....... κείμενοι Ma ; très-petite
lac. dans A, par suite d'usure et de grat-
tage ; εἰ μὲν γὰρ συγκείμενοι (-μενον
BP) codd. ; ἐγκεκλεισμένοι E conj.

Ms. 154 v°. Matth. 93-94.

μὲν γὰρ [συγ]κείμενοι εἶεν οἱ λίθοι καὶ [τὸ οὖρον ἐπέχοιεν, χρὴ ἀνα-]
φέρειν κατα[κ]λύσαντά τε ὡς μάλισ]α καὶ... τῶν [οὐ....] δὲ ἐρεῖ[....
...] ἐμπεφυλάχθαι τό τε πλεῖον π[οτὸν καὶ τὰ οὐρητι]κὰ, | ἀλλὰ 94
τοῖς χλιάσμασι ἀνιέναι, καὶ κενοῦν τὴν [γασ]έρα κλύσ]ματι, ὡς μὴ
5 πιέζωνται οἱ οὐρητῆρες. Καὶ ἐνθένδε ὅ[ταν ἐκπέσῃ] ὁ λίθος, γάλα 19
ὄνειον διδόναι πίνειν· εἰ δὲ μὴ, ἵππειον, εἰ δὲ μὴ, αἴγ[ειον κε]ραν-
νύων μέλιτι, καὶ τἄλλα χρησ]ότερον διαιτᾶν ὡς ἐν τοῖς ἕλκεσιν·
αὗται μὲν περὶ τὰς οὐρήσεις τῶν λίθων αἱ θεραπεῖαι. Τὸ δὲ μετὰ 20
τοῦτο εἰρήσεται, ὅπως ἂν καὶ τὸ σύμπαν οἱ νεφροὶ μὴ λιθιῶσιν.——

les pierres agglomérées [à l'entrée du canal] empêchent le cours des urines, il faut les repousser en haut par des injections répétées; si, au contraire, elles sont enclavées dans les uretères, il faut éviter les boissons abondantes et les diurétiques, mais recourir aux fomentations et relâcher le ventre par un lavement, pour que les uretères ne soient pas comprimés. Lorsque la pierre est tombée, on donne à boire du lait d'â- 19 nesse ou de jument, ou celui de chèvre mélangé avec du miel, à défaut des deux premiers; du reste, on prescrira un régime convenable, comme pour les ulcères; tel est le traitement de ceux qui rendent des pierres avec les urines. On va dire maintenant les moyens d'empêcher com- 20

1-2. τὸ..... φέρειν κατα.... λύξαντά τε ὡς Ma ; τὸ (puis débris de la ligature 8. [lac. 10-12 l.] φέρειν κατακλύζαντά (le second κ est à moitié effacé) τε ὡς A ; τὸ.... κατακλύσαντά τε (om. OV) ὡς BLMOPV. L'omission de φέρειν vient peut-être de ce que ce mot est assez peu distinct dans A. — 2-3. τῶν .... δὲ ἐρεῖ.... ἐμπεφ. Ma ; τῶν οὐ (ὐ en transp.) [lac. 9-10 l.] οι (ou ω sur le bord de la marge ext.) δὲ ἐρεῖ δ..... δ? (entre ces deux lettres, très-peu distinctes, on voit ε ou ει, le tout usé et gratté) ἐμπ. A ; τῶν οὐ... ἐμπεφυλάχθαι codd. Voy. les notes. — 3. π..... κά MaMOV ; πο (ο en transp.) [lac. 9-10 l.] κά A ; ποτ.... καί B (πο seul.) LP. Voyez Aët. — 4. τὴν...

ματι Ma ; τὴν γασ (γασ en transp.) [lac. 7-8 l.] ματι A ; le reste est enlevé ; γασ]έρα..... ματι codd. Voy. Aët. — 5. πιέζωνται ex em.; πιέζονται A Ma MO ; πιέζοντας BL ; πιέζοντες P. — Ib. ο.... ὁ λίθος Ma ; ὅτ. (il n'y a que les débris du τ et de l'esprit qui surmontait l'ο) [lac. 5-7 l.] ὁ λίθ. A (il me semble voir dans les lambeaux très-ramollis du papier les débris d'un κ) ; ὁ........ ὁ λίθ. LMOV ; ὁ........ ὁ λίθ. BP. Voy. Aët. — 6-7. αἴγ .... ραννύων Ma, qui avait aussi conj. la restitution ; αἴγειον (le sigle de ον est à moitié effacé) κεραννύων (on ne voit plus que le bas de κε) A ; αἴγειον κεραννύων cet. codd. — 9. μή om. BP.

21 Μέγισ7ον δὲ τῆς θεραπείας, μετριότης σίτου καὶ πέψις· αἱ δὲ
πλησμοναὶ καὶ ἀπεψίαι οὐ μόνον παροξύνουσι τὴν νόσον, ἀλλὰ καὶ
ἐπάγονται· πολλοὶ γοῦν ἐπὶ ταύταις οὔρησαν θολερά τε ὑποσ7ά-
σεις καὶ ψαμμώδεις· διὸ δὴ παρακελεύομαι καὶ ἐμεῖν ἀπὸ δείπνου
95 πολλάκις, καὶ τοῦ | ἀψινθίου πίνειν θαμινά, καί ποτε καὶ φαρμα-   5
κευθῆναι κάτω, καὶ σιτία αἱρεῖσθαι ἀπὸ ὧν οὔτε πλησμοναὶ, οὔτε
22 ἀπεψίαι ἔσονται. Παρακελεύομαι δὲ καὶ τοῖς οὐρητικοῖς καθαίρεσθαι,
τὸ μὲν ἐπὶ ἡμέρᾳ ἐσθίοντα δαῦκόν τε ἑφθὸν, καὶ μάραθρον, καὶ ἱππο-
σέλινον, καὶ σόγχον καὶ σκόλυμον, καὶ γλήχωνα, καὶ καλαμίνθην,
καὶ τῶν θαλασσίων ἐχίνους τε καὶ σ7ρόμβους, καὶ καρκίνους τε καὶ 10
96 ἀσ7ακοὺς, καὶ τὰ ὀσ7ρακόδερμα· πάντα | ταῦτα μὲν τὰ ἐπὶ ἡμέρᾳ·
διὰ πλείονος δὲ ἠρυγγίου τε ἀφέψημα πίνειν καὶ χαμαιπίτυος, καὶ
δικ7άμνου, καὶ πολίου, καὶ τριβόλου ῥίζης, καὶ κυμίνου ἀγρίου, καὶ

21 plétement les reins de devenir calculeux. — Le moyen par excellence,
c'est la modération dans les aliments et la bonne coction (*digestion*);
la plénitude et la crudité non-seulement augmentent la maladie, mais
la produisent; car beaucoup d'individus, après des excès, rendent des
urines troubles, chargées de dépôts et de graviers : aussi je prescris
de vomir fréquemment après le repas, de boire souvent une infusion
de sommités d'absinthe, de prendre quelquefois des médicaments purgatifs, et d'user, pour nourriture, d'aliments qui n'engendrent ni la plé-
22 nitude ni les crudités. Je prescris aussi de mondifier avec des diurétiques, c'est-à-dire de manger chaque jour du daucus de Crète cuit, du
fenouil, du maceron, du laiteron, des cardousses, du pouliot, de la *ca-
laminthe;* et, parmi les animaux de mer, des hérissons, des strombes,
des crabes, des homards et des coquillages; on doit manger journelle-
ment de tous ces mets; de temps en temps on boira de la décoction de
panicaut, d'ivette, de dictame, de polium, de racine de *tribulus*, de
cumin sauvage et des plantes dont j'ai dit qu'elles peuvent briser les

1. Μέγισ7ον δέ] Προφυλακτικὰ ἵνα μὴ
λιθιῶσιν οἱ νεφροί A texte et marge. —
3. ἐπὶ ταύτας BP. — 5. πίνειν θαμινὰ
πολλάκις O; mais πολλ. glose de θα-
μινά, est souligné comme devant être
effacé. — Ib. καί après ποτε A; om. cet.
codd. et Ma. — 8. τε om. Ma; très-distinct dans A comme dans les autres mss.
— 9. σόγκον Ma, qui propose σόγχον
ou σόγκον. A a σόγκον.—11. τά om. O.
— 12. ἀφέ à peu près effacé dans A par
une mouillure de la marge interne.

Ms. 155 r°. Matth. 96-97.

ἃ θρύπʃειν τοὺς λίθους εἴρηται. Χρὴ δὲ καὶ τὸ ὕδωρ, τό τε εἰς τὴν 23
ἄλλην δίαιταν, καὶ ἐν ᾧ τὰ φάρμακα [[ἐνέψεται λεπʃόν τε] εἶναι καὶ 155 r°
γλυκὺ καὶ καθαρὸν, τὰ δὲ ϖοτάμια καὶ λιμναῖα [ἀποδοκιμασʃέον · κ]αὶ .
γὰρ οὐκ ἐνόντας λίθους ϖοιήσειεν ἄν · καὶ τὸν οἶνον λεπʃόν τε [εἶναι,
5 καὶ γλυκὺν] καὶ λευκόν · οὐρητικὸς γὰρ μᾶλλον τοῦ μέλανος καὶ
σʃρυφνοῦ [τε καὶ ϖαχέος]. Τό τε σύμπαν εἰς εὐεξίαν ἄγειν τὸν ἄν- 24
θρωπον ταῖς ταλαιπωρίαις [συμμέτρω]ς χρώμενος, καὶ ἀνατρίβων τό
τε ἄλλο σῶμα, καὶ τὴν ὀσφὺν, [τοτὲ μὲν] ξηρότερον, τοτὲ δὲ λι-
παρώτερον, ϖοτὲ δὲ ἐν φαρμάκοις, τῇ τρυγὶ, καὶ τῷ νίτρῳ, καὶ τῇ
10 κισσήρει. Συμφέρει δὲ καὶ τῷ ἀρσενικῷ χρῆσθαι, ὅνπερ τρόπον αἱ 25
γυναῖκές εἰσιν εἰθισμέναι, καὶ τὰ ἄλλα οὕτω ϖοι|εῖν ὡς ἐν τοῖς 97

pierres. Il faut, du reste, que l'eau employée pour le régime ordinaire, 23
ou dans laquelle on fait cuire les médicaments, soit douce, ténue et
pure; on évitera les eaux de fleuves et de lacs, car elles produiraient la
pierre, s'il n'en existait pas; le vin doit être léger, blanc, et avoir un
goût sucré; ces qualités le rendent, en effet, plus diurétique que le vin
noir, très-âpre et épais. En général, il importe de donner de l'embon- 24
point au malade par des exercices modérés et par des frictions sur tout
le corps, spécialement sur les lombes; ces frictions seront tantôt sèches,
tantôt grasses, tantôt faites avec des médicaments tels que la lie de vin,
la soude brute et la pierre ponce. Il convient aussi de se servir de sulfure 25
d'arsenic comme les femmes ont l'habitude de le faire; du reste, il faut

1. θρύπʃει AMOV; Ma conj. θρύπʃειν donné par BLP. — Ib. εἴρηται à
moitié effacé A. — 2. φάρμακα ..... εἶναι Ma (qui conj. ϖροσφέρεται ou μίσγεται) BLMOPV; φάρμακα (κα à moitié
effacé) [lac. 10-121 l. écrit. fine pour le
commenc. de cette page] ἐ εἶναι A. —
3. λιμναῖα.... αἱ Ma Codd.; λιμναῖα [lac.
10-12 l.] καὶ (débris du κ) A. — 4-5. τε
[....]καί Ma; τε [lac. 9-11 l.] ἢ (l. γλυ-
κύν) καί A; τε εἶναι...... καί LMOV;
τε εἶναι καὶ λευκόν sans lac. BP. εἶναι,
qui a disparu dans A, a été pris sans
doute sur une languette de la marge
de fonds. Voy. Aët. — 6. σʃρυφνοῦ [lac.

9-10 l.] τό τε A Ma et cet. codd. — 7.
ταῖς ex em.; τάς codd. — Ib. ταλαιπω-
ρίας ..... ς χρ. BLMaPV; ταλαιπωρίαις
[lac. 7-8 l.] un débris de la lettre ω,
puis ς χρ. A; ταλαιπωρίαις....... χρωμ.
MO. Voy. Aët. — 8. ὀσφὺν .... ξηρότ.
τοτὲ δὲ λιπαρ. ϖ. δὲ ἐν φ. Ma; ὀσφὺν
[2 l.] τε [2-3 l.] ξηρότ. τ. δὲ λιπαρ. ϖ.
δὲ ἐν φ. A. Cette lac. est au bas de la
déchirure; il n'y a plus que les débris
de τε; le reste a disparu depuis les copies; ὀσφὺν ϖοτὲ μὲν ξηρ. ϖοτὲ δὲ ἐν
φαρμ. cet. codd. — 9. τρυγία LMOV;
τυρία BP; γί à moitié effacé dans A. —
11. οὕτω ex em. Ma; οὕτως codd.

Ms. 155 r°. Matth. 97.

26 χρονίοις εἰθίσμεθα, καὶ ἐλλέβορον πίνειν. Εἰ δὲ μὴ ἐπὶ τούτοις παύ-
σαιτο ἡ νόσος, συγγηράσκει.

δ΄ (Ἀέτιος, ιζ΄). Περὶ σκληρίας νεφρῶν.

1 Ὅσαι δὲ σκληρότητες κατὰ νεφροὺς γίγνονται, ὀδύνας μὲν οὐκέτι
παρέχουσι, δοκεῖ δὲ αὐτοῖς, ὥσπερ ἐκ τῶν κενεώνων κρέμασθαί [τι],
καὶ ναρκώδεις μέν εἰσι τὰ ἰσχία, ἀκρατεῖς δὲ σκελῶν, οὐροῦσί τε 5
ὀλίγα, τήν τε ἄλλην ἕξιν τοῖς ὑδατουμένοις μάλιστα ἐοίκασιν· οἱ
δέ τινες καὶ σαφῶς ὑδατοῦνται ἐν τῷ χρόνῳ, οἷα καὶ ἀπὸ τῶν ἄλλων
2 σπλάγχνων σκληρυνομένων. Τούτους ἀπαλύνειν κηρωταῖς, καὶ μαλάγμασι, καὶ τρίψεσι, καὶ πυριάμασι, καὶ οὐρητικὰ προσφέρειν,
3 καὶ τὴν γαστέρα ὑποκλύζειν. Ἐλπίδες δὲ ἐντεῦθεν, καὶ τὰς κινήσεις 10
τῶν σκελῶν ἐπανελθεῖν, καὶ μὴ ὑδατωθῆναι.

agir comme c'est l'ordinaire dans les maladies chroniques, et boire de
26 l'ellébore. Si toutefois la maladie ne cède pas à ces moyens, on vieillira
avec elle.

4. DE LA DURETÉ DES REINS.

1 Les tumeurs dures qui se forment dans les reins ne causent point
de douleurs; mais il semble aux malades que quelque chose leur pend
des flancs; ils ont les hanches engourdies et les jambes faibles; ils
urinent peu; du reste, par leur apparence extérieure, ils ressemblent
surtout aux hydropiques; quelques-uns même deviennent manifestement hydropiques avec le temps, ainsi que cela arrive à la suite des
2 tumeurs rénitentes qui se développent dans les autres viscères. On
ramollira ces tumeurs par des cérats, des malagmes, des frictions, des
fomentations; on donnera des diurétiques et on administrera des clys-
3 tères. Il y a lieu d'espérer qu'à l'aide de ces moyens les mouvements
des jambes reviendront et que les malades ne tomberont pas dans l'hydropisie.

2. συγγηράσκει A. — Ch. 4. Le tit.   Orib. Syn. — 5. εἰσι τὰ ἰσχία ex em.;
est le même dans le texte et à la marge   εἰσιν ἰσχίων codd. et Ma. Voy. Aët. —
de A. — 4. [τι] ex em. Voy. Aët. et   Ib. σκελῶν conj. E. — 6. οἱ] εἰ O.

ε′ (Ἀέτιος, β′). | Περὶ αἵματος οὐρήσεως.   98

Ἔσ]ι δὲ καὶ ἥδε ἡ νόσος νεφρῶν· οὐ δύνανται τὰ οὖρα ἠθεῖν, 1
ἀλλὰ εὐρύτεροι ὄντες, χαλῶσί τι καὶ τοῦ αἵματος ἐκ τῆς φλεϐὸς,
καὶ ἄλλας παχύτητας· ὥστε εἰ κατασ]αθείη ὑποσ]άσεις τε καὶ ἐπιπάγους ἄνωθεν ἴσχειν Θαλασσίῳ πνεύμονι μάλισ]α ἐμφερεῖς· οὕτω
5 δὲ καὶ εἴκαζε Κλεόφαντος ὁ Κλεομϐρότου. Πεφθέντος δὲ τοῦ σιτίου 2
τε καὶ παρελθόντος εἰς τὰς φλέϐας, οὐρεῖται ὁποῖα εἴρηται· νεαροῦ
δὲ ἔτι ὄντος, καθαρὰ καὶ ἀνυπόσ]ατα καὶ λελυμένα καὶ ὑδατώδη·
αἴτιον δέ· οὐ γάρ πω [οὔτε] δέδευται | τὰ σιτία τῷ ποτῷ, οὔτε ἡμάτω-   155 vᵒ

5. DE L'HÉMATURIE.

C'est encore une maladie qui vient des reins que la suivante : les reins 1
ne peuvent plus sécréter l'urine ; leurs canaux étant devenus trop larges,
ils laissent échapper une partie du sang qui leur vient de la veine [cave],
et d'autres substances épaisses ; aussi, lorsque les urines sont reposées, il
y a des dépôts, et, à la partie supérieure, il surnage des flocons qu'on peut
très-bien comparer à des poumons marins (*méduses?*) ; Cléophante, fils
de Cléombrote, s'est aussi servi de cette comparaison. Quand la nour- 2
riture a subi la coction et qu'elle est parvenue dans les veines, on rend
des urines telles que nous venons de les décrire ; mais, quand les aliments
ne sont pas encore digérés, les urines sont pures, sans dépôts et aqueuses,
tenant les matières en dissolution ; et la raison, c'est qu'alors les aliments
ne sont pas encore mélangés à la boisson et qu'ils ne sont pas encore

Ch. 5, tit. Π. αἵμ. καὶ οὐρ. BP.
1. δέ om. P. — Ib. νόσος νεφρῶν ABL
PV. Ma, qui ajoute τῶν ainsi que MO,
n'a pas averti qu'il manque dans A. —
Ib. οὐ ex em. Ma; οὖν (sic) A; οὐ cet.
codd. — Ib. δύναται V. — 3. ταχύτη-
τας BP. — 3-4. ὑποσ]άσεις τε καὶ ἐπιπάγους ex em.; ὑπόσ]ασίς τε καὶ ὑπάγουσαν AMa; ὑπόσ]ασίς (-εις LP) τε καὶ (καὶ
om. B) ὑπαγούσας cet. codd. (V marge;
ὑπάγουσαν texte); κατασ]αθείησαν ὑπο-
σ]άσεις τε καὶ ὑπανάγοιεν ἄνωθεν conj.
Ma; παχύτητας ὑπάγουσιν ἄνωθεν ὡς εἰ

κατασ]αθείη (τὰ οὖρα s. ent.) ὑποσ]άσεις
γε ἴσχειν conj. E. Voy. notés et Aëtius.
— 4. οὕτω Ma ex em. mais sans avertir que A porte οὕτως, comme, du reste,
les autres mss. — 5. Κλεόφαντος] Voy.
notes. — Ib. σιτίου ex em. Ma; σίτου
codd. — 6. τε] δέ BLP. — Ib. οὐρῆ-
ται BP. — 7. καί avant λελυμένα est à
moitié effacé dans A. — 8. πω δέδω-
ται Ma; πω οὔτε δέδ. A très-distincte-
ment, ainsi que les autres mss. — 8-p.
33, l. 1. ἡμάτωται AMa; ἥνωται cet.
codd.

³₉₉ ται. Τὸ μὲν εἶδος | τοῦ [πάθους τοιοῦτο · πο]νοῦσι δὲ οὐδὲν, ἢ βραχὺ
παντελῶς· οἱ δὲ καὶ ῥάους ἐπὶ [ταῖς διουρήσεσιν] · λεπ7ύνονταί γε μὴν
4 ἀνὰ χρόνον πάντες καὶ μᾶλλον ὅ[σοις αἷμα πλεῖον οὐρεῖται]. —— Τούτοις κατὰ ἀρχὰς ἀτρεμεῖν τε συμφέρει καὶ σιτί[α σ7ύφοντα, καὶ
οἷ]νοι μέλανες, καὶ τῶν οὐρητικῶν ἀπέχεσθαι, καὶ λα[γνείας· ⁵
πίνειν δὲ] τὰ τῶν αἱμορραγιῶν φάρμακα, μάλι[σ7α πολυγόνου] χυλὸν, καὶ τραγάκανθαν ἐν οἴνῳ βεβρεγμένην, καὶ συμφύτου τῆς [ῥί-
ζης] τὸ ἀφέψημα· ἐπιτιθέναι δὲ καὶ τῇ ὀσφύι ἔξωθεν τὰ πρὸς τοὺς
[ῥοῦς] καὶ τὰς π7ύσεις τοῦ αἵματος, καὶ ὅσα ξηρότητι συντεί-

3 transformés en sang. La forme de la maladie est celle-ci : les malades
ne souffrent pas ou très-peu; quelques-uns se sentent soulagés après avoir
uriné; tous maigrissent avec le temps, surtout ceux qui rendent une grande
4 quantité de sang. — Il convient, au début, de condamner les malades
au repos, de leur donner des aliments astringents, du vin noir, de proscrire les diurétiques et les plaisirs vénériens; on fait boire aussi des remèdes
antihémorragiques, surtout le suc de renouée, la gomme adragant ma-
cérée dans le vin, la décoction de racine de consoude; à l'extérieur on
applique sur les lombes les épithèmes en usage contre le flux de sang

1. Τό] Τά BP. — Ib. τοῦ [lac. 11-
13 l.] νοῦσι A (qui, après τοῦ, a les débris d'un π et l'accent de l'α) Ma; τοῦ....
νοσοῦσι codd. Voy. Aët. — Ib. δέ om.
BLP. — 2. ἐπὶ [lac. 12-14 l.] λεπ7.
A Ma et codd. Voy. Aët. — Ib. λεπ7ύ-
νοντας P. — 2-4. γε μὴν..... συμφέρει
om. BP. — 3-4. ὅ..... Τούτοις Ma; ὅσ
[lac. 11-13 l.] Τούτοις A; ὅσοι... Τούτοις MO; ὅσαι..... Τούτοις V. Voy. Aët.
— 4-5. σιτι...... νοι Ma; σιτία (α en
transp. et après cela un débris de la
ligat. σ7) [lac. 9-10 l.] νοι A; σιτία.....
νοι cet. codd. Voy. Aët. — 5-6. λα.....
—Θεραπεία Ma; λαγνεί (γνει en transp.)
[lac. 7-8 l.] ↝ Θεραπεία·A; λάγνειν....
BP; λαγνευ.... LV; λαγνεί.... MO, et
après cela vient dans ces mss. le titre
Θεραπ. αἵματος οὐρήσεως ἀπὸ νεφρῶν

(ἀπὸ νεφρῶν om. Ma) qui se trouve à la
marge dans A. Dans le texte de ce ms.
il y a seulement Θεραπεία, titre primitivement marginal et évidemment déplacé par le copiste de A. Voyez les
notes.— 6-7. μαλι... χυλόν Ma; μάλισ7.
(σ7 en transparent et à moitié rongé)
[lac. 6-7 l.] χυλόν A; μάλισ7α..... χυλόν
cet. codd. — 7. τραγάκανθαν ex em.;
voy. Orib. Syn.; τραγάκανθα A Ma BL
MOV; τραγάκανθη P. — Ib. βεβρεγμένην ex em.; βεβρεγμένη codd. — 7-8.
τῆς.... τό Ma; τῆς ῥίζης (ῥίζης à moitié
rongé et en transpar.) τό A et cet. codd.
— 8-9. τοὺς ῥοῦς καὶ τάς ex em. (voy.
Orib. Syn.); τοὺς..... καὶ τάς Ma; τοὺς
καιροὺς (à moitié corrodé et effacé) καὶ
τάς A et cet. codd. — 9. π7ύσεις] πνεύ-
σεις BP.

νειν δύναται· μετὰ δὲ, ἀνατρέφειν τὴν ἕξιν γάλακτί τε μηλείῳ,
καὶ σιταρίοις, καὶ κρέασι, ἕως ἂν καὶ τὰ γυμνάσια ἤδη προσδέχων-
ται, καὶ τὸ σύμπαν σῶμα [εἰς] ἰσχὺν ἄγειν· οὕτω | γὰρ καὶ οἱ νε- 100
φροὶ τὸ οἰκεῖον ἔργον ἐπιτελέσουσιν· οἰκεῖον δέ που τοῖς νεφροῖς
5 διηθεῖν τὰ οὖρα ἀπὸ τοῦ αἵματος, καὶ μήτε χροιὰν αἵματος, μήτε
αἷμα αὐτὸ, μήτε παχύτητα ἄλλην μηδεμίαν παριέναι ἔξω.— Οἷς 5
δὲ κατὰ περιόδους αἵματος οὔρησις γίγνεται, πρὶν μὲν κενωθῆναι
τοῦ αἵματος, βαρεῖς κατὰ ὀσφὺν καὶ ἐπώδυνοί εἰσιν· κενωθέντες δὲ
ἐπικουφίζονται, ὥσπερ ἐπὶ αἱμορροῖδι. Χρὴ οὖν φλέβα τέμνειν ἐν
10 ἀγκῶνι, ὀλίγον τῆς περιόδου ἔμπροσθεν. Τὸ μὲν κεφάλαιον τῆς θε- 6
ραπείας τόδε· διαιτᾶν δὲ, ὥστε μὴ πληθώραν ὑπογίγνεσθαι, καὶ τὰ
ἄνω γυμνάζειν.

chez les femmes, et contre le crachement de sang; enfin tout ce qui peut
contracter les parties par sa qualité sèche; ensuite, par l'usage du lait
de brebis, des céréales et de la viande, on rétablit l'embonpoint, jusqu'à ce que les malades puissent supporter les exercices, et on raffermit
ainsi tout le corps; car, de cette façon, les reins reprennent leur fonction
propre; or cette fonction consiste à séparer l'urine du sang et à ne
laisser échapper ni ce qui donne la couleur au sang, ni le sang lui-
même, ni quelque autre matière épaisse que ce soit. Ceux qui ont des 5
hématuries périodiques éprouvent, avant que le sang s'échappe, de la
pesanteur et de la douleur aux lombes; quand le sang est évacué, ils
se sentent soulagés comme après le flux des hémorroïdes. Il convient 6
donc d'ouvrir la veine du pli du bras un peu avant le flux du sang.
C'est là le point capital du traitement; quant au régime, on évitera la
pléthore et on exercera les parties supérieures.

1. τε A et cet. codd.; δέ Ma sans
avertir. — 2 ἕως ex em.; ὥς codd. Ma.
— 2-3. προσδέχωνται ex em.; προσδέ-
χονται codd.; προσδέχεσθαι conj. Ma.
— 3. σῶμα [εἰς] ἰσχὺν ἄγειν Aët. : σῶμα
ἰσχὺν ἄγειν codd. et Ma. Sur la marge
de fond, dans A, une petite place
mouillée où pourrait avoir été εἰς; mais
je n'en vois cependant nulle trace. Ma,
en l'absence d'εἰς, propose ἔχειν au lieu

d'ἄγειν. Voyez p. 3o, l. 6.— 6-7. Οἷς
δὲ κατὰ περ.] Πῶς χρὴ διαγινώσκειν
τοὺς κατὰ περίοδον οὐροῦντας αἷμα καὶ
θεραπεύειν A marge. Περίοδοι αἵματος
οὐρήσεως dans le texte. — 8. Ma conj.
σπασμοὶ après εἰσιν; mais ce mot est
complétement inutile. — 10. μέν ex
em; μήν codd. Ma. — 11. ὥστε καὶ πλ.
B. — Ib. πληθώρους BLP. — 11-12.
κατὰ ἄνω B.

ς´ (Ἀέτιος, α´) Περὶ διαρροίας τοῦ οὔρου.

1
101 Κοινὴ δὲ ἄλλη νόσος ἥπατος καὶ φλεϐὸς τῆς | ἐπὶ νεφροὺς τει-
νούσης, καὶ αὐτῶν [τῶν] νεφρῶν, καὶ προσέτι οὐρητήρων καὶ κύ-
σ]εως, εἰ καῦμα ἔχοι τὸν ἄνθρωπον, καὶ δίψα ἄπαυσ]ος, καὶ ϖίνων
2 αὐτίκα οὐροίη, καὶ συντήκοιτο τὸ σῶμα ἐπὶ κύσ]ιν. Κοιλίαι δὲ τούτοις ξηραίνονται, καὶ ἀνίδρωτές εἰσι, καὶ ἀπόλλυνται ἐν χρόνῳ λεπ]υν- 5
3
156 r° θέντες. Καὶ | [ὅτι λειεντερίαν εὗρον] ἐγγυτάτω ταύτης, διάρροιαν εἰς
οὖρα ὠνόμα[σαν, οὐ λειουρίαν· ἀλλ]ὰ νῦν γε ὀνομαζέσθω· καὶ γάρ ἐσ]ιν
οἷον ἡ λειεντερία [κατὰ ἔντερα, τοι]όνδε ἄλλο κατὰ κύσ]ιν τὸ εἰρη-

6. DE LA DIARRHÉE D'URINE.

1   Il est une autre maladie commune au foie, à la veine qui se dirige vers
les reins (*veines émulgentes*), aux reins eux-mêmes, et, de plus, aux uretères
et à la vessie ; on la reconnaît si le malade éprouve une chaleur brûlante,
une soif inextinguible, s'il urine aussitôt qu'il a bu et si le corps se dis-
2 sout vers la vessie (*diabète*). Dans cette affection le ventre est resserré, il
n'y a point de sueur, et, à la longue, on meurt de marasme. Comme
3 on a reconnu que cette maladie ressemble surtout à la lienterie, on l'a
nommée *diarrhée d'urine*, et non pas *liurie*; cependant appelons-la de
ce nom; elle est, en effet, à la vessie ce qu'est la lienterie aux intestins.

CH. 6, tit. Κοινὴ νόσος ἥπατος καὶ
φλεϐός A (dans le texte — Πῶς διαγινώσκειν χρὴ τὸν διαϐήτην, καὶ θεραπεύειν
à la marge.) MaOV ; ce sont les premiers mots du texte; Περὶ διαρροίας τοῦ
οὔρου BLP (qui a διαρσίας). — 1. νεφρούς conj. Ma; νεφροῖς codd. — 2.
[τῶν] ex em.; om. codd. — 3. ἔχον LP.
— 4. οὐρείη et au-dessus οὐροίη A. —
5. ξηραίνονται VMa e conj.; ξηραίνοντο
cet. codd. — 5-6. λεπ]υνθέντες Ma e
conj. BLMOPV; λεπ]υντιθέντες A. —
6. Καὶ..... ἐγγ. Ma; Καὶ [un fol. blanc
non numéroté, puis lac. 10-11 l.] ραν

(en transp.) ἐγγ. A ; καὶ..... ραν ἐγγ.
cet. codd. Voy. les notes.—7. ὠνόμα....
ά Ma ; ὠνόμα [lac. 9-11 l.] λά A. On
voit de plus avant λά, en transparent,
les traces d'un esprit et celles d'un λ ;
ὠνομα... ἄλλα MV ; ὠνόμασαν.... ἄλλα
O ; ὀνομα..... ἀλλά L ; ἀνομα..... ἀλλά
B ; ἄνομα ἄλλα sans lac. P. Voyez les
notes et Aët.—8. ἡ λειεντερία..... ὅνδε
Ma MO ; ἡ λειεντερία [lac. 9-10 l.] ἰόνδε
(ι de ἰόνδε est en transparent) A ; ἡ
λιεντερία καὶ.... ὅνδε B ; ἡ λειεντερία..:
ὸν δέ P. — 8-p. 36, l. 1. εἰρημένον] ἐφ᾽
ἡμένου BP.

3.

| μένον ἀρρώσ7ημα. Καὶ [συμβαίνει ἐνθένδε] ὥσπερ καὶ ἐκ τῆς λειεν- $\frac{102}{4}$
τερίας τελευτῆσαι [τὸν ἄρρωσ7ον] ἀποληφθέντων ἀθρόως τῶν οὔρων,
εἰ μή τις ἐμέ[τῳ ἀντι]σπᾶν ἐθέλοι· τοῦτο γὰρ τὸ μέγισ7ον ἅμα τῇ
νό[σῳ ταύτῃ σι]όντα αὐτίκα ἐξεμεῖν. Πίνειν δὲ ὡς ψυχρότατον καὶ 5
5 τἄλλα τῇ διαίτῃ ψυχροτέρᾳ χρῆσθαι, τῶν τε ψυχόντων λαχάνων
ἐσθίοντα, καὶ κυκεῶνα σίνοντα, καὶ σ7ισάνης χυλὸν ῥοφοῦντα·
οὐρητικὸν δὲ μηδὲν σροσφέρειν, ἀντισπᾶν δὲ καὶ εἰς ἱδρῶτας· εἰ
γὰρ καλῶς δύναιτο ἐξιδροῦν, ἐπιξηραίνοιντο ἂν αἱ οὐρήσεις. Ἄρι- 6
σ7ον δὲ εἰ ἐν σίθῳ συριῷτο, ὑπερέχων ἄνω τὴν κεφαλὴν, ὡς τὸ μὲν
10 ἄλλο σῶμα θερμαίνηται, ψυχρὸν δὲ ἔλκῃ ἀέρα· καὶ τὰ ἄλλα, ὥσ-
περ καῦσον θεραπεύειν, ἵνα σοι ταχὺ ἄδιψος γένηται. — | Τήν τε $\frac{103}{7}$

Il arrive que les malades meurent dans la diarrhée d'urine, comme dans 4
la lienterie, par la suppression brusque des urines, à moins qu'on n'opère
une révulsion par un vomissement; car le souverain remède dans cette
affection est de vomir aussitôt qu'on a bu. Il faut boire le plus froid pos- 5
sible, et, du reste, user d'un régime froid; on mangera des herbages
d'une qualité froide, on prendra du *cycéon* et de la crème de ptisane;
on ne doit donner aucun diurétique, mais on révulsera par les sueurs;
en effet, si on pouvait provoquer des sueurs abondantes, on tarirait la
source des urines. Il est très-bon aussi de donner des bains de vapeur, 6
en ayant soin de laisser la tête à l'air libre, afin que le corps s'échauffe,
tandis qu'on respire de l'air froid; du reste, il faut traiter comme dans le
causus, afin que votre malade cesse promptement d'avoir soif. — Faites 7

---

1. καὶ.... ἥδυε (sic) ὥσπερ Ma. (voy.
notes); καὶ [lac. 8-9 l.] θένδε ὦσ. A. —
2. τελευτῆσαι [lac. 7-8 l. puis on voit
en transparent la partie supérieure de
l'o et les débris d'un ν final] ἀπολ.
AMa codd. — 3. ἐμέ..... σᾶν Ma; ἐμέ
[lac. 5-6 l.] τισπᾶν (il n'y a plus que
les débris du τ) A. Comme le σ et la
moitié du π en ligature sont, avec τι,
derrière le papier collé, Ma a pris pour
un σ la dernière partie du π. Plus bas
ἀντισπᾶν est en deux mots, sans accent
sur ι; ἐμέ..... σπᾶν BLMOV; ἐμὲ σπᾶν

(sans lac.) P. — Ib. ἐθέλοι ex em.; ἐθέ-
λοιο codd. — 4. νό....... όντα Ma; νό
[lac. 5-6 l.] σιόντα (on voit les traces
de l'ω, il n'y a que la moitié du σ,
lequel est en transpar.) A; νόσῳ σιόντα
cet. codd. — 5. τε ex em.; δέ codd.
Ma. — 7. ἀνασπᾶν B P. — 10. θερμαί-
νοιτο O. — Ib. ἔλκῃ BMP Ma ex em.;
ἔλκει ALO. — 11. γένηται ex em.;
γένοιτο codd. Ma. — Ib. et p. 37, l. 1,
Τήν τε οὖν σάλην] Καταπλάσματα τοῦ
σπλάγχνου ἐπὶ τοῦ διαβήτου A marge;
Ἐπιπλάσματα texte.

οὖν πάλην τοῦ ἀλφίτου φυράσας ὀξυρροδίνῳ, κατάπλασσε τὸ
ὑποχόνδριον, καὶ φύλλα ἀμπέλου τρίψας ἁπαλὰ, καὶ κοτυληδόνα,
8 καὶ ἐλξίνην, καὶ ἀνδράχνην, καὶ ὅσα ἄλλα. Προπότιζε δὲ καὶ πολυγόνου χυλὸν συνεχῶς, καὶ ἐλένιον ἐν οἴνῳ μέλανι, καὶ σύμφυτον,
9 καὶ φοινίκων ἀπόβρεγμα, καὶ μύρτων, καὶ ἀπίων. Κατὰ ἀρχὰς δὲ 5
10 ἐν ἀγκῶνι φλέβα τέμνειν. — Τὰ μὲν οὖν νεφριτικὰ οὕτως ἄν τις
κάλλιστα ἰῷτο.

ζ' (Ἀέτιος, κϛ'). Περὶ κύστεως φλεγμονῆς.

1 Τῶν δὲ περὶ κύστιν νοσημάτων χαλεπώτατον μὲν καὶ θανατω-
104 δέστατόν ἐστι φλεγμονὴ κύστεως· | ὥστε πυρέτ\ουσί τε ὀξέως,
καὶ ἀγρυπνοῦσι, καὶ παραπαίουσι, καὶ ἐμοῦσι χολώδη ἄκρατα, 10
καὶ οὐρεῖν οὐ δύνανται, καὶ [ἦτρον] μὲν σκληρύνεται αὐτοῖς· ὀδύ-

un cataplasme pour l'hypocondre en délayant de la farine d'orge fine et
légèrement grillée dans du vinaigre et de l'huile de roses ; broyez des
feuilles nouvelles de vigne, des cotylédons (*ombilic de Vénus?*), de la
8 pariétaire de Judée, du pourpier et d'autres plantes semblables. Donnez
continuellement à boire du suc de renouée, de l'aunée, de la consoude
9 dans du vin noir, une macération de dattes, de baies de myrte, ou de
10 poires. Au début on pratique une saignée au pli du coude. — Voilà la
meilleure manière de traiter les maladies des reins.

7. DE L'INFLAMMATION DE LA VESSIE.

1   De toutes les affections de la vessie, la plus dangereuse et la plus mor-
telle, c'est l'inflammation ; les malades sont pris d'une fièvre violente,
d'insomnie, de délire, de vomissements de bile pure ; ils ne peuvent
uriner ; la région de l'hypogastre se durcit ; de vives douleurs envahissent

---

1. ὀξυρροδίνῳ ex em.; ὄξει καὶ ῥοδίνῳ
codd. comme dans Aëtius; ὄξει ῥοδίνῳ
conj. Ma. — 6. τις om. O. — 7. κάλ-
λιστα] μάλιστα P. — Ch. 7, tit. Διάγνωσις φλεγμονῆς κύστεως καὶ θεραπεία A
marge et, dans le texte, ce manuscrit
a le titre donné par toutes les copies et
que j'ai suivi. — 8. Περὶ τὴν κύστιν B ;

τήν om. cet. codd. y compris A. —
9. Il faut sans doute lire avec Aëtius :
ἐστιν ἡ φλεγμονή, et supprimer κύστεως.
— 11. καὶ..... μέν Ma ; ἴτρον (lis. ἦτρον.
A donne toujours ἴτρον) est parfaitement distinct dans A ; cependant Ma a
une lac. et conj. ἡ χρώς. Les copies ont
toutes ἴτρον ou ἦτρον. Voy. Aët.

Ms. 156 v°. Matth. 104-105.

ναι δὲ ἰσχυραὶ τὸ ἐπίσειον [τ]ὑπ̓ουσιν· χεῖρες δὲ καὶ πόδες οὐκέτι
ἀναθερμαίνονται· μάλισ̓α | δὲ περὶ ἥϐην καὶ ὀλίγον ἔμπροσθεν κα- 156 v°
ταλαμϐ[άνουσιν οἱ πόνοι.] Ἀποκτείνει διὰ ταχέων, εἰ μὴ οὐρήσειαν
πολλ[ὰ οὖρα καὶ παχέα καὶ] πυώδη, καί τι τῆς φλεγμονῆς πρὸς τὰ
5 ἔξω τρ[απείη, ἢ ἀνείη ἡ ὀ]δύνη. Φλέϐα τέμνε, μὴ εἰς μακρὰν δὲ τέμνε, 2
[ἀλλὰ ἀρχο]μένης τῆς νόσου, καὶ τοῖς ἐπιϐρέγμασι συνεχῶς [θέρ-
μαινε]. — Ἑψέσθω δὲ ἐν τῷ ἐλαίῳ πήγ[ανον, καὶ] ἄνηθον, καὶ ἡ ἀλ- 3
θαίας ῥίζα, καὶ | ἡ κοιλία ὑποκλυζ[έσθω μα]λακῷ κλύσματι, καὶ ἔπειτα 105

le pubis; les mains et les pieds ne peuvent pas se réchauffer; les souffrances se font sentir surtout au niveau du pubis et un peu plus bas ; la
mort arrive vite, si on ne rend pas une grande quantité d'urines épaisses
et purulentes, si l'inflammation ne se porte pas en partie au dehors,
ou si la douleur ne cède pas. Ouvrez la veine, mais faites-le au début de 2
la maladie, n'attendez pas ses progrès; entretenez la chaleur par des
embrocations continuelles. — Faites bouillir dans l'huile de la rue, de 3
l'aneth et de la racine de guimauve; débarrassez le ventre par un clys-

---

1. ἐπίσειον.... ὑπ̓ουσι Ma (qui conj.
νύτ̓ουσι);'ἐπίσειον τύπ̓ουσι A. Le premier τ est très-pâle, mais certain; l'υ est
plus intact; le reste du mot est parfaitement lisible; λυποῦσι cet. codd. Voy.
notes. — 2-3. καταλαμϐ [lac. 7-9 l.]
Ἀποκτ. AMa; καταλαμϐάνουσιν...., οἱ
ἀποκτ. cet. codd. La marge de fond était
donc plus intacte que maint. quand les
copies ont été faites. — Ib. Ἀποκτείνει
δὲ διά conj. E. — 4. πολλ...... πυώδη
Ma; πολλά [lac. 7-9 l.] πυώδη A (mais
il n'y a plus guère que l'accent de ά);
πολλά..... πυώδη cet. codd. — Ib. καὶ
τῇ τῆς BLP. — 5. ἔξω τρ. [lac. 9-
10 l.] δύνη AMaMOV; ἔξω.... δύνη
BLP. Voy. Aët.—Ib. Φλέϐα οὖν τ. conj.
E. — Ib. μή] καί LP. — Ib. τέμνε.....
μέσης Ma; τέμνε [lac. 7-8 l.] μένης
(l'abréviation de μένης est certaine par
la comparaison de plusieurs passages
que j'ai notés dans le ms.) A et cet. codd.
Voy. Aët. — 6-7. συνεχῶς ..... κλυσμοὶ

πρόσθετοι. Ἑψ. Ma; συνεχῶς θ [lac. 6-
7 l.] κλυσμοὶ πρόσθετοι. Ἑψ. A. Après θ,
qui est très-manifeste, il y a les débris
d'une autre lettre, peut-être le bas d'un
ρ.; συν. θερ... κλ. πρ. Ἑψ. cet. codd.
d'où l'on voit que la mutilation de A
s'est augmentée depuis les copies. Ma
n'a pas fait attention que κλ. πρόσθετοι
(lis. sans doute πρόσθετα) est un titre
dans A, ce que j'avais déjà reconnu
avant d'avoir vu ce ms. Voy. notes. —
7. πήγ..... ἄνηθον Ma; πήγα (il n'y a
que les débris de la lettre α) [lac. 5-6]
ἄνηθ. A; πήγανον καὶ ἄνηθ, cet. codd.;
d'où l'on voit que la marge de fond
était mieux conservée au verso qu'au
recto, puisque, dans la ligne correspondante au recto, les copies ne portent
que σπᾶν. Voyez Aët. — 8. ἐπικλυζ.
BLP. — Ib. ὑποκλυζ ..... λευκῷ Ma;
ὑποκλυζέσθω (il n'y a plus dans A que
les débris de ἔσθω) μαλακῷ (ce mot est
très-lisible) A et cet. codd.

Ms. 156 v°. Matth. 105-106.

ἐνιέσθω τοῦ ἐπιβρέγματος εἰς τὸ ἔντερον, ὡς καὶ ἐνθένδε παρηγορῆ-
4 ται. Ἄμεινον δὲ, εἰ καὶ μήκωνα συνέψοις τῷ ἐλαίῳ, καὶ εἰ χηνὸς στέαρ
5 διατήκων, ἢ ὄρνιθος, ἐγχέοις. Ἐγὼ δὲ καὶ ὁποῦ μήκωνος τρίτον ἡμιο-
βολίου μετὰ σμύρνης καὶ κρόκου ὀλίγου χρίσας εἰς ἔριον ὑπέθηκα,
ὥσπερ τοὺς πεσσοὺς ταῖς γυναιξὶ, καὶ αὐτίκα μὲν αἱ ὀδύναι ἐπαύ-　5
σαντο, αὐτίκα δὲ ἐκοιμήθη ὁ ἄνθρωπος· ὥστε μοι ἤδη τὸ φάρμα-
6 κον καὶ εἰς ἄλλας ὀδύνας ἀρκεῖν. — Πυριᾶν δὲ καὶ κύστεσι θερμοῦ
ὕδατος, καὶ ἀλεύρῳ θερμῷ ἐν μαρσύποις καὶ ῥάκεσιν ἡλαιωμένοις,
καὶ εἰς ὕδωρ θερμὸν καθίζειν, παρακαλοῦντα οὐρεῖν ἐν τῷ ὕδατι·
106 ἔστω δὲ καὶ | ἀφέψημα λίνου σπέρματος καὶ τήλεως ὕδωρ, καί　10
7 τι καὶ σπερμάτιον ἐμβεβλήσθω τῶν εὐωδῶν. Πάνυ μὴν ἐμπείρου

tère émollient; injectez ensuite dans l'intestin une partie de la décoc-
4 tion afin de calmer la douleur. Ce qui est encore préférable, c'est de
faire bouillir des têtes de pavots dans l'huile, et de verser dans la dé-
5 coction de la graisse fondue d'oie ou de poule. Quant à moi, j'emploie
le suc de pavots à la dose d'un tiers d'une demi-obole (*d'un 6ᵉ d'obole*),
avec de la myrrhe et un peu de safran; j'enduis de ce mélange un morceau de laine que je mets en suppositoire comme les pessaires destinés
aux femmes; les douleurs s'apaisent aussitôt et le malade s'endort
immédiatement; ce moyen m'a réussi très-bien aussi contre les autres
6 espèces de douleurs. — On fomente avec des vessies pleines d'eau
chaude, avec des sachets, ou avec des morceaux de vieilles étoffes remplis de farine chaude et imbibés d'huile; on fait aussi asseoir le malade dans l'eau chaude et on l'engage à uriner dans l'eau; le liquide
doit être une décoction de graine de lin ou de fenugrec dans laquelle
7 vous jetterez quelques semences odoriférantes. C'est un traitement qui

1. ἐνιέσθω Aët.; ἀνιέσθω BLMOP; ἀνιείσθω A Ma. — Ib. ἐμβρέγματος Ma; ἐπιβρέγματος A et cet. codd. M. Ermerins n'a pas indiqué de variante pour L. — 2. συνεψοῦς P, qui a plus bas (1.3) ἐγχέους et ἐγχέοις en interl. — Ib. εἰ] εἰς LP. — 3. ἢ] καί BLP. — Ib. καί om. P. — 3-4. ἡμιοβόλου BMOPV. — 4. καί dans A est ajouté par une main plus réc. — Ib. ὀλίγον BL. — Ib. ἔριον A. — 7.

Πυριᾶν] Πυρίαι titre A texte. — 7-8. θερμοῦ A; θερμῷ Ma qui conj. κύστεις ἐν θερμῷ ὕδατι. — 8. μαρσίποις A et cet. codd.; Ma, qui a lu μαρσήποις, propose μαρσύπ. ou μαρσίπ. — 10. τ. ὕδωρ ex em.; τ. τὸ ὕδωρ codd. Ma. — 11. ἐμβεβλήσθω Ma; dans A il y a de la même main, ἐμ et ἐπι. Les copistes n'ont lu que βεβλήσθω. ἐμ. paraît être la vraie leçon. — Ib. μήν A; μέν BLM MaOPV.

ἐσ7ίν· οὐ γὰρ δύναται ἡ κύσ7ις ὑπὸ φλεγμασίας καὶ σκληρότητος
σσερισ7ελλομένη ἐκπέμπειν τὸ οὖρον· καὶ ἄλλον τινὰ σσαρασ7άντα
σσιέζειν τὸ ἦτρον, ἀλλὰ μὴ σσλέον τοῦ καιροῦ, ὡς μὴ ἐκ σσερισσοῦ
ὀδύνη γίγνηται. Καὶ ἔσ7ι Φιλομήλου τὸ νόημα σσρώ7ου, ὡς ἐγὼ   8
5 οἶδα, καὶ οὔρησεν ὁ ἄνθρωπος αὐτῷ σσοιήσαντι οὕτως. Χρὴ | δὲ καὶ   9
107
ταῖς ὠμαῖς λύσεσι τοῦ μήκωνος ἐμβαλεῖν, καὶ τοῦ ὑοσκυάμου, καὶ τοῦ
μανδραγόρου. Μετὰ δὲ σικυωνίῳ ἐλαίῳ χρίειν, | [καὶ κηρωτὰς ἐπιτι]-   10
157 r°
θέναι διὰ οἰσύπου καὶ κασ7ορίου σσεποιημένας. [Τὴν δὲ τοῦ αὐλίσ7]κου   11
κάθεσιν ἀνδρὶ μὲν ἀποδοκιμάζω· διὰ γὰρ τὸ [ἐργωδῶς ἐγκα]θίε-
10 σθαι τὰς ὀδύνας σσροσπαροξύνει· γυναι[κὶ δὲ δοκῶ οὐκ ἄ]πο τρόπου

exige un médecin tout à fait expérimenté : en effet, la vessie, à cause de
l'inflammation et de l'induration, ne peut pas se contracter sur l'urine
et la pousser en avant; aussi faut-il qu'un des assistants presse au-dessus de l'hypogastre, mais modérément, afin que la douleur ne soit pas
exaspérée. C'est, à ma connaissance, Philomèle qui le premier a imaginé   8
ce moyen ; son malade urina à l'aide de ce traitement. Pour les cata-   9
plasmes, on ajoutera à de la farine grossière d'orge, du pavot, de la jusquiame, ou de la mandragore. Après cela on pratiquera des onctions avec   10
de l'huile de Sicyone, et l'on appliquera aussi des cérats faits avec du
suint et du castoréum. Je ne conseille pas de recourir à la sonde chez les   11
hommes ; la difficulté de l'introduction augmente les douleurs; mais il
ne semble pas hors de propos de l'employer chez les femmes : chez elles,

1. φλεγματίας BL. — σσερισ7. Aët.;
σσροσ7. codd. Ma. — 4. γίνεται (η en
corr.) P. — Ib. Καὶ ἔσ7η (ἔσ7ι B) Φι-
λομίλου τὸ νόημα σσρῶτον codd. Ma
qui propose ἔσ7ησε... σσρῶτος (Philomèle est le premier qui ait guéri cette
maladie). Voy. Aët. et notes. — 5. οὔτως A (manifestement) BLMOP; οὔτω
Ma sans avertir.— Ib. δέ om. BP.— 6.
ἐμβαλεῖν Ma (sans avertir et sans doute
par conj.) MO; ἐμβαλών A et cet. codd.
— 7-8. χρίειν.... θέναι Ma; χρίειν (ειν à
moitié effacé) [lac. 9-10 l.] θέναι ALV;
χρίειν..... τιθέναι. BMO (qui a ἐπιτιθέ-

ναι) P. Voy. notes et Aët. — 8. οἰσύπου
ex em; ὑσσώπου Ma conj.; ὑσώπου codd.
Voy. les notes. — Ib. σσεποιημένας [lac.
8-9 l.] κου AMa et cet. codd.; BP ont.
σσεποιημένας κου sans lacune. Voy. Aët.
— 9. τὸ [lac. 8-9 l.] θίεσθαι AMa et cet.
codd. Voy. Aët. — 10. γυναι [lac. 8-9
l.] πὸ τρόπου AMa; γυναικὶ...... οὐκ
ἀπὸ τρ. MOV; γυναικὶ οὐκ ἄτροπον
(sans lacune BLP.) La syllabe κὶ doit
être une conjecture des copistes; car
il ne paraît pas qu'elle ait pu se trouver
sur les débris de la déchirure de ce folio. Voy. Aët. et notes.

εἶναι καθιέναι · βραχύς τε γὰρ ὁ [οὐρητὴρ καὶ κα]τὰ εὐθὺ πέφυκεν,
12 ὥστε ἀνωδυνώτερον διαχει[ρίζεσθαι. — Τὰς μὲν] φλεγμονὰς θεραπεύειν οὕτως.

η΄ (Ἀέτιος, κζ΄). [Αἱμορρ]αγία ἀπὸ κύσ1εως.

1   Ἔσ1ι δὲ καὶ ἄλλη νόσος ὀξεῖα ἐν κύσ1ει · ῥή[γνυται] δὲ φλὲψ ἐν
108 αὐτῇ, καὶ τὸ μέν τι | ἔξω διαδίδωσι τοῦ αἵματος, τὸ δέ τι καὶ εἴσω 5
2 πήγνυται. Πάντως δὲ τὰ τοιαῦτα ἀσώδη, καὶ ἐφιδροῦντα, καὶ ἄκρα
3 ψύχεται, καὶ οὖρα ἐπιλαμβάνεται. Διὰ ταχέων οὖν, ὥσπερ ἐν ταῖς
ἄλλαις αἱμορραγίαις, καὶ ἐπιδῆσαι βραχίονας, περισ1ρέψας ἔριον,
ἢ ὑποδεσμίσι, καὶ σπόγγους προσ1ιθέναι, βρέχων ὄξει καὶ ὕδατι,

en effet, le canal de l'urètre est court et percé droit, en sorte qu'on
12 peut opérer avec moins de douleur. — Telle est la manière de traiter
les inflammations de la vessie.

8. DE L'HÉMORRAGIE DE LA VESSIE.

1   Il est encore une autre maladie aiguë de la vessie : une veine se rompt
dans son intérieur, le sang s'échappe en partie au dehors et se coagule en
2 partie dans la vessie. Nécessairement il y a de l'agitation, des sueurs
locales ; les extrémités se refroidissent ; l'émission des urines est sus-
3 pendue. Dans ce cas, comme dans les autres hémorragies, on doit se
hâter de lier les bras, soit en les entourant avec de la laine, soit avec
des sous-bandes, de mettre sur le pubis et sur le périnée des éponges

---

1. ὁ [lac. 8-9 l.] τὰ εὐθὺς A L Ma (qui
conjecture ὁ οὐρητὴρ κατὰ εὐθύ) ; ὁ....
... κατὰ εὐθύς V ; ὁ..... ὁ κατὰ εὐθὺς M
O ; ὅτε εὐθύς BP sans lac. Voy. Aët. —
2. διαχει ...... φλ. Ma (qui conjecture
διαχειρῆσαι τάς) ; διαχει [lac. 6-7 l.] μὲν
φλ. A ; avant μέν il y a encore le débris du τ ; διαχει..... τὰς μὲν φλ. cet.
codd. (P sans lacune) Voy. Aët. —
Сн. 8, tit. Περὶ αἱμορραγίας κύσ1εως,
καὶ θεραπεία marge ; dans le texte après

οὕτως : [lac. 6-7 l.] αγία ἀπὸ κύσ1. A ;
Περὶ αἱμ. des copies vient donc non du
texte de A, mais de la marge. — 4.
ῥή .... δέ Ma qui conj. ῥήγνυται.
Dans A on voit encore les débris de ce
mot, que donnent les autres mss. — 5.
διαδίδουσι B L P. — 6. Πάντα A Ma V.
— Ib. ἄκρεα A L M Ma P V ; ἄκρια B ;
ἄκρα O. Ma conj. ἄκρα ou τἄκρα. — 8.
περισ1έψας conj. Ma. — 9 et p. 42, l. 1.
ὕδατι καὶ ἐπισείῳ. B.

τῷ ἐπισείῳ καὶ τῷ περινέῳ, καὶ καταπλάσσειν πολύγονόν τε καὶ
βάτον, καὶ ῥοιᾶς ἄνθη, καὶ σέλινον καὶ κορίαννον, καὶ σχίνου φύλλα.
Τούτων ἕκαστον. μετὰ πάλης ἀλφίτου καταπλάσσειν, καὶ πυκνὰ 4
ἀφαιρεῖν, πρὶν εἶναι χλι|αρόν. Διδόναι δὲ καὶ πίνειν τὰ τῶν αἱ- 109
5 μορραγιῶν φάρμακα, οἷον τῆς τε ποντικῆς ῥίζης κεκομμένης, καὶ   5
λωτοῦ τορνεύματα, καὶ γλυκυσίδης τὸν ἐρυθρὸν κόκκον, καὶ ῥάμνου
φύλλων, καὶ προμάλου ἀπόβρεγμα, καὶ μηδείου ῥίζαν, καὶ κλυμένου,
καὶ ἵππουριν, καὶ κενταυρίου τοῦ μεγάλου τὴν ῥίζαν, καὶ λιβανωτοῦ
φλοιόν. Πολλὰ δὲ καὶ ἄλλα ἐν τῷ μακρῷ χρόνῳ ἐξεύρηται· καὶ τά 6
10 γε πλεῖστα αὐτῶν, τὰ μὲν ἐν ταῖς.τοῦ θώρακος πλύσεσιν ἤδη εἴρηται, τοῦτο δὲ καὶ ἐν τοῖς γυναικείοις εἰρήσεται ὕστερον.

θ' (Ἀέτιος, κζ'). | Περὶ θρόμβου ἐν κύστει.   110

Ὅσοις δὲ πήγνυται τὸ αἷμα ἐν τῇ κύστει, τὰ μὲν πρῶτα πει- 1
trempées dans du vinaigre et de l'eau, et d'appliquer des cataplasmes
faits avec de la renouée, des ronces, des fleurs de grenade, du céleri, de
la coriandre et des feuilles de lentisque. On mélange chacune de ces 4
substances avec de la farine fine d'orge grillée, et on renouvelle souvent
les cataplasmes avant qu'ils soient tièdes. On administre aussi, sous 5
forme de boissons, les remèdes antihémorragiques : par exemple, la racine du *rhapontic* pilée; des raclures de lotus, la graine rouge de pivoine, des feuilles de nerprun, l'infusion de tamarisc (?), la racine de
liseron à feuilles d'althée, de soucis des champs, la prèle, la racine de
grande centaurée, l'écorce de l'arbre à encens. Beaucoup d'autres subs- 6
tances ont encore été trouvées dans la suite des siècles; la plupart ont
été déjà indiquées à propos des crachements de sang, ou le seront.plus
tard quand il s'agira des maladies des femmes.

9. DES CAILLOTS DANS LA VESSIE.

Quand le sang se coagule dans la vessie, on essayera d'abord de le dis- 1

1. ἐπισίῳ, περιναίῳ et 1. 7 μηδίου A
— 3. πάλης Aét.; ἀπάλης codd. — 5.
φάρμ. καὶ οἶον codd.; καί om. Ma et E
e conj. — 7. Primit. κλυμένον A. — 9-
10. ἐξείρηται καὶ τὰ πλεῖστα BP. — 11.

τοῦτο δέ] τὰ δέ conj. Ma. — Ib. γυναι-
κίοις AMMa O.—Ch. 9, tit. Περὶ θρόμβου ἐν κύστει καὶ πῶς χρὴ λύειν αὐτόν A
marge, et dans le texte le titre que j'ai
conservé. — 12. πρῶτα om. BP.

Ms. 157 v°. Matth. 110.

157 v° ρᾶσθαι διαχεῖν αὐτὸ φαρμάκοις, τοῦ τε ἡμιονίου | διδόντας πίνειν,
καὶ τῆς ἀρτεμισίας, καὶ τοῦ ἐλιχρύσου, [καὶ τοῦ ὀποῦ τοῦ κυρη]ναϊ-
κοῦ, καὶ τῆς κονύζης, [καὶ ἀψινθίου, καὶ ῥα]φανίδος τοῦ σπέρματος,
καὶ βάτου χυλοῦ, καὶ [σεύτλου χυλοῦ, ἐν ὅ] ξει ἀρτύων ἕκασ7ον, [ἢ]

2 λαγωοῦ πυτίας, ἢ νεϐροῦ, ἢ [ἐρίφου, ἢ ἄλλου τινὸς ζώου]. Μετὰ   5
δὲ, εἰ μὴ λύοιτο, τεμεῖν κάτωθεν τὸν περίνεον, ὥσ[περ ἐπὶ τῆς λι-
θιώσης] κύσ7εως, καὶ κομισάμενον τοὺς θρόμϐους τὰ ἄλλ[α ὥσπερ
τὰ αἱ]μορραγικὰ πειρᾶσθαι θεραπεύειν · ὅταν δὲ μηκέτι αἱμορραγῇ,
[ὡς τὰ ἕλκη] τὰ ἔναιμα.

soudre par les remèdes; on donnera en conséquence pour boisson de
la scolopendre sagittée, de l'armoise, du bouton d'or, du suc de Cyré-
naïque (*silphium*), de la *conyza*, de l'absinthe, de la graine de raifort,
du suc de ronce, du suc de bette; on prépare chacun de ces médicaments soit avec du vinaigre, soit avec de la présure de lièvre, de faon,

2 de chevreau, ou d'un autre animal. Si on ne réussit pas par ces moyens
à dissoudre le caillot, il faut inciser le périnée à la partie inférieure,
comme pour les calculs vésicaux; lorsqu'on a retiré le caillot, on essayera, du reste, le traitement des hémorragies; mais, quand il n'y a
plus d'hémorragie, on traite comme les plaies saignantes [ordinaires].

2-3. ἐλιχρύσου ...... ναϊκοῦ Ma;
ἔλιχρ. κα (en transp.) [lac. 11-13 l.] ναϊκοῦ A; ἔλιχρ. καὶ.... ναϊκοῦ codd. Voy.
les notes et Aët. ainsi que pour les trois
lac. suiv. — Ib. Après ναϊκοῦ les mss. et
Ma ont καὶ τοῦ σιλφίου, glose de ὀποῦ
κυρ. — 3. κονύζης... φανίδος Ma; κονύζης καὶ (καὶ en transp.) [lac. 11-13 l.]
φανίδος A; κονύζης καὶ..... ῥαφανίδος
codd. ῥα doit être une conj. des copistes.
— Ib. τοῦ ἐπισπέρματος B. — 4. καὶ...
.. ξει Ma; καὶ σεύ (σεύ en transp.) [lac.
11-13 l.] ξει ALMOV (qui a σω); καὶ
σεύ.......... ξει ἕκασ7ον λαγ. B P. Après
ἕκασ7ον dans A il n'y a point de lacune
réelle, comme l'a figuré Ma, mais seulement un intervalle donné aussi par
les copies entre ce mot et le suivant.
Peut-être, dans l'original, cet interv.
contenait-il le mot ἢ que j'ai restitué

par conj. — 5. πυτίας ex em.; πιτύας
A. πιτύαν cet. codd. et Ma. — 5-6. ἢ
..... Μετά δὲ εἰ Ma; ἢ ἒ [lac. 11-13 l.]
..... Μετὰ δὲ εἰ A; après l'ἒ qui est en transp.
on voit les débris d'une lettre, peut-être
d'un ῥ; ἢ ἒ...... μετὰ δὲ εἰ MOV; ἢ
ἒ.... δὲ εἰ BLP — 6-7. ὥς..........
κύσ7εως Ma; ὥστε (τε en transp.) [lac.
10-12 l.] κύσ7εως A; ὥσπερ..... κύσ-
7εως codd. Voy. Aët. — 7-8. ἄλλ......
μορραγ. Ma (qui conj. ἄλλα αἱμορραγ.);
ἄλλα ὥς (ὥς en transp.) [lac. 7-8 l.] μορραγ. A; ἀλλὰ ὥσπερ...... αἱμορρ. OV;
ἄλλα ὥς......αἱμορ. BLMP, ce dernier
sans lacune. Voy. Aët. — 8-9. αἱμορραγῇ ...... τὰ ἔν. Ma; αἱμορρ. ὡς (la
moitié de l'ω est en dehors du papier,
le reste est en transp.) [lac. 5-6 l.] τὰ
ἔναιμα A; ὡς τὰ..... ἔναιμα LMV; ὡς
τὰ ἔναιμα (sans lac.) BOP. Voy. Aët.

ι' (Ἀέτιος, κζ'). [Αἱμορραγία ἀπὸ τοῦ καυλοῦ.]

Τὰς δὲ ἐκ τοῦ καυλοῦ αἱμορραγίας καὶ | ἐπίθεμ[α ψυκτήριον], καὶ ἔγχυτόν τι τῶν εἰρημένων ἰᾶται. Εἰ [δέ τι τῶν ἰσχα]ίμων ἄλλο μὲν 2 διὰ τοῦ αὐλίσκου ἐγχέοις, ἄλλο δὲ κλυσ7ῆρι εἰς τὸ ἔντερον μέγα, καὶ τοῦτο ὀνίνησι τὰς αἱμορραγίας. Χρὴ δὲ τὸν αὐλίσκον τὰ μὲν 3 ἄλλα εἶναι ὁποῖός ἐσ7ιν, ἐξ ἄκρου δὲ ἔχειν ἐξηρτημένον ἄσκωμα.

ια' (Ἀέτιος, κη', κθ'). Περὶ φυμάτων ἐν κύσ7ει.

Ὅσα δὲ φύματα ἐν κύσ7ει σεπαίνεσθαι χρῄζει, τὸ μὲν κράτισ7ον 1

10. HÉMORRAGIE DU PÉNIS.

Les topiques froids et les injections, faites avec les substances dont il 1 a été question (chap. 8), guérissent aussi les hémorragies du pénis. Si vous employez quelqu'un des hémostatiques, faites des injections 2 tantôt avec une sonde dans l'urètre, et tantôt avec un *clystère* dans le gros intestin; c'est ainsi qu'on arrête les hémorragies du pénis. Il faut 3 que la sonde soit, du reste, telle que de coutume; mais on doit adapter une outre à son extrémité.

11. DES TUMEURS DANS LA VESSIE.

Pour les tumeurs de la vessie qu'il importe d'amener à coction, le 1

Ch. 10, tit. Dans A, après ἔναιμα (p. 43, l. 9), vient, sans alinéa, Τὰς δὲ ἐκ τοῦ καυλοῦ κ. τ. λ. Puis, sans alinéa, entre ἰᾶται et Εἰ (l. 2), on trouve le titre : Αἱμορραγία (Αἱμορραγίαι P) ἀπὸ τοῦ (τοῦ om. P) καυλοῦ, qui, dans les copies, se trouve après ἔναιμα, mais que Ma a laissé là où le met le ms. sans s'apercevoir qu'il est déplacé. De plus, à la marge de A on lit : Πῶς χρὴ θεραπεύειν τὰς ἐκ τοῦ καυλοῦ αἱμορραγίας. Mais la seconde main a indiqué que ce titre correspond à Τὰς δὲ ἐκ τοῦ κ. et non à Εἰ δέ τι τῶν ἰσχ. J'avais déjà fait cette correction avant d'avoir collationné A. Voyez Aët. — 1. ἐπίθεμ ..... καὶ Ma; ἐπίθεμ[α ψυκτή-ριον] καὶ en transp. A; ἐπίθεμα ψυκτή-

ριον καί codd. — Ib. καί om. BLP. — 2. ἄγχυτον BLP. — Ib. Εἰ .... ίμων Ma; Εἰ δέ τι à moitié en transp. le reste en dehors du papier collé, A; ἰσχαίμων est tout entier lisible; un trou de ver a fait disparaître seulement une partie du σ; Εἰ δέ τι ἰσχαίμων cet. codd. — 3. ἐγχέοις [lac.] ἄλλο B. — 4. Entre ὀνίνησι et τάς il y a une rature dans A; Ma suppose une lacune qu'il remplit par σρός. Les copies ont avec raison ὀνίνησι τάς sans lacune. — 5. ὁποῖος ex em.; ὁποῖον codd. Ma. — Ib. ἐσ7ιν δεῖ conj. Ma. Voy. Aët.— Ch. 11, tit. θεραπεία τῶν ἐν τῇ κύσ7ει φυμάτων καὶ διάγνωσις A marge; dans le texte il donne le titre que j'ai adopté.

ἐπὶ ἀρχομένων πειρᾶσθαι διαλύειν, ἵνα μὴ εἰς ἔμπυον τράπηται·
112 ἢν δὲ μὴ | δύνηται, διὰ ταχέων πεπαίνειν, οἷς καὶ τοὺς νεφροὺς
ἔφαμεν, καὶ προσέτι καρδάμῳ μετὰ ἀλεύρου, καὶ ὀρόβῳ μετὰ μέλιτος, καὶ περισ1ερῶν κόπρῳ μετὰ ἰσχάδων, καὶ τοῖς πυριάμασι, καὶ
2 τοῖς ἄλλοις ἅπασιν ὡς ἐκεῖ εἴρηται. Τὰ πολλὰ μὲν δὴ περὶ τὸν   5
τράχηλον τῆς κύσ1εως ἐκπυεῖ, καὶ περὶ τὴν ἕδραν, καὶ ταύτῃ τὸν
ἀπόπατον κωλύει· ἐκπυεῖ δὲ καὶ ἑτέρωσε, τὰ μὲν κατὰ τὸ ἦτρον,
3 τὰ δὲ ἔνθεν ἢ ἔνθεν. Οὐ χαλεπὸν δὲ τεκμαίρεσθαι σύμπαντα τῇ τε
ὀδύνῃ, καὶ τῷ βάρει, καὶ τοῖς σφυγμοῖς, καὶ ψηλαφῶντα· ἅμα
γὰρ σκληρόσαρκα, καὶ ἐξογκοῦντα, καὶ θερμότερα τὰ μέλλοντα 10
4 ἐκπυεῖν γίνεται. Ὅσα μὲν οὖν εἴσω ῥέπει τῶν ἐμπυημάτων, εἴσω
113 καὶ ῥήγνυται· τὰ δὲ ἔξω τετραμμένα, ἔξω καὶ ῥήγ|νυται, τὰ μὲν

mieux est d'essayer de les dissoudre dès le début afin qu'elles n'arrivent pas à suppuration; mais, si on ne peut pas les dissoudre, il faut les amener promptement à maturité à l'aide des moyens dont j'ai parlé pour les reins (ch. 3, p. 25); on peut ajouter du cresson d'Alep avec de la farine, de l'ers avec du miel, de la fiente de pigeon avec des figues sèches, des fomentations, et toutes les autres substances dont il a été question dans 2 cet endroit. Le plus souvent, le pus se forme vers le col de la vessie, auprès du rectum, et empêche la sortie des excréments; il se forme aussi ailleurs, tantôt au niveau du pubis, tantôt d'un côté ou de l'autre (c'est-3 à-dire à droite ou à gauche du pubis). Il n'est pas difficile de reconnaître toute espèce de ces tumeurs par la douleur, la pesanteur, le battement, et par le toucher; en effet, celles qui doivent suppurer deviennent à la 4 fois dures, tuméfiées, et plus chaudes. Les collections qui se dirigent vers l'intérieur se rompent aussi à l'intérieur; celles qui se tournent vers l'extérieur se font jour à l'extérieur, les unes par le rectum,

1. ἐπί Aët.; ἐσ1ι codd. Ma.— 3. ἔφα-μεν] intellige: δεῖν θεραπεύειν Ma.— Ib. καρδ. προσέτι BLP.— Ib. ἀλεύρου A et cet. codd.; ἀλεύρων Ma qui conj. ἀλεύρῳ. Il est évident, par la comparaison d'autres mots qui, dans ce traité, finissent en ου, que A a ici un sigle peu usité de ου.— Ib. ὀρόβῳ Aët.; ὀροβίνῳ codd. et Ma; ἀλεύρων ὀροβίνων καὶ μέλ.

conj. E.— 4. κόπρῳ Ma e conj. et Aët.; κόπρος codd. — 6. παρά Ma, qui dit : «Hic in codice sigla est quæ παρά notat. Ea vero similis est siglæ quæ περί significat.» Mais A a le sigle de περί. Les autres mss. ont également περί. — 9-10. ἅμα γάρ ex em. D; ἀλλὰ γάρ codd. Ἀλλὰ γάρ [καὶ] Ma et E conj. — 11. ἔσω BLP.

πρὸς τὴν ἕδραν, τὰ δὲ ὅπη καὶ ἔτυχε ῥέψαντα. Δεινὰ μὲν οὖν καὶ 5
ταῦτα | [καὶ θανατηφόρα] τοὐπίπαν · δεινότερά γε μὴν τὰ εἴσω 158 r°
ῥηγνύμενα · [αἵ τε γὰρ ὀδύναι] ὀξεῖαι, καὶ τὰ ἕλκη ἀίδια διὰ τὸ μέν
τι συνεχῶς [ἅπτεσθαι τὸ οὖρον αὐτ]ῶν, νιτρῶδες καὶ ἁλμυρὸν ὄν ·
5 οὐδὲ γὰρ, εἰ πλεῖσ]ον ὑ[πίοι τὸ οὖρον, δύν]αται πᾶσα κενωθῆναι
κύσ]ις, ἀλλὰ ἀεὶ μέν τι ἐν [αὐτῇ μένει, καὶ] προσκλύζει τοῖς ἕλκεσιν, ἀεὶ δὲ πλήρης [ἐσ]ὶ τοῦ οὔρου], ὅσον μόνον [διασ]ολὰς] καὶ
συσ]ολὰς ἔχουσα εἰς ὅσον ὑποπίμπλασθαί τε [καὶ κε]νοῦσθαι πέφυκεν. Διά τε οὖν τοῦτο, καὶ ὅτι νευρώδης ἐσ]ιν, οὐκ εἰς ἅπαξ γε 6

les autres par le point vers lequel elles se sont frayé une route. Ces 5
cas sont, en général, funestes et mortels; les ruptures internes sont
les plus funestes; en effet, les douleurs sont vives et les ulcères sont
éternels à cause du contact incessant des urines, lesquelles sont ni-
treuses et salées; car la vessie, lors même qu'elle expulse abondamment
les urines, ne peut pas se vider entièrement; il y reste toujours un peu
de liquide qui baigne les ulcères; elle est toujours pleine, attendu qu'elle
revient sur elle-même ou qu'elle se distend uniquement en raison de
son degré de vacuité ou de plénitude. Pour cette raison, et parce que 6
la vessie est nerveuse (*fibreuse*), les ulcères de cet organe ne se guérissent

1. Δεινὰ δὲ οὖν P. — 2. ταῦτα [lac. 10-11 l.] τοὐπίπαν A Ma et cet. codd.; dans A, avant τοὐπ. on voit les débris d'une lettre, peut-être d'un α. Voy. Aët.— 3. ῥηγνύμενα,....ὀξεῖαι Ma (qui conj. καὶ ὀδύναι) et cet. codd.; P V sans lac.; ῥηγνύμενα [lac. 9-11 l.] αι ὀξεῖαι (αι est très-lisible, mais Ma n'en a pas tenu compte). Voy. Aët. — 3. ἀίδια ex em.; ἀεὶ διά codd.; ἀεὶ διαμένει, τῷ συνεχῶς conj. D. Voy. Aët. — 4. συνεχῶς [lac. 11-13 l.] ὧν (ἄν MOP) A Ma et cet. codd. Voy. Aët. — Ib. πλεῖσ]ον ὑ.... αται Ma; πλ. ὑ [lac. 9-10 l.] ὑναται (l'ac-cent a disparu) A; πλ. ὑ... δύν. LMOV; πλεῖσ]ον.... δύναται BP. — 6. μέντοι BLPV. — Ib. μέν τι ἐν ......, προσκλ. Ma et cet. codd.; P sans lac.; μέν τι ἐν

[lac. 7-8 l.] καὶ προσκλ. A. Entre καί et προσκλ. il y a dans A un blanc d'envi-ron 6 lettres qui n'a jamais été rempli et qui tient à un défaut du papier; on voit même que le copiste avait com-mencé le mot προσκλ. Voy. Aët. — 7. ἀεὶ δέ ex em.; ἀεί τε codd. Ma. — Ib. ἄν τε πλήρης BP. — Ib. πλήρης ..... οσμον. ον. (sic) Ma qui n'a pas fait at-tention à un débris du sigle ον placé au-dessus d'ὅσον; πλήρης [lac. 6-7 l.] ὅσον μόν ον (sic) A; πλήρης..... ὅσον μόνον cet. codd. Voy. Aët.— Ib. [διασ]ο-λάς] e conj.; om. codd. Ma.— 8. τε... νοῦσθαι Ma; dans A on voit encore les débris de καί et de κε, et les autres mss. ont τε καὶ κενοῦσθαι — 9. νευρῶδες AM OV. — Ib. γε om. BLP.

ὑγιάζεται τὰ ἐν αὐτῇ ἕλκη · τὸ δὲ πύον οὐρεῖταί ποτε μὲν ὕφαιμον,
ἄλλοτε δὲ μυξῶδες καὶ παχύ, καὶ ὑποσ]άσεις ὥσπερ ἄλευρα ἔχον ·
114 ποτὲ δὲ καὶ ὑμένια λεπ]ὰ τῷ | οὔρῳ συναπέρχεται · καὶ τότε δὴ ὄζει
7 κάκισ]ον, ὁπότε ἐπὶ σηπομένοις ἕλκεσιν. Καὶ ὀδυνῶνται μὲν ἀεὶ,
μάλισ]α δὲ ἀρχόμενοί τε οὐρεῖν, καὶ ἀποπαυόμενοι, καὶ τῶν   5
οὔρων ἀκράτων γιγνομένων · καὶ οὔτε ὀρθούμενοι ἀνέχονται, οὔτε
ὁπηοῦν κλιθέντες · οὔτε γὰρ αἱ ὕπ]ιαι κλίσεις τούτοις μέγα τι
προσωφελοῦσιν, ἅ]ε ἠρτημένης τῆς κύσ]εως ἐκ τοῦ ἤτρου · καὶ αἱ
πλάγιαι δὲ περιρρεπεῖς γίγνονται τῇ κύσ]ει, καὶ αἱ πρηνεῖς πιέ-
8 ζουσι πλέον. Ὑπό τε οὖν τῆς ἀπαύσ]ου ὀδύνης, καὶ ὑπὸ πυρετῶν, 10
καὶ ἀγρυπνιῶν, καὶ συντήξεων ἀπόλλυνται, οἱ μὲν οὖν θᾶτ]ον, οἱ
δὲ σχολαιότερον, ὡς ἂν καὶ τὰ ἕλκη μεγέθους τε ἔχῃ, καὶ τῶν ἄλ-
9 λων κακῶν. Τὰ μὲν πάθη τοιάδε τῆς νόσου · — θεραπεία δὲ ἡ αὐτὴ

pas entièrement; mais tantôt on rend, avec les urines, soit du pus sangui-
nolent, soit des matières muqueuses et épaisses avec des dépôts comme
de la farine; tantôt des membranes minces s'échappent avec les urines;
dans ce cas l'urine sent très-mauvais quand elle a baigné les ulcères ac-
7 compagnés de pourriture. Les malades souffrent toujours, surtout quand
ils commencent à uriner ou qu'ils finissent, et que les urines deviennent
sans mélange; ils ne peuvent se tenir debout, ni se coucher de quelque
manière que ce soit; en effet, le décubitus dorsal n'est pas non plus
très-avantageux, la vessie étant suspendue au pubis; le décubitus latéral
fait retomber sur la vessie les organes voisins, enfin le décubitus sur le
8 ventre entraîne une compression assez forte. Les malades sont emportés
par la douleur, qu'on ne peut calmer, par la fièvre, par l'insomnie et la
consomption, les uns plus tôt, les autres plus tard, suivant l'étendue et
9 les autres mauvaises qualités de l'ulcère. Tels sont les symptômes de
cette maladie; — quant à la thérapeutique, elle est la même que pour les

---

2. ἔσχον Ma; ἔχον codd. — 4. ἕλκεσιν om. P. — Ib. ἀεί] ἄν P. — 5. μά-
λισ]α... ἀποπαυόμ. om. O. — 6. ἀκρατεῖς γινόμενοι οὔτε ὀρθ. conj. E. — Ib.
·γενομένων B. — Ib. Ma propose, mais
à tort, de supprimer καί avant οὔτε. —

7. ὅπη οὖν AP. — 8. ὥσ]ε ἠρτημένης
codd. Ma conjecture avec raison ἅτε
ἠρτημένης. — Ib. τοῦ om. O. — 9. πε-
ριπεεῖς A περιπετεῖς BLP. — 13. θε-
ραπεῖα δέ] Πῶς θεραπεύειν χρὴ τὰ κατὰ
κύσ]ιν ἕλκη A à la marge.

τοῖς κατὰ νεφροὺς | ἕλκεσιν· μέγισλον δὲ κἀνταῦθα αἱ γαλακτοπο- 115
σίαι, καὶ [ἡ] ὑπόλοιπος χρησλὴ δίαιτα, ὡς μὴ δριμὺ τὸ οὖρον γιγνόμενον δάκνη τε καὶ ἐρεθίζῃ τὰ ἕλκη. Παρηγορεῖσθαι δὲ καὶ φαρμά- 10
κοις, τοῦτο μὲν ἄνωθεν τῷ ἤτρῳ περιβάλλοντα κηρωτὰς διά τε
5 οἰσύπου πλυτοῦ, καὶ βουτύρου, καὶ σλύρακος, καὶ χηνείου σλέατος,
τοῦτο δὲ καὶ εἰς τὸν οὐρητῆρα ἐγχέοντα καὶ ὕδωρ, καὶ γάλα, καὶ
ῥόδινον | μύρον, θερμαίνοντα, τοῦτο δὲ καὶ εἰς τὸ ἔντερον ἐγ[χέοντα 158 v°
πλ]ισάνης] χυλὸν, καὶ βούκεραν, καὶ σικύου σπέρμα μετὰ [γάλακτος
πάνυ λεῖον], ἐπισλάζων ἑκάσλῳ τοῦ ῥοδίνου. Κλύζειν δὲ οὐ [χρὴ 11
10 ὕπλιον· οὐ γὰρ παρ]ιᾶσιν αἱ κύσλεις ἔσω τὸ κλύσμα, ἄτε σ[κληραὶ
καὶ βαρεῖαι οὖ]σαι καὶ ἐπικείμεναι τῷ ἐντέρῳ, ἀλλὰ ἐν γό[νασι

ulcères des reins ; la diète lactée et, quant au reste, un bon régime, constituent le moyen le plus efficace d'éviter la formation d'une urine âcre qui
irrite et exaspère les ulcères. Il faut aussi soulager, à l'aide des médica- 10
ments, soit en mettant sur le bas-ventre des cérats faits avec du suint
lavé, du beurre, du styrax, ou de la graisse d'oie ; soit en injectant aussi
dans l'urètre, après les avoir fait chauffer, de l'eau, du lait, ou de l'huile
parfumée de roses ; soit enfin en administrant des lavements avec de la
crème de ptisane, du fenugrec, ou des graines de concombre bien broyées
dans du lait, ayant soin de verser dans chacun de ces liquides un peu
d'huile parfumée de roses. Ne donnez pas le lavement le malade étant 11
couché sur le dos, car la vessie, durcie, pesante, et reposant sur l'intestin,

2. χρησλή] χρή O. — 3. δάκνη τε
conj. Ma ; δάκνηται codd. Voy. Aëtius.
— Ib. ἐρεθίζει BLMP. — 7-8. ἐγ.....
χυλόν Ma ; ἐγχέ (χέ en transp.) [lac.
10-12 l.] χυλόν A ; ἐγχέοντα..... χυλόν
cet. codd. Voy. Aët. — 8. βουκέρον B
LP ; βουτύρον O. — Ib. σπέρματα BLP.
— Ib. μετά om. BP. — 8-9. μετά.....
ἐπισλ. Ma ; μετὰ γ (γ en transp. et, après
cette lettre, les traces pâles d'un α) [lac.
10-11 l.] ἐπισλ. A ; μετὰ γ..... ἐπισλ.
LMOV ; σπέρματα γ. ἐπισλάζων sans
lac. BP. Voy. Aët. — 9-10. ου (sic)....
ἰασις Ma ; οὐ χρ (χρ en transp.) [lac. 10-

12 l.] ιασιν A, qui à la fois porte ἰασις
et le sigle de ιν avec un trait sur l'α ;
οὐ χρή....... ἰασιν cet. codd. Voy. Aët.
— 10-11. ἄτε σ..... σαι καὶ ἐπικ. Ma ;
ἄτε σκ (κ en transp.) [lac. 10-12 l.]
σαι καὶ ἐπικ. AMV ; ἄτε σε.... σαι καὶ
ἐπικ. L ; ἄτε σκ..... καὶ ἐπικ. O ; ἄτε
σε..... ἐπικ. (à la marge la même main
a écrit σε et σαι) B ; ἄτε..... ἐπικειμ. P.
Voy. Aët. et les notes. — 11 et p. 49,
l. 1. γο.......γάρ Ma ; γόνασι (νασι en
transp.) [lac. 8-10 l.] γάρ ALMOV ;
γόνασι καὶ γάρ sans lac. BP. Voy. les
notes et Aët.

Ms. 158 v°, Matth. 115-116.

κλίνειν τὸν ἄνθρωπον· καὶ] γὰρ ἀφίσ]αντaί τε αἱ κύσ]εις καὶ
χαλῶσι τὸ [ἔντερον ἐν σχήματι τοιῷδε, ὥσ]ε] ἀναδέξασθαι τὸ
12 κλύσμα. Πυκνὰ δὲ καὶ εἰς [θερμὸν ὕδωρ ἐγκαθίζειν]· καὶ γὰρ τοῦτο
πραΰνει τὰς ὀδύνας· καὶ τοῖς χρίσμασιν, ὡς [ἐκεῖ εἴρηται], χρίειν,
καὶ τἄλλα ὡσαύτως ποιεῖν.   5

116 | ιβ′ (Ἀέτιος, θ′). [Περὶ λιθιώσης κύσ]εως.]

1   Τοὺς δὲ λίθους τοὺς ἐν κύσ]ει γενομένους κατὰ ἀρχὰς μὲν πειρᾶσθαι ὑπεξάγειν φαρμάκοις· τὰ δὲ φάρμακά ἐσ]ι πρασίου τε
σπέρμα, καὶ ἱππομαράθρου ῥίζα, καὶ ἀρτεμισία, καὶ ἀνθεμὶς ἡ
εὐώδης, καὶ ἀμάρακος, καὶ ἄγρωσ]ις, καὶ ὅσα πρότερον πρὸς τοὺς

ne permet pas à l'injection de pénétrer; le malade sera donc placé sur
les genoux; dans cette position la vessie s'éloigne de l'intestin, qui, par
12 suite, se relâche, de sorte que le liquide entre facilement. Il faut souvent prescrire des bains de siége d'eau chaude, car ces bains calment
les douleurs, employer les onctions comme il a été dit, et agir, du reste,
conformément aux instructions précédemment données.

12. DES PIERRES DE LA VESSIE.

1   Quand il s'est formé des pierres dans la vessie, on essayera, dès le début, de les expulser par des remèdes; tels sont : la graine de marrube,
la racine de *fenouil de cheval*, l'armoise, la camomille odorante, l'origanum maru, le chiendent, en un mot, toutes les substances indiquées plus

1. δὲ αἱ BLP. — 2. τὸ..... ἀναδέξ.
Ma; τὸ ἔντερ (puis le sigle de ον. Un ver
a rongé une partie du ρ) [lac. 8-10 l.];
ἀναδέξ. A; τὸ ἔντερον..... ἀναδέξ. OMV;
ἔντερον ἀναδέξ. BP sans lac. Voy. Aët.
— 3. εἰς... καὶ Ma; εἰς θερμὸν ὕδω (en
transp.) [lac. 5-6 l.] θίζειν (à moitié
rongé) καὶ A. On voit une partie du θ
de θερμόν en dehors du papier; il n'y
a plus que la moitié de l'ω de ὕδ. εἰς
θερμὸν ὕδωρ.. καὶ LMOV; εἰς θ. ὕδωρ
καὶ γὰρ sans lac. BP. Voy. Aët. — 4.
πραΰνει Ma; cependant A a πραΰνει
comme les copies. — Ib. ἐκεῖ εἴρηται

ex conj. dedi; charta enim glutine ob-
ducta est. Ma; dans A on lit ἐκεῖ εἴρ
distinctement; η est à moitié caché, ται
est en transp. — Сн. 12, tit. Περὶ λιθιώσης κύσεως ex em.; Λιθιώντων (λίθων
τῶν conj. Ma) ἐν κύσ]ει ὑπαγωγή A dans
le texte, Ma et les autres mss. en titre.
Πῶς χρὴ θεραπεύειν λιθιῶσαν κύσ]ιν A
marge. — 8-9. εὐώδης ἡ ἀνθεμὶς ἡ εὐώδης (ces deux derniers mots sont effacés)
A; j'ai suivi la leçon que Ma approuve,
et que le copiste a méconnue, sans doute
par suite d'une première erreur de transcription.

νεφροὺς εἴρηται. Μὴ | δυναμένων δὲ οὐρηθῆναι, τέμνειν κάτωθεν · $\frac{2}{117}$
καὶ γὰρ δὴ τοὐπίπαν μεγάλοι τε καὶ σ7ερεοὶ ἐν τῇ κύσ7ει λίθοι
γίγνονται, ὑπὸ ὧν ἑλκοῦται ἡ κύσ7ις, καὶ δυσουρίαι ἔχουσι, μά-
λισ7α μὲν, εἰ ἐρείσειαν εἰς τὸν οὐρητῆρα. Ἐρείδοντας [οὖν] εἰ μὴ ϑέ- 3
5 λοις τέμνειν, ἀπῶσαι τῷ αὐλίσκῳ · τοῖς δὲ ἄλλοις ἀρκεῖ ἢ ἀνασεῖ-
σαι ὕπλιον, ἢ ἐπισ7ρέψαι ἔνθα ἢ ἔνθα · οὕτω γὰρ ἀποσαλεύσεται ὁ
λίθος, καὶ οὐρήσει ὁ ἄνθρωπος. Ὄρθιοι δὲ οὐ πάνυ δύνανται οὐρεῖν, 4
ἐπιφράσσοντος τοῦ λίθου τὸν οὐρητῆρα. Διά τε οὖν τὴν ὀδύνην πιέ- 5
ζειν | τὰ αἰδοῖα ἀναγκάζονται, καὶ ἅμα τι προσωφελούμενοι ὑπὸ τοῦ 118
10 τοιούτου · οἱ γὰρ πόροι ἀποκλείονται τοῦ οὐρητῆρος, ἐντεινομένου
τοῦ καυλοῦ. Ἐπεὶ δὲ ἑλκοῦται πολλοῖς αἱ κύσ7εις ὑπὸ τραχύτητος 6

haut (ch. 3, p. 25) à propos des reins. Quand on ne réussit pas à faire ainsi 2
rendre les calculs, il faut recourir à l'incision du périnée; car, en général, il se forme alors dans la vessie des pierres volumineuses et dures qui
y causent des ulcérations, amènent la dysurie, surtout si les pierres sont
enclavées dans l'urètre. Si l'on ne veut pas recourir à l'incision pour 3
les pierres engagées dans l'urètre, on doit les repousser avec la sonde;
quant aux autres calculs (c'est-à-dire *ceux qui ne sont pas engagés dans
l'urètre*), il suffit de soulever par des secousses ou de retourner de côté
et d'autre le malade couché sur le dos; car, de cette façon, la pierre
s'éloigne de l'orifice, et on peut uriner. Quand on se tient droit, il est 4
impossible d'uriner, attendu que la pierre obstrue l'entrée du canal. La 5
douleur force les calculeux à presser le pénis, manœuvre qui les soulage;
car la tension du pénis ferme le canal de l'urètre [et empêche les pierres
de s'y engager]. Chez beaucoup de malades, la vessie s'ulcère à cause 6

1. ἐξουρηθῆναι conj. Ma. Voy. Aët. —
3. ἐπὶ ὦν P. — Ib. ἑλκοῦται ex em.;
ἑλκοῖ τε ἡ Ma conj.; ἑλκύσει ἡ codd.
— Ib. δυσουρίαν BP. — Ib. κατέχου-
σιν conj. Ma. — 4. Pour ἐρείσειαν et
Ἐρείδοντας Ma propose εἰσρύησειαν, ou
ρυήσειαν, ou κατερρύησειαν et Ἐρείδοντες. — Ib. Ἐρείδοντες BLPV. — Ib.
[οὖν] ex em.; om. codd. — 5. τοῖς δὲ
ἄλλοις... ἢ conj. D; τοὺς δὲ ἄλλους...

καί codd. Ma. — 6. οὕτως A; οὕτω cet.
codd. et Ma sans avertir. — Ib. ἀποσα-
λεύσηται ABLMP; ἀποσαλεύσει τε ou
ἀπελεύσεται conj. Ma. — 7. ὄρθιοι Ma
sans avert.; ὀρθοί ABLMOP; ὀρθὸς V.
— 8. ἐπιφράσσοντος ex em. Ma; ἐπι-
φράσσουτ. codd. — 9. τι om. BP. —
10. πόροι changé en πόροι A. — Ib.
κλείοντα Ma; ἀποκλείονται A et les copies. — 11. πολλούς BP.

καὶ μεγέθους τῶν λίθων, ὕφαιμά τε οὐροῦσι, καὶ πυώδη, καὶ ὑπόμυξα, καὶ ὀδυνῶνται οὗτοι πλέον τῶν ἄλλων, καὶ οὐροῦντες, καὶ μὴ

7 οὐροῦντες. Ὅσοις δὲ τὰ μὲν ἕλκη οὔπω γέγονεν, οἱ δὲ λίθοι ἔνεισιν,
διαφανῆ καὶ λεπλὰ καὶ ὑδατώδη οὐροῦσι, καὶ ψαμμία αὐτοῖς ὑφί-

159 r°
    8 σλαται ἐν τῷ οὔρῳ, καὶ ὀδύναι οὐροῦντας κατ[[αλαμβάνουσιν. Παρόν- 5
τῶν γε] οὖν τῶν σημείων τῶν εἰρημένων, διαγινώσκειν τὴν λιθιῶσαν

119
    9 [κύσλιν ἔξεσλιν]. — | Τρόπος δὲ τῆς μηλώσεως τοιόσ[δε· σχηματί-
σας τὸν] ἄνθρωπον ὕπλιον, κάμπλειν μὲν τοὺς πόδας κελεύειν ὡς μάλισλα, [ἀλλήλων δὲ διασλή]σας ὅπως ἂν καὶ δοκῇ ἁρμόζειν, καθεῖ-
ναι τῆς ἀρισλερᾶς [χειρὸς τοὺς δα]κλύλους προσωτάτω τοῦ ἀρχοῦ, 10

des aspérités et de la grosseur de la pierre ; aussi rendent-ils des urines
sanguinolentes, purulentes ou muqueuses; ils souffrent plus que les

7 autres, qu'ils urinent ou qu'ils n'urinent pas. Quand il n'y a pas encore d'ulcères, mais seulement des pierres, on rend des urines trans-
parentes, ténues, aqueuses, et dans le liquide il se forme un dépôt de

8 graviers; des douleurs accompagnent l'émission de l'urine. Quand donc
les signes qui viennent d'être énumérés existent, on peut reconnaître la

9 présence de la pierre dans la vessie. — Voici la manière de sonder :
après avoir couché le malade sur le dos, lui faire fléchir les jambes
le plus possible, et les écarter de la manière qui paraîtra convenable;
enfoncer les doigts de la main gauche le plus loin qu'on peut dans le

3. Ὅσοις δέ] Πῶς χρὴ διαγινώσκειν
λιθίασιν ἐν κύσλει A marge. — Ib. οὕτω
B. — 5. οὐροῦντα BLP. — 5-6. κατ...
οὖν Ma (qui conj. κατέχουσι); κατα [lac.
12-14 l.] ε οὖν A; καταλαμβάνουσιν... τε
οὖν BOP; καταλαμβα..... τε οὖν L; κα-
ταλαμ..... τε οὖν MV. Voy. notes. — 6.
εἰρημένων (lac.) ρημένων διαγ. O. — 6-7.
λιθιῶσαν... puis le titre Χειρ. κ.τ.λ. Ma;
λιθιῶσαν [lac. 10-12 l.], puis Χειρουργία λίθου A; λιθιῶσαν, puis Χειρ. κ.τ.λ.
(en titre) sans signe de lac. BLMPV;
λιθιῶσαν κύσλιν· O. Voy. notes. A la
marge de A on lit : Χειρουργία κύσεως

ἐχούσης λίθους. — 7-8. τοιός..... ἄνθρωπον Ma; τοιός [lac. 10-12 l.] νθρωπον
(il n'y a plus que l'esprit et l'accent de
α) τοιόσδε... τὸν ἄνθρ. LM (qui a κλίναντες à la marge) OV; τοιός δὲ τὸν
ἄνθρ. (sans lac.) BP. Voy. Aët. — 8-9. μάλισλα [lac. 10-12 l.] σας AMa; μάλισλα...
ὅπως BLMOPV. — Ib. καί om. BP. —
9-10. καθιέναι Ma sans avertir; καθεῖ-
ναι codd. — 10. ἀρισλερᾶς [lac. 9-10 l.]
κτύλους AMa; il ne reste plus maintenant qu'un débris de l'α de δακτύλους
dans A; ἀρισλερᾶς..... τοὺς δακτύλους
cet. codd.

Ms. 159·r°. Matth. 119-120.

ἔπειτα τοῖς [δακτύλοις ψη]λαφᾷν τὴν κύσλιν, ἄλλον δέ τινα παρε-
σληκότα πιέζειν [τὸ ἦτρον, ἕως ἂν] ἐντύχῃς τῷ πώρῳ. Ἀρκεῖ δὲ 10
καὶ ἕνα καθιέναι δάκτυλον, εἰ ἰατρός τε ἔμπειρός εἴης τὰ τοιαῦτα
διαχειρίζειν, καὶ δακτύλους προμήκεις ἔχοις, καὶ παιδίον μηλοῖο,
5 καὶ ὁ λίθος μὴ πολύ τι μείζων τοῦ μετρίου εἴη. Ἀρκεῖ δὲ καὶ αὐτόν 11
γε τῇ δεξιᾷ | πιέσαι τὸ ἦτρον, καὶ δόξει ἀνοχλότερον τοῦτο, καὶ 120
τῷ νοσοῦντι, καὶ τῷ μηλουμένῳ. Λαβόμενον δὲ χρὴ τοῦ λίθου καθέλ- 12
κειν εἰς τὸν οὐρητῆρα, καὶ ὅταν ἐνταῦθα ἥκῃ, τότε δὴ μᾶλλον ἐχό-
μενον, ὡς μὴ ἐκφυγὼν οἴχηται, τέμνειν τομὴν ἐπικάρσιον κατὰ
10 τοῦ περινέου· καὶ, εἰ μὲν πρόχειρος εἴη, τῇ λαβῇ τοῦ μαχαιρίου
ἐκβάλλειν, πεπιεσμένον δὲ τῇ λαβῇ τραχείᾳ τε καὶ καμπύλῃ ἐξ
ἄκρου, ὡς ἂν μάλισλα συμφέροι τῷ ἔργῳ· εἰ δὲ μὴ, τῷ ὀργάνῳ τῷ
πρὸς τὰ τοιαῦτα ἐξευρημένῳ χρώμενος. Τέμνων δὲ, μὴ ἐπὶ μεῖζον 13

rectum; explorer la vessie avec ces doigts, tandis qu'un aide presse le bas-
ventre jusqu'à ce que vous arriviez sur la pierre. Il suffira d'introduire un 10
doigt dans le rectum, si le médecin a l'habitude de cette manœuvre, si
ses doigts sont longs, s'il a affaire à un enfant, enfin si la pierre n'est pas
d'un volume extraordinaire. Le médecin peut lui-même comprimer le 11
bas-ventre avec la main droite; cela sera moins gênant pour le malade et
pour l'opérateur. Après avoir saisi la pierre, l'avoir poussée à l'orifice 12
de l'urètre où on la maintient ferme afin qu'elle ne s'échappe pas, on
pratique au périnée une incision transversale; si la pierre est à portée,
on l'enlève avec le manche d'un *machaire;* mais il faut, pour la pousser,
que ce manche soit muni d'aspérités, et que l'extrémité en soit recourbée
de la façon qui convient le mieux à l'opération; si elle n'est pas à portée,
on a recours à l'instrument inventé pour cette circonstance. Ne faites 13

1. τοῖς [...] λαφᾷν Ma (qui conj. ψη-
λαφᾷν); τοῖς [lac. 8-10 l.] λαφᾷν A (il ne
reste plus qu'un débris du λ); τοὺς δακτύλους ψηλ. cet. codd. — 2. πιέζειν
[lac. 8-10 l.] ἐντύχ. A Ma cet. codd.
Dans A on voit, avant ἐντύχ. les débris
d'une lettre, peut-être d'un ν final. Voy.
Aët. — Ib. ἐντύχῃς ex em.; ἐντύχοις
A B L M Ma P V; ἐν τούτοις O. — 4.
παιδία B M O P V. — 6. κἂν δόξῃ conj.

Ma. — Ib. ἐνοχλ. L M Ma O. Dans A la
première lettre est rongée par les vers;
on peut hésiter entre ά ou έ. D'après les
débris, je crois qu'il y a ά. — 8. τόν om.
P. — Ib. τότε ex em.; καὶ τότε codd. Ma.
— Ib. δέ B L P. — 10. περιναίου A. —
Ib. εἴη ex em.; ἢ codd. Ma. — 11. πεπιεσμένον conj. Ma D; πεποιημένον A M;
πεποιημένου cet. codd. — 12. συμφέρει
B L P. — 13 p. 53, l. 1. τέμνε B L P.

τέμνειν· κίνδυνος γὰρ, καὶ αὐτῆς τῆς κύσ7εως τρῶσαί τι, ὃ ϖαντὸς

14-15 μᾶλλον φυλακτέον. Τὴν δὲ τομὴν, ὡς τὰ ἔμμοτα, ἰᾶσθαι. — Αὕτη

[μὲν] σαφεσ7άτη διάγνωσις καὶ Θεραπεία τῶν ἐν κύσ7ει λίθων, καὶ

οἵ γε ϖολλοὶ οὕτω ϖοιοῦντες ἐπιτυγχάνουσιν.

121   ιγ′ (cf. Ἀέτιος, ιδ′ ιε′). | Πῶροι κύσ7εως.

1   Χρὴ δὲ οὐδενὸς ἧτ7ον ἐγνωκέναι καὶ ὅπως οἱ ϖῶροι συνίσ7ανται· 5

καὶ γὰρ ϖρὸς τὴν ἑξῆς δίαιταν συμφέρει, καί τις μαθὼν τὴν ϖρό-

φασιν τῆς νόσου ϖολλὰ ἐξευρήσει κωλύματα ὡς μήποτε καὶ ὕσ7ε-

2 ρον λιθιάσαι τὴν κύσ7ιν. Ἱκανὴ μὲν οὖν ϖρόφασις, καὶ εἰ τὸ ὕδωρ

ἰλὺν ἔχοι· ἀνάγκη γὰρ ὑφισ7αμένην τὴν ἰλὺν ἐν τῇ κύσ7ει ϖήγνυ-

122
3 σθαι· καὶ ἀρκεῖ τούτοις ἠθοῦντας τὸ ὕδωρ ϖίνειν.—|Γένοιτο δὲ ἂν 10

159 v° ϖῶροι καὶ ἀπὸ ἄλλων ὑδάτων καθαρῶν | μὲν καὶ ἀνυποσ7άτων, ψυ-

pas l'ouverture trop grande, car vous courriez le danger de blesser la
vessie elle-même; or c'est ce qu'il faut éviter par-dessus tout. Quant à

14 l'incision on doit la traiter comme les plaies qu'on panse avec la char-
15 pie. — Telle est la meilleure manière de reconnaître et de traiter les
pierres dans la vessie; la plupart des médecins réussissent en suivant
cette méthode.

13. PIERRES MOLLES DE LA VESSIE.

1   Il n'est pas moins important de savoir comment les pierres molles se
forment dans la vessie; car cette connaissance est nécessaire pour régler le
régime consécutif; celui qui sait quelle cause engendre la maladie trou-

2 vera beaucoup de moyens d'en empêcher la production. Une cause importante est l'eau qui contient du limon; car le limon se dépose dans la
vessie et s'y concrète nécessairement; il suffit, dans ce cas, de boire de

3 l'eau filtrée. — Les pierres molles peuvent être produites aussi par d'autres eaux qui sont limpides, sans dépôt, mais plus froides et plus dures

2. μονήν codd.; τομήν conj. Ma. —
Ib. ἔμμοτα ἰᾶσθαι e conj.; ἔμμονα τιμᾶ-
σθαι codd.; ἔμμονα τημελεῖσθαι conj. Ma.
— 3. [μέν] ex em.; om. codd. Ma. —
Ch. 13, tit. Πῶς χρὴ διαγινώσκειν τοὺς
ἐν κύσ7ει ϖώρους, καὶ ϖῶς Θεραπεύειν

A marge; dans le texte on lit le titre que
j'ai adopté.— 9. ὕλην (bis) B L P.— Ib.
ἔχοι ou ἔχῃ conj. Ma; ἔχει codd. —
Ib. ἐφισ7. BLP. — 10. τούτους L P. —
Ib. Γένοιτο δὲ] Περὶ ϖώρων κύσ7εως A
texte en titre.

χροτέρων δὲ καὶ σκληροτέρ[ων τοῦ καιροῦ · ταῦτα οὖν γῆς ἀπή]-
θημα ἡγοῦμαι ψυχροτέρας εἶναι τὰ πο[λλὰ διὰ ἐμαυτοῦ πεπειρα]μέ-
νος. Τοῖς τε οὔροις λεπ7οῖς καὶ ὑδαρέσιν οὕ[σιν ἐπὶ τοῖς παισὶ μᾶλλον] 4
ἢ ἀνδράσιν ἡ νόσος γίγνεται · πολλαχῇ [δὲ εἰκότως πίνουσι] ψυ-
5 χρότερον ἢ ὥσ7έ τι[νι] ἐπὶ μεῖζον ηὐξημ[ένῳ δύνασθαι ἁρμόζειν,
τοῖς]γε μὴν ἀπέπ7οις ὠμῶν ἀναδόσεις ἐπὶ κύσ7ιν [γίγνονται, αἳ, εἰ
μὴ δι]ουροῖντο ῥᾳδίως, πήγνυνται. Προσ[συνεργεῖ δὲ καὶ ὁ οὐρη]τὴρ 5
σ7ενὸς ὤν · οὐ γὰρ δέχεται πᾶσαν τὴν ὑπόσ7α[σιν.——Τὰ μὲν τεκ]- 6

qu'il ne convient; je crois, pour l'avoir observé par moi-même, que ces
eaux sourdent le plus souvent d'une terre froide. La pierre est plus fré- 4
quente avec des urines ténues, aqueuses, et, par conséquent, chez les enfants que chez les adultes; car, ainsi qu'il est naturel, les enfants boivent
de l'eau plus froide que ne sauraient la supporter les individus plus avan-
cés en âge; en conséquence, chez les individus qui digèrent mal, il
s'opère, vers la vessie, des transports de matières crues qui se con-
crètent, si elles ne peuvent s'échapper facilement avec les urines. Le 5
canal de l'urètre, à cause de son peu de largeur, vient encore en aide : en
effet, sa capacité ne lui permet pas d'admettre tout le dépôt. — Telles 6

1-2. σκληροτέρ..... θημα Ma; σκλη-
ροτέρων τοῦ χ. (ρων est lisible en dehors du papier et le reste est en transp.)
[lac. 15-13 l.] θημα A B L M P; σκλ.
σοῦ...θημα V; σκλ. τοῦ ἀ... θημα O.
2-3. πολ..... μένος Ma; πολλὰ (λλὰ en
transp. [lac. 11-13 l.] μένος A et cet.
codd. Dans A, après πολλά, il y a les
débris informes d'une lettre. — 3. δέ
Ma sans avert.; A a τε comme les autres
mss. — 3-4. οὔ..... ἢ Ma; οὖσι (σι en
transp.) [lac. 10-12 l.] ἢ A et cet. codd.
— 4-6. πολλαχῇ... ψυχρ. ἢ ὥς τέ τις
ἐπὶ μεῖζον ηὐξημ..... τεμεῖν ἀπέπ7ους
Ma; πολλαχῇ δὲ εἰ (δὲ εἰ en transp.)
[lac. 10-11 l.] ψυχρ. ἢ ὥσ7ε τι ἐπὶ μεῖζον
ηὐξημένῳ (ένῳ en transp.) [lac. 10-11 l.]
τε μὴν ἀπέπ7οις A; πολλαχῇ δὲ... ψυχρ.
ἢ ὥσ7έ τι (τις O) ἔπιον μεῖζον ηὐξημέ-
νων... τε (γε L) μὴν ἀπέπ7οις LMOV;
πολλ. δὲ ψυχρότατον (-ερον B) ἢ ὥσ7ε

ἔπιον μεῖζον ηὐξαμένον τε (γε B) μὴν
ἀπέπ7οις sans lac. BP. — 6-7. κύσ7ιν
..... οὐροῖντο Ma; κύσ7ιν γίγν (en
transp. [lac. 8-9 l.] οὐροῖντο A; κύσ7ιν
γίνωνται οὐρ. BLMOPV. — 7. οὐροῖτο
MOP. — 7. πρὸς....... τήρ Ma;
πρασυνεργεῖ [lac. 6-8 l.] τήρ A. συν
est très-lisible à côté du papier collé;
le reste en transp.; πρασυνεργεῖ...
οὐρητήρ cet. codd. ; οὐρη devait se
trouver sur une petite languette à la
marge de fond. — 8 et p. 55, l. 1.
ὑπόσ7α....... Φ' ὧν διὰ θερμότητα
πήγνυται ὁ λίθος ἐν κύσ7ει... μή.....α
τοῦ Ma; ὑπόσ7ασιν (σιν et le reste en
transp.) : ∾ Οὐρητικὰ ἐφ' ὧν διὰ θερμ.
πήγ. ὁ λ. ἐν κύσ7ει ∾ Τὰ μὲν τεκμήρια A et cet. codd. Οὐρητικὰ ἐπὶ ὧν
... κύσ7ει titre marg. déplacé dans A,
doit être reporté entre ὀσ7ράκοις et
Ποτέ, p. 55, l. 5.

123 μή[ρι]α τοῦ τὴν ψυχροτέραν κύστιν λίθους τρέφειν το|ιαῦτά ἐστιν·
εἰκὸς μὴν καὶ ὑπὸ θερμοῦ τινος ξηρανθῆναί ποτε ὑποστάθμην ἐν
κύστει, ὥσπερ καὶ οἴνου τρύγα, καὶ ἄλλην τινὰ ἰλὺν ἔξω· ἄλλα [δὲ]
ἐγὼ τεκμήρια οὐκ ἔχω εἰπεῖν τῆσδε τῆς νόσου, εἰ μὴ ἄρα τὴν χροιὰν
7 τῶν πωριδίων· εἴκασται γὰρ ὠπτημένοις ὀστράκοις. Ποτὲ οὖν
συμφέρει τοῖς ψυχροτέροις οὐρητικοῖς χρῆσθαι, καθάπερ τῷ σε-
λίνῳ, καὶ τῷ σικύῳ, καὶ τῷ ὑακίνθου σπέρματι, καὶ τῷ ἀσπαράγῳ,
καὶ τῷ τοῦ λευκοΐου, καὶ κρόκου ταῖς ῥίζαις, καὶ ἰωνιᾶς τοῖς φύλ-
124 λοις, ἐμεῖν τε ἀπὸ δείπνου συνεχῶς, καὶ μηδὲν πυρῶδες προσ|φέ-
ρεσθαι, ὃ μέλλει τὴν κύστιν θερμαίνειν· δίαιταν δὲ τὴν ἄλλην ἀπο-
8 νωτέραν ἐξευρίσκειν. — Ὅπου δὲ τὸ ψυχρὸν κρατεῖ, οὐρητικοῖς μὲν
τοῖς θερμοτέροις χρῆσθαι, ὁποῖά ἐστιν ἥ τε ἶρις, καὶ τὸ αἰθιοπικὸν

sont les preuves qu'une vessie froide engendre la pierre; il est vraisemblable aussi que, par suite d'une certaine chaleur, il se forme dans la vessie un dépôt qui se dessèche, ainsi que cela s'observe, à l'extérieur, pour la lie de vin ou pour d'autres limons; toutefois, je ne puis donner d'autres signes de cette maladie que la couleur des concrétions;
7 elles ressemblent, en effet, à des vases de terre cuite. On peut donc employer, dans certains cas, les diurétiques froids, par exemple le céleri, les concombres, la semence de jacinthe, l'asperge, la semence de giroflée, la racine de safran, les feuilles de violette; on vomira fréquemment après les repas; on ne mangera rien d'échauffant qui puisse enflammer la vessie; du reste, le médecin cherchera un régime peu
8 fatigant. — Quand c'est le froid qui l'emporte, on doit recourir aux diurétiques chauds, tels que l'iris, le cumin d'Éthiopie, le fruit du

1-2. *τὸ αὐτό ἐστιν εἰκός* « Quatuor hæc « vocabula partim ex conjectura dedi » Ma; mais A porte *τοιαῦτά* et non *τὸ αὐτό*, et il n'y a que l'*ι* de *τοιαῦτα* qui soit un peu effacé; *ταῦτά ἐστιν εἰκὸς* BLMOPV. — 2. *μέν* Ma; *μήν* A et cet. codd. — Ib. *θερμοτέρου* O. — 3. [*δέ*] ex em.; om. codd. Ma. — 5. *ὠπτήμενοις* Ma sans avert.; *ὀπτημ.* A et cet. codd. — 7. *ὑακίνθῳ* B. — Ib. *ἀσπαράγου* BLP. — 8. *λευκοΐου σπέρματι* conj. Ma. — Ib. *ταῖς ῥίζαις* ex em.; *τῆς ῥίζης* codd. et Ma; *τῇ ῥίζῃ* conj. E. — 10. *ὃ μέλλει* E ex em.; *ᾧ μέλλει* codd.; *ὃ μέλλοι*, ou *ᾧ μέλλοιεν* conj. Ma. — 11. Dans A *Ὅπου δὲ τὸ ψυχρὸν κρατεῖ* vient immédiatement après *ἐξευρίσκειν*, avant les mots *Οὐρητικὰ θερμὰ ὑφ'* (*ἐφ'* conj. Ma) *ὧν διὰ ψύξιν πήγνυται ὁ λίθος*, qui étaient prim. un titre marginal, lequel, déplacé dans A (mais non dans les copies), coupe par conséquent en deux la phrase *Ὅπου δὲ τὸ ψυχρὸν κρατεῖ, οὐρητικοῖς*, ainsi que Ma l'a aussi remarqué. Voy. p. 44, ch. 10.

Ms. 160 rᵒ. Matth. 124-125.

κύμινον, καὶ τῆς βαλσάμου ὁ καρπὸς, καὶ τὸ κιννάμωμον, καὶ ἡ
κασσία, καὶ τὸ ἄκορον, καὶ τὸ μῆον· ἀπεψίας δὲ καὶ ϖλησμονὰς
φεύγειν· ὕδατά τε ϖηγαῖα καὶ καθαρὰ ἐκλέγεσθαι, οἴνους δὲ κιρ-
ροὺς καὶ εὐόδμους· ταλαιπωρεῖν δὲ τῷ σώ|ματι ϖροθυμότατα, καὶ 125
5 λού[[εσθαι μὲν σπανίως, χρίεσθαι δὲ ϖ]υκνὰ, καί ϖοτε καὶ ϖρὸς ϖῦρ 160 rᵒ
σ῾Ιάντα [τρίϐεσθαι. Ὡσαύτως καὶ αἱ] ψυχρολουσίαι συμφέρουσι, θερ- 9
μαὶ [δὲ ϖαντάπασι κάκισ῾Ιαι. Τὴν] δὲ γασ῾Ιέρα ἐν ϖᾶσι μὲν τοῖς 10
κατὰ [κύσ῾Ιιν μὴ κινεῖν, μάλισ῾Ια δὲ] ἐν τοῖς ϖαροῦσιν· εἰ γὰρ ταύτῃ
ὑπ[ίοι ἐπὶ ϖολὺ, ἀλμυρώτεραί] τε ἂν αἱ οὐρήσεις καὶ μείους γίγνοιντο.
10 — [Τοιαῦτα μὲν οὖν ἐπὶ τὴν] λιθιῶσαν κύσ῾Ιιν ϖραγματευτέον, καί 11
τινα [τῶν ϖρὸς λιθιῶντας νεφροὺς] εἰρημένων.

baumier, la cannelle, la fausse cannelle, le faux acore et le cistre; éviter les réplétions et les crudités, boire des eaux de sources pures, des
vins paillets et odoriférants; exercer le corps avec ardeur; se baigner
rarement, faire des onctions fréquentes et se frictionner de temps en
temps devant le feu. De même les bains froids réussissent, les chauds   9
sont très-mauvais. Dans toutes les maladies de la vessie, surtout lorsqu'il 10
y a des calculs, il ne faut pas relâcher le ventre; car, s'il y a une évacuation abondante de ce côté, les urines deviennent plus salées et moins
abondantes. — Voilà ce qu'il convient de faire contre les calculs de la ves- 11
sie; on recourra aussi à quelques-uns des moyens dont il a été parlé
pour les calculs des reins (chap. 3, p. 25).

1. τοῦ βαλσ. BP. — 5. λού......
ϖυκνά Ma (qui conj. λούσασθαι ϖυκνά);
λού [lac. 14-16 l.] δὲ ϖυκνά (δὲ en
transp.) A (avant δὲ il y a les débris de
l'abréviation σθαι); λού..... δὲ ϖυκνά
LMOV; λουτροῖς χρῆσθαι... δὲ ϖυκνά
BP. Voy. notes. — 6. σ῾Ιάντα..... ψυ-
χρολ. Ma; σ῾Ιάντα [lac. 14-15 l.] καὶ
αἱ (ces deux mots en transp.) ψυχρ. A
et cet. codd. — 6-7. θερμαὶ... δέ Ma;
θερμαὶ [lac. 11-13. l.] σ῾Ιαι τὴν (σ῾Ιαι
τήν en transp.) δέ A et cet. codd. — 8.
κατὰ..... ἐν τοῖς Ma; κατὰ [lac. 9-11 l.]
μάλισ῾Ια δὲ (ces deux mots en transp.)
ἐν τοῖς A et cet. codd.; B et M, om. δέ.—

9. ὑπ... γέ Ma; ὑπί (ί est en transp. sur
la marge externe recollée aussi) [lac.
9-11 l.] ώτεραι τὲ (sic en transp. Ma n'a
vu que la moitié du τ en dehors du papier et il en a fait un γ. Il y a, avant
ω, les débris du ρ) A et cet. codd.; P a
ἐπὶ pour ὑπί. — 9-10. γίγνοιντο.....
λιθιῶσαν Ma; γίγνοιντο [lac. 9-10 l.] ἱ
τὴν (ἱ τὴν en transp. et avant ἱ les débris d'ἐπ. en ligat.) λιθ. A; γίγνοιτο.....
καὶ τήν codd. — 10-11. καί τινα.....
εἰρημένων Ma; καί τινα [lac. 8-9 l.] νεφροὺς εἰρημ. (une partie de l'υ et le σ de
νεφρούς sont en dehors du papier; il n'y
a que les débris du ν) A et cet. codd.

ιδ' (Ἀέτιος, κβ'). Περὶ ψωριώσης κύσ7εως.

1   Τοιγαροῦν καὶ ψωριῶσαι κύσ7εις ὤφθησαν· [σημαίνει] μὲν τοῖς
τε οὔροις τραχείας καὶ ϖιτυρώδεις ὑποσ7άσεις ἔχουσι, καὶ τοῖς
2   κνησμοῖς τοῦ τε ἐπιγασ7ρίου, καὶ τοῦ ἤτρου. Προϊοῦσα δὲ ἡ νόσος
καὶ ἑλκοῖ τὴν κύσ7ιν, καὶ ὀδυνᾷ ϖλέον, ὥσ7ε καὶ τὰ τῶν ἑλκῶν
3   συνεδρεῦσαι ἂν εἰκότως. Τούτοις μὲν σημαίνει τὸ νόσημα· | καθι- 5
126
σ7αμένους δὲ εἰς θεραπείαν αὐτοῦ, γιγνώσκειν μὲν ὡς οὐκ ἔσ7ι
4   ϖάντη ἰάσιμον· ϖειρᾶσθαι δὲ ὅμως τὰ δυνατὰ ϖαρηγορεῖσθαι. Τῶν
μὲν δακνόντων, καὶ τοὺς χυμοὺς δριμυτέρους καὶ ἁλμωδεσ7έρους ἀποδεικνύντων κελεύειν ἀπέχεσθαι· ϖροσφέρειν δὲ οἴνους μὲν γλυκεῖς

14. SUR LA PSORIASE DE LA VESSIE.

1   Or donc on a vu aussi la vessie attaquée de psoriase; cette maladie se
révèle par des urines chargées de dépôts hérissés et furfuracés, par des dé-
2   mangeaisons à l'épigastre et au bas-ventre. Quand la maladie fait des progrès, la vessie s'ulcère, les douleurs sont plus grandes; de telle sorte que
les signes que présentent les ulcères se rencontreront naturellement
3   aussi dans cette maladie. Tels sont les symptômes par lesquels se révèle la psoriase; quant à ce qui regarde le traitement, on doit savoir que
cette maladie ne peut pas être guérie entièrement; toutefois on essayera
4   les moyens qui peuvent la diminuer. C'est ainsi qu'on proscrira les
substances mordicantes et celles qui rendent les humeurs plus âcres et
plus salées, tandis qu'on ordonnera du vin d'un goût sucré, du lait, du

CH. 14, tit. Après εἰρημ. (p. 56, l. 11) A porte en titre dans le texte : Περὶ ψωριώσης κύσ7εως, — puis, après une lac. de 7-8 l. on lit ὥρας τῆς κύσ7εως (ὥρας τῆς en transp. Ma n'a que κύσ7εως) Τοιγαροῦν. Évidem. ὥρας τῆς κύσ7εως sont les débris d'un second titre, dont les copies n'ont pas tenu compte. Peut-être faut-il lire ἤτοι περὶ ψώρας τῆς κύσ7εως. A la marge, on voit en transp. le titre suivant : Πῶς χρὴ διαγινώσκειν ψωρίασιν τῆς κύσ7εως καὶ θεραπεύειν.— 1. ὤφθησαν..... μὲν Ma; ὤφθησαν (αν en transp. à la marge ext. σημαίνει (en transparent; une partie de ει est en dehors du papier; σημαίνεται conj. E.) μὲν A et cet. codd. — 2. ϖυτινώδες BP. — 4. ὅτε Ma; ὥσ7ε codd. — 5. σημαίνειν conj. E. — 5-6. καθισ7αμένους ex em. E; καθισ7αμένοις ALMMaOV; καθισ7άμενος BP. — 8. ἁλμυρωδ. conj. Ma.

Ms. 160 v°. Matth. 126-127-128.

καὶ γάλα, καὶ ζωμὸν ὄρνιθος, ἢ ἐρίφου, ἢ ἀρνὸς, καὶ τὸ τῶν Φοινίκων ἀπόβρεγμα, καὶ σεμίδαλιν, καὶ ἀμύλιον, καὶ ῥοφήματα, καὶ
ἔτνη, καὶ ἰχθῦς ἀπαλοσάρκους, ἐφθοὺς σύμπαντας, καὶ λαχάνων
ὅσα τὰς μὲν οὐρήσεις ὑπάγει, δάκνει δὲ ἥκιστα, οἷον σ]αφυλίνους
5 τε ἐφθοὺς, καὶ κρῆθμα, καὶ μά|ραθρα, καὶ ἱπποσέλινα, καὶ ἀσπα- 127
ράγους, καὶ σικύους, καὶ ὅσα ἄλλα· δεῖ γὰρ τοῖς οὐρητικοῖς ἀπο-
καθαίρειν τὴν κύσ]ιν, ἀλλὰ ϖρᾳότερον· κίνδυνος γὰρ ἑλκῶσαι τοῖς
ἰσχυροτέροις, ὃ ϖαντός ἐσ]ι κάκιον. Ἀγαθὰ οὖν οὐρητικὰ καὶ οἱ 5
καρκίνοι, καὶ αἱ ϖίνναι, καὶ αἱ λοπάδες, καὶ τοῦ ἐχίνου ἡ σὰρξ,
10 καὶ τοῦ χερσαίου, καὶ τοῦ θαλασσίου, καὶ οἱ τέτ]ιγες. | Οὐκ ἀνάρ- 160 v°
μοσ]ον δὲ οὐδὲ βουκέρα ἐφθ[ὰ μετὰ μέλιτος ῥοφᾶν· καὶ γὰρ] | τοῦτο 128
δήξεις ἀμβλύνει, καὶ εἰ ἐπὶ κύ[σ]ιν ἐκτράποιτο, ϖρᾳ]ότερον ταῖς ψώραις ἐσ]ι, καὶ ἡ τραγάκανθα [ταὐτὸ ϖοιεῖ· χαίρουσι δὲ] καὶ μύρτων

bouillon de volaille, de chevreau ou d'agneau, une macération de dattes,
de la fleur de farine, de l'amidon, des bouillies, des purées, tous les
poissons à chair molle, mais bouillis, et, parmi les légumes verts, ceux qui
poussent aux urines et qui n'irritent pas; par exemple la carotte cuite, le
fenouil de mer, le fenouil, le maceron, les asperges, les concombres
et autres plantes semblables; car il faut purger la vessie avec les diurétiques, mais doucement; il y aurait danger d'ulcérer avec des diurétiques
trop forts; or rien n'est plus mauvais. Les diurétiques convenables sont :
les crabes, les jambonneaux, les patelles, la chair de hérisson de terre 5
et de mer, et les cigales. On ne doit pas repousser non plus l'usage du 6
fenugrec cuit avec du miel; il émousse l'irritation, et, s'il se rend à la
vessie, il adoucit la psoriase; la gomme adragant produit le même effet;

3. ἔτνην B. — 5. ἐφθούς (sic) — κρῆθμα — μάραθα A. — Ib. ἱπποσέ-
λινον D. — 7. ἑλκύσαι BLP. — 10-11. ἁρμοσ]όν (sic) BLP. — 11. κουκέρα
BLM. — Ib. ἐφθ....... τούτου Ma; ἐφθ (il n'y a plus que l'accent de ἀ)
[lac. 14-15 l.] τοῦτο A; ἐφθά.... τούτου LMOV; ἐφθὰ τούτου sans lacune BP. Voy. Aët. — Ib. τοῦτο ex Aët.; τούτου codd. Ma. — 12. ἐπὶ κύ
[lac. 14-15 l.] ότερον AMa; ἐπίη.... ότερον M(?)P; ἐπὶ κύσ]ιν.... ότερον
O; ἐπὶ κ.....τερον L; Dietz n'a pas indiqué ici les variantes de V; ἐπὶ
κ..... ότερον B. Voy. Aëtius. — 12-13. ψύραις BLMP. — 13. τραγάκανθα
[lac. 12-14 l.] καὶ μύρτων A Ma et cet. codd.

Ms. 160 v°. Matth. 128.

ἀπόβρεγμα πίνοντες μετὰ οἴ[νου, ἢ μήλων κυδωνίων ἀ]πόβρεγμα, καὶ
ὄχνης, καὶ ἄλλης τινὸς ὀπώρας [στυφούσης· ὠφελεῖ γὰρ] κνησμούς.
7 Ταῦτα μὲν οὖν [τῷ πάθει παρηγορικά· δεῖ δὲ] εὐχυμότατον ταῖς
διαίταις ἀποφαίνειν, καὶ [γυμνάζοντας συμ]μέτρως καὶ πυριῶντας,
καὶ ἐμεῖν ἀνὰ χρόνον κελεύ[οντας, καὶ] ὀρροῖς κατακλύζοντας· εἰ μὴ 5
γὰρ οὕτω παρηγορήσεται, ἄλλοις οὐκ ἔστιν.

ιε΄ (Ἀέτιος κδ΄). Παράλυσις κύστεως.

1   Ἐπεὶ δὲ καὶ παραλύεται ἡ κύστις, δοκεῖ μοι χρῆναι καὶ τῆσδε τῆς

on se trouve également bien d'une infusion de baies de myrte avec du
vin, ou de coings, ou de poires, ou de tout autre fruit astringent : cela
7 est bon pour les démangeaisons. Ceci n'est qu'un palliatif pour la maladie; mais il faut, par le régime, donner de très-bonnes humeurs au
malade en l'exerçant modérément, en faisant des fomentations, en provoquant le vomissement de temps en temps, et en donnant des lavements avec du petit-lait : car, si ce traitement ne procure pas de soulagement, il ne faut pas en attendre d'un autre.

15. PARALYSIE DE LA VESSIE.

1   Comme la vessie est quelquefois paralysée, il m'a semblé bon de

1. καὶ πίνοντες BP. — Ib. οἴν [lac.
10-12 l.] πόβρεγ. AMa; οἴνου... ἀπό-
βρεγ. codd.; ἀ est s. d. une conj. des
copistes, car on ne peut supposer ici
l'existence d'une languette à la marge
de fond. Voy. Aët. — 2. ὄχνην AMa;
ὄχνης cet. codd. — Ib. ὀπώρας (après
ce mot, débris qui paraissent être une
partie de la lig. στ) [lac. 10-12 l.] κνησμούς AMa et cet. codd. (κνηθμούς P).
Voy. Aët. — 3. τῷ..... εὐεμώτατον Ma;
τῷ (puis débris de π et de q. q. autres
lettr. indéterm.) [lac. 9-10 l.] εὐεμ. A;
τῷ π... εὐεμ. codd. — Ib. εὐχυμότατον

ex em.; εὐεμώτατον codd. Voy. notes.
— 4. καὶ [...] μέτρως Ma; καὶ γυ (très-
distinct. et, après γυ, les débris d'un
μ) [lac. 8-9 l.] μέτρως A; καὶ γαρ.....
μέτρως (μέσως BP) cet. codd. Voy. Aët.
l. l. 23-24. — 5. κελεύ [lac. 5-6 l.]
ὀροῖς AMa (qui conj. ὀρροῖς); κελεύον-
τας καὶ ὀροῖς (ὀρούς P) cet. codd. —
Ib. κατακλύζοντας ex em.; κατακλύζοντα
codd. Ma. — 6. ἄλλως LP. — Ch. 15,
tit. Πῶς χρὴ διαγινώσκειν παράλυσιν
κύστεως καὶ θεραπεύειν A marge; dans
le texte le titre que j'ai adopté. — 7.
ἐδόκει conj. Ma.

νόσου ἐξευρεῖν τινα ἴασιν. Παραλύεται δὲ ἄλλοτε μὲν ἰσχίων ἀκρα|τῶν   2
ὄντων, ἄλλοτε [δὲ] ὀσφύος· γυναιξὶ δὲ καὶ ὑσ7ερῶν νεναρκωμένων·   129
ἀτὰρ οὖν καὶ αὐτὴ μόνη παραλύεται. Πάσχουσι δὲ τάδε· τὸ οὖρον   3
τοῖς μὲν οὐ δύναται προχωρεῖν, εἰ μὴ καθετῆρα ἐνείης· τοῖς δὲ προ-
5 χωρεῖ μὲν, ἀλλὰ ἀναίσθητον· καὶ τοῖς μὲν ἄθρουν ἐκκρίνεται προϊ-
δομένοις οὐδέν· τοῖς δὲ ἀεὶ σ7άζει· καὶ αἰδοῖα μὲν οὐκ ἐντείνεται,
ἀπόπατος δὲ οὐκ ἴσχεται. Ἐν δὲ τῷ χρόνῳ καὶ λεπ7ύνονται ἐπι-   4
γάσ7ριον, καὶ ὀσφὺν, καὶ ἰσχία, καὶ σκέλη· ὀδύνην μὲν κατὰ κύ-
σ7ιν οὐκ ἔχουσιν· ἦτρον δὲ, καὶ κενεῶνας, καὶ νεφροὺς ἀλγοῦσιν,
10 οἷς γε δὴ τὰ οὖρα οὐκ ἐθέλει ὑποχωρεῖν, ἐπεὶ τοῖς ἄλ|λοις πάντα   130
[ταῦτα] ἀναίσθητά ἐσ7ιν. Τὰ μὲν παθήματα τοιάδε· θεραπεία δὲ πόνοι   5
τῶν κάτω πλείους, καὶ τρέχοντι, καὶ πρὸς τὰ σιμὰ πορευομένῳ, καὶ

rechercher quelque moyen de guérison contre cette maladie. La vessie se 2
paralyse par suite d'affaiblissement, soit des hanches, soit des lombes, et,
chez les femmes, par suite d'engourdissement de la matrice; cependant
elle se paralyse aussi primitivement. Les malades présentent les symp- 3
tômes suivants : chez les uns l'urine ne peut s'échapper sans l'intromission du cathéter; chez d'autres elle coule, mais sans que les malades
le sentent; tantôt elle se précipite tout d'un coup sans qu'on le prévoie;
tantôt elle coule continuellement goutte à goutte; le pénis n'entre pas
en érection; les déjections alvines sont involontaires. Avec le temps, le 4
ventre, les lombes, la région des hanches et les jambes maigrissent; il
n'y a point de douleurs à la vessie, mais au bas-ventre, aux flancs et aux
reins, quand il y a rétention d'urine; chez les autres toutes les parties
sont insensibles. Telles sont les manifestations de cette maladie; voici la 5
thérapeutique : exercer beaucoup les parties inférieures, courir, gravir

2. ἄλλοτε [δὲ] ὀσφύος ex em. Ma; ἄλ-
λότε ὀσφύος codd. — Ib. γυναιξί conj.
MaD. — Ib. ὕσ7ερον P; ὑσ7έρου B.
— Ib. Dans A νεναρκωμένων est récrit
par la première main sur un mot complétement illisible. — 3. καί om. P. —
Ib. αὕτη B. — 4. καθεσ7ῆρα A; καθετη-
ρία BLP. — Ib. ἐνείης ex em.; ἐνθείης
codd. — 4-5. προχωρεῖν BLP. — 5.
ἀθρόαν et on lit en interligne ἢ ἄθρουν

P; ἀθρόαι (ἀθρόως en marge) B. — 5-
6. προησθημένοις conj. Ma. — 6. οὐκ
om. B. — 7-8. ἐπιγάσ7ριον AMa; ἐπὶ
γασ7ρί codd. Les copistes n'ont pas fait
attention au sigle, cependant évident,
de ου et à l'accent placé sur ά. — 9.
κενεῶνες B. — Ib. νεφρούς conj. Ma;
νεφροί codd. — 10. ἐπί BLP. — 11.
[ταῦτα] ex em.; om. codd. Ma. — Ib.
δέ om. BLP.

ἀνατρίβοντι γλουτοὺς, καὶ ἦτρον, καὶ λαπάρας, καὶ διὰ αὐτοῦ, καὶ
διὰ ἄλλων· ἄμεινον δὲ, εἰ καὶ τὸ χρίσμα εἴη σικυώνιόν τε ἔλαιον,
καὶ ἴρινον, καὶ δάφνινον, καὶ καστορίου μιγέντος· προσωφελεῖ δὲ
164 r° καὶ νίτρῳ μετὰ ὄξους ἀνατρίβειν · |[ἐμβρεχέσθαι τε τοὺς τόπους διὰ
147 γλευκίν]|ου μύρου, καὶ κάχρυϊ μετὰ κηρωτῆς [οἰσυπηρᾶς πραΰνειν]. 5
6 Καστόριον εἴς τε τὰ ἄλλα νο[σήματα τῆς κύσ]εως εἰ προσφέροιτο]
148 μεῖζω, καὶ ἐμφανε|στέραν παρέ[χει ὠφέλειαν τῷ κάμνοντι, ὥσ]τε
[καὶ] πίνειν τινὶ ἀρκεῖν, καὶ εἰ προκενώσας [τὴν γαστέρα, τὸ
ἔντερον ἔπ]ειτα τούτῳ κλύζοις, καὶ εἰ διὰ τοῦ οὐρητῆ[ρος ἐνιείης.

les montagnes, se frictionner soi-même ou se faire frictionner les fesses,
le bas-ventre, les flancs; il est bon de faire ces frictions avec quelque
corps gras, par exemple l'huile de Sicyone, d'iris, de laurier, en y mêlant du castoréum; les frictions avec de la soude brute et du vinaigre sont
également convenables; on fera des embrocations locales avec de l'huile
parfumée au vin doux, et on adoucira avec de l'armarinte combinée au
6 cérat de suint. Le castoréum, employé dans les autres maladies de la
vessie, procure aussi un soulagement considérable et manifeste; il suffit
qu'on le prenne en boisson, ou qu'on l'administre en lavement après avoir
évacué les intestins, ou enfin qu'on l'injecte par l'urètre dans la vessie.

1. λάπαρον BLP. — 4-5. ἀνατρίβειν
(lac. 18-20 l.] ου μύρου A cet. codd. Ma.
Après ἀνατρίβειν (βειν est à moitié effacé
dans A) fol. 160 v°, ima pag. viennent:
fol. 161, qui commence par ...λὲς εὑρίσκεται (voy. plus loin, p. 67, l. 2);
un fol. blanc; fol. 162, qui comm. ...ζω-
μὸς, καὶ ὁ ἀπὸ τῆς κράμβης (voy. p. 72,
l. 2); fol. 163, qui comm. ...του καὶ τῆς
ἴριδος (voy. p. 76, l. 11); enfin f. 164,
ου μύρου, qui est la suite de 160 v°, ce
dont Ma ne s'est pas aperçu. Voy. not.
— 5-6. κηρωτῆς ὑ..... ἄλλο..... καστόριον Ma; κηρωτῆς ὑ [lac. 15-16 l.]
ᴗ Ἄλλο (titre) ᴗ Καστόριον A et cet.
codd. (LMOP ont αστόριον). Ce que
Ma a pris pour une lac. après ἄλλο n'est
que le trait ᴗ qui sépare le titre du

texte. — 6-7. ἄλλα νο..... μεῖζω Ma;
ἄλλα νο [lac. 18-20 l.] το μεῖζω (on voit
seulem. les débris de το et de μεῖ) A;
ἄλλα νο... μεῖζω cet. codd. — 7. Après
ἐμφανεστέραν une lacune marquée par
ᴗ dans O. — 7-8. παρέ..... τε πίνειν Ma; παρέ [lac. 16-18 l.] τε καὶ
(καί très-lis.) πίνειν A et cet. codd.
Voy. notes. — 8-9. προκενώσας [lac.
17-19 l.] ειτα τούτω AMa; προκενώσας... ἔπειτα cet. codd. — 9 et p. 62,
l. 1. οὐρητῆ....... οὐρητῆ
[lac. 14-15 l.] δὲ τοῖς ἄλλοις (il n'y a
que les débris du τ de τοῖς, et avant,
ceux de δέ) A; οὐρητῆρος... τοῖς ἄλλοις
codd.; ρος....... σται (l. 11) et ἐλλε-
βόρ. μέλ. (p. 62, l. 2) se trouvaient sur
un lambeau de la marge de fond.

Χρὴ δὲ τοῖς] ἄλλοις κλυσμοῖς τοῖς ἰσχυροτέροις χρῆ[σθαι· τοιαῦτα 7
δὲ] κλύσματά ἐστι σικυωνίας τε ἀπόβρεγμα καὶ ἐλλε[βόρου μέλα-
νος], καὶ μελανθίου, καὶ κενταυρίου· πρὸς γὰρ τὴν αἴσθησιν συμφέρει. Ταῦτα δὲ εἰς μὲν τὴν ἕδραν ἐνίεται, τοῦ δὲ οὐρητῆρος ἀπέ- 8
5 χειν· ἑλκῶσαι γὰρ κίνδυνος. Δεῖ δὲ καὶ τῇ ἑφθῇ ῥητίνῃ πυκνὰ 9
καταπλάτjειν τό τε ἦτρον καὶ τὴν ὀσφὺν ἐν κύκλῳ, καὶ τῷ νάπυϊ
συνεχῶς θερμαίνειν, καὶ ἐν θαλάσσῃ κελεύειν νήχεσθαι, καὶ ἐν
θερμοῖς ὕδασι, καὶ τὸ σύμπαν ἐκπυριᾶν, καὶ πότιμα προσφέρειν,
ἅμα μὲν θερμαίνοντα, ἅμα δὲ ἐπὶ κύσjιν ῥέποντα, ὥσπερ τοῦ τε
10 ἄγνου τὸν καρπὸν, καὶ πάνακος τῆς ἡρακλείας τὴν ῥίζαν, καὶ μήου
| ῥίζαν, καὶ κύμινον αἰθιοπικὸν, καὶ ἑρπύλλου σπέρμα, καὶ ἀψιν- 149
θίου κόμην μετὰ νάρδου κελτικῆς. Ἀγαθοὶ δὲ καὶ ἔμετοι τὸ φλέγμα 10

On peut user de liquides à injections plus forts, je veux parler des décoc- 7
tions de coloquinte, d'ellébore noir, de nigelle, de centaurée; ces substances conviennent en effet pour rétablir la sensibilité. On peut les donner 8
en lavement, mais on doit s'abstenir de les injecter dans l'urètre, il
y aurait danger de produire des ulcérations. On mettra fréquemment 9
des cataplasmes de résine cuite dont on enveloppera le bas-ventre et les
lombes; on réchauffera continuellement avec de la moutarde; on fera
nager dans la mer et dans de l'eau chaude; en général on pratiquera des
fomentations; on donnera en boisson des substances qui réchauffent et
qui en même temps ont de la tendance à se porter vers la vessie; par
exemple le fruit de gattilier, la racine d'opopanax, la racine de cistre,
le cumin d'Éthiopie, la graine de serpolet, les feuilles d'absinthe avec du
nard celtique. Les vomissements sont également bons, attendu qu'ils 10

1-2. Χρὴ [lac. 8-9 l.] κλύσματα AMa; χρῆσθαι.... κλύσμ. cet. codd. — 2. τε om. BLP. — 2-3. ἐλλε.... καί Ma; ἐλλεβόρου μέλανος καί cet. codd.; ἐλλε... νος (et les débris de l'α) καί A.— 3. καὶ μάλιστα θίου! BLP.— 5. Les copies et Ma ont ἑλκύσαι. Dans A il y avait ἑλκῶσαι, la moitié de l'ω est enlevé maint. par un ver; ἑλκῶσαι conj. Ma. — 8. σύμπαν σῶμα conj. Ma. — Ib. ἐκπυριοῦ

O; ἐμπυριᾶν BLP. — Ib. πόμα BP. — 9. θερμαίνοντα] Le μ de θερμαίνοντα, le π de καρπόν, le θ de αἰθιοπικόν, le ν de νάρδου sont cachés par le papier collé à la marge de fond. — 10. τὸ σπέρμα primitiv. O, au lieu de τὸν καρπόν. — Ib. ῥίζα A. — 10-11. καὶ μήου ῥίζαν om. L. — 12. νάρδου Ma et les copies; dans A un ver a enlevé le δ. — Ib. καί om. BLP — Ib. φλέγμα] αἷμα O.

Ms. 164 r°. Matth. 149-150.

11 ὑπεξάγοντες, καὶ οἱ ἐλλεβορισμοί. Ἐπὶ δὲ ταῖς τοιαύταις κενώσεσι, ϑαψίας [χυλὸν ϖ]ρ[οσα]λείφειν τῷ ἤτρῳ, καὶ τῇ ὀσφύϊ, καὶ μά- λιϛα ἢν ἰσχναίνηται, καὶ μετὰ κηρωτῆς ϖραΰνειν τὰ ᾠδηκότα, καὶ

12 μαλάγματα ἐπιτιθέναι εὐώδη. Τὰς δὲ ἀρρώϛους κύϛεις, καὶ μὴ δυ- ναμένας τὸ οὖρον ἐπὶ ϖλέον κατέχειν, ἰᾶσθαι καὶ γυμνάζοντα, καὶ 5 ἀνατρίϐοντα, ὥσπερ ἐν τῇ ϖαραλύσει εἴρηται· τὰ δὲ οὐρητικὰ μὴ

150 ϖροσ|φέρειν, ἐπιθεμάτων δὲ τῶν αὐτῶν ϖειρᾶσθαι, καὶ διαίτης τῆς ἄλλης [ϑερ]μοτέρας· τῷ γὰρ ϑερμῷ ϖάντα ἐγκρατῆ γίνεται. τὸ δὲ ψυχρὸν [ἀκ]ρατέϛατον τῇ κύϛει.

11 évacuent le phlegme; il en est de même de l'elléborisme. Après ces évacuations on enduira l'hypogastre et les lombes de suc de thapsie, surtout
si ces parties sont amaigries; on rendra aussi les parties gonflées moins

12 douloureuses avec du cérat, et on mettra des malagmes odorants. Quand
la vessie est malade et ne peut pas retenir pendant longtemps les urines,
on prescrira pour traitement la gymnastique, les frictions comme il a été
dit à propos de la paralysie; on évite les diurétiques; on essayera les
mêmes topiques; quant à l'ensemble du régime, il doit être chaud, car
tout se fortifie par le chaud, et le froid rend la vessie très-faible.

1. ὑπεξάγοντες Ma et les copies; mais dans A γον a été mangé par les vers; peut-être γον est-il une conject. des copistes et de Ma. — Ib. καὶ ἐλλεβορ. Ma; καὶ οἱ ἐλλεϐ. codd. — Ib. δέ om. BP. — 2. ϑαψίας..... λείφειν Ma (qui conjecture ἐπαλείφειν ou ϖροσεπαλεί- φειν); ϑαψίας χ (χ en transp. et le sigle de ὂν en dehors du papier) π (il n'y a que les débris) ρ [lac. 2 l.] ἀλείφειν (il n'y a que les débris de l'ά) A; χυλὸν ϖαρα- λείφειν cet. codd. sans doute par con- jecture. — 3. ἰσχαίνεται Ma cet. codd.; ἰσχναΐ.ηται A (η en transp.). — Ib. οἰδι- κότα A. — 4. μαλάγ . ατα A (α avant τ en transp.); μαλάγματα Ma et cet. codd. — Ib. Τὰς δέ] Περὶ τοῦ μὴ δυναμένου κατέ- χειν τὸ οὖρον A marge. — 4-5. Il ne

reste de δυναμένας que δυνα dans A; le reste a été rongé par un ver à la marge de fond; Ma a suppléé sans en avertir; les copies ont δυναμένάς. — 5. τὸ en partie rongé par les vers. — 6. ϐον dans ἀνατρίϐοντα, suppléé par Ma, est en transp. — 7. ϖρ de ϖροσφέρειν en transp. A. — 8. ἄλλως Ma; ἄλλης codd. y compris A. — Ib. ἄλλως..... μοτέρας Ma; ἄλλης ϑερμοτέρας (ϑερ en transp.) A et cet. codd. comme Ma l'a conj. — 9. ψυχρὸν..... ρατέϛατον Ma; ψυχρὸν ἀκρατέϛ. (ἀκρ. en transp.) A et cet. codd.; Ma conject. aussi ἀκρ. — Ib. κύ- ϛει] Après ce mot, qui se trouve au bas du fol. 164 r°, le livre est marqué comme fini dans A, et au v° vient le traité suivant: Τοῦ αὐτοῦ κ. τ. λ.

‖ ΤΟΥ ΑΥΤΟΥ [ΡΟΥΦΟΥ]·

ΠΕΡΙ

[ΣΑΤΥΡΙΑΣΜΟΥ ΚΑΙ ΓΟΝΟΡΡΟΙΑΣ.

Ἄνθρωπός τις ἦν] ᾧ τὸ αἰδοῖον ἐπάλλετο [. 1
. . . .] εἶναι τὸ συμ|βαῖνον· ὥσπερ [δὲ καὶ 152
. . . .] λαμβάνει χείλη τε καὶ βλέφ[αρα, καὶ χεῖρας, καὶ πόδας, καὶ δακτύλους. Πολλὰς] μὲν καὶ προαγορεύσεις 2
5 ἐξευρίσκου[σι . . ο . . . .] ἐκ τῶν τοιούτων ἔσε-
σθαι. Καί τοι μᾶλλον εἰκός ἐςι [. . πω . . . . ει . . . . ση]μαντι- 3

DU MÊME RUFUS.

SUR

LE SATYRIASIS ET SUR LA GONORRHÉE.

Il y avait un homme dont le pénis était pris de palpitation; 1
. . . . cela semblait être le même phénomène . . . . que
celui qui arrive quelquefois aux lèvres, aux paupières, aux mains, aux
pieds et aux doigts. Les médecins ont trouvé . . . . qu'on peut 2
tirer beaucoup de signes pronostics de ce qui arrive dans ce phénomène.
Il est probable . . . . que la palpitation a une valeur séméiologique 3

Tit. Τοῦ αὐτοῦ περὶ . . . . . ᾧ Ma (qui conjecture Περὶ ἀφροδισίων. Ἄνθρωπός τις ἦν ᾧ κ. τ. λ.) ; Τοῦ αὐτοῦ Περὶ σατυριάσμου ἢ (lis. καὶ) γονορροίας (σατυριάσμου ἢ γο en transp.), 6-8 lettres illisibles, puis [lac. 10-12 l.] ᾧ A. — 1-2. ἐπάλετο (sic A; ετο est à moitié rongé), 9-10 lettres illisibles, puis [lac. 14-16 l.] εἶναι AMa. — 2-3. ὥσπερ . . . . λαμβάνει Ma; ὥσπερ δὲ καὶ (δὲ καὶ en transp.) 6-8 lettres illisibles (on voit dans l'intervalle un esprit rude et un

accent aigu réunis), puis [lac. 18-20 l.] λαμβάνει A. — 3-4. χείλη τὲ (sic) καὶ βλέφ . . . . . μὲν καί Ma; χείλη τὲ (sic) καὶ βλέφαρα καί (αρα καί en transp.), 3-4 lettres illisibles, puis [lac. 15-17 l.] A. Voy. notes. — 4. προαγορ. ex em.; προσαγορ. AMa. — 5. ἐξευρίσκου . . . . ἐκ τῶν Ma; ἐξευρίσκουσι . . ο. (σι . . ο. en transp.) [lac. 12-15 l.] ἐκ τῶν A. — 6. εἰκός ἐςι . . . . . μαντικόν Ma; εἰκός ἐςι (. πω . . . et peut-être ει, en transp.) [lac. 8-10 l.] μαντικόν A.

Ms. 164 v°. Matth. 152-153.

κὸν ἐν ταῖς πλησμοναῖς γινόμενον, ἢ ὅτε ψυ[γείη τὸ σῶμα· ἔκλυ]σιν
γὰρ τῆς κατὰ φύσιν διαπνοῆς δηλοῖ, ὅθεν εἰκότ[ως καὶ, τῶν μισαν-
θρώ]πων καὶ τῶν παραπληγικῶν, καὶ τῶν μελαγχολικῶν προηγεῖ-
4 [ται. Ἐν δὲ] τοῖς ὀξέσι πυρετοῖς καὶ ὁ τοῦ ὑποχονδρίου παλμὸς παρακρουσ[τικὸν], καὶ ὁ τῶν μυῶν, καὶ ὁ τῶν νεύρων· οὐ χρησ7ὸν δὲ 5
σημεῖον οὐδὲ σ7όμαχον πάλλεσθαι, [οὐδὲ] ὑσ7έραν· ταχὺ γὰρ ἐπὶ
μὲν τῷ σ7ομάχῳ ἐκλύονται καὶ ἀσῶνται [πά]θει τινὶ ἀῤῥήτῳ· ἐπὶ
153 δὲ τῇ | ὑσ7έρᾳ τοῖς ὑσ7ερικοῖς ἁλίσκονται· δεινὸν δὲ καὶ καρδίαν
χωρὶς τῆς οἰκείας κινήσεως ἄνευ φό[βου], καὶ ἐκπλήξεως, καὶ ὀρ-
γῆς πάλλεσθαι, καὶ τὰς ἀρτηρίας παλμῷ συμμιγῆ τὸν σφυγμὸν 10
5 παρέχειν· καὶ γὰρ ταῦτα κακόν τι δηλοῖ. Περὶ μὲν δὴ τῶν παλ-

plus grande, quand elle survient dans l'état de plénitude, que lorsque le
corps s'est refroidi ; elle indique, en effet, un affaiblissement de la perspiration normale ; il est donc naturel qu'elle précède la misanthropie, la
4 paraplégie, la mélancolie. Dans les fièvres aiguës, la palpitation, soit de
l'hypocondre, soit des muscles, soit des nerfs, présage du délire ; ce n'est
pas non plus un signe favorable que l'orifice de l'estomac ou l'utérus
soient pris de palpitation ; en effet, quand c'est l'orifice de l'estomac,
les malades sont sujets à des défaillances, à des angoisses inexprimables ;
quand c'est l'utérus, les femmes sont tourmentées par des accès d'hys-
térie ; il est également funeste que le cœur, en dehors de son mouvement naturel, soit pris de palpitation, sans qu'il y ait eu crainte, frayeur
subite ou colère, et que la palpitation se mêle au pouls pour les artères ;
5 car ces phénomènes indiquent quelque chose de mauvais. Du reste, je dé-

1. ψυ.....σιν Ma ; ψυγείη τ (γείη τ en
transp.) puis [lac. 8 - 9 l.] σιν A. — 2-3.
εἰκότ..... καί Ma ; εἰκότως καὶ (ως καί?
en transp.), puis 6-8 lettres illisibles,
puis, au commencement de la lig. suiv.,
πων très-lis. puis καί Δ. — 3-4. προηγ-
γει..... τοῖς Ma ; προηγεῖται. Ἐν δὲ τοῖς
(ται ἐν δέ est un peu effacé, mais lis.)
A. — 4-5. παρακρουσ..... καί Ma ; πα-
ρακρουσ7ικὸν, καί (τικόν un peu effacé,
mais lisible) A. — 6. πάλλεσθαι.....
ὑσ7έραν Ma ; dans A, après πάλλεσθαι,

on voit manif. les débris de οὐδέ. — 7.
ἄσονται.... θει Ma qui conj. : ἀσοῦνται
ou ἀτῶνται ἐν πάθει ; dans A ἄσονται
πάθει ; mais πά est à moitié effacé. —
9. Dans φόβου, βου est enlevé par un
ver. — 10. συμμιγῆ ex em. ; συμμιγεῖ
A Ma. — 11. Dans παρέχειν la moitié
du π est rongé ; il en est de même du τ
de τῶν. — 11 et p. 66, l. 1. παλμῶν
ἅ...πῶς Ma qui conj. ἅπαντα. On lit παλμῶν ἀπ. τῶν ὅπως dans A ; il reste une
trace de l'acc. et de l'esprit de ο.

5

μῶν ἀ[πάντων ὅ]πως τε γίγνονται, καὶ οἷα προσημαίνουσιν ἑτέρωθι εἰρήσεται· τὸ δὲ αἰδοῖον ἐπάλλετο μὲν τῷ ἀνθρώπῳ συνεχῶς,
καὶ σφ[όδρα· μάλισ]α] τε ἦν ὁ παλμὸς τῆς σ]εφάνης, ὅπερ ἐσ]ὶ [τὸ]
μυωδέσ]ατον τοῦ καυλοῦ· παρείπετο δὲ καὶ πόνος ἅμα τῷ παλμῷ·
5 ἐντεῦθεν δὲ καὶ ὁρμὴ πρὸς ἀφρο|δίσια συνέβαινε, καὶ τοῦ αἰδοίου 154
ἔντασις· καὶ ὁπ[ότε ἐπι]τείνοι τὸ πάθος, σ]ήματος ἦν, ὥσπερ
ἀνῳ[δη]κότος· [διε]δίδου δὲ ὁ πόνος καὶ εἰς τὸ ὑπόσ]ημα, καὶ τὸν
περίνεον. [Ἦν] δὲ αὐτῷ [λυπηρὰ] ἀμφότερα, καὶ τὸ μίσγεσθαι, καὶ 6
[τὸ] ἀπέχεσθαι τῶν μίξεων · τὸ μὲν γὰρ ἀκολασ]ότατον αὐτὸν ἀπε-
10 δείκνυε, τὸ δὲ τὰς ἐπιθυμίας τοῦ ἀκολασ]αίνειν ἤγειρε, καὶ μᾶλλον

crirai ailleurs toutes les espèces de palpitations, leur origine et leur signification par rapport au pronostic ; quant à mon homme, son pénis était
pris d'un battement continuel et violent, qui était surtout prononcé à la
couronne du gland, partie la plus musculeuse de tout le membre viril ; la
palpitation était accompagnée de souffrances ; il en résultait une excitation aux plaisirs vénériens et l'érection du pénis ; quand la maladie s'é-
tendait, elle envahissait le pénis, comme si cet organe se gonflait ; la douleur se répandait aussi jusqu'à la racine du pénis et au périnée. Il était 6
également pénible à cet individu de se livrer au coït et de s'en abstenir :
en effet, le coït le rendait très-licencieux, et l'abstention excitait en lui
des passions déshonnêtes, surtout si, de plus, [il gardait la continence ?]

2. Dans εἰρήσεται, σεται est enlevé
par un ver. Ma l'a restitué sans avertir.
— 3. καὶ σφ..... τε ἦν Ma; σφό [lac.
6-7 l. par les vers] τὲ (sic) ἦν A. Il
me semble voir, à la fin de la ligne, les
débris de σ]α. — Ib. [τό] ex em.; om.
A Ma. — 4. πάθος Ma; πόνος très-
lisible dans A. — 6. ἔντασις ex em.;
ἔνσ]ασις A Ma. — Ib. ὁπ..... τείνοι τό
Ma; ὅποτ [lac. 4 l.] τείνοι τό A; ό de
ὁπότ est lisible, mais on ne voit que
les débris du τ. — 7. ἄνω... κότος.....
δίδου Ma; ἄνω δ [lac. 2 l.] κότος δ
[lac. 1 l.] εδίδου A; il ne reste que la
moitié de l'ε. — 8. περίνεον..: δέ Ma;
dans A, entre περ. et δέ il y a la place

pour 2 lettres; les vers n'ont laissé
que ⁷. — Ib. αὐτ' ... ἀμφ. Ma qui conj.
ἦν δὲ αὐτῷ λυπηρά ἀμφότερα. On lit
αὐτῷ λ . πηρά ἀμφ. dans A. ῶ de αὐτῷ
est très-lisible ; dans λυπηρά le haut
du λ et l'υ ont disparu, πηρά est très-
pâle; ἀμ de ἀμφοτ. est à moitié effacé;
cependant Ma l'a lu; il a lu aussi ou
deviné τῶν enlevé par les vers avant μίξεων, l. 9. — 9. [τό] ex em.; om. A Ma.
— Ib. ἀκολάσ]ατα τὸν A; Ma a corrigé
sans avertir. — 10. ἀνεῖργε conj. Ma.
— 10 et p. 67, l. 1. μᾶλλον εἰ (ἢ A)
πρὸς τοῦτο... ρᾷ τὰ μέν Ma. ρᾷ τὰ μέν
(voy. p. 81, l. 6) appartiennent au fol.
165 r°; ce fol. est déplacé; entre le fol.

Ms. 161 r°. Matth. 154-131-132.

7

161 r°.

131

8

εἰ πρὸς τοῦτο [ἔτι... ἐπὶ τῷ χρόνῳ μακρῷ?...— Τὸ δὲ σπέρμα τῶν
σατυριώντων | καὶ γονορροούντων δαψιλές] | εὑρίσκεται. Πῶς οὖν
ἀπὸ τῶν διδύ[μων εἰς τὸ αἰδοῖον τὸ σπέρμα ἔρ]χεται; τοῦτο γὰρ δοκεῖ

9 μοι καὶ τῷ Ἡροφίλῳ [ἀπορίαν παρα]σχεῖν· Ἐμπέφυκεν εἰς τὸν δίδυμον φλεβίον μὲν ἀπὸ τῆς [κοίλης, ἀρτη]ρία δὲ ἀπὸ τῆς παχείας· 5
ταῦτα δὲ ἀποσχισθέντα καὶ ὀλί[γον ἀπο]χωρήσαντα τῆς ὀσφύος,
διὰ τοῦ περιτοναίου κάτεισιν εἰς τὸν δίδυ[μον· τ]ρίτον δὲ ἀγγεῖον
κοῖλον, οὔτε ἀρτηρία, οὔτε φλέψ· οὔτε γὰρ σφύζει, οὔτε ἔναιμόν
ἐσ]ιν· ἀπὸ τοῦ πέρατος ἀρξάμενον τοῦ διδύμου καὶ παρενε[χθὲν]

132 ὅλον τὸ μῆκος, καὶ σιμῶσαν αὐτὸ μέχρι μέν τινος ἄνεισι | παρὰ 10

7 pendant un long temps..... — On constate que le sperme des personnes
8 affectées de satyriasis et de gonorrhée est abondant. Comment donc
le sperme arrive-t-il des testicules au pénis? car il me semble que c'est
9 là aussi ce qui embarrassait Hérophile. Une petite veine (*veine spermatique*), partant de la veine creuse (*veine cave*), une artère (*artère spermatique*, voyez notes), partant de l'artère épaisse (*aorte*), s'implantent
sur le testicule; ces vaisseaux, après leur origine, et s'étant un peu
éloignés des lombes, descendent à travers le péritoine vers le testicule; un troisième vaisseau creux (*canaux déférents*), qui n'est ni une
artère, ni une veine, car il ne bat pas et ne contient point de sang, commence à l'extrémité du testicule, lui est accolé dans toute sa longueur

164 et le fol. 165 on doit intercaler les fol. 161 à 163. Voy. Introd. en tête du vol. Les mots qui suivent πρὸς τοῦτο, et qui se trouvent au milieu de la dern. ligne du fol 164, sont recouverts d'un papier très-épais, à travers lequel je crois lire ἔτι... ἐπὶ τῷ χρόνῳ. Entre ἔτι et ἐπί il y a les débris de 3 ou 4 lettres, et, après χρόνῳ, ceux de μα ou de 6α. Le fol. 161 commence par une lac. de 6-7 lettres, puis on lit en transp. mais avec beaucoup de peine, καὶ τῶν γονοροούντων δαψιλές. Voy. notes. — 3. διδύ...χεται Ma; διδύ [lac. 5-6 l. puis en transp. δοῖον τὸ σπέρμα ἔρ]χεται A. — 4. Ἡροφίλῳ... σχεῖν Ma; Ἡροφίλῳ

[lac. 4-5 l. puis en transp. αν παρα]σχεῖν A. — 5. ἀπὸ τῆς... ρια Ma; ἀπὸ τῆς [lac. 3-4 l. puis en transp. ἀρτη]ρία A. — 6. ὀλί... χωρήσαντα Ma; ὀλί[lac. 1-2 l. puis en transp. πο]χωρή σαντα A. — 7. δίδυ..... ριτον Ma (il conj. τρίτον); δίδυ [lac. 1 l. puis en transp. τ]ρίτον A. — 8. τε de οὔτε devant ἔναιμον est derrière le papier collé. Ma l'a restitué sans avertir. — 9. παρενέ (sic)..... ὅλον Ma; παρενεχθὲν ὅλον A; il ne reste plus que des débris de νε; la syllabe χθέν est aussi extrêmement pâle. Il en est de même des premières lettres des 9 lignes suiv. (p. 67, l. 10-p. 68, l. 10).

Ms. 161 r°. Matth. 132-133.

τὴν ἀρτηρίαν καὶ τὴν φλέβα, ὑπερβὰν δὲ εἰς τὸν περίνεον ἀποκάμ-
πτεται πρὸς τὸ ὑπόσ1ημα τοῦ καυλοῦ, καὶ ἐμφύεται τῷ οὐρητικῷ
πόρῳ, κα[τὰ ἃ] καὶ οἱ παρασ1άται ἐμφύονται. Τοῦτο δή μοι δοκεῖ 10
διακομίζειν ἀπὸ τῶν διδύμων τὸ σπέρμα, καὶ εἶναι σπερματικόν ·
5 κρεμασ1ῆρα δὲ οὐ κα[λὸν] ὀνομάζεσθαι · οὐ γὰρ κρέμανται οἱ δίδυμοι
ἐξ αὐτοῦ μᾶλλόν [περ] ἢ ἐκ τῆς φλεβὸς, [ἢ] τῆς ἀρτηρίας · καί πως
συλλαμβάνει ταῦτα τῷ παρόντι [λό]γῳ · καὶ γὰρ συναποτέμνεται
τῷ διδύμῳ, καί ἐσ1ι σπασμωδέσ1ατον · [ἐὰν] οὖν ἀμελήσας τις ἐν
χειρουργίᾳ, φόβῳ τῆς ἀπὸ τῶν φλεβῶν αἱμορραγίας σφίγξῃ καὶ
10 τοῦτο, κίνδυνος σπασθέντα | ἀπολέσθαι · ὥσ1ε οὐκ ἀπεοικὸς καὶ ταῖς 133
ἐντάσεσι τῶν αἰδοίων συνεργὸν εἶναι, καὶ τὴν πλείσ1ην ἔχειν εἰς
τὸ μίσγεσθαι δύναμιν, εἴ γε μὴν ἐν τοῖς περὶ τὰ ἀφροδίσια πάθεσιν

en se courbant, remonte jusqu'à un certain point à côté de l'artère et
de la veine; puis, passant par-dessus, il se tourne vers le périnée, du
côté de la racine du pénis, et s'implante sur le canal de l'urètre, là où
s'attachent les parastates (*prostates*). Aussi ce vaisseau me paraît trans- 10
porter le sperme qui vient des testicules, et être un vaisseau spermatique;
(mais il ne convient pas de l'appeler *crémaster,* car les testicules ne sont
pas suspendus à lui plus qu'à la veine ou à l'artère); il se rattache
donc, jusqu'à un certain point, au sujet qui nous occupe; en effet,
on le coupe en même temps que le testicule, et il est très-exposé au
spasme; si donc, pendant une opération, le chirurgien, dans la crainte
d'une hémorragie, lie ce vaisseau par défaut d'attention, il y a danger que le malade ne meure au milieu des convulsions; aussi n'est-il
pas invraisemblable que ce vaisseau contribue à l'érection du pénis, et
qu'il joue un grand rôle dans l'acte de la copulation, puisque, dans les
sensations causées par les plaisirs de l'amour, il y a quelque chose qui

---

3. πόρῳ κα[.....] καί A Ma; dans A,
la trace de lettres a presque disparu;
il en est de même pour λόν du mot
καλόν (l. 5) et pour περ avant ἢ ἐκ
(l. 6); il n'y a plus que la queue du ρ
dans περ. Ma ne s'est pas aperçu de
l'existence de cette particule. — 4. ἀπὸ
τῶν A; τὸ τῶν Ma sans avert. — Ib. τό
avant σπέρμα om. Ma. — 6. [ἢ] ex em.;

om. A ; Ma conj. καί. — 7. παρόντι...γῶ
Ma (qui conj. ἔργῳ) ; je vois dans A les
débris manifestes de λό. — 8. Ma, qui
conj. ἐάν devant οὖν (l. 8), n'a pas vu
les traces de ἀν dans A. — 9. Ma ne
sait s'il faut lire τῷ ou τοῦ, et il conjecture τῆς. Le ms. porte τῆς. — Ib.
σφίγξῃ ex em.; σφίξαι A Ma. — 11.
σχεῖν Ma; ἔχειν A.

11 ἢ παραλύεταί τι ἢ σπᾶται. Τὸ μὲν ἐπὶ τοὺς παρασίάτας ἄγειν τὰ
τοιαῦτα, οὐ πάντη συνετόν · ἥκισία γὰρ νενεύρωνται, ἀλλὰ πάχη
τινά ἐσίι σαρκώδη καὶ ὑπόλευκα · τῷ δὲ καὶ ἄλλως τετανικοὺς κιν-
δύνους ἐνδιδόντι, καὶ [τὸ] παραλυθῆναι καὶ σπασθῆναι συγχωρεῖν
12 μᾶλλον εἰκός. Οὐ μὴν [οὐδὲ] ἀφαιροῦμαι οὐδὲ τῶν παρασίατῶν τὸ 5
συνεργὸν εἰς τὰς μίξεις, ἀλλά μοι δοκεῖ ἡ μὲν ἀρχὴ τοῦ σπέρματος
ἡ γεννητικὴ ἐν τοῖς ὄρχεσι γίγνεσθαι, [ὡς] ἐνεῖναι εἰς τὸ αἰδοῖον ·
161 v°. τροφὴ δέ τις τῷ σπέρματι οἰκεία τῷ ἐσχάτως | πεπέφθαι θορικὴ ἀπὸ
ἐκείνων τηκομένη συμμίσγεσθαι · δ[ιὸ ἡγοῦμαι] κἀκεῖνα τελευτᾶν
13 κατὰ ἃ πρῶτον ἐκφύεται τὸ ὑπόσίημα [τοῦ καυλοῦ]. Εἴ τινι μικρὰ 10
134 φαίνεται ἡ εὐρυχωρία τοῦ λεγομένου κρε|μασίῆρος [οἵ]α δοῦναι

11 tient de la paralysie ou du spasme. On ne comprend pas du tout comment les parastates pourraient produire cet effet, car ces parties ne sont
en aucune façon nerveuses; elles sont, au contraire, d'une substance
épaisse, charnue, blanchâtre; il est bien plus convenable de faire dé-
pendre d'une partie qui peut, du reste, entraîner le tétanos, ces phéno-
12 mènes de paralysie ou de spasme. Je ne veux point priver les parastates
de tout concours dans la copulation; toutefois il me semble que le principe
générateur du sperme se trouve dans les testicules, d'où il résulte que ce
liquide est lancé dans le pénis; mais je suis d'avis qu'une certaine nourriture, qui suinte des parastates, et qui, vu son état parfait de coction,
convient très-bien au sperme, est mêlée à ce liquide; je pense, en conséquence, que ces parastates se terminent là où commence la racine du
13 pénis. Si on trouve que la capacité du vaisseau appelé [faussement] crémaster est bien petite pour fournir tant de sperme, on se rappellera qu'il

1. τι om. Ma. — Ib. «Post μέν déle-
«tum. ἐπί. Forte excidit γάρ aut δή,»
Ma; mais ἐπί n'est pas effacé.— 2. νενεύ-
ρωται Ma. — 4. [τό] ex em.; om. A Ma.
— 5. «Credo scriptum fuisse οὐδέ» Ma;
A porte manif. ce mot.— 6. ἀρχή écrit
deux fois, mais marquée la seconde fois
pour être effacé A. — 7. γίγνεσθαι....
ἐκεῖναι Ma; γίγνεσθαι [2-3 l.] ἐκεῖναι
Λ; καὶ ἔνθεν ἐνίεσθαι conj. E. Les mots

[ὡς — mot douteux].....τις (l. 7-8)
sont en partie recouverts par le papier
collé. — 8. πεπέφθαι ex em.; πεπαίχθαι
A Ma. — 9. συμμίσγεσθαι δ [lac. 5-6 l.]
κἀκεῖνα A Ma; après le δ il me semble
voir les débris d'un o ou d'un υ. — 10.
ὑπόσίημα [peut-être débris d'un ι, puis
lac. 5-6 l.]. Εἰ A Ma. — 11. κρεμασίῆ-
ρος..... α δοῦναι Ma; dans Λ os a disparu et il y a, de plus, une lac. de 2-3 l.

Ms. 161 v°. Matth. 134-135.

τοσοῦτον σπέρμα, ἐνθυμείσθω καὶ τὸ ἀπὸ τῶν παρασ1άτων γονοει-
δὲς συμμιγνύμενον. Μάλισ1α μὲν οὖν παθόντων τῶν διδύμων, καὶ 14
τῶν ἐντεῦθεν πεφυκότων σπερματικῶν ἀγγείων, τὰ νοσήματα γίγνοιτο ἂν, ὁσονπερ καὶ κυριώτερα εἰς τὸ ἔργον, καὶ ἑτοιμότερα σπα-
5 σθῆναί τε καὶ παραλυθῆναι· συγχαλῷτο δὲ ἂν καὶ τῶν ἑτέρων τὰ
σ1όματα, ὥσ1ε ῥοωδέσ1ερα εἶναι. Καὶ τὰ μὲν ἀπὸ τῶν διδύμων πλέ[ον 15
μὲν] σατυριακά· ἐργωδέσ1ερον δὲ ἰαθῆναι καὶ παραλυθέντα· ὁπόσα
γοῦν ἐκ σατυριασμοῦ κατέσκηψεν εἰς τὰ γονορροϊκά, ἰαθῆναι δὲ οὖν
παντάπασιν ἐργώδη· ταῦτα δὲ ἂν καὶ ὀσφὺν, καὶ ἰξύας, καὶ γλου-
10 τοὺς ἐν τῷ χρόνῳ π[ροσ]∥καταλεπ1ύναι· διπλοῦν δὲ ἂν καὶ ἄλλως 135
εἴη τὸ γονορροϊκὸν πάθος· καὶ [γὰρ] ἐπὶ παραλύσει ῥέοι ἂν τὸ
σπέρμα, καὶ τῆς θορῆς διαλεπ1υνθείσης, [ἢ τῆς] διαίτης τρόπον

s'y mêle aussi un fluide séminal fourni par les parastates. C'est donc sur- 14
tout quand les testicules et les vaisseaux spermatiques qui en partent sont
affectés, que surviennent les maladies dont nous parlons, puisque ces
parties servent plus qu'aucune autre à la copulation, et qu'elles sont en
même temps plus qu'aucune autre disposées aux spasmes et à la paralysie; il peut arriver aussi que les orifices des autres vaisseaux (*artères et
veines spermat.*) se relâchent, en sorte qu'ils laissent plus facilement couler les fluides. C'est surtout des vaisseaux qui sortent du testicule que pro- 15
vient le satyriasis; mais il est plus difficile de guérir, s'il existe en même
temps de la paralysie; en conséquence, tout satyriasis qui se change en
gonorrhée est tout à fait difficile à guérir : cette gonorrhée fait, avec le
temps, maigrir les lombes et les fesses; on pourrait, de plus, compter
deux espèces de gonorrhée : ou bien le sperme coule par suite de paralysie, ou bien la consistance de ce liquide est diminuée par suite d'un

1. των de παρασ1. et νο de γονοει-
δές, à moitié rongés dans A, ont été
restitués par Ma. Il en est de même
pour εφυ de πεφυκότων, pour εἰς τό
avant ἔργον (l. 3 et 4), pour τῶν et ἑ
de ἑτέρων (l. 5), qui sont à peu près
effacés par le mauvais état de la marge
de fond. — 6-7. πλε... τυρικά Ma;
πλέον μ [2-3 l.] τυρικά A; σατυριακά
e conj. — Ib. τὰ πλέονα..... ἐργω-
δέσ1ερα δὲ ἰαθ. τὰ παραλ. conj. E. —

8. υρι de σατυριασμοῦ, σιν de παντάπασιν et ἐρ de ἐργώδη (l. 9), ροσ dé
πρoσ (l. 10), γάρ avant ἐπί (l. 11),
sont à moitié effacés dans A par suite
du mauvais état de la marge de fond.
Ma n'a ni ροσ, ni γάρ. — 10. ποιοῖ κα-
ταλεπ1υνθῆναι conj. Ma. — 11. εἴη conj.;
εἰς A Ma. — 12. θορῆς ex em. Ma;
θορῆς A. — Ib. διαλεπ1υνθείσης.....
διαίτης Ma; διαλεπ1υνθείσης ἢ [1 ou 2 l.]
indéterm.] διαίτης A.

Ms. 161 v°. Matth. 135-136.

δριμυτέρας ἢ καταψυχομένης · τὸ γὰρ ψυχρὸν ὑδατοῖ [ὅτι] μάλιστα.

16　Ταῦτα μὲν οὖν διὰ τὸ ἐφεξῆς τοῦ λόγου, καὶ ἵνα τις τὸ [σύμπαν]
περὶ τῶν παθημάτων εἴδη, γέγραφα · ἄνειμι δὲ ἤδη πρὸς τὸν ἄν-
[θρωπον], οὗ ἔφην τὸ αἰδοῖον πάλλεσθαι · καὶ πρῶτον μὲν οὖν τού-　5
των θεραπείας ἐρῶ, ἔπειτα δὲ καὶ τῶν ἀποσκημμάτων εἰς ὁπότερα
ἂν κατασκήψῃ, ὅπερ οὖν, εἰ καί τι ἄλλο τοῦ σώματος ἐπισήμως
17　ἐπάλλετο, συνήνεγκεν. Ἀλλὰ ἐν πρώτοις τοῦτό μοι δοκεῖ καὶ νῦν
136　συνοίσειν, τεμεῖν τὴν φλέβα, καὶ δίαιταν | τὴν ἐφεξῆς λεπτήν τε καὶ
ἄοινον διαιτηθῆναι, πλησμονὰς δὲ παραφυλάξασθαι, παραθεωρῆσαι　10
δὲ ἀεὶ καὶ τὰς τῆς γαστρὸς ἐκκρίσεις εἰ πρὸς τὰ εἰσιόντα γίγνονται,
καὶ καθῆραι μὲν μηδέποτε ἰσχυρῷ φαρμάκῳ, τὸ δὲ ἐπὶ ἡμέρᾳ κε-
18　νοῦν ἡσυχῇ τοῖς διαχωρητικοῖς. Ἄριστα δὲ τεῦτλον, καὶ λάπαθον,
καὶ μαλάχη, καὶ τῆς λινοζώστιδος ὀλίγον πρὸς τούτοις μισγόμενον,

régime qui est par nature trop âcre ou trop froid ; car rien ne rend plus
aqueux que le froid.

16　J'ai donc écrit cela en vue de la suite de mon discours, afin qu'on
connaisse ces maladies dans leur ensemble, et je reviens enfin à mon
homme, dont j'ai dit que le pénis était pris de palpitation ; j'exposerai
d'abord la thérapeutique de cette affection [considérée en elle-même],
puis celle des maladies, quelles qu'elles soient, en lesquelles elle peut
se transformer, ce qui sera également utile, s'il s'agit de quelque autre
17　partie prise de palpitation évidente. Il me semble d'abord qu'il convient
d'ouvrir la veine et de prescrire ensuite une diète légère, avec abstinence de vin ; il faut éviter les réplétions ; veiller toujours à ce que
les évacuations intestinales soient en rapport avec la quantité des aliments, n'employer jamais un purgatif violent, mais recourir journelle-
18　ment à des évacuants doux. Les meilleurs sont la bette, la patience, la
mauve, auxquels on mélange un peu de mercuriale, afin que ces médica-

---

1. ὑδατοῖ [lac. 2-3 l.] μάλιστα A Ma.
— 3-4. τις τὸ..... περὶ Ma (qui conj.
σύμπαν) ; dans A συμ est encore assez
visible à la marge de fond. — 4-5.
πρὸς τὸν ἄν [lac. 3-4 l. par usure de la

marge de fond] οὗ ἔφην A Ma qui
conj. ἄνθρωπον. — 11. εἰσσιόντα prim.
A. La main ancienne a corrigé cette
faute. — Ib. γίγνοιντο M sans avertir ;
γίγνονται A.

ὡς ἂν ϖοριμώτερα εἴη, καὶ ὀρνιθαρίου ζωμὸς καταρροφούμενος,
καὶ | [θαλασσίων κογχαρίων ὁ] ζωμὸς, καὶ ὁ ἀπὸ τῆς κράμβης. Οὐ 162 r° 19
κάκιον δὲ καὶ ὑποκ[λύζειν ἀπαλῷ κλύσματι· τοὺς δὲ] δριμυτέρους
κλυσμοὺς μᾶλλον τῶν φαρμάκων ἀ[ποφυλακτέον· αἱ δὲ μ]έτριοι
5 διαχωρήσεις τῆς γασ῀ρὸς, ἄνευ τοῦ συμφέρειν ϖάσῃ [τῇ νόσῳ, καὶ
τὰ κατ]ὰ ὀσφὺν ἐπικουφίζουσιν, ὧν δεῖ ϖολλὴν ϖρόνοιαν ἔχειν, ὡς
[μήτε ϖλη]ροῖτο, μήτε ἐρεθίζοιτο· κινητικὰ γὰρ καὶ ἐντατικὰ ἄμφω
[ταῦτα]. Καὶ τὰς οὐρητικὰς δυνάμεις φυλακτέον· οὐκ εἰσὶ γὰρ ἐπι- 20
τήδειοι, ἀλλὰ [καὶ] ἐρεθισ῀ικαί· ὅταν γοῦν βουληθῶμεν ἐπεγεῖραι
10 ϖρὸς ἀφροδίσια νεναρκηκότα, ταῖς οὐρητικαῖς δυνάμεσι χρώμεθα.
| Ἐπιφέρειν [δὲ] καὶ τῶν ψυχόντων τῇ ὀσφύι, οἷον σ῀ρύχνου χυλὸν, 137 21

ments passent plus facilement; on donne du bouillon de poulet, de coquillages marins et de chou. Il n'est pas trop mauvais non plus d'admi- 19
nistrer des lavements adoucissants; mais on doit éviter les lavements âcres
plus encore que les médicaments purgatifs; car les évacuations modérées,
sans être d'un grand secours à l'ensemble de la maladie, soulagent cependant les lombes, et il faut avoir grand soin que ces parties ne soient ni
surchargées d'humeurs, ni irritées; car ces deux états produisent des mouvements [spasmodiques] et l'érection. On doit aussi éviter les diurétiques, 20
car ils ne conviennent pas; ils poussent, au contraire, à la copulation;
en effet, lorsque nous voulons exciter aux ardeurs vénériennes les parties engourdies, nous recourons aux médicaments diurétiques. On ap- 21
pliquera aussi des réfrigérants sur les lombes, par exemple, du suc de

2. Après καί, qui finit la dernière
ligne du fol. 161, vient un fol. blanc,
puis le fol. 162. — Ib. καὶ.. ζωμός Ma;
καὶ [lac. 4-5 l. σίων κογχαρίων ὁ en
transp.] ζωμός A. — 3. κακόν Ma; κάκιον A. — Ib. ὑποκ... δριμυτέρους Ma;
ὑποκλυ [lac. 4-5 l. ῷ κ.ματι, puis, en
dehors du papier collé, τοὺς δέ à moitié effacé] δριμυτέρους A. — 4. φαρμάκων ἀ... έτριοι Ma; φαρμάκων ἀ [lac.
5-6 l. αἱ δὲ μ en transp.] έτριοι A. — 5-6.
ϖάσῃ... ἀ ὀσφύν Ma; ϖάσῃ [lac. 4-5 l.
ῷ καὶ κ᾿τ en transp.] ἀ ὀσφύν A. — 6. τὰ

κατά ex cm.; κατά A. — 6-7. ὡς... ροῖτο
Ma; ὡς [il ne reste plus que l'accent de
μήτε, puis ϖλη en transp.] ροῖτο A. —
7-8. ἄμφω... Καί Ma; dans A, entre
ἄμφω et Καί, je vois les débris de ταῦτα
derrière le papier collé. — 9. ἀλλά...
ἐρεθ. Ma; entre ἀλλά et ἐρεθ. on voit
dans A les débris de καί derrière le
papier collé. — 11. Ἐπιφέρειν καί Ma;
mais dans A il y a, à la marge de fond,
la place d'une lettre ou de deux; il me
semble voir la trace de δέ. — Ib. σ῀ρύ-
φνου A; σ῀ρύχνου conj. Ma.

Ms. 162 r°. Matth. 137-138.

ἢ ἀνδράχνης, ἢ ὑοσκυάμου, ἢ κωνείου· ἰσχυρὸν δὲ τοῦτο, καὶ ἡ μήκων
22 ἰσχυρὸν, καὶ τὸ ἀκόνιτον. Ἐπιεικῆ δὲ, [καὶ πο]λύγονον τὸ θῆλυ,
καὶ ἀδιάντου φύλλα τετριμμένα μετὰ ὕδατος, καὶ [ῥά]μνου φύλλα,
καὶ ἑλξίνη, καὶ τὰ τοῦ τριβόλου φύλλα καὶ ἀρνόγλωσσον, καὶ τὸ
ἐπὶ τῶν τελμάτων ἄνθος, καὶ ὁ λωτὸς, καὶ ἡ ἰωνιά· τούτοις κατα-   5
χρίοντα τὴν ὀσφὺν ἀναψύχειν· τὰ δὲ ἀπὸ αὐτῶν καταπλάσματα ἧσσον ἐπιτήδεια· χρῄζει γὰρ καταδεῖσθαι, τὸ δὲ ὑποθάλπει, κἂν πάνυ
23 ψυχρὰ προσφέρῃς. Πήγανον δὲ κατὰ ἥντινα μὲν δύναμιν ὀνίνησι,
χαλεπὸν εἰπεῖν· ἔχει γὰρ ἀπορίας πολλάς· εἰδέναι μὴν καὶ ὄψον καὶ
138 | χρίσμα λυσιτελέσ]ατον ὂν τοῖς παροῦσιν· ἀμβλύνει γὰρ τὰς ὁρ-   10
24 μὰς τοῦ μίσγεσθαι, εἴπερ τι καὶ ἄλλο. Ἀναγκαῖον δὲ, καὶ τὸν καυλὸν, καὶ τὸν περίνεον τῶν πραοτέρων ψυκτηρίων καταχρίειν τινί·
ὀνίνησι γὰρ ἐγγύτερον, ὥσ]ε, εἰ καὶ τῆς λιθαργύρου, καὶ γῆς τῆς

morelle, de pourpier, de jusquiame ou de ciguë; ce dernier médicament,
22 le suc de pavots et l'*aconit,* sont énergiques. La *renoude femelle,* les feuilles
de capillaire broyées avec de l'eau, sont des médicaments doux; il en
est de même des feuilles de nerprun, de la pariétaire de Judée, des
feuilles de *tribolus,* du plantain, des fleurs qui viennent sur les mares,
du *lotus,* de la violette; il convient de refroidir, en frottant les lombes
avec ces substances; les cataplasmes faits avec les mêmes médicaments
sont moins avantageux; car il faut les maintenir avec des bandages, et
23 cela échauffe un peu, bien qu'on les ait appliqués très-froids. Il est difficile de dire par quelle vertu la rue procure du soulagement, car c'est une
chose fort embarrassante à expliquer; cependant il faut savoir que, dans
le cas présent, cette plante, administrée en aliment ou en onction, est
24 très-efficace, car elle éteint les appétits vénériens plus que toute autre. Il
est aussi nécessaire de pratiquer des onctions avec les réfrigérants doux
sur le pénis et sur le périnée; car on soulage ainsi plus directement; il
serait donc avantageux de se servir, dans une certaine proportion, de la
litharge, de la terre de Cimole ou d'Érétrie et de la céruse, outre les

2. Ἐπιεικῆ δὲ... λυγόν (conj. θηλύ-
γονον) τὸ θῆλυ Ma; Ἐπιεικῆ δὲ πολύ-
γονον τὸ θῆλυ Α; πο est un peu pâle.
— 3. καὶ[..] μνου A Ma. La lac. de 2 l.
vient de l'usure de la marge de fond;

les premières lettres des 5 lignes suiv.
sont aussi très-pâles. — 9. πολλάς ex
em.; πολλῆς A Ma. — 12. τινί ex em.;
τί A; om. Ma. sans avert. — 13. καὶ γῆς
ex em.; γῆς καὶ A Ma.

κιμωλίας, καὶ τῆς ἐρετριάδος, καὶ τοῦ ψιμυθίου καταχρίοις, πρὸς
τοῖς εἰρημένοις, καὶ ἓν καὶ δύο μίσγων, συμφέροι ἂν, ὄξει δὲ δεῖ
διιέναι πάντα, ἢ ὕδατι, ἢ οἴνῳ γλυκεῖ, ἢ σιραίῳ. Τὸ δὲ θερμαῖ- 25
νον οὐδένα τρόπον ἐπιτήδειον, οὔτε τὸ αἰδοῖον, οὔτε τὴν ὀσφύν·
5 ἀπωθεῖν γὰρ δεῖ τὸ πληροῦν καὶ τὸ ἐπιφερόμενον, εἴτε αἷμα, εἴτε
πνεῦμα τοῦτό ἐσλιν, εἴτε ἀμφότερα, ὃ καὶ τὴν ἀρχὴν τῶν παλμῶν
παρέχειν εἰκός· ἄρισλα δὲ ἂν ὑπὸ τῶν ψυχόντων ἀπωθοῖτο. Δῆλον δὲ 26
κἀκ τοῦ οἰδήματος, τοῦ | γεγενημένου περὶ τὸ | αἰδοῖον, ὅτι δεῖ τὸν 139
162 v°.
εἰρημένον τρόπον βοηθεῖν, ὥσλε καὶ εἰς κοιτῶνα, [ἐπὶ πλευρᾶς κεῖ-
10 σθαι] κάλλιον τῆς κλίσεως· οὐ γὰρ συμφέρει ὕπλιον ἀναπαύεσθαι·
καὶ γὰρ ὀν[ειρωγμῶν κινη]τικὸν, αἰδοίων τῇ θέρμῃ. Ἀποδιδράσκειν 27
δὲ καὶ λόγους, καὶ ἐνθυμή[ματα, καὶ ἐλ]πίδας ἀφροδισιασλικὰς, καὶ
πρὸ τούτων τὰς ὄψεις, εἰδότα ὅτι καὶ ἐν [ὀνείροις], μήτι γε τὰ ἐναργῆ,

substances énumérées, en les mêlant une à une, ou deux à deux; il faut
délayer tous ces médicaments dans du vinaigre ou dans l'eau, ou dans du
vin d'un goût sucré, ou dans du vin nouveau cuit. Ce qui échauffe ne 25
convient, en aucune façon, ni au pénis, ni aux lombes; car on doit repousser ce qui remplit ces parties et ce qui se porte vers elles, que ce
soit du sang, du pneuma, ou l'une et l'autre chose; c'est là, en effet,
vraisemblablement ce qui constitue le principe des palpitations, le froid
les repousse très-bien. Il est évident, par la tuméfaction du pénis, qu'il 26
faut recourir à ce genre de traitement; et qu'en conséquence, eu égard
à la manière de se tenir au lit, mieux vaut être couché sur le côté que sur
le dos; car il ne convient pas de se coucher sur le dos : cette position produit des rêves érotiques par l'échauffement des parties génitales. On évitera 27
les discours, les pensées, les convoitises vénériennes, et, par-dessus tout,
on se défendra de ce que les yeux voient, sachant bien que toutes ces choses,

2. συμφέροι ex em.; συμφέρῃ A Ma.
— 3. διιέναι ex em. Ma; ἰέναι A; διῆναι
conj. E. — Ib. σιραίῳ conj. Ma; συραίῳ
A. — 9-10. εἰς κοιτῶνα, κ. τ. ἑ.] Voy.
notes. κοιτῶνα..... κάλλιον Ma; κοιτῶνα
[π ou ἐπ, puis débris d'une lettre in-
déterminée; puis lac. 6-7 l.] κάλλιον A.

— 11. ὀν... τικόν Ma; ὀνειρ [lac. 6-7 l.]
τικόν A; ειρ est un peu effacé. — 12.
ἐνθυμή..... πίδας Ma; ἐνθυμήμ [lac.
5-6 l.] πίδας A. — 13. ἐν [4-5 l.] μή-
τοιγε (lis. μήτι γε) A Ma. — Ib. ἐνεργῆ
Ma, sans doute par suite d'une faute
d'impression.

M. 162 v°. Matth. 139-140.

ταῦτα προτρέπει μίσγεσθαι, εἰ μ[ὲν λαβρῶς] διαιτώμενός τις καὶ
σίτῳ δαψιλεῖ ἀπέχοιτο τῶν ἀφροδισίων, ἀνιαρῶς [τε] αὐτὸ δρά-
σαι, καὶ ἄνευ τοῦ ἐπιθυμεῖν, ὅπερ οὐχ ἥκισ͵α παροξυντικόν· εἰ δὲ
ὡς εἴρηται διαιτώμενος, ἀπέχοιτο, ῥᾶσ͵ον οὕτω γίγνοιτο ἂν καὶ
28 εὐφορώτατον. Ἔχει δέ τι χρήσιμον ἐν ποτῷ ποτε πληρωθῆναι πέρα   5
τοῦ μετρίου, καὶ τοῖς ἐμέτοις κενῶσαι [τὴν] πλησμονήν· φυλάσσε-
σθαι δὲ ἐν τῇ προσφορᾷ τὰ ἄγαν τρόφιμα, οἷον πλῆθος κρεῶν, καὶ
τὰ ἄγαν φλεγματώδη· ταῦτα δὲ τὰ γλυκέα τὸ ἐπίπαν ἐσ͵ίν· καὶ τὰ
140 φυσώδη ὥσπερ τὸ γάλα καὶ τὸν τυρόν, καὶ τῶν ὀσπρίων | κυάμους,
καὶ τῶν τραγημάτων τὰς σαρδιανὰς βαλάνους· βολβοὺς δὲ, καὶ πο-   10
λυπόδια, καὶ ὅλως τὸ τῶν σελαχίων γένος, καὶ παντελῶς ἐξαίρειν
29 τῆς διαίτης· δοκεῖ γὰρ παρορμᾶν πρὸς ἀφροδίσια. Πίνειν δὲ φάρμακα, τὸν τοῦ περικλυμένου καρπὸν, καὶ τὴν τῆς νυμφαίας ῥίζαν

même en songe, encore qu'elles ne soient pas alors très-évidentes, excitent
à la copulation, si on s'est abstenu du coït après avoir mangé des mets
succulents et en abondance; n'accomplissez pas non plus l'acte à contre-
cœur et sans en éprouver un vif désir; car cela cause une vive excitation;
si, au contraire, on s'abstient du coït après avoir suivi le régime sévère
que j'ai prescrit plus haut, la continence sera très-facile et très-aisément
28 supportée. Il y a quelque utilité à boire de temps en temps outre mesure,
et à évacuer le surplus par des vomissements; on évitera, dans les repas, les
aliments trop nutritifs, par exemple, une trop grande quantité de viande,
les mets qui engendrent beaucoup de phlegme (or les substances qui
sont douces sont particulièrement dans ce cas) et ceux qui procurent
des vents, comme le font le lait et le fromage; parmi les légumes secs,
les fèves, et parmi les objets de dessert, les châtaignes; il faut éviter absolument dans les repas les bulbes de vaccet, les poulpes et toute espè-
pèce de poissons cartilagineux; car cela paraît porter aux plaisirs vé-
29 nériens. Comme médicaments internes, on prendra des semences de
chèvrefeuille, de la racine de nénuphar; cela remédie aux rêves éro-

---

1. ἐὰν (lis. εἰ) μ[lac. 4-5 l.] διαιτώμ.
A Ma; dans A, après le μ, on voit les
débris du λ et de l'α. — 2. ἀνιαρῶς...
αὐτό Ma; ἀνιαρῶς τε αὐτό A. — 3. ἄνευ
ex em.; οὐκ ἄνευ A Ma. — 6. [τὴν] om.

A Ma. — 8. τοιαῦτα conj. Ma. — 9.
ὥσπερ τό ex em.; ὥσπερεί A Ma. — 11.
ἐξαιρεῖν conj. Ma. — 13. τὸν τῆς ν.
ῥίξης Ma, sans doute par faute d'impression; τὴν τῆς ν. ῥίζαν A.

καὶ ὀνειρωγμοῖς βοηθεῖ, καὶ τῶν ἀληθινῶν ἀποτρέπει μίξεων. Εἴτε 30
οὖν ὁ παλμὸς προκαλεῖται τὰ ἀφροδίσια, [εἴτε τὰ ἀφροδίσια] ἀνα-
κινεῖ τὸν παλμὸν, συμφέροι ἂν ποιεῖν ἐπὶ ἑκάσῳ, ὡς εἴρηται. Μέ- 31
γισ]ον δὲ κεφάλαιον ἡ δίαιτα εἰσφέρεται σωφρονοῦσα καὶ ἐγκρα-
5 τής, τά τε ἄλλα, καὶ περὶ τὴν προσφοράν. Ἀλλὰ ἂν μὲν ἐπὶ τούτοις 32
κἀνταῦθα παύηται τὸ σύμπ]ωμα, εἴη ἂν τὸ δέον ἅπαν γεγονός· ἵνα
δὲ μηδέποτε ὑπο|σ]ρέψῃ, χρόνῳ τε ποιητέον ταῦτα, καὶ ταῖς φλεβο- 141
τομίαις συνεχέσ]ερον χρησ]έον, μάλισ]α δὲ τοῦ ἔαρος· τότε γὰρ
καὶ πνευματωδέσ]ερον, καὶ πλεῖσ]ον τὸ αἷμα.

10 Ῥέποντος δὲ εἰς μὲν γονόρροιαν, προθυμότερον πίνειν τοῦ πε- 33
ρικλυμένου, καὶ τῆς νυμφαίας, καὶ | [τοῦ ἀδιάντου], καὶ τῆς ἴριδος, 163 r°.
καὶ καταψύχειν τοῖς ἐπιχρίσμασι προθυμ[οτέρως, καὶ τὴν] ἄλλην
δίαιταν μὴ πάνυ μὲν πλήσμιον διαιτᾶσθαι, ὥσ]ε καὶ διαπονεῖν

tiques et éloigne de la véritable copulation. Soit donc que la palpitation 30
provoque ces désirs vénériens, ou que les désirs vénériens augmentent
la palpitation, on réussira en agissant contre l'un et l'autre, comme il a
été dit. Le point important, c'est la sobriété et la tempérance dans le ré- 31
gime, aussi bien pour ce qui regarde l'alimentation que pour les autres
parties de l'hygiène. Si la palpitation cède à ces mesures, on obtiendra 32
tout le résultat qu'on peut en attendre; mais, si l'on veut que la maladie ne revienne plus, il faut insister longtemps sur ce traitement, et
recourir fréquemment à la saignée, surtout pendant le printemps; car
alors le sang est plus chargé de pneuma et plus abondant.

Si la maladie tourne à la gonorrhée on se hâtera de boire des infu- 33
sions de chèvrefeuille, de nénuphar, de capillaire et d'iris; on fera
promptement des onctions froides [sur les lombes]; quant au reste du
régime, on évitera la réplétion; en conséquence on s'exposera fréquem-

2. [εἴτε τὰ ἀφροδίσια] ex em.; om. A
Ma qui conj. π. προκαλεῖται, εἴτε τὰ
ἀφρ. ἀνακ. — 3. συμφέροιαν A, — 5.
καὶ περί] τὰ περί, conj. Ma.—8. ἔαρος
ex em. Ma ; ἀέρος A. — 11. καὶ.....
καὶ Ma; après καί. dernier mot de la
dernière ligne du fol. 162, vient le fol.

163, qui commence par une lac. de 5-
6 l. puis on lit του καὶ τῆς ἴριδος qui
est en partie décalqué sur le fol. 162 v°.
— 12. προθυμ... ἄλλην Ma; προθυμο
[lac. 5-6 l.] ἄλλην A. — 13. πλήσμη
Ma; πλήσμιον A. — lb. et p. 77, l. 1,
διαπονεῖν [lac. 4-5 l.] συμφέρει A Ma.

Ms. 163 r°. Matth. 141-142.

[συνεχῶς] · συμφέρει γὰρ, εἴπερ τι, καὶ σ7ερρὸν ταῖς ταλαιπωρίαις
34 [καὶ] ἰσχυρότερον ἀποδεῖ[ξαι τὸ σῶ]μα. Τὴν μὲν οὖν ὀσφὺν τῇ διὰ τῶν
ἀλειμμάτων τρίψει, καὶ ταῖς ἐπι[κύψεσι] γυμνάζειν· τὰ δὲ ἄνω ταῖς
χειρονομίαις, καὶ ταῖς τῶν κωρύκων ἀφέσεσι, καὶ τοῖς συκτικοῖς
142 πόνοις· ἄμεινον δὲ | τὰ ἄνω πλεονεκτεῖν, ἵνα ἀντισπῶτο ἡ τροφὴ, 5
35 εἴ γε μὴν δύναιτο φέρειν. Οἷς δὲ, πρὶν καταλεπ7υνθῆναι, καὶ ψυ-
χρολουτεῖν ἄμεινον, ὅσα τε ἄλλα τοῖς ὁτιοῦν παρειμένοις συμφέρει,
ταῦτα καὶ νῦν συνοίσει, καταπλάσσειν μὲν τῷ νάπυϊ τὰ περὶ τὴν
36 ὀσφὺν, καὶ τὸ ἦτρον, πίνειν δὲ τοῦ κασ7ορίου. Ἀλλὰ φήσει τις
37 ὑπεναντία ταῦτα εἶναι τῷ ψύχειν. Τίς δὲ ἂν λέγοι· ἀλλὰ εἰ τὸν 10
καιρὸν ἐπὶ ἑκάσ7ῳ λογίζοιο, εἰδείης ἂν ὡς ἀμφότερα [κα]λῶς παρή-
38 νηται. Περὶ μέν γε τὰς ἀρχὰς καὶ τὴν πρώτην πεῖραν τῆς νόσου

ment à la fatigue, car il convient surtout d'endurcir et de renforcer le
34 corps par des exercices pénibles. Il faut donc à la fois exercer les lombes
par des frictions avec des matières grasses et par des mouvements de
flexion, et les parties supérieures par des gesticulations, par le jeu du *co-
rycos* et par le pugilat; il est meilleur, si on peut le supporter, de faire
prédominer [dans les mouvements] les parties supérieures, afin que la
35 nourriture soit retirée des parties inférieures. D'un autre côté, il est
bon encore de recourir aux bains froids chez certains individus avant
qu'ils soient amaigris; ce qui convient dans toute autre espèce de paralysie convient aussi dans le cas présent : par exemple, placer sur les
lombes et le bas-ventre des cataplasmes à la moutarde et boire du casto-
36 réum. Ces choses, dira-t-on, sont en opposition avec l'idée de refroidir.
37 Cependant on pourrait répondre : si vous considérez l'opportunité eu
égard à l'emploi de chacun de ces remèdes, vous reconnaîtrez qu'on a
38 recommandé à juste titre ces deux moyens thérapeutiques. Au commencement et à la première atteinte de la maladie, il est préférable de recourir

2. ἀποδεῖ [lacune 4-5 l.] μα A Ma
qui conjecture σ7ερραῖς ταλαιπωρίαις
ἰσχυρότερον ἀποδεῖξαι ἅμα. J'ai seulement ajouté [καὶ] devant ἰσχυρ. —
3. ἐπι [lac. 3-4 l.] γυμνάζειν A Ma. —
4. τοῖς à moitié effacé à la marge de
fond ; même remarque pour les premières lettres des 4 lig. suiv. du ms. —
6. Οἷς Ma (qui conj. Τοῖς); A porte Οἷσι.
— 10. Entre ψύχειν et Τίς Ma suppose
à tort une lac. dans A. — Ib. Λέγοι
δὲ ἄν τις conj. E. — 11. εἰδείης ἂν ex em.
E; εἰ δὲ ἦσαν A Ma. — Ib. ἀμφότερα...
λως Ma; ἀμφότερα καλῶς A (κα très-pâle).

Ms. 163 r°. Matth. 142-143-144.

ψύχειν ἄμεινον· καὶ γὰρ τὸ ψυχρὸν ἰσχὺν ἐντίθησιν· ὅταν δὲ ναρ-
κήσαντα καὶ παρεθέντα εἰς τέλος ἀκρατῆ σφῶν αὐτῶν καὶ πάνυ
ῥοώδη γένηται, τότε θερμαντέα τοῖς τε εἰρημένοις, καὶ ἄλλως πως·
εἴθε γὰρ τῷ γονορ|ῥοϊκῷ γενέσθαι ἔντασιν, καὶ ἐπιθυμίαν μίξεως 143
5　ἀληθινῆς, καὶ ἔτι αὐτὸν κορεσθῆναι μισγόμενον, καὶ χρόνῳ ἀπαλ-
λάξαι· τοῦτο γὰρ σαφεῖς καὶ χρησ1ὰς ἐλπίδας παρέχει τῇ ἰάσει.
Τό γε μὴν χλιαροῖς θερμαίνειν ἐκλυτικὸν, τὸ δὲ μειζόνως ξηραντι- 39
κόν· δέονται δὲ καὶ ἐπιξηραίνεσθαι, ὅπερ νᾶπυ καὶ κασ1όριον ἄρισ1α
ἐξεργάζονται.

10　Τοὺς δὲ σατυριασμοὺς θεραπεύειν ταῖς φλεβοτομίαις, τῷ ἐνδεεῖ 40
τῆς διαίτης, ὑδροπο|σίαις, τοῖς ψύχουσι φαρμάκοις. Ἀγαθὸν δὲ αὐ- 144
41
τοῖς ἐπίβρεγμα, οἶνος γλυκὺς καὶ ῥόδινον· εἰ δὲ βούλει ποιεῖν ἰσχυρότερον, μίσγειν καὶ τῶν ψυκτικῶν χυλῶν· εἴρηται δὲ τοιαῦτα πολλὰ
ὀλίγον ἔμπροσθεν, ἐξ ὧν αἱρεῖσθαι τὸ σύμμετρον τῇ νόσῳ δύναται ὁ

---

aux réfrigérants, car le refroidissement augmente les forces ; mais, quand
les membres engourdis et paralysés sont dans une impossibilité absolue
de se diriger et se laissent complétement aller, alors il importe de réchauffer avec les substances prescrites, ou de quelque autre manière ;
combien il est à souhaiter que l'individu affecté de gonorrhée ait une
érection et le désir d'une vraie copulation, qu'il puisse satisfaire ce désir
et qu'il soit soulagé pour un temps ! cela donne en effet de légitimes
espérances de guérison. Échauffer avec des substances tièdes produit 39
une action affaiblissante ; avec des substances plus chaudes, une action
dessiccative ; or il convient de dessécher : la moutarde et le castoréum
remplissent très-bien cet office.

Il faut traiter le satyriasis par la saignée, par un régime sévère, par 40
l'usage de l'eau, par des médicaments refroidissants. Le vin d'un goût 41
sucré ou l'huile aux roses sont, dans ce cas, une bonne embrocation ; si on
veut la rendre plus forte, on ajoute des sucs réfrigérants ; j'en ai énuméré
plusieurs un peu plus haut ; le bon médecin pourra choisir celui qui est

---

3. πως ex em. ; ὅπως A Ma. — 4. Prim.　　γάζεται Ma sans avertir ; ἐξεργάζονται A.
ἔνσ1ασιν A ; mais le σ a été gratté, ce　　Après ce mot, A donne le signe de la
dont Ma ne s'est pas aperçu. — 9. ἐξερ-　　fin d'un chapitre : ᴖ.

Ms. 163 v°. Matth. 144-145.

42 ἀγαθὸς ἰατρός. Ὑποτιθεὶς δὲ ἔριον ἐξαμμένον οἰσυπηρὸν, χρῆσθαι τοῖς

163 v°. ἐπιβρέγμασι | κατά τε τοῦ ἤτρου καὶ αὐτῶν [τῶν] αἰδοίων· οὐ κάκιον
δὲ [καὶ αὐτὰ τοῖς ψυκτηρίοις διὰ] τῶν ἐρίων ἐπιχρίειν, καὶ τὴν ὀσφὺν
δὲ [ἀναψύχειν τοῖς αὐτοῖς· ἀγαθὸν δὲ καὶ ψύλλιον] μετὰ τῆς πάλης·
ἕψειν δὲ ἐν γλυκεῖ τὸ ψύλλιον, καὶ οὕτ[ως δεύσας, τὰ μόρια κα]τα-   5

43 πλάσσειν· ἀναψύχει γὰρ πλέον. Προνοεῖσθαι δὲ καὶ γασ|[τρὸς δια-
145 χωρήσεως], μηδενὶ μέντοι τῶν πυρούντων καὶ δακνόντων φαρμάκων·
ταῦτα [γὰρ χο.....]6ης, καὶ παρεντείνει τὰς ἐντάσεις· ἀλλὰ ὥσ1ε τὰ
μέτρια διαχωρ[εῖν ἐπὶ ἡμέ]ρας· ἐξαρκεῖ δὲ εἰς τοῦτο ἡ τῶν λαχάνων
προσφορά· εἰ δὲ δοκοῖ καὶ ἰσχ[υροτέρου] τινὸς δεῖσθαι, τῆς ἀλόης   10
οὐδὲν ἂν εἴη βέλτιον ἡσυχῇ κενῶσαι· δύναται δὲ καὶ τὰ ἁπαλὰ κλύ-

42 en harmonie avec la maladie. Pratiquez les embrocations en plaçant une
compresse de laine en suint, cardée, sur le bas-ventre et sur les organes
génitaux; il n'est pas mauvais non plus d'y faire des onctions avec de la
laine trempée dans des médicaments froids, et aussi de refroidir les lombes
de la même manière; le pulicaire uni à de la farine fine est également bon;
on fait cuire le pulicaire dans du vin d'un goût sucré; on y trempe la laine
qu'on met en cataplasme sur les parties; de cette façon on refroidit davan-

43 tage. Ayez soin de ne procurer d'évacuation par aucun remède incendiaire
ou irritant, car ces remèdes excitent... et augmentent les érections; mais
tâchez d'obtenir, pendant plusieurs jours, des selles modérées; il suffit pour
cela de manger des légumes verts; si on croit devoir recourir à un remède
plus énergique, aucun n'est préférable à l'aloès pour produire des évacua-

1. Ὑποτιθεὶς ex em. E; Ὑποτιθέν A
Ma. — 2. τε ex em.; δέ A Ma. — Ib.
[τῶν] ex em.; om. A Ma. — 2-3. κάκιον
δὲ... τῶν Ma; κάκιον δὲ [καὶ αὐτὰ τοῖς
ψυ en transp. puis lac. 7-8 l.] τῶν A.
— 3-4. ὀσφῦν δὲ... λ... μετά Ma; dans
A, après ὀσφῦν δὲ, on voit, en dehors
du papier collé, les débris manifestes
d'ἀναψύχειν, puis le mot τοῖς et la lettre
α, puis ὑτοῖς ἀγαθόν, puis lac. de 4-5 l.
puis, à la marge externe, non pas seul.
un λ, mais λιον. — 5-6. καὶ οὕτ... ταπλάσσειν Ma (qui conj. ὅτῳ καταπλ.); καὶ
οὕτ[ως δεύσας, τ en transp. puis lac. 5-6

l.] ταπλάσσειν. A. — 6-7. καὶ γασ... μηδενί Ma; καὶ γασ[1ρος, puis διεγεῖ? en
transp. puis lacune 5-6 l.] μηδενί A.
— 8. ταῦτα..... 6ει καί Ma; ταῦτα [γὰρ
χο ou χα, puis lac. 3-4 l. puis à la
marge ext. 6ης] καί A. — Ib. ἀλλὰ ὥσ1ε
ex em. ἄλλως τε A Ma. — 9. διαχωρ...
ρας Ma; διαχωρ[εῖν ἐφ, ἡ en transp.
lac. 2 l.]ρας A. — 10. εἰ δὲ δοκοῖ ex em.
Ma; εἰ δεδόικει A. — Ib. ἰσχ..... τινός Ma (qui conjecture ἰσχυροτέρου);
ἰσχ[υροτέρου en transp.] τινος A. —
11. καί est à moitié effacé à la marge de
fond.

σματα παρέχειν τὸ δέον · πάνυ γὰρ προνοεῖσθαι μηδὲ Θλίβειν τὴν
ὀσφὺν καὶ τὴν κύσλιν, ὡς τοῦτο οὐδενὸς ἧσσον [ὂν] ἐρεθισλικόν · αἱ
δὲ κενώσεις ἐκλύουσι τὰς ἐντάσεις. Εἰ μὲν οὖν πρὸς ταῦτα χαλῶεν, 44
εὖ ἂν ἔχοι · [μενόντων] δὲ καὶ παροξυνόντων ἔτι τῶν παθῶν, σι-
5 κύας μὲν προσθετέον ἤτρῳ καὶ ὀσφύϊ, καὶ ὅσον πλεῖσλον δι' αὐτῶν
κενωτέον. Ἐπιβρεκτέον δὲ, μετὰ τὰς σικύας, τῷ τοῦ πηγάνου ἀφε- 45
ψήματι · μετὰ δὲ τῇ ῥίζῃ τῆς ἀλθαίας, ἐν μελικράτῳ ἑφθῇ καταπλα-
σλέον · μίσγειν δὲ τῇ ῥίζῃ, ἢ βουκέρως ἄλευρον, | ἢ λινοσπέρμα- 146
τος, ἢ ἄρτον ξηρὸν κεκομμένον καὶ διηθημένον, ἢ τὰ ἀπαλὰ τοῦ
10 ἱπνίτου ἄρτου · καὶ αὐτὸ δὲ τὸ βούκερας ἐν μελικράτῳ ἑφθὸν, καὶ
τὸ σπέρμα τοῦ λίνου ἐπιτήδεια. Παρασκευάζειν δὲ καὶ πυρίας, ἕψων 46
ἐν τῷ ὕδατι τῆς μαλάχης, ἢ τοῦ λευκοΐου, ἢ τῆς ἀρτεμισίας, ἢ τοῦ
πηγάνου, ἢ τοῦ | βουκέρως, καὶ τούτῳ πυριᾶν, ἐγχέων εἰς κρα- 147
τῆρα καὶ κελεύειν βρέχειν μέχρι τοῦ ἤτρου · πολλάκις γὰρ ἐκλύει
15 τὰς εὐτονίας. Ἐν δὲ τούτῳ τῷ τρόπῳ τῆς Θεραπείας, καὶ ὅσα ἄλλα 47

tions douces; les lavements adoucissants peuvent aussi produire l'effet dé-
siré; on évitera surtout de fatiguer les lombes et la vessie, car rien n'est
plus excitant, tandis que les évacuations affaiblissent les érections. Si, sous 44
l'influence de ces moyens, il y a du relâchement, c'est bien ; mais, si la maladie persiste et s'aggrave encore, il faut placer les ventouses sur les lombes
et sur le bas-ventre et tirer le plus de sang possible. Après cela on fomente 45
avec une décoction de rue, ensuite on applique un cataplasme fait avec de
la racine de guimauve cuite dans du mélicrat; on mêle à la guimauve soit
de la farine de fenugrec, soit de la farine de lin ou du pain séché, broyé
et tamisé, ou de la mie d'un pain cuit dans un grand four; la semence
entière de fenugrec ou la graine de lin, cuites dans du mélicrat, sont
également convenables. On peut aussi préparer des fomentations avec 46
une décoction aqueuse de mauve, ou de giroflée, ou d'armoise, ou de
rue, ou de fenugrec; on verse la décoction dans un cratère et on fait
baigner le malade jusqu'au bas-ventre, car souvent on fait disparaître
la tension. Dans le traitement de cette maladie, tous les moyens dirigés 47

2. [ὂν] ex em.; om. A Ma. — 4. ἔχοι ex μενόντων Α. — 10. τό Ma sans avertir;
em.; ἔχῃ A Ma. — Ib. ἔχη... τῶν Ma ; ἔχη τοῦ Α. — 14. ἐκλύει ex em.; ἐκλύειν A Ma.

τῶν σπασμῶν ἰαμάτά ἐσ7ι, συμφέρει · Θάλψίς τε ὅλου τοῦ σώματος, καὶ τὸ διὰ τοῦ σικυωνίου, καὶ τοῦ κασ7ορίου χρίσμα, καὶ ὁ
τοῦ κασ7ορίου τρόπος · ταῦτα γὰρ προς ἄμφω τῇ πολλῇ πείρᾳ πε-
πίσ7ευται ἁρμόζειν, τὰς μὲν παραλύσεις [εἰς] αἴσθησιν καὶ ἰσχὺν
165 r°
48 ἄγοντα, τοὺς δὲ σπασμοὺς μαλάσσοντα καὶ ἀνιέντα. | — [Ἐπὶ δὲ 5
154-155 τῇ προσφο]|ρᾷ τὰ | μὲν ἄγαν τρόφιμα, καὶ τὰ [δύσ]πεπ7α, καὶ τὰ
φυσώ[δη, καὶ τὰ λυ]τικὰ τῆς γασ7ρὸς, καὶ τὰ οὐρητικὴν δύναμιν
ἔχοντα, πάντα [ἄχρησ7α] · ἐσθίειν δὲ τὰ μὲν πρῶτα λεπ7ῶν ῥο-
φημάτων, καὶ λαχάνων [μαλάχην,] καὶ λάπαθον, καὶ τεῦτλον, καὶ
κολοκύνθην, καὶ Θριδακίνης [καυλ]οὺς ἡψημένης, καὶ βλίτου, καὶ 10
ἀνδράφαξιν · δριμὺ δὲ μηδὲν προσφέρεσθαι, οἷον εὔζωμον, ἢ ῥα-
φανῖδα, ἢ γογγυλίδα, ἢ ὅρμενον, ἢ πράσον · δοκεῖ γὰρ παρορμᾷν

contre les spasmes sont également applicables : les fomentations générales, les onctions avec le concombre sauvage ou le castoréum et le traitement par le castoréum; car une longue expérience a démontré que ces
remèdes conviennent aux deux états en rendant le sentiment et la force
dans la paralysie, en adoucissant et en relâchant les parties prises de
48 spasme. En ce qui touche la nourriture, toute substance très-nourrissante,
de digestion difficile, flatulente, possédant une propriété laxative ou
diurétique est mauvaise; on donnera d'abord des bouillies légères, et,
parmi les légumes verts, de la mauve, de la patience, de la bette, de
la courge, des tiges de laitue cuite, de la blète, de l'arroche; il ne faut
rien manger d'âcre, ni roquette, ni raifort, ni navet, ni tige de choux, ni
poireau, car toutes ces plantes semblent exciter aux plaisirs vénériens.

3. ὀπός pro τρόπος conj. Ma. — 4. [εἰς] ex em. Ma; om. A. — 5. Après ἀνιέντα (ἀνιόντα A; ἀνιῶντα Ma) viennent les mots ἐπὶ δέ en transp. derrière une bande de papier au bas du fol. 163 v°. Ces deux mots terminent la dernière ligne, puis vient le fol. 164. (Voy. p. 61, var. de la ligne 5.) La suite du sens, la forme des déchirures et la cor-respondance des autres avaries, prouvent qu'il faut passer au fol. 165 qui com-

mence par une lac. de 6-7 l., puis ὀρᾷ (ρα Ma p. 154). — 6. τὰ..... πεπ7α Ma (il conj. δύσπεπ7α); mais ύς est très-lisible; le δ seul est un peu gratté. — 6-7. φυσώ[lac. 6-7 l.] τικά A Ma qui conj. φυσώδη καὶ τὰ ἐντατικά. — 8. πάντα [lac. 6-7 l.] ἐσθίειν A Ma qui conj. ἄχρησ7α. — 9. λαχάνων [lac. 4-5 l.] καὶ A Ma. — 10. Θριδακίνας..... οὺς Ma; Θριδακίνης [lac. 2-3 l. et débris d'un λ]οὺς Ma.

6

49
156

πρὸς ἀφροδίσια. — [Πήγανον μὲν] συμφέροι ἂν καὶ τῷ γονορρο|ϊκῷ,
καὶ τῷ σατυριῶντι· ἥκισ7α γὰρ ὂν φυσῶδες, τὰς ὁρμὰς ἐκλύει, καὶ
τὸ σπέρμα ἐλατ7οῖ· [ἡ δὲ] μίνθη τῷ γονορροϊκῷ μέγισ7ον βλάβος·
διαλύει γὰρ καὶ λεπ7ὸν τὸ σπέρμα ποιεῖ, ὥς γε καὶ τῷ μὴ πά-
5 σχοντι τὰς πέψεις εὐπετεῖς παρέχει· τῷ δὲ σατυριῶντι τάχα ἂν
συνενέγκαι, κατὰ τὴν ὑγρότητα τοῦ σπέρματος ἐπανιεῖσα τὸ σφόδρα σύντονον, ἀλλὰ μικρόν· πεφυλάχθαι γὰρ κἀνταῦθα μὴ κατασκήψῃ εἰς γονόρροιαν ὁ σατυριασμός· εἰ δὲ μὴ, δέχοιτο τις τὴν
ἀπόσκηψιν, ἡγούμενος | ὁπωσοῦν ἄμεινον εἶναι, φυγόντα τὸν ὀξὺν 157
10 κίνδυνον, κατὰ σχολὴν μετὰ ἀσφαλείας ἰᾶσθαι τὸ ἀπόσκημμα· οἶον
δὴ γίγνεται καὶ ἐπὶ τῶν ἄλλων, ὅταν ἐν ὀξέσι κατάρρους ἀποσ7ῇ,
ἑτέρωθι δὲ ἄλλο τι διαδέξηται, ἢ ἄρθρων πόνος, ἢ δυσεντερία, ἢ

La rue pourrait convenir aux individus affectés de gonorrhée ou de 49
satyriasis; en effet, n'étant pas du tout venteuse, elle émousse les désirs
et diminue le sperme; la menthe, au contraire, est extrêmement nuisible dans la gonorrhée, car elle dissout et atténue le sperme; du
moins elle procure aux personnes qui ne sont pas malades des digestions faciles; elle est peut-être avantageuse dans le satyriasis, parce qu'elle
apaise l'excès de tension en liquéfiant le sperme; en tout cas, il faut
en donner peu; on doit, en effet, éviter que le satyriasis ne se change
en gonorrhée; cependant, si on ne pouvait pas prévenir cette brusque
transformation, il faudrait en prendre son parti, pensant qu'il est, de
toute façon, préférable de fuir un danger immédiat et d'avoir à traiter à
son aise et avec sécurité une maladie substituée. C'est ce qui arrive aussi
dans d'autres circonstances, lorsque, dans une maladie aiguë, un flux
forme un dépôt, et qu'un autre symptôme succède ailleurs à cette maladie, par exemple une douleur aux articulations, la dyssenterie ou la

1. ἀφροδίσια. Περὶ δὲ τῆς μίνθης καὶ
τοῦ πηγάνου συμφέροι ἂν A Ma. Περὶ....
πηγάνου est un titre marginal passé
dans le texte; par suite on aura introduit δέ dans ce titre, lequel titre, à son
tour, aura fait disparaître les mots Πήγανον μέν, par lesquels devait commencer le vrai texte de Rufus. — 3. ἐλατ-

7οῖ..... μίνθη Ma; dans A, avant μίνθη,
il y a les traces de deux ou trois lettres
que je ne puis déterminer avec certitude, à cause du mauvais état de la
marge de fond; je suppose ἡ δέ. — 4.
λεπόν A; λεπ7όν Ma sans avertir. — Ib.
ὥσ7ε conj. Ma. — 8. δέχοιτο τις ex em.;
δέχοιτο τι A.

Ms. 165 v°. Matth. 157-158.

διάρροια· τὰ γὰρ τοιαῦτα ἄλλως οὐχ αἱρετά ἐσ̓τι, τότε δὲ χρησ̓ῶς
50 ἐπιγίνεται τοῖς κινδυνώδεσιν. Περὶ μὲν τῆς μίνθης σκεπ̓έον πότερα
χρησ̓έον, ἢ μή· τῶν δὲ ὑπολοίπων κατὰ τὴν προσφοράν, κατὰ ὅσον
ἐνδίδωσι τὰ πάθη, κατὰ τοσοῦτον ἐφιέναι, καὶ ἰχθυδίων πετραίων
51 ἀπαλοσάρκων γεύεσθαι, καὶ κρεῶν ὀρνιθείων. Ὅταν δὲ ἐν ἀσφαλείᾳ 5
δοκῶσιν εἶναι, καὶ τῶν ἄλλων κρεῶν προσφέ[ρεσθαι, καὶ τούτων
165 v° δὲ] πόδας, καὶ ὦτα, καὶ ῥυγχία, καὶ τὴν ἀνακομιδὴν ποιεῖσθαι | διὰ
158 τρίψεων, καὶ περιπάτων, | καὶ λουτρῶν. Ἄρ[τι μὲν οὖν πεπεμμένου]
52 τοῦ πάθους αἱ θερμολουσίαι καὶ ἀναγ[καῖαι καὶ λυτικαί· προϊόντι]
δὲ τῷ χρόνῳ τολμητέον καὶ ψυχρολουτεῖν· μέγ[ισ̓ον δὲ εἰς τὴν ἴασιν] 10
τοῦτο· μὴ ταχὺ δὲ ἐφιέναι μίσγεσθαι, καὶ τὰς ὄψεις [καὶ τὰς ὑπο-
νοίας], καὶ πᾶσαν ἔννοιαν ἀφροδισιασ̓ικὴν, καὶ ἀκολασ̓[ίαν ἐκ-

diarrhée; autrement, en effet, ces accidents ne sont pas désirables;
mais, dans ce cas, ils surviennent heureusement pour combattre le dan-
50 ger. Quant à la menthe, considérez s'il est utile de l'employer ou non;
du reste, en ce qui touche aux aliments et aux boissons, on doit en
accorder au fur et à mesure que la maladie diminue; on mangera des
poissons de roche, qui ont la chair tendre, et de la chair de poule.
51 Lorsque les malades paraissent hors de danger, on leur permet d'autres
viandes, et, parmi ces viandes, on choisira les pieds, les oreilles, le museau; pour reconforter on a recours aux frictions, aux promenades, aux
52 bains. C'est quand la maladie vient d'arriver à maturité que les bains
chauds sont nécessaires et résolvent l'affection; avec le temps on peut ha-
sarder les bains froids, car c'est un moyen énergique; il ne faut pas se
hâter de permettre le coït; on doit, au contraire, éloigner les regards,
les allusions licencieuses, toute pensée d'amour, tout libertinage, afin

6-7. προσφέ..... πόδας Ma; προσφέ
[traces très-faibles de ρεσθαι, plus sensibles de καὶ τούτων δὲ] πόδας A. —
8-9. Ἄρ..... τοῦ Ma; Ἄρ[τι μὲν οὖν πε
en transp.; lac. 5-6 l.] τοῦ A. L'esprit et
l'accent de Ἄρτι ont aujourd'hui disparu du Ms.; Ma a écrit ἀρ., soit qu'il ait
encore vu l'esprit, soit qu'il ait songé à
ἀρτίως.— 9-10. ἀναγ.... δὲ τῷ Ma; ἀναγ-
[καῖαι καὶ λυ en transp.; lac. 6-7 l.] δὲ τῷ
A. —10-11. μέγ.... τοῦτο Ma; μέγ[ισ̓ον
δὲ εἰς en transp.; lac. 5-6 l.] τοῦτο A. —
11-12. ὄψεις..... καί Ma; ὄψεις [καὶ τὰς
ὑπ en transp.; lac. 4-5 l.] καί A. — 12-
p. 84, l. 1. ἀκολασ̓..... ὅπως Ma; ἀκο-
λασ̓[ίαν ἐκκλίνειν en transp.] ὅπως A.

κλίνειν], ὅπως διὰ σωφροσύνης κατασίήσωσιν αὐτοὺς [εἰς τὸ σαν-]
τελῶς ὑγιαίνειν.

que, par la retenue, les malades arrivent eux-mêmes à se guérir complétement.

1-2. αὐτοὺς..... τελῶς Ma; αὐτοὺς [εἰ
en dehors du papier collé et σ τὸ ou τὲ
σὰν en transp.]τελῶς A. Après ὑγιαίνειν

vient en titre : Περὶ σατυριασμοῦ ἢ γο-
νορρίας (ας est sous le papier collé); à
ce mot finit le manuscrit.

ΑΕΤΙΟΥ ΤΟΥ ΑΜΙΔΗΝΟΥ

ΒΙΒΛΙΟΝ ΙΑ΄.

Κεφ. α΄ (ς΄) [1]. Περὶ διαβήτου. Ἐκ τῶν Γαληνοῦ.

Ὁ διαβήτης χρόνιόν ἐσῖι πάθος περὶ τοὺς νεφροὺς συνισῖάμενον, πολυποσίας ἐμ-
ποιητικὸν μετὰ τοῦ καὶ τὸ πινόμενον ἅμα νοήματι ἐξουρεῖσθαι· τινὲς δὲ τὸ πάθος
ὕδερον εἰς ἀμίδα καλοῦσιν, ἕτεροι δὲ λειουρίαν, ἄλλοι δὲ διψακόν. Παρακολουθεῖ δὲ
τοῖς πάσχουσι δίψος σύντονον, καὶ οὐδεὶς κόρος ἐξ οὐδενὸς ὑγροῦ προσφορᾶς γί-
νεται· ἐνίοτε δὲ καὶ δίχα δίψους ἀπληρώτως ἔχουσιν ὑγροῦ οἱ πεπονθότες, τουτέσῖι 5
συνεχῶς προσφερόμενοι τὸ ποτὸν, οὐ μὴν πληρούμενοι διὰ τὸ ἐν τάχει ἐξουρεῖσθαι
τὸ ποθέν. Αὐτῶν δὲ τῶν νεφρῶν ἴδιόν ἐσῖι πάθος ὁ διαβήτης ὀρεγομένων μὲν ἀμέτρως τὸ ὑγρὸν, κατέχειν δὲ αὐτὸ οὐ δυναμένων διὰ τὴν ἀσθένειαν τῆς καθεκτικῆς ἐν
αὐτοῖς δυνάμεως· ὥσπερ γὰρ (γε?) ἐπὶ τῶν κυνωδῶν ὀρέξεων καὶ ἐπί τινων λειεντεριῶν
ὀρέξεις μὲν σφοδρόταται γίνονται αἵ τινες ἀναγκάζουσι πολλὰ μὲν καὶ λαύρως προσ- 10
φέρεσθαι σιτία, οὐδὲν δὲ σχεδὸν τῶν εἰσφερομένων κατέχεται· ἀλλὰ ἐπὶ μὲν τῶν
κυνωδῶν ὀρέξεων διὰ τὸ βάρος ἀπεμεῖται, ἐπὶ δὲ τῶν λειεντεριῶν, καὶ διὰ τὸ βάρος,
καὶ διὰ τὴν ὑποκειμένην ἀσθένειαν τῆς καθεκτικῆς δυνάμεως κάτω διαχωρεῖται ἄπεπῖα.
Κατὰ τὸν αὐτὸν τρόπον καὶ ἐν τοῖς νεφροῖς σφοδροτάτη μὲν γίνεται τῆς ὀρρώδους
ὑγρότητος ὄρεξις, διὰ δὲ τὴν ἀσθένειαν τῆς καθεκτικῆς ἐν αὐτοῖς δυνάμεως ἀθρόον 15
ἐπὶ τὴν κύσῖιν τὴν ἔκκρισιν αὐτῆς ποιοῦνται. — Ἀρεταῖος (*Chronic. Sig. II, 2*) δὲ
προσῖίθησι καὶ ταῦτα· Τὰ σπλάγχνα αὐτοῖς καίεσθαι δοκοῦσιν, ἀσώδεις, ἄποροι,
οὐκ εἰς μακρὸν Ͽνήσκουσιν· πυριφλεγὲς δίψαι· καὶ ἀπούρησις ταχεῖα, ἀλλὰ κἂν
εἰς μικρὸν κατάσχωσι τὸ οὖρον, παροιδέουσι ὀσφὺν, ὄρχεις καὶ ἰσχία (p. 114-115)
éd. Ermerins). Ἢν δὲ ἐπὶ μᾶλλον αὔξηται, Ͽερμασία δακνώδης ἐν τοῖς σπλάγχνοις, 20
τὸ ἐπιγάσῖριον ῥυτιδοῦται, καὶ φλέβες ἐν αὐτῷ ἐπαίρονται, ἰσχνοὶ δὲ τὴν ὅλην
ἕξιν (p. 115), τηκεδὼν δὲ τοῦ σώματος γίγνεται δεινή (p. 115). Ἄλλοι δὲ οὐκ οὐ-

---

Cн. 1, l. 1-2. ποιητικὸν BCV. — 2. τό
om. C. — Ib. νοήματι (et en interligne ρο-
Φήματι) B; una cum hoc potu Corn. — 3.
λειεντερίαν BCMOV; Corn. a la leçon de
AU, et il ajoute : *et siphonem a fusorii instru-
menti similitudine appellant.* — 4-5. προσ-
Φορᾶς...., ὑγροῦ om. U. — 4. προσφορά
A. — 4-5. γίγνεται A et ainsi presque toujours. — 6. μέν BC; μήν A. — 7. τὸ πάθος
BV. — 9-12. ὀρέξεων.... κυνωδῶν om. U.
— 10. μέν avant σφ. om. AX. — 11. τὰ
σιτία BC. — 15. δέ om. V. — Ib. ἐν αὐτοῖς
om. BC. — Ib. ἀθρόως BUX. — 16. αὐτοῦ
U; αὐτῶν V. — 17. ἀσώδεις γὰρ οὗτοι καὶ

ἄποροι BC. — 18. Ͽνήσκουσι· πυριφλεγέες δίψαι καὶ ἀπόρυσι (et en correction
ἀπορυσῖ) τάχια A; Ͽνήσκουσι· πυρὶ
φλέγεσθαι δίψαι καὶ ἀπούρησιν ταχείαν V;
Ͽνήσκουσι (ὡς ἐν ou ὡσὰν Corn.) πυρὶ
φλέγεσθαι δίψαι (δίψα Corn.) καὶ ἀπούρησις ταχεῖα U Corn.; Ͽνήσκουσι ὡς ἐν
πυρὶ φλέγουσι δίψει καὶ ἀπούρ. αὐτοῖς
ταχεῖα BC. — 19. παροιδοῦνται BC. —
20. εἰ δὲ ἔτι μᾶλλον αὐξεται BC (qui a le
texte de A et U à la marge) V. — 21. καὶ
αἱ φλέβες αἵ ἐν αὐτῷ κ. τ. ἑ. BCX. — Ib.
ἄλλην BC. — 22. καὶ τηκεδὼν τοῦ σ. BC.
— Ib. γίγνονται A.

---

[1] Le chiffre mis entre parenthèses indique le numéro du chapitre correspondant de Rufus,

ροῦσιν, οὐδέ τις ἄλλη τοῦ πινομένου διαπνοή· τοιγαροῦν ἀκορίη μὲν τοῦ ποτοῦ,
πλημμύρη δὲ τοῦ ὑγροῦ, περιτάσει δὲ τῆς κοιλίης ἐξερράγησαν ἀθρόοι (p. 116),
χυμοὶ δὲ μοχθηροὶ ἀναποθέντες ἐν αὐτῷ τῷ σώματι τῶν νεφρῶν τὸ πάθος ἐργάζον-
ται. Σκοπὸς οὖν ἡμῖν ἐν ταῖς θεραπείαις γινέσθω ἀμαυρῶσαι τὴν δριμύτητα τῶν
5 ὑγρῶν, καὶ δυσκινητότερον τό τε αἷμα καὶ τὴν σὺν αὐτῷ ἀναμεμιγμένην ὀρρώδη ὑγρότητα ἐργάσασθαι, καὶ τὴν δυσκρασίαν τῶν νεφρῶν ἀνακαλέσασθαι. Ἀρχομένου τοίνυν
τοῦ πάθους εὐθέως, μηδέπω τελειωθέντος, ἄριστον τέμνειν τὴν ἐν ἀγκῶνι φλέβα,
καὶ σύμμετρον ἀφαιρεῖν, κεχρῆσθαι δὲ καὶ τοῖς μετρίοις τῶν διουρητικῶν διαρ-
ρύπτειν δυναμένοις τὴν ἀναπεπωμένην ἐν τοῖς νεφροῖς κακοχυμίαν. — Χρονίσαντος
10 δὲ τοῦ πάθους, μήτε φλεβοτομίαν παραλαμβάνειν, μήτε διουρητικὸν μηδὲν προσφέ-
ρειν· καταπίπτει γὰρ ἡ δύναμις ἐπὶ τῶν χρονιζόντων, καὶ δριμύτερον ἀποτελεῖται τὸ
πᾶν σῶμα ἐν ταῖς φλεβοτομίαις, καὶ τὰ διουρητικὰ δὲ διδόμενα ἐπὶ τῶν χρονιζόντων
πολλαπλασιάζει τὸ πάθος. Μέγιστον δὲ ἴαμα τῷ πάθει τούτῳ πιόντα ἐξεμεῖν αὐτίκα,
πίνειν δὲ ὡς ὅτι ψυχρότατον καὶ τῇ ἄλλῃ διαίτῃ ψυχροτέρᾳ κεχρῆσθαι, τῶν τε ψυχόν-
15 των λάχανων ἐσθίοντα τῶν μὴ διουρητικῶν καὶ πτισάνης χυλὸν ψυχρὸν ῥοφοῦντα,
ἀντισπᾶν δὲ καὶ εἰς ἱδρῶτας τὴν ὕλην. — Ἄριστον δὲ, φησὶν Ἀρεταῖος, καὶ ἡ ἐν
πίθῳ γινομένη πυρία, ὥστε ὑπερέχειν ἄνω τοῦ πίθου τὴν κεφαλὴν, ἵνα τὸ μὲν πᾶν
σῶμα θερμαίνηται, ψυχρὸν δὲ ἕλκῃ ἀέρα, τὰ δὲ ἄλλα ὥσπερ καῦσον θεραπεύειν, ἵνα
ταχὺ ἄδιψος γένηται. Τήν τε οὖν πάλην τοῦ ἀλφίτου φυράσας ὀξεῖ καὶ ῥοδίνῳ κατά-
20 πλατ7ε τὸ ὑποχόνδριον, καὶ φύλλα ἀμπέλου τρίψας ἀπαλὰ, ἢ κοτυληδόνος, ἢ ἀνδρά-

1. οὐχί B. — Ib. ἀκορεῖς BCUVX.
— Ib. ποτοῦ] τόπου A. — 2. πλημ-
μυρίη δὲ τοῦ ὑγροῦ A (πλημμύρη ex
em.); πλημμυρεῖ δὲ τὸ ὑγρόν BC; πλημμυρεῖ (-ροι V) δὲ τοῦ ὑγροῦ UV. — Ib.
περίτασις δὲ τῆς κύστεως τῆς κοιλ. ἐρράγ.
U; περίτασις τῆς κύστεως καὶ τῆς κοιλίας ὅθεν (om. V) ἐρράγ. BCV. — Ib.
κοιλίης] κοινῆς A. — Voici les passages
correspondants d'Arétée; on verra que A
se rapproche beaucoup plus que les autres
mss. du texte original : Τὰ δὲ σπλάγχνα
καίεσθαι δοκέουσι· ἀσώδεες, ἄποροι, οὐκ
ἐς μακρὸν θνήσκουσι· πυριφλέγεος δίψαι.
Ἀπουρέειν δὲ τίς ἂν ἐπίσχοι τρόπος, ἢ
τίς αἰσχύνη πόνου κρέσσων; ἀλλὰ κἢν
ἐς σμικρὸν ἐγκρατέες γένωνται, παροιδέουσι ὀσφὺν, ὀρχιας καὶ ἰσχία. — Ἢν δὲ
ἐπὶ μᾶλλον αὔξηται, θέρμανσις σμικρὴ
μὲν, δακνώδης δὲ, ἐνίζουσα τοῖσι σπλάγ-
χνοισι· ἐπιγάστριον ῥυσοὶ, ἐπίφλεβοι,
ἰσχνοὶ δὲ τὴν ὕλην ἕξιν. — Τηκεδὼν δὲ
γίγνεται δεινή. — Ἄλλοι δὲ (Ἀλλὰ οἶδε
Erm.) οὐκ οὐρέουσι, οὐδέ τις ἄλλη τοῦ

πινομένου διαπνοή. Τοιγαροῦν ἀκορίη μὲν
τοῦ ποτοῦ, πλημμύρη δὲ τοῦ ὑγροῦ, πε-
ριτάσι δὲ τῆς κοιλίης, ἐξερράγησαν ἀθρόως.
Le ms. sur lequel Cornarius a traduit Aëtius
avait, à de très-légères différences près, le
texte de A. — 4. τινέσθω (sic) A. — 5. τό
τε αἷμα] ex em.; θεμα (sic) A; τὸ αἷμα
cet. codd. — 6. ἀνακαλέσασθαι.] Ce qui
suit, jusqu'à τὴν ὕλην, l. 16, serait tiré
d'Archigène, d'après le manuscrit de Cornarius et d'après les manuscrits de Florence.
Voyez les notes. — 8. δέ om. ACV. — 10.
μηδέν] τι BC. On constate très-souvent,
dans ces manuscrits, l'omission d'une des
négations quand il y en a deux. — 11-12.
ἀποτελεῖ τε τό A. — 12. δὲ om. UV. —
13. πολυπλ. BCOU; ἐπὶ πολυπλ. V. —
14. ψυχρότατον ex emend.; ψυχρότερον
codd.; perquam frigidus Cornarius. — Ib.
τῶν δέ U. — 14-15. τά τε ψύχοντα λάχανα τὰ μὴ διουρητικὰ ἐσθίειν καὶ πτισάνης χυλὸν ψυχρὸν ῥοφᾶν BC. — 16.
Ἀρεταῖος] Voyez les notes du chapitre 6 de
Rufus.

χνης, καὶ σέρεως, καὶ ὅσα ἄλλα τοιαῦτα. Προπότιζε δὲ καὶ πολυγόνου χυλὸν συνεχῶς
ἐν οἴνῳ μέλανι, καὶ σύμφυτον, καὶ φοινίκων ἀπόβρεγμα, καὶ μύρτων, καὶ ἀπίων, καὶ
γῆς ἔντερα ἐφθά, μετὰ χυλοῦ τινος τῶν προειρημένων. Σιτία δὲ προσφέρεσθαι τὰ
εὔχυμα, καὶ ἄδηκτα, καὶ ἀμβλύνειν τὴν δριμύτητα δυνάμενα, οἷά ἐστιν ᾠὰ ῥοφητά,
καὶ σεμίδαλις, καὶ χόνδρος ἐσκευασμένος ἐν ῥοφήματος ἰδέᾳ, καὶ χοίρεια κρέα   5
ἀπίμελα λίαν ἐφθά· οἶνος δὲ ἐρυθρὸς παχύτερος, ψυχρῷ μᾶλλον κεραννύμενος εἰς
διάνιψιν τῶν ἀλμωδῶν χυμῶν τῶν ποιητικῶν τῆς δίψης· μεταβάλλει γὰρ ὁ οἶνος
τὴν σύγκρισιν ἐπὶ τὸ γλυκύ. Οὐκ ἄθετον δὲ διδόναι καὶ τυρὸν νεοπαγῆ ἄναλον, καὶ
γάλα διὰ κοχλάκων ἢ σιδήρων διαπύρων ἐσχισμένον, ἀρθέντος τοῦ ὀρρώδους. Ἀπρα-
κτούντων δὲ τῶν προειρημένων βοηθημάτων, καὶ ἐπιτεινομένης τῆς διαθέσεως, οὐκ 10
ἄτοπον καὶ τοῖς ναρκωτικοῖς κεχρῆσθαι προσφέροντας τὴν διὰ κωδυῶν ἀντίδοτον
ὑπνωτικὴν, ἤ τινα τῶν ἀνωδύνων τροχίσκων, καὶ ἐνέματι ὑπνωτικῷ κεχρῆσθαι, οἷόν
ἐστιν ὄπιον ὀροβιαῖον μέγεθος μετὰ ἴσου ἢ πλείονος κασθορίου· διαλυέσθω δὲ γλυκεῖ
κρητικῷ ταῦτα, οὐχ ὥσπερ ἐπὶ κωλικῶν μετὰ πηγανίνου ἐλαίου· ἐμψύχειν γὰρ ἐπὶ
τούτων βουλόμεθα. Ἐνίεται χρησίμως καὶ ἔλαιον ἐν ᾧ γῆς ἔντερα ἐναφήψηται, καὶ 15
ἔξωθεν δὲ προσκομιστέον ταῖς λαγόσιν ὄπισθεν καὶ τῷ ἤτρῳ καταπλάσματα, καὶ
ψύγματα καὶ χρίσματα ψύχοντα, οἷον θριδακίνης, κοτυληδόνος, φακοῦ τοῦ ἐπὶ τῶν
τελμάτων, περδικίου, καὶ τὰ παραπλήσια, κηρωτὰς δὲ ἐπιτιθέναι τοῖς τόποις διὰ ῥοδίνου ἐσκευασμένας, ἢ χαμαιμηλίνου, προσλαβούσας χυλοῦ τῶν προειρημένων τινός.
Ἐπὶ ὧν δὲ σφόδρα ναρκῶσαι βουλόμεθα τὴν αἴσθησιν καὶ μανδραγόρου χυλοῦ προσ- 20
πλέκειν τῇ κηρωτῇ, καὶ μήκωνος φύλλων χυλοῦ, καὶ τὰ παραπλήσια· ἐκ διαλειμμάτων δέ τινων διδόναι καὶ τῶν πρὸς τὰ θανάσιμα πεποιημένων ἀντιδότων, καὶ μάλιστα τῆς διὰ ἐχιδνῶν θηριακῆς Ἀνδρομάχου προσφάτως ἐσκευασμένης, καὶ τῆς
τοῦ Ἐσδρᾶ.

β′ (ε′). Περὶ ἀτονίας νεφρῶν αἱματώδη οὖρα ἐκκρινόντων. Ἐκ τῶν Ῥούφου.

Νεφρῶν γε μήν ἐστι καὶ ἄλλο πάθος, ἐπὶ οὗ λεπτὸς ἰχὼρ αἵματος οὐρεῖται, συμ- 25
βαίνει δὲ τοῦτο καὶ διὰ ἀτονίαν τῶν νεφρῶν, ὥσπερ ἐπὶ ἤπατι ἐφαμεν γίνεσθαι, καὶ
διὰ τὴν εὐρύτητα τῶν ἐκ τῆς κοίλης φλεβὸς εἰς τοὺς νεφροὺς τὸ οὖρον διηθούντων
στομάτων· εὐρύτεροι γὰρ οἱ πόροι τυγχάνοντες χαλῶσί τι καὶ τοῦ αἵματος ἐκ τῆς
φλεβὸς, καὶ ἄλλας παχύτητας, ὥστε μετὰ τὴν τῶν οὐρουμένων κατάστασιν ὑποστά-

1. καί devant ὅσα om. A. — Ib. καί] τό B. — 2. σὺν οἴνῳ BC. — Ib. συμφύτου B (en corr.) C. — 3. ἔντ. ἐπ7ά B; ἔντ. ζ′ AX; ἔντερα ἐφθά (in ora ζ′) C; ἔντ. ἐφθά Corn. — 3-4. Σιτία δὲ προσδυνάμενα οἷα BV. — 5. ἐσκευασμένος U; σκευασμένος AX (faute constante dans AX); σκεναζόμενος BCV. — 6. δέ om. AX. — 7. ἐξάλειψιν, et en interligne διάνιψιν B. — 8. δέ] γάρ X. — 9. σιδήρων διαπύρου U; σιδήρου διαπύρου BCV. — 10. οὖν pro δέ B dans une rature. — 11. προσφέρεσθαι διὰ τῶν κωδ. V.—15. ἀφεψεῖται BC (qui a en interl. ἐναφ.) UV. — 16. προκομ. AU. — 16-17. καὶ ψύγματα om. ACUX. — 17. θριδακίνην BC; et ainsi les autres mots à l'accusatif. Il en est de même pour les lignes 20 à 23. — 18. καὶ κηρωτὰς δέ BCUVX. — 19. τινά A; l'abréviation étant, dans A, la même pour χυλοῦ et χυλόν, on ne peut savoir quelle est, ici, la leçon de ce manuscrit. — Ch. 2, l. 26. τῶν om. U. — Ib. ὥσπερ καὶ ἐπὶ BCMO. — 27. διηθεῖται U.

σεις ἐν τῷ ἀγγείῳ εὑρίσκεσθαι καὶ ἐπιπάγους ἄνωθεν θαλασσίῳ πνεύμονι μάλισ7α
ἐοικότας. Πεφθέντος μὲν οὖν τοῦ σιτίου καὶ παρελθόντος εἰς τὰς φλέβας, οὐρεῖται
ὁποῖα εἴρηται· νεαροῦ δὲ ἔτι ὄντος καὶ ἀπέπ7ου τοῦ σιτίου, καθαρὰ καὶ ὑδατώδη καὶ
ἀνυπόσ7ατα ἐκκρίνεται τὰ οὖρα. Πονοῦσι δὲ οὐδὲν, ἢ βραχὺ παντελῶς, καὶ κουφίζονται
5 ἐπὶ ταῖς οὐρήσεσι, λεπ7ύνονταί γε μὴν τῷ χρόνῳ πάντες, καὶ μᾶλλον ὅσοις αἷμα
πλεῖον οὐρεῖται. Ἡσυχάζειν μὲν οὖν κατὰ ἀρχὰς τούτοις συμφέρει, καὶ σιτία σ7ύ-
φοντα καὶ οἴνους μέλανας προσφέρεσθαι, τῶν δὲ διουρητικῶν ἀπέχεσθαι καὶ συνουσίας πάντάπασιν, πίνειν δὲ τὰ τῶν αἱμοπ7οϊκῶν φάρμακα, καὶ μάλισ7α πολυγόνου
χυλὸν καὶ συμφύτου ῥίζης ἀφέψημα, καὶ τραγάκανθαν ἐν οἴνῳ μέλανι βεβρεγμένην.
10 Ἵσ7ησι δὲ τὰς ἐκ νεφρῶν αἱμορραγίας καὶ σ7ρατιώτου τοῦ ἐπὶ τῶν ὑδάτων νηχομένου
ὁ χυλὸς πινόμενος, καὶ τὸ ἀφέψημα τῆς ῥίζης τῆς μεγάλης κροκοδειλιάδος τῆς παρὰ
τὰ ὕδατα φυομένης, ἣν οἱ Σύροι ὀρόφην καλοῦσι· γλυκυσίδης ἤτοι παιωνίας κόκκοι
πυρροὶ δάδεκα σὺν οἴνῳ, ἐλαφείου κέρατος κεκομμένου ∠α΄ σὺν οἴνῳ, ἰτέας φύλλα
λεῖα σὺν οἴνῳ, λυσιμαχίου χυλὸς, λίθου αἱματίτου ∠α΄, λωτοῦ τοῦ δένδρου τῶν περι-
15 σμάτων τὸ ἀπόβρεγμα, λευκῆς ἀκάνθης ῥίζης τὸ ἀφέψημα καὶ τὰ παραπλήσια, ἅ τινα
ἐν τῷ Περὶ αἱμοπ7οϊκῶν λόγῳ προείρηται. Ἐπιτιθέναι δὲ καὶ τοῖς νεφροῖς καὶ τῇ ὀσφύϊ
ἔξωθεν τὰ πρὸς ῥοῦν γυναικεῖον ἀναγραφησόμενα ἐπιθέματα, καὶ τὰ πρὸς τὰς τοῦ
αἵματος π7ύσεις, καὶ ὅσα τῇ σ7ύψει καὶ τῇ ξηρότητι τόνον παρασχεῖν δύναται,
οἷά ἐσ7ι βάτου φύλλα, καὶ δρυὸς φύλλα καὶ βάλανοι, καὶ μυρσίνης φύλλα καὶ ὁ καρ-
20 πὸς, σίδια καὶ βαλαύσ7ια, καὶ τοῦ περδικίου τὰ φύλλα, καὶ τὰ παραπλήσια, ἀνα-
λαμβανόμενα φοίνιξι πατητοῖς καὶ ἐπιτιθέμενα. Μετὰ δὲ ταῦτα ἀνατρέφειν τὴν ἕξιν
γάλακτι καὶ σιτίοις, κρέασιν ὀρνιθείοις, καὶ ὑείοις ἀπιμέλοις, ὡς ἂν καὶ τὸ σύμπαν
σῶμα ἄγειν (ἄγηται?) εἰς ἰσχὺν, καὶ οἱ νεφροὶ ῥωσθέντες τὸ οἰκεῖον ἔργον ἐπιτελῶσιν, οἰκεῖον δὲ τοῖς νεφροῖς ἐσ7ι τὸ διακρίνειν καὶ διηθεῖν τὸ ὀρρῶδες ὑγρὸν ἀπὸ τοῦ
25 αἵματος.

γ΄. Περὶ τῶν κατὰ περίοδόν τινα αἷμα οὐρούντων. Ἐκ τῶν Ἀρχιγένους.

Ἐκκρίνεται δὲ ἀπὸ τῶν νεφρῶν κατὰ περιόδους τινὰς ἐπί τινων αἷμα παραπλησίως

---

2. μέν] γάρ M. — 4-5. Πονοῦσι δὲ οἱ
πάσχοντες καὶ οὐδὲν βραχὺ παντελῶς
κουφίζονται ἐπὶ ταῖς οὐρήσεσι, et à la
marge : ἐν ἄλλῳ οὕτως· πονοῦσι δὲ οὐδέν,
et le reste comme le texte que j'ai imprimé
C; B n'a que le mauvais texte ; A n'a que la
bonne leçon, comme Corn. et UV, à cette
seule différence près que ces deux derniers
manuscrits ont οὐδὲ βραχύ, et que V omet
καί avant κουφίζ. — 6. τούτους BCUV.
— Ib. συμφέρειν M; συμφέρον C. — 7.
προσφέρειν O. — 11. ὁ om. BCOUV. —
12. οἱ om. BCMOUV. — 14. λεῖα om. M.
— 14. χυλόν MUV. — Ib. λίθου αἱμ.
∠α΄ après ἀπόβρεγμα (l. 15) C. — 15.

ἀκάνθης om. M. — 15-16. ἅ τινα......
προείρηται om. U. — 16. ἐν τῷ τρίτῳ
λόγῳ MO. — Ib. δὲ τοῖς BCMOU. —
18. δυνάμενα AUVX ; δύνανται BCMO,
et A en surcharge d'une autre main. — 19.
οἷα τὰ β. MV ; οἷον τὰ β. BO. — Ib. καὶ
δρυὸς φύλλα om. BMOV. — 19-20. φύλλα
καὶ ὁ καρπός. om. BMOV et U qui remplace ces mots par καὶ δρυὸς φύλλα trans-
posés. — 20. τοῦ ex em. ; τῆς codd. Le texte
portait peut-être primit. τῆς περδικιάδος.
Corn. a perdicii. — 22. καὶ σιτίοις καὶ κρ.
BCMO. — Ib. καὶ ὑείοις καί U (qui omet
καί après ἄν) V. — 24. ν. ἔργον ἐστί X.
— CH. 3, l. 26. παραπλήσιον BC.

τῷ ἀπὸ τῶν αἱμορροΐδων ἐν ἕδρᾳ, καὶ κατὰ ἀρχὰς μὲν διὰ τὸ χωρίς τινος ὀδύνης ἐκκρίνεσθαι οὐδὲ ὅλως οὐ δοκεῖ ἐπίφοβον εἶναι τοῖς πεπονθόσι, χρονισθὲν δὲ, εἰ ἐπι-
σχεθείη ποτὲ τὸ ἐκκρίνεσθαι ἔθος ἔχον, βάρος ἐπιφέρει καὶ ἑτέρων κακίσ]ων νοσημάτων αἴτιον γίνεται, εἰς ἕτερα μόρια ῥέψαντος τοῦ αἵματος· ἀρθριτικαὶ γὰρ διαθέσεις
ἐπὶ ἐνίων ἐκ τῆς ἐποχῆς συμβαίνουσιν, ἢ σκοτώματα, ἢ μελαγχολικαὶ παράνοιαι, ἢ   5
μανίαι, ἢ ὄψεων πηρώσεις, ὥσπερ κἀκ τῆς τῶν αἱμορροΐδων ἐποχῆς· τὰ πολλὰ δὲ εἰς
καχεξίαν καὶ ὕδρωπα ἐντεῦθεν ἐπιτηδειότης γίνεται. Δήλη δὲ γίνεται ἡ ἐκ τῶν νεφρῶν
τοῦ αἵματος ἔκκρισις, συναισθανομένων αὐτῶν τῶν πασχόντων τῆς παρόδου τοῦ ἐκκρινομένου αἵματος κατὰ τὸν τόπον τῶν νεφρῶν πολλάκις, καὶ μάλισ]α ἐπειδὰν ἀνε-
πίμικτον οὔρου ἐκκρίνηται. Γίνεται δὲ τὸ πάθος μᾶλλον ἐπὶ ἀκμαζόντων καὶ νέων,   10
καὶ μάλισ]α ἐπὶ τῶν ἀκολάσ]ως κεχρημένων τοῖς ἀφροδισίοις. Ἐκκρίνεται δὲ ἐπί τινων
ἐκ τῶν νεφρῶν αἷμα, καὶ ῥήξεως ἀγγείου ἐν τοῖς νεφροῖς γινομένης, ὡς ἐπὶ τῶν φορ-
τίον βαρὺ ἀραμένων, ἢ μέγα πηδησάντων, ἢ ἐξ ὑψηλοῦ πεσόντων, ἤ τι τοιοῦτο ἕτερον βίαιον ὑπομεινάντων, ἐνίοτε καὶ διὰ δριμέων ἄνωθεν ἐπιρρεόντων χυμῶν ἀνάβρω-
σις γίνεται τῶν ἀγγείων. Πειρατέον μὲν οὖν εὐθὺς κατὰ ἀρχὰς ἐπισχεῖν τὴν φορὰν   15
τοῦ αἵματος, μάλισ]α ἐπὶ τῶν κατὰ περίοδον ἐκκρινόντων· μελετῆς γὰρ γινομένης,
ὡς προείρηται, οὐδὲ ἡ ἐποχή ἐσ]ιν ἀσφαλής. Φλεβοτομία τοίνυν ἀπὸ ἀγκῶνος εὐτε-
θήσει, ἐπὶ μὲν τῶν κατὰ περίοδον ἐκκρινόντων τὸ αἷμα ὀλίγον πρότερον τῆς περιόδου παραλαμβανομένη, ἐπὶ δὲ τῶν διὰ ῥῆξιν ἀγγείου εὐθὺς ἐξ ἀρχῆς, μεμερίσθαι
δὲ τὴν ἀφαίρεσιν ἄμεινον, ἵνα ἀντίσπασις κατὰ βραχὺ γένηται. Σκέπειν δὲ τὰ περὶ   20
τοὺς νεφροὺς σπόγγοις ὀξυκράτῳ δεδευμένοις, ἢ ἐρίοις οἰσυπηροῖς σὺν ῥοδίνῳ καὶ
ὄξει, μετὰ δὲ ταῦτα καὶ ἐμπλάσ]ρους ἐπιτιθέναι ἐναίμους κολλητικάς. Ἐπιτήδειος δὲ
καὶ σικύα προσ]ιθεμένη, καὶ μάλισ]α εἰ φλεγμονὴ ὑποπτεύοιτο εἶναι ἐπὶ τῶν διὰ
ῥῆξιν ἀγγείου αἷμα οὐρησάντων. Ἁρμόσει δὲ καὶ τούτοις ποτήματα τὰ τοῖς αἱμοπ]οϊ-
κοῖς διδόμενα, μετὰ δὲ τὸ παύσασθαι τὴν τοῦ αἵματος ἔκκρισιν διαιτᾶν ὥσ]ε αἷμα   25
πολὺ μὴ γίνεσθαι, καὶ μάλισ]α ἐπὶ τῶν κατὰ περίοδον ἐκκρινόντων, καὶ γυμνάζειν
συνεχῶς τὰ ἄνω μέρη τοῦ σώματος· ἐπὶ δὲ τῶν διὰ ῥῆξιν ἀγγείου αἷμα οὐρησάντων,
εἰ ἕλκωσις ὑπολειφθείη ἐν τοῖς τόποις μετὰ τὴν ἐποχὴν τοῦ αἵματος, θεραπευθήσεται
διὰ τῶν ῥηθησομένων ἐν τῷ Περὶ ἑλκώσεων τόπῳ. *Ἔμπλασ]ρος νεφριτικὴ· κηροῦ

---

1. τῷ] τόν A. — Ib. τινος om. BCMO.
— 2. οὐ om. BCMOU. — 4. ῥεύσαντος BCMOUV. — 5-6. παρ. καὶ μανίαι
BCMO. — 6. πυρώσεις AU. — Ib. τῶν
om. V. — 7. ἐπιτηδειότερον B. — Ib. δῆ-
λοι δὲ γίνονται U; om. MV. — 9-10. ἀνε-
πιμίκτου C; ἀνεπίμικτα M; ἀνεπίδηκτον
U. — 10. οὔρου εὑρίσκεται U. — 10-11.
ἀκμαζόντων τε καὶ νέων τῶν ἀκολ. BCO;
ἀκμ. μάλισ]α [καὶ V] νέων ἐπὶ τῶν ἀκολ.
MV; ἀκμ. καὶ νέων ἐπὶ τῶν ἀκολ. U.
— 13. ἢ ante ἐξ om. A. — Ib. ὕψους
BCMOUV. — Ib. τοιοῦτον ABCMOX;
les manuscrits de Vienne, si j'en juge par

la collation de M. Wahrmund, ont τοιοῦτο.
— 14. ὑπομενόντων BC; ὑπομέντων A.
— Ib. ἐν. δὲ καὶ BCMO. — Ib. ἐπιρρεόντων AU. — 15. Πειρατέον οὖν μὴ
εὐθὺς B; πειρ. μὴ (μέν X) εὐθὺς VX. —
17. ὥσπερ BMOV. — Ib. ἢ om. MO. — 18.
μέν om. B. — 19. ἀγγείων BOUV. — 20.
τε τά X. — 22. Ἐπιτήδειον BMO. — 23.
καί avant μάλισ]α om. BMOV. — 24-27.
Ἁρμόσει.... οὐρησάντων om. O. — 26-27.
καὶ γυμν. καὶ συνεχῶς A. — 29. ἑλκώσεως BCMOU. — p. 89, l. 29-p. 90, l. 2.
Ἔμπλασ]ρος..... ἀρχοῦν om. AX. Cette
recette est sans doute une addition récente.

οὔγγ. α΄, κρόκου ἐξάγ. α΄, λεκίθων (l. λεκίθοι) ᾠῶν δύο, φοινίκων (l. φοίνικες) ι΄, καὶ ῥοδίνου τὸ ἀρκοῦν.

δ΄ (γ΄). Περὶ λιθιώντων νεφρῶν. Ἐκ τῶν Ἀρχιγένους καὶ Φιλαγρίου.

Ταῖς ἐν νεφροῖς λιθιάσεσιν οἱ προβεβηκότες ἁλίσκονται μᾶλλον τῶν παίδων, ὥσπερ ταῖς ἐν κύσλει οἱ παῖδες συνεχέσλερον τῶν προβεβηκότων· αἰτίαι δὲ τῆς 5 τούτων γενέσεως ἀπεψίαι συνεχεῖς, διὰ ὧν πλῆθος ὕλης ἀπέπλου ἀθροίζεται, καὶ πύρωσις περὶ τοὺς νεφροὺς καὶ τὴν κύσλιν ἀποτελεῖται, ἤ τις κατοπλῶσα τὰ ὑγρὰ συνίσλησι καὶ ἀπολιθοῖ ὁμοιοτρόπως τοῖς ἐν τοῖς ἑψομένοις ὕδασι, κατὰ τὰ χαλκεῖα μάλισλα τῶν βαλανείων εὑρισκομένοις πώροις. Συνίσλανται δὲ ἐν τοῖς νεφροῖς οἱ λίθοι κατὰ τὰς κοιλίας αὐτῶν, ἢ μικροί, ἢ μείζονες, καί ποτε μὲν εἷς, ποτὲ δὲ 10 πλείονες, διαφέροντες δὲ τῷ μεγέθει, καὶ τῷ σχήματι, καὶ τῇ χρόᾳ, καὶ τῇ τραχύτητι, καὶ τῷ πλήθει· καὶ γὰρ μέλανες εὑρίσκονται, καὶ ὑπόλευκοι, καὶ ὠχροί· καὶ οἱ μὲν περιφερεῖς καὶ λεῖοι εὐέκκριτοι· οἱ δὲ ἄλλως πως ἐσχηματισμένοι, καὶ μάλισλα οἱ ἐπιμήκεις καὶ οἱ τραχεῖς, δυσέκκριτοι. Παρέπεται δὲ τοῖς πάσχουσι βάρος ἐντόπιον, ὄγκου μηδαμοῦ προφαινομένου ἐκτός, εἰ μὴ καὶ φλεγμονὴ διὰ τὸν λίθον ἀπο- 15 τελεσθείη, δυσκαμπής τε αὐτοῖς ἡ ῥάχις γίνεται, καὶ τὸ ὅλον σῶμα δυσκίνητον, νάρκη τε περὶ τὰ σκέλη, καὶ μάλισλα τοῦ καταλλήλου σκέλους, οὖρά τε ὀλίγα μὲν κατὰ ἀρχὰς τῆς σφηνώσεως ἐκκρίνεται καὶ ὑδατώδη, ὕσλερον δὲ καὶ ἐποχὴ τελεία γίνεται, καὶ ἡ κοιλία ἀδιαχώρητος μὲν μένει, προθυμίας δὲ πρὸς ἐκκρίσεις ποιεῖ πολλάς, ἐκκρίνεται δὲ ἐνίοτε καὶ αἷμα ὑπὸ τῆς βίας τῶν λίθων, καὶ μάλισλα τραχυτέ- 20 ρων ὄντων. Μετακινηθέντος δὲ τοῦ λίθου ἐκ τῶν νεφρῶν καὶ καταφερομένου ἐπὶ τὴν κύσλιν, οὖρά τε πολλὰ ἐκκρίνεται ὑπόσλασιν ψαμμώδη ἔχοντα, καὶ ἡ κοιλία ἐκδίδωσι δαψιλῆ, συναίσθησίς τε γίνεται τῷ πεπονθότι, ὡς παροδεύοντος ἀπὸ τῶν νεφρῶν ἐπὶ τὴν κύσλιν τοῦ λίθου.

ε΄ (γ΄). Θεραπεία τῶν λιθιώντων νεφρῶν.

Σφηνωθέντος δὲ ἐν τοῖς νεφροῖς λίθου καὶ σφοδροτάτας ὀδύνας ἐπιφέροντος, καὶ πλήθους αἵματος κίνδυνον ἀπειλοῦντος, ἐπὶ τὸ τεινόμενον μέρος προσκαλεῖται τὰς 25 ὕλας διὰ τὰς ὀξείας ὀδύνας. Τέμνειν μὲν οὖν προσήκει τὴν ἐν ἀγκῶνι τῆς καταλλήλου

---

2. ὄξους καὶ ῥοδίνου U V Corn. — Cн. 4, titre Ἀρχ. καί om. A. — 3. οἱ ex V; om. cet. codd. — Ib. παιδίων B C U V. — 5. διὰ πλῆθος δὲ (γάρ M) ὕλης B M; διὰ πλῆθος (σπλῆθος A) ὕλης AUV. — Ib. ἀθροίζονται BO; ἀθροιζομένης M. — 5-6. πύρωσιν MV. — 7. ἐν τοῖς om. AX. — Ib. ἐψημένοις MOV; ἤψημ. B. — 8. δὲ καὶ ἐν BMO. — 9. ποτε μὲν ἐλάτλονες, ποτὲ δὲ (δέ om. C) καὶ (om. U) πλ. BCMOUV. — 10. χροιᾷ BCMO. — 11. τῷ om. X. — 12. καὶ

λ. καὶ εὐέκκρ. BCMOV. — 12-13. μαλ. δὲ οἱ ἐπιμ. BCO. — 13. οἱ ante τραχεῖς om. BMUV. — 14. καί om. X. — Ib. τοὺς λίθους BCMO.—15. τε] δέ AM.—17. καί avant ὕδατ. om. BCMOUV. — 18. ἐκδόσεις BCMOUV. — 20. Μετακινηθέντων et les autres mots corresp. au gén. plur. BC. — 21. δέ BCMO. — 22-23. παροδευόντων.... τῶν λίθων BC. — Cн. 5, l. 24. προκαλεῖται A. — P. 90, l. 25-p. 91, l. 1. τῆς καταλλήλου χειρός om. A.

χειρὸς φλέβα κατὰ τὸ πληθωρικῶς διακείμενον σῶμα, κενοῦν δὲ ἐλάτlω πολλῷ ἤπερ
ἀπαιτεῖ τὸ πλῆθος· οὐ γὰρ πάντως διὰ ταχέων ἐλπίζομεν ἐκπεσεῖσθαι τῶν νεφρῶν
τὸν λίθον, καὶ μάλιστα εἰ μέγας· τηρεῖν οὖν χρὴ τὴν τοῦ αἵματος κένωσιν εἰς τὴν
μέλλουσαν γίνεσθαι ἐν τῷ σώματι τῷ χρόνῳ δαπάνην. Τοῖς μὲν οὖν αἵματος πλῆθος
ἀθροίζουσι φλεβοτομία χρήσιμος, τοῖς δὲ κακοχυμίαν κάθαρσις ἐπιτηδεία ἢ τῷ πλεο- 5
νάζοντι χυμῷ κατάλληλος· καὶ δεῖ ταύτην παραλαμβάνειν, εἰ μηδὲν ἕτερον κωλύοι.
Μετὰ δὲ τὴν τοῦ αἵματος κένωσιν ἢ τὴν κάθαρσιν παραλαμβάνειν ἐπ' αὐτῶν τὴν ὑπο-
τεταγμένην κοινὴν ἐπιμέλειαν πάντων τῶν λιθιώντων. Ἀλγηδόνων μὲν οὖν ἐξαίφνης,
ἢ κατὰ ὀλίγον εἰσβαλλουσῶν, καὶ αὐξανομένων ἐπὶ ψαμμίοις προκεκενωμένοις σὺν
τοῖς οὔροις, εἶτα καὶ ὑδατωδῶν οὔρων ἐκκριθέντων, καὶ τῶν προρρηθέντων σημείων 10
παρεπομένων, κλύζειν αὐτίκα τὴν κοιλίαν διὰ ἀφεψήματος πιτύρων, ἰσχάδων, τήλεως
καὶ ἀρισ1ολοχίας· καὶ εἰ μὲν κενωθεῖεν δεόντως, ἀρκεῖσθαι· εἰ δὲ μὴ, καὶ δὶς, καὶ
τρὶς κλύζειν, καὶ μάλισ1α εἰ παρελείφθη τὸ τῆς φλεβοτομίας, ἢ τὸ τῆς καθάρσεως
βοήθημα. Μετὰ δὲ τὸ ἱκανὸν ἐκκρῖναι τὴν κοιλίαν ἐνιέναι χρή τι τῶν πραΰνειν καὶ
χαλᾶν τὰς φλεγμονὰς δυναμένων τῶν περὶ τὸν λίθον σωμάτων, τοῦτο δὲ ποιεῖν δυ- 15
νήσεται ἀνήθινον ἔλαιον, ἐντακέντος αὐτῷ σ1έατος ὀρνιθείου προσφάτου, καὶ μάλισ1α
χηνὸς καὶ φασιανικοῦ, ἢ βουτύρου. Μὴ παρόντων δὲ τούτων, τῆλιν καὶ τῆς ἀλθαίας
τὴν ῥίζαν ἐψήσαντας τῷ ἐλαίῳ ἐνιέναι, καὶ ἐγκαθίσματα δὲ παραλαμβάνειν διὰ ἀφεψήματος τήλεως, ἀλθαίας, ἀνήθου, ἀρτεμισίας, ἰσχάδων, καὶ ἐλαίου. Μάλισ1α δὲ τὰ
ἐγκαθίσματα παραλαμβάνειν χρὴ ἐν τοῖς βαλανείοις καὶ μετὰ τοῦτο εὐθέως ἐμβιβά- 20
ζειν χλιαρωτέρᾳ ἐμβάσει, καὶ τοῦτο συνεχῶς ποιεῖν. Καὶ πυρίαι τοῖς τόποις προσαγό-
μεναι ὠφελιμώταται διὰ πιτύρων ἡψημένων τοῖς προρρηθεῖσιν ἀφεψήμασι, καὶ μετὰ
τὰς πυρίας καταπλάσσειν ἀλεύρῳ πυρίνῳ μετὰ λινοσπέρμου καὶ τήλεως, μέλιτός τε
καὶ ἐλαίου ἀνηθίνου ἢ γλευκίνου, ἐπιπάσσοντας ἐν τῇ ἑψήσει τῷ καταπλάσματι καὶ

---

1. ἔλαττον BCUVX.— Ib. πολλῷ om.
A.— 3. εἰ om. A; ἂν ᾖ X.— Ib. μέγας
εἴη· τ. BCOUV.— Ib. τὴν et κένωσιν
om. AU; κέν. om. V.— 4. Καὶ τοῖς C.—
Ib. οὖν om. BCMO.— 6. δεῖ] διὰ A.— Ib.
περιλαμβ. B. It. l. 7.— 9. μέν εἰσβ. X.—
Ib. εἰσβαλουσῶν Λ.— Ib. σύν] ἐν BCM
OUV.— 11. κλύζειν αὐτοῦ κατὰ τὴν κ.
U.— Ib. Entre αὐτίκα et τὴν κοιλίαν A
(fol. 122 r°) donne la recette suiv. qui, si
on considère le style et la place qu'elle occupe, ne vient pas d'Aëtius. Je la reproduis
avec ses fautes : Ἔνεμα νεφριτικοῖς τοῦ
χάρτου, νίτρου, ἀφρονίτρου, ἀλατίου,
ἀνὰ ἐξάγ. αʹ, ἐλατηρίου κεʹ. ϛʹ εἰς ἀφέψημα σεύτλων ἢ ἀγρίου σικύου, ἢ ἐντεριώνης, καὶ μέλιτος· τὸ δὲ νεφριτικὸν
βοήθημα αὐτὸν ἀρισ1ολοχίας σ1ρογγυλῆς
καὶ μακρᾶς ἀνὰ ἐξάγ. ζʹ σὺν οἴνῳ εἰς
λουτρὸν πρόσβαλε δὲ καὶ σ1άχυος κηκίν,

ἄμωμον καὶ καρεοφύλλων. — 12. κενωθείη ἐνδεόντως A; M et O ont à la marge
γρ. κενωθῇ ἐνδ. — 13. ἀρκεῖσθαι om.
AMUVX. — 13. εἴπερ μὴ ἐλήφθη BCM
OUV; on a d'abord changé εἰ παρ en εἴπερ,
puis ἐλείφθη par iotacisme en ἐλήφθη,
puis on a intercalé μὴ voyant que le texte
ainsi altéré donnait un contre-sens.— Ib.
ἢ τῆς AUV. — 14. ἱκανῶς BC. — 16.
ἐκτακέντος MOV. — 17. φασιάνου BCM
OU. — 18. τὰς ῥίζας CO. — Ib. ἐψήσαντες ABMX. — 18-20. διὰ ἀφεψήματος...
παραλ. om. U. — 19. τά om. BV. — 20.
ταῦτα BCO. — 21. δὲ τοῖς BCO. — 22.
ὠφελοῦσι τά τε διὰ BCMOUV. — 23.
καταπλάσμασιν ABMOUX. — Ib. διὰ
ἀλεύρου πυρίνου B en correction.— Ib.
λινοσπέρματος BCOUV.— Ib. καὶ τήλεως om. U. — 24. ἢ] καὶ BCO.— Ib.
τοῖς καταπλάσμασιν COX.

ἀλθαίας ῥίζης κεκομμένης καὶ σεσησμένης· ἐπὶ τέλει δὲ τῆς ἑψήσεως καὶ τερεβινθίνη
ἐμβαλλέσθω. Κάλλισ7ον δὲ γίνεται κατάπλασμα καὶ ἐξ ἀλεύρων Θερμίνων ἡψημένων
ἐν γλυκεῖ· μίσγειν δὲ τῷ ἀλεύρῳ καὶ πευκεδάνου ῥίζας ὡς λειοτάτας, καὶ χαμαιμήλου
λειοτάτου. Ἀγαθὸν δὲ καὶ ἄρτον ἕψοντας ἐν γλυκεῖ καταπλάσσειν ὀσφὺν καὶ κενεῶ-
5 νας· οὐ μὴν οὐδὲ κύσ7ιν καὶ ἦτρον καταπλάσσειν ἄθετον· πυκνὰ δὲ ἄλλα καὶ ἄλλα
ἐπιφέρειν καταπλάσματα, πρὶν ψυχρὸν γενέσθαι τὸ πρῶτον· εἰ δὲ μὴ, Θερμάσματί
γε ἔξωθεν ἑτέρῳ σκέπειν, ὡς μὴ καταψύχεσθαι, τοῦτο δὲ γενήσεται σακέλλων ἐπι-
τιθεμένων τῷ καταπλάσματι, ἢ πυριατηρίων. Πολλοῖς μὲν δὴ εἰς τὸ οὐρηθῆναι τὸν
λίθον ἤρκεσε καὶ ταῦτα μόνα· σὺ δὲ καὶ τῶν διουρητικῶν προπότιζε. Οὖρα δὲ πολλὰ
10 φέρειν δύναται μήου ἀδαμαντικοῦ, φοῦ ποντικοῦ, ἀκόρου, ἀγρώσ7εως, καὶ τῆς νάρδου
τὸ ἀφέψημα, καλάμου ἀρωματικοῦ, ἄμμεως, δαύκου, ὀρεοσελίνου, ὑπερικοῦ, λιβανωτίδος, ἀσάρου, ἀσφοδέλου ῥίζης, βρυωνίας ῥίζης τὸ ἀφέψημα, καὶ κόκκος ὁ βαφικός. Τούτων ἕκασ7ον, καὶ τὰ τούτοις παραπλήσια κατὰ ἑαυτὰ καὶ σὺν ἀλλήλοις διδόμενα οὖρα κινεῖ ἐναργῶς· παχέα δὲ ἄγει οὖρα σκολύμου ῥίζης ἀφέψημα, ἐρυθροδάνου
15 ῥίζης ἀφέψημα πινόμενον, καππάρεως ῥίζης φλοιὸς καὶ τὰ ὅμοια. Ἐπεγείρει δὲ τῷ
ἐρεθισμῷ πρὸς ἔκκρισιν τὰς δυνάμεις σκόρυδον, χαμαιδάφνης ἀσπάραγοι, βρυωνίας
ἀσπάραγος, σκίλλης τὸ τρίτον ἀφέψημα, προαποχυθέντος τοῦ πρώτου καὶ τοῦ
δευτέρου ἀφεψήματος· ποδηγητικὰ δὲ ἐπὶ τοὺς νεφροὺς γίνεται τῶν Θρύπ7ειν τοὺς
λίθους δυναμένων πευκεδάνου ῥίζα, βρυωνία, σέλινον, σ7ρούθιον. Θρυπ7ικὰ δὲ λίθων
20 ἐσ7ὶ τῶν ἐν νεφροῖς σίον, ἀδίαντον, βδέλλιον, ἄγνου σπέρμα, ὀξυμυρσίνης ῥίζα, δάφνης φλοιὸς τῆς ῥίζης, παλιούρου σπέρμα, τριβόλου ἀφέψημα, σαξιφράγου, βετ7ο-
νικῆς, ἀγρώσ7εως ῥίζης, δαμασωνίου ῥίζης, ἐρεβίνθων ὁ ζωμός, κυπέρου ῥίζαι, λινόσπερμον, τηκόλιθον, τῆς φιλανθρώπου λεγομένης καὶ ξανθίου τὸ σπέρμα τὸ ἐν
τοῖς ἀκανθώδεσι σφαιρίοις εὑρισκόμενον παρεοικὸς λίνου σπέρματι, ἐλείων ἀσπα-
25 ράγων ῥίζαι, ὑάλου κεκαυμένη λεία, ἀλθαίας ῥίζα καὶ τὸ σπέρμα, λαπάθου ἡμέρου
ῥίζαι, κοκκυμηλέας τὸ κόμμι, οἱ ἐκ τῶν σπόγγων λίθοι, γῆς ἔντερα ἐφθά· τούτων

1. ῥίζαν et les autres mots à l'accus.
BO. — Ib. τερεβινθίνην BO. — 3. ῥίζης ὡς λειοτάτης MO. — 3-4. χαμαιμήλου λειότατης A. — 5. οὐ μήν om. C.
— 6. τὸ πρῶτον, et au-dessus τὸν τόπον
BC. — Ib. εἰ δὲ μή] εἰ μή BCOU; καί
M; om. V. — 7. γε om. BCMOUV. — Ib.
ἔξω corrigé par une autre main en ἔξωθεν
B. — 9. τὰ διουρητικά BCO; τὸ διουρητικόν M; τῶν οὖρ X. — 10. καὶ τῆς om. U.
— 11. τό om. UV. — Ib. ἴρεως (ὀρείας
U) σελίνου BCMOUV. —12. καὶ βρυωνίας BCOU. — 12-13. ἢ βαφική AX (qui
omettent καί) U. — 13. τούτοις] τούτων
U. — 14. ἀφέψ. καὶ ἐρυθρ. C. — 15. ῥίζης
om. A. — Ib. ῥίζης ἀφέψ. λεῖα πινόμενα
MV; ῥίζα λεῖα (sic) πινομένη U; ῥίζης

ἀφέψ. καὶ λείων πινομένων BCO. — 16-
17. χαμαιδάφνη..... ἀσπαράγου BC. —
17-18. τὸ πρῶτον καὶ τὸ δεύτερον ἀφέψημα A. — 18. δευτέρου ἀποχήματος
ὁδηγητικά U. — Ib. δέ om. M. — 18-
19. νεφροὺς τὰ Θρύβειν..... δυνάμενα
BCMO. — 18. Θρύβειν V. — 20. τῶν
νεφρῶν BCMO. — Ib. σίδων BMOUV.
— Ib. ἄγνου σπέρμα om. BCO; ἄγνου
om. MV. — Ib. μυρσίνης BM. — 21. σαρ-
ξιφράγου BCUV. — 22. καὶ δαμασ. U. —
Ib. ῥίζης om. U. — Ib. ῥίζα BCMOU.
— 22-23. λιθόσπ. BCMOUV, et ainsi souvent; lithospermon Coru. — 25-26. ὑάλος...
ῥίζαι om. U. — 26. ῥίζα BCMO. — Ib.
τό ante κόμμι om. BCMOUV. — Ib. ἐφθά]
ς' ABMOVX.

ἕκασ7ον τὸ μὲν ἐψήσας, τὸ δὲ λειότατον ποιήσας, δίδου πίνειν. Ἔσ7ι δὲ καὶ σύνθετα
πλεῖσ7α λίθων ᾳρυπ7ικὰ, ὧν τὰ χρησιμώτερα ὑποτάξομεν τῇ θεραπείᾳ τῆς λιθιώσης
κύσ7εως. Τὰ μὲν οὖν διουρητικὰ καὶ τὰ τῶν λίθων ᾳρυπ7ικὰ τότε διδόναι προσήκει, ὅταν ἔνδοσις τῶν σφοδρῶν ὀδυνῶν γένηται· μετακινουμένου γὰρ τοῦ λίθου
καὶ σαλευομένου ἐκ τῆς ἕδρας ἡ λώφησις τῶν ὀδυνῶν γίνεται. Εἰ δὲ ἐσ7ηριγμένοι   5
εἶεν οἱ λίθοι, πεφυλάχθαι τὸ πλεῖον ποτὸν καὶ τὰ οὐρητικὰ, ταῖς πυρίαις δὲ καὶ
καταπλάσμασι καὶ ἐγκαθίσμασιν ἀνιέναι τὰ μέρη, καὶ κενοῦν τὴν γασ7έρα κλύσμασιν, ὡς μὴ πιέζωνται οἱ οὐρητῆρες. Μετὰ δὲ ταῦτα, πραϋνομένων ποσῶς τῶν ὀδυνῶν καὶ αἱ σικύαι χρησίμως ἐπ' αὐτῶν παραλαμβάνονται, καὶ μάλισ7ά γε σφοδραὶ
τιθέμεναι, φλεγμονῆς δηλονότι μὴ ὑποκειμένης · μετακινοῦσι γὰρ πολλάκις αἱ   10
σικύαι οὕτως ἀθρόως τοὺς λίθους, ὡς ἀποκοπὴν αἰφνίδιον φέρειν τῶν πόνων, εἰς
τὴν τῆς κύσ7εως εὐρυχωρίαν μετενεχθέντος τοῦ λίθου· διὸ κατὰ ἀρχὰς ἄνωθεν ἀπὸ
νεφροῦ ποιητέον τὴν τῶν σικυῶν πρόσθεσιν, καὶ ἐπὶ βουβῶνα μεθελκυσ7έον αὐτὰς
λοξῶς κατὰ τὴν τῶν οὐρητήρων θέσιν. Θερμοτέρου δὲ ὑπάρχοντος τοῦ θεραπευο-
μένου σώματος, καὶ δίψης σφόδρας ἐνοχλούσης, προκεκενωμένου δὲ ἤδη τοῦ παντὸς   15
σώματος διά τε φλεβοτομίας ἢ καθάρσεως καὶ κλυσ7ήρων πρακτικωτάτων καὶ ἀπε-
ρίτ7ου γενομένου, εἴ γε ἔθος ἔχοι πρὸς ψυχροποσίαν, σπλάγχνου μηδενὸς ἀσθε-
νοῦς ὑπάρχοντος, δεδώκαμεν πολλάκις ὕδωρ ψυχρὸν ἀθρόως τῷ κάμνοντι πιεῖν, καὶ
παραχρῆμα ῥωσθέντων τῶν νεφρῶν, ἐξώθησαν τὸν ἐσφηνωμένον ἐν αὐτοῖς λίθον·
ἐπὶ δὲ τῶν πληθωρικῶν καὶ περιτ7ωματικῶν σωμάτων, καὶ ἐπὶ ὧν σπλάγχνον ἀσθενὲς   20
ὑπόκειται, παραφυλάτ7εσθαι χρὴ τὴν τοῦ ψυχροῦ δόσιν. Πολλάκις δὲ οἱ καταβαίνοντες
ἐκ τῶν νεφρῶν εἰς τὴν κύσ7ιν λίθοι [ὡς?] ὑπὸ σφηνὸς ἐνισχόμενοι κατὰ τὸν τράχηλον
τῆς κύσ7εως εἰς ἔσχατον κίνδυνον ἄγουσι τὸν κάμνοντα τῇ τε τῶν πόνων ὀξύτητι,
καὶ ὡς μὴ συγχωροῦντες τὸ οὖρον ἐκκρίνεσθαι. Σχηματίζειν μὲν οὖν τοὺς τοιούτους
προσήκει κατὰ τὸ ὕπ7ιον σχῆμα γινομένους, καὶ ὑψηλότερα πολλῷ τὰ πρὸς τὰ ἰσχία   25
ἔχοντας, κἄπειτα διασείειν πολυειδῶς ἐκπεσεῖν τοῦ πόρου τῆς κύσ7εως τὸν λίθον

2-3. ὧν τά..... ᾳρυπ7ικά om. M V. —
3. τότε δέ V. — 4. ὀδυνῶν om. V. — 4-5.
μετακ..... γίνεται om. M V. — 4. μετα-
κινουμένης γὰρ τῆς B. — 5. δ] ἐπί A.
— 5-6. Εἰ δὲ ἐσ7ηριγμένος εἴη ὁ λίθος
B C (qui a en marge εἰ δὲ ἔτι ἐσ7ηρ.); Οἱ
δὲ ἐσ7ηριδσένοι λίθοι U; Εἰ δὲ ἦν ἐσ7η-
ριγμένοι κ. τ. ἑ. A. — 6. πεφυλ. χρή
B C. — Ib. διουρητικά B C O. — 7-8.
κλύσμασι καὶ ἐγκαθίσμασι ὡς μὴ U. — 8.
πιέζοιτο C. — 8-9. ὡς μὴ πιεζόντων
ὀδυνῶνται καὶ αἱ σικύαι B M O V. — 9. γε
αἱ B C M O U. — 10. δὲ δηλ. B U V. — Ib.
δηλοῦσιν ὅτι A. — 11. ἐξαιφνίδιον U V;
C a à la marge ἐξ αἰφνιδίου. — 12. με-
τενεχθέντων τῶν λίθων B. — 15. δίψη σ-
σφόδρα (sic) A. — Ib. δὲ (τε B C; om. X)

ἤδη τοῦ] χρῆται A. — 16. ἤ] καί A. —
Ib. καὶ ante ἀπερ. om. A qui a περίτου.
— 17. εἰ δὲ ἔθος A. — Ib. ἔχοιεν τοῦτο
ψυχρ. A. — 17-18. μηδ. ἀσθενοῦντος δεδ.
A X. — 18. ἀθρόως] τον (sic) A. — 19.
τῶν om. A. — Ib. τοὺς ἐσφηνωμένους....
λίθους B C O. — 20. καὶ περιτ7ωματικῶν
om. B C. — Ib. καί om. B C O. — 21. δεῖ
B C M O U. — Ib. τήν om. A. — Ib. πόσιν
B C M O U. — Ib. κατενεχθέντες B C M O U
V X. — 22. εἰς τὴν κύσ7ιν ex em.; ἐν τῇ
κύσ7ει codd. — Ib. ὑπὸ σφηνός] ὑπὸ μεγέθους B C U V X. — 24. συγχόρει εἰς τό
A. — Ib. μὲν οὖν om. U; οὖν om. A X.
— 25. κατὰ μὲν τό A B M U X. — Ib.
ὕπ7ιον ὑπογιγν. A. — 25-26. πολλῷ πρὸς
τὰ αλα (sic) ἔχοντας. A.

ἐπιτεχνωμένους, μετὰ δ δεῖ κελεύειν οὐρεῖν προθύμως καὶ ἀπουρήσαντα μὲν ἐᾶν· μὴ
κενούμενον δὲ διασείειν ἔτι τοῦτο πράξαντας πολλάκις· εἰ [δὲ?] μὴ κενωθείη, καθιέναι
σύμμετρον καθετῆρα πρὸς τὴν ἡλικίαν τοῦ κάμνοντος, καὶ κομίζειν τὸ ὑγρόν· οὕτω
δὲ ἀπορρύπτειν μετὰ ταῦτα τὸν λίθον διὰ τῶν πινομένων ἐν τῇ εὐρυχωρίᾳ τῆς κύ-
5 σεως γινόμενον. Εἰ δὲ ἐκ τῆς κύσεως μὲν ἐκπέσοι ὁ λίθος, κατὰ μέσον δὲ ἐστηρίχθη
τὸν πόρον τοῦ αἰδοίου, καὶ τιτρώσκων ἑλκώσεως κίνδυνον ἐπιφέρει, ἀφέψημά τινος
τῶν προειρημένων διουρητικῶν πλεῖστον διδόναι, καὶ ἀθροῖσαι κελεύειν πλῆθος
οὔρου, κάπειτα ἐπιτρέπειν οὐρεῖν, καὶ ἐξωθεῖσθαι σπουδαιότερον· οὕτω γὰρ παρα-
συρεὶς ὁ λίθος ἐκπίπτει ταχέως. Οἶδα δὲ ἐπί τινος, φησὶν ὁ Φιλάγριος, τὰ μὲν ἄλλα
10 διεξελθόντα τὸν λίθον, οὐ πολλῷ δὲ ἐσωτέρω τοῦ ἄκρου τοῦ αἰδοίου ἐμφραγέντα ἰσχυρῶς, καὶ ὀλίγου ἐδέησεν ἀπολέσθαι τὸν ἄνθρωπον διὰ τὴν ἰσχουρίαν καὶ τὴν μεγίστην ὀδύνην· τῇ οὖν στενῇ λαβίδι ἠδυνήθημεν τοῦτον ἐξελκύσαι, μοχλεύοντες ἠρέμα
στενῇ μηλωτρίδι. Εἰ δὲ μὴ οὕτως ἐξέλκειν ἠδυνήθημεν, τέμνειν διελογιζόμεθα, τὴν
τομὴν ἐμβάλλοντες κατὰ τὸ μῆκος τῆς βαλάνου ἄνωθεν· κάτωθεν γὰρ οὐ χρὴ τέμνειν,
15 ἐπειδὴ ὡς ἐπίπαν συριγγοῦται καὶ ὕστερον διὰ τῆς διαιρέσεως τὸ οὖρον ἐκκρίνεται.
Ὅταν δ' οὐρηθῇ ὁ λίθος, γάλα ὄνειον κεραννύοντας μέλιτι ὀλίγῳ διδόναι, καὶ τὰ ἄλλα
χρηστότερον τούτον διαιτᾶν ὡς τὰ ἕλκη, διὰ τὸν ἐκ τοῦ λίθου γινόμενον σκυλμὸν ἐν
τοῖς τόποις· μετὰ δὲ τοῦτο προφυλάττειν τὸν ἄνθρωπον, ὅπως μὴ πάλιν οἱ νεφροὶ
λιθιῶσιν.

ς' (γ'). Δίαιτα προφυλάττουσα μὴ παλιγγενεσίαν τῶν λίθων γενέσθαι.

20 Μέγιστον δέ ἐστιν ἐν τῇ προφυλακῇ μετριότης σιτίου καὶ πέψεις χρησταί· αἱ γὰρ
πλησμοναὶ καὶ ἀπεψίαι οὐ μόνον παροξύνουσι τὴν νόσον, ἀλλὰ καὶ τὴν μὴ οὖσαν γεν-
νῶσιν· διὸ δὴ προσενέγκομεν ἐμεῖν ἀπὸ δείπνου πολλάκις, καὶ τοῦ ἀψινθίου πίνειν
συνεχῶς, καὶ διά τινος χρόνου καθαίρεσθαι διὰ κοιλίας καταλλήλῳ τῇ κράσει τοῦ
κάμνοντος καθαρτηρίῳ· σιτία δὲ αἱρεῖσθαι, ἀπὸ ὧν οὔτε πλησμοναὶ, οὔτε ἀπεψίαι

1. κατὰ ὃ δὴ κελ. U. — Ib. προθ. καὶ
ἀπουρ. ex em.; προθ. καὶ οὐρήσαντα (-ας
BC) BCUVX; προθ. ἅπαντα A; ejecto lotio Corn. — 1-2. κενοῦντας B; κενώσαντας
C. — 2. διασ. ἐπὶ τ. A; διασ. αὖθις καὶ τ.
BCMOUVX. — Ib. κενωθῇ (sic) A. — 3.
ἡλικίαν om. A. — Ib. οὕτως BMO. — 4. δέ
om. A. — Ib. διαθρύπτειν BCUVX. — Ib.
πινομένων] μένων (sic) A. — 8. οὐρεῖν
om. U. — 12. τῇ στενῇ μηλ. BCMOUVX.
— Ib. ἐξελκύσαι BCMOUVX. — 13.
διελογησάμεθα BU. — 14. μῆκος] μέγεθος BUV; om. A qui a τόν au lieu de τό.
— Ib. δεῖ BCMOU. — 15. καὶ ὕστερον]
πρότερον A. — 16. ὄνειον κελιτι (sic)
A. — 17. χρηστά A. — Ib. τοῦτον om.

BCMOUX. — Ib. ἐκ τῶν λίθων BCO·
— Ib. λίθου ἐλευθερούμενον τοῖς τόποις
σκ. A. — Ib. ἔγγιν. (om. ἐν) X. — 18.
τοῦτον BCMO; τοῦτον AX. — Ib. πάλιν
om. A. — 19. Après λιθιῶσιν vient dans
AU Corn.: Ἀρχιγένους σμῆγμα πρὸς τοὺς
κύστιν καὶ νεφροὺς πεπονθότας ὡς ψάμμον οὐρεῖν, ᾧ ἐν τοῖς λουτροῖς ἱδρῶντι
χρῆσιν κ. τ. λ. Dans C, cette recette vient
après le chap. 6; dans B, vers la fin de ce
chap. — Ch. 6, l. 20. προφυλάττουσα της
σιτίον (sic) A; προφυλακτική μ. σιτίου UV;
προφυλάττουσα μ. σ. B. — 21. πλησμ.]
πλεῖσται A. — Ib. νόσον] ὕλην A. — 22.
διὸ δεῖ (δή V) παραινεῖν (-νῶ X) ἐμεῖν
BCMOUVX. — 23. καταλλήλων MU.

ἔσονται, καὶ τοῖς διουρητικοῖς δὲ κεχρῆσθαι, ἐπὶ ἡμέρᾳ μὲν ἐσθίοντας σταφυλῖνον
πάνυ κάθεφθον καὶ μάραθρον, σίον, σκόλυμον, γλήχωνα, καλαμίνθην καὶ τῶν θαλασσίων ἐχίνους τε προσφάτους, καὶ στρόμβους, καὶ καράβους, καὶ ἀστάκους, καὶ τοὺς
ποταμίους καρκίνους. Ταῦτα μὲν ἐπὶ ἡμέρᾳ, διὰ δὲ πλειόνων ἡμερῶν ἠρυγγίου ῥίζης
ἀφέψημα πίνειν καὶ χαμαιπίτυος, καὶ δικτάμου, καὶ τριβόλου ῥίζης, καὶ τὰ λοιπὰ τὰ   5
ἤδη προρρηθέντα, καὶ τὰ ῥηθησόμενα θρυπτικὰ τῶν λίθων φάρμακα. Χρὴ δὲ καὶ τὸ
ὕδωρ παρὰ πᾶσαν τὴν δίαιταν καθαρώτατον εἶναι καὶ διηθημένον, καὶ [ὁ ?] οἶνος λεπτὸς
καὶ λευκὸς οὐρητικὸς, γυμνασίοις τε συμμέτροις κεχρῆσθαι καὶ ἀνατρίμμασιν ἐν τοῖς
λουτροῖς νίτρῳ ὀπτῷ καὶ τρυγὶ κεκαυμένῃ, καὶ κισσήρει. Καὶ ψιλώθρῳ δὲ συνεχῶς
κεχρῆσθαι, καὶ τῇ λοιπῇ δὲ προφυλακτικῇ διαίτῃ τῇ μελλούσῃ ῥηθήσεσθαι ἐν τῷ   10
Περὶ τῆς λιθιώσης κύστεως χωρίῳ.

η′. Δίαιτα ἐπὶ ὧν λιθιῶσι μὲν οἱ νεφροὶ, ἡ δὲ τοῦ παντὸς σώματος ἕξις ἰσχνή.
Ἐκ τῶν Φιλαγρίου.

Μοχθηρὰ δὲ κατασκευὴ σώματος, κατὰ ἣν οἱ μὲν νεφροὶ λίθους γεννῶσιν, ἡ δὲ
τοῦ παντὸς σώματος φύσις ἰσχνὴ τετύχηκεν οὖσα · χρήζουσι μὲν γὰρ οἱ λιθιῶντες
φαρμάκων καὶ διαιτημάτων λεπτυνόντων · ἐναντιώτατα δέ ἐστι ταῦτα τοῖς ἰσχνοῖς
σώμασιν · οἶδα γάρ τινα τῶν χρωμένων τῇ τοιαύτῃ διαίτῃ διὰ τὸ λιθιᾶν τοὺς νεφροὺς,   15
δυσκινήτων τε καὶ δυσαισθήτων καὶ ὥσπερ ψοφούντων καὶ καπυρῶν αἰσθανόμενον
τῶν ἑαυτοῦ δακτύλων. Οἱ δὲ συνήθεις αὐτοῦ ἰατροὶ κατεψῦχθαι τοὺς δακτύλους αὐτοῦ νομίζοντες καὶ παράλυσιν μελετᾶν, τοῖς διὰ εὐφορβίου καὶ ἀδάρκης ἐχρῶντο
φαρμάκοις · ἡ δὲ διάθεσις πολὺ χείρων ἐγίνετο, καὶ προσανέβαινεν ἀεὶ τὰ συμπτώματα τοῖς ἀνωτέρω μέρεσι μετὰ καὶ τοῦ σφοδρὰς ὀδύνας ἐπιφέρειν. Ὕστερον δὲ συν-   20
τυχών μοι ὁ κάμνων, φησὶν ὁ Φιλάγριος, καὶ δηλώσας τὰ συμβάντα παρεκάλει
βοηθεῖν. Δίαιταν τοίνυν αὐτῷ εὗρον κατὰ ἣν ἄνευ τοῦ βλάπτεσθαι τοὺς νεφροὺς ἰασά-
μην τὴν ξηρότητα τοῦ παντὸς σώματος. Πτισάνης οὖν χυλὸν ἐπενόησα καὶ τῶν
ἰχθύων τοὺς πετραίους τε καὶ πελαγίους, ὅσα τε ἄλλα μηδὲν ἔχουσι γλίσχρον, οὕτω
δὲ καὶ τῶν πτηνῶν ζῴων ὅσα παραπλησίαν ἔχει τὴν σάρκα, οἷά ἐστι τὰ τῶν ὀρείων   25
περδίκων καὶ ἀτταγήνων, ψαρῶν τε καὶ κιχλῶν, καὶ κοσσύφων, ἐφεξῆς δὲ τῶν ἐν

1. δέ om. BCMOU.—Ib. χρῆσθαι ΑΧ.
— Ib. ἐπὶ ἡμέρᾳ ex. em.; ἐφημέρα Α;
ἐπὶ ἡμέραν cet. codd. — Ib. ἐσθίοντα U.
— 2. κάθεφθον] δίσεφθον ΑΧ; λάπαθον
V.— Ib. σίον om. V. — 3. καὶ avant καράβους om. U; it. l. 5, avant χαμ., δικτ.,
τριβ.— 4. ἐπὶ ἡμέραν Α. — Ib. διὰ δεα-
λπνοων (sic) Α.— 5. τά après λοιπά om. B.
— 6. τά om. AMUX.— 9. τρυγὶ οἴνου κεκ.
καὶ κ. BCM; τρυγὶ οἴνῳ καὶ κισσ. O (qui
omet καί) V. — Ib. Après κισσήρει ΒΜΟ
ont la recette donnée plus haut par d'autres
manuscrits sous le nom d'Archigène. Voy.
p. 94, variante de la ligne 19. — 11. χω-
ρίῳ] Ici, dans ΑΒCUV, une série de recettes diversement divisées suivant les mss.
et qui constituent le chapitre 7 dans la
traduct. de Corn. Voy. aussi p. 96, var. de
la l. 17. — Cн. 8, l. 12. ἣν] ἐστί Δ. — 17.
κατεψύχθε (sic) Α; καταψύχεσθαι BCUV.
— 18. τοῖς om. A qui a Φάρμακον l. 19.—
20. ἄνωτε (sic) Α.— Ib. καί] τό Α; om.
UX.— Ib. ἐπιφέρον Α.— 21. συμβαίνοντα
ΑΒUVX.— 22. ηὕρεθειν ανεν (sic) Α.—
22-23. ἰάσατο UV; ἴστο (sic) Α. — 23. τε
οὖν X. — 24. τούς om. A. — 25. ἐστί] ἐπὶ
Α.—26. καὶ αὐταταγίνων καὶ τῶν κιχλῶν
Α; ἀττ. καὶ ψαρῶν κιχλ. UX.

τοῖς πύργοις περισλερῶν καὶ τῶν πυργιτῶν σλρουθῶν, εἶτα καὶ τῶν ἐν τόποις ὑψηλοτέροις τρεφομένων ἀλεκτορίδων· γάλακτος δὲ τοῦ μὲν τῶν ἄλλων ζῴων ἀπέ· χεσθαι παρεκελευσάμην, μόνῳ δὲ χρῆσθαι τῷ τῶν ὄνων, καὶ συντόμως εἰπεῖν, μέσα τῶν παχυνόντων καὶ λεπλυνόντων ἐν τῇ διαίτῃ εἶναι χρὴ τὰ τούτοις διδόμενα τροφῆς 5 λόγῳ.

θ' (ιϛ'). Περὶ λιθιώσης κύσλεως.

Γεννῶνται λίθοι καὶ ἐν τῇ κύσλει τοῖς παιδίοις συνέχεσλατα μᾶλλον ἥπερ τοῖς τε· λείοις· ἀδδηφάγα γὰρ τὰ παιδία καὶ ἀεικίνητα, καὶ τροφαῖς ταῖς τυχούσαις καὶ βλα· βεραῖς κεχρημένα, καὶ μήτε ὥραν φυλάτλοντα τῆς τροφῆς τεταγμένην, ἀλλὰ καὶ πρὶν τὴν πρώτην ληφθεῖσαν πεφθῆναι ἑτέραν προσφέρονται· κινουμένων δὲ αὐτῶν σφο- 10 δρότερον μετὰ τροφήν, ὠμὴ καὶ ἄπεπλος εἰς τὰς φλέβας ἀναδίδοται ἡ τροφή· μα- λακὰ γάρ ἐσλιν αὐτῶν τὰ σώματα καὶ εὔεικτα, καὶ τούτου χάριν οὐχ ὑπομένει τὴν ἔμφραξιν κατὰ τοὺς νεφρούς· παχυτάτων δὲ τῶν οὔρων φερομένων, ἐν τῇ τῆς κύσ- λεως εὐρυχωρίᾳ ὑφίσλαται ἐνταῦθα ὥσπερ ἡ τοῦ οἴνου τρὺξ καὶ ἡ τοῦ ὕδατος ἰλύς· εἶτα ὑπὸ τῆς ἐγχωρίου θερμότητος ξηρανθεῖσα πῶρος γίνεται. Καὶ τὰ ἀκάθαρτα δὲ 15 τῶν ὑδάτων καὶ ἰλὺν πλείσλην ἔχοντα, καὶ τὰ σκληρότερα καὶ σφόδρα ψυχρὰ συνερ- γεῖ τῇ τῶν λίθων γενέσει. Τοὺς μὲν οὖν ἐν τῇ κύσλει γενομένους λίθους κατὰ ἀρχὰς πειρᾶσθαι ὑπεξάγειν φαρμάκοις τοῖς ὑποκειμένοις.

ιδ' (cf. ιγ'). Ἐπιμέλεια ἐπὶ τῶν μὴ δυναμένων θρυθῆναι μήτε ἐξουρηθῆναι λίθων.

Μὴ δυναμένων δὲ ἐξουρηθῆναι τῶν ἐν κύσλει λίθων, ἀλλὰ ἐμφρατλομένων τῷ πόρῳ καὶ ἰσχουρίας αἰτίων γινομένων, σχηματίζειν χρὴ τὸν πεπονθότα ὕπλιον ὡς 20 προείρηται, ἀνάρροπα ποιοῦντα τὰ πρὸς τὰ ἰσχία μέρη, κἄπειτα διασείειν πολυειδῶς ἔνθα καὶ ἔνθα, ὡς ἐκπεσεῖν τοῦ πόρου τὸν λίθον, ἔπειτα κελεύειν οὐρεῖν ὕπλιον ὄντα καὶ ἔτι ἀνάρροπον κατακείμενον. Εἰ δὲ μηδὲ οὕτως οὐρεῖν δυνηθείη, διὰ καθε- τῆρος κομίζειν τὸ οὖρον. Περιξεομένης δὲ ἐνίοτε τῆς κύσλεως, τραχέος ὄντος τοῦ λί- θου, καὶ ὕφαιμα οὐροῦσιν, ἐσλι δὲ ὅτε καὶ πυώδη, καὶ ὑπόμυξα, καὶ ὀδυνῶνται οὗτοι 25 πλέον τῶν ἄλλων, καὶ οὐροῦντες, καὶ μὴ οὐροῦντες. Τούτους δὲ ποτίζειν χρὴ ἅ τινα καὶ λίθους θρύπειν ἐπαγγέλλεται φάρμακα καὶ τὰ ἕλκη ἰᾶσθαι. Ὅσοις δὲ τὰ μὲν ἕλκη οὔπω γέγονεν, οἱ δὲ λίθοι ἐν τῇ κύσλει περιέχονται, διαφανῆ καὶ λεπλὰ καὶ ὑδατώδη οὐροῦσιν, καὶ ψαμμώδεις ὑποσλάσεις ἴσχει τὰ οὖρα, καὶ ὀδυνῶνται ἐν ταῖς

1. πύργοις om. A.— Ch. 9, l. 9. ταισλυ- φούσαις (sic) A. — 8. τρ. κεκτημένην U. — 11. γάρ εἰσι αὐτῶν, τά C; γάρ αὐ- τῶν εἰσι τά B; τέ ἐσλιν αὐτῶν τά A; δὲ αὐτῶν τά UVX. — 12-13. ἐν τῇ κύσλει A. — 14. εἶτα....... γίνεται om. BQV. — Ib. δέ] γάρ B. — 15. σφοδρότερα B. — 16. γεννωμένους BC. — 17. ὑποκει- μένοις] Ici les manuscrits ont une série de recettes qui forment les chapitres 10-13 de la traduction de Cornarius. Les variantes sont très-nombreuses. B a une lacune. — Ch. 14, l. 18. οὐρηθῆναι A VX. — Ib. τῇ κύσλει C V. — 18-19. τῶν πώρων BCOV. — 20. τά avant ἰσχία om. U. — 21. ἔνθεν bis BGV; καὶ ἔνθα om. AX. — 22. κεί- μενον BCOU. — 25. πλείω BCUV. — 26. θρ. καὶ ἐπαγγ. CU. — 28. οὗτοι οὐ- ροῦσιν BCO; dans B οὗτοι est ajouté par la seconde main.

ἀπουρήσεσιν. Μὴ δυναμένων δὲ ϑρυϐῆναι τῶν ἐν τῇ κύσ7ει λίθων ὑπὸ τῶν προσαγομένων φαρμάκων, τέμνειν δεῖ κάτωθεν, καὶ ὑπεξαίρειν τὸν λίθον κατὰ τὸ εἰωθὸς, καὶ
τὴν τομὴν ὅτι σπουδαιότατα εἰς συσσάρκωσιν καὶ ἀπούλωσιν ἄγειν πρὸς τὸ μὴ ῥυάδα
ἐπιγενέσθαι.

ιε΄ (cf. ιγ΄). Δίαιτα μετὰ τὴν τῶν λίθων κομιδὴν προφυλακτικὴ παλιγγενεσίας, καὶ
διάγνωσις τοῦ παρενοχλοῦντος χυμοῦ ἐκ τῆς τῶν λίθων χρόας.

Μετὰ δὲ τὴν τοῦ λίθου κομιδὴν καὶ τὴν τοῦ ἕλκους ἀπούλωσιν, φροντισ7έον τῆς   5
διαίτης, ὅπως μὴ παλιγγενεσία παρακολουθήσῃ· τεκμαίρεσθαι δὲ σὺν τοῖς ἄλλοις
ἅπασι καὶ ἐκ τῆς χρόας τοῦ ἐκκρινομένου λίθου τὴν πλεονάζουσαν ἐν τῷ σώματι
ὕλην ἐξ ἧς οἱ λίθοι συνίσ7ανται· οἱ μὲν γὰρ ὑπόλευκοι φαίνονται φλεγματικώτερον
μᾶλλον ἐμφαίνουσι τὸν χυμὸν, οἱ δὲ ὠχροί εἰσι καὶ δηλοῦσι χολὴν πλεονεκτεῖν· οἱ
δὲ ὀσ7ρακώδεις ὑπεροπ7ωμένην ὑπὸ πλείονος ϑερμότητος χολὴν· οἱ δὲ μέλανες ἐμ-   10
φαίνουσι τὸν μελαγχολικὸν ἐπικρατεῖν χυμόν. Πάντες μὲν οὖν οἱ ὁπωσοῦν λιθιῶντες
ἀπὸ δείπνου συνεχῶς ἐμείτωσαν· καὶ μηδὲν πυρῶδες προσφερέσθωσαν ὃ μέλλει
τοὺς νεφροὺς ἢ τὴν κύσ7ιν ϑερμαίνειν. Φυλάτ7εσθαι δὲ προσήκει τά τε σκληρὰ ταῖς
οὐσίαις καὶ δυσδιαίρετα τῶν βρωμάτων, τά τε πολυούσια καὶ πολύτροφα καὶ τὰ
ἀθρόως ἀναδιδόμενα πρὸ τῆς τελείας πέψεως, καὶ τὰ βαρέα ταῖς ποιότησι καὶ τὰ   15
δυσαλλοίωτα, τά τε ἐπιπολάζοντα καὶ δυσκόλως ὑποχωροῦντα καὶ τὰ ἐμπνευματοῦντα,
καὶ τὰ παρεμπλασ7ικὰ, ἢ ἄλλως ἐγκαθήμενα τοῖς σώμασιν ἐπιμόνως· πονήσασα γὰρ
ἡ γασ7ὴρ ἐπὶ τῶν τοιούτων σιτίων, μεταδίδωσιν αὐτὰ ἄπεπ7α ἢ ἡμίπεπ7α ἥπατι καὶ
νεφροῖς. Καὶ τὸ ἀθρόως δὲ ἄπεπ7ον ἀνενεχθὲν ἀφυῶς ἐξυλίζεται, καὶ σὺν ϑορύϐῳ
διελθὸν εἰς τοὺς νεφροὺς, εὐθὺς ὑφίσταται· διὸ καὶ γάλα πᾶν ἄθετον τούτοις χωρὶς   20
τοῦ ὀνείου· τοῦτο γὰρ, φησὶν Ἀρχιγένης, καὶ τῇ οὐσίᾳ λεπτότατον καὶ τῇ δυνάμει
διαλυτικώτατον. Θαυμασ7ῶς οὖν ἐξαλείφει τῶν ἄρθρων τὰς κονδυλώσεις, ἃς κατά
τινα ἐπιπώρωσιν ἐκ μοχθηρᾶς γαλουχίας ὑπομένει τὰ νήπια, καὶ παραινῶ ὅσον κοτύλην αὐτοῦ διδόναι συνεχῶς τοῖς λιθιῶσι προφυλακῆς χάριν μετὰ τοὺς ἑωθινοὺς
περιπάτους, καὶ τάχα ἀντὶ παντὸς γένοιτο. Πόμα μὲν ὕδωρ ἔσ7ω ϑερμὸν πηγαῖον   25
καθαρὸν, διύλισ7ον, κοῦφον· οἶνος δὲ λεπ7ὸς οὐρητικὸς, μὴ ἄγαν παλαιός· οἱ δὲ

γλυκεῖς τῶν οἴνων ἄθετοι τοῖς λιθιῶσιν. Συντόμως δὲ εἰπεῖν, πᾶσα ἡ δίαιτα ἐπὶ μὲν τῶν ψυχροτέρων τὴν κρᾶσιν, ἀκριβῶς λεπλύνουσα ἔσλω· ἐπὶ δὲ τῶν θερμοτέρων, μέση τῶν λεπλυνόντων καὶ παχυνόντων· τὰ δὲ κατακορὲς τῶν ἄλλων ἁπάντων παραφυλάτ]εσθαι χρὴ, καὶ μάλισ]α τῶν γλυκέων καὶ τυρωδῶν τροφῶν· ὅθεν καὶ

5 ἀπεψίαν πολεμιώτατον νομισ]έον, καὶ εἴ ποτε περιπέσοι τῇ ἀπεψίᾳ, ἐν ἀσιτίᾳ μενέτω. Φυλακτέον ψύξεις μὲν ἐγκαύσεως μᾶλλον· ἐν εὐκράτοις δὲ αἱ διατριβαὶ ἔσ]ωσαν, καὶ σχολαῖοι περίπατοι καὶ σύμμετρα γυμνάσια· ἡ γὰρ ἀργία βλαβερά. Τὴν δὲ γασ]έρα εὔλυτον ἀεὶ ἔχειν δεῖ· ταύτης γὰρ καλῶς ὑπιούσης καθαρώτεραι καὶ αἱ οὐρήσεις γίνοιντο ἄν. Ἀλείμμασι δὲ κεχρῆσθαι τοῖς δυσπάθειαν τοῖς τόποις περιποιεῖν

10 δυναμένοις, καὶ τὰ φοινίσσοντα καὶ ψυδρακοῦντα τῶν ἐπιθεμάτων καὶ δρώπακας καὶ σιναπισμοὺς παραλαμβάνειν. Μάλαγμα δὲ τοῦτο ἐξειλέχθω· οὐκ ἂν γὰρ εὕροις καταλληλότερον αὐτοῦ φησιν Ἀρχιγένης ταῖς τοιαύταις διαθέσεσιν. Πίσσης ὑγρᾶς κοτύλας β΄, κηροῦ, πιτυίνης, θείου ἀπύρου, νίτρου, ἀνὰ ℥ α΄, σλαφίδος ἀγρίας οὔγγ. η΄, χαλβάνης οὔγγ. ϛ΄. Τοῖς τηκτοῖς διαλυθεῖσιν ἔμπασσε τὰ ξηρὰ λεῖα, καὶ

15 ἐνώσας ἰσχυρῶς ἐπιτίθει. Μύξαν ἄγει πολλὴν ἰονθώδης ὁ τραχυσμὸς γινόμενος, καὶ ὀδάκησμὸν οὐ πονηρὸν ἐμποιεῖ, ὥσ]ε καὶ ἡδονὴν ἐμποιεῖν ψυχόμενον διὰ τῆς ἀλείψεως. Εἰ δέ ποτε ἐνόχλησις ἐξ αὐτοῦ γένοιτο, ψιλῇ πραϋντέον κηρωτῇ πρὸς μίαν ἡμέραν· καὶ πάλιν αὐτὸ ἐπιθετέον. Ἁρμοδιώτατον δὲ καὶ τοῖς νεφροῖς ἐπιτιθέμενον κατὰ τῶν κενεώνων. Καὶ οἱ σιναπισμοὶ ἐπιτήδειοι τοῖς λιθιῶσι, καὶ ἡ τῶν

20 αὐτοφυῶν ὑδάτων χρῆσις· καὶ λουέσθωσαν μὲν ὀλιγάκις, χριέσθωσαν δὲ πυκνά. Πεφροντισμένως δὲ ἔχειν τοῦ κατὰ καιρὸν ἐπιτήδειον φλέβα τέμνειν, εἰ πλεονάζειν τὸ αἷμα δοκοῖ· καθάρσεσί τε προνοεῖν τῶν κακοχυμίαν ἀθροιζόντων ταῖς ἐπιτηδείοις. Πινέτωσαν δὲ ἐκ διαλειμμάτων καὶ τὰ διουρητικὰ ἁπλᾶ τε καὶ σύνθετα τὰ προγεγραμμένα· ἐπὶ γὰρ τοῖς τοιούτοις ἅπασι τὸ καταλιμπανόμενον βραχὺ ῥᾳδίως πρὸς

25 τὴν ὀφειλομένην ἀλλοίωσιν ἔρχεται. Φασὶ δέ τινες γῆν ἀπὸ πλίνθου παλαιᾶς λειωθεῖσαν μετὰ γῆς ἐντέρων καὶ ἐπιχριομένην παχυτέραν τῷ ἥτρῳ οὐρεῖσθαι τὸν ἐν τῇ κύσ]ει ἢ νεφροῖς λίθον παρασκευάζειν.

ιϛ΄ (α΄). Περὶ φλεγμονῆς νεφρῶν. Ἐκ τῶν Ῥούφου.

Φλεγμαίνουσιν οἱ νεφροὶ διὰ πολλὰς αἰτίας· καὶ γὰρ διαφθοραὶ τῶν χυμῶν, καὶ

---

3. μέση ex. em.; ἤ μ. codd. — 6. Φ. δὲ ψύξεις μέν BC; Φ. ψ. μέν U; Φ. ψύξις μέν AX. — Ib. εὐκρ. δὲ τόποις αἱ BC. — 6-7. Entre ἔσ]ωσαν et καὶ σχολ. BCUX ont : ἐν οἷς αἰῶραι ἄδρασ]οι (ἄκρ. U) παραλαμβανέσθωσαν. — 8. καί om. U. — 11. Μαλάγματα A. — Ib. ἐκλεγέσθω BC U. — Ib. εὕρης BC. — 12. καταλληλότατον ACX; κατάλληλον B. — 12. διαθ. ὃ καὶ ἔχει οὕτως. Πίσσης BC. — 13. κηροῦ ℥ α΄ πιτυίνης ℥ α΄ A qui omet θείου... ἀνὰ ℥α΄. — Ib. πιτυίνου BCU. — 14. ϛ,

ἐν ἄλλῳ ζ΄ C; ϛ΄ AU; ζ΄ B. — Ib. ἐπίπασσε BCUV. — 15. ἐνωθέντα ἰσχ. ἐπιτίθει B; ἐνωθέντα ἰσχ. ἐπιτίθεται AUVX. — 16. ποιεῖ U. — 17. ἀναλήψεως B. — Ib. πραϋντέον σὺν τῇ B. — 18. αὐτὰ BU. — 19. σιναπ. δέ BC. — Ib. τῶν om. U. — 21. τέμνειν ἐπιπλεονάζοιν A; τ. εἰ ἐπιπλεονάζειν UX. — 22. δέ A. — 25. ὅτι γῆν BU; ὅτι γῇ et les mots corresp. au nom. C; τήν Λ. — Ib. πλ. παλαίου παλαιᾶς A. — 27. τῇ om. BC. — Ch. 16, l. 28. διαφοραί ΛB (où la 2ᵉ m. a écrit διαφθ.) U.

πληγαὶ, καὶ θλάσεις, καὶ φαρμακοποσίαι γεννῶσι τὴν φλεγμονὴν, καὶ μάλισία ἱπ-
πασίαι συνεχεῖς καὶ σφοδραί. Παρακολουθεῖ δὲ αὐτοῖς ἄλγημα σφυγματῶδες ὄπισθεν
κατὰ τὸν πρῶτον τοῦ μεταφρένου σπόνδυλον ἀνωτέρω μικρῷ τῶν νόθων πλευρῶν·
διατείνει δὲ ἡ ὀδύνη ἄνω μὲν μέχρι τοῦ ἥπατος, καὶ μάλισία τοῦ δεξιοῦ νεφροῦ πάσχοντος, κάτω δὲ μέχρι κύσλεως, καὶ αἰδοίου, καὶ ὀσφύος, ἰσχίου τε καὶ ἤτρου,   5
καὶ μηροῦ, νάρκη τε παρακολουθεῖ τοῦ καταλλήλου σκέλους, καὶ οὔτε ὀρθοῦσθαι δύνανται, οὔτε βαδίζειν· καὶ ἤν τε πλαρμὸς, ἤν τε ἄλλος τις σεισμὸς ἐμπέσῃ, σφόδρα
ὀδυνῶνται· ψύχεται δὲ αὐτοῖς ἄκρα, καὶ μᾶλλον κνῆμαι, καὶ πόδες, καὶ δυσουρία
σύνεσίιν, οὐρεῖ τε συνεχῶς καὶ ἐπιπόνως, καὶ κατὰ ἀρχὰς μὲν λεπίὰ καὶ ὑδατώδη
ὑπόσίασιν μὴ ἔχοντα· προϊούσης δὲ ἐπὶ τὸ χεῖρον τῆς φλεγμονῆς, ἐρυθρότερα οὐρεῖ-   10
ται, εἶτα καὶ παχέα καὶ μυξώδη· καὶ πυρετοὶ σφοδροὶ ἐπιγίνονται. Ἐπιτεινομένης
δέ τι τῆς φλεγμονῆς, ταῦτα πάντα σφοδρύνεται· πρὸς τούτοις δὲ καὶ ναυτιῶσι, καὶ
δάκνονται τὸν σίόμαχον, καὶ χολημετοῦσιν· ἔνιοι δὲ αὐτῶν καὶ μέχρι λιποθυμίας
θλίβονται, καὶ ἐφιδροῦσιν· ἐπέχεται δὲ αὐτοῖς καὶ ἡ κοιλία ὥσίε ἐμπνευματοῦσθαι,
καὶ συνεχῶς ἐρεύγεσθαι· ἀνορεξία τε ἰσχυρὰ παρακολουθεῖ· καὶ τισι μὲν διηνεκεῖς   15
εἰσιν οἱ παροξυσμοὶ, τισὶ δὲ καὶ ἐκ διαλειμμάτων· ὡς ἐπίπαν δὲ προηγεῖται τῶν ἀλγημάτων ἔκδοσις κοιλίας, ἢ οὔρου ἱκανὴ ἔκκρισις. Οἶδα δὲ ἐγώ τινα μετὰ σφοδρὰν
περιωδυνίαν λιποθυμήσαντα καὶ ἱδρώσαντα ἐπιπολὺ, ἀπολυθέντα δὲ μετὰ τὸ ἀνασίῆ-
ναι ἁπάντων τῶν δυσχερῶν.— Θεραπεύειν μὲν οὖν χρὴ τοὺς φλεγμαίνοντας νεφροὺς
τὸν τρόπον τοῦτον· κατακλίνειν χρὴ τὸν πάσχοντα ἐπὶ σίρωμνῆς μαλακωτάτης, καὶ   20
σιτίου τὴν πρώτην ἀπέχειν, οὐ μὴν εἰς πολλὰς ἡμέρας ἐκτείνειν τὴν ἀσιτίαν· ἄκρατα
γὰρ καὶ δριμύτερα γενόμενα τὰ οὖρα ἐν ταῖς ἀσιτίαις δήξεις σφοδροτάτας ἐπιφέρει.
Διαιτᾷν μὲν οὖν κατὰ ἀρχὰς λεπίοῖς ῥοφήμασιν ἀδήκτοις, καὶ ποτῷ, ὕδατι θερμῷ·
μελίκρατον δὲ κατὰ ἀρχὰς οὐκ ἐπαινῶ πρὶν πεφθῆναι τὰς φλεγμονάς. Μήτε μὴν διουρητικοῖς χρῆσθαι· βλάψει γὰρ τοὺς δακνώδεις χυμοὺς ἐπάγοντα τοῖς φλεγμαίνουσιν   25
μορίοις· μηδὲ μὴν καθαρτήριον διδόναι καθώς τινες εἰώθασι, κλυσίῆρι δὲ χρῆσθαι
ἀφεψήματι μαλάχης, ἢ λινοσπέρμου, ἢ τήλεως, ἢ χυλῷ πίισάνης μετὰ ἐλαίου, ἢ
μέλιτος· πλῆθος δὲ ἐνιέναι μὴ πολὺ ὡς μὴ πιέζειν τοὺς νεφροὺς πληρούμενα τὰ ἔν-
τερα· ἐκκριθέντων δὲ τῶν σκυβάλων καὶ κενωθέντος τοῦ ἐντέρου, ἐνιέναι ἔλαιον ἀνή-

2. συνεχῶς A. — 4. ἄνωθεν μέχρι
BUV. — 5. κάτωθεν δέ U. — Ib. τῆς κ.
BCUV. — 6. νάρκα AX. — 7. τις om. AX.
—Ib. ἐμπέσοι U. — 9. σύν. καὶ οὐρ. συνεχῶς C; σύν. οὐρ. συνεχῶς A; ib. οὐρεῖ
ex. em.; οὐρεῖται codd. — Ib. καί avant
κατά om. C. — 11-12. σφοδροὶ ἐπιτι-
νομενησίαι (sic) ἔτι τῆς A. — 11. ἐπιγ.
om. UVX. — 12. τέ τι X. — 13. χολὴν
ἐμοῦσιν ABCX. — 15. καί avant συνεχ.
om. V. — 16. καί om. U. — 18-19. δὲ τὸ
μετὰ τὸ διανάσίασιν A. — 19. πάντων
BCUV. — Ib. μέν] δέ U. — 20. χρή] τε
U. — 20-21. καὶ ἐκ τοῦ σιτίου ABC. — 21.

ἐπέχειν BCUV.— Ib. ἐκτείνειν] ἐπέχειν
B. — 23. οὖν χρὴ κατὰ ἀρχὰς BCU.— 24.
κατὰ ἀρχὰς διδόναι οὐκ BC. — 25. γὰρ
ταῦτα τοὺς δ. BC; γὰρ δ. U. — 26. εἰώ-
θασιν ποιεῖν BC. — 27. λινοσπέρματος
BCU, et ainsi assez souvent.— 27-28. λιν.
ἢ τήλεως μετὰ ἐλαίου καὶ μέλιτος· πλ. A;
λ. καὶ τ. μετὰ ἐλαίου καὶ (δὲ V) μέλιτος
μόνον, ἢ χυλὸν πίισάνης μετὰ ἐλαίου
καὶ μέλιτος· πλ. U (om. μετὰ... μέλιτος)
VX; λ. καὶ τήλεως καὶ μέλιτος μόνον
(μόνου B) ἢ χυλοῦ (-ῷ B?) πί. μετὰ
ἐλαίου καὶ μέλιτος μόνον· πλ. BC.— 28.
πολλῷ A.

7.

θινον, ἢ γλεύκινον μετὰ βουτύρου, ἐντακέντων αὐτοῖς σ∫εάτων τινῶν χηνὸς ἢ ἀλεκτορίδος ἢ μυελοῦ ἐλαφείου. Ὑπελθούσης δὲ τῆς γασ∫ρὸς, εἰ μὲν ἐνδιδοίη ὁ πόνος, ἐλαιοβραχὲς ἔριον περιτίθες ἐν κύκλῳ ἀνὰ πᾶσαν ἐπιβρέχων τὸ ἐπικείμενον ἔριον ἐλαίῳ θερμῷ συνεχῶς· βέλτιον δὲ συνέψειν τῷ ἐλαίῳ ἄνηθον, πήγανον, ἀλθαίαν,
5 ἀρτεμισίαν. Ὀξύτερον δὲ πεπονθότων τῶν νεφρῶν, καὶ σφοδροτέρας οὔσης ὀδύνης, φλέβα τέμνειν τὴν κατὰ ἀγκῶνα, καὶ ἐπαφαιρεῖν, καὶ μετὰ τοῦτο, εἰ ὑπολείποιτό τι τῆς φλεγμονῆς, καταπλάσσειν τὰ μὲν πρῶτα ἀλεύρῳ ἐν μελικράτῳ ἑφθῷ, ἢ τῷ λινοσπέρμῳ, μετὰ δὲ ταῦτα καὶ τῆς χαμαιπίτυος μίσγειν καὶ τοῦ πολίου, ἀβροτόνου, χαμαίδρυος, ἀσάρου, σχοίνου, ἄνθους, καὶ τότε μηκέτι ἐν μελικράτῳ τὰ καταπλά-
10 σματα ἕψειν, ἀλλὰ ἐν γλυκεῖ· μίσγειν δὲ τοῦ μὲν ἀλεύρου μέρη δ', τῶν δὲ εἰρημένων φαρμάκων τινὸς μέρη β'. Ἀγαθὸν δὲ καὶ τοῦτο τὸ κατάπλασμα· χαλβάνης, τερεβινθίνης, ὀροβίνου ἀλεύρου ἀνὰ δραχμὰς ν'· ἴρεως δράχμας δ'· κηρωτῆς ἐσκευασμένης διὰ γλευκίνου, ἢ ἀμαρακίνου, ἢ ἰρίνου, ἢ κυπρίνου, ἤ τινος τῶν παραπλησίων λίτρα α', ἀλεύρου πυρίνου οὐγγίας β', γλυκέος κρητικοῦ τὸ ἱκανόν· σκευάσας
15 ἐπιτίθει κατὰ τῶν λαγόνων καὶ τῆς ὀσφύος· ποιεῖ δὲ καὶ πρὸς τὰς περὶ κύσ∫ιν φλεγμονὰς ἐπιτιθέμενον κατὰ τοῦ ἤτρου. Εἰ δὲ τοῖς καταπλάσμασι μὴ πραΰνοιτο ἡ ὀδύνη, σικύαν προσβάλλειν τῇ τε ὀσφύι, καὶ ὑπὸ τοὺς κενεῶνας, καὶ ἀμυχαῖς χρησάμενον ἀφέλκειν τοῦ αἵματος ἱκανόν· ἔπειτα σπόγγοις πυριᾶν καὶ εἰς θερμὸν ἐγκαθίζειν συνεψήσαντας τῷ ὕδατι κάλαμον ἀρωματικὸν, χαμαίμηλον, σχοίνου
20 ἄνθος, λινόσπερμον, ἄνηθον, μαλάχης ἀγρίας ῥίζαν· πρότερον δὲ καὶ κύσ∫ιν εὐμεγέθη ἡμιπλήρη ὑδρελαίου θερμοῦ ἐπιτιθέναι τοῖς τόποις, καὶ πυρίαις λιπαρωτέραις χρῆσθαι· μετὰ δὲ ταῦτα κηρωτὰς καὶ μαλάγματα ἐπιτιθέναι, κηρωτὰς μὲν διὰ κυπρίνου, ἢ ἰρίνου μύρου· μαλάγματα δὲ τὰ εὐωδέστατα, οἷά ἐσ∫ι τὰ ἡπατικὰ διὰ σ∫ύρακος. Ἐν δὲ ταῖς ὀδύναις πίνειν φάρμακα τῶν ἀνωδυνίαν ἐμποιούντων τοιάδε·
25 κωδύας πεφωγμένης ἡμιωβόλον, σ∫ύρακος τὸ ἴσον, λιβάνου ὀβολὸς α', σικύου σπέρματος κόκκοι κ', σελίνου σπέρματος ὅσον τοῖς τρισὶ δακτύλοις, ὀπίου ὅσον ὄροβος μικρός· τρίβων ὡς λειότατα καὶ κεραννύων γλυκεῖ ἢ ὕδατι δίδου τὸ ὅλον· αὐτίκα γὰρ λωφήσει ἡ ὀδύνη καὶ ὑπνώσει ὁ κάμνων. Ὠφέλιμοι δὲ καὶ οἱ παραπλήσιοι

1. ἐκτακέντων BUV. — Ib. τινῶν om. U; τὴν V1° m.; τε 2° m. — Ib. ἤ] καί BC UV. — 2. ἐνδίδωσιν BC; ἐνδιδῷ AUV. — 3. περιτίθης (l. -ες) A; ἐπιτίθει BUV; περιτίθει C. — Ib. ἀναπαύειν ἐπιβρ. ABCX. — 5. τῶν om. B. — 6. τι om. A. — 7. πρῶτα ἐν μελικράτῳ καὶ ἀλεύρῳ ἑφθῷ BCV. — 8. καὶ χαμαίπιτυν μ. καὶ πόλιον et les autres substances à l'acc. BC qui omet les articles. — 9. ἀσάρου καὶ σχοίνου BC. — 10. τῶν δέ] τῶν ζ' V; καὶ τῶν ς' C; καὶ τῶν ζ' B. — 11. τινῶν UV. — Ib. τό om. BUVX. — 12. ἀλ. ἀνὰ γράμματα ν' AB; ἀλ. γράμ. ν' ἐν ἄλλῳ

δραχμὰς ν' C; item l. 12, après ἴρεως. — 15. ἐν κύστει X. — 16. τὸ ἤτρον A. — 17. καὶ τοῖς κενεῶσι BCUV 2° main. — 18. ἐφελ. AX. — Ib. πυριᾶν om. UV. — Ib. θερμὸν ὕδωρ ABCUX. — 19. συνεψήσαν A; συνεψήσας VX. — 21. ἡμιπλήρες AV 2° m. — 22. μαλ. μέν UV. — 23. μύρουom. BCUV.—Ib. τάom. BCUV. — 24. ποιούντων AX. — 25. πεφρυγμένης BCV; tosti Corn. — 26. σπέρμα bis AUV. — Ib. καὶ σελίνου BC. — 26-27. ὀπίου..... ὄροβον μικρόν CV, qui a corrigé en ὀρόβων μικρῶν. — 27. ἢ om. BC UVX. — 28. ἢ om. A qui a λωφήσιν.

τροχίσκοι ἀνώδυνοι, σεφθεισῶν δὲ ὅμως καὶ τελέως λυθεισῶν τῶν φλεγμονῶν, καὶ
τῶν ὀδυνῶν σαυσαμένων· τότε καὶ τοῖς οὐρητικοῖς καθαίρειν οἷόν ἐσιν ἄκορον, μῆον,
φοῦ, σετροσέλινον, ἀγρωσις, κασία, χαμαίπιτυς, σόλιον· τούτων ἕκασον ἕψειν ἐν
ὕδατι καὶ μετὰ οἴνου ἢ μέλιτος σίνειν. Σιτία δὲ διδόναι, μετὰ τὰς σέψεις τῶν φλεγμονῶν, ἄρτους μὲν τοὺς καλλίσους, κλιβανίτας μάλισα, σηνῶν δὲ τὰ ὄρεια, θα-   5
λασσίων δὲ τοὺς ἐχίνους σροσφάτους· λαχάνων δὲ μάραθρου, σέλινου, δαύκου, καὶ
τὰ ἄγρια σάντα, καὶ σικυὸν ἐφθόν· οὔρησιν γὰρ καλῶς σροτρέπει ταῦτα, μάλισα δὲ οἱ
σαφυλῖνοι κάθεφθοι, καὶ τὰ κρήθμα, καὶ ὁ σκάνδιξ, καὶ τὰ γιγγίδια. Οὖρα δὲ ἐκκρίνεται τούτοις, μετὰ τὰς σέψεις τῶν φλεγμονῶν, σολλὰ καὶ σαχέα, καὶ ὑποσάσεις
καλὰς ἔχοντα, καὶ μάλισα ταῦτα κρίνει τὴν νόσον· αἱ δὲ ὑδατώδεις καὶ καθαραὶ καὶ 10
διαφανεῖς οὐρήσεις δυσκριτότεραι.

ιζ′ (δ′). Περὶ σκληρίας νεφρῶν.

Ὅσαι δὲ σκληρότητες σερὶ νεφροὺς γίνονται ὀδύνας μὲν οὐκέτι σαρέχουσιν·
δοκεῖ δὲ αὐτοῖς ὥσπερ ἐκ τῶν κενεώνων κρεμᾶσθαί τι, καὶ ναρκώδεις μὲν τὰ ἰσχία
ἀκρατεῖς δέ εἰσι τῶν σκελῶν, οὐροῦσί τε ὀλίγα, τήν τε ἄλλην ἕξιν τοῖς ὑδατουμένοις 15
μάλισα ἐοίκασιν· τινὲς δὲ καὶ σαφῶς ὑδεριῶσιν ἐν τῷ χρόνῳ, οἷα καὶ ἀπὸ τῶν ἄλλων σπλάγχνων σκληρυνομένων συμβαίνει τούτοις. Ἀπαλύνειν χρὴ κηρωταῖς, καὶ
μαλάγμασι, καὶ τρίψεσι, καὶ συρίαις λιπαραῖς, καὶ οὐρητικὰ σροσφέρειν, καὶ τὴν
γασέρα ὑποκλύζειν τοῖς διὰ ἀλθαίας καὶ τήλεως καὶ ἰσχάδων μέλιτός τε καὶ νίτρου καὶ
ἐλαίου· καὶ ἐνέματα εἰς νύκτα σαραλαμβάνειν διὰ ἐλαίου ἀνηθίνου μετὰ βουτύρου καὶ 20
σεάτων χηνείων.

ιη′ (β′). Περὶ διαπυησάντων νεφρῶν. Ἐκ τῶν Ῥούφου.

Ὅσοις δὲ εἰς μεταβολὴν ὑγροῦ τρέπεται τὰ τῆς φλεγμονῆς τῶν νεφρῶν, σάντα τὰ
σρορρηθέντα ἐπὶ τῆς φλεγμονῆς ἐπιταθήσεται συμπλώματα, καὶ αἱ τῶν συρετῶν
εἰσβολαὶ μετὰ φρίκης γενήσονται, καὶ σερὶ ἑσπέραν ὡς ἐπίπαν. Ἤδη δὲ καὶ ὄγκος
σοσῶς σερὶ τοὺς κενεῶνας φαίνεται, καὶ θερμασίας σφοδρᾶς αἴσθησις αὐτοῖς γίνεται
σερὶ τοὺς νεφρούς, καὶ οὐροῦσι συρρὰ καὶ ἄκρατα· ἀποτελεσθείσης δὲ ἤδη τῆς με- 25
ταβολῆς, μειωθήσεται τά τῶν συρετῶν καὶ τὰ τῶν ἀλγημάτων συμπλώματα· βάρους δὲ

1. τρ. καὶ ἀνώδ. C. — Ib. σεφθέντων
AX. — Ib. ὅμως καὶ ex em.; ὁμοίως καί
BCΟΜUV; om. AX. — Ib. τελέως om. BCV
2° m. — Ib. λυθεισῶν om. AX. — 4. ἐν om.
BCV. — 6. δέ om. X. — 7. καὶ . . . . .
ταῦτα om. X. — Ib. σικυὸν ἐνεφθόν A. — Ib.
γάρ om. A. — 8. σάνυ καθ. X. — 10. μά-
λισα] γάρ C; καὶ γάρ (en interl.) μάλ.
B. — Cн. 17, l. 12. ὀδύνην C. — 13. ὥσπερ
δὲ ἐκ U. — Ib. ναρ. μὲν ἰσχίων AMUVX.
U et V om. τά. — 14. ἀκρατεῖς δὲ σκελῶν

AUVX; ἀκρατεῖς δέ εἰσι τὰ σκέλη BC. —
Ib. τὴν δέ BCMOV. — 15. ἐν om. BC
UV. — 16. Ἀπαλ. οὖν BCU; Ἀπολαύειν AX.
— 17. διουρ. A; διουρητικόν V. — 19. μετά
om. MV. — 20. τινῶν A; χηνῶν UV. —
Cн. 18, tit. Ἐκ τῶν Ῥ. om. B. — 21. ὑγροτέρως BCV; om. U. — Ib. τά après σάντα
om. V 1° m. — 22. Φλεγ. τῶν νεφρῶν
ἐπιταθ. συμπώματα. (τὸ συμπλώμα V) BC
UV. — 22. ἐπί om. V. — 25. δέ om. A. —
26. καὶ τῶν ἀλγ. BC. — Ib. τε BCUV.

αἴσθησις μᾶλλον αὐτοῖς γίνεται κατὰ τὸν πεπονθότα νεφρὸν, ἐν μέντοι τῷ τῆς
ῥήξεως καιρῷ πάλιν παροξυσμὸς γενήσεται, ᾧ ἐπακολουθήσει ἔκκρισις τῶν ὑγρῶν
σὺν τοῖς οὔροις· ἐνεχθήσεται δὲ καὶ ἀποπλύματά τινα σαρκώδη ἐκ τῆς οὐσίας τῶν
νεφρῶν· τὰ γὰρ πολλὰ ἐπὶ κύσλιν φέρεται τὸ ἐκ τῶν νεφρῶν ῥηγνύμενον πύον,
5 ὅτε καὶ ἐπὶ συμφέροντι γίνεται, ποτὲ δὲ ἐπὶ ἔντερον ἡ ῥῆξις γίνεται καὶ διὰ τῆς
ἕδρας κενοῦται τὸ πύον. Τισὶ δὲ οὐδὲ ῥήγνυνται, ἀλλὰ μένει κατὰ τοὺς νεφροὺς
χρόνον πολὺν, μέχρις ἂν ἢ καυτῆρα προσαγάγῃς, ἢ ἄλλῳ τρόπῳ ἀναστομώσῃς
ἔξωθεν. Τῶν μὲν οὖν τῆς ἀποστάσεως σημείων προφανέντων, συνεργεῖν δεῖ ὡς ὅτι
τάχιστα τῇ μεταβολῇ καὶ τῇ συρρήξει. Πυριᾶν τε οὖν συνεχῶς σπόγγοις ἐξ ὑδρε-
10 λαίου, καὶ πιτύροις, καὶ καταπλάσμασι διὰ ἀλεύρου κριθίνου μετὰ ἀφεψήματος σύκων
καὶ ἀλθαίας ἡψημένων ἐν μελικράτῳ, ἢ γλυκεῖ κρητικῷ· ἀγαθὸν δὲ καὶ αὐτὰ τὰ σῦκα
παραμίσγειν λεαίνοντα, καὶ ἀψινθίου κόμην κόψαντα ἐμβαλεῖν, ἢ χαμελαίαν, ἢ ἶριν
ἢ βρυωνίαν· ἐχέτω δὲ καὶ τερεβινθίνην, πίσσαν, μάνναν, λιβανωτὸν, περιστερᾶς
κόπρον, πόλιον καὶ πάντα τὰ τούτοις ἐοικότα, καὶ ἁπλῶς πάντα παραληπτέον
15 ἅ τινα ἐπὶ τοῦ ἥπατος ἐδοκιμάζομεν ἐν ἀποστάσει γεγονότος. Ἐπὶ δὲ τῶν κακοήθων καὶ
σηπεδονωδῶν ὑγρῶν· γνωρίσεις δὲ ταῦτα ἐκ τῆς τῶν πυρετῶν δριμύτητος· καὶ ῥόδα
προσπλέκειν χρὴ τοῖς καταπλάσμασι, καὶ μύρτα, καὶ ὀρόβων καὶ φακῆς ἄλευρον· τὰς
γὰρ σηπεδόνας τῶν ὑγρῶν ἐπέχει ταῦτα καὶ τὰ τούτοις παραπλήσια. Μετὰ δὲ ταῦτα
ἐμπλάστροις χρῆσθαι ταῖς δυναμέναις μεταβάλλειν τὸ πύον, ὡς ἐπὶ τῶν ἡπατικῶν
20 προείρηται· χρονιζούσης δὲ τῆς ῥήξεως, καὶ ὑποκλύζειν δριμυτέρῳ κλύσματι, οἷον
ἐλλεβόρου μέλανος ἀποβρέγματι, καὶ ῥαφανῖδος, καὶ σκορόδων, καὶ σικύου ἀγρίου
ῥίζης· βρέχειν δὲ τὰ τοιαῦτα ἐν θαλάσσῃ, ἢ ἅλμῃ, καὶ βραχὺ ἐλαίου μίξαντα πρὸς τὸ
ὀλισθηρὸν γενέσθαι τούτοις κλύζειν, καὶ κελεύειν ἐπὶ πλεῖστον κατέχειν· πλεισάκις
καὶ τὸ ἐμπύημα ῥήγνυσι σὺν τῷ καὶ τὴν γαστέρα ὑπομαλάσσειν. Εἰ δὲ σφοδρότεραί
25 εἰσιν αἱ ὀδύναι, κλύζειν χυλῷ πτισάνης, καὶ γάλακτι νεοβδάλτῳ, καὶ ἐγκαθίζειν εἰς
ὑδρέλαιον, καὶ ποτίζειν τοῖς πρατέροις διουρητικοῖς, οἷον σικύου σπέρμα λελεπισμένου μετὰ μελικράτου ἐναφηψημένων ἐν αὐτῷ φοινίκων· διδόναι δὲ καὶ ἶριν μετὰ
μέλιτος ἀπηφρισμένου· ἐκλείχειν δὲ καὶ αὐτὸ τὸ μέλι πασσειλωθὲν τῇ ἑψήσει. Συνεργεῖ δὲ τῇ χρονιζούσῃ συρρήξει κύμινον μετὰ γλυκέος, καὶ πήγανον μετὰ ὀξυμέλι-
30 τος. Εἰ δὲ ἐκ τῆς ἕξεως τοῦ σώματος καὶ τῶν νωθροτέρων ἀλγημάτων τεκμαίροιο διὰ
πάχος μὴ ἐκκρίνεσθαι τὸ πύον, μαράθου ἀφέψημα ποτίζειν, καὶ χαμαιπίτυος, καὶ
γλήχωνος, καὶ ὀριγάνου· μετὰ δὲ τὴν ῥῆξιν ἐκκρίνεται σὺν τῷ οὔρῳ σαρκία σμικρὰ

---

1. ἐν μέντοι τὸ τῆς A; καὶ ἐν μὲν τῷ
τῆς BC; ἐν μὲν τῷ τῆς UV. — 2. καιρῷ
μᾶλλον BCUV. — Ib. πάλιν om. BCUV.
— Ib. ὡς ἐπακολουθῆσαι ἔκκρισιν BCV
1° m. — 3. σαρκώδη om. U. — 4. τήν κ.
BCV. — 5. ποτὲ..... γίνεται om. C. —
7. ἂν om. ABVX. — 10. καταπλ. ἀλεύρῳ
κριθίνῳ BU. — Ib. διά. om. V — 11. καί
om. AX. — Ib. αὐτῶν τῶν σύκων AUVX.
— 12. ἢ avant ἶριν om. A. — 13. λίβανον

BCV 1° m.; λιβανωτὸν αὐτόν AU. — 17.
ἄλευρον] ο απλασμασι (sic) A. — 21. ἢ
ῥαφ. ἢ σκορ. BC. — Ib. καί avant ῥαφ.
om. U. — 23-24. πλεισϊ. γὰρ τό V. —
25. ὦσι A. — 26. τὰ πρατέρα διουρητικά BC. — 28. δέ om. AUVX. — 29. δέ
om. V. — Ib. καὶ κύμ. BC. — Ib. καί om.
AUX. — 29-30. οἰνομέλ. BCV. — 31.
μαρ.] J'ai suivi A pour l'ordre des subst. —
Ib. καί avant γλήχ. om. A. — 32. μικρά AX.

παραμήκη, καὶ ἐπὶ μὲν τῶν κακοήθων δύσοσμα τὰ ὑγρὰ καὶ πέλια καὶ μυξώδη. Εἰ
δὲ χρησῖα εἴη τὰ ἕλκη, καὶ τὸ πύον λευκὸν καὶ ὁμαλὸν καὶ λεῖον καὶ ἄνοσμον εὑρε-
θήσεται καὶ ὀλίγον. Διδόναι μὲν οὖν αὐτοῖς μετὰ τὴν σύρρηξιν γάλα σὺν μέλιτι, τὸ
μὲν πρῶτον ὄνειον ἢ ἵππειον· εἰς γὰρ τὴν ἀνακάθαρσιν τῶν ἑλκῶν συμφέρει· ὅταν
δὲ μηκέτι καθαίρεσθαι δέωνται καὶ αἱ δήξεις ἀμβλύνωνται, χρήζῃ δὲ ὁ πάσχων ἀνα-   5
τροφῆς, τότε ἤδη τὸ βόειον γάλα προσφέρειν καὶ δύο καὶ τρεῖς κοτύλας καὶ ἔτι
πλέον. Νεόβδαλτον δὲ θερμὸν δοτέον πᾶν γάλα εἰς τὸν οἶκον εἰσφέροντα τὸ ζῷον,
ἐν ᾧ κατάκειται ὁ νοσῶν· τοῦτο καὶ τῶν ἄλλων τῶν ἐντὸς ἑλκῶν κάλλιστον φάρμακον καὶ τοῖς χαλεποῖς ἰχῶρσιν εὐμενέστατον, καὶ ἀνατρέφει τὸ σῶμα. Περὶ δὲ τὰς
ἀναλήψεις προσήκει κατακείμενον· τὸν πάσχοντα μαλακῶς ἀνατρίβειν ἐπὶ ἑκάσῖης   10
ἡμέρας ἕωθεν καὶ τρέφειν κατὰ ἀρχὰς, ὡς εἴρηται, τῷ βοείῳ γάλακτι. Ὅταν δὲ πεφθῇ
τὸ γάλα, διδόναι ῥόφημα ἐκ πῖισάνης ἐσκευασμένον, ἢ ἀμύλου, ἢ πλυτῆς σεμιδάλεως
σὺν γάλακτι ἐφθῆς· διδόναι δὲ καὶ φόγαλα καὶ ζωμὸν ὄρνιθος λιπαρὸν. Λαχάνων δὲ
ἐπιτήδεια μαλάχη, σέρις, λάπαθον, ἀνδράχνη, ἀσπάραγος ἕλειος, σίκυς, θρίδαξ,
πάντα ἐφθά· ὠμὸν δὲ μηδὲν ἐσθίειν· ταῦτα γὰρ ἀμβλύνει τὰς δήξεις. Τὰς δὲ ἐπιγινομέ-   15
νας πλησμονὰς ἐμέτοις κενοῦν προσήκει· πρὸς δὲ τὸ εὐκόλως ἐμεῖν διδόναι τούτοις
σικύου σπέρμα τετριμμένον μετὰ γλυκέος, ἢ χυλὸν πῖισάνης μετὰ γλυκέος· ἐλαίῳ δὲ
κυπρίνῳ μάλισῖα χρίειν πῖερὰ καὶ ἐρεθίζειν. Οὐ μόνον δὲ πρὸς τὰς πλησμονὰς
ἐπαινῶ τοὺς ἐμέτους, ἀλλά μοι δοκεῖ, εἰ τολμήσειέ τις κατὰ μῆνα ἐμεῖν, τάχα ἂν καὶ
ἕλκος ὂν ἐν νεφροῖς καὶ ἄλλην τινὰ ἐνθένδε λῦσαι βλάβην. Ἡ δὲ λοιπὴ δίαιτα παρα-   20
λαμβανέσθω ἡ μετὰ ταῦτα ῥηθησομένη ἐπὶ τῶν τῆς κύσεως ἑλκῶν· οὐρητικὰ δὲ ποτίζειν εἰς ἀνακάθαρσιν τῶν ἐν νεφροῖς ἑλκῶν τὰ ἁπλούσῖερα τῶν πλεισῖάκις εἰρημένων καὶ ῥηθησομένων. Ὅταν δὲ καθαρὰ γένηται τὰ ἕλκη, φανεῖται δέ σοι τοῦτο
ἐκ τοῦ μηκέτι μήτε ἐφελκίδα συνεκκρίνεσθαι τοῖς οὔροις, μήτε τὸ ἐκκρινόμενον
πύον τρυγῶδες εἶναι, ἀλλὰ ὑπόλευκον καὶ λεῖον καὶ ὁμαλὸν καὶ ὀλίγον· τότε ἀντὶ   25
τῶν ἐμπλάσῖρων μαλάγματα δοκιμασῖέον τὸ διὰ σπερμάτων, τὸ διὰ δαφνίδων, τὸ
ἀπολλοφανεῖον, καὶ πάντα τὰ τὴν ἐπιφάνειαν φοινίσσειν δυνάμενα, οἷόν ἐσῖι τὸ ἐπὶ
τῆς λιθιάσεως προγεγραμμένον· ἀντὶ δὲ τῶν οὐρητικῶν τὰ ἀναξηραντικὰ παραλαμβάνειν, ὥσῖε ἥ τε τροφὴ σῖύφουσα ἔσῖω καὶ τὰ φάρμακα συνακτικὰ τῶν σωμάτων·
εὐθετήσουσι δὲ καὶ δρώπακες καὶ σιναπισμοὶ καὶ χρήσεις αὐτοφυῶν ὑδάτων θερμῶν   30

2. λευκὸν, ὁμαλὸν, λεῖον καὶ ἄοσμον U.
— Ib. ἄοσμον BC. — 3. μέν] δέ U. — Ib.
οὖν om. B; οὖν V 1°. m.; χρή 2° m. — Ib.
αὐτοῖς προσήκει C. — 4. ἢ om. AX. — Ib.
ὅτε BV. — 5. καθαίρεσθαι om. BV. — 6.
πρ. χρὴ καὶ δύο BC. — 7. δέ om. UV. — Ib.
Φέροντα B. — 8. τ. δὲ καὶ BC. — 9. Περί]
Ποιεῖ U. — 11. πεμφθῇ V; ἐκπεμφθῇ U. —
12. ἄμυλον et les autres mots à l'acc. BCUV.
— 13. διδόναι δέ om. B. — Ib. δέ om. V. —
Ib. λιπαροῦ C; λιπαρόν A (en corr.; prim.
λιπαρῶν) UV qui a λιπαροῦν 2° m. — 15.
ὠμὸν δέ A; καὶ ὠμόν BC; ὠμόν UV. —

Ib. μή X. — Ib. ταῦτα δὲ ἀμβλ. AUVX.
— 17. τοῦ γλυκ. AX. — 19. ἀλλὰ ὡς μοι
δοκεῖ τολμήσει (τολμήσας C) BC; ἀλλά
μοι δοκεῖ τολμήσας AVX; ἀλλά μοι τολμήσας U. — Ib. ταχύ A. — 20. ὂν om.
AUVX. — 22. ἀπλ.] παραπλήσια B. — 23.
φανήσεται ABUVX. — 24. μηδέ bis UV.
— 25. τρ. ἤει (sic) A; εἴη (sic) X. — Ib.
ἄλλοι ὑπόλ. A. — Ib. καί avant λεῖον om.
U. — 27. οἷόν τε τό B; οἷον τό V. — 28.
ἀναξηραίνοντα Λ. — 29. τε om. BCUV.
— 30. δέ om. BC. — Ib. δὲ δρώπ. V. —
Ib. ὑδάτων om. U.

τε καὶ ψυχρῶν. Ἐπὶ δὲ τῶν χρονιζόντων ἐν νεφροῖς ἑλκῶν φάρμακα παραλαμβάνειν τὰ ἐπὶ τῆς ἡλκωμένης κύσλεως ῥηθησόμενα· γνωσλέον μέντοι πᾶσαν μὲν ἕλκωσιν νεφρῶν καὶ κύσλεως δυσαλθῆ εἶναι, μάλισλα δὲ τὴν ἐκ διαβρώσεως γινομένην, ὡς ὀλίγους πανλελῶς οἴδαμεν τελέως ταύτης ἀπαλλαγέντας. Εἰ δὲ πρὸς τὸ ἔξω τρέποιτο

5 τὸ ἐμπύημα, κορυφοῦται μᾶλλον ἡ φλεγμονὴ καὶ τῇ χειρὶ καταφανέσλερον καὶ τῇ ὄψει γίνεται· τούτοις δικαίως οἱ ἰατροὶ χειρίζουσιν ἔνθα ἐκκορυφοῦται μάλισλα καὶ θεραπεύουσιν ὡς τὰ κοινὰ καὶ κοῖλα ἕλκη· γνωσλέον μέντοι ὡς εἴωθε ταῦτα συριγγοῦσθαι καὶ δεῖται σπουδαιοτέρας τῆς ἐπιμελείας.

ιθ′. Περὶ δυσουρίας καὶ σλραγγουρίας.

Δυσουρία λέγεται, ὅταν οὐρεῖν προελομένου τοῦ πάσχοντος, μετὰ βίας ἐκκρίνηται

10 τὰ οὖρα, καὶ ἐρεθισμὸν ἐμποιῇ. Σλραγγουρία δὲ καλεῖται, ὅταν κατὰ βραχὺ καὶ σλάγδην φέρηται τὰ οὖρα, καὶ συνεχῶς ἐρεθισμὸν ἐπιφέρῃ πρὸς οὔρησιν. Ταῦτα δὲ συμβαίνει ἢ ἐπὶ δριμέσιν οὔροις, ἢ διὰ ἕλκωσιν τῆς κύσλεως, ἢ διὰ τὴν αὐτῆς ἀτονίαν, ποτὲ δὲ καὶ νεφρῶν πεπονθότων ἢ ἥπατος, ὅταν σύρρηξις γένηται τοῦ ἀποσλήματος ἐκκρινομένου διὰ τῆς κύσλεως τοῦ πύου, [καὶ] συνεχῆ ἐρεθισμὸν πρὸς οὔρησιν τῇ δρι-

15 μύτητι ἐμποιῇ, καὶ ἀρρωσλοῦσα κατὰ δυσκρασίαν τινὰ ἡ κύσλις βλάπλεται εἰς τὴν ἰδίαν ἐνέργειαν. Ἀναγκαῖον οὖν ἐσλι ἐπίσλασθαι τὰς προηγησαμένας αἰτίας τῆς σλραγγουρίας ἢ δυσουρίας καὶ πρὸς ταύτας ἁρμόζειν τὰ βοηθήματα. Εἰ μὲν οὖν ψύξις προηγήσατο τῶν εἰρημένων, ἐπιβρέχειν δεῖ τὸ ἦτρον πηγανίνῳ ἐλαίῳ θερμῷ, καὶ ἐγκαθίζειν εἰς ἀφέψημα σαμψύχου ἢ πηγάνου, καὶ σκέπειν καὶ θάλπειν τὸ ὑπογάσλριον,

20 ἐνίοτε δὲ καὶ διὰ ἕδρας πηγάνινον ἔλαιον θερμὸν ἐνιέναι, καὶ τροφαῖς διουρητικωτέραις κεχρῆσθαι ταῖς θερμαίνειν δυναμέναις, καὶ ἀφεψήματα τῶν ἀρωμάτων διδόναι πίνειν· ποτίζειν δὲ καὶ τῆς θηριακῆς μετὰ γλυκέος ἢ οἰνομέλιτος. Εἰ δὲ χολωδεσλέρων γινομένων τῶν οὔρων δῆξις περὶ τὴν κύσλιν γένηται καὶ σλραγγουρίαν ἐργάσηται, καθαίρειν δεῖ τὴν πλεονάζουσαν κακοχυμίαν ὅτι τάχισλα καὶ τροφαῖς κατα-

25 κερασλικαῖς χρῆσθαι, ἀπεχομένους παντὸς δριμέος καὶ ἁλυκοῦ. Πλεῖον δὲ προσάγειν ποτὸν ὕδωρ γλυκὺ θερμὸν καὶ συνεχῶς ἀπουρεῖν ἀναγκάζειν· χρονίζον γὰρ ἐν τῇ κύσλει τὸ δριμὺ περίτλωμα δασύνει καὶ ἑλκοῖ τὰ μέρη. Ἁρμόζει τοίνυν συνεχῶς μὲν ἀποπυριᾶν· διδόναι δὲ καταρροφεῖν ἄμυλον μετὰ γάλακτος ἡψημένον, καὶ φοινίκων ἀφέψημα· οἶνον δὲ διδόναι γλυκύτερον· κάλλισλον δὲ καὶ αὐτὸ τὸ γάλα πινόμενον

30 θερμόν. Εἰ δὲ ἐπιτείνοιτο τὰ τῆς δριμύτητος, καὶ διὰ τοῦ καυλοῦ ἐνιέναι εἰς τὴν κύσλιν

---

2. μέν om. BCUX.— 4. εἴδομεν BC.—
6. ἐκορυφοῦτο X.— CH. 19, l. 10. καὶ....
ἐμποιῇ om. AUX.— Ib. ἐμποιῇ et ἐπιφέρῃ
en interl. C; ἐπιφέρει AX; ἐμποιῇ B;
ἐμποιεῖ UV qui ont ἐκκρίνεται (l. 9) et
φέρεται (l. 11) comme A et B; même rem.
pour les verbes de la phrase suiv. et pour la
plupart des cas anal.—14. [καὶ] om. codd.

—16. οἰκείαν X.— Ib. ἀναγκεουν ἐσλι A.
— Ib. ἐσλι om. X.—16-17. τὰς προηγ...
ταύτας om. V.—18. δεῖ om. ABUV.—
Ib. τῷ ἤτρῳ A.— 19. ἢ] καί A.— 20.
καί avant διά om. UV.— 21. κεχρῆσθαι
om. U.— 22. τὴν θηριακήν BC.— 23.
δῆξεις A.— 24. ταῖς τροφαῖς BCUV.—
29. ἀφεψήματος AUX.— Ib. δέ] τε BC.

γάλα μετὰ ἀμύλου, καὶ ποτίζειν τὸν διὰ φυσαλίδων τροχίσκον. Ἑτέρου δὲ μορίου πάσχοντος καὶ διὰ τῆς κύσλεως ἐκκαθαιρομένου δηλονότι, ἐκείνου πρότερον τὴν πρό-νοιαν ποιεῖσθαι, μηδὲ μὴν τῆς κύσλεως ἀμελεῖν.

κ΄. Περὶ τῆς ἐν πυρετοῖς δυσουρίας. Ἐκ τῶν Φιλουμένου.

Γίνεται δυσουρία καὶ ἐν ἀρχῇ τῶν πονηρῶν πυρετῶν, ὥσλε τὴν κύσλιν ἀλγεῖν, καὶ κατὰ βραχὺ τὸ οὖρον προΐεσθαι καὶ μετὰ ὀδύνης· καὶ οὐ μόνον ὀχληρόν ἐσλιν, ἀλλὰ 5 καὶ σημεῖον τοῦ ὅλον πεπονθέναι τὸ νευρῶδες. Κατὰ ὑπογασλρίου μὲν οὖν καὶ κτενὸς, βουβώνων τε καὶ ἰσχίων, καθαρὸν ἔριον ἐπικείσθω γλυκεῖ βεβρεγμένον ἐλαίῳ ἐν ᾧ ἀφήψηται πήγανον, ἄνηθον, ἢ σικυωνίῳ ἐλαίῳ· ἐμπασσέσθω δὲ τοῖς ἐρίοις κύ-μινον λειότατον. Ἐπεχομένης τῆς δὲ κοιλίας, ἐνιέσθωσαν τήλεως καὶ μαλάχης ἀφε-ψήματα, καὶ ἐγκαθίσματα παραλαμβανέσθω μέχρις ὀμφαλοῦ καὶ ὀσφύος ὅλης διὰ ἀφε- 10 ψήματος ἀρτεμισίας, τήλεως, πηγάνου, γλήχωνος, καὶ μάλισλα σαμψύχου, καὶ ἐλαίου. Κατεπειγόντων δὲ τῶν συμπλωμάτων, καὶ φλεβοτομίαν παραλαμβάνειν, καὶ δίαιταν ἀκριβῆ, ῥοφήμασι τὸ πλέον χρωμένους χόνδροις πλυτοῖς ἡψημένοις μετὰ ἀνήθου ἐν μελικράτῳ ἀπηφρισμένῳ, ἢ ἄρτῳ πλυτῷ, ἢ φοῖς ῥοφητοῖς· μετὰ δὲ ταῦτα καὶ μαλάχῃ τριπλῇ ἐφθῇ καὶ κεφαλωτοῖς πράσοις τρισὶν ὕδασιν ἡψημένοις, καὶ ἀπα- 15 λωτάτοις ἰχθύσιν· μετὰ δὲ τὰς ἐμβροχὰς, καὶ καταπλάσματα παραλαμβανέσθω διὰ τῆς αὐτῆς ὕλης. Κατεπειγουσῶν δὲ τῶν ὀδυνῶν, καὶ σικύαι μετὰ κατασχασμοῦ προσα-γέσθωσαν τῷ ὑπογασλρίῳ, καὶ κηρωτὴ δὲ πρὸς τὰ τοιαῦτα ἐπιτηδειοτάτη αὕτη. Ἀγρίας μαλάχης ῥίζαι ἕψονται ἐν σικυωνίῳ ἐλαίῳ μετὰ ὕδατος ὀλίγου ἕως ξηραὶ γέ-νωνται· τῷ δὲ ἐλαίῳ μίγνυται χυλὸς πηγάνου ὡς εἶναι τὸ τέταρτον μέρος τοῦ ἐλαίου, 20 κηροῦ τε τὸ ἀρκοῦν, καὶ κασλορίου βραχὺ ἐπιβάλλεται. Πόμα δὲ τοῖς οὕτω κάμνουσιν ἐπιτήδειόν ἐσλι τοῦ ἡμέρου σίκυου τὸ σπέρμα· προβραχὲν δὲ λεπίζεται, εἶτα τριφθὲν δίδοται μετὰ ὕδατος κυάθων τριῶν, ὅσον κοχλιάρια β΄. Καὶ κινεῖ μὲν οὔρησιν ἀλύπως, τὰς δὲ περιωδυνίας παραχρῆμα λύει. Τῶν μέντοι ἄλλων διουρητικῶν ἐπὶ ὅσον οἱ πυρετοὶ διαμένουσιν, ἀποχὴ πᾶσα ἔσλω· κεκινημένων γὰρ τῶν ἐν παντὶ τῷ σώματι 25

---

1. τροχ.] Τροχίσκος ὁ διὰ φυσαλίδων· Ὀπίου συκίου σπέρμα, σελίνου σπέρμα, ὑοσκυάμου, μαράθρου, φυσαλίδων [ἴσως παπαρίδων gl.] ἀνὰ οὔγγ. γ΄, ἀμυγδάλων πικρῶν οὔγγ. δ΄, κρόκου οὔγγ. η΄, οἴνου γλυκέος τὸ ἀρκοῦν. A marge; main un peu plus réc. et d'une écrit. curs.— Ch. 20, l. 6-7. κτενός] τένοντος BC. — 8. ἄνηθον om. BC.— Ib. ἐμπλασσέσθω BUV.— 9. τε καὶ V 2° m.; om. AUV 1° m. X. — 9-10. ἀφεψή-ματι AV qui om. καὶ ἐγκαθίσματα. — 13. ἐν ῥοφήμασι BV. — Ib. χρωμένους AX; χρώμεθα οὖν BUV. — 15. ἐφθῇ παρα-λαμβανέσθω καὶ κεφαλωτὸν πράσον....

ἡψημένον καὶ οἱ ἀπαλώτατοι ἰχθύες AX; ἐφθῇ καὶ κεφαλωτὸν (-ῶν V) πράσον (-ων id.)... ἐψημένον (ἠψημένων V) καὶ οἱ (om. V) ἀπαλώτατοι ἰχθύων (ἰχθύσι 1° m.; ἰχθύς 2° m. V) UV. — 16. καὶ τὰ κα-ταπλ. A; καταπλ. V. — Ib. παραλαμβα-νέσθωσαν BC. — 17. Κατεπειγόντων AX. — Ib. καὶ om. BUV. — 18. καὶ om. BUV. — Ib. δέ et τά om. U. — Ib. αὕτη om. A. — 19-20. ξηρὸν γένηται AX. — 20. τὸ δὲ ἔλαιον μ. χυλόν (χυλῷ V 2° m.) UV. — 23. κινεῖ μὲν οὔρ.] κειμένου ῥήσιν A. — 24. τὰς δὲ.... λύει om. C 1° m. — 25. διαμένωσιν A. — Ib. τῷ om. BU.

ὑγρῶν ὑπὸ τῆς τοῦ πυρετοῦ θερμασίας, ποδηγοῦνται ἐκ τῶν δρασ7ικωτέρων διουρητικῶν ἐπὶ τὴν κύσ7ιν ἤδη προκεκμηκυῖαν.

κα΄. Περὶ ἰσχουρίας.

Τὸ τῆς ἰσχουρίας πάθος καὶ αὐτὸ τὸ ὄνομα δηλοῖ· ἴσχεται γὰρ τοῖς πάσχουσι
πανтάπασι τὸ οὖρον, ποτὲ μὲν διὰ ἀτονίαν τινὰ μὴ δυναμένης τῆς κύσεως περισ7έλ-
5 λεσθαι σφοδρῶς τοῖς ἐν αὐτῇ περιεχομένοις καὶ ἐκθλίβειν αὐτά· ποτὲ δὲ τοῦ κάτω
πόρου φραχθέντος ὑπὸ παχέων ὑγρῶν, ἢ λίθου σφηνωθέντος, ἔσ7ι δὲ ὅτε καὶ διὰ
φλεγμονὴν ἢ τινὰ τοιοῦτον ὄγκον εἰς σ7ενοχωρίαν ἄγοντα τὸν πόρον καὶ τελείως
ἀποφράξαντα. Καὶ αἷμα δὲ θρομβωθὲν ἐν τῇ κύσ7ει αἴτιον τῆς ἰσχουρίας γίνεται,
καὶ πύον παχὺ ἐκκρινόμενον διὰ αὐτῆς ἀπὸ νεφρῶν ἢ ἥπατος ἤ τινος ἑτέρου τῶν
10 ὑπερκειμένων ἰσχουρίαν πολλάκις ἐργάζεται. Γίνεται δὲ πολλάκις τὸ τῆς ἰσχουρίας
σύμπτωμα καὶ τοῖς ὑγιαίνουσιν, ὅταν ἤτοι διὰ περίσ7ασίν τινα πραγμάτων ἢ ἐν ἐκ-
κλησίαις, ἢ δικασ7ηρίοις, ἢ ὕπνοις ἐπιπλέον κατάσχωσι τὸ οὖρον· πάσχει γὰρ ἐν
τούτῳ ἡ περισ7αλτικὴ τῆς κύσεως δύναμις διὰ τὴν ἄμετρον ὑπερπλήρωσιν καὶ
τάσιν· ἀλλὰ καὶ ἐπὶ ὅσον τὸ τῆς κύσεως κύτος πληρούμενον περιτείνεται, σ7ε-
15 νώτερος ἑαυτοῦ γίνεται ὁ πόρος. Τὴν μὲν οὖν διὰ φλεγμονὴν γινομένην ἰσχουρίαν θεραπεύειν, φλεβοτομοῦντας, ἐπιβρέχοντας, καταπλάτ7οντας, καὶ τὰ ἄλλα
ποιοῦντας τὰ ἐπὶ φλεγμονῆς πολλάκις εἰρημένα καὶ ῥηθησόμενα. Αἱμορραγίας δὲ
προηγησαμένης τεκμαίρεσθαι χρή, ὡς θρόμβοι αἵματος αἴτιοι τῆς ἰσχουρίας ἐγένοντο, καὶ τούτους διαλύειν τῷ ῥηθησομένῳ τρόπῳ ἐν τῷ Περὶ τῆς αἱμορραγούσης
20 κύσεως τόπῳ. Εἰ δὲ λίθος εἴη αἴτιος τῆς ἰσχουρίας, καὶ τοῦτον ἀποσείειν τοῦ πόρου,
καθὼς ἐπὶ λιθιάσεως προείρηται. Εἰ δὲ πάχος χυμῶν αἴτιον γέγονε, ταῖς ἐπιβροχαῖς
καὶ ἐγκαθίσμασι καὶ καταπλάσμασι πισ7εύειν τὴν θεραπείαν, διουρητικῶν δὲ ἀπέχεσθαι πανтάπασιν ὡς προείρηται ἐν τῷ Περὶ τῆς ἐν πυρετοῖς δυσουρίας τόπῳ. Οἷς
δὲ ἄνευ φλεγμονῆς ἢ αἱμορραγίας ἢ ἄλλου τινὸς τῶν εἰρημένων ἐπίσχεται ἡ τοῦ
25 οὔρου ἔκκρισις, διὰ τὴν τῆς κύσεως δυσαισθησίαν δηλονότι γέγονε, καὶ ἐρεθισ7έον
ὑπομιμνήσκοντας τὴν ἐνέργειαν, καὶ βοηθοῦντας διὰ ἐγκαθισμάτων, νίτρῳ τε παρα-
π7ομένους τοῦ πόρου, ἢ ἀφρονίτρῳ, ἢ κόρει τεθλασμέναις. Εἰ δὲ μὴ ὑπακούοι, καθε-
τηρισ7έον αὐτοὺς καὶ κομισ7έον τὰ οὖρα διὰ τοῦ καθετῆρος· διουρητικοῖς δὲ μὴ ποτίζειν, ὡς μὴ τῷ πλήθει προσδιατείνηται ἡ κύσ7ις. Ἐπὶ δὲ τῶν ὑγιαινόντων ὅταν ὡς

---

1. δρασ7ικ.] σφοδροτέρων ΑΧ. — 2.
προβεβηκ. ΒV.— 4. παντ om. V.— 7. καὶ
om. V; ἡ καὶ Χ.— 8. δέ om. V.— 9-12. τῶν
ὑπερχ..... τὸ οὖρον om. V. — 10. ὑπο-
κειμ. UX. — Ib. πολλ. avant τό om. ΑΧ.
— 12. ἢ ἐν δικασ7. BCUV. — 13. τοῦτο
Α; τούτοις BCUV. — Ib. ἡ περισ7. om.
U. — 15. διὰ om. U. — 16. ἐπίβρ. τε καὶ
ΒC; ἐπιβρ. καί UVX. — 17. τὰ om. U. —
Ib. δέ om. UV 1ᵃ m. — 19. αἱμορραγίας

BCUV. — 21. εἴρηται BCUV.— 23. τῆς
ἐν om. A. — 24. φλ. καὶ αἷμ. BCV. — Ib.
ἑτέρου BCUV. — 24-25. ἐπ. τοῦ οὐρ. ἡ
ἔκκρ. C; ἐπ. τὸ οὖρον (V 1ᵃ m.; τῶν οὔρων
2ᵃ m.) ἢ ἔκκρ. ΒV. — 27. πόρου καὶ ψ
(ψιμυθίῳ?) ἢ ἀφρ. Β. — Ib. τεθλασμένοις
Α (qui a παραπ7ομένοις, l. 26-27) Χ; τε-
θλασμένης V 1ᵃ m. — 27-28. Εἰ δὲ μὴ
ὑπακούει κατεφισ7έον U.— 28. αὐτοῖς ΑΧ.
— Ib. διουρητικά BC. — Ib. μή om. U.

προείρηται, διά τινα περίστασιν πραγμάτων ἐπιπλέον κατασχεθὲν τὸ οὖρον εἰς ἀτονίαν ἄγῃ τὴν κύστιν, ἐπιβοηθεῖν δεῖ αὐτῇ, ἄνωθεν τοῦ ὑπογαστρίου ἐρείδοντας ἀμφο-
τέρας τὰς χεῖρας καὶ ἐκθλίβοντας τὸ οὖρον ἠρέμα.

κβ′ (ιδ′). Περὶ ψωριώσης κύστεως.

Τοῖς ψωριῶσι τὴν κύστιν κνησμὸς παρέπεται τοῦ τε ὑπογαστρίου καὶ τοῦ ἤτρου,
ἔν τε τοῖς οὔροις τραχεῖαι καὶ πιτυρώδεις ὑποστάσεις παρεμφέρονται. Προϊοῦσα δὲ   5
ἡ νόσος καὶ ἑλκοῖ τὴν κύστιν, καὶ τὰ ἐπὶ τῶν ἑλκῶν προειρημένα συμπτώματα ἐπιφέρει. Γινώσκειν μὲν οὖν χρὴ ὡς οὐκ ἔστι πάντῃ ἰάσιμον τὸ πάθος· πειρᾶσθαι δὲ
ὅμως κατὰ τὸ δυνατὸν παρηγορεῖν· Τῶν μὲν οὖν δακνόντων καὶ τοὺς χυμοὺς δριμυτέρους καὶ ἁλμυρωτέρους ἀποδεικνύντων κελεύειν ἀπέχεσθαι. Προσφέρειν δέ οἴνους
γλυκεῖς καὶ γάλα, καὶ ζωμὸν ὄρνιθος, ἢ ἐριφείων, ἢ ἀρνείων κρεῶν τὸν ζωμόν, καὶ   10
τῶν Φοινίκων τὸ ἀπόβρεγμα, καὶ σεμίδαλιν, καὶ ἄμυλον, καὶ ῥοφήματα, καὶ τὰ ἐκ
τούτων σκευαζόμενα, ἰχθύας τε ἀπαλοσάρκους ἑφθοὺς σύμπαντας, καὶ λαχάνων ὅσα
τὰς μὲν οὐρήσεις ὑπάγει, οὐδεμίαν δὲ δῆξιν ἔχει, οἷον σταφυλίνους πάνυ κα-
θέφθους, καὶ κρῆθμα, καὶ μάραθρα, καὶ ἱπποσέλινα, καὶ ἀσπαράγους, καὶ σικυοὺς,
καὶ ὅσα τοιαῦτα· δεῖ γὰρ καὶ τοῖς οὐρητικοῖς ὑποκαθαίρειν τὴν κύστιν, ἀλλὰ   15
πραότερον· κίνδυνος γὰρ ἑλκῶσαι τοῖς ἰσχυροτέροις, ὃ παντός ἐστι κάκιον.
Ἀγαθὰ οὖν οὐρητικὰ καὶ οἱ καρκίνοι, καὶ αἱ πίνναι, καὶ οἱ θαλάσσιοι ἐχῖνοι πρόσφατοι, καὶ τοῦ χερσαίου ἐχίνου ἡ σὰρξ ξηρανθεῖσα καὶ πινομένη ὅσον ζα′. Οὐδὲν
δὲ ἧττον καὶ οἱ τέττιγες καὶ τὰ λεγόμενα γῆς ἔντερα τρία πινόμενα μετὰ γλυκέος.
Οὐκ ἀνάρμοστον δὲ οὐδὲ τήλεως χυλὸν μετὰ μέλιτος ῥοφᾶν· τοῦτο καὶ τὰς τοῦ ἐν-   20
τέρου δήξεις ἀμβλύνει, καὶ εἰ ἐπὶ κύστιν τράποιτο, πραότερον ταῖς ψώραις ἐστίν·
τοῦτο δὲ ποιεῖ καὶ ἡ τραγάκανθα. Χαίρουσι δὲ καὶ μύρτων ἀπόβρεγμα πίνοντες
μετὰ οἴνου, ἢ μήλου κυδωνίου ἀπόβρεγμα, ἢ τινος ἄλλης στυφούσης ὀπώρας· τὰ
τοιαῦτα δὲ, λέγω τὰ στύφοντα, τοὺς μὲν κνησμοὺς παρηγορεῖ, τὴν δὲ διάθεσιν οὐκ
ἰᾶται. Ἡ δίαιτα δὲ εὐχυμοτάτη ἔστω, καὶ ἐμείτωσαν δι᾽ ἡμερῶν τινων, καὶ ὀρρῷ γά-   25
λακτος ὑπαγέσθω ἡ κοιλία, καὶ γυμναζέσθωσαν δὲ συμμέτρως μέτρια γυμνάσια.

2. τῷ ὑπογαστρίῳ A X. — 2-3. ἐρείδοντες....... ἐκθλίβοντες AUV 1° m. X. —
3. ἠρέμα] Après ce mot B a seulement deux
recettes; mais dans ACVX on trouve une
série de recettes dont la première se lit
dans Cornarius; comme dans U, à la fin
du chapitre, et dont les autres constituent
la fin du chapitre 22 et le chapitre 23 de
Cornarius. Dans les manuscrits le chapitre
κβ′ vient après le chapitre λα′. J'ai suivi

l'ordre de Cornarius. — Ch. 22, l. 6. καί
avant ἑλκοῖ om. BCUV. — 8-9. δριμυτέ-
ρους] παχυτέρους U. — 9. δέ] μέν AU.
— 10. ὄρνιθος....... ζωμόν om. A. —
11. καί avant τά effacé dans V. — 13. μέν
οὖν A. — Ib. ἔχει ex em.; ἔχοντα ABCVX;
ἔχουσι U. — 14. καὶ σέλινα καὶ ἱπποσ. BC
UV. — 15. ἀλλά om. BCUV. — 17. διουρ.
BCUV. — 18. ἢ om. B. — 21. εἰ om. A. —
Ib. τρέποιτο BUV. — 26. δέ om. B.

κδ' (ιε')· Περὶ παραλυθείσης κύστεως. Ἐκ τῶν Ἀρχιγένους.

Οἱ παραλυθέντες τὴν κύστιν οἱ μὲν ἀπροαιρέτως ἐκκρίνουσι τὸ οὖρον, καὶ ὅσον ἐπὶ τούτῳ, ἔχουσιν ἀκινδυνότερον, οἱ δὲ οὐκ ἀποκρίνουσιν, ἀλλὰ κατέχοντες διατείνονται τήν τε κύστιν καὶ τὴν ὀσφὺν καὶ τὸ ἦτρον, καὶ ἐν οἰδήματι τοὺς μηροὺς ἔχουσι, καὶ μὴ ἐξουρησάντων αὐτῶν, νεκροῦται τὰ ὑποκείμενα, καὶ οὐκ εἰς μακρὰν 5 τελευτῶσιν. Ὅταν μὲν οὖν βλαβῆναι συμβῇ τὰ ἐκ τοῦ νωτιαίου ἐπὶ τὸν κλείοντα τὸν τράχηλον τῆς κύστεως μῦν παραγινόμενα νεῦρα, παραλυθέντος τοῦ μυὸς, ἀκούσιος τοῦ οὔρου ἔκκρισις γίνεται· ἐὰν δὲ τὰ μὲν τῆς κύστεως ἴδια νεῦρα πάθῃ, τὰ δὲ τοῦ σφίγγοντος αὐτῆς τὸν αὐχένα μυὸς ἐνεργῇ διασώζοντα τὴν ἑαυτῶν δύναμιν, κατέχεται τὸ οὖρον. Λορδωθείσης δέ ποτε τῆς ῥάχεως ἐπὶ καταπλώσει καὶ φλεγμονῆς ἐπιγε-
10 νομένης, τῇ τρίτῃ τῶν ἡμερῶν συνέβη ἡ τῶν οὔρων ἐπίσχεσις. Ἐθεραπεύσαμεν δὲ αὐτὸν φησιν ὁ Γαληνὸς (Loc. affect. VI, 4) ὡς πρὸς φλεγμονὴν ἐνιστάμενοι. Ἑτέρου δὲ καταπεσόντος, καὶ μεταστάντων ὀπίσω τῶν σπονδύλων, τὸ οὖρον ἀκουσίως ἐξεκρίνετο χωρὶς ὀδύνης τῆς κύστεως, ἐφ' οὗ ἐτεκμαιρόμεθα πεπονθέναι τὸ νεῦρον τοῦ κλείοντος τὴν κύστιν μυὸς, καὶ διὰ τοῦτο τὴν θεραπείαν τῷ νωτιαίῳ προσήγομεν,
15 λέγω δὴ τοῖς πεπονθόσι σπονδύλοις. Τοῖς μὲν οὖν κατέχουσι τὰ οὖρα ἄνευ καταπλώσεως βοηθεῖν χρὴ τούτῳ τῷ τρόπῳ· ἐγκαθιστέον αὐτοὺς συνεχῶς εἰς ἀφέψημα τήλεως, λινοσπέρμου, ἀλθαίας, πηγάνου, ἀρτεμισίας μετὰ ἐλαίου, καὶ ἐμβρεκτέον καὶ ἐπαντλητέον τοὺς τόπους ἐλαίῳ θερμῷ πηγανίνῳ, ἢ σικυωνίῳ, ἢ γλευκίνῳ πολλάκις τῆς ἡμέρας καὶ τῆς νυκτὸς, καὶ μάλιστα μετὰ τὸ ἐγκάθισμα· καὶ σικυαστέον δὲ
20 τοὺς τόπους, καὶ καταπλαστέον ὠμῇ λύσει διὰ οἴνου γλυκέος, ἢ οἰνομέλιτος· κλύζειν δὲ τὴν κοιλίαν ἀφεψήματι κενταυρίου, καὶ σικύου ἀγρίου ῥίζης, καὶ ἐλαίου πηγανίνου καὶ μέλιτος. Μετὰ δὲ τοὺς κλυσμοὺς ἐνιέναι πηγάνινον ἔλαιον καὶ σικυώνιον, προσπλέκοντας ἐνίοτε καὶ καστορίου βραχὺ, καὶ ἀλείμματα δὲ καὶ ἄκοπα συγχρίσματα τὰ πρὸς τὰς παραλύσεις ἀναγεγραμμένα προσάγειν τῇ τε ῥάχει καὶ τῷ ὑπογα-
25 στρίῳ. Προποτιστέον τε καὶ καστορίῳ ἢ τῇ θηριακῇ· ὀλιγοποσία δὲ αὐτοῖς ἁρμόδιος, καὶ ἔμετοι φλέγμα ὑπεξάγοντες. Μετὰ δὲ τὰς κενώσεις καὶ σιναπίζειν τό τε ἦτρον καὶ τὴν ὀσφὺν, εἶτα κηρωταῖς πραΰνειν τὰ μέρη, καὶ μαλάγματα ἐπιτιθέναι εὐώδη. Τὰς δὲ ἐπὶ ῥάχεως τραύματι, ἢ πλώματι, ἢ ὀλισθήματι σπονδύλων, ἢ θανατικαῖς συν-

Сн. 24, tit. Ἀρχιγ.] Ἐγράφη δὲ καὶ (om. V) ἐν τῷ ζ' λόγῳ Περὶ τούτου (Παρὰ τοῦ V) Ἀρχιγ. AVX. — 3. τε om. BCV. — 5. κλείοντα AX. — 7. τῆς om. U. — 12. καὶ μεταστάντων ex em.; μεταστάντων BCMOUV; μετὰ τῶν AX. — Ib. ὀπίσω] ὀλίγως B 2° m. — 12-13. ἐκκρίνετο V 1° m.; ἐκκρίνεται BU. — 14. κλείοντος X. — Ib. προσηγάγ. BCUVX. — 15. οὖν om. U. — 16. ἐγκαθ. οὖν αὐτοῖς AX. — 18. ἐξαντλ. ABVX. — 18-20. ἐλαίῳ... τόπους om. M. — 19. καὶ μ. καὶ μετά A; καί om. X. — 20. καὶ om. V. — Ib. ἐν ὠμῇ BCMUV. — Ib. οἴνου τε γλ. BCMOU VX. — 24. τὰ πρός om. A. — 25-26. Προποτ... κενώσεις om. MVqui, après ὑπογ. (l. 24-25), ont προκενώσας. — 25. δὲ καὶ CM; καί om. BOX. — Ib. καστορίου ἢ τῆς θηριακῆς CU; x. ἢ θηριακῆς BV. — 27. εἶτα κηρ. μετὰ ταῦτα (gl. de εἶτα?) πραΰνειν AUVX. — Ib. τιθέναι BCMOV. — 28. τραύμασι ἢ πλώμασι ἢ ὀλισθήμασι BCM (qui om. ἢ πλώμ.) O. — Ib. ἢ ὀλ...... θανατ. om. A qui ajoute καί avant συνδρ.

δρομαῖς συνεδρευούσας ἰσχουρίας ἀδύνατον ἰᾶσθαι, ὅθεν παραπεφυλαγμένως βοηθεῖν
δεῖ. Τοὺς δὲ ἀπροαιρέτως ἐκκρίνοντας τὸ οὖρον θεραπευτέον τονοῦντας διὰ τῶν δακνόντων καταπλασμάτων τε καὶ μαλαγμάτων, καὶ τῶν διὰ νάπυος φοινιγμῶν, καὶ
ἄμμῳ διαπύρῳ ἐν ἡλίῳ χωννύντας, καὶ αὐτοφυέσιν ὕδασι πρῶτον μὲν θερμοῖς χρωμένους, ἔπειτα δὲ καὶ τοῖς ψυχροῖς, καὶ μάλιστα τοῖς θειώδεσιν, ἢ ἀσφαλτώδεσι. Γυ-   5
μνάζειν δὲ καὶ ἀνατρίβειν τὰ μέρη ὥσπερ ἐν τῷ Περὶ παραλύσεως χωρίῳ προείρηται,
οὐρητικά τε μὴ προσφέρειν. Ἡ δὲ δίαιτα θερμοτέρα καὶ ξηροτέρα ἔστω, εἰ μὴ δριμύτερα καὶ δηκτικώτερα φαίνοιτό σοι τὰ οὖρα.

κϛ′ (ζ′). Περὶ φλεγμαινούσης κύστεως. Ἐκ τῶν Ῥούφου.

Τῶν περὶ τὴν κύστιν νοσημάτων χαλεπώτατον καὶ θανατωδέστατόν ἐστιν ἡ
φλεγμονή. Παρέπεται δὲ τοῖς πάσχουσι τὰ κοινὰ τῆς φλεγμονῆς σημεῖα· πυρέττουσι   10
τε ὀξέως καὶ ἀγρυπνοῦσι, καὶ παραπαίουσι, καὶ ἐμοῦσι χολώδη ἄκρατα, καὶ οὐρεῖν
οὐ δύνανται, σκληρύνεται δὲ τὸ ἦτρον καὶ τὸ ἐφήβαιον μετὰ ὀδύνης ἰσχυρᾶς, προθυ-
μίαι τε τεινεσμώδεις πρὸς ἔκδοσιν γίνονται· τὸ δὲ ἐκδιδόμενον λεπτὸν, ὑπόστασιν
οὐκ ἔχον. Ἐνίοτε δὲ καὶ πνευματώσεις ἐπακολουθοῦσι, καὶ ἡ κοιλία ἐπέχεται τοῦ
ἀπευθυσμένου ἐντέρου παραπιεζομένου ὑπὸ τῆς ἐν τῇ κύστει φλεγμονῆς. Τούτων, εἰ   15
μηδὲν ἕτερον κωλύοι, φλέβα τέμνε, μὴ εἰς μακρὰν, ἀλλὰ ἀρχομένης τῆς νόσου. Ἐν
ὀλιγοσιτίᾳ δὲ τηρεῖν καὶ ὑδροποσίᾳ, ἐμβρέχειν τε τοὺς τόπους ἐλαίῳ ἐν ᾧ δυηθόν,
λινόσπερμον, ἐνίοτε δὲ καὶ πήγανον, καὶ ἀλθαία ἐναφήψηται, καὶ ἐγκαθίζειν εἰς
ἀφέψημα λινοσπέρμου, καὶ τήλεως· καί τι σπερμάτιον συνεψέσθω τῶν εὐωδῶν οἷον
πετροσέλινον, δαῦκον, ἄνισον παρακαλοῦντας οὐρεῖν ἐν τῷ ὕδατι· οὐ γὰρ εὐτονεῖ ἡ   20
κύστις περιστέλλεσθαι, καὶ ἐκπέμπειν τὸ οὖρον. Αὐτὸν οὖν τὸν πάσχοντα ἤ τινα
παραστάντα εὐφυῶς δεῖ πιέζειν ἠρέμα τὸ ἦτρον, ἀλλὰ μὴ πλέον τοῦ δέοντος,
ὡς μὴ ἐπιτείνηται ἡ ὀδύνη. Ἔστι δὲ τὸ ἐπινόημα τοῦτο Φιλομήλου, καὶ οὔρησεν ὁ
ἄνθρωπος αὐτῷ ποιήσαντι οὕτως. Πρῶτον δὲ ὑποκλυζέσθω ἡ κοιλία μαλακῷ κλύσματι, καὶ μετὰ τὴν τῶν σκυβάλων ἔκκρισιν ἐνιέσθω ἐκ τοῦ προειρημένου τῆς ἐμ-   25
βροχῆς ἐλαίου εἰς τὸ ἔντερον παρηγορίας χάριν· ἄμεινον δὲ εἰ καὶ κωδύαν μήκωνος

3. τε om. BCMOUV.— 5. καί avant μάλ.
om. AX.— 6. τε X.— 7. δὲ μὴ πρ. BCUV.
— 8. δηκτ. εἶναι φαίνοιτο BCMOV 2ᵉ m.;
la 1ʳᵉ m. a ἔσται.— Ib. οὖρα] Suit dans
ACUX un ch. de recettes : Πρὸς τοὺς ἐνουροῦντας κατὰ τοὺς ὕπνους, Ἀρχιγένους
(ch. 25 de Corn.). BV n'ont que la fin de ces
rec. depuis les mots Caeterum in somno, etc.
(Corn. ch. 25).— Ch. 26, tit. φλεγμονῆς
CV.— 9. ἐστίν transp. av. καί BCV; om. U.
—11. τε] γάρ BC; om. V.— 12. τό avant
ἦτρον om. AUX.— 12-13. προθυμίεται A.
—13. ἔκκρισιν...ἐκκρινόμ. C; ἔκπρ....
ἐκδ. X.—14. Ἔστιν ἐνίοτε B.—15. παρὰ
(lac.) περιπιεζομένου B; παραγ (lac.) V

1ʳᵉ m.; περιπιεζ. 2ᵉ m.; περιπιεζ. U.
Ib. ὑπό] παρά X.— Ib. τῇ om. BCUV.
16. τέμνειν AX.— 17. ἐλαίῳ om. A.
18. ἀλθαιαναφέψηται (sic) A; συναφή-
ψηται BCUV.— 20. πετροσελίνου et les
deux autres mots au gén. BV.— Ib. παρακαλοῦντα AV.— 21. Αὐτόν τε οὖν AUV.
—21-22. τινα ἕτερον π. BC.— 23. ἐπιτείνοιτο C.— Ib. Φιλουμένου BCV 2ᵉ m.;
Φιλομήλου AV 1ʳᵉ m. X.— 24. αὐτῷ ποιήσαντος C; αὐτοῦ ποιήσαντος BU; a se
tractatum Corn.— 24-25. μαλακοῖς κλύσμασι BCUV.— 26-p. 110, l. 1. δὲ ἢ καὶ
κωδύαν μήκ.συνέψις τό (sic) A.— 26. εἰ
om. BCV.— Ib. κωδύας BCUV.

συνέψοις τῷ ἐλαίῳ, καὶ σ7έαρ χηνὸς ϖρόσφατον, ἢ ὄρνιθος διατήκων ἐν αὐτῷ ἐγχέοις. Ἐγὼ δέ, φησιν ὁ Ῥοῦφος, δηλονότι σφοδροτέρων οὐσῶν τῶν ὀδυνῶν, καὶ ὀπίου ὅσον ὀροβος μετὰ σμύρνης καὶ κρόκου βραχέος χρίσας εἰς ἔριον ὑπέθηκα τῷ δακτυλίῳ· καὶ αὐτίκα μὲν αἱ ὀδύναι ἐπαύσαντο, αὐτίκα δὲ ἐκοιμήθη ὁ ἄνθρωπος. Μετὰ δὲ τὸν κλυ-
5 σ7ῆρα καὶ τὰ ἐνέματα καὶ ἐγκαθίσματα καὶ ἐμβροχὰς καταπλάσσειν ταῖς ὠμαῖς λύσεσι κωδύας μήκωνος ἐμβάλλοντας, καὶ ὑοσκυάμου φύλλα, καὶ μανδραγόρου χυλὸν βρα-
χύν. Πυριᾶν δὲ κύσ7εσι βοείαις ἡμιπληρέσιν ἐλαίου θερμοῦ, ἢ ἄλευρον θερμὸν ἐν μαρσυπίοις ἢ ῥάκεσιν ἀποδεσμῶν ϖρόσαγε ϖυρίαν. Μετὰ δὲ τὰ καταπλάσματα καὶ κηρωτὰς ἐπιτιθέναι διὰ οἰσύπου καὶ κηροῦ, καὶ σικυωνίου ἢ γλευκίνου ἐλαίου ϖεποιη-
10 μένας μετὰ κασ7ορίου. Ἐπιμενόντων δὲ τῶν ὀχληρῶν, καὶ σικύας ϖροσάγειν τοῖς τόποις μετὰ κατασχασμοῦ· μετὰ δὲ ϖαρακμὴν ἀξιόλογον ἐπὶ τὰς ἐμπλάσ7ρους καὶ τὰ μαλάγματα ϖαραγίνεσθαι. — Τὴν δὲ τοῦ καθετῆρος κάθεσιν φλεγμαινούσης κύσ7εως ἀνδρὶ μὲν ἀποδοκιμάζω· διὰ γὰρ τὸ ἐργωδῶς καθίεσθαι τὰς ὀδύνας ϖαροξύνει, καὶ ἐπιτείνει τὰς φλεγμονάς· γυναικὶ δὲ οὐκ ἄτοπον καθιέναι· βραχύς τε γὰρ ἐπὶ
15 τούτων ὁ οὐρητικὸς ϖόρος καὶ κατὰ εὐθὺ ϖέφυκεν, ὥστε ἀνωδυνώτερον διαχειρίζεσθαι. Εἰ δὲ κατεπείγοι ὁ κατὰ ἰσχουρίαν κίνδυνος, ἐξ ἀνάγκης ἐπὶ τὸν καθετηρισμὸν ϖαρα-
γίνεσθαι, οὐχ ὡς ἀπαλλακτικὸν τῶν δεινῶν ϖαθῶν, ἀλλὰ ὡς κατεπείγουσαν ἰσχουρίαν διορθούμενον, καὶ τοῦ ϖρὸς τὸ ὀξὺ κινδύνου ῥυόμενον· μετὰ δὲ τὴν τοῦ οὔρου ἔκκρισιν ϖάλιν ἐπὶ τὰ αὐτὰ ϖαρηγορητικὰ βοηθήματα ϖαραγίνεσθαι μέχρι λύσεως τῆς
20 φλεγμονῆς ἢ μεταβολῆς. Λύεσθαι δὲ ϖολλάκις εἴωθεν ἡ φλεγμονὴ αἰφνίδιον ἐρυσι-
πέλατος κατὰ τῆς ἐπιφανείας ἀποτελεσθέντος, καὶ μένοντος, καὶ μὴ ϖαλινδρομοῦντος εἴσω. Καὶ οὔρων δὲ ἱκανῶν ἐκκριθέντων ϖολλάκις ὁμοίαν κρίσει τὴν ἀπαλλαγὴν ἐποιή-
σατο· οὐδὲν ἧττον μέντοι καὶ τούτων ἐπιφανέντων ἐπιμένειν χρὴ τοῖς αὐτοῖς βοη-
θήμασι, ἐπειδὴ ὡς τὸ ϖολὺ τάσεώς τινος ἀποτελεσθείσης οἱ ϖαροξυσμοὶ συνεχεῖς
25 γίνονται καὶ ἡ κατασκευὴ χρόνιος. Τῶν δὲ κινδυνωδῶν συμπ7ωμάτων ϖαυσαμένων καὶ χρονιζούσης ἤδη τῆς κατασκευῆς, ἐπὶ τὰ μετασυγκριτικὰ ἀλείμματα καὶ μαλάγματα ϖαραγίνεσθαι δεῖ φοινίσσειν τὴν ἐπιφάνειαν δυνάμενα.

1. συνέψεις X; συνεψεῖν BCUV. — Ib. διαιτήκοντας C. — Ib. ἐγχέειν BC. — 2. δέ om. A. — Ib. δηλονότι om. B. — Ib. ὄντων V. — 3. ὀρόβου μέγεθος μετά C. — Ib. βραχύ AUV. — Ib. χριεις (sic) ἔριον A; τρίψας εἶς ἔρ. X. — 4. αὐτίκα om. BCU, qui mettent δέ après ἐκοιμ.; statim Corn. — 5. καί avant ἐγκ. om. AUX. — Ib. καί avant ἐμβρ. om. U (qui transp. cette partic. avant καταπλ.) V qui a : ἐμβροχαῖς et καταπλάσμασι. — 6. ἐμβάλλων AX; ἐκβάλλων V. — 7. ὑδρελαίου UVX. — Ib. ἄλευρον (τῶν ἀλεύρων V) θερμῶν (B a θέρμων) BCV. — 8. ἀποδεσμοῦντας ϖροσάγειν καὶ

σ. BC; ἀποδεσμῶντας ϖρόσαγε ϖυριῶν V; ἀποδεσμῶν ϖρόσαγε ϖυριῶν U. — 9. ὑσσώπου BCU (qui omet καί αν. κηροῦ) V. — Ib. καί avant σικ. om. A. — Ib. σικ. ἐλ. ἢ γλ. (om. καί avant σικ.) BCV. — 10. δέ] μέν V; μέντοι B. — Ib. ϖροσάγουσι V; ϖροσακτέον B. — 11. τὴν ϖαρ. BCV. — 13. οὐκ ἀποδ. X. — Ib. ἀποδοκιμάζειν V; ἀποδο-
κιμάζων UV. — Ib. ταῖς ὀδύναις BV 1° m. — 15. ϖόρος ἐσ7ί BCV. — 17-19. οὐχ ὥς... ϖαραγ. om. V. — 22-23. ἐποιήσαντο AC. — 23. ἐπιφ. καὶ τούτων BCV qui transportent χρή après βοηθ. (l. 24). — 26. συγκριτικά BUV. — 27. δεῖ om. AX.

κζ' (η', θ', ι'). Περὶ τῆς ἐκ κύσεως αἱμορραγίας καὶ τῶν ἐν αὐτῇ θρόμβων.
Ἐκ τῶν Ῥούφου.

Ἔσλι δὲ καὶ ἄλλη νόσος ὀξεῖα ἐν κύσλει· ῥήγνυται δὲ φλὲψ ἐν αὐτῇ, καὶ τὸ μέν
τι ἔξω διαδίδωσι τοῦ αἵματος, τὸ δέ τι εἴσω πήγνυται· πηγνυμένου δὲ τοῦ αἵματος καὶ
θρόμβων γενομένων, συμβαίνει τὸν πάσχοντα λιποψυχεῖν τε καὶ ὠχριᾶν, καὶ μι-
κροὺς καὶ ἀμυδροὺς καὶ πυκνοὺς ἴσχειν τοὺς σφυγμοὺς, ἀλύειν τε καὶ καταψύχεσθαι
καὶ διαλύεσθαι τὸν τόνον. Ἐμπεσόντος δὲ ἐνίοτε θρόμβου κατὰ τὸν οὐρητικὸν πόρον   5
καὶ τὴν τοῦ οὔρου ἔκκρισιν ἐπέχει. Δυσιατοτέραν δὲ ἡγητέον τὴν ἐξ ἀναβρώσεως
αἱμορραγίαν. Βοηθεῖν δὲ χρὴ ὡς ὅτι τάχισλα, καθὼς κἀν ταῖς ἄλλαις αἱμορραγίαις,
σφίγγοντα τὰ ἄκρα καὶ σκέποντα τὸ ἦτρον σπόγγοις βεβρεγμένοις ὀξυκράτῳ. Εἰ δέ
τις φλεγμονὴ ὑποπλεύοιτο, οἰσυπηρὰ ἔρια οἴνῳ καὶ ῥοδίνῳ βρέχων ἐπιτίθει· διὰ δὲ
τὸν προειρημένον κίνδυνον σύντομον καὶ τὴν θεραπείαν ποιεῖσθαι προσήκει, καὶ   10
ἐν μηδενὶ ἀναβάλλεσθαι, καὶ, εἰ μηδὲν κωλύοι, φλεβοτομεῖν· μεμερίσθαι δὲ προσήκει
τὴν κένωσιν, ἵνα τῇ πλειολάκις γινομένῃ κατὰ βραχὺ ἀφαιρέσει ἀντίσπασις τοῦ αἵματος γένηται. Σχηματισλέον δὲ τὸν πάσχοντα ἐν τῇ κατακλίσει ἀνάρροπον, καὶ
ὑποθετέον τοῖς ἰσχίοις τι ὑπὲρ τοῦ καὶ αὐτὰ ἐμψύχεσθαι. Ἤτοι οὖν σπόγγους ἐξ ὀξυκράτου, ἢ δέρμα ὑποσλρωννύειν. Ἄκρως δὲ ποιοῦσιν ἐν ταῖς ἐπείξεσι καὶ αἱ σικύαι   15
κολλώμεναι κατὰ τὰς λαγόνας καὶ τὴν ὀσφύν. Μετὰ δὲ τὰς ἐμβροχὰς καταπλάσσειν
πολυγόνῳ, βάτῳ, ἀρνογλώσσῳ, περδικίῳ, ῥοᾶς ἄνθεσιν ἢ κυτίνοις, σχίνου φύλ-
λοις καὶ μυρσίνης· τούτων ἕκασλον μετὰ πάλης ἀλφίτου καταπλάσσειν, καὶ πυκνὰ
ἀφαιρεῖν πρὶν γενέσθαι χλιαρὸν, καὶ ἕτερον ἐπιτιθέναι. Κάλλισλα δὲ ποιεῖ καὶ τὰ διὰ
φοινίκων καὶ ἀκακίας καὶ ὑποκισλίδος καὶ σλυπληρίας καὶ τὰ τούτοις ὅμοια σκευα-   20
ζόμενα· ποιεῖ δὲ ἄκρως καὶ σποδὸς κεκαυμένου ὀθονίου ἤτοι τοῖς φοίνιξι παρα-
μιγνυμένη, ἢ ἄλλῳ τινὶ τῶν ἐπιθεμάτων ἐμπασσομένη, καὶ σπόγγος δὲ βραχεὶς ὑγρᾷ
πίσσῃ καὶ καυθεὶς καὶ μιγνύμενος. Ἐπέχει θαυμασλῶς τὰς αἱμορραγίας τό τε κεκαυμένον ῥάκος, καὶ ὁ κεκαυμένος σπόγγος, οὐ μόνον ἐπιτιθέμενα κατὰ τὸν τόπον,
ἀλλὰ καὶ σὺν χυλῷ ἀρνογλώσσου, ἢ πολυγόνου, ἢ τῆς σιδηρίτιδος βοτάνης ἐνιέμενα   25
εἰς τὴν κύσλιν μεγάλα ὀνίνησι. Χρὴ δὲ τὸν μὲν αὐλίσκον τὰ ἄλλα εἶναι, ὁποῖός ἐσλιν

Cπ. 27, l. 1. γίγνεται δὲ καὶ Φ. U. — Ib.
τά AV. — 2. ἔτι..... ἔτι BC. — Ib. διά-
δωσι A; δίδωσι BCUV. — 3. γινομ. BCU.
— Ib. τε ὠχρ. X. — 5. Ἔμπεσ. om. U qui
porte ἐνίοτε δέ. — Ib. δέ] τε AX. — 7. καί
C. — 8. σφίγγοντας... σκέποντας BC. —
11. ἐν om. OV. — Ib. ἀναλαμβάνεσθαι AV
1ᵃ m. — 12. κένωσιν] ἀφαιρέσει BCOUV.
— 13. τοὺς πάσχοντα (-ας B) BOV. — Ib.
ἀνάρροπους ABOV; aegri collocantur Corn.
— 14. καί om. U. — 15. σπόγγοις ὀξυκράτῳ βεβρεγμένοις ἢ BC; σπ. ὀξυκρ. ἢ
UV; σπόγγοις ἐξ ὀξυκρ. ἢ A. — Ib. δέρμα

τι BCV. — Ib. ἐν om. BOUV. — 16.
καλλώμεναι BC. — 16-17. καταπλάσμασι
χρῆσθαι πολ. BCOU; καταπλάσμασι πολ.
V. — 17. πολυγόνου et les autres mots au
gén. BO. — 18. καὶ τούτων BV. — Ib.
παίπαλης O; πέπαλης V 2ᵉ m. — Ib. κα-
ταπάσσειν A; καταπλάσμασι U. — 19. Κάλλισλον U. — 20. ὑποκύσλιδος καὶ om. BO;
U om. seulem. καὶ αν. ὑποκ. et dev. σλυπλ.
— 21. κεκαυμένη BOUV. — Ib. ἢ BCUV.
— 22. καταπλασσομ. BO. — 23. καὶ τὸ
κεκαυμ. C. — Ib. καί om. X. — Ib. δέ codd.
— 25. χυλῷ om. A. — 26. μεγάλως BC.

ὁ καθετήρ, ἐξ ἄκρου δὲ ἔχειν ἀπηρτισμένον ἄσκωμα, ἢ φῦσαν· ἐνίοτε δὲ καὶ τῇ ἕδρᾳ
ἐνιέμενα ταῦτα βοηθεῖ· καὶ ἐγκαθίσματα δὲ ἁρμόζει ἐκ τῆς ὁμοίας ὕλης σκευαζόμενα·
καὶ γὰρ ὀξύκρατον καὶ ἀφέψημα σχίνου καὶ βάτου καὶ τῶν ὁμοίων ἁρμόσαι ἄν. Διδόναι δὲ καὶ πίνειν τὰ πρὸς τὰς ἀναγωγὰς τοῦ αἵματος ἁρμόδια φάρμακα σύνθετά τε
5 καὶ ἁπλᾶ, οἷον τοῦ τε ῥέου ποντικοῦ λειοτάτου, καὶ λωτοῦ τοῦ δένδρου πρίσματα ἢ
ῥινήματα καὶ μάλιστα τοῦ φλοιοῦ, γλυκυσίδης ἢ παιωνίας τοὺς ἐρυθροὺς κόκκους ιβ΄,
Σαμίαν γῆν, τὴν Δημνίαν σφραγῖδα, ἵππουριν, κενταυρίου μεγάλου ῥίζαν, καὶ λιβανωτοῦ φλοιὸν, καὶ τὰ τούτοις ὅμοια. — Κάλλιστον δὲ καὶ τοῦτο ᾧ ἐχρήσατο Ἀρχιγένης πρὸς τοὺς αἱμορραγοῦντας. Στυπτηρίας σχιστῆς ∠α΄, κόμμεως ὀβολὸν α΄,
10 τραγακάνθης ∠β΄· γλυκεῖ διαλύσας χρῶ· ἀναλάμβανε τροχίσκους καὶ δίδου ὀβολοὺς β΄ μετὰ γλυκέος. — Ἄλλο Ἀσκληπιάδου πρὸς τὰς τῆς κύστεως αἱμορραγίας.
Βαλαυστίου, ἀκακίας, ὑποκιστίδος χυλοῦ ἀνὰ ∠δ΄, στυπτηρίας σχιστῆς ∠β΄· ἀναλάμβανε ὕδατι τροχίσκους καὶ δίδου τριώβολον μετὰ μύρτων ἀφεψήματος κυάθων γ΄.
— Ἄλλο· ῥοῦ ἐρυθροῦ, ῥόδων ἄνθους, βαλαυστίου, ὑποκιστίδος χυλοῦ, τραγακάνθης
15 ἀνὰ ∠δ΄· ἀναλάμβανε ὕδατι τροχίσκους καὶ δίδου τριώβολον μετὰ οἴνου μυρτίτου κυάθων γ΄. — Ὅσοις δὲ θρομβοῦται τὸ αἷμα ἐν τῇ κύστει, τὰ μὲν πρῶτα πειρᾶσθαι
διαχεῖν φαρμάκοις· τῆς τε οὖν ἀρτεμισίας διδόναι πίνειν, καὶ ἑλιχρύσου, καὶ ὁποῦ
κυρηναϊκοῦ, ἢ λασαρίου καθαροῦ, κονύζης μάλιστα λεπτῆς, ἀψινθίου, ῥαφανῖδος σπέρματος, βάτου χυλοῦ, σεύτλου χυλοῦ, λαγωοῦ πυτίας ἢ ἐρίφου, ἑκάστου σὺν ὀξυ-
20 μέλιτι. Ἐγὼ δέ φησιν ὁ Γαληνὸς (Loc. affect. VI, 4), ἔδωκα τούτοις φάρμακον πιεῖν
λίθων θρυπτικὸν διὰ ὀξυμέλιτος, αὐτό τε τὸ ποτὸν διὰ ὀξυμέλιτος προσφέρων, καὶ
τισιν αὐτῶν διαλυθέντες οἱ θρόμβοι κατὰ ὀλίγον ἐξεκρίθησαν. Εἰ δὲ μὴ ὑπακούοι,
ἀλλὰ ἐποχὴ τοῦ οὔρου κίνδυνον ἐπιφέροι, ἐπὶ τὸν καθετηρισμὸν παραγίνεσθαι, καὶ
κομισάμενοι τὰ οὖρα πάλιν ποτίζομεν τοῖς εἰρημένοις πρὸς τὴν τῶν θρόμβων διά-
25 λυσιν. Εἰ δὲ μηδὲ οὕτως διαλύοιντο, τέμνειν χρὴ κάτωθεν τὸν περίνεον, ὥσπερ ἐπὶ
τῆς λιθιώσης κύστεως, καὶ κομισάμενοι τοὺς θρόμβους τὰ ἄλλα ὡς πρὸς αἱμορραγίαν βοηθεῖν τῇ κύστει· ὅταν δὲ μηκέτι αἱμορραγῇ, ὡς τὰ ἄλλα ἕλκη θεράπευε· τὰς
δὲ ἐκ τοῦ καυλοῦ αἱμορραγίας ἐπιθέματα ψυκτικὰ καὶ ἔγχυτόν τι τῶν προειρημένων
ἰᾶται.

1. ἀπερτημένον C. — 4. τάς om. C U.
— Ib. τε om. BCV; δέ X. — 5. πρίσμα A.
— 6. ῥινίσματα BOUV; scobes et ramenta
Corn. — Ib. ἤτοι BCO; ἢ τα (sic) V. —
6. τῶν ἐρυθρῶν κόκκων codd. — 7. Σαμίας
et les autres mots au gén. A X, qui ont aussi
καί dev. τήν. — 9. αἷμα οὐροῦντας C texte,
V. — 10. ἀναλ. δὲ καὶ τροχ. BC. — 11.-
16. Ἄλλο..... γ΄ om. B. — 11. τάς om. U.
— 15. ∠δ΄ X. — 17. διαχ. δυναμένοις διδόναι Φ. X. — Ib. καὶ ἑλιχρύσου om. BOV;
καὶ ἐγχρ. AU. — 18. μάλιστα om. U.

— 18-19. σπέρμα et πυτίεν A. — 20-21.
φάρμακα..... θρυπτικά BCOV. — 21.
αὐτό τε τὸ ποτὸν ὀξυμέλιτι AX; αὐτό τε
ποτὸν ὀξυμέλιτος BU (qui a τε τό) V. —
Ib. προέφερον X. — 22. τινες AX. — Ib.
ὑπακούει ὁ θρόμβος CO. — 23. ἀλλὰ ἐπέχει (ἐπέχοι V) τὸ οὖρον καὶ κινδ. ἐπιφέρει BCUV. — 24. τὰ εἰρημένα BC. — 25.
ἐπί om. V. — 27. αἱμορραγία ἢ BCOV;
αἱμορραγία sans ἢ U. — Ib. ἕλκη] πάθη
BO. — 28. ἐπιθέμ. ἐπὶ τοῦ καυλοῦ ψ.
AUVX; epith. caulem refrigerantia Corn.

κη′ (ια′). Περὶ τῶν ἐν κύσλει φυμάτων. Ἐκ τῶν Ῥούφου.

Ὅσα δὲ φύματα ἐν κύσλει σεπαίνεσθαι χρήζει, τὸ μὲν κράτισλον ἐπὶ ἀρχομένων ωειρᾶσθαι διαλύειν, ἵνα μὴ εἰς ἔμπυον τραπῇ· ἢν δὲ μὴ δύνηται διὰ ταχέων, ωεπαί- νειν βοηθήμασι χρώμενον οἷς καὶ τοὺς νεφροὺς ἔφαμεν καταπλάσσειν, καὶ ωροσέτι καρδάμῳ μετὰ ἀλεύρου, καὶ ὀρόβῳ μετὰ μέλιτος, καὶ ωερισλερῶν κόπρῳ μετὰ ἰσχάδων, καὶ τοῖς ωυριάμασι, καὶ τοῖς ἄλλοις οἷς ἐκεῖσε ωροειρήκαμεν. Τὰ ωολλὰ μὲν δὴ ωερὶ 5 τὸν τράχηλον τῆς κύσλεως ἐκπυεῖ, ὥσλε καὶ σλραγγουριώδη μᾶλλον γίνεσθαι, ἐκπυεῖ δὲ καὶ ἐν τοῖς γειτνιῶσι τῇ ἕδρᾳ τόποις, καὶ μᾶλλον τὴν ἀπόπατον κωλύει, ἐκπυεῖ δὲ καὶ κατὰ τὸ ἦτρον ἔνθεν ἢ ἔνθεν. Οὐ χαλεπὸν δὲ τεκμαίρεσθαι τὰ εἰρημένα τῇ τε τοπικῇ ὀδύνῃ καὶ τῷ βάρει καὶ τῇ ἁφῇ· σκληρότερα γὰρ καὶ θερμότερα τὰ μέλλοντα ἐκπυεῖν σώματα, καὶ τὰ μὲν ἔξω τρέπεται ωρὸς τὴν ἕδραν, τὰ δὲ ὅπῃ τετύχηκε ῥέ- 10 ψαντα. Δεινὰ μὲν οὖν καὶ ταῦτα καὶ θανατηφόρα τοὐπίπαν, δεινότερα δὲ τὰ εἴσω ῥηγνύμενα.

κθ′ (ια′). Περὶ τῶν τῆς κύσλεως ἑλκῶν. Ἐκ τῶν Ῥούφου.

Ἑλκωθείσης δὲ τῆς κύσλεως, εἴτε διὰ ἀπόσλημα ἢ φῦμα ωροηγησάμενον, εἴτε διὰ ῥῆξιν, εἴτε διὰ ἀνάβρωσιν τὴν ἐκ ῥευματισμοῦ, εἴτε διὰ ἄλλην τινὰ ωρόφασιν, ωαρακο- λουθεῖ τοῖς ωάσχουσιν ὀδύνη ὀξεῖα τῆς κύσλεως κατὰ ωάντα μὲν καιρόν, μάλισλα δὲ 15 κατὰ τὰς ἀπουρήσεις καὶ ἐκκρίσεις τοῦ ωύου. Καὶ εἰ μὲν ῥυπαρὰ εἴη τὰ ἕλκη, τρυγώδη συνεκκρίνεται καὶ μυξώδη καὶ ωαχείας ὑποσλάσεις ὥσπερ ἄλευρον ἔχοντα, ωοτὲ δὲ καὶ ὑμένια λεπλὰ ωεταλώδη συνεκκρίνεται τῷ οὔρῳ. Εἰ δὲ νεμόμενα εἴη τὰ ἕλκη, ὕφαιμα συνεκκρίνεται καὶ ἰχωρώδη καὶ δυσώδη, σὺν δὲ τούτοις δυσουρία τε καὶ τοῦ αἰδοίου ωροπέτεια καὶ ἄλγημα, οὐ μόνον ὅταν οὐρηθρα ωάθη, ἀλλὰ καὶ ὅταν ἐν 20 βάθει τὸ τοιοῦτο· ἐπιγνωσθήσεται δέ, εἴτε ἐν βάθει, εἴτε κατὰ τὴν οὐρηθραν ωέ- πονθε, τῷ τοῦ μὲν κύτους τῆς κύσλεως ωεπονθότος τὸ ἄλγημα ωαρακολουθεῖν κατὰ τοῦ ἐφηβαίου, τῶν δὲ κατὰ τὸν τράχηλον κατὰ τὰς ἀπουρήσεις, μόνον, καὶ μάλι- σλα ἀρχόμενοι τοῦ οὐρεῖν καὶ ἀποπαυόμενοι, καὶ ἔτι μᾶλλον δριμυτέρων γενο- μένων τῶν οὔρων. Πάντες μὲν οὖν κατακλινεῖς εἰσιν ἀδιαλείπτως, καὶ οὔτε ὀρθοὶ 25 σλῆναι οὐχ ὑπομένουσιν, οὔτε κατακλιθέντες ἡσυχάζουσιν· ὑπό τε οὖν τῆς ἀπαύσλου

Ch. 28, l. 1. ἐν τῇ κ. B. — Ib. ωεπέται χρήζειν A. — 2. ἢν] ἂν BCO; ἐν V. Ib. διὰ ταχέος BCO. — 3. χρῆσθαι C; χρώμενοι AX. — 5. ἄλλοις χρῆσθαι οἷς ἐκ. ωροειρ. V; ἄλλοις χρῆσθαι ὡς ἐκ. ωροείρηται ACX. — Ib. ωαρὰ pour ωερὶ A. — 6. ἐμπυεῖ bis BC. — Ib. ἔτι ACUX. — Ib. γίνεται CUV; ἐσλί AX. — 8. καὶ om. A. — Ib. ἔνθεν καὶ ἔνθεν BCUV. — Ib. ωροειρημένα U. — 9. θερμότατα UV.

— 10. ἐμπυοῦσθαι BCO. — Ib. σώματα om. BOV.—Ib. ὅπου AX.—11. Δυναμένους καὶ X. — 12. ῥεύσαντα C; ῥήξαντα BO. — Ch. 29. tit. ἐν κύσλει BCO. — 19. δυσουρ. ωαρακολουθεῖ τε C; δυσ. τε θεῖ (sic) B. — Ib. καὶ ἡ τοῦ CX. — 20. ἡ οὐ- ρηθρα CU. — 21. τοιοῦτο ἢ BCOUV. — 23. καὶ μ. BC. — Ib. τράχ. ἑλκῶν κ. codd. — 24-25. γινομ. V. — 26. οὐχ om. BCOUV. — Ib. οὖν om. BV.

ὀδύνης καὶ ὑπὸ τῶν πυρετῶν καὶ τῶν ἀγρυπνιῶν καὶ συντήξεων ἀπόλλυνται, οἱ μὲν
θᾶτ7ον, οἱ δὲ βραδύτερον· αἵ τε γὰρ ὀδύναι ὀξεῖαι, καὶ τὰ ἕλκη ἀΐδια, τὸ μὲν διὰ τὸ
συνεχῶς ἅπ7εσθαι τὸ οὖρον αὐτῶν, τὸ δὲ ὅτι καὶ δριμὺ φύσει ὑπάρχει, οὐδὲ εἰ καὶ
πλεῖσ7ον ἐκκριθείη οὖρον, δύναται πᾶσα κενωθῆναι ἡ κύσ7ις, ἀλλὰ ἐμμένει τι ἐν
5　αὐτῇ τοῦ οὔρου, καὶ ἅπ7εται συνεχῶς τῶν ἑλκῶν. Ἀεί τε οὖν πλήρης ἐσ7ὶν ἡ κύσ7ις
τοῦ.οὔρου· κενουμένου γὰρ τοῦ πλήθους, συσ7έλλεται ἡ κύσ7ις καὶ αὐτὸ τὸ ὑπο-
λιμπανόμενον ἐν αὐτῇ βραχὺ πάντων τῶν μερῶν αὐτῆς ἅπ7εται, καὶ εἰς ὅσον πάλιν
πληροῦται, ἐπεκτείνεται κατὰ βραχύ· διά τε οὖν τοῦτο καὶ ὅτι νευρώδης ἐσ7ὶν,
ἀνίατα ὡς ἐπίπαν ἐσ7ὶ τὰ ἐν αὐτῇ ἕλκη. Δεινότερα δὲ τὰ κατὰ ἀνάβρωσιν γινόμενα,
10　καὶ ὀλίγισ7αι ἐλπίδες εἰς ἀποκατάσ7ασιν αὐτῶν· ὅμως μέντοι ἐπεὶ πολλάκις καὶ
παράδοξα ἀπαντᾷ τινα, ἐγχειρητέον τῇ θεραπείᾳ, διὰ ἧς μειωθήσεται, εἰ μηδὲν
ἄλλο, ἀλλὰ οὖν γε τὰ παρακολουθοῦντα ἀλγήματα. Πρῶτον μὲν οὖν συμπεισ7έον
κατακλιθῆναι τὸν πεπονθότα καὶ ἀνασχέσθαι τῆς ἐπὶ κλίνης ἠρεμίας, καὶ μάλισ7α ὅταν
πυρετοὶ συνεδρεύωσιν, εἶτα βοηθήματα ἐν ταῖς τῶν πυρετῶν εὐκαιρίαις παραλαμ-
15　βάνειν. Μέγισ7ον δὲ κἀνταῦθα γαλακτοποσία, καὶ οὐκ οἶδα, εἴ τινος ἂν δευτέρα φανείη ἐπὶ τούτοις, ἀπογλυκαίνουσά τε τὰς τραχύτητας, ἀπονίπ7ουσά τε τὰς ἑλκώσεις,
ἄλλως τε καὶ τὴν διάθεσιν ἐκμασσομένη· καὶ ἡ λοιπὴ δὲ δίαιτα χρησ7ὴ ἔσ7ω, ὡς μὴ
τὸ οὖρον δριμὺ γενόμενον δάκνῃ τε καὶ ἐρεθίζῃ τὰ ἕλκη. Παρηγορεῖν δὲ καὶ φαρμάκοις τοῦτο μὲν ἄνωθεν περιλαμβανόντων τὸ ἦτρον, σὺν φλεγμονῇ μὲν ὑφεσ7ηκυίας
20　τῆς ἑλκώσεως, τὰ διὰ λινοσπέρμου καὶ τήλεως καταπλάσματα, καὶ τὰ λοιπὰ τὰ τὴν
φλεγμονὴν λύειν δυνάμενα, ἐγκαθίσματά τε καὶ πυρίας διὰ ἐλαίου καὶ διὰ σπόγγων, καὶ κηρωτὰς ἐπιρρίπ7ειν διὰ οἰσύπου καὶ βουτύρου καὶ σ7έατος χηνείου καὶ
σ7ύρακος, ἢ κηρωτὴν μυρσινίνην προσειληφυῖαν Σαμίαν γῆν ἀντὶ ψιμυθίου, ἢ Λημνίαν σφραγῖδα, ἢ σινωπίδα, ἢ διφρυγές. Εἰ δὲ σ7ενοχωρία γένοιτο βιαιοτέρα,
25　ναρδίνη ἔσ7ω ἡ κηρωτή, τῆς τε μαλάχης αἱ ῥίζαι εὖ καθεψηθεῖσαι ἐν μελικράτῳ
εἶτα λειανθεῖσαι συμπεπλέχθωσαν τῇ κηρωτῇ, ἢ μελίλωτον ὁμοίως, καὶ τῆλις, ἢ ἡ
τετραφάρμακος, ἢ ἡ ἐννεαφάρμακος· ποιοῦσι γὰρ ἀνέσεις· παντὶ δὲ σύμπλεκε σ7ύ-
ρακος τὸ ἀρκοῦν. Νομώδους δὲ τῆς ἑλκώσεως ὑπαρχούσης, χρησ7έον τοῖς ὑποσ7ύ-

1. συντήξεως BCV. — Ib. ἀπ. καὶ οἱ
μέν BOV. — Ib. οἱ μὲν οὖν X. — 2. αἴ τε]
αὗται X.—Ib. ἀεΐδια AX.— 2-3. τὸ μέντοι σ.
X.—3. ἔτι ABOV. — Ib. ὑπάρχειν V 2ᵉ m.;
ὑπάρχον BO. — 4. μένει BCOUV. — Ib.
τε om. X. — 5. τοῦ οὔρου..... κύσ7ις om.
BO. — 8. διά τι δὲ τοῦτο U. — Ib. καὶ
διὰ ὅτι νευρ. BV. — 9. τε X. — 10. ὀλίγαι
BCOUV. — 10. ἐπὶ αὐτῶν CU; περὶ αὐτῶν BOV. — 11. παρ. τινα γίνονται
ἐγχ. B (qui a περίδ.) CO. — Ib. ἐγχω-
ρισ7έον U. — 12. οὖν om. BCOUV 1ᵉ m.—
13. ἀναχεῖσθαι B (ἐνεχ. 2ᵉ m.) O. — 13.
ὅτε BOV. — 14. ἐν ταῖς τῶν πυρετῶν
om. A. — Ib. εὔκαιρ. ἢ ταῖς ἀνέσεσι codd.

— 15. δεύτερον BCO. — 16. ἀπολεαίνουσα BCUV. — Ib. ἀπορίπ7. X. — Ib.
ἄπον. δὲ τάς AC; ἄπον, τάς BUV 1ᵐ m.
— 17. τε τὴν UVX. — 19. περιβαλλόν-
των AX; παραβαλλόντων UV. — 22. καὶ
avant βουτ. et avant σ7έατος om. U. —
Ib. χοιρείου ABC (marge) OUV; adipe an-
serino Corn. — 23. μυρσίνην codd. et ainsi
touj. — Ib. καὶ Σαμίαν BCV. — 23. ἀντὶ
ψιμυθίου om. U.— 25. ναρδ. μεν. X. — Ib.
εὖ συγκαθεψηθ. ἐν μελικράτῳ BOCUV;
εὖ καθεψ. μετὰ μελικράτῳ AX, quia -του.
— 26-27. ἢ τὴν τετραφάρμακον ἢ τὴν ἐννεαφάρμακον AUVX. — 28. ὑπαρχ. ἐπιθέμασι χρ. τοῖς BCOUV.

φουσιν, ἀλλὰ καὶ θερμοῖς, ἵνα διὰ μὲν τῆς θέρμης ὠφελῇ τῷ παρηγορεῖν τὰ περιο-
δυνῶντα μέρη, διὰ δὲ τῆς ἐν αὐτοῖς δυνάμεως κωλύῃ ἐπιλαμβάνειν τὴν νομὴν τῶν
πλησίον τόπων, ἡ δὲ ὕλη πολλάκις εἴρηται κειμένη ἐν φοίνιξι, σλαφίσι, κηκῖσι,
σιδίοις, σλυπτηρίᾳ, ἀκακίᾳ, ὑποκισλίδι, καὶ τοῖς παραπλησίοις· ἕκαστον μέντοι τούτων ἤτοι τοῖς φοίνιξιν ἀναλαμβάνεται, ἢ καταπλάσμασιν ἐξ αἰρίνων ἀλεύρων, ἢ   5
τε ἕψησις ἐν ὀξυκράτῳ γίνεται. Χρησλέον δὲ καὶ ἐγχύσει φαρμάκου διὰ καθετῆρος,
ἐπὶ μὲν τῶν φλεγμαινόντων ἢ δριμυτλομένων γάλα νεόβδαλτον ἐγχέοντα ἢ ῥόδινον
κάλλισλον νεαρόν, χλιαρὸν μέντοι· εἰ δὲ μηδὲν τούτων παρείη, ὕδωρ γλυκύτατον
χλιαρὸν ἐγχεῖν συνεχῶς ἐν τῷ τῆς δήξεως καιρῷ, καὶ εἰς τὸ ἔντερον δὲ διὰ ἕδρας
ἐγχεῖν πλισάνης χυλὸν καὶ λινοσπέρμου, καὶ σικύου σπέρμα λελεπισμένον λεῖον 10
μετὰ γάλακτος, ἐπισλάζοντα ἑκάσλῳ τοῦ ῥοδίνου ἐλαίου. Κλύζοντα δὲ τὸν τὴν κύσλιν
πεπονθότα, οὐ χρὴ ὕπλιον σχηματίζειν αὐτόν· οὐ γὰρ συγχωροῦσιν αἱ κύσλεις εἴσω
τὸ κλύσμα παριέναι, σκληραὶ καὶ βαρεῖαι γενόμεναι καὶ ἐπικείμεναι τῷ ἐντέρῳ· ἀλλὰ
ἐπὶ γόνασι κλίναντα τὸν ἄνθρωπον οὕτως ἐνιέναι· ἀφίσλανται γὰρ αἱ κύσλεις ἐν
τούτῳ τῷ σχήματι, καὶ χαλῶσι τὸ ἔντερον, ὥσλε παραδέξασθαι τὸ κλύσμα· πυκνὰ 15
δὲ καὶ εἰς ὕδωρ θερμὸν καθίζειν, καὶ εἰς τὰ χαλῶντα ἀφεψήματα· καὶ γὰρ πραΰνει
τὰς ὀδύνας. Ἐπὶ δὲ τῶν ἤδη νεμομένων ἑλκῶν ἐνιέναι διὰ καθετῆρος εἰς τὴν κύσλιν
τὰ δυνάμενα σλεῖλαι τὴν νομήν, πολλὰ δὲ ἐσλὶ τὰ τοιαῦτα, καὶ σύνηθές γε τοῖς πλεί-
σλοις καὶ ἡμῖν τὸ διὰ χάρτου ξηρίον ἐνιέμενον διὰ ῥοδίνου· ποιεῖ δὲ καὶ ὁ τοῦ Μούσα
τροχίσκος μετὰ γλυκέος Κρητικοῦ ἐνιέμενος χλιαροῦ. Ῥυπαρῶν δὲ ὄντων τῶν ἑλκῶν, 20
φάρμακα ἐγχεῖν τὰ δυνάμενα ἀνακαθαίρειν, ὡς τὴν Ἐπιγόνου χλωρὰν καὶ Ἶσιν καλουμένην ἐνιεμένην πολλῷ ῥοδίνῳ, ἢ τὴν διὰ βοτανῶν, ἢ ἄλλην τινὰ τοιαύτην. Εἰ δὲ
δριμύξις παρέπεται καὶ δῆξις, ἐνιέναι χρὴ γάλα νεόβδαλτον μετὰ ἀμύλου καλλίσλου,
ἢ πομφόλυγα πεπλυμένην πλείοσιν ὕδασιν καὶ ἐξηραμμένην, ἔπειτα ἀνειμένην μετὰ
γάλακτος, ἢ τοῦ ἀσλέρος κολλυρίου ἢ τοῦ κυκναρίου ἢ τῶν παραπλησίων ἀδήκτων 25
κολλυρίων, ἢ τοῦ διὰ φυσαλίδων τροχίσκου ἢ τοῦ παγχρήσλου ὑπνωτικοῦ. Ὅταν
δὲ ἀνακαθαρθῇ, συνεργεῖν χρὴ τῇ ἀπουλώσει διὰ ἐγκαθισμάτων σλυπλικῶν καὶ
ἐπιθεμάτων· ἥ τε οὖν διὰ ᾠῶν ἀγαθὴ ἄνωθεν ἐπιτιθεμένη, ἥ τε διὰ τῶν κεκαυμένων
κριθῶν, καὶ ἡ διὰ καδμείας τριπλασίονι κηρωτῇ μυρσινίνῃ ἢ ῥοδίνῃ συγκερα-
σθεῖσαι· ῥευματικωτέρας δὲ οὔσης τῆς διαθέσεως τῇ διὰ ἰτέων, ἢ τῇ Ἰκεσίου, ἢ τῇ 30

1. μέν om. A. — 1-2. ὀδυνώμενα BCO.
— 2. τηνομήν A. — 3. κηκίδι BOUV; ἢ
κηκῖσι A. — 4. σλυπλυρίας AX; om. BOV.
— Ib. ἀκακίας AX. — 5. ἢ om. V. — 6.
φαρμάκων BC. — 7. δριμυττόντων X. —
8. κάλλισλα A. — 9. εἴς τε τό AX qui omet
δέ.— 10. σπέρμα om. U. — 11. ἐπισλάζων
AUVX. — Ib. ἑκάσλου UV. — 12. τὸ ῥόδινον ἔλαιον BCOUV; ces deux mss. ont
Κλύζοντος. — 13. γινόμεναι BCU. — 14.
κλίνοντα A; κλίναντες X; κλίνειν BCO.
— Ib. καὶ οὕτως BCO. — Ib. ἐν om. AX.
— 16. ἀφ᾽ ταῦτα καί AX. — 19. ἡμῖν οἱ

δὲ τό V 2ᵉ m. — Ib. ξηρόν ἐσλιν ἀνιεμ.
AUX qui a μετά. — 20. χλιαρός BOU.
21. καὶ Ἶσιν] καὶ Ἴσησι V 1ᵉ m.; om. BO.
— 22. ἀνιεμένην AX. — Ib. τινά om. BC
OUV. — 23. παρέποιτο CU. — 24. εἶτα
ἐνιεμ. BCO. — 25. κυκν.] κυρηναϊκοῦ V.
— 26. κολλύρια BCO. — Ib. τὸν......
τροχίσκον BC. — Ib. τὸ πάγχ. BC. —
Ib. ὑπνωτικόν BC. — 27. ἀνακ. τὰ ἕλκη
BCO. — Ib. Ici et p. 116, l. 1. les mss. varient entre ἐπουλώσει et ἀπουλ. — 29-30.
συγκερασθῆσαι V; συγκερασθ. A. — 30.
δέ om. AOV. — Ib. ἢ τήν (après Ἰκεσ.) AX.

διὰ αἱρῶν χρησθέον μέχρις ἐπουλώσεως μετὰ τὴν ἀνακάθαρσιν. Ἰσθέον μέντοι ὅτι
πολλάκις ἐπί τινων, οὐλῆς σθερεᾶς γινομένης, ἀποτυφλουμένων τῶν σπερματικῶν πόρων, ἀπόλλυται τὸ γεννητικόν, προθυμίας μὲν εἰς συνουσίαν γινομένης,
γονῆς δὲ οὐδόλως ἐκκρινομένης, καὶ ἐσθὶν ἀνίατος ἡ διάθεσις. Εἰ δὲ παραμένοι τὰ
5 τῆς ἑλκώσεως πολὺν χρόνον, ὥσπερ καὶ εἴωθεν ἐπὶ πολλῶν γίνεσθαι, καὶ παροξυσμοὶ καὶ διαλείμματα λαμβάνουσιν. Ἐν μὲν [οὖν] τοῖς παροξυσμοῖς παραλαμβάνειν.
τὰ παρηγορεῖν δυνάμενα καταπλάσματα καὶ πυρίας καὶ ἐμβροχὰς, ἐν δὲ τοῖς δια-
λείμμασιν τῇ ἀνασκευασθικῇ ἀγωγῇ χρησθέον. Φοινικτέον οὖν τὸ ἦτρον καὶ τὸν τοῦ
περινέου τόπον ἐπιθέσει μαλαγμάτων τοῦτο ποιεῖν δυναμένων, ὡς τῷ διὰ δαφνίδων,
10 ἢ τῷ χλωρῷ, καὶ τοῖς παραπλησίοις, καὶ μάλισθα τοῖς προγεγραμμένοις ἐπὶ τῶν
λιθιώντων νεφρῶν· ἤδη δὲ καὶ σιναπισμῷ χρησθέον, καὶ τὴν ἀναληπθικὴν ἀγωγὴν
ἐγκριτέον. Εἰ δέ τι τιθασσεύοιτο, καὶ ἐγχρονίζοι τὰ κατὰ τὴν διάθεσιν, ἐσχάρας
κατὰ τοῦ ἤτρου καὶ τοῦ περινέου ἐμβλητέον διὰ φαρμάκων, ἢ διὰ σιδήρου, καὶ πολλῷ
χρόνῳ ἐκρευματισθέον τὰ ἕλκη· οὐκ ἄθετα δὲ οὐδὲ τὰ ἀνώδυνα τῶν φαρμάκων πινό-
15 μενα ἐν ταῖς σφοδρότησι τῶν ἀλγημάτων. Ἐνέθηκαν δὲ ἤδη τινὲς εἰς τὸν δακτύλιον
τὸν τῆς μήκωνος ὀπὸν, ὅσον ὄροβος μετὰ κρόκου καὶ σμύρνης γάλακτι ἀνέντες, ἢ
κηρωτῇ διὰ σθέατος χηνείου γενομένῃ μίξαντες καὶ ἀναλαβόντες ἐρίῳ, καὶ οὔ τὴν
τυχοῦσαν οἴδαμεν ἐκ τούτου ἀνακύψασαν ὠφέλειαν. Παραλαμβανέσθω δὲ καὶ τὰ διὰ
σθόματος διδόμενα, τῆς μὲν δυσουρίας ἐπειγούσης, μήκωνος λευκῆς πεφωγμένης
20 σπέρμα λεῖον· ἐμπάσσεται δὲ ὅσον ∠α΄ εἰς κυάθους δ΄ ἀφεψήματος σχοίνου ἄνθους ἢ
καλάμου ἰνδικοῦ, ἢ γλυκυρρίζης· βιαιότερα δέ ἐσθι τούτων μῆον, φοῦ, ἄκορον, δαῦκος. Ἱκανῶς δὲ τὰς τῆς ἑλκώσεως ὀδύνας παραμυθεῖται καὶ τοῦτο· σικύου σπέρματα
λ΄, σθροβίλια ιϛ΄, ἀμύγδαλα πικρὰ λελεπισμένα ε΄, κρόκου ὅσον χρῶσαι· νῆσθε εἰσφε-
ρέσθω κατὰ ἡμέραν ταῦτα μετὰ γάλακτος νεοβδάλτου ἢ οἴνου ἢ ἑψήματος· πραότερον
25 δὲ ἂν γένοιτο, εἰ ἀντὶ τῶν σθροβίλων μαλάχης σπέρματα ιβ΄ λάβοι, ἡδυτέρα δὲ γένοιτο
ἢ ἀπούρησις ἂν τῷ πεπονθότι, καὶ τραγοκάνθης τῷ πάσματι μιγείσης. Σπουδαίως δὲ
τῇ ἑλκώσει βοηθεῖ καὶ τοῦ ὀρθοῦ περισθερεῶνος τὰ φύλλα μετὰ γλυκέος πινόμενα,
κυάθοις δὲ δυσὶ διαλυέσθωσαν, ὡς εὔποτα εἶναι. Πρὸς μέντοι δυσουρίαν καὶ πρὸς αὐτὴν
τὴν ἕλκωσιν συμφωνεῖ μήκωνος λευκῆς σπέρματος, ἀμύλου, μύρτων μελάνων ἀνὰ ∠δ΄
30 φοῦ ὀποῦ τὸ ἥμισυ τοῦ πυρροῦ· δίδου ἑνώσας ∠α΄ μετὰ γλυκέος. Πολλοῦ δὲ φερομένου τοῦ πύου, νάρθηκος κεκαυμένου ∠α΄ μετὰ γλυκέος κεκραμένου δοθεῖσα ἀνα-

2. ἐπί τινων om. X.— Ib. γιν· καὶ ἀπο-
τυφλ. C.; γ. ἐπιτυφλ. A. — 4. ἐσθίν] ὅτι
ΒΟ. — 5. ὡς πολύν ΑΧ. — 6. [οὖν] ex em.;
om. codd.— 8. οὖν] δέ CU. — Ib. καὶ τόν
ex em.; κατὰ τόν codd. — 9. περιτοναίου
BCUV et ainsi touj. — 10. τῶν προγεγραμμένων UV; τῷ προγεγραμμένῳ ΑΧ.
— 11. σιναπισμοῖς BCOU. — 12. τιθασσεύηται ABOUV.— Ib. τά om. AB.— 16.
ὀρόβου μέγεθος μ. BC. — 16-17. ἀνιέντες τῇ κ. ΑΧ. — 18. τά om. U.— 19. πεφρυγμένης BCOUV. — 20. ἀφεψημά-

των V. — 22. καί om. AUVX. — 22-23.
σπέρματα ∠α΄ B. — 23. ε΄] sigle illis. A.
— Ib. νῆσθε ex em.; νῆσθεις V; νῆσθε B;
νῆσθις cet. codd. — 24. νεοβδ. ἢ καρύου
ἢ οἴνου BCOUV. — 25. λάβοιεν ΒΑΟUV.
— Ib. ἡδυτέρα δέ] εἰ δὲ ὑσθέρα ΑΧ.— Ib.
δέ om. UV 1° m. — 26. τῷ πεπονθότι
(om. ἂν) καὶ UV qui a corrigé en προ-
σθέτι (sic); πεπάσθω τι καὶ (om. ἂν τῷ)
ΑΧ.— Ib. μιγείσης om. ABOUVX.— 26.
δὲ om. X. — 28. διαλυέσθω UV.— 30. ἐνώσας om. X.— Ib. ∠δ΄ U.— 31. δοθέν AVX.

καθαίρει. Εἶτα συναποδίδου ἑκάσ7ης ἡμέρας σικύου λελεπισμένου σπέρμα καὶ κρόκου
ἀνὰ ὀβολοὺς β΄, πιτυίδας δὲ ε΄ λελεπισμένας καὶ ἀνίσου τριώβολον, καὶ συλλεαίνων
ταῦτα μετὰ οἰνομέλιτος καὶ ὕδα7ι θερμῷ κεράσας δίδου. Ὑγιάζειν δὲ δύναται τὰς ἐν
κύσ7ει ἑλκώσεις ἐν ὀλίγαις ἡμέραις καὶ τὸ κῦφι τὸ αἰγύπ7ιον, καὶ ἡ κυφοειδὴς πρὸς
τὰς τοῦ ἥπατος ἑλκώσεις προγεγραμμένη.

5

λ΄. Δίαιτα. Ἐκ τῶν Ἀρχιγένους.

Φυλατ7έσθω δὲ ὁ πάσχων κόπους καὶ πᾶσαν βράσσουσαν αἰώραν, μάλισ7α ἱππα-
σίαν καὶ ἀγρυπνίαν, καὶ πᾶσαν σύντασιν, καὶ τὴν παντελῆ ἀργίαν, καὶ λουτρῶν τὴν
συνέχειαν· ἔτι δὲ ἀπεψίας, καὶ τὰς ὑπὲρ τὸ δέον πληρώσεις, καὶ τὸ ὠμὸν ἐν τοῖς
προσφερομένοις, καὶ τὸ δύσπεπ7ον, καὶ τὸ φυσῶδες, καὶ τὸ εὔφθαρτον· μάλισ7α δὲ τὸ
εὐαπόξυντον, καὶ ὅσα πολύχυμα, καὶ ὅσα ἐπὶ τὴν οὔρησιν ἀγωγὰ, καὶ τὰ δυσδιαχώ- 10
ρητα, καὶ τὰ δυσυποχώρητα, καὶ τὰ ἐπὶ πλέον ταρακτικὰ τῆς γασ7ρὸς, καὶ τὸ δριμὺ
καὶ τὸ πυρῶδες, καὶ τὸ ἐπιπλέον σ7ῦφον ἐν τοῖς λαμβανομένοις, καὶ τὸ ξηραντι-
κώτερον, καὶ τὸ ἄτροφον, καὶ τὸ κακοσ7όμαχον, καὶ ὅσα χολὴν ἐξαιρέτως ἢ φλέγμα
γεννᾷν πέφυκεν· ὥσ7ε καὶ ἡ πολυποσία ἄθετος καὶ ἡ ἀκρατοποσία, καὶ ἡ νησ7οπο-
σία, καὶ τὸ μακρὸν δίψος, καὶ ἡ ἀσιτία, καὶ ἡ τῶν ἐδεσμάτων ποικιλία, καὶ αἱ πε- 15
ρίεργοι ἀρτύσεις, καὶ τὸ κνισῶδες πᾶν καὶ τὸ βρωμῶδες, καὶ τὸ σεσηπὸς, καὶ τὸ
ὠμὸν λάχανον μάλισ7α· ταῦτα γὰρ πάντα ταῖς ἐν τοῖς νεφροῖς καὶ κύσ7ει ἑλκώσεσι
πολέμια. Ὁπόταν δὲ τῇ ὀρέξει χαρίζεσθαι βουληθῶμεν, καυλὸν θριδακίνης ἢ σέριν
ὠμὰ ἢ ἑφθὰ ἀλυπότερον ἂν μεταλάβοι. Πεμμάτων δὲ καὶ τῶν ἄλλων λιπαρῶν ἀπέχεσθαι δεῖ, καὶ τῶν πλείσ7ων τραγημάτων· σ7αφὶς δὲ οὐκ ἄθετος καὶ σ7ροβίλια 20
νεαρὰ προσεβρεγμένα δυσὶν ὕδασι, καὶ ἀμύγδαλα χλωρὰ μὲν, ἀκμαῖα δὲ καὶ εὖ κεκαθαρμένα, ξηρὰ δὲ μὴ, μηδὲ παλαιὰ, ἀλλὰ προβραχέντα καὶ λεπισθέντα. Ἐγχωρεῖ
δὲ καὶ πισ7ακίου μεταλαμβάνειν· ἄμεινον μὲν χλωροῦ· εἰ δὲ μὴ, βεβρεγμένου, παλαιοῦ δὲ μή.* θηβαϊκὸς δὲ φοῖνιξ καρυωτὸς ὁ μὴ ἔχων ὀσ7έον, εἴτε φύσει τοιοῦτος
εἴη, εἴτε ἐπιτεχνήσει τινὶ γεγονώς· ἔσ7ι δὲ καὶ σ7ρυφνότερος ὁ καρυωτὸς, καὶ σ7ο- 25
μάχου ἀσθενείᾳ καὶ κύσ7εως καὶ νεφρῶν ἁρμόδιος. Ἀλλὰ γένει μὲν ἅλις ὑπογεγράφθω

---

3. διδούς B C U. — 5. προγεγραμμένη
om. U. Après ce mot, des recettes qui forment
la fin du 29ᵉ chap. de Corn. — 6. Παραφ.
B C U. — Ib. αἰώραν καὶ B C. — 7. παντελῶς X. — 9. τό avant Φ. et εὔφθ. om. U.
— 9-10. μάλισ7α δὲ καὶ τό C V; καὶ U. —
10. ὅσα avant ἐπί om. U. — 11. τά avant
δυσ. om. U. — Ib. δυσαπόχυτα V. — Ib.
τό om. U. — 12. καὶ πυρ. B C U V. — 13.
τό avant ἄτρ. om. U. — 14. εἴτε V. — Ib.
ἢ avant πολ. om. A U X. — Ib. ἢ avant
ἀκρ. om. U. — 15. καὶ αἱ τῶν B C V; καὶ
τῶν U. — Ib. ποικιλίαι B C U V. — 16. τό
avant βρ. om. U. — Ib. καὶ τό] ἢ A X; καὶ

B V. — 17. πάντα ἐν νεφροῖς τὰ ἐν τοῖς ἢ
κ. U. — Ib. ἐν om. B. — Ib. ἑλκ. om. B.
— 18. Ὁπότε A U V X. — Ib. ὀρέξει] γασ7ρὶ
C. — 19. ἢ] καὶ B U V. — Ib. μεταλ. om.
B C. — Ib. ἀλ. ἂν φάγοιμεν π. B C. — 20.
δὲ] γάρ A U V 1ᵐ m. X. — 22. ξηρὰ δὲ μὴ
(μηδὲ U) παλ. U V; μὴ ξηρὰ δὲ μηδὲ παλ.
B C. — Ib. ἀποβρ. A. — 23. δέ avant καὶ
om. A U V X. — Ib. πισ7ακίων et les mots
corresp. au gén. plur. X. — Ib. μεταλαβεῖν
B C U V X. — Ib. μέν] δέ U. — 25. εἴη om.
V; ἢ X. — Ib. ὑπὸ (ἐπί V X) τέχνης τινός
B C V X. — 26. ἅλις] ἀλλῆς V 1ᵐ m.; ἀλλὶς
2ᵐ m.; ἀλλὸ B. — Ib. ὑπογεγράφθαι A X.

τὰ φυλακτέα· ἰδικώτερον δὲ, ἄρτος ἔσλω προσφατος κλιβανίτης δεόντως ἐσκευα-
σμένος· ωληνῶν τὰ ὄρεια, καὶ τὰ ψαφαρὰν ἔχοντα τὴν σάρκα καὶ μὴ παλαιά· πεζῶν
δὲ ἁρμοδιώτατα τὰ τῶν ἐρίφων ἄκρεα· ἐνύδρων δὲ ἁρμοδιωτάτη ταῖς ἐν νεφροῖς καὶ
κύσ7ει ἑλκώσεσιν ἀφύη θαλασσία ἡ μικροτάτη ἐσθιομένη συνεχῶς· οὐκ ἄθετοι δὲ οὐδὲ
5 ὀνίσκοι οἱ μικροὶ, καὶ οἱ γόμφοι οἱ λεγόμενοι. Σμήχει δὲ τὰ ἕλκη καὶ ἀσ7ακὸς καὶ
κάραβος, ἐπὶ ωοσὸν δὲ καὶ καρίς· καρκίνος δὲ ωοτάμιος καὶ ὡς ἀντιπαθὴς διδόσθω,
καὶ ἐχῖνος ωρόσφατος ὡς οἰκειότατος ἐφιέσθω. Ὀσ7ρέου τε καὶ ωελωρίδος βραχύ τι
σμήξεως ἕνεκα διδόσθω, ἔμβαμμα δὲ ἡδύσματος χάριν, ὄξος βραχύτατον, καὶ ἐλά-
χισ7ον ωάνυ γάρον λευκὸν χρησ7όν. Φεισ7έον δὲ ωεπέρεως, καὶ ὀποῦ σιλφίου, καρ-
10 δάμου τε καὶ σινήπεως· εὐζώμου μέντοι καὶ τέλεον ἀφεκτέον, ἐπεὶ καὶ ωρὸς ἀφροδίσια ωαρορμᾶ, συνουσία δὲ ωολεμιωτάτη ωᾶσι τοῖς ωερὶ νεφροὺς καὶ κύσ7ιν
ωάθεσι· καὶ μάλισ7α ωρεσβυτέροις καὶ τοῖς φύσει ἀσθενεσ7έροις. Πάντα δὲ τὰ λαμβανόμενα σύμμετρα ἔσ7ω τῷ ωλήθει, κἂν ὠφέλιμα εἶναι λέγηται. Ὕδωρ ὑέτιον τὸ μὴ
διεφθορὸς ωάντως ἄμεινον· τῶν δὲ ἄλλων τὰ ἀποιότατα ἐξειλέχθω, καὶ ψυχροῦ ωαν-
15 τάπασιν ἀπεχέσθω· ἕλκεσι γὰρ τὸ ψυχρὸν ωολέμιον. Βαλανείου δὲ σπανία ἔσ7ω ἡ
χρῆσις· τῇ δὲ ωροθυμίᾳ ωοτὲ χαριζόμενος μετεχέτω, ἢ κόπου τινὰ ἰώμενος. Αὐτοφυῶν δὲ ὑδάτων οὐκ ἀχρεῖον ωειραθῆναι σ7υπ7ηριωδῶν, θειωδῶν, καὶ τῶν ωαρα-
πλησίων, ὁποῖά ἐσ7ι τὰ Ἄλβουλα καὶ τῇ κράσει γαλακτώδη. Καὶ ἐπὶ ψυχρολουσίαν
ωροσάγειν (ωῶς ἄγειν?) καὶ ἐθίζειν χρησιμώτατον· ὑπερφυῶς γὰρ τὰς δυσαλθεῖς
20 ἑλκώσεις ἀνασκευάζει τάς τε ἐντὸς τάς τε ἐκτός. — Περὶ ωόσεως Ἀλβούλων ὑδάτων.]
Συνοίσει τοίνυν τὰ Ἄλβουλα ὕδατα, εἰ ωαρείη, ἢ τὰ ωαραπλήσια, ωινόμενα μετὰ τὸν
ἑωθινὸν ωερίπατον ὅσον τρεῖς κοτύλας τὴν ωρώτην· εἶτα ωροσαγέσθω ἐπὶ ωέντε
ἢ ἕξ· ωρὸς γὰρ τῷ τό τε ἔντερον ἀποκλύζειν καὶ αὐτὴν τὴν κύσ7ιν, ἀμβλύνει τὸ
αἰθαλῶδες τοῦ ωνεύματος, καὶ τῶν ὑγρῶν ἀφοριζομένων, διαυγεσ7έραν ἀποδείκνυσι
25 τὴν ἀπὸ τοῦ αἵματος ἀναθυμίασιν· αὐτά τε χρησίμως καθαίρει τὰ ἕλκη καὶ μετὰ ἡδονῆς
ὑπεξέρχεται· καὶ τούτου γε μηδὲν ὑπολάβοις δρασ7ικώτερον φαίνεσθαι τῷ ωάσχοντι.
Ὥρα δὲ θερμότερα ωρὸς αὐτὸ ἐπιτήδειος. Εἰ δὲ μὴ ωαρείη τοιαύτη ωοιότης ὑδάτων,
ωαρείη δὲ τὰ ἀποιότερα καὶ ωλατύτερα τῇ γεύσει, ἀμείνω τῶν ἄλλων, μετὰ δὲ ταῦτα
τὰ ἀσφαλτώδη· καὶ τῶν νιτρωδῶν δὲ, εἰ ωαρείη, καὶ τῶν ἁλμυρῶν ωεῖραν λαβέ-

1. φυλακτέα] τελευτ (sic) U. — 2. καὶ
ψ. X. — 3. ἁρμοδιώτερα τὰ τῶν ΑX.
4. ἀφύς C; ἀφὺς A; ἀεφύη U; ὀρφος X;
om. BV. — Ib. ἢ Θ. UV, — Ib, ἢ om.
AUV. — 6. ἐπὶ ω. δέ om. U. — Ib. ωοτάμ.
om. B. — 7. καὶ ὁ ἐχ. C. — Ib. τε om. AV
1° m. X. — 8. δέ om. A. — 9. γάρος λευκόν
ACX. — Ib. χρησ7όν. Χρησ7έον δὲ καὶ
ωεπ. U. — 10. εὐζ. μὲν (V 1° m. ; δέ 2°)
τέλεον BV; εὐζ. τε καὶ τέλ. U. — 11. δέ]
γάρ BC. — Ib. ωᾶσι om. BCV. — 13. εἶναι om. V. — 14. διεφθορων (sic) A. — Ib.
τὸ ἀποιότατον BCUV. — Ib. ἐκλέγεσθω
BC. — Ib. ψυχρᾶς corrigé en ψυχρότητος

V. — 16. ἢ om. U; εἰς V. — 18. Les mss.
varient entre Ἄλβολά et Ἄλβουλά. — 19.
ἐρεθίζει UV. — Ib. χρησιμώτατα A. —
Ib. ὑπὲρ φύσιν γὰρ B; ἐρεθίζειν δέ U
qui a ωαρασκευάζει, l. 20. — Ib. γάρ] δέ
AV 1° m. X. — 20. ἐντὸς καὶ τὰς ἐκτός BC.
— 21. ἢ om. UV 1° m. — Ib. καὶ ωιν.
codd. — 23. ἢ ἕπ7α BUV; ἢ ἑξ, ἐν
ἄλλῳ ζ´ C. — Ib. γὰρ τῷ et τε om. U; τε
om. BCV qui a τόν pour τῷ. — 26. ὑπολ.
om. B. — 27. ὥρα θερμ. U. — 28. ὕδατος AC. — 28. ωλατύτερα] ἁλμυρώτερα
BC. — 29. τά om. A. — 29 et p. 19, l. 1.
λαμβανέτωσαν BCUV.

τωσαν· κρεῖσσον γὰρ τοῦ πιθανοῦ πολλάκις οἶδα ἀποτέλεσμα καὶ ἀπὸ τούτων συμβάν. Καταστάσεως δὲ ἐκ τοῦ λουτροῦ ἢ τοῦ ἀλείμματος γενομένης, ξηροφαγία πρῶτον χρήσιμος, εἰ μὴ δίψος συνέχοι· τότε δὲ δεήσει ὕδατι θερμῷ ὀλίγῳ σβέσαι τὴν δίψαν, ἢ ὑδαρεῖ τινι τῶν γλυκυτέρων οἴνων. Παρέστω δὲ καὶ οἰνανθίτης καὶ μυρσινίτης ὠφελίμως προσπεσούμενοι τῷ ἕλκει μετὰ τὸ λουτρὸν, ἢ τὰ γυμνάσια. Τοσαῦτα μὲν   5
καὶ περὶ ἑλκώσεως.

λα΄. Περὶ ῥευματισμοῦ κύστεως καὶ τῶν διεξερχομένων τοῖς οὔροις τριχοειδῶν.
Ἐκ τῶν Ἀρχιγένους.

Γίνεται δέ ποτε καὶ ῥευματισμὸς περὶ τὴν κύστιν, ὥστε ποτὲ μὲν μυξώδη καὶ πεταλώδη καὶ παχέα ἐκκρίνεσθαι, καὶ ἤτοι πυκνῶς ἀποδίδοσθαι τὰ οὖρα, ἢ διὰ χρόνου ἐκκρίνεσθαι, ποτὲ δὲ ὑδαρῆ καὶ λεπτά· ἔγνωμεν δὲ ἐνίοις καὶ τρίχας ἐκκρινομένας, ποτὲ μὲν πεπλεγμένας ἀλλήλαις, ποτὲ δὲ ἁπλᾶς· καὶ ποτὲ μὲν εὐμήκεις   10
σφόδρα, ποτὲ δὲ μικρὰς, ὑπὸ ῥευματισμοῦ δηλονότι γενομένας. Ταῦτα μὲν ὁ Ἀρχιγένης. Γαληνὸς (Loc. affect. VI, 3. — Cf. Comm. in Hipp. Aph. IV, 76) δὲ περὶ τούτου φησὶν οὕτως· θριξὶν ὅμοια καὶ Ἱπποκράτης μὲν εἶδε τοῖς οὔροις συνεξερχόμενα, καὶ ἡμεῖς δὲ ἐθεασάμεθα, ποτὲ μὲν σπιθαμιαῖα τὸ μῆκος· ἔστι δὲ ὅτε καὶ μείζω ἢ μικρότερα. Ἐκ δὲ τῆς χροιᾶς καὶ τῆς συστάσεως ἐπειθόμην ἐκ παχέος καὶ γλί-   15
σχρου χυμοῦ εἶναι ταῦτα, θερμανθέντος δὲ καὶ ξηρανθέντος ἐν ταῖς φλεψὶ συνίστασθαι, ὅθεν τὴν θεραπείαν ὁπότε πρῶτον εἶδον, ἤλπισα διὰ τῶν οὐρητικῶν φαρμάκων ἔσεσθαι· καὶ οὕτως ἀπέβη σχεδὸν πᾶσιν. Οἷς δὲ συνέβη τὸ πάθημα τοῦτο, νεφριτικὸν οὐδὲν, οὔτε ἔμπροσθεν, οὔτε αὖθις ἐπεγένετο σύμπτωμα θεραπευθεῖσιν ὑπὸ τῶν οὐρητικῶν φαρμάκων. Ὁ δὲ Ἀρχιγένης πρὸς τούτοις φησίν· μετάγειν δεήσει τοὺς   20
ῥευματισμοὺς ἐκ τῶν τόπων, καὶ τὴν ἕξιν τοῦ παντὸς σώματος, μάλιστα δὲ τῶν περὶ τοὺς νεφροὺς καὶ κύστιν τόπων μεταποιεῖν καὶ ῥωννύναι.

λβ΄. Περὶ σατυριάσεως, ἤτοι πριαπισμοῦ. Ἐκ τῶν Γαληνοῦ.

Ὁ πριαπισμὸς ἔντασίς ἐστι τοῦ αἰδοίου καὶ αὔξησις εἰς μῆκος καὶ πάχος χωρὶς ἀφροδισίου προθυμίας ἔκ τινος θερμασίας ἐπικτήτου μετὰ φλεγμονῆς τινος καὶ ὀδύ-

---

1. πολλ. om. B. — Ib. πολλ. οὐκ οἶδα U. — 2. Καταστάσεως τ δὲ τοῦ (sic) A. — 3. μή] δέ U. — Ib. συνέχει BCUV. — Ib. ὕδατι om. U. — 4. ἢ ὕδ. ἢ τινι BCUV. — 5. προσπεσούμενα AX qui a τὰ ἕλκη. — 5-6. μετὰ... ἕλκ. om. BV; Τοσαῦτα... ἕλκ. om. C. — 5. ἢ] καί U. — Cн. 31, l. 8. πεταλ. καί om. AX. — 9. καί avant λεπτά om. AV. — 10. δὲ καί B; om. A. — 12. Ὁ δὲ Γαλ. C. — Ib. δέ om. BC. — 13. καί om. BC. — Ib. Ἱππ. δὲ τοιαῦτα εἶδε V 2ª m. —

Ib. οἶδεν AU. — 14. ἐθεασόμεθα AX. — Ib. καί om. AUVX. — 16. εἶναι ταῦτα om. AUVX. — Ib. δέ om. V. — 17. ὅθεν τὴν θεραπ. effacé dans B (qui rétablit ὅθεν) et V. — Ib. θεραπείαν X. — Ib. ὅπερ V. — 18. ἔσεσθαι] χρῆσα (lac.) V 1° m.; χρήσεως (lac.) δέ 2ª m.; τῇ θεραπείᾳ χρήσασθαι B. — Ib. δέ om. UV qui a δέ avant ἴασιν. — 19. ἐγένετο BUV. — 20. πρὸς τούτ. om. B; πρὸς ταῦτα U. — Cн. 32, l. 24. ἀφροδισίων BCUX. — Ib. μετά om. BV.

νης τῶν τόπων συνιϛαμένη. Ὠνόμαϛαι δὲ πριαπισμὸς ἀπὸ τοῦ Πριάπου δηλονότι
τοῦ καὶ Σατύρου ὀνομαζομένου, ὃν τοιοῦτον φύσει ἔχοντα τὸ αἰδοῖον οἱ ἄνθρωποι
πλάτϊουσί τε καὶ γράφουσιν. Γίνεται δὲ τὸ πάθος ἤτοι εὐρυνομένων τῶν ϛομίων
τῶν ἐν τῷ αἰδοίῳ ἀρτηριῶν, ἢ κατὰ αὐτὸ τὸ σηραγγῶδες νεῦρον, λέγω δὴ τὸ αἰδοῖον,
5 πνεύματος ἀτμώδους γινομένου. Ἐμοὶ δὲ δοκεῖ, φησὶν ὁ Γαληνὸς (Loc. affect. VI, 6)
κατὰ ἀμφότερα μὲν γίνεσθαι · πλεονάκις δὲ τοῖς τῶν ἀρτηριῶν ϛόμασιν εὐρυνομέ-
νοις ἔπεσθαι · ἐνίοτε δὲ καὶ ἀφροδισίων τινὲς ἀποσχόμενοι, τῷ πάθει ἁλίσκονται.
Συμβαίνει δὲ τοῦτο τοῖς πολυσπέρμοις τε ἅμα καὶ παρὰ τὸ ἔθος ἀποσχομένοις ὅταν
μὴ διαφορῶσι πλήθει γυμνασίων τὴν περιουσίαν τοῦ αἵματος, καὶ μάλιϛα ὅσοι
10 τῶν μὲν ἀφροδισίων χρῄζουσιν, εἰς φαντασίαν δὲ αὐτῶν ἀφικνοῦνται διὰ ϑεωρημά-
των ἐξορμᾷν αὐτοὺς δυναμένων εἰς ἀνάμνησιν τῶν ἀφροδισίων. Ὀδύναι δὲ αὐτοῖς
συμβαίνουσιν, ὁποῖαι τοῖς τετανικοῖς · ἐμφυσώμενον γὰρ καὶ διατεινόμενον τὸ αἰδοῖον,
σπασμῷ τι παραπλήσιον πάσχει. Ἀπόλλυνται δὲ ὀξέως οἱ οὕτω παθόντες, εἰ μὴ
ταχέως βοηθηθῶσιν. Τελευτῶντες δὲ φυσῶνται τὴν γαϛέρα καὶ ἱδροῦσι ψυχρόν,
15 ὁποῖον συμβαίνει καὶ τοῖς ἐπὶ τοῖς ἄλλοις σπασμοῖς ἀπολλυμένοις. Διὰ μὲν οὖν τὰς
ὀδύνας καὶ τὰς φλεγμονὰς, φλεβοτομεῖν εὐθὺς ἐξ ἀρχῆς προσήκει τοὺς ἁλόντας τῷ
πάθει, καὶ ἐν ἀσιτίᾳ τηρεῖν μέχρι τριῶν ἡμερῶν, ἐμβρέχειν τε τὸ ἦτρον καὶ τὰ ἰσχία
σὺν τῷ αἰδοίῳ οἰσυπηροῖς ἐρίοις διὰ οἰνελαίου, καὶ δίψει πιέζειν, ἐπεχομένην τε τὴν
κοιλίαν κενοῦν μὴ δριμεῖ κλυϛῆρι, ἵνα μὴ παροξύνῃ τὰς φλεγμονὰς, τροφὴν δὲ δι-
20 δόναι σιτώδη ὀλίγην ἄφυσον παντάπασι καὶ ἐπὶ ὑδροποσίας τηρεῖν. Ἐπιμένοντος δὲ
τοῦ πάθους, καὶ σικυαϛέον μετὰ κατασχασμοῦ · εἰ δέ τι πλῆθος αἵματος παρακεῖ-
σθαι δοκεῖ, καὶ βδέλλαις χρηϛέον κατὰ τὸν τόπον. Καταπλάσσειν δὲ τοῖς κοινοῖς
καταπλάσμασι διὰ τῆς ὠμῆς λύσεως · ἄριϛον δὲ καὶ ὑπομαλάσσειν τὴν κοιλίαν διὰ
σεύτλου καὶ μαλάχης προσλαβόντα χυλὸν ὀλίγου λινοζώϛεως, καὶ τῶν ὀϛρέων τὸ
25 ἀφέψημα διδόναι πίνειν · τῶν δὲ δραϛικωτέρων καθαρτηρίων ἀπέχεσθαι παντάπασιν.
Φυλακτέον δὲ τὰς δυνάμεις ταῖς σιτώδεσι τροφαῖς λεπτύνειν πρᾴως δυναμέναις χωρὶς
τοῦ ϑερμαίνειν ἐπιφανῶς. Ἐπιθετέον δὲ καὶ τῇ ὀσφύϊ τῶν ψυχόντων ἐπιφανῶς, οἷον
ϛρύχνου, ἀνδράχνης, ὑοσκυάμου, ἀειζώου. Ἀναγκαῖον δὲ καὶ τὸν καυλὸν καὶ τὸν
περίνεον χρίειν τινὶ τῶν πρᾴως ψυχόντων, οἷον λιθαργύρῳ καὶ κιμωλίᾳ, καὶ ψιμυθίῳ,
30 ὀξει ταῦτα ἀνέσαντες, ἢ ὀξυκράτῳ, ἢ ὕδατι · κάλλιϛα δὲ ποιεῖ ἐπὶ αὐτῶν καὶ κηρωτὴ
διὰ ῥοδίνου καλλίϛου ἐσκευασμένη, καὶ ὕδατι ψυχρῷ πλειϛάκις πεπλυμένη, τῷ τε

1. συνιϛάμενος BCUV. — 1-2. δηλ.
τοῦ... τοιοῦτον] δηλ. τοῦ καὶ Σατύρου (Σά-
τυρον V 1ᵉ m.) Πριάπου ὀνομάζει τ. UV;
δηλ. τὸν γὰρ Πρίαπον ὃν καὶ Σ. ἔνιοι ὀνομάζουσι τ. V 2ᵉ m.; δηλ. καὶ γὰρ Σατ.
Πρίαπον ὀνόματι τ. ΛΧ (qui a ὀνομάζει);
τοῦ Σατ. ὃν τ. B; Appellationem autem acce-
pit priapismus a Priapo videlicet Satyro Corn.
— 4. κατὰ τὸ BCUV. — 6. πολλάκις μὲν
C; πολλ. δέ V. — 7. ἀπεχόμενοι UV qui
a 2ᵉ m. ἀπεχομένοις (l. 8). — 9. διαφο-
ρηθῶσι BC; διαφόρηση ex corr. V. — Ib.

πλῆθος V. — 13. τινι codd. — Ib. οὕτω οἱ
ὀξ. A. — 14. τε AX. — 16. τὰς om. BC
UV. — Ib. Φλεβ. καὶ εὐθὺς A. — 17.
τριῶν ὡρῶν ἐμβρ. δὲ τό τε U. — 18. καὶ
δίψει ἐπεχ. V 1ᵉ m.; καὶ ὃ ζει (?) ἐπεχ. V
2ᵉ m. — 22. κοινοῖς] ὠμοῖς U. — 23. διά
avant τῆς om. BUV. — 25. παντάπ. om.
U. — 27. Ἐπιθ..... ἐπιφ. om. BV. — 28.
ϛρύχνον et les autres mots à l'acc. C. —
Ib. καὶ ὑοσκ. U qui omet ἀειζώου. — 29.
ψυχουσῶν V. — Ib. καί avant κιμ. om.
BCU; ἢ Χ. — 31. ἐσκ. om. V.

αἰδοίῳ καὶ ταῖς ψόαις ἐπιτιθεμένη. Κατακλίνειν δὲ αὐτοὺς χρὴ ἐπὶ πλευρὰν καὶ ὑπο-
σ1ρωννύειν τὰ λεχθησόμενα ἐπὶ γονορροϊκῶν καὶ ποτίζειν τοῖς ἐπὶ ἐκείνων γραφησο-
μένοις. Εἴργειν δὲ αὐτοὺς χρὴ παντάπασι καὶ θεαμάτων καὶ διηγήσεων καὶ μνήμης
ἐπεγείρειν δυναμένης εἰς ἀφροδίσια.

λγ΄. Περὶ γονορροίας. Ἐκ τῶν Γαληνοῦ.

Ἡ γονόρροια ἔκκρισίς ἐσ1ι σπέρματος ἀπροαιρέτως γινομένη χωρὶς τῆς κατὰ τὸ   5
αἰδοῖον ἐντάσεως. Ὠνόμασ1αι δὲ οὕτως ἐκ τοῦ ῥεῖν τὴν γονὴν ἀκουσίως. Γίνεται δὲ
τὸ πάθος διὰ ἀσθένειαν τῆς καθεκτικῆς ἐν τοῖς σπερματικοῖς ἀγγείοις δυνάμεως·
ὥσπερ γὰρ ἐπὶ τῶν κατὰ φύσιν ἐχόντων αἱ τῶν τροφῶν κατοχαὶ καὶ αἱ τῶν περιτ-
1ωμάτων ἐκκρίσεις ἐρρωμένων τῶν δυνάμεων γίνονται, οὕτως ἐπὶ τῶν παρὰ φύσιν
ἐχόντων, αἱ μὲν τῶν περιτ1ωμάτων ἐποχαὶ ἐνίοτε διὰ ἀρρωσίαν τῆς ἐκκριτικῆς γί-   10
νονται δυνάμεως, αἱ δὲ ἐκκρίσεις διὰ τὴν τῆς καθεκτικῆς ἀσθένειαν, ἤ τινα ἑτέραν
διάθεσιν ὁμοίως τῇ κατὰ φύσιν ἐκκριτικῇ κινοῦσαν τὰ μόρια, καθάπερ ἐπὶ αὐτῶν τῶν
σπερματικῶν ἀγγείων ἐν ἐπιληψίαις τε συμβαίνει, καὶ τοῖς ἄλλοις σπασμοῖς τοῖς
βιαιοτέροις. Ἐνίοτε δὲ καί τισι τῶν σπασμωδῶς τελευτώντων σπέρμα ἐκκρίνεται.
Γονόρροια μὲν οὖν τῶν σπερματικῶν ἀγγείων ἐσ1ὶ πάθος, οὐ τοῦ αἰδοίου. Ὀδύνην   15
μὲν οὐκ εἴωθε λίαν ἐργάζεσθαι τὸ πάθος, δειλίαν δὲ οὐ τὴν τυχοῦσαν καὶ σύγχυσμὸν
παρέχει, ἀδιαλείπ1ως ἐκκρινομένου τοῦ σπέρματος ἀπροαιρέτως. Ἀποτελεῖται δὲ
ἐνίοτε καὶ ἐκ ῥευματισμοῦ τῶν σπερματικῶν ἀγγείων, ἔσ1ι δὲ ὅτε καὶ σατυριάσεως
προηγησαμένης ἐπιγίνεται ἡ γονόρροια. Συμβαίνει δὲ τὸ πάθος τοῖς προσηβῶσι
μᾶλλον, τοῖς περὶ τὸ τεσσαρεσκαιδέκατον ἔτος· ἤδη δὲ καὶ ταῖς ἄλλαις ἡλικίαις.   20
Ἔσ1ι δὲ τὸ ἐκκρινόμενον σπέρμα ὑδαρὲς λεπ1ὸν δίχα προθυμίας τῆς περὶ τὴν συνουσίαν, τὰ πλεῖσ1α μὲν ἀναισθήτως, ἔσ1ι δὲ ὅτε καὶ μετά τινος ἡδονῆς· καταφθείρε-
ται δὲ αὐτοῖς ἠρέμα τὸ σύμπαν σῶμα ἰσχναινόμενον, ἰδίως δὲ τὰ κατὰ τὴν ὀσφύν.
Παρέπεται δὲ καὶ ἀτονία πολλὴ, οὐ διὰ τὸ πλῆθος τοῦ ἐκκρινομένου, ἀλλὰ διὰ τὴν
κυριότητα τῶν τόπων. Οὐ μόνον δὲ ἀνδράσιν, ἀλλὰ καὶ γυναιξὶ τοῦτο συμβαίνει, καὶ   25
ἔσ1ιν ἐπὶ τῶν γυναικῶν δυσαπάλλακ1ον. — Θεραπεία δὲ καὶ τούτων κοινὴ ἡ ἐπὶ
παντὸς ῥευματισμοῦ παραλαμβανομένη. Πρῶτον μὲν οὖν ἐπὶ ἡσυχίας καὶ ὀλιγοσιτίας
καὶ ὑδροποσίας τηρεῖν· εἶτα δὲ καὶ σκέπειν τὴν ὀσφὺν καὶ τὸ ἐφήβαιον ἐρίοις βεβρεγμένοις οἴνῳ καὶ ῥοδίνῳ, ἢ οἰνανθίνῳ, ἢ μηλίνῳ· οὐκ ἄθετοι δὲ οὐδὲ σπόγγοι,
ὀξυκράτῳ δεδευμένοι· ταῖς δὲ ἐξῆς καὶ καταπλάσμασι τοῖς διὰ φοινίκων, μήλων, ἀκα-   30
κίας, ὑποκισ1ίδος, οἰνάνθης, ῥοὸς ἐρυθροῦ, καὶ τῶν ὁμοίων, ἐγκαθίσμασί τε χρῆσθαι

2-3. τὰ ...... γραφησόμενα BCU. —
2. ποτ. δέ (δὴ U) ABUVX. — 3. καὶ
θεαμ. om. V. — Ch. 33, l. 8. αἱ après
καί om. U. — 12. κινοῦσα AV; κινούσῃ
BCU. — 15. οὖν καὶ τῶν BV 1° om.
καί 2ª. — 16. μέν] δέ AVX. — 18. ἐπὶ] ἀπὸ
U. — Ib. ἔτι δὲ καί σ. BC; ἐσ1ι δὲ καί σ.
V. — 19. παρηβῶσι codd. — 20. μάλισ1α

BCUV. — Ib. τοῖς om. AV. — 21. ἐκκρινον
A. — Ib. τῆς om. AUVX. — 22. μέν om. U. —
Ib. καί om. AV. — 23. τά om. UV. — 24.
δέ om. BV. — 26. τούτου ἡ κοινὴ ἐπὶ V; ἡ
om. X. — 28. δέ om. BV. — 29. δέ om. X.
— Ib. οὐδὲ om. A. — Ib. σπόγ. om. U. —
30. καί om. V. — 31. οἰνάνθ. om. X. — Ib.
χρησ1έον AX.

σ]υπ]ικοῖς, ἀφεψήμασι σχίνου, βάτου, μυρσίνης καὶ τῶν παραπλησίων, ἑψομένων ἐν
οἴνῳ αὐσ]ηρῷ, ἢ ἀκράτῳ, ἢ κεκραμένῳ. Τροφαῖς δὲ χρῆσθαι δυσφθάρτοις τε καὶ δυσ-
μεταβλήτοις καὶ ἀναξηραντικαῖς, διδόναι τε αὐτοῖς σὺν τῷ ποτῷ καὶ ταῖς τροφαῖς τοῦ
ἄγνου τὸ σπέρμα καὶ τὸ τῆς καννάβεως, καὶ μᾶλλον πεφρυγμένα, καὶ τοῦ πηγάνου τὸ
5 σπέρμα καὶ τὰ φύλλα, καὶ τῆς θριδακίνης τὸ σπέρμα καὶ τοὺς καυλοὺς, καὶ τῆς νυμφαίας τὴν ῥίζαν. Πίνειν δὲ κατὰ ἑκάσ]ην ἡμέραν ἀντὶ τοῦ κοινοῦ ὕδατος ὕδωρ ἐν ᾧ σίδηρος πλεισ]άκις ἐναπεσβέσθη. Ἔδωκαν δέ τινες τοῖς γονορροϊκοῖς πίνειν ἁλικακκάβου
ῥίζης τὸν φλοιὸν μετὰ ὕδατος, καὶ οὐκ ἂν εἴη ἀνοίκειον ἀποπειρᾶσθαί ποτε καὶ τούτου.
Καὶ ἀντίδοτον δὲ τοῖς γονορροϊκοῖς διδόναι ταύτην δόκιμον οὖσαν καὶ πρὸς τοὺς συνε-
10 χεῖς ὀνειρωγμούς. Ἰτέας καρποῦ ∠ζ'· καλαμίνθης ∠ς', ἄγνου λευκῆς σπέρματος ∠ε',
πηγάνου ∠δ', κωνείου σπέρματος ∠β'· ὕδατι ἀνάπλασσε τροχίσκους καὶ δίδου
καρύου ποντικοῦ τὸ μέγεθος μετὰ ὀξυκράτου κυάθων τριῶν. Δριμυφαγίαν τε πᾶσαν
καὶ πολυοινίαν καὶ λαχάνων προσφορὰν φυλακτέον· τὴν δὲ δίαιταν πᾶσαν ἀναξη-
ραντικὴν καὶ σ]υπ]ικὴν θετέον. Μετὰ δὲ τοὺς πρώτους χρόνους, ἐπὶ τὰ ἀλείμματα
15 ἄγειν καὶ τὴν γυμνασ]ικὴν ἀγωγὴν, διὰ ἧς τό τε ὅλον σῶμα, καὶ ἰδίως τὰ πεπονθότα
μέρη, εἰς ῥῶσιν παραχθήσεται. Καὶ τὰ πολλὰ μὲν ἐπὶ ἀλείμματος μένειν, ὀλιγάκις
δὲ καὶ λούεσθαι, κόπον ἢ ἀπεψίαν θεραπεύεσθαί ποτε βουλόμενοι. Ἀγαθὸν δὲ, εἰ
μηδὲν κωλύοι, ἐπὶ τὴν ψυχροποσίαν καταφεύγειν ἀποικονομητικὴν οὖσαν παντὸς ἐκ
ῥευματισμοῦ γινομένου νοσήματος, καὶ μάλιστα εἰ τὸ ὕδωρ φαρμακῶδες εἴη, ὥσπερ
20 τὸ ἐν Ἀλβούλοις, ὅπερ καὶ πινόμενον ἐπ' αὐτῶν ἄκρως ποιεῖ· ἐσ]ι δὲ τῇ γεύσει
ὑφάλμυρον καὶ τῇ ἀφῇ γαλακτῶδες. Χρῆσθαι δὲ ἐπ' αὐτῶν ἐκ διαλειμμάτων τινῶν
ἁρμόδιον καὶ συγχρίσμασι καὶ ἐπιθέμασι καὶ μαλάγμασι τοῖς φοινίσσειν καὶ μαλάσσειν δυναμένοις· καὶ εἰς τὴν ἐπιφάνειαν τὰ ἐν τῷ βάθει μεταφέρειν· τὰ δὲ πολλὰ ἐπὶ
πλευρὰν κατακλίνειν, καὶ ὑποσ]ρωννύειν καλαμίνθης φύλλα καὶ πηγάνου καὶ ἄγνου.
25 Καὶ ἐπιθέματι δὲ χρησ]έον ἐπ' αὐτῶν τοιῷδε. Ἀδίαντον πλεῖσ]ον κόψας καὶ λεάνας
μετὰ ὄξους, ἢ μετὰ χυλοῦ σελίνου, ἢ σέρεως, ἢ ψυλλίου, ἀναλάμβανε κοχλιῶν
χερσαίων ἑφθῶν τῇ σαρκὶ, καὶ ἐπιπλάσας εἰς ὀθόνιον, ἐπιτίθει κατὰ τῶν ἰσχίων.
Χρησ]έον δὲ καὶ τῇ προγεγραμμένῃ ἐπὶ τοῦ πριαπισμοῦ ῥοδίνῃ κηρωτῇ, καὶ τοῖς
μετὰ ταῦτα ῥηθησομένοις ἐπὶ ὀνειρωγμῶν· φυλακτέον δὲ καὶ τὰς πρὸς ἀφροδίσια
30 πάσας ἐννοίας.

1. ἀφεψήματι BCUV. — 2. κεραμ.
BUV et ainsi touj. — 2-3. δυσκαταβλ.
U. — 3. τε om. V; δὲ U. — Ib. τῷ om.
BCUV. — 4. τό avant τῆς om. BCUV.
— 5. καὶ τῆς avant Θρ. om. U. — 7.
πολλάκις CUV. — Ib. ἀπεσβ. BCUV.
— 9. τούς om. BC. — 10. Ἰτέας καρποῦ
AUV 2° m. Corn.; Ἰτέας φύλλων, ἐν ἄλλῳ
ἰτέας καρποῦ BC. — Ib. λευκοῦ BCUV.
— Ib. σπέρμα A. — 12. τό om. U. — 15.
τά om. A (qui omet aussi τήν) UV. — 16.
μέρη om. UV. — 17. κόπον om. BCV.

— Ib. δὲ καί BCUV. — 18. ἀποκωλυτ.
C. — 22. ἁρμοδίοις BC. — Ib. καί avant
συγχ. om. BC. — Ib. καὶ ἐπιθ. om. V
2° m. — 22-23. καὶ μαλ. om. AX.
23. τά avant ἐν om. U. — 24. καί après
φύλλα om. U. — 25. ἐπ' αὐτῶν om. U.
— 26. σεσέλεως BC 1° m. V; seridis
Corn. — 27. ἑφθῶν ἐν ἄλλῳ ζ' τῇ σ. καὶ
C; ἑφθῶν ζ' τῇ σ. καὶ V; ἑφθὰς τὰς σάρκας καὶ U Corn.; ζ' τῇ σαρκί X. — 28. ῥοδίνη om. U (qui a τῇ pour τοῦ) V. — 29-
30. τῆς... πάσης AUV.

λδ΄. Περὶ ὀνειρώξεων. Ἐκ τῶν Φιλαγρίου.

Ὀνειρώτ7ειν λέγονται, ὅσοι ἐν τῷ καθεύδειν γονὴν ἐκκρίνουσιν. Τοῦτο δὲ αὐτοῖς
συμβαίνει, τὰ πολλὰ μὲν διὰ τὴν ὕλην κακόχυμον ὑπάρχουσαν, ἢ πολλὴν, ἢ διὰ ῥώμην τῶν σπερματικῶν μορίων· τινὲς δὲ ἤδη καὶ λυπηθέντες, ἢ ἀσιτήσαντες, ἀπέκριναν
γονὴν κατὰ τοὺς ὕπνους παρὰ τὸ εἰωθὸς διὰ τὴν δριμύτητα τῆς ὕλης ἐρεθισθέντες, οὐ
διὰ εὐρωσ7ίαν τῶν σπερματικῶν μορίων ἀποκρίναντες. Τοῖς τοιούτοις, λέγω δὴ τοῖς   5
λυπηθεῖσιν ἢ ἀσιτήσασιν, ὡς ἐπίπαν μὴ προηγησαμένης φαντασίας τινὸς ἐν τοῖς ὕπνοις,
ἀνεπαισθήτως ἐκκρίνεται ἡ γονή· τοῖς δὲ ἄλλοις οὐ μετὰ ἐντάσεως τοῦ αἰδοίου μόνον,
ἀλλὰ καὶ μετά τινος προαιρετικῆς φαντασίας ἐν τοῖς ὕπνοις γινομένης προχεῖται
ἀτάκτως ἡ γονή. Μοχθηροτάτη δὲ ἕξις σώματός ἐσ7ιν ἡ τοιάδε. Σπέρμα πολὺ καὶ θερμὸν ἔνιοι γεννῶσιν, ἐπεῖγον αὐτοὺς εἰς ἀπόκρισιν, ἔκλυτοί τε γίνονται τῷ σ7όματι τῆς   10
κοιλίας, καὶ τῷ παντὶ δὲ σώματι καταλύονται καὶ ἀσθενεῖς γίνονται, καὶ ξηροὶ, καὶ
λεπ7οὶ, καὶ ὠχροὶ, καὶ κοιλοφθαλμῶντές εἰσιν οἱ οὕτω διακείμενοι. Εἰ δὲ ἀπέχοιντο
μίξεως ἀφροδισίου ἐκ τοῦ ταῦτα πάσχειν, δύσφοροι μὲν τῇ κεφαλῇ γίνονται, δύσφοροι δὲ καὶ τῷ σ7ομάχῳ, καὶ ἀσώδεις, καὶ οὐδὲν μέγα διὰ τῆς ἐγκρατείας ὠφελοῦνται·
συμβαίνει γὰρ αὐτοῖς ἐξονειρώτ7ουσι παραπλησίας γίνεσθαι βλάβας αἷς ἔπασχον ἐπὶ   15
ταῖς συνουσίαις. Τινὲς δὲ ἐξ αὐτῶν δακνώδους τε καὶ θερμοῦ πάνυ τοῦ σπέρματος
αἰσθάνονται κατὰ τὴν ἀπόκρισιν, καθὼς αὐτοὶ φάσκουσι. Τοῖς τοιούτοις οὖν συμβουλεύειν προσήκει, φησὶν ὁ Γαληνὸς (Sanit. tuenda, VI, 14), βρωμάτων μὲν ἀπέχεσθαι τῶν γεννώντων σπέρμα, προσφέρεσθαι δὲ οὐ βρώματα μόνον, ἀλλὰ καὶ
φάρμακα τοῦ σπέρματος σβεσ7ικὰ, ὁποῖόν ἐσ7ιν ἄγνου σπέρμα πεφωγμένον καὶ διά-   20
φρυκτον· καὶ τὰ φύλλα δὲ καὶ τὰ ἄνθη τὰς ἀφροδισίους ὁρμὰς ἐπέχειν πεπίσ7ευται,
οὐκ ἐσθιόμενα μόνον καὶ πινόμενα, ἀλλὰ καὶ ὑποσ7ρωννύμενα. Τὸ δὲ τῶν φακῶν
ἀφέψημά φασι καὶ τὰς ἐντάσεις παύειν, ἀνδράχνη τε ἐσθιομένη καὶ τὸ τῆς θρίδακος
σπέρμα πινόμενον, καὶ ἡ τῆς νυμφαίας ῥίζα καὶ τὸ σπέρμα ἐσθιόμενα σβέννυσι τὴν
γονὴν ἐμψύχοντα. Πήγανον δὲ ἐσθιόμενον τῇ θερμότητι διαφθείρει καὶ πήγνυσι τὴν   25
γονήν· τὴν δὲ καλαμίνθην ἐσθιομένην συνεχῶς φασι καὶ ἀγόνους ποιεῖν· παραπλησίως δὲ καὶ τὸ τοῦ λευκοΐου σπέρμα, καὶ κισσοῦ κορύμβους μέλανας τρεῖς πινο-
μένους· ἀλύπως δὲ ἐλατ7οῖ τὴν γονὴν πινόμενον συνεχῶς τὸ τῶν χαλκέων ὕδωρ ἐν
ᾧ ὁ σίδηρος ἀποσβέννυται. Τῶν μὲν οὖν τοιούτων ἡ ὕλη σύμπασα κατὰ τὸν δεύτερον

Cк. 34, l. 2. τά] κατά V; om. A. — 2-
3. ἢ καὶ διὰ ῥ. δὲ τῶν A X (qui omet ἤ).
— 4. παρά] κατὰ A X. — Ib. παρὰ τὸ
εἰωθός om. C. — 5. τοιούτοις οὖν λέγω
V 2ᵉ m. — 9. Μόχθ. ἕξις. — Ib. ἐσ7ιν.
καὶ ἡ τοιάδε A. — Ib. Σπέρμα δὲ ω. B C;
Σπ. τὸ ω. V 2ᵉ m, — 10. αὐτοῖς V; αὐτήν
V. — 11. τὲ καὶ ἀσθενεῖς V X. — 12. ἀπέχονται U V. — 14. δὲ τῷ B C U V. — Ib. καί

avant οὐδέν om. U. — 15. γάρ] δέ B C V.
— Ib. ἔπασχον] ἔσχατον A. — 17. ἔκκρισιν B C. — Ib. οὖν om. U. — 18. προσήκει
om. U. — 21. ἄνθη καὶ τὰς B; après ἄνθη
V a deux ou trois lettres effacées. — 22.
ἀλλά om. U. — Ib. φακῶν] φαρμάκων V.
— 23. φησὶ U X. — Ib. τε om. V. — 27-28.
κόρυμβοι μέλανες τρεῖς πινόμενοι A U V.
— 29. οὖν om. U.

τῆσδε τῆς πραγματείας προγέγραπlαι λόγον. Συνθέτῳ δὲ χρῶμαι ἐπὶ αὐτῶν καὶ τῷ
προγεγραμμένῳ μὲν ἐπὶ τῶν γονορροϊκῶν, καὶ τούτῳ δέ· ἄμμεως κόκκους ς', μαράθρου τὸ ἴσον, πηγάνου φύλλα λ'· μετὰ ἰσχάδων τριῶν λιπαρῶν κατὰ μῆνα ἔσθιε ἅπαξ,
ἢ ὁσάκις βούλει. Φυλάτlεσθαι δὲ χρὴ τὴν συνεχῆ χρῆσιν τῶν σφοδρῶς ψυχόντων ἐπὶ
5 τε τῶν διὰ σlόματος διδομένων, καὶ ἐπὶ τῶν ἔξωθεν προσlιθεμένων, καθάπερ ὅσα διὰ
μήκωνός τε καὶ μανδραγόρου σκευάζεται χρίσματα. Ἀλείμματα δὲ προσάγειν μετὰ
τὸ λουτρὸν τῶν συμμέτρως ἐμψυχόντων· ἐσlὶ δὲ τοιαῦτα τὸ καλούμενον ὠμοτριβὲς
καὶ ὀμφάκινον ἔλαιον, καὶ μάλισlα τὸ ῥόδινον ἐκ τοῦ ὀμφακίνου ἐσκευασμένον, καὶ
τὸ μήλινον. Συνθεῖναι δὲ ἐνίοτε καὶ παχύτερα τῇ συσlάσει χρίσματα, πρὸς τὸ μὴ
10 ῥᾳδίως ἀπορρεῖν. Ἡ δὲ σύνθεσις αὐτῶν ἐσlι διά τε κηροῦ καὶ τινος χυλοῦ τῶν σlυφόν-
των ἢ ψυχόντων γινομένη τῷδε τῷ τρόπῳ. Τήξας κηροῦ μέρος ἓν μετὰ τετραπλα-
σίονος ἐλαίου, εἶτα ἐν τῇ θυίᾳ μαλάξας ταῖς χερσὶν ἱκανῶς, ἐπίσlαζε κατὰ βραχὺ
ἐμψύχοντα ὅσον ἐπιδέχεται, καὶ ἑνώσας χρῶ. Ἐπιτήδειοι δὲ εἰς τοῦτό εἰσι χυλοὶ τοῦ
τε ἀειζώου καὶ τοῦ σlρύχνου, κοτυληδόνος τε καὶ ψυλλίου, καὶ πολυγόνου, καὶ τρι-
15 βόλου, καὶ περδικίου, καὶ νυμφαίας, καὶ ἀνδράχνης· οὐκ ἀνίησι δὲ αὕτη χυλόν, ἐὰν
μὴ κοπlομένης αὐτῆς ἐν ὅλμῳ παρεγχέηταί τις ἄλλος χυλὸς λεπlὸς, μάλισlα τῆς
ὀμφακος σlαφυλῆς καὶ τῶν ῥόδων· ἀλλὰ οὗτοι μὲν τῷ θέρει εὐπόρισlοι, τῶν δὲ ἄλλων πολλοὶ κατὰ ἄλλας ὥρας εἰσὶν, ὥσπερ ὁ τῆς θριδακίνης, σέρεως, σlρατιώτου,
καὶ φακῶν τῶν ἐπὶ ὕδασι φυομένων· καὶ τὸ λινόσπερμον δὲ ἑψόμενον ἐν ὕδατι χυλὸν
20 μετρίως ψύχοντα ἐργάζεται· καὶ ῥάμνου φύλλων χυλὸς, καὶ τὰ τούτοις παραπλήσια.
Κάλλισlον δὲ καὶ μολιβδίνην λεπίδα ταῖς ψόαις ὑποτιθέναι τοῦ ὀνειρώτlοντος καὶ τοῦ
γονορροϊκοῦ· ἐμψύχει γὰρ ἱκανῶς αὕτη. Ἐπὶ δὲ τῶν μὴ ἀνεχομένων τῆς τοῦ μολίβδου
σκληρότητος συμβουλεύειν προσήκει τῶν προειρημένων βοτανῶν ὑποσlρωννύειν
τινὰς ξηρὰς, ἀναμιγνύειν δὲ αὐταῖς καὶ ἄγνου φύλλα καὶ πηγάνου βραχὺ καὶ καλα-
25 μίνθης, μάλισlα δὲ τὰ ῥόδα· ὀνίνανται γὰρ ὑπὸ τῶν τοιούτων χωρὶς τοῦ βλαβῆναί τι
κατὰ τοὺς νεφρούς· αἱ γὰρ σφοδραὶ ψύξεις τῶν ὑποτιθεμένων τῇ ὀσφύι ἀδικοῦσι τοὺς
νεφρούς. Καὶ αὐτὴ δὲ ἡ σlρωμνὴ δερματίνη ἔσlω, καὶ μὴ πάνυ μαλακή. Κατακλί-
νεσθαι δὲ αὐτοὺς προσήκει τὰ πολλὰ ἐπὶ πλευράν, παραιτουμένους τὸ ὕπlιον σχῆμα,
πρὸς τὸ μὴ ὑπερθερμαίνεσθαι τὰς ἐν τῇ ὀσφύι ἀρτηρίας. Αὕτη μὲν οὖν κοινὴ πάντων
30 ἐσlὶ τῶν ὀνειρωτlόντων ἐπιμέλεια· παραφυλάτlειν δὲ χρὴ τοὺς τὴν εἰρημένην μοχθη-
ρὰν κατασκευὴν σώματος ἔχοντας, λέγω δὴ τοὺς ἀδικουμένους τὸν σlόμαχον ἐκ τῆς
συνουσίας, ἡνίκα μάλισlα φαίνονται πλῆθος ἠθροικέναι σπέρματος ἀποκρίσεως δεόμε-

---

1-2. Συνθέτων . . . . . . τῶν προγεγραμμένων δὲ ἐπὶ U; συνθέτοις δὲ . . . . . τοις
προγεγραμμένοις μὲν ἐπὶ BC.— 4. δέ om.
A. — 5. προσαγομένων BCV. — 7. τὰ . . .
ψύχοντα BC; τῶν . . . ψύχοντων UV.— Ib.
εἰσί BCV; ἔσlω U.— Ib. ταῦτα BC.— Ib.
τό τε AUV. — 8. τό om. A. — 12. βραχὺ
χυλόν BCUV. — 13. τοῦ] τό A. — 14. καὶ
avant τρ. om. U; it. l. 15, avant περδ. —
15. ὀνίνησι X.— 16. ἐν] σύν U. — 17-18.

οἱ δὲ ἄλλοι BC. — 18. σέρεως τραγνωτου
(sic) A. — 19. τε καὶ Φ. AUV 2ᵃ m. X;
φακοῦ V. — Ib. ἐν ὕδ. U. — Ib. δέ om.
BC; καὶ V 1ᵃ m.; om. 2ᵃ m. — Ib. ἐν om.
AUV. — 21. ἐπιτιθέναι BCX. — 21-22.
τῶν γονορροικῶν A. — 22. μετρίως U. —
Ib. αὕτη om. AUVX. — 23. συμβουλεύει
τούτοις τῶν προειρ. B. — Ib. βοτανῶν
om. BV. — 25. τὰ] καὶ BC.— Ib. γὰρ
om. AX. — 26. ἐπιτιθ. BC.

νον, ἐν ἡμέρᾳ τινὶ διαιτηθέντας εὐχύμως τε καὶ μετρίως. Χρῆσθαι μὲν [οὖν?] ἐπὶ τῷ δείπνῳ τρεπομένους εἰς ὕπνον τῇ συνουσίᾳ, κατὰ δὲ τὴν ἑξῆς ἡμέραν, ὅταν αὐτάρκως ἔχωσιν ὕπνου, διαναστάντας ἀνατρίψασθαι σινδονίῳ, μέχρις ἂν ἔρευθός τι σχῇ τὸ δέρμα,
κἄπειτα τῇ διὰ ἐλαίου τρίψει συμμέτρως χρησαμένους, εἶτα μὴ πολὺ διαλιπόντας,
ἄρτον εὔζυμον κλιβανίτην καθαρὸν ὀλίγου ἐξ οἴνου κεκραμένου προσενεγκαμένους,   5
οὕτως ἔρχεσθαι ἐπὶ τὰς συνήθεις πράξεις. Ἐν δὲ τῷ μεταξὺ τῆς τε διὰ ἐλαίου τρίψεως
καὶ τῆς τοῦ ἄρτου προσφορᾶς, εἰ χωρίον ἔχοιεν πλησίον ἐπιτήδειον, περιπατείτωσαν
ἐν αὐτῷ βραχέα. Εἰ δὲ κρύος εἴη χειμερινὸν, ἄμεινον ἔνδον βαδίζειν τηνικαῦτα.
Ἀπεχέσθωσαν δὲ θεαμάτων καὶ ἀναγνώσεων ἀνάμνησιν ἐργαζομένων τῆς τῶν ἀφροδισίων χρήσεως. Καὶ κατὰ ἑκάστην δὲ ἡμέραν γυμνάζεσθαι προσήκει τοὺς τοιούτους   10
γυμνάσια τὰ διὰ τῶν ἄνω μερῶν ἐπιτελούμενα. Τὴν μέντοι διὰ τῆς ἐδωδῆς τοῦ ἄρτου
ῥῶσιν τοῦ στομάχου κοινὴν ἐκτιθέμεθα ἐπὶ παντὸς ἀνθρώπου ἐκχολουμένου καὶ
ἐκλυομένου τὸν στόμαχον, ὥστε περὶ τρίτην ὥραν αὐτοὺς προσφέρεσθαι ἄρτον βραχεῖ
οἴνῳ κεκραμένῳ ὕδατι θερμῷ διάβροχον, καὶ οὕτως ἔχεσθαι τῶν συνήθων πράξεων.

λε΄. Περὶ τῶν ἀφροδισίοις χρῆσθαι μὴ δυναμένων.

Οἱ ἀφροδισίοις χρῆσθαι βουλόμενοι, ἄπρακτα δὲ ἔχοντες τὰ μόρια, γυμναζέσθωσαν   15
οὖν τὰ κάτω μέρη, βουβῶνάς τε καὶ μηρούς, τριβόμενοι τοῖς τοιούτοις· πεπέρει,
νίτρῳ, εὐφορβίῳ μετὰ ἐλαίου καὶ τοῖς ἐκ τῶν τοιούτων συντιθεμένοις ἀλείμμασιν, ὧν
ὑποδείγματα μετὰ βραχὺ τῆς συνθέσεως ἐροῦμεν. Καθευδέτωσαν δὲ ἐπὶ μαλακαῖς κοίταις, καὶ ἀναγινωσκέτωσαν δὲ προτρεπτικὰ συνουσίας ἀναγνώσματα, καὶ θεάμασι
τοιούτοις προσεδρευέτωσαν. Σιτία τε αὐτοῖς καὶ φάρμακα θερμαντικὰ καὶ φυσώδη   20
ἁρμόζει, οἷον ἐρέβινθοι, κύαμοι, χόνδρος, πράσα, βολβοὶ, σταφυλίνου ῥίζα καὶ
σπέρμα μετρίως, στρόβιλοι, ἄρου ῥίζα ἑφθὴ, κολοκασίου ῥίζα ἑφθὴ, καὶ δρακοντίου,
ἀκαλήφης σπέρμα, γογγυλίδος σπέρμα, εὐζώμου φύλλα καὶ τὸ σπέρμα, καὶ μάλιστα
τοῦ ἀγρίου, κόστος, πέπερι μετὰ οἰνομέλιτος, σατύριον, σήσαμον, ὅρμινον, ἀμύγδαλα μετρίως, ἄνισον, πολύποδες, καὶ τὰ ὄστρεα πάντα. Ὠφελεῖ δὲ αὐτοὺς καὶ ὁ   25

3. διανασ7. ῥίψ. A; ἀναστὰς διατρίψ.
V 2° m. — Ib. διατρίψασθαι BC; διατρί-
ψαντας U. — Ib. ἔρυθος (ἐρυθρός m. réc.)
A. — 4. συμμέτρως om. BC. — Ib. μήπω
διαλ. U; μήπου διαλ. V. — 5. τὸν κλιβ.
BCUV. — Ib. ὀλίγον om. C. — 7. τοῦ
prim. τούτου m. réc. A. — Ib. ἔχοι AU;
ἔχει VX. — 7-9. ἐπιτήδ... δέ om. X. — 8.
δὲ καὶ BCUV. — Ib. καιρός BCU. — Ib.
χειμερινὸς B. — 9. ἀναγνωσμάτων U. —
10. δέ om. BCV. — 13. περὶ τὴν τρ. BUV.
— Ib. βραχύ UVX. — 14. πράξεων.] Λpr.
ce mot CX aj. Τρίγλα συνεχῶς ἐσθιομένη
ἀργοὺς πρὸς συνουσίαν ποιεῖ· τὸ δὲ πήγανον πάντῃ ἀπράκτους, κἂν θελήσωσιν.
— Ch. 35, l. 15. μόρια διὰ διττὴν αἰτίαν
ταῦτα πάσχουσιν, ἢ διὰ παράλυσιν τῶν

μορίων ἢ διὰ ἔνδειαν σπέρματος καὶ ἀθυ-
μοι διὰ τοῦτο γίνονται· γυμναζ. οὖν X. —
16. τριβέτωσαν V 2° m. — Ib. πιπέρ A et
ainsi touj. — 17. νίτρον εὐφόρβιον ABU
(qui a καὶ εὐφ.) V 1° m. X. — 17. ὧν om.
BUV 1° m. — 18. δείγματα δὲ μ. U. —
Ib. δέ] καί C. — 18-19. κοίταις] κλίναις
U. — 19. δέ om. UV. — Ib. συν. καὶ
ἀναγν. UV. — 20. τε] δέ AV 2°m.—21-22.
καὶ τὸ σπ. BCUV. — 22. κολ. ῥ. ἑφθή
om. C (qui reporte ces mots avant γογγ.
l. 23); ἑφθή om. U. — 23. γογγυλίδος
σπέρμα om. V; καὶ σπέρμα (om. γογγ.)
U. — Ib. καὶ μάλ. om. V. — 24. καὶ πιπέρ
AU. — 25. ἄπαντα BC. — 25 et p. 126,
l. 1. Ὠφελεῖ... ἐσθ. om. UV 1° m. (la 2° m.
ajoute καὶ τὸ σατυρεῖον) X Corn.

ἀσκαλαβώτης. τὸ ζῷον ἐσθιόμενον, πέρδικός τε ᾠὰ εἰς συνουσίαν ἐγείρει· ἀλέκτορος
ὄρχεις σπέρμα πολὺ ἀθροίζουσι, καὶ πάντα τὰ εὔχυμα. Ἀλώπεκος ὄρχεις ξηροὶ πινόμενοι λεῖοι κοχλιαρίου πλῆθος ἀβλαβῆ καὶ ἄψευσ7ον τὴν ἔντασιν ποιοῦνται, καὶ τὰ
περὶ τοὺς νεφροὺς τοῦ σκίγκου ὡς ἐντατικὰ τῶν αἰδοίων πίνεται· ὄρχεος βοτάνης
5 ὁ μείζων βολβὸς μετὰ γάλακτος ποθεὶς ἐντείνει τὸ αἰδοῖον· ὁ δὲ μικρὸς διὰ ὕδατος
ποθεὶς ἐκλύει τὴν ἔντασιν. — Ἐκ τῶν Ῥούφου χρίσμα ἐνεργὸν, ἐντεῖνον τὸ
αἰδοῖον]. Σμύρνης, θείου ἀπύρου, κνήκου τοῦ ἐντὸς ἀνὰ ∠α´, πυρέθρου ὀβολοὺς
β´, μελανθίου ∠β´, πεπέρεως κόκκοι λ´, κνίδιοι κόκκοι κεκαθαρμένοι κ´· κόψας
καὶ λεάνας ἅμα σκίλλης ∠α´, καὶ τήξας κηροῦ οὔγγ. α´ μετὰ ἐλαίου κικίνου οὔγγ.
10 η´ ἐπίβαλε καὶ μέλιτος οὔγγ. γ´, καὶ χρῶ· μετὰ δὲ τὴν μίξιν ὀθονίῳ ἀκριβῶς ἐκ-
μασσέσθωσαν οἱ τόποι· ἔνιοι δὲ καὶ τῷ χρίσματι τούτῳ τῆς ἕδρας προσάπτονται.
Προσ7ίθησι δὲ ὁ Ῥοῦφος καὶ ταῦτα· εὔκολον δέ φησι κἀντεῦθεν θεραπείας εὑρίσκεσθαι τοῖς οὐ δυναμένοις ἀφροδισιάζειν· νεανίσκος γάρ τις ἀφικόμενος πρὸς
ἡμᾶς ἔφη, καὶ πάνυ μὲν ἐφίεσθαι μιγῆναι, μισγόμενος δὲ γονὴν μὲν μὴ ἀφιέναι,
15 πνεύματα δὲ πολλὰ ἀπολλύειν. Τούτῳ ἐτεκμαιρόμην ξηρότητα εἶναι τῶν σπερματικῶν ἀγγείων, καὶ ἔδειξεν ἡ ἴασις· ὑγρᾷ γὰρ καὶ εὐχύμῳ διαίτῃ χρησάμενος
ἐξέκρινε τὴν γονήν. Ἕτερος δὲ νεανίσκος εἰκοσαέτης ἔλεγεν, εἰ μὲν μίσγοιτο
γυναικί, μὴ δύνασθαι γονὴν ἀφιέναι, καθεύδοντι δὲ πολὺ ὑπέρχεσθαι τοῦ σπέρματος. Ἐδόκει δέ μοι διὰ πολλὴν ὑγρότητα μετὰ ψύξεως μὴ θερμαίνεσθαι τὰ
20 σπερματικὰ μόρια, ἐν ταῖς μίξεσι χεομένης περὶ τὴν τοῦ σώματος ἐπιφάνειαν τῆς
θερμασίας, ἐν τοῖς ὕπνοις δὲ θερμαίνεσθαι πλέον, καθότι δύνανται ὕπνοι τὰ μὲν
ἔσωθεν θερμαίνειν, τὰ δὲ ἔξωθεν ψύχειν. Ἐκέλευσα δὲ τοῦτον γυμνάζεσθαι τὰ
κάτω μέρη καὶ ἱππάζεσθαι, κασ7όριον δὲ πίνειν καὶ διαίτῃ πάσῃ κεχρῆσθαι θερμῇ
καὶ ξηρᾷ.

1. τε om. AUVX. — 2. ἀρεθίζουσι (sic) V. — 5-6. ἐντείνει..... ποθεὶς om. BV. — 5. ἐν ὕδατι U. — 6. κωλύει U. — Ib. ἔντασιν] Suivent des recettes dans les mss. excepté dans B. — Ib. Ἐκ τῶν Ῥ. om. UV; Ἐκ τῶν Ῥούφου om. BU(?) V.— 10. μίξιν] γρ. χρίσιν C in ora. — 13. μὴ X. — 14. μίγνυσθαι BC. — Ib. γονὴν μή BCUV. — 15. ἀπολ. διὰ τῆς ἕδρας codd. Voy. les notes. — Ib. ἐτεκμ. οὖν ξ. B. — 18. ὑπάρχεσθαι A 1ᵉ m.; ἐξέρχ. B. — 20. ἀναφανείαν ACU. — 21. δύν. οἱ ὕπνοι BCU. — 22. δέ om. B. — Ib. δὲ οὖν τ. BC. — 23. τε BCUV.

INDICATION

---

	ch.	1, p.	2, l. 11, à p.	3, l.			
R.	1	2	11, à p.	3, l.	ι :	Καὶ δή.................	κενεῶνας.
A.	16	99	2	99	3	Παρακολουθεῖ.............	πλευρῶν.
R.	1	3	1	3	2	καὶ οὔτε...............	ἀνοιμώζουσι.
A.	16	99	6	99	8	Καὶ οὔτε...............	ὀδυνῶνται.
R.	1	3	6	3	12	τὰ δὲ ἄλλα.............	ἐνσείουσιν.
A.	16	99	4	99	5	διατείνει..............	ἤτρου.
R.	1	3	12	4	2	Ψύχεται.............	ἐρυθρότερα.
A.	16	99	8	99	10	Ψύχεται...........	ἐρυθρ. οὐρεῖται.
R.	1	4	5	5	2	Τὰς δὲ φλεγμ...........	καθαίρειν.
A.	16	99	19	99	25	Θεραπεύειν.............	χρῆσθαι.
R.	1	5	4	5	7	Κλυσμάτιον............	ἐντέρου.
A.	16	99	26	99	29	κλυσ͂ῆρι.............	ἔντερα.
R.	1	5	7	6	8	Ὑπελθούσης............	μέρη δύο.
A.	16	100	2	100	11	ὑπελθούσης............	μέρη βᵏ.
R.	1	6	10	8	7	Ἀγαθὸν...............	ἄνθρωπον.
A.	16	100	11	100	28	Ἀγαθὸν...............	ὁ κάμνων.
R.	1	8	7	9	6	Ὅταν δὲ.............	δυσκριτώτεραι.
A.	16	101	2	100	11	τότε καὶ.............	δυσκριτώτεραι.
R.	2	9	7	10	1	Ὅσοις.................	σφύζουσαι.
A.	18	101	21	102	1	Ὅσοις..................	νεφρόν.
R.	2	10	2	10	6	Τούτοις...............	ἀποκρινόμενον.
A.	18	102	4	102	6	τὰ γὰρ πολλὰ...........	τὸ πύον.
R.	2	10	10	10	12	Τοῖς δὲ.............	ἀποσ͂ομώσης.
A.	18	102	6	102	8	Τισὶ δὲ.............	ἀνασ͂. ἔξωθεν.
R.	2	11	3	11	7	Εἰ μὲν...............	ἀπέρχεται.
A.	18	102	32	103	3	μετὰ δὲ...............	ὀλίγον.

[1] On ne donne dans cette table de concordance que l'indication des passages où les textes sont presque identiques dans les deux auteurs. Les références plus générales se trouvent en tête de chaque chapitre de Rufus et d'Aëtius.

R. ch. 2, p. 11, l. 7, à p. 12, l. 1 : Ἦν δέ σοι........ βρυωνίας τὴν ῥίζαν.
A.   18   102   8   102   13   Τῶν μὲν οὖν............ ἢ βρυωνίαν.

R.   2   12   11   13   4   Εἰ δέ σοι................. ἔρρωται.
A.   18   102   20   102   24   χρονιζούσης.......... ὑπομαλάσσειν.

R.   2   13   10   13   12   εἰ δή....................... μέλι.
A.   18   102   26   102   28   Καὶ ποτίζειν.............. ἑψήσει.

R.   2   14   4   14   12   Πρὸς δὲ τὰ................. ἄλλα.
A.   18   102   15   102   18   Ἐπὶ δὲ τῶν............. παραπλήσια.

R.   2   15   1   15   3   Εἰ δὲ ἐπὶ................. θερμόν.
A.   18   102   24   102   26   Εἰ δὲ................. ὑδρέλαιον.

R.   2   15   4   15   6   εἰ δὲ ὑπὸ............. ὀριγάνου.
A.   18   102   30   102   31   Εἰ δὲ ἐκ................ χαμαιπίτυος.

R.   2   15   6   16   1   Μετὰ δὲ................. κοτύλας.
A.   18   103   3   103   7   Διδόναι μὲν.............. πλέον.

R.   2   16   2   16   4   τοῦτο καὶ.................. σῶμα.
A.   16   103   8   103   9   τοῦτο καὶ.................. σῶμα.

R.   2   16   7   16   11   Χρὴ οὖν.................. λιπαρόν.
A.   18   103   9   103   13   Περὶ δὲ τὰς............. λιπαρόν.

R.   2   17   1   17   5   Λάχανα.................. ἀμβλύνει.
A.   18   103   13   103   15   Λαχάνων.................... δήξεις.

R.   2   18   7   19   3   Τὰς δὲ.................... βλάβην.
A.   18   103   15   103   20   Τὰς δὲ................... βλάβην.

R.   2   19   10   20   2   Εἰ δὲ..................... ἕλκους.
A.   18   104   4   104   8   Εἰ δὲ................. ἐπιμελείας.

R.   3   25   5   26   11   καταπλάσσοντας............ φύλλων.
A.   5   92   2   92   13   Κάλλιστον................ βαφικός.

R.   3   26   11   27   2   Προσφέρειν.............. σπέρμα.
A.   5   92   19   92   21   Θρυπτικὰ................. σπέρμα.

R.   3   27   2   27   4   πολλάκις.............. ὑποχωρεῖν.
A.   5   93   21   93   24   Πολλάκις............. ἐκκρίνεσθαι.

R.   3   27   4   27   11   Οἶδα.................... ὕπεισιν.
A.   5   94   9   94   15   Οἶδα................. ἐκκρίνεται.

R.   3   27   11   28   5   εἰ.................... οὐρητῆρες.
A.   5   93   5   93   8   Εἰ.................. οὐρητῆρες.

R. ch.	3, p.	28, l.	5, à p.	28, l.	9	: Καὶ ἐνθένδε..............	λιθιῶσιν.
A.	5	94	16	94	19	Ὅταν δὲ.................	λιθιῶσιν.
R.	3	29	1	30	10	Μέγιστον δὲ.............	κισσήρει.
A.	6	94	20	95	9	Μέγιστον δὲ.............	κισσήρει.
R.	4	31	3	31	10	Ὅσαι.................	ὑποκλύζειν.
A.	16	101	12	101	18	Ὅσαι.................	ὑποκλύζειν.
R.	5	32	1	32	7	Ἔσλι δὲ καὶ.............	ὑδατώδη.
A.	2	87	25	88	4	Νεφρῶν.................	τὰ οὖρα.
R.	5	33	1	33	8	πονοῦσι.................	ἀφέψημα.
A.	2	88	4	88	9	Πονοῦσι.................	ἀφέψημα.
R.	5	33	8	34	1	ἐπιτιθέναι.................	δύναται.
A.	2	88	16	88	18	Ἐπιτιθέναι.................	δύναται.
R.	5	34	1	34	6	μετὰ δὲ.................	ἔξω.
A.	2	88	21	88	25	Μετὰ δὲ.................	αἵματος.
R.	6	36	3	36	7	τοῦτο γὰρ.............	ἱδρῶτας.
A.	1	86	13	86	16	Μέγιστον.............	τὴν ὕλην.
R.	6	36	8	37	5	Ἄριστον.................	ἀπίων.
A.	1	86	16	87	2	Ἄριστον.................	ἀπίων.
R.	6	37	5	37	6	Κατὰ ἀρχὰς.............	τέμνειν.
A.	1	86	6	86	8	Ἀρχομένου.............	ἀφαιρεῖν.
R.	7	37	8	38	1	Τῶν δὲ.................	τύπλουσι.
A.	26	109	9	109	12	Τῶν περὶ.................	ἰσχυρᾶς.
R.	7	38	5	38	6	Φλέβα.................	νόσου.
A.	26	109	16	109	16	Φλέβα.................	νόσου.
R.	7	38	8	39	6	ἡ κοιλία.................	ὁ ἄνθρωπος.
A.	26	109	24	110	4	Πρῶτον.................	ὁ ἄνθρωπος.
R.	7	39	7	39	8	Πυριᾶν.................	ἠλαιωμένοις.
A.	26	110	7	110	8	Πυριᾶν.................	πυρίαν.
R.	7	39	9	40	5	καὶ εἰς.................	οὕτως.
A.	26	109	18	109	24	καὶ ἐγκαθίζειν.............	οὕτως.
R.	7	40	5	40	7	Χρὴ δὲ.............	μανδραγόρου.
A.	26	110	4	110	5-6	Μετὰ δὲ.................	βραχύν.
R.	7	40	7	40	8	Μετὰ δὲ.............	πεποιημένας.
A.	26	110	8	110	10	Μετὰ δὲ.................	κασλορίου.

R. ch.	7, p.	40, l.	8, à p.	41, l.	2 :	Τὴν δὲ............	διαχειρίζεσθαι.
A.	26	110	12	110	15	Τὴν δὲ............	διαχειρίζεσθαι.
R.	8	41	4	41	6	Ἔσ7ι δὲ............	σπήγνυται.
A.	27	111	1	111	2	Ἔσ7ι δὲ............	σπήγνυται.
R.	8	41	7	41	9	Διὰ ταχέων.........	ὕδατι.
A.	27	111	7	111	9	Βοηθεῖν.........	ἐπιτίθει.
R.	8	42	1	42	4	καὶ καταπλάσσειν......	χλιαρόν.
A.	27	111	16	111	19	Μετὰ δὲ.........	χλιαρόν.
R.	8	42	4	42	9	Διδόναι.........	Φλοιόν.
A.	27	112	3-4	112	8	Διδόναι.........	Φλοιόν.
R.	9	42	12	43	5	Ὅσοις.........	ζῴου.
A.	27	112	16	112	19-20	Ὅσοις.........	ὀξυμέλιτι.
R.	9-10	43	5	44	2	Μετὰ δὲ.........	ἰᾶται.
A.	27	112	25	112	29	Εἰ δὲ.........	ἰᾶται.
R.	10	44	4	44	5	Χρὴ δὲ.........	ἄσκωμα.
A.	27	111	26	112	1	Χρὴ δὲ.........	ἢ Φυσάν.
R.	11	44	6	46	3	Ὅσα δὲ.........	ῥηγνύμενα.
A.	28	113	1	113	12	Ὅσα δὲ.........	ῥηγνύμενα.
R.	11	46	3	47	1	αἵ τε.........	ἕλκη.
A.	29	114	2	114	9	αἵ τε.........	ἕλκη.
R.	11	47	1	47	4	τὸ δὲ.........	ἕλκεσι.
A.	29	113	16	113	19	Καὶ εἰ.........	καὶ δυσώδη.
R.	11	47	4	47	6	Καὶ ὀδυνῶνται.........	γιγνομένων.
A.	29	113	14-15	113	16	σπαρακολουθεῖ.........	τοῦ σπύου.
						Et 23-25 : κατὰ τὰς......	οὔρων.
R.	11	47	6	47	12	καὶ οὔτε.........	σχολαιότερον.
A.	29	113	25	114	2	Πάντες.........	βραδύτερον.
R.	11	48	1	48	5	μέγισ7ον.........	σ7έατος.
A.	29	114	15	114	22	Μέγισ7ον.........	χηνείου.
R.	11	48	6	49	4	τοῦτο δὲ.........	ὀδύνας.
A.	29	115	6	115	17	Χρησ7έον.........	ὀδύνας.
R.	12	50	1	50	7	Μὴ δυναμένων.........	ὁ ἄνθρωπος.
A.	9	96	18	96	22	Μὴ δυναμένων.........	κατακείμενον.

R. ch.	12, p.	50, l.	11, à p.	51, l.	5 :	Ἐπεὶ δὲ...........	καταλαμβάνουσιν.
A.	9	96	23	97	1	Περιξεομένης..........	ἀπουρήσεσι
R.	14	57	1	59	6	Τοιγαροῦν................	ἐσ7ιν.
A.	22	107	4	107	26	Τοῖς ψωριῶσι............	γυμνάσια.
R.	15	63	5	63	7	ἰᾶσθαι................	προσφέρειν.
A.	24	109	5	109	7	Γυμνάζειν.............	προσφέρειν.

ΡΟΥΦΟΥ ΤΟΥ ΕΦΕΣΙΟΥ

ΠΕΡΙ

ΟΝΟΜΑΣΙΑΣ ΤΩΝ ΤΟΥ ΑΝΘΡΩΠΟΥ ΜΟΡΙΩΝ.

22
1 |Τί πρῶτον ἔμαθες ἐν κιθαρισλικῇ; Κρούειν ἑκάσλην τῶν χορδῶν
2 καὶ ὀνομάζειν. Τί δὲ πρῶτον ἔμαθες ἐν γραμματικῇ; Γνωρίζειν
3 ἕκασλον τῶν γραμμάτων καὶ ὀνομάζειν. Οὐκοῦν καὶ τὰς ἄλλας
   τέχνας ὡσαύτως ἀπὸ τῶν ὀνομάτων ἄρχονται διδάσκειν, καὶ ὁ χαλ-
   ‑κεὺς, καὶ ὁ σκυτοτόμος, καὶ ὁ τέκτων, πρῶτον καὶ σιδήρου ὄνομα, 5
4 καὶ σκεύους, καὶ οὑτινοσοῦν ἄλλου τῶν πρὸς τὴν τέχνην. Καὶ ὅσαι
   σεμνότεραι, οὐχὶ καὶ ταύτας ἀπὸ τῶν ὀνομάτων ὡσαύτως ἄρχονται
5
23 διδάσκειν; Τί γὰρ πρῶτον ἔμαθες ἐν γεω|μετρίᾳ; Σλιγμὴν, καὶ

RUFUS D'ÉPHÈSE.

DU NOM DES PARTIES DU CORPS HUMAIN.

1 Qu'apprenez-vous d'abord pour savoir jouer de la lyre ? A toucher et
2 à dénommer chacune des cordes. Par quoi débutez-vous dans l'étude de
3 la grammaire ? Par connaître et par nommer chaque lettre. De même
   aussi pour tous les autres arts, on en commence l'apprentissage par la
   nomenclature : le forgeron, le cordonnier, le charpentier, savent en premier lieu le nom du fer, des instruments et de tous les autres objets qui
4 sont en usage dans le métier. Quant aux arts plus nobles, le premier
5 enseignement ne consiste-t-il pas également dans la nomenclature ? En
   effet, qu'apprend-on d'abord en géométrie ? A connaître ce que c'est

6. τῶν πραγμάτων πρός Cl.

γραμμὴν, καὶ ἐπίπεδον, καὶ ἐπιφάνειαν, καὶ σχῆμα τρίγωνον, καὶ
κύκλον, καὶ τὰ ὅμοια, εἰδέναι τε ὅ τι ἕκασ]ον αὐτῶν, καὶ ὀνομάζειν
ὀρθῶς. Βούλει οὖν καὶ τὰ ἰατρικὰ ἀπὸ τῶν ὀνομάτων ἀρξάμενος   6
μανθάνειν, καὶ ϖρῶτον μὲν ὅ τι χρὴ καλεῖν ἕκασ]ον τοῦ σώματος
5 μόριον, ἔπειτα τὰ ἄλλα ὅσα ἂν ἕπηται τῷ λόγῳ, ἢ δοκεῖ σοι ἱκανὸν εἶναι δεικνύντα δηλοῦν ὥσπερ κωφὸν ὅ τι χρῄζεις διδάξαι;
Ἐμοὶ μὲν οὐ δοκεῖ ἐκεῖνο ἄμεινον· οὐκ εὐμαθὲς δὲ καὶ ῥᾷσ]ον οὕτω   7
καὶ μανθάνειν αὐτὸν, καὶ ἕτερον διδάσκειν. Καὶ τοῦτό μοι δοκεῖ   8
οὕτως. Ἀκούων δὴ καὶ ἀποϐλέπων εἰς τὸν ϖαῖδα τοῦτον διαμνημο-   9
10 νεύσεις τὰ ἐπιφανῆ ϖρῶτον · εἶτα ὡς χρὴ καλεῖν τὰ ἔνδον, ζῷόν τι,
ὃ μάλισ]α ἀνθρώπῳ ἔοικε, διελόντες, διδάσκειν σε ϖειρασόμεθα· ·
οὐδὲν γὰρ ἐμποδὼν, εἰ μὴ καὶ ϖαντάπασιν ἐοίκασιν, τὸ γοῦν κεφάλαιον ἑκάσ]ου διδάξαι. Πάλαι δὲ γενναιότερον ἐπὶ ἀνθρώπων ἐδί- 10
δασκον τὰ τοιαῦτα.

que le point, la ligne, le plan, la superficie, la figure du triangle, le
cercle et autres choses semblables, et à les désigner avec justesse. Voulez-   6
vous, en conséquence, apprendre les sciences médicales en commençant
par la nomenclature? Désirez-vous savoir d'abord le nom de toutes les
parties du corps, et ensuite celui de toutes les autres choses, suivant que
l'exige le sujet dont on s'occupe? Ou bien vous semble-t-il qu'il suffise
que je vous montre ce que je dois vous enseigner, comme *si vous étiez*
sourds? Ce procédé ne me semble pas le meilleur; il ne vous permet ni   7
d'apprendre vous-même, ni d'enseigner facilement aux autres. Telle est   8
mon opinion. Si vous regardez cet esclave et si vous écoutez ce que je   9
vais dire, vous mettrez d'abord en votre mémoire le nom des parties apparentes; ensuite, disséquant l'un des animaux (*le singe*) qui ressemblent
le plus à l'homme, je tâcherai de fixer dans votre esprit la nomenclature
des parties internes; car rien n'empêche, bien que tout ne paraisse pas
absolument semblable chez l'homme et chez cet animal, de vous faire
connaître chaque partie, au moins sommairement. Dans les temps an- 10
ciens c'est sur l'homme même qu'on enseignait hardiment l'anatomie et
avec plus de succès.

3. ἰατρικὰ καὶ ἀπὸ Cl. —5. ὅσα ex cm.;   — 11. διδάσκειν σε ϖειρασόμεθα] διδ. ὁ
ὡς L Cl.—10. εἶτα W.; om. rel. codd. Cl.   ἐπειρασόμεθα L. — 12. ἔοικε Cl.

Clinch 23-24.

11 Ἔσ7ι δὲ τὰ μέγισ7α μέρη τοῦ σώματος, κεφαλὴ, καὶ αὐχὴν, καὶ
Θώραξ, καὶ χεῖρες, καὶ σκέλη · Θώρακα γὰρ οὐ μόνον τὰ ἀπὸ τῶν
κλειδῶν μέχρι τῶν ὑποχονδρίων καλοῦμεν, ἀλλὰ καὶ τὸ σύμπαν ἀπὸ
12 κλειδῶν μέχρι τῶν αἰδοίων. — Κεφαλὴ δὲ καὶ τὸ τετριχωμένον
13 καλεῖται κατὰ ἑαυτὸ, καὶ σὺν τῷ προσώπῳ. Τοῦ δὲ τετριχωμένου   5
τὸ μὲν ἔμπροσθεν, βρέγμα · τὸ δὲ ὄπισθεν, ἰνίον · τὰ δὲ ἑκατέρωθεν
24 τοῦ βρέγ|ματος, κόρσαι καὶ κρόταφοι · τὸ δὲ ἐν μέσῳ κατὰ ὃ δὴ
μάλισ7α εἰλοῦνται αἱ τρίχες, κορυφή · τὸ δὲ ὑπὸ τῷ βρέγματι, μέτ-
14 ωπον. Αἱ δὲ παρὰ τοὺς κροτάφους τῶν τριχῶν ἐκφύσεις, ἴουλοι ·
15 χαῖται δὲ, αἱ ὄπισθεν κατὰ τὸ ἰνίον ἀφειμέναι τρίχες. Αἱ δὲ ἔσχα- 10
ται τοῦ μετώπου ῥυτίδες, ἐπισκύνιον, ὅπερ ἐπάγομεν τοῖς ὀφθαλ-
16 μοῖς ἢν πρὸς ἑαυτούς τι φροντίζωμεν ἢ αἰδώμεθα. Ἄλλοι δὲ τὸ ὑπὸ
17 τὰς ὀφρύας σαρκῶδες, ἐπισκύνιον ὀνομάζουσιν. Ὀφρύες δὲ τὰ τετρι-
18 χωμένα τοῦ μετώπου πέρατα, ὧν τὸ μεταξὺ μεσόφρυον. — Ὑπὸ

11 Les plus grandes parties du corps sont les suivantes : la *tête*, le *cou*,
le *thorax*, les *bras* et les *jambes*; car nous appelons *thorax* (*tronc*),
non-seulement l'espace qui s'étend depuis les clavicules jusqu'aux hypocondres, mais tout celui qui est compris entre les clavicules et les
12 parties honteuses. — On appelle *chef* (*tête*), soit uniquement la partie
13 recouverte de cheveux, soit à la fois cette partie et la face. Le *bregma*
(*sinciput*) est la partie antérieure du chevelu; l'*inion* (*occiput*, *nuque*),
la partie postérieure; les *corses* ou *crotaphes* (*tempes*) sont les parties qui
se trouvent de chaque côté du bregma; le *sommet* (*vertex*) est la région
centrale où les cheveux se moulent le plus exactement sur le crâne; la
14 partie située au-dessous du bregma est dite *susfaciale* (*front*). On nomme
iules (*poils follets*, *favoris*) les poils qui poussent près des tempes, et *cri-*
15 *nière* ceux qui descendent en arrière, au niveau de la nuque. Les rides
les plus inférieures du front, celles que nous amenons sur les yeux
quand nous avons l'attention fixée ou que nous sommes confus, sont
16 désignées par le mot *épiscynion*. D'autres nomment ainsi la partie char-
17 nue qui se voit au-dessous des sourcils. On appelle *ophryes* (*sourcils*) les
limites extrêmes du front qui sont recouvertes de poils, et *mésophrye*
18 l'espace qui sépare les sourcils. — Au-dessous des sourcils se trouvent

2. γάρ]. Voy. les notes. — 10. χαῖται, αἱ ὄπισθεν L.

δὲ ταῖς ὀφρύσι, βλέφαρα, τὸ μὲν ἄνωθεν, τὸ δὲ κάτωθεν. Τούτων 19
δὲ αἱ μὲν ἐκπεφυκυῖαι τρίχες, ταρσοὶ, καὶ βλεφαρίδες. Τὰ δὲ 20
ψαύοντα ἀλλήλων πέρατα ἐν τῷ καθεύδειν ἡμᾶς, σΊεφάναι, καὶ χη-
λαί. Τοῦ δὲ ἄνω βλεφάρου τὸ ἐπιπολῆς, κύλον. Τὰ δὲ κοῖλα πέ- 21-22
5 ρατα τοῦ τε ἄνω καὶ τοῦ κάτω βλεφάρου, κανθοί· ὁ μὲν μείζων, ὁ
πρὸς τὴν ῥῖνα, ὁ δὲ ἐλάσσων, ὁ πρὸς τῷ κροτάφῳ. — |Ὀφθαλμοῦ 25 23
δὲ, τὸ μὲν ἐν μέσῳ βλεπόμενον, ὄψις καὶ κόρη. Καὶ γλήνην τὸ 24
εἴδωλον τὸ ἐν τῇ ὄψει φαινόμενον καλοῦσιν· τὸ δὲ συνεχὲς τῇ ὄψει
μέχρι τοῦ λευκοῦ, ἶριν. Τοῦτο δὲ ὡς ἔχει χρώματος, μέλαν, ἢ πυρ- 25
10 ρὸν, ἢ γλαυκὸν, ἢ χαροπὸν ὀνομάζουσιν. Περιθεῖ δὲ σΊεφάνη τὸ 26
μέλαν, καὶ ἀποκρίνει τοῦ λευκοῦ. Κύκλος δὲ ἡ σΊεφάνη καὶ σύν- 27
δεσμος τῶν χιτώνων τοῦ ὀφθαλμοῦ, ὧν δὴ ὁ πρῶτος δύο ἔχων
φύσεις, δύο ὀνόματα ἔχει· κερατοειδὴς μὲν κατὰ τὸ μέσον καὶ
μέχρι τῆς ἴριδος· τοῦτο γὰρ καὶ ἔοικεν αὐτοῦ τοῖς ξυομένοις κέ-
15 ρασιν· λευκὸς δὲ τὸ ἄλλο μέρος πᾶν, οἷόσπερ καὶ βλέπεται, οὐδὲν

les *bléphares* (*paupières*), l'un supérieur, l'autre inférieur. Les poils qui 19
s'en échappent sont les *claies* ou *blépharides* (*cils*). Les rebords par les- 20
quels les paupières se rejoignent quand nous dormons s'appellent *cou-*
ronnes ou *branches de tenailles* (*bords libres, cartilages, tarses*). On nomme 21
cyle la surface arrondie de la paupière supérieure. Les extrémités des 22
deux paupières, là où l'on remarque une dépression, se nomment *can-*
thes (*angles de l'œil*), le plus grand (*grand angle, angle interne*) se trouve
du côté du nez; le plus petit (*petit angle, angle externe*), du côté des
tempes. — Ce qui occupe le milieu de l'œil est la *vue* ou *poupée* (*pu-* 23
pille). On appelle *brillant* l'image qui apparaît dans la pupille, et *iris* 24
ce qui s'étend de la pupille jusqu'au *blanc*. Suivant la couleur de l'*iris*, 25
on dit qu'il est *noir, roux, bleuâtre* ou *brun*. La *couronne* (*grande circon-* 26
férence de l'iris?) entoure le noir et le sépare du blanc. Elle est le 27
cercle et le lien des tuniques de l'œil; la tunique la plus superficielle a
deux natures et, par conséquent, elle a deux noms : la partie centrale, qui
s'étend jusqu'à [la circonférence de] l'iris, est appelée *membrane kératoïde*
(*cornée transparente*), car elle ressemble à de la corne polie; tout le
reste, manifestement blanc, est dit *membrane blanche* (*sclérotique*), et ne

4. κύλον]. Voy. les scholies. — Ib. κύλα L 1ᵃ m; κοῖλα 2ᵃ m.

Clinch 25-26.

28 ἐοικὼς τῷ μέσῳ, οὔτε τὴν φύσιν, οὔτε τὴν χροιάν. Ἐπίκειται δὲ
αὐτῷ ἄνωθεν ἡ καλουμένη ἐπιδερμὶς, ἥτις καὶ ἐν νέοις, καὶ ἐν
πρεσβύταις, καὶ ἐν τῷ παθήματι τῇ χημώσει ᾽ἀφεσlαμένη τε καὶ
29 ἐπαίρουσα τὸ πυρρὸν ὁρᾶται. Τοὺς δὲ ἄλλους χιτῶνας ὅπως χρὴ
ὀνομάζειν, εἰρήσεται ὀλίγον ὕσlερον ἐν τῇ διαιρέσει τοῦ ζῴου. — 5
30 Τὰ δὲ ὑπὸ τοῖς ὀφθαλμοῖς ἐπανεσlηκότα ὀσlᾶ, ὑποφθάλμια, οἱ δὲ
31-32 ὑπώπια καλοῦσιν. — Ἀπὸ δὲ τοῦ μεσοφρύου τέταται ἡ ῥίς. Ταύτης
δὲ τὰ μὲν τρήματα, μυκτῆρες καὶ ῥώθωνες· Ἀθηναῖοι δὲ καὶ μύξας
33 ὀνομάζουσιν. Ἱπποκράτης δὲ τὸ δι᾽ αὐτῶν φλεγματῶδες περίσσωμα
ἰὸν μύξαν καλεῖ· Ἀθηναῖοι δὲ τὸ περίσσωμα τοῦτο κόρυζαν καλοῦ- 10
34-35 σιν. Τὸ δὲ μεταξὺ τῶν τρημάτων χονδρῶδες, ῥινὸς διάφραγμα. Τὰ
δὲ ἑκατέρωθεν ἐπὶ τὰ μῆλα νεύοντα ὀσlώδη, ῥινὸς ῥάχις· τὸ δὲ
36 πέρας τοῦ ὀσlώδους ὑψώματος τὸ ἔνθεν καὶ ἔνθεν, πlερύγια. Ταῦτα
26 δὲ καὶ κινεῖται ἐν ταῖς σφοδραῖς δυσπνοίαις, καὶ ἄλλως | βουληθέν-

28 ressemble à la partie centrale ni par sa nature, ni par sa couleur. La
membrane appelée *épiderme* (*conjonctive*) la revêt dans toute son étendue; chez les jeunes gens, chez les vieillards et dans la chémosis, on voit
29 que, soulevée (?), elle forme un relief d'un jaune foncé. Tout à l'heure
(p. 154, lig. 1), disséquant l'animal qui est sous vos yeux, nous indi-
30 querons quels sont les noms des autres tuniques. — Les parties osseuses
qui font saillie au-dessous des yeux sont appelées régions *sous-ophthal-
miques* (*bord antérieur du maxillaire supérieur*); d'autres les nomment
31 *sous-opiques* (ὤψ, *regard*). — Le nez s'étend à partir de la région intersour-
32 cilière. Les cavités du nez sont appelées, soit *canaux d'écoulement*, soit
33 *émonctoires de la morve*, soit, par les Athéniens, *myxes*. Hippocrate (*Mal.* II,
19) appelle *myxa* (*morve*) l'excrément pituiteux qui s'échappe par les
34 narines, tandis que les Athéniens le désignent par le mot *coryza*. La
substance cartilagineuse qui sépare les deux narines est le *diaphragme*
35 (*cloison*) du nez. Les parties osseuses qui, de chaque côté, s'inclinent vers
les joues, constituent l'*épine du nez*; la chair qui, à droite et à gauche,
30 termine l'élévation osseuse, forme les *ailes*. On meut les ailes dans

2. ἐν νέοισι L —3-4. ἀφεσlαμένη πlεῖ μύξας]. Voy. les scholies. — 9-10. τὸ
(sic) καὶ ἐπέρ. L. — 4. ὅπερ Cl. — 8. ὅλ. ἰὸν διὰ αὐτῶν περίτlωμα μύξαν Cl.

των. Τὸ δὲ πρὸ τοῦ διαφράγματος τῆς ῥινὸς σαρκῶδες ἐπὶ τὸ χεῖλος 37
καθῆκον, κίων. Τὸ δὲ ἄκρον τῆς ῥινὸς, σφαιρίον. Τὸ δὲ ὑπὸ τῷ 38-39
κίονι ἐν τῷ ἄνω χείλει κοῖλον, φ̣ι̣τρον. Τὸ δὲ ὅλον μετὰ τὸν ῥῖνα 40
τοῦ ἄνω χείλους, ὑποῤῥίνιον. — εἶτα χείλη δύο, ὧν τὰ μὲν ἄκρα, 41
5 πρόχειλα· τὸ δὲ σύμβλητον τῶν χειλῶν, προσθόμιον. Τὸ δὲ ἐπὶ τῷ 42
κάτω χείλει κοῖλον, νύμφη. — Τῶν δὲ ὤτων, ἀκοὴ μὲν, ὁ πόρος 43
διὰ οὗ ἀκούομεν· λοβὸς δὲ, τὸ ἐκκρεμὲς, ὅπερ καὶ μόνον Ἀριστοτέλης φησὶ τοῦ ὠτὸς ὀνομάζεσθαι, τὰ δὲ ἄλλα ἀνώνυμα εἶναι. Οἱ 44
δὲ ἰατροὶ καὶ ταῦτα ὠνόμασαν, πτερύγιον μὲν τὸ ἀνωτάτω πλατὺ
10 ἐπικλινές· ἕλικα δὲ, τὸ ἐντεῦθεν συμπληροῦν τὴν περιφέρειαν τῶν
ὤτων· ἀνθέλικα δὲ τὸ ἐν μέσῳ ὑπεραῖρον τὴν κοιλότητα· κόγχην
δὲ τὸ ἀπὸ τῆς ἀνθέλικος κοῖλον· τὸ δὲ ἀπεναντίον τῆς κόγχης ἔξαρμα
παρὰ τὸ πέρας τοῦ κροτάφου, τράγον· τὸ δὲ τῆς ἕλικος τέλος τὸ

les fortes dyspnées et aussi au gré de la volonté. La *colonne* (*sous-cloison*) 37
est cette partie charnue qui est au-dessous du diaphragme et se dirige
sur la lèvre. La *petite sphère* (*lobe* ou *lobule*) est l'extrémité du nez. Le 38-39
philtre est le *sillon* qui se voit sur la lèvre supérieure au-dessous de la
sous-cloison. La *région sous-nasale* est toute la partie de la lèvre supé- 40
rieure qui s'étend au-dessous du nez. — Puis on voit les deux lèvres 41
dont les extrémités s'appellent *avant-lèvres* (*commissures*) et la ligne où
elles se réunissent *avant-bouche*. La cavité placée sur la lèvre inférieure 42
est la *nymphe*. — Le canal des oreilles à l'aide duquel nous entendons 43
est le *conduit acoustique*; le *lobe* (*lobule*) est la partie pendante de l'o-
reille, la seule qui, suivant Aristote (*Hist. des anim.* I, XI, 1), ait un
nom, les autres n'en ayant pas reçu. Toutefois les médecins ont donné 44
des noms à ces autres parties; ils appellent *ailes* (*partie supérieure du
pavillon*) la portion large, celle qui est la plus élevée et inclinée; *hélix*,
le rebord qui partant de l'aile circonscrit la périphérie de l'oreille;
anthélix, ce qui, à la région médiane, domine la cavité; *conque*, la cavité
qui vient après l'anthélix; *tragus*, la proéminence placée à l'opposite de
la conque sur les limites des tempes; enfin *antilobe*, l'extrémité un peu

4. ὧν μέν L 1ª m.; ὧν τὰ μέν 2ª. — l. 1. ἕλικος τέλος τὸ ὑπότραχυ ex em.;
5. σύμβλητον χείλον L 1ª mꝭ; σύμβλη- ἕλικος τέλος τὸ ὑπόβραχυ Cl.; ἕλικος τὸ
τον τῶν χειλῶν 2ª m. — 13- p. 139, ὑπότραχοι L.

45 ὑπότραχυ, ἀντιλοϐίδα. — Πρόσωπον δὲ ὠνόμασ]αι πᾶν τὸ ἔμ-
46 προσθεν τῆς κεφαλῆς. Μῆλα δὲ τὰ ὑπὸ τοῖς ὀφθαλμοῖς ἐξάρματα
47 τοῦ προσώπου, ἃ δὴ καὶ αἰδουμένων ἡμῶν ἐρυθραίνεται. Ἀπὸ δὲ
τῶν μήλων αἱ παρειαί· καλοῦνται καὶ σιαγόνες, καὶ γνάθοι· καὶ
προσέτι γένυς ἡ μὲν κάτω, ἡ δὲ ἄνω· καὶ τὸ ἄποξυ τῆς κάτω γνά- 5
48 θου, γένειον καὶ ἀνθερεών. Τὸ δὲ ὑπὸ τὴν κάτω γνάθον σαρκῶδες,
λευκανίαν· οἱ δὲ ἀνθερεῶνα μὲν τοῦτο, λευκανίαν δὲ τὸ πρὸς τῇ
49 κλειδὶ κοῖλον ὀνομάζουσιν. Τοῦ δὲ πώγωνος, | ἡ μὲν ὑπὸ τοῖς κρο-
27
τάφοις πρώτη βλάσ]ησις, ἴουλος· ἡ δὲ ἐπὶ τῷ ἄνω χείλει, προπω-
γώνιον· αὐξηθεῖσαι δὲ αὗται αἱ τρίχες, μύσ]ακες· αἱ δὲ ἐπ' ἄκρου 10
50 τοῦ γενείου, πάππος· αἱ δὲ κάτω τῆς γένυος, ὑπήνη. — Στόμα δὲ
καὶ ἡ πρώτη τομὴ τῶν χειλῶν, καὶ ἡ ἐφεξῆς εὐρυχωρία μέχρι τῆς
51 φάρυγγος. Ἐν δὲ τῷ σ]όματι ἄλλα τέ ἐσ]ι, καὶ οἱ ὀδόντες · ἔνιοι
δὲ κραντῆρας ὀνομάζουσιν· τούτων δὲ τομεῖς μὲν τοὺς ἔμπροσθεν

45 hérissée de l'hélix. — On appelle *face* toute la portion antérieure de
46 la tête. Les *pommes* (*pommettes*) sont les parties qui proéminent au-des-
47 sous des yeux et que l'émotion colore en rouge. Après les pommettes
viennent les *côtés* [*du visage*], ou *siagones* ou *gnathes*; ce dernier mot
désigne aussi les mâchoires supérieure et inférieure; la pointe de la
48 mâchoire inférieure est appelée soit *géneion*, soit *anthéréón* (*menton*). La
partie charnue qui s'étend sous la même mâchoire est dite *leucanie*
(*gouffre*, — *gorge*); d'autres nomment cette région *anthéréón*, et *leu-*
49 *canie* la cavité susclaviculaire. On nomme la première apparition de la
barbe au-dessous des tempes *iules* (*poils follets*, —*favoris*), et sur la lèvre
supérieure, *avant-barbe*; les *moustaches* sont les poils qui ont grandi sur
cette lèvre; les *pappes* sont ceux qui poussent au menton, et les *upènes*,
50 ceux qui viennent au-dessous de la mâchoire. — Le mot *fente* (*bouche*)
désigne à la fois l'ouverture antérieure des lèvres et toute la cavité
51 qui, depuis cette ouverture, s'étend jusqu'au *pharynx*. On remarque
entre autres choses dans la bouche les *dents*, que quelques-uns appellent aussi *crantères*; les quatre dents antérieures sont les *incisives*;

4. καὶ αἱ σιαγόνες καὶ αἱ γνάθοι L. — 9-10. χείλει, προπωγώνιον ex cm.; χεί-
8. ὑπό] πρός Cl. — 9. ἐπί] πρός Cl. — λει, βλάσ]η (βλάσ]ησις L.) προπωγ. L Cl.

τέσσαρας, κυνόδοντας δὲ τοὺς ἐφεξῆς, ἕνα ἑκατέρωθεν· μύλους δὲ
καὶ γομφίους τοὺς μετὰ τοὺς κυνόδοντας, πέντε ἑκατέρωθεν· σωφρο-
νιστῆρας δὲ, τοὺς ἐσωτάτω καὶ ἐσχάτους, ἡνίκα ἂν δὴ σωφρονεῖν
ἄρχωνται, φυομένους ἕνα ἑκατέρωθεν. Τοσοῦτοι μὲν οἱ τῆς ἄνω 52
5 γνάθου· τοσοῦτοι δὲ καὶ οἱ τῆς κάτω καὶ ὡσαύτως ὠνομασμένοι. Ἡ 53
δὲ σύνδεσις τῶν γνάθων, χαλινός. Τράπεζαι δὲ τὰ πλατέα τῶν γομ- 54
φίων. Ὁλμίσκοι δὲ καὶ φάτναι, αἱ τῶν γνάθων κοιλότητες, εἰς ἃς 55
ἐμπεπήγασιν οἱ ὀδόντες. Οὖλα δὲ αἱ περὶ τὰς ῥίζας σάρκες. Τῆς δὲ 56-57
γλώσσης, ῥίζα μὲν, ὅθεν ἐκπέφυκεν· τὸ δὲ ἐν τῷ στόματι μυῶδες
10 γλῶσσα καλεῖται· αὐχὴν δὲ τὸ ἐφεξῆς· παράσειρα δὲ τὰ ἔνθεν καὶ
ἔνθεν τῆς γλώσσης. Ὑπογλωσσὶς δὲ, τὸ κάτωθεν· ἐπιγλωσσὶς δὲ τὸ 58
ἔνδον ὑπὲρ τοῦ βρόγχου πῶμά τι γινόμενον, ὅταν καταπίνωμεν, τοῦ

puis viennent les *canines,* une de chaque côté; ensuite les *molaires* ou
coins au nombre de cinq de chaque côté; les *dents de sagesse* sont les
plus internes et les dernières venues des molaires; on les appelle ainsi
parce qu'elles poussent quand le moment est arrivé de prendre de la
raison. Telles sont les dents dont la mâchoire supérieure est pourvue; 52
on en compte autant pour la mâchoire inférieure, et elles portent les
mêmes noms. Le *frein* est la commissure des mâchoires. Les *tables* (*cou-* 53-54
ronnes) constituent la partie plate des molaires. Les *mortiers* ou *rateliers* 55
(*alvéoles*) sont les cavités des mâchoires où s'implantent les dents. Les 56
oules (*gencives*) sont les chairs qui entourent les racines des dents. La *ra-* 57
cine (*filet, frein*) est le point où la langue prend son origine; la portion
musculeuse qui est dans la bouche est appelée *glosse* (*langue*); le *col de la
langue* est ce qui vient après; les *parasires* sont les parties qui se trouvent de chaque côté de la langue. L'*hypoglosse* (*plancher de la bouche*) 58
est la région inférieure; l'*épiglosse* est la partie intérieure (*postérieare*);
elle retombe sur la *bronche* (*larynx*) comme un couvercle, afin que rien
n'arrive dans le poumon quand nous buvons; au contraire, elle s'élève

3. ἂν δεῖ Cl. — 4.-5. Τοσοῦτοι μὲν...
ὠνομασμένοι ex em.; Τοσοῦτοι μὲν οἱ τῆς
ἄνω γνάθου καὶ οὕτως ὠνομασμένοι, τοσοῦτοι δὲ καὶ οἱ τῆς κάτω γνάθου, καὶ
ὡσαύτως ὠνομασμένοι L.; Τοσοῦτοι μὲν
οἱ τῆς ἄνω γνάθου καὶ ὡσαύτως ὠνομασμένοι Cl. — 7. Ὁλμίσκοι δὲ καὶ φάτναι
αἱ τῶν W; Ἀνίσκοι δὲ καὶ αἰτίαι αἱ τῶν L;
Ὁλμ. δὲ καὶ αἱ τῶν Cl. — 9. γλώσσης].
Voy. les scholies.

Clincb 27-28.

μηδὲν εἰς τὸν πλεύμονα ἐμπίπλειν· ἀναπνεόντων δὲ μετέωρόν ἐσ1ιν,
59 ὡς μὴ κωλύῃ τὸ ἀναπνεῖν. Οὐρανὸς δὲ καὶ ὑπερῷα τὸ περιφερὲς τῆς
28
60 ἄνω | γνάθου. Κίων δὲ καὶ γαργαρεὼν ἡ ἐκ τῆς ὑπερῷας πρόσφυσις.
61 Ἀρισ1οτέλης δὲ σ1αφυλοφόρον αὐτὸ καλεῖ, ὅτι φλεγμήναντος σ1α-
φυλῇ τι ὅμοιον ἐξ αὐτοῦ κρεμάννυται· σ1αφυλὴν γὰρ, οὐ τὸ μό- 5
62 ριον, ἀλλὰ τὸ πάθημα χρὴ ὀνομάζειν. Φάρυγξ δὲ ἡ φαρύγεθρον,
63 ἡ πρὸς τῇ καταπόσει πᾶσα εὐρυχωρία. Ταῦτα ἄρα καὶ Ὅμηρος
ἐποίησεν·

..... φάρυγος δ' ἐξέσσυτο οἶνος
ψωμοί τ' ἀνδρόμεοι.....   10

οὐ γὰρ δὴ ἐκ τοῦ βρόγχου καὶ τοῦ πλεύμονος ἐπανήμει ὁ Κύκλωψ
64 τὸ σιτίον καὶ πόμα· τοῦτο γὰρ δεινῶς ἀμαθὲς καὶ ἀνόητον. Παρ-
ίσθμια δὲ καὶ ἀντιάδες καὶ μῆλα, τὰ ἑκατέρωθεν τοῦ φαρυγέθρου
65 σαρκώδη καὶ ἀδενοειδῆ. Τέσσαρες δέ εἰσιν αἱ ἀντιάδες, αἱ μὲν ἔνθεν
καὶ ἔνθεν ἄκρου τοῦ βρόγχου· αἱ δὲ ἐφεξῆς καὶ κατωτέρω.   15

59 pendant la respiration pour ne pas empêcher l'entrée de l'air. Le *ciel*
60 ou *palais* est la voûte de la mâchoire supérieure. La *colonne* ou *gargaréon*
61 (*luette*) est la production charnue qui pend du palais. Aristote (*Histoire
des animaux*, I, XI, 12) la nomme *porte grain de raisin*, car il semble
qu'un grain de raisin y soit suspendu quand elle est enflammée; il faut
appeler *raisin* (*uvule*) non la partie elle-même, mais la maladie dont elle
62 est affectée. Le *pharynx* ou *pharygéthron* est tout l'espace libre servant à
63 la déglutition. Aussi Homère (*Odyss.* IX, 373-374) a-t-il dit :

«Du vin et des débris humains s'échappaient du pharynx;»

ce n'est pas en effet de la trachée-artère et des poumons que le Cy-
clope vomissait la nourriture et la boisson: c'eût été dire une chose
64 singulièrement inouïe et absurde. Les excroissances charnues et glan-
duleuses, qui pendent de chaque côté du pharynx sont dites *glandes
situées de chaque côté de l'isthme*, *glandes apposées l'une à l'autre*, ou
65 *pommes*. Elles sont au nombre de quatre; deux de chaque côté du sommet de la bronche (*larynx*) et deux un peu plus bas (*amygdales*).

2. ἀνατείνειν L. — 6. Φάρυγξ]. Voy. les scholies. — 15. ἄκρον Cl.

Μετὰ δὲ τὴν κεφαλὴν, τράχηλος· τὸ δὲ αὐτὸ καὶ δειρὴ καὶ αὐχήν· 66
ὑποδειρὶς δὲ τὸ ἐκ τῶν πρόσθεν τελευταῖον τῆς δειρῆς. Τραχήλου 67
δὲ τὸ μὲν ἔμπροσθεν, βρόγχος καὶ τραχεῖα ἀρτηρία, διὰ οὗ ἀνα-
πνέομεν· καὶ ἡ ὑπεροχὴ τοῦ βρόγχου, λάρυγξ· τὸ δὲ ὄπισθεν αὐ-
5 τοῦ, τένοντες. Τὸ δὲ πρὸς ταῖς κλεισὶ κοῖλον Ὅμηρος μὲν καλεῖ 68
λευκανίην, οἱ δὲ ἰατροὶ ἀντικάρδιον καὶ σφαγήν. Τὰ δὲ ἀπὸ τῶν 69
τενόντων ἐπὶ τοὺς ὤμους καθήκοντα, ἐπωμίδες.

Ὦμος δὲ, ἡ κεφαλὴ τοῦ βραχίονος, ἡ πρὸς τὴν ὠμοπλάτην, καὶ 70
τὸ σύμπαν ἄρθρον· κοτύλη δὲ ὤμου τὸ κοῖλον τῆς ὠμοπλάτης. Ὠμο- 71
10 πλάται δὲ τὰ ἐγκείμενα τῷ νώτῳ πλατέα ὀσ1ᾶ, ὧν αἱ διὰ μέσου
ὑπεροχαὶ, ῥάχεις ὠμοπλατῶν. | Ἀκρώμιον δὲ ὁ σύνδεσμος τῆς κλειδὸς $\frac{29}{72}$
καὶ τῆς ὠμοπλάτης. Εὔδημος δὲ ὀσ1άριον εἶναί φησι μικρὸν τὸ 73
ἀκρώμιον. Κλεῖδες δὲ τὰ ὑπὸ τῷ τραχήλῳ ὀσ1ᾶ· αὗται πρὸς τὸ 74
σ1ῆθος ἠρθρωμέναι εἴργουσι τοὺς ὤμους καὶ τὰς ὠμοπλάτας μὴ συμ-

Après la tête vient le *trachèle* (*cou*), qui porte aussi le nom de *diré* 66
et d'*auchène*; l'*hypodiris* est la terminaison de la partie antérieure du
diré. La partie antérieure du cou est la *bronche* ou *trachée-artère*, canal 67
à travers lequel nous respirons; la saillie que forme la bronche est le
larynx; on appelle *tendons* (*saillie longitudinale des muscles*) la partie postérieure du cou. Quant à la cavité qui se trouve entre les deux clavicules, 68
Homère (*Il.* XXII, 325) la nomme *leucanie* (*gouffre, — fossette jugulaire*);
mais les médecins la désignent par les mots *anti-cardion* ou *lieu propre à
égorger*. La région qui des *tendons* s'étend vers les épaules a reçu le nom 69
de *surôme* (*région cervicale*).

On appelle *ôme* la tête du *bras* (*tête de l'humérus*), celle qui s'unit 70
à l'omoplate, et aussi toute l'articulation (*moignon de l'épaule*); *cotyle de
l'ôme* la cavité de l'omoplate (*cavité glénoïde*). Les *omoplates* sont les os 71
larges couchés sur le dos; la saillie osseuse qui s'élève au milieu de
l'omoplate est l'*épine*. L'*acromion* est le lien de la clavicule et de l'omo- 72
plate. Eudème dit que l'acromion est un petit osselet. Les *clefs* (*cla-* 73-74
vicules) sont les os placés au-dessous du cou; en s'articulant au ster-

πίπ7ειν, ὥσπερ τοῖς ἄλλοις ζῴοις · ἐκεῖνα γὰρ κλεῖδας οὐκ ἔχει · διὰ
75 τοῦτο καὶ ἄνθρωπος πλατυσ7ερνότατος. Μασχάλη δέ ἐσ7ι τὸ ὑπὸ τῷ
76 ὤμῳ κοῖλον, εἰς ἣν τὰ πολλὰ ὀλισθαίνει ὁ ὦμος. Μάλην δὲ οὐχ ἑλληνικὸν ὀνομάζειν · τὸ δὲ Φέρειν τι κρύπ7οντα ἐν τῇ μασχάλῃ, ὑπὸ
77 μάλης ἔχειν λέγεται. — Βραχίων δὲ τὸ ἐΦεξῆς τοῦ ὤμου · τούτου 5
δὲ ἡ μὲν πρὸς τῷ ὤμῳ περιΦέρεια, κεΦαλὴ βραχίονος, καὶ ἡ ἔσω
ὑπεροχὴ παρὰ τὸν ἀγκῶνα, ἣν δή Φησιν Ἱπποκράτης ἐνίους ἀμαθῶς
νομίζειν ἀπόΦυσιν εἶναι τοῦ πήχεος, καὶ αὐτὴ κεΦαλὴ βραχίονος.
78 Μετὰ δὲ τὸν βραχίονα, ἀγκὼν τὸ σύμπαν ἄρθρον, καὶ τὸ ὀξὺ ἐπὶ οὗ
79 κλινόμενοι σ7ηριζόμεθα. Οἱ δὲ ὀλέκρανον καλοῦσιν · Δωριεῖς δὲ οἱ ἐν 10
Σικελίᾳ κύβιτον · Ἐπίχαρμος δὲ καὶ τὸ παίειν τῷ ἀγκῶνι κυβιτίζειν
80 ἔλεγεν. — Τῶν δὲ ὀσ7ῶν τοῦ ἀγκῶνος, τὸ μὲν ὑποτεταγμένον, πῆχυς, τὸ δὲ ἐπικείμενον, κερκίς · περαίνει δὲ ταῦτα πρὸς τὸν καρ-

num, elles empêchent les épaules et les omoplates de se toucher des
deux côtés, comme cela a lieu chez les autres animaux, car ils n'ont pas
de clavicules ; c'est pour cette raison que l'homme est, de tous les ani-
75 maux, celui qui a la poitrine la plus large. La *maschalé* (*aisselle*) est le
creux qu'on voit sous le moignon de l'épaule ; c'est là où se luxe le plus
76 souvent la tête de l'humérus. Ce n'est pas parler grec que de se servir
du mot μάλη, au lieu du mot μασχάλη, mais on dit, à propos de quelqu'un qui cache un objet sous l'aisselle : il a quelque chose sous la μάλη.
77 — Le *bras* (*humérus*) vient après le moignon de l'épaule ; la protubérance
arrondie qui se trouve en rapport avec le moignon de l'épaule s'appelle
tête du bras (*tête de l'humérus*) ; la saillie interne qui existe au niveau du
coude, et que certains anatomistes, à ce que rapporte Hippocrate (*Fract.*
§ 3), regardaient à tort comme une apophyse du cubitus, est aussi une
78 tête du bras. Après le bras se trouve le *coude*, nom qui désigne à la fois
toute l'articulation et l'éminence pointue sur laquelle nous nous ap-
79 puyons quand nous sommes penchés. Quelques auteurs se servent aussi
du mot *olécrâne* ; les Doriens qui habitent la Sicile appellent cette partie
cubitus ; Épicharme emploie le mot κυβιτίζειν pour désigner l'action de
80 frapper avec le coude. — Des deux os du *coude* (*avant-bras*), l'un, l'inférieur, se nomme *péchus* (*cubitus*) ; l'autre, le supérieur, *rayon* (*radius*) ;

4. ἐν om. L.

Clinch 29-30.

πόν. Τὸ δὲ ἐφεξῆς τοῦ καρποῦ πλατὺ καὶ συμφυὲς, μετακάρπιον, 81
καὶ ταρσός· εἶτα δάκτυλοι. Χεὶρ δὲ τὸ ὅλον ἀπὸ τοῦ ὤμου καὶ ᾧ 82
κρατοῦμεν. Δακτύλων δὲ ὁ μέν τις μέγας, ἀφεστηκὼς τῶν ἄλλων· 83
ὁ δὲ λιχανὸς, |ὁ πρῶτος τῶν τεσσάρων · ὁ δὲ μέσος, ὁ δὲ παρά- 30
5 μεσος, ὁ δὲ μικρός. Τὰ δὲ ὀστᾶ αὐτῶν, σκυταλίδες καὶ φάλαγγες· 84
τὰ δὲ πρῶτα ἄρθρα προκόνδυλοι, τὰ δὲ ἐφεξῆς κόνδυλοι, τὰ δὲ
τελευταῖα μετακόνδυλοι. Αἱ δὲ τῶν ὀνύχων ἀρχαὶ, ῥιζωνύχια · τὰ 85
δὲ ἔσωθεν πέρατα τῶν δακτύλων, ῥᾶγες, καὶ κορυφαί. Στῆθος δὲ 86
τὸ ὑπερέχον ἀπὸ τοῦ μεγάλου δακτύλου σαρκῶδες ὑπὸ τὸ κοῖλον
10 τῆς χειρός. Θέναρ δὲ τὸ μεταξὺ διάστημα τοῦ λιχανοῦ καὶ τοῦ με- 87
γάλου δακτύλου σαρκῶδες, ὑπὸ ᾧ τὸ κοῖλον τῆς χειρός· ὑπόθεναρ
δὲ τὸ ὑπὸ τοῖς τέσσαρσι δακτύλοις. Δοκεῖ δέ μοι Ἱπποκράτης πᾶν 88
τὸ πλατὺ τῆς χειρὸς θέναρ ὀνομάζειν.

ces deux os se terminent au *carpe.* Au carpe succède le *métacarpe* ou 81
tarse, partie large et formée d'os liés ensemble; ensuite viennent les
dactyles (doigts). Chir est un mot qui désigne aussi bien tout l'ensemble 82
du membre, depuis l'épaule (*bras*), que l'extrémité à l'aide de laquelle
nous saisissons les objets (*main*). Un des doigts qu'on appelle *le grand* 83
(*pouce*) est celui qui est écarté des autres; le premier des quatre qui
suivent est le *lichanos* (*indicateur*), puis suivent le *doigt du milieu* (*mé-
dius*), le *doigt voisin de celui du milieu* (*annulaire*), enfin le *petit doigt*
(*auriculaire*). Les os dont les doigts se composent sont appelés *petits* 84
bâtons et *phalanges* (*phalanges, phalangines, phalangettes*); les premières
articulations se nomment *procondyles* (*articulations métacarpo-phalan-
giennes*), celles qui suivent, *condyles* (*articulations phalangiennes*), et les
dernières *métacondyles* (*id.*). On appelle *racines des ongles* les origines des 85
ongles, *grains de raisins* ou *sommets* l'extrémité des doigts. Le *stèthos* (*poi-* 86
trine) est la région charnue qui, après le grand doigt, fait saillie au-dessous du creux de la main. Le *thénar* est la partie charnue qui sépare le 87
grand doigt de l'indicateur; au-dessous du thénar se trouve le *creux* de
la main; enfin l'*hypothénar* est la région qui s'étend au-dessous des
quatre doigts. Il me semble qu'Hippocrate (*Fract.* § 4) appelle *thénar* 88
toute la partie plate de la main (*paume*).

11. χειρὸς θέναρ· ὑποθέναρ L. — 12. τέτρασι L.

Clinch 30-31.

89 Ἀπὸ δὲ τῶν κλειδῶν σ1ῆθος μὲν τὸ ἔμπροσθεν τὸ μέσον· εἰς ὃ
90 δὲ ἐμβάλλουσιν αἱ ϖλευραὶ, σ1έρνον. Νῶτον δὲ τὸ ἐξόπισθεν ἀπὸ
τοῦ αὐχένος μέχρι τοῦ μεταφρένου· μετάφρενον δὲ τὸ μεταξὺ τοῦ
νώτου καὶ ὀσφύος κατὰ τὴν τῶν φρενῶν ϖρόσφυσιν· ὀσφὺς δὲ τὸ
91 τελευταῖον τῆς ῥάχεως. Αἱ δὲ ὑπὸ τῷ σ1ήθει σαρκώδεις ὑπεροχαὶ, 5
92 μασ1οὶ, καὶ τιτθοί· μασ1οῦ δὲ τὸ μὲν ἄκρον, θηλή. Ἡ δὲ ϖρώτη
ἐν τῷ ἡβάσκειν αὔξησις, κύαμος· ὁ δὲ ὅλος ὄγκος, ἄσκωμα· κυριώ-
93 τερον δὲ ἐν γυναικί. Πλευρὸν δὲ καλεῖται ϖᾶν τὸ ὑπὸ τῇ μασχάλῃ·
94 τὰ δὲ ὀσ1ᾶ, ϖλευραί· τὰ δὲ μεταξὺ αὐτῶν, μεσοπλεύρια. Νόθαι δὲ
95 ϖλευραὶ, αἱ μὴ ϖεραίνουσαι ϖρὸς τὸ σ1έρνον. Τὸ δὲ ὑπὸ τῷ σ1ήθει 10
κοῖλον, σ1όμα κοιλίας· οἱ δὲ ϖροκάρδιον, οἱ δὲ καρδίαν ὀνομάζουσι,
96 καὶ τοὺς ϖόνους τοὺς |ἐνταῦθα, καρδιωγμοὺς καὶ καρδιαλγίας. Χόν-
δροι δὲ τὰ ϖέρατα τῶν ϖλευρῶν τῶν νόθων· ὑποχόνδρια δὲ τὰ ὑπὸ

89 A partir des clavicules, la région antérieure et moyenne du corps se nomme *stèthos* (*poitrine*); le *sternum* est la partie où aboutissent les côtes.
90 Le *nôtos* (*dos*) s'étend en arrière depuis le cou jusqu'au *métaphrène*; le *métaphrène* commence où finit le dos, et se prolonge jusqu'à l'*osphys* (*lombes*), là où s'insèrent les *phrènes* (*diaphragme*); on appelle *lombes* la ré-
91 gion qui termine le *rachis*. Les proéminences charnues qui se voient sur la poitrine sont les *mamelles* ou *tetines*; l'extrémité de la mamelle est la
92 *papille*. Quand, à l'époque de la puberté, les mamelles commencent à grossir, on les appelle *fèves*, et *outres* lorsqu'elles sont arrivées à tout leur développement; c'est surtout pour les femmes que ces appellations
93 conviennent. On nomme *côtés* toute la partie qui est placée au-dessous des aisselles, *côtes* les os, et *intercôtes* (*espaces intercostaux*) les espaces
94 qui séparent les os. Les *fausses côtes* sont celles qui n'arrivent pas immé-
95 diatement sur le sternum. La dépression qui existe au-dessous de la poitrine est la *bouche du ventre*; les uns l'appellent *procardion* et les autres *cardia*; on nomme *cardiogmes* ou *cardialgies* les douleurs qu'on y res-
96 sent. *Les chondres* (*cartilages*) sont les extrémités des fausses côtes, et les *hypocondres* les parties musculeuses situées au-dessous des cartilages.

4. νεφρῶν Cl. — 6. μασ1οῦ μὲν τὸ μέν L. — 8-10. μασχάλη· τὰ δὲ (ὀσ1ᾶ erasum) ϖλευραί, αἱ μὴ ϖεραίνουσαι L

1ª m.; μασχάλη· τὰ δὲ μεταξὺ αὐτῶν μεσοπλεύρια. Νόθαι δὲ αἱ μὴ ϖεραίνουσα 2ª m. in ora.

τοῖς χόνδροις μυώδη. — Κοιλία δὲ καὶ γασ7ὴρ, τὸ ἐφεξῆς· ἐπι- 97
γάσ7ριον δὲ τὸ ἐπὶ τῆς γασ7ρὸς δέρμα. Ὀμφαλὸς δὲ τὸ ἐν μέσῳ 98
κοῖλον, ἡ ἀποτομὴ τῶν φλεβῶν, διὰ ὧν τὸ ἔμβρυον τρέφεται· τούτου
δὲ τὸ ἐν μέσῳ, ἀκρόμφαλον. Τὸ δὲ ὑποκείμενον τῷ ὀμφαλῷ δέρμα, 99
5 γραῖα, ὅτι ῥυτιδούμενον γῆρας σημαίνει. Τὸ δὲ ὑποκάτω τοῦ ὀμφα- 100
λοῦ, ὑπογάσ7ριον καὶ ἧτρον· τὸ δὲ συνεχὲς τούτῳ μέχρι τῶν αἰδοίων ἐπίσειον, καὶ ἥβην, ἄλλοι δὲ ἐφήβαιον καλοῦσιν. — Τῶν δὲ 101
αἰδοίων, τοῦ μὲν τοῦ ἄρρενος ἡ μὲν ἀποκρεμὴς φύσις, καυλὸς, καὶ
σ7ῆμα· τὸ δὲ μὴ ἐκκρεμὲς, ὑπόσ7ημα, καὶ κύσεως τράχηλος· καὶ
10 ἡ διὰ μέσου γραμμὴ, τραμίς· οἱ δὲ ὅρρον ὀνομάζουσιν. Τὸ δὲ σέρας 102
τοῦ καυλοῦ, βάλανος, καὶ τὸ δέρμα τὸ σερὶ αὐτῇ, σόσθη, καὶ τὸ
ἔσχατον τῆς σοσθῆς, ἀκροπόσθιον. Καὶ τὸ κοίλωμα διὰ οὗ τὸ 103
σπέρμα καὶ τὸ οὖρον ἀποκρίνεται, οὐρήθρα, καὶ σόρος οὐρητικός·
οὐρητῆρα δὲ οὐ χρὴ καλεῖν· εἰσὶ γὰρ οὐρητῆρες ἄλλοι, διὰ ὧν τὸ
15 οὖρον ἀπὸ νεφρῶν εἰς κύσ7ιν ῥεῖ. Ὄσχεος δέ ἐσ7ιν ἐν ᾧ οἱ δίδυμοι· 104

—Le ventre ou gaster est ce qui vient après; l'épigastre est la peau qui re- 97
couvre le gaster. L'omphale (ombilic, nombril) est le creux qui occupe le 98
milieu du ventre, là où l'on a coupé les veines qui nourrissent le fé-
tus; la partie médiane de ce creux est la pointe de l'omphale. La peau 99
qui s'étend au-dessous de l'ombilic est appelée la vieille, attendu que
c'est un signe de vieillesse quand elle se ride. La région située au-des- 100
sous du nombril se nomme hypogastre ou étron; celle qui s'étend de
l'hypogastre aux parties génitales est désignée par les mots épision, hébé
ou éphèbéon (pubis). — Quant aux organes génitaux, la partie pendante 101
de ceux des hommes est la tige ou le fil (pénis); la partie non pendante
se nomme sous-fil, ou, suivant d'autres, col de la vessie; la ligne médiane
se nomme tramis, ou, suivant d'autres, orrhon (raphé). Le gland est l'extré- 102
mité du membre; la posthé (prépuce) est la peau qui recouvre le gland;
l'acroposthé est l'extrémité du prépuce. L'urètre, ou conduit urinaire, est 103
le canal par où s'échappe le sperme et l'urine; il ne faut pas se servir
du mot uretère pour désigner ce canal, car les uretères sont d'autres
conduits, qui portent l'urine des reins dans la vessie. Dans la bourse (scro- 104

1. τὰ ἐφεξῆς Cl. — 4. ὑπερκείμ. Cl. ὑπόσ7ημα..... διὰ μέσου om. L. — 11.
— 6. τοῦτο Cl. — 8. τὸ μέν L. — 9-10. τὸ δέρμα τὸ σέρας τὸ σερί L.

Clineh 31-32.

105 διδύμους δὲ ἢ ὄρχεις καλεῖν οὐδὲν διαφέρει. Τῶν δὲ διδύμων τὸ
106 μὲν ἐπάνω, κεφαλὴ, τὸ δὲ κάτω, πυθμήν. Καὶ τὸ χαλώμενον τοῦ
107 ὀσχέου λακκόπεδον. Ὧ δὲ ἀεὶ χαλαρὸν, λακκοσχέαν τοῦτον Ἀθηναῖοι
108 καλοῦσιν. Τὰ δὲ μεταξὺ ὀσχέου καὶ ὑποσ]ήματος καὶ μηροῦ, πλι-
$\frac{32}{109}$ χάδες. —|Τῆς δὲ γυναικὸς τὸ αἰδοῖον, κτεὶς μὲν τὸ τρίγωνον πέρας   5
110 τοῦ ὑπογασ]ρίου· ἄλλοι δὲ ἐπίσειον καλοῦσιν. Σχίσμα δὲ, ἡ τομὴ
111 τοῦ αἰδοίου. Τὸ δὲ μυῶδες ἐν μέσῳ σαρκίον, νύμφη, καὶ μύρτον· οἱ
δὲ ὑποδερμίδα, οἱ δὲ κλειτορίδα ὀνομάζουσι, καὶ τὸ ἀκολάσ]ως
112 τούτου ἅπ]εσθαι κλειτοριάζειν λέγουσιν. Μυρτόχειλα δὲ τὰ ἑκατέρωθεν σαρκώδη· ταῦτα δὲ Εὐρυφῶν καὶ κρημνοὺς καλεῖ· οἱ δὲ νῦν 10
113 τὰ μὲν μυρτόχειλα, πλερυγώματα, τὸ δὲ μύρτον, νύμφην. — Τῆς
δὲ ῥάχεως τὰ ὀσ]ᾶ σφόνδυλοι· Ὅμηρος δὲ καὶ ἀσ]ραγάλους αὐτὰ

tum) sont renfermés les jumeaux (*testicules*); on peut dire indifférem-
105 ment les *jumeaux* ou les *orchis*. On nomme la partie supérieure des
106 testicules *tête*, la partie inférieure *fond*. La partie lâche de la bourse est
107 dite *laccopédon*. Quand un individu a la bourse toujours relâchée, les
108 Athéniens le désignent par le mot *laccoscheas*. La région comprise entre
les bourses, le col de la vessie et les cuisses, se nomme *plichades* (*pé-*
109 *rinée*).—Quant aux parties honteuses chez la femme, on appelle *peigne* et,
suivant quelques-uns, *épision*, l'extrémité triangulaire de l'hypogastre
110-111 (*pubis*). La *fente* est l'ouverture des organes génitaux (*vulve*). La *nymphe*,
ou le *myrte*, est le petit morceau de chair musculeuse qui pend au milieu; d'autres l'appellent *hypodermis*, d'autres *clitoris*, et l'on dit *clitori-*
112 *ser* pour exprimer l'attouchement lascif de cette partie. Les *lèvres de myrte*
(*grandes lèvres*) sont les parties charnues qui se détachent de chaque
côté; Euryphon les nomme aussi *bords escarpés*; aujourd'hui on a subs-
113 titué le mot *ailes* à l'expression *lèvres de myrte*, et *nymphe* à *myrte*. — On
appelle *sphondyles* (*vertèbres*) les os du rachis: Homère (*Il.* XXIV, 466)
les nomme aussi *astragales* (*dés*); l'apophyse des vertèbres a reçu le nom

---

1. οὐδέν om. L. — Ib. Τῶν δὲ διδύμων Cl.
— 3. ᾧ δὲ ἀεὶ χαλαρὸν λακκοσχέαν ex
em. Οἱ δὲ ἀχιχάδαρον ἢ λακκοσχέαν L
Cl.; Voy. Pollux, II, 172 et les notes. —
Τὸ δὲ μεταξύCl. — 4.-5. πληχάδαCl.Voy.

les scholies. — 5. κλεῖς Cl. — 9. κλει-
τορίζειν Cl. — Ib. Μυρτόχειλα ex em.;
Μυρτοχείλας L Cl. It. l. 11. — 11. τὰς
μυρτοχείλας δὲ τὰ ἑκατέρωθεν πλερυγώματα L.

καλεῖ · καὶ ἡ ἀπόφυσις τῶν σφονδύλων, ἄκανθα. Τὸ δὲ τελευταῖον 114
ὀσίοῦν τῆς ὀσφύος, ἱερὸν ὀσίοῦν · οἱ δὲ ὑποσφόνδυλον καλοῦσιν · τὸ
δὲ ἄκρον αὐτοῦ, κόκκυγα. — Τὰ δὲ ὑπὸ ταῖς πλευραῖς, λαπάραι καὶ 115
κενεῶνες · εἶτα λαγόνων ὀσίᾶ, καὶ τούτων αἱ κοιλότητες, κοτύλαι.

5   Πυγαὶ δὲ τὰ μετὰ τὴν ὀσφὺν σαρκώδη, καὶ ἐφέδρανα, ἐπὶ ὧν 116
καθίζομεν · ἄλλοι δὲ γλουτοὺς καλοῦσιν · τὰ δὲ ὑπὸ τοὺς γλουτοὺς,
ὑπογλουτίδες. — |Βουβῶνες δὲ τὰ ἔμπροσθεν τῶν μηρῶν τὰ παρὰ $\overset{33}{117}$
τὴν ἥβην. Ἰσχίον δὲ καὶ τὸ νεῦρον τὸ πρὸς τὴν κοτύλην, καὶ ὅλον τὸ 118
ἄρθρον. Τῶν δὲ μηρῶν τὰ ἔσω, παραμήρια · τὰ δὲ μεταξὺ τῶν μη- 119
10 ρῶν, μεσομήρια. Οἱ δὲ πρὸς τοῖς γόνασι μύες, ἐπιγουνίδες, καὶ τὸ 120
ὀσίοῦν τὸ ἐπὶ τῷ γόνατι, ἐπιγονατίς · Ἱπποκράτης δὲ ἐπιμυλίδα
ὀνομάζει. Γόνυ δέ ἐσίι τὸ ἄρθρον τοῦ μηροῦ τὸ πρὸς τὴν κνήμην, 121
καὶ ἰγνύα τὸ ὄπισθεν, ἐν ᾧ κάμπίομεν τὸ γόνυ. Γασίροκνημία δὲ, ὁ 122

d'épine. Le dernier os des lombes est l'os sacré; d'autres le désignent 114
par l'expression sous-sphondyle, et on donne le nom de coccyx à l'extrémité de cet os. — Les parties qui descendent au-dessous des côtes sont 115
dites régions flasques et régions vides (cavités iliaques, flancs); viennent ensuite les os des cavités (os des iles), dont les creux sont appelés cotyles
(cavités cotyloïdes).

Les parties charnues qui se trouvent après les lombes, et sur les- 116
quelles nous nous asseyons, sont les pyges ou siége (fesses); on les
nomme aussi gloutes; au-dessous sont les hypogloutes. — Les bubons 117
(aines) sont les parties antérieures [et supérieures] des cuisses, auprès
du pubis. Le mot ischion désigne le nerf (ligament intra-articulaire) qui 118
se fixe dans la cavité cotyloïde, et aussi toute l'articulation. On nomme 119
côtés des cuisses la partie interne des cuisses et intercuisses la région qui
[en haut] sépare les deux cuisses. On appelle épigounides (sur-genou) les 120
muscles qui s'implantent sur le genou (m. droit antérieur, triceps crural);
et épigonatis (sur-genou; — rotule), l'os qui est appliqué sur le genou; Hippocrate (Mochl. § 1), le nomme épimylis. Le genou est l'articulation de la 121
cuisse avec la cnémé (tibia et jambe); l'ignya (jarret) est la partie postérieure au niveau de laquelle nous fléchissons le genou. Le ventre de la 122

1. ἀπόφυσις ex em.; φύσις L Cl. — 3. πλευραῖς, μαλακὰ, λαπάραι Cl.

Clinch 33.

μέγας μῦς ὁ ὄπισθεν τῆς κνήμης, ἀπὸ οὗ τὸ πλατὺ νεῦρον τὸ πρὸς
123 τῇ πτέρνῃ πέφυκεν. Τῶν δὲ ὀσῖῶν τὸ μὲν ἔσω, κνήμη, καὶ τούτου
τὸ ἔμπροσθεν, ἀντικνήμιον · [τὸ δὲ ἔξω, κερκίς ·] Ἡρόφιλος δὲ καὶ
124 τὴν κνήμην κερκίδα ὀνομάζει. Τὰ δὲ ἄκρα ἀμφοῖν τοῖν ὀσῖοῖν τὰ
πρὸς τῷ ποδὶ, σφυρὰ καλεῖται, ἀσῖράγαλοι δὲ οὐκ ὀρθῶς · ἔχει μὲν 5
γὰρ καὶ ἀσῖράγαλον ὁ ποὺς τοῦ ἀνθρώπου ὑπὸ τῷ σφυρῷ, κἂν
125 οὐκ ἐμφανῇ. Πτέρνα δὲ τὸ ὄπισθεν περιφερὲς τοῦ ποδός · πεδίον
δὲ καὶ ταρσὸς τὸ ἔμπροσθεν πλατύ · σῆθος δὲ τὸ κάτωθεν μετὰ τὸ ·
126 κοῖλον, ἀπὸ οὗ οἱ δάκτυλοι. Καλεῖν δὲ τούτους ἀνάλογον τοῖς τῆς
χειρὸς δακτύλοις, καὶ τὰ ἄλλα κοινὰ πρὸς τοὺς τῶν χειρῶν δακτύ- 10
λους οὐδὲν κωλύει.

127 Τὰ μὲν οὖν ἐπιφανῆ, ὦ παῖ, σὺν τοῖς ὑποκειμένοις ὀσῖοῖς οὕτω
χρὴ καλεῖν τὰ δὲ ἔνδον τουτονὶ τὸν πίθηκον ἀνατέμνοντες, ὀνο-

jambe (jumeaux et soléaires) est le grand muscle situé en arrière de la
jambe et d'où provient le nerf large qui l'attache au talon (tendon d'A-
123 chille). Des deux os de la jambe, l'un, interne, se nomme cnémé (tibia);
la face antérieure est dite anticnémion; l'autre os, externe, est appelé
124 rayon (radius); Hérophile nomme rayon la cnémé. L'extrémité des deux
os, au voisinage du pied, sont les maillets (chevilles), et non pas les astragales, comme on le dit à tort; en effet, le pied de l'homme a aussi un
125 astragale sous la cheville, mais cet os n'est pas apparent. La pterna (talon, calcanéum) est la partie postérieure arrondie du pied, tandis qu'on
nomme champ ou claie la partie large qui est en avant du talon (partie
antérieure de la plante) et poitrine la région inférieure qui vient après la
partie concave (partie antérieure de la plante); c'est de la poitrine que
126 partent les doigts. Rien n'empêche qu'on ne désigne les doigts du pied
(orteils) et leurs parties analogues à celles des doigts de la main, par
les mêmes noms que nous avons donnés plus haut (p. 144, lig. 5).
127 Tels sont, jeune homme, les noms qu'il faut donner aux parties
apparentes et aux os sous-jacents; nous tâcherons maintenant, en disséquant notre singe, de vous apprendre la nomenclature des parties

2. πτέρνῃ πέφυκεν ex em.; πτ. τένων   ἀσῖράγαλοι ex em.; ἀσῖράγαλος L Cl. —
πεφ. L Cl. — Ib. τοῦτο L. — 3. [τὸ δὲ   6. κἂν ex em.; καὶ L Cl. — 11. οὐθέν
ἔξω κερκίς] ex em.; om. L Cl. — 5.   L. — 13. τούτων Cl.

Clinch 33-34.

μάζειν σειρασόμεθα· ἐγγυτάτω γὰρ τὴν φύσιν ἀνθρώπου καὶ τοῖς
ὀσ1οῖς, καὶ τοῖς μυσὶ, καὶ τοῖς σπλάγχνοις, καὶ ταῖς ἀρτηρίαις,
καὶ ταῖς φλεψὶ, καὶ τοῖς νεύροις· | δεύτερα δὲ τὰ ἄλλα τὰ σολυσχιδῆ· 34
τρίτα τὰ ἀμφώδοντα τῶν διχήλων· τὰ δὲ μὴ ἀμφώδοντα καὶ μώ-
5 νυχα, σροσωτάτω. Εἰ δέ τι ἤδη εἴρηται μετὰ τῶν ἐπιφανῶν, οὐδὲν 128
δεῖ ὑπὲρ τούτου δὶς λέγειν.

Ὅρα δὴ τοίνυν τὸν ὑπὸ τῷ δέρματι τοῦ κρανίου χιτῶνα· οὗτος 129
σερικράνιος καλεῖται· ὃν δὲ ἂν ἴδοις σερὶ τοῖς ἄλλοις ὀσ1έοις,
σεριόσ1εος καλεῖται. Τὰς δὲ συμβολὰς τῶν ὀσ1ῶν τοῦ κρανίου, ῥα- 130
10 φὰς καλοῦσιν· ἐοίκασι δὲ δυοῖν σριόνων συνθέσει· ὧν μία μὲν
σεριφερὴς ῥαφὴ τὸ βρέγμα σεριτέμνεται· ἄλλη δὲ τὸ ἰνίον, ἄλλη
δὲ μέσην τὴν κορυφήν. Ἔσ1ι δὲ οἷς αὕτη ὑπερβᾶσα τὴν διὰ τοῦ 131
βρέγματος, τελευτᾷ εἰς τὸ μεσόφρυον. Δύο δὲ ἄλλαι τοῖς ὀσ1οῖς 132
τῶν κροτάφων, ὥσπερ λεπίδες ἐπιπεφύκασιν. Ὀνόματα δὲ αὐτῶν 133

internes; le singe, en effet, est de tous les animaux celui qui se rapproche le plus de l'homme par la disposition des os, des muscles, des viscères, des artères, des veines et des nerfs; viennent ensuite les autres animaux dont le pied est partagé en doigts, puis ceux qui, présentant une double rangée de dents, ont le sabot divisé en deux; les animaux qui n'ont qu'une rangée de dents, et dont le sabot n'est pas divisé, offrent le plus de différence avec l'homme. Si déjà on a nommé quelques parties profondes en même temps que les parties superficielles, il n'est pas nécessaire d'en parler une seconde fois. 128

Voyez donc d'abord l'enveloppe qui est sous la peau du crâne; elle s'appelle *péricrâne;* on nomme *périoste* celle qu'on aperçoit sur les autres os. L'assemblage des os du crâne est désigné par le mot *sutures;* elles imitent l'engrenage de deux scies; l'une est circulaire et délimite le *bregma (sinciput, sut. fronto-pariétale)*, l'autre, l'occiput (*sut. lambdoïde*); une troisième partage le sommet de la tête (*sut. bipariétale*). Il arrive aussi, chez quelques individus, que cette dernière suture, dépassant la suture du bregma, vient jusqu'à la région intersourcilière. Les deux dernières sutures se réunissent sous forme d'écailles (*sut. écailleuses*) avec les *os des crotaphes* (*os des tempes*). Les sutures n'ont pas de noms 129 130 131 132 133

5. Εἰ δέ τινα εἴρηται Cl. — 11. τὸ δὲ βρέγμα Cl.

Clinch 34-35.

ϖαλαιὰ οὐκ ἔσ]ιν, ἀλλὰ νῦν ἐτέθη ὑπό τινων Αἰγυπ]ίων ἰατρῶν
φαύλως ἑλληνιζόντων · σ]εφανιαία μὲν τῇ ϖρὸς τὸ βρέγμα, λαμ-
βδοειδὴς δὲ, τῇ ϖερὶ τὸ ἰνίον, ἐπιζευγνύουσα δὲ, τῇ μέσῃ · λεπιδοει-
134 δεῖς δὲ, ταῖς τῶν κροτάφων. Οὗτοι δὲ καὶ τῶν ἄλλων ὀσ]ῶν μόρια
ὀνομάζουσιν ἀνώνυμα τοῖς ϖάλαι, ἃ ἐγὼ οὐ ϖαραλείψω διὰ τὴν 5
135 εἰς τὰ νῦν τῶν ἰατρῶν δήλωσιν. — Διπλόη δὲ τὸ μεταξὺ τῶν ὀσ]ῶν
136 τοῦ κρανίου, ὅθεν δὴ ἡ ῥὶς ἄρχεται. Τὰ ϖυκνὰ ταύτῃ τρήματα
35 ἠθμοειδῆ καλεῖται, | διὰ ὧν τὸ μὲν ἀληθὲς ϖ]αρμὸς καὶ μύξα ἀποκρί-
νεται· οἱ δὲ καὶ ἀναπνεῖν ἡμᾶς εἰς ἐγκέφαλον ταύτῃ λέγουσιν. —
137 Τὰ δὲ ϖλησίον τῶν ὤτων ὀσ]ᾶ, διὰ σ]ερεότητα λιθοειδῆ ὠνόμασ]αι. 10
138 Ἔσ]ι δὲ ἑκατέρωθεν ἓν σκληρὸν καὶ ὑπόλευκον, ὅσον κεφαλὴ τοῦ
139 μεγάλου τῆς χειρὸς δακτύλου, διὰ ὧν αἱ ἀκοαὶ τέτρηνται. Ἄλλοι δὲ
τὰς ϖρὸς τῷ ἰνίῳ καταφερεῖς ὑπεροχὰς λιθοειδεῖς καλοῦσιν · ἀλλὰ
οὐκ ὀρθῶς · ὑπόκενοι γὰρ καὶ σηραγγώδεις, καὶ οὐ σ]ερεαὶ κατὰ

anciens; des médecins égyptiens qui savaient mal le grec les ont dénom-
mées, de nos jours, de la manière suivante : *coronale* la suture du bregma ;
lambdoïde (en forme de Λ), celle de l'occiput; *trait d'anion*, celle qui occupe le milieu de la tête; enfin *écailleuses*, les sutures des os des tempes.
134 Ces mêmes médecins ont aussi imposé des noms à certaines parties des os
de la tête qui étaient restés anonymes ; je ne veux pas passer ces noms sous
silence; ils servent à l'explication des traités des médecins d'aujourd'hui.
135 — Le *diploé* est la partie [spongieuse] qui sépare les deux tables du crâne,
136 et d'où procède le nez. Les pertuis nombreux qui se trouvent au diploé
sont appelés *trous cribleux* (*trous de l'ethmoïde*) ; c'est à travers ces trous
qu'indubitablement se produit l'éternument et s'échappe le mucus ; on
affirme même que c'est par ces pertuis que le souffle arrive au cerveau
137 par la respiration. — Les os qui sont proche des oreilles ont reçu le
138 nom d'os *pétreux* à cause de leur dureté (*temporaux*). Il y a aussi, de
chaque côté, un os dur, blanc et grand comme la tête du grand doigt
de la main, à travers lequel sont percés les conduits acoustiques (*ro-*
139 *cher*). On appelle aussi os *pétreux* les apophyses qui, se détachant au
voisinage de l'occiput, se dirigent en bas (*apoph. mastoïde*) ; mais c'est
à tort qu'on leur a imposé ce nom, car ces apophyses sont creuses, sil-

5. ἀνώνυμα δὲ τοῖς L. — 7. δὴ om. Cl.

τοὔνομα. Αἱ δὲ ἀπὸ τῶν ἀκοῶν τείνουσαι πρὸς τὰ μῆλα ἀποφύσεις, 140
ζυγώματα. — Καὶ οἱ μύες, οἱ μὲν ἐν ταῖς κοιλότησι τῶν κροτά- 141
φων, κροταφῖται· οἱ δὲ περὶ τὴν κάτω γνάθον, μασητῆρες. Αὗταὶ 142
δὲ αἱ λεπ7αὶ καὶ ὑπομήκεις καὶ κάτω πρὸς τὸ φαρύγεθρον νεύου-
5 σαι ἀποφύσεις, σ7ιλοειδεῖς καλοῦνται. Εὔδημος δὲ εἰκάζει μὲν αὐ- 143
τὰς ἀλεκτρυόνων πλήκτροις, ἀνωνύμους δὲ ἐᾳ. — Τρήματα δὲ πολλὰ 144
μὲν διατέτρηται διὰ τοῦ κρανίου· πάντα δὲ οὐκ ὠνόμασ7αι χωρὶς
δυοῖν· τυφλὰ δὲ ταῦτα καλοῦσιν· καὶ οἱ ἰατροὶ διαφέρονται πρὸς
ἀλλήλους, ὁπότερα χρὴ καλεῖν τυφλὰ, ἄρά γε τὰ πρὸς τῷ μεγίσ7ῳ
10 τρήματι τοῦ κρανίου, διὰ οὗ ὁ νωτιαῖος εἰς τοὺς σφονδύλους ἐμβάλ-
λει, ἢ τὰ πρὸς ταῖς ἀκοαῖς, καὶ μικρὸν ἔμπροσθεν παρὰ τὰ ἄρθρα
τῆς γένυος. Ἔσ7ι δὲ οὔτε ἐκεῖνα, οὔτε ταῦτα οὕτω τυφλὰ, ὥσ7ε μὴ 145
διατετρῆσθαι, τὰ μὲν εἰς τὸ μέγα κοίλωμα τοῦ νωτιαίου, τὰ δὲ ὑπὸ τὰ

lonnées par des canaux, et ne sont pas dures, comme leur nom le ferait
croire. Les apophyses qui se prolongent des conduits auditifs aux pom- 140
mettes (os malaires) sont appelées jougs (arcades zygomatiques). — Les 141
muscles (m. crotaphytes ou temporaux) qui remplissent les cavités des
crotaphes (os temporaux) sont dits crotaphites; ceux qui se fixent à la
mâchoire inférieure sont dits masticateurs (masséters). Les apophyses 142
minces et longues qui descendent vers le pharynx sont appelées apophyses stiloïdes. Eudème les compare à l'éperon du coq, mais il les a 143
laissées sans nom. — Beaucoup de trous traversent le crâne; mais, à 144
l'exception de deux, tous les autres sont anonymes; ces deux on les
appelle trous borgnes; encore les médecins ne sont pas d'accord pour
déterminer quels trous il faut appeler ainsi : pour les uns, ce sont les
deux trous (trous condyloïdiens antérieurs) qui se voient de chaque côté de
la plus grande des ouvertures (trou occipital) par laquelle passe la moelle
épinière pour se rendre dans le canal vertébral; pour les autres, au contraire, ce sont les trous qui se trouvent proche des oreilles, non loin en
avant de l'articulation de la mâchoire (trou stilo-mastoïdien). Mais ni les 145
uns ni les autres ne sont borgnes de façon à ne pouvoir être traversés :
en effet, les premiers débouchent dans le canal rachidien, les seconds,

2. ἐν] περί Cl. — 5. σ7ιλοειδεῖς ex τρηνται Cl. — 12. οὔτως L. — 13. δια-
em.; σ7ηλοειδεῖς L Cl. — 7. διατέ- τρηθῆναι Cl.

Clinch 35-36.

ἠθμοειδῆ, καὶ διὰ πάντων αὐτῶν νεῦρα διαπεφυκότα ὁρᾶται, ὑπὲρ
36
146 ὧν ἐν ταῖς διαιρέσεσιν εἰρή|σεται. Ἐοίκασι δὲ τυφλὰ αὐτὰ ὀνομάζειν,
147 ὅτι οὐκ εἰς εὐθὺ φαίνεται διατετρημένα. — Ἐν δὲ τῷ κρανίῳ ἔνεσ῎ιν
ὁ ἐγκέφαλος· τοῦτον δὲ καλύπ῎ουσιν αἱ μήνιγγες· ἡ μὲν παχυτέρα
καὶ ῥωμαλεωτέρα, [ἡ] πρὸς τῷ ὀσ῎ῷ· ἡ δὲ λεπ῎οτέρα, καὶ εὔρωσ῎ος   5
148 μὲν, ἀλλὰ ἧσσον, ἡ πρὸς τῷ ἐγκεφάλῳ. Τὸ δὲ ἄνωθεν τοῦ ἐγκεφάλου, κιρσοειδές· τὸ δὲ κάτωθεν, καὶ ὀπίσω, βάσις· ἡ δὲ ἀπὸ τῆς
βάσεως ἔκφυσις, παρεγκεφαλίς· αἱ δὲ κοιλότητες, κοιλίαι ἐγκε-
149 φάλου. Ὁ δὲ καλύπ῎ων τὰς κοιλίας ἔνδοθεν χιτὼν χοριοειδής· Ἡρό-
150 φιλος δὲ καὶ μήνιγγα χοριοειδῆ καλεῖ. Τὰ δὲ ἀπὸ τοῦ ἐγκεφάλου   10
βλασ῎ήματα, νεῦρα αἰσθητικὰ, καὶ προαιρετικὰ, διὰ ὧν αἴσθησις
καὶ προαιρετικὴ κίνησις, καὶ πᾶσα σώματος πρᾶξις συντελεῖται.
151 Τούτων δὲ τῶν νεύρων ἔνια καὶ ἀπὸ τοῦ νωτιαίου μυελοῦ πέφυκε
152 καὶ τῆς μήνιγγος τῆς περὶ τοῦτον. Νωτιαῖον δὲ καὶ ῥαχίτην ὡσαύ-

vers les ethmoïdes, et, à travers ces trous, on voit s'échapper des nerfs
(*grand hypoglosse et nerf facial*) dont il sera question dans les dissections.

146 On a cru devoir les appeler *borgnes* parce qu'ils ne sont pas percés droit.

147 — Dans l'intérieur du crâne est contenu l'*encéphale;* il est recouvert par
les *méninges;* l'une, plus épaisse, plus résistante, est adhérente à l'os (*dure-
mère*); l'autre, plus mince, mais résistante aussi, quoique à un moindre

148 degré, est étendue sur l'encéphale. La surface supérieure de l'encéphale
est dite *variqueuse* (*circonvolutions*); sa surface inférieure et postérieure
est dite *base;* le prolongement qui prend naissance à la base est le *parencéphale* (*cervelet*); les cavités de l'encéphale ont reçu le nom de *ventres*

149 (*ventricules*). La membrane qui revêt intérieurement les ventricules s'appelle *tunique choroïde* (*toile et plexus choroïdiens*); Hérophile l'appelle

150 aussi *méninge choroïde.* Les *pousses* du cerveau sont des *nerfs sensitifs* et *moteurs,* à l'aide desquels nous viennent le sentiment et le mouvement volon-

151 taire, et par lesquels s'accomplit toute opération du corps. Il y a aussi de
ces nerfs qui s'échappent de la moelle épinière et de la méninge qui l'en-

152 veloppe. On peut désigner indifféremment sous le nom de *moelle dorsale*
ou de *moelle du rachis* toute la moelle qui descend à travers les ver-

1. ὑπέρ om. L. — 5. [ἡ] ex em.; om.   — 9. χοριοειδής ex em.; χοροειδής L
L Cl. — 6. ἧσσον ex em.; ἧσσων L Cl.   Cl. et sic semp. — 14. τοῦτο Cl.

τως καλοῖς ἂν πάντα τὸν διὰ τῶν σφονδύλων μυελόν. — Τῶν δὲ 153
τοῦ ὀφθαλμοῦ χιτώνων, ὁ μὲν πρῶτος ἐν τοῖς ἐπιφανέσιν ὠνόμα-
σ[θ]αι κερατοειδής· οἱ δὲ ἄλλοι, ὁ μὲν δεύτερος, ῥαγοειδὴς, καὶ χο-
ριοειδής· τὸ μὲν ὑποκείμενον αὐτῷ τῷ κερατοειδεῖ, ῥαγοειδὴς, ὅτι
5 ἔοικε ῥαγὶ τῇ ἔξωθεν λειότητι, καὶ τῇ ἔσωθεν δασύτητι· τὸ δὲ ὑπὸ
τῷ λευκῷ, χοριοειδὴς, ὅτι κατάφλεβόν ἐσιι τῷ περὶ τῷ ἐμβρύῳ
περικειμένῳ χοριοειδεῖ ἐοικός· ὁ δὲ τρίτος περιέχει μὲν ὑαλοειδὲς
ὑγρόν· καλεῖται δὲ ἀρχαῖον ὄνομα ἀραχνοειδὴς διὰ λεπ[ό]|τητα· 37
ἐπειδὴ δὲ Ἡρόφιλος εἰκάζει αὐτὸν ἀμφιβλήσ[τ]ρῳ ἀνασπωμένῳ,
10 ἔνιοι καὶ ἀμφιβλησ[τ]ροειδῆ καλοῦσιν· ἄλλοι δὲ καὶ ὑαλοειδῆ ἀπὸ
τοῦ ὑγροῦ· ὁ δὲ τέταρτος περιέχει μὲν τὸ κρυσ[τ]αλλοειδὲς ὑγρὸν,
ἀνώνυμος δὲ ὢν ἐξ ἀρχῆς, ὕσ[τ]ερον φακοειδὴς μὲν διὰ τὸ σχῆμα,
κρυσ[τ]αλλοειδὴς δὲ διὰ τὸ ὑγρὸν ὠνομάσθη. — Τὸν δὲ πρῶτον τοῦ 154

tèbres. — Des diverses tuniques de l'œil, la première, celle qui est ap- 153
parente, se nomme *semblable à de la corne* (*cornée*); quant aux noms des
autres, la seconde (*m. chorioïde*) est appelée *semblable à un grain de raisin*
et *semblable au chorion;* elle est dite semblable à un grain de raisin, si on
considère la partie qui est sous-jacente à la cornée, car elle est, par sa
face externe, lisse comme la peau d'un grain de raisin, et, par sa face interne, rugueuse comme l'intérieur de ce même grain; la dénomination,
semblable au chorion, appartient à la portion qui tapisse le *blanc* (*sclérotique*), attendu qu'elle ressemble, par l'entrelacement des vaisseaux, à la
membrane qui entoure le fœtus; la troisième renferme l'*humeur vitrée;* son
nom ancien est *membrane semblable à une toile d'araignée;* il lui vient de
sa ténuité; comme Hérophile l'a comparée à un *filet ramassé,* quelques
médecins l'appellent *rétiforme* (*rétine*); d'autres l'appellent vitrée à cause
de l'humeur qu'elle contient; la quatrième tunique enveloppe l'*humeur
cristalline;* elle était d'abord anonyme, ensuite on l'a nommée *lenticu-
laire,* à cause de sa forme, et *semblable à du cristal,* à cause du liquide qui
s'y trouve (*capsule du cristallin*). — Il me semble qu'Hippocrate (*Épid.* 154

1. καλοῖς ἂν ex em.; καλεῖν L Cl.
— 3. ὁ κερατοειδής L. — 6. κατάφλε-
βον ex em.; κατὰ φλέβον L; μετὰ φλεβῶν Cl. — Ib. τὸ ἐμβρύον Cl. — 7.
ἐοικός ex em.; ἐοικώς L Cl. — 9. ἀνε-

σπασμένῳ Cl. — 10-11. καλοῦσιν· ἄλλοι
δὲ καὶ ὑαλοειδῆ ἀπὸ τοῦ ὑγροῦ ex em.;
καλοῦσι αὐτόν· ἄλλοι δὲ καὶ ὑαλοειδῆ ἀπὸ
τοῦ ὑγροῦ L; καλοῦσιν ἀπὸ τοῦ ὑγροῦ
αὐτὸν, ἄλλοι καὶ ὑαλ. Cl.

Clinch 37.

155 τραχήλου σφόνδυλον, Ἱπποκράτης ὀδόντα δοκεῖ μοι καλεῖν, Τὸ δὲ
ὑπὸ ταῖς ἀντιάσιν ὀσ͑ οῦν, τὸ περιειληφὸς τὴν κεφαλὴν τοῦ βρόγχου, οἱ μὲν ὑοειδὲς διὰ τὸ σχῆμα ὀνομάζουσιν, ὅτι ἔοικεν τῷ Υ
γράμματι · Ἡρόφιλος δὲ παρασ͑ άτην καλεῖ, ὅτι παρέσ͑ ηκε ταῖς
156 ἀντιάσιν. Ἡ δὲ τοῦ δευτέρου σφονδύλου εἰς τὸ ἄνω καὶ ἔμπροσθεν   5
ἀπόφυσις, πυρηνοειδὴς καλεῖται.

157   Ὧ δὲ τὰ σιτία καὶ τὰ ποτὰ εἰς τὴν κοιλίαν κάτεισι, σ͑ όμα-
158 χος, καὶ οἰσοφάγος. Καὶ τὰ νεῦρα τὰ ἑκατέρωθεν αὐτοῦ, τόνοι ·
159 καὶ τὰ ἄλλα αἰσθητικὰ καὶ ἰνώδη, τόνοι ὡσαύτως. Τῆς δὲ τραχείας
ἀρτηρίας [ὅλος ὁ πόρος] καλεῖται βρόγχος · αἱ δὲ εἰς τὸν πλεύμονα   10
160 ἀποφύσεις, βρογχίαι, καὶ σήραγγες, καὶ ἀορταί. — Ἡ δὲ ἀρχὴ
τοῦ Θερμοῦ, καὶ τοῦ ζῆν, καὶ τοῦ σφύζειν, καρδία · καὶ ταύτης τὸ
μὲν ἄνω, κεφαλὴ, τὸ δὲ ἄκρον καὶ ὀξὺ, πυθμὴν, καὶ τὰ κοιλώματα,
161 κοιλίαι. Ἡ μὲν παχυτέρα καὶ ἐν ἀρισ͑ ερᾷ, ἀρτηριώδης · ἡ δὲ λε-

155 II, 11, 24) appelle *dent* la première vertèbre du cou. L'os qui est au-
dessous des amygdales et qui embrasse la tête de la trachée (*larynx*) est
appelé par quelques médecins *os semblable à l'hypsilon* (*hyoïde*), à cause
de la forme qui le fait ressembler à cette lettre; Hérophile le nomme
156 *assesseur*, parce qu'il se tient auprès des amygdales. L'apophyse de la seconde vertèbre, qui monte en haut et en avant (*apoph. odontoïde*), est dite
apophyse en forme de noyau.
157   On nomme *estomac* ou *œsophage* le canal à travers lequel les aliments
158 et les boissons descendent dans le ventricule. Les nerfs qui l'accompagnent de chaque côté (*n. pneumogastriques*) sont dits *cordons;* les autres
159 nerfs sensitifs et fibreux ont également reçu le nom de *cordons.* On
nomme *bronche* tout le canal de l'artère rugueuse (*trachée-artère*), et *bronchies, cavernes* ou *aortes*, les prolongements de la bronche dans le pou-
160 mon. — Le principe de la chaleur, de la vie et du pouls, est le *cœur;* on
nomme *tête du cœur* (*base*) la partie supérieure, *fond* (*pointe*) la partie
161 inférieure et pointue, *ventres* (*ventricules*), les cavités. La cavité qui a les
parois les plus épaisses, et qui est située à gauche, est dite *artérieuse* (*ven-*

3. ὑψηλοειδές Cl. — 5. Ἡ δέ om. L.   δέ om. L. — Ib. πλεύμονα] πλέγμα Cl.
— 7. Ὧ ex em.; Ὁ L.; Διὰ οὗ] Cl. — 10.   — 11. βρόγχια Cl. — 13. καὶ τά] τὰ δέ
[ὅλος ὁ πόρος] e conj.; om. L Cl. — Ib.   Cl. — 14. ἐν om. L.

πιοτέρα, καὶ ἐν δεξιᾷ, φλεβώδης· αὕτη δὲ καὶ εὐρυκοιλιωτέρα τῆς
ἑτέρας. Τὰ δὲ ἑκατέρωθεν τῆς κεφαλῆς ὥσπερ πτερύγια κοῖλα, 162
καὶ μαλακὰ, καὶ κινητὰ, ἐν ᾧ πᾶσα σφύζει ἡ καρδία, ὦτα καρδίας. Ὁ δὲ περὶ τὴν καρδίαν χιτὼν περικάρδιος. Καὶ τὰ ὑπὸ τῶν 163-
5 ὑμένων διαπεφραγμένα τοῦ θώρακος ἐν οἷς ὁ πλεύμων, κενὰ θώ-
ρακος. Καὶ οἱ ὑπὸ | ταῖς πλευραῖς ὑμένες, ὑπεζωκότες. Καὶ ὁ δια- 165-
χωρίζων τὰ ἐν τῷ στήθει σπλάγχνα τῶν κάτω, διάφραγμα καὶ φρένες. — Ἐκ δὲ τοῦ γένους τῶν ἀδένων, πολλαὶ δέ εἰσιν, αἱ μὲν πρὸς 167
τῷ τραχήλῳ, αἱ δὲ ὑπὸ ταῖς μασχάλαις, αἱ δὲ ἐν τοῖς βουβῶσιν, αἱ
10 δὲ ἐν τῷ μεσαραίῳ, σάρκες τινὲς ἡσυχῇ ὑποπίμελοι καὶ ψαθυραί.
Ἐκ τούτων τῶν ἀδένων καὶ ὁ καλούμενος θύμος ἐστὶ, πεφυκὼς μὲν 168
κατὰ τὴν κεφαλὴν τῆς καρδίας, ἐπιβάλλων δὲ τῷ τε ἑβδόμῳ τοῦ
τραχήλου σφονδύλῳ, καὶ τοῦ βρόγχου τῷ πρὸς πλεύμονι πέρατι,
οὐκ ἐν πᾶσιν ἑωραμένος. — Ὑπὸ δὲ τῷ διαφράγματι, γαστήρ· τὸ 169

tricule gauche); celle dont les parois sont plus minces et qui se trouve
à droite est dite veineuse (ventricule droit); sa capacité est plus grande
que celle de l'autre cavité. Les parties molles et creuses qui se meuvent 162
quand se produit la pulsation de tout le viscère, et qui s'étendent
comme des ailes de chaque côté de la tête sont les oreilles du cœur. Le 163
péricarde est la tunique qui enveloppe le cœur. On appelle vides du tho- 164
rax les cavités formées dans le thorax par l'intersection des membranes
(médiastins), et où se logent les poumons. On nomme enveloppantes (plè- 165
vres) les membranes qui tapissent les côtés. La cloison qui isole les vis- 166
cères contenus dans la poitrine de ceux qui sont placés au-dessous est
dite diaphragme ou phrènes. — Parmi les glandes, et ce genre est nom- 167
breux, les unes sont situées au cou (parotides?), les autres sous les
aisselles (glandes axillaires), celles-ci aux aines (glandes inguinales), celles-
là dans le mésaréon (ganglions du mésentère); ce sont des chairs un peu
grasses et friables. Le thymus est une de ces glandes; prenant naissance 168
proche de la tête du cœur, il se dirige vers la septième vertèbre du cou
et vers l'extrémité de la bronche qui touche aux poumons; on ne le rencontre pas chez tous les animaux. — Au-dessous du diaphragme apparaît 169

1. εὐρυκλειοτέρα Cl. — 5-6. κενὰ τοῦ θώρακος. Καὶ οἱ ὑπό Cl. — 7. κατά L.

Clinch 38-39.

δὲ αὐτὸ καὶ ἄνω κοιλία· εἶτα ἡ πρώτη τοῦ ἐντέρου ἔκφυσις, πυ-
λωρός· εἶτα νῆσϊις· ἔντερον τροφῆς διὰ παντὸς κενὸν, ἀπὸ οὗ καὶ
170 νῆσϊις ὠνόμασϊαι. Συνεχὲς δὲ τούτῳ τὸ λεπϊὸν ἔντερον· ἐκ δὲ τοῦ
λεπϊοῦ δικραία ἔκφυσις· καλεῖται δὲ τὸ μὲν τυφλὸν, ὅτι ἀληθῶς
τυφλόν ἐσϊιν· τὸ δὲ κόλον, καὶ κάτω κοιλία, ἣν καὶ νειαίρην Ὅμη- 5
171 ρος καλεῖ. Ἔσϊι δὲ ὁ σύνδεσμος τῶν ἐντέρων πᾶς, μεσεντέριον καὶ
μεσάραιον· ἀραιὰν δὲ γασϊέρα καὶ τὸ σύμπαν ἔντερον πάλαι ποτὲ
ὠνόμαζον, ἀπὸ οὗ ἐμμεμένηκεν οὕτως ἔτι καὶ νῦν τὸ μεσάραιον
172 καλεῖν. Ἐπὶ δὲ τῷ κόλῳ τὸ ἀπευθυσμένον πρὸς τὴν ἕδραν καὶ
39
173 τὸν ἀρ|χόν. Τὸ δὲ ἐκπεφυκὸς μὲν ἐκ τοῦ περιφεροῦς τῆς γασϊρὸς, 10
καλύπϊον δὲ αὐτήν τε καὶ μέρος τι τοῦ ἄλλου ἐντέρου, ἐπίπλοον.
174 Καὶ ὁ ἀπὸ τῶν φρενῶν περὶ πάντα τὰ ἔντερα χιτὼν τείνων, πε-
175 ριτόναιον. Ἡ δὲ παρὰ τὴν πρώτην τοῦ ἐντέρου ἔκφυσιν κειμένη
176 σὰρξ διαπίμελος καὶ ἀδενώδης, πάγκρεας. — Ἐκ δὲ τῶν δεξιῶν

le *gaster*; on l'appelle aussi *ventre supérieur* (*estomac*); le lieu où l'intestin
prend son origine se nomme *portier* (*pylore* et *duodenum*); après cela vient
l'*intestin qui est à jeun* (*jejunum*), ainsi dénommé parce qu'il est tou-
170 jours vide d'aliment. L'*intestin grêle* lui fait suite; cet intestin a deux
prolongements : l'un qu'on appelle *borgne* (*cæcum*) parce que, en réalité,
il n'a qu'une ouverture; l'autre qui se nomme *colon* ou *ventre inférieur,*
171 ou, chez Homère (*Il.* V, 539), *niarée* (*bas-ventre*). La membrane qui
forme le lien commun de tous les intestins est dite *entre-deux des intestins* ou *entre-deux des rares* (*mésentère, mésaréon*); car autrefois, on appelait *ventre rare* tout l'ensemble des intestins; c'est même du souvenir
172 de cette antique appellation que vient notre mot μεσάραιον. Au colon
succède l'*intestin droit* (*rectum*), qui descend vers le *siége* et le *fondement.*
173 La *tunique flottante* (*épiploon*) est celle qui, prenant naissance sur la face arrondie de l'estomac, recouvre ce viscère, ainsi qu'une partie des autres
174 intestins. Celle qui part du diaphragme et qui s'étend autour de tous les
175 intestins se nomme *membrane tendue tout autour* (*péritoine*). La chair pleine
de graisse et glanduleuse que l'on voit couchée au niveau de l'origine
176 des intestins s'appelle *toute-chair* (*pancréas*). — A droite de l'estomac

1. κοιλία ἡ πρώτη εἶτα Cl. — 4. δι- L. — 7. ἀρ. δὲ γασϊέρα ex em.; ἀρ. δὲ
κρόα Cl. — 6. καλεῖται τὸ κῶλον. Ἔσϊι τὴν γ. L Cl. — 12. νεφρῶν Cl.

τῆς κοιλίας, ἧπαρ. Τοῦ δὲ ἥπατος, τὰ μὲν τῶν φρενῶν καὶ [τοῦ] 177
περιτοναίου ψαύοντα, κυρτά· τὰ δὲ κάτωθεν καὶ τῆς γαστρὸς
ψαύοντα, σιμά. Καὶ ἐπὶ τοῦ μεγίστου λοβοῦ χολῆς ἀγγεῖον· τούτου 178
δὲ τὸ μέσον στενὸν, αὐχήν· τὸ δὲ κάτω, πυθμήν. Πύλη δὲ ἥπατος 179
5 ἡ φλὲψ, διὰ ἧς ἡ τροφὴ εἰσέρχεται. Ἀ δὲ ἐν ἱεροσκοπίᾳ, πύλας, 180
καὶ τράπεζαν, καὶ μάχαιραν, καὶ ὄνυχα καλοῦσιν, ἔστι μὲν καὶ ἐν
ἀνθρώπῳ, ἀσαφῆ δὲ καὶ οὐκ εὔδηλα, καὶ εἰς οὐδὲν ἰατρικὸν ἀναγκαίως
ὀνομασθέντα. Ἐκ δὲ τῶν ἀριστερῶν τῆς κοιλίας, σπλήν· καὶ τού- 181
του τὸ παχὺ καὶ ἀνωτάτω, κεφαλή. Πρὸς δὲ ταῖς ἐσχάταις πλευ- 182
10 ραῖς νεφροὶ δύο· καὶ ἀπὸ τούτων οὐρητῆρες δύο, οἵ τινες εἰσβάλ-
λουσιν εἰς τὴν κύστιν. Ἔστι δὲ ἡ κύστις, εἰς ἣν τὸ οὖρον τὸ ἐκ τῶν 183
νεφρῶν καὶ τῶν οὐρητήρων καταρρεῖ, καὶ ἀπὸ τῆς κύστεως ὁ τράχηλος, καὶ τὸ ὑπόστημα, καὶ ἡ τραμὶς, καὶ τὰ ἄλλα τὰ ἤδη εἰρημένα.
15   Τὰ δὲ σπερματικὰ ἀγγεῖα ἔστι μὲν τέσσαρα, δύο μὲν κιρσοειδῆ, 184

se trouve l'*hépar* (*foie*). La surface qui touche au diaphragme et au péri- 177
toine est dite *convexité*; celle qui regarde en bas et touche à l'estomac
est dite *concavité*. Sur le grand lobe est couché le *vaisseau de la bile* (*vé-* 178
sicule et canal biliaires); la partie moyenne étroite est le *col*; la partie
inférieure, le *fond*. La *porte* du foie est la veine (*veine-porte*) par où lui 179
arrive la nourriture. Ce que, dans l'inspection des victimes sacrées, on 180
appelle *porte, table, épée, ongle,* se trouve aussi chez l'homme, mais sous
une forme indécise et peu apparente; il n'importe pas, en médecine,
que ces parties reçoivent un nom. Le *splen* (*rate*) est situé à gauche 181
de l'estomac; la partie épaisse et la plus élevée de ce viscère s'appelle
tête. Au niveau des dernières côtes sont les deux *néphres* (*reins*), d'où 182
s'échappent les deux *uretères,* qui débouchent dans la vessie. La *vessie* est 183
la cavité où les reins versent l'urine à travers les uretères; puis il y a le
col de la vessie, le *sous-fil,* la *tramis,* et les autres parties que j'ai déjà
énumérées plus haut (p. 146, l. 9).
Les vaisseaux spermatiques sont au nombre de quatre, deux *vari-* 184
queux (*canaux déférents*) et deux *glanduleux* (*prostates*); on les nommait

1. [τοῦ] ex em.; om. L Cl. — 8. L Cl. — 13-14. καὶ τὰ ἄλλα τὰ διηρη-
κοιλίας, σπλήν ex em.; κοιλίας, ὁ σπλήν   μένα Cl.

Clinch 39-40.

185 δύο δὲ ἀδενοειδῆ · ἐκαλοῦντο δὲ καὶ γόνιμοι φλέβες. Καὶ τῶν κιρσοειδῶν, τὰ πρὸς τοῖς διδύμοις, παρασ‌ἅται · ἐνίοις δὲ καὶ πάντα
186 παρασ‌ἅτας καλεῖν διαφέρει | οὐδέν. Σκεπ‌ἐον δὲ καὶ εἰ τοῖς Θή-
λεσι τὰ αὐτὰ πεποίηται, ὥσπερ καὶ τοῖς ἄρρεσιν · Ἡροφίλῳ μὲν
γὰρ οὐ δοκεῖ τὸ Θῆλυ κιρσοειδεῖς ἔχειν παρασ‌ἅτας · ἐν δὲ προ- 5
βάτου ὑσ‌ἐρᾳ εἴδομεν ἐκ τῶν διδύμων πεφυκότα τὰ ἀγγεῖα κεκιρσωμένα ἑκατέρωθεν · συνετέτρητο δὲ ταῦτα εἰς τὸ κοίλωμα τῆς
ὑσ‌ἐρας, ἀπὸ ὧν ὑπόμυξον ὑγρὸν πιεζούντων ἀπεκρίνετο · καὶ ἦν
πολλὴ δόκησις σπερματικὰ ταῦτα εἶναι, καὶ τοῦ γένους τῶν κιρ-
187 σοειδῶν. Τοῦτο μὲν δὴ οἷόν ἐσ‌ἰιν, αἱ ἀνατομαὶ τάχα δείξουσιν. — 10
188 Οἱ δὲ μύες οἱ ἔνδοθεν τῆς ὀσφύος, ψόαι, οἵπερ καὶ μόνοι τῆς ἄλλης
189 ῥάχεως τῇ ὀσφύι παραπεφύκασιν. Ἄλλοι δὲ νευρομήτρας καλοῦσιν·
190 ἄλλοι δὲ ἀλώπεκας. Τοῦτο ἄρα ἦν καὶ τὸ ἐν ταῖς Κνιδίαις γνώμαις
γεγραμμένον · ἐὰν δὲ νεφρῖτις ἔχῃ, σημεῖα τάδε · ἐὰν οὐρῇ παχύ,

185 aussi *veines génératrices*. Les parties des vaisseaux variqueux qui touchent
aux *didymes* (*testicules*) sont appelées *parastates* (*assesseurs*); quelques
auteurs ne font pas difficulté d'appeler *parastates* la totalité de ces vais-
186 seaux. Il convient d'examiner si la nature a pris les mêmes dispositions
chez les femelles que chez les mâles; Hérophile, en effet, est d'avis que
les femmes n'ont pas de *parastates variqueux;* mais, sur l'utérus d'une
brebis, nous avons vu, de chaque côté de ce viscère, des vaisseaux variqueux qui s'y insèrent; ils s'ouvraient dans la cavité de l'utérus (*trompes
de Fallope*), et, quand on les comprimait, il s'en échappait un liquide
légèrement muqueux; c'était là pour nous une grande présomption que
ce sont des vaisseaux spermatiques, de l'espèce des vaisseaux variqueux.
187-188 Les dissections montreront peut-être ce qui en est. — Les muscles qui
s'étendent en dedans (*en avant*) des lombes sont les *psoas;* les lombes sont
la seule région de tout le rachis qui ait des muscles ainsi disposés (*psoas*
189 *et iliaques*). On les appelle aussi tantôt *mères des nerfs* et tantôt *renards*.
190 Ce dernier terme est employé dans les *Sentences cnidiennes* : « S'il existe
« une *néphritis*, on la reconnaît à ces signes : que l'urine est épaisse et

---

1. ἀδενοειδῆ] ἐλαειδη (sic) L. — 2.
τοὺς διδύμους Cl. — Ib. προσ‌ἅται ἐνίοι.
L. — 8. ὑπό Cl. — Ib. πιεζόντων Cl.

— 8-9. ἀπεκρίνετο · καὶ ἦν πολλὴ δόκησις σπερματικὰ ταῦτα εἶναι, καὶ τοῦ γένους τῶν om. L. — 10. δίχα Cl.

συῶδες, καὶ ὀδύναι ἔχωσιν ἔς τε τὴν ὀσφὺν καὶ τοὺς κενεῶνας, καὶ
τοὺς βουϐῶνας, καὶ τὸ ἐπίσειον, τοτὲ δὲ καὶ ἐς τὰς ἀλώπεκας. Ὦ 191
καὶ δῆλον ὅτι χρήσιμον τὰ τοιαῦτα εἰδέναι εἰς διάγνωσιν τῶν οὕτως
ὠνομασμένων. Κλείταρχος δὲ τοὺς ἔξω κατὰ τῆς ῥάχεως μύας, 192
5 ψόας, καὶ νευρομήτρας, καὶ ἀλώπεκάς φησι καλεῖσθαι οὐκ ὀρθῶς.

— Τῆς δὲ γυναικὸς τὸ γεννητικὸν μόριον, μήτρα, καὶ ὑσλέρα· Ἱπ- 193
ποκράτης δὲ καὶ δελφὺν, καὶ γονὴν καλεῖ. Καὶ αἱ ἐπὶ τὰ ἄνω ἔνθεν 194
καὶ ἔνθεν ἐκφύσεις, κεραῖαι, καὶ πλεκτάναι, καὶ τὰ ἀνέχοντα αὐτὴν ἀγγεῖα ἐκτός. Καὶ τὸ μέσον καὶ ἀνωτάτω, πυθμήν· καὶ τὰ 195
10 ἑκατέρωθεν, ὦμοι· καὶ τὸ ἄκρον, αὐχὴν καὶ τράχηλος· τραχήλου
δὲ τὸ σλόμα, ὁ πρῶτος πόρος· Ἱπποκράτης δὲ | καὶ ἀμφίδιον ὀνο- 41
μάζει ἀπὸ τῶν κυκλοτερῶν σιδηρίων τῶν πρὸς τοῖς ἀρότροις. Εἶτα 196
τὸ κοίλωμα τὸ ἐφεξῆς, γυναικεῖος κόλπος, καὶ αἰδοῖον τὸ σύμπαν
σὺν τοῖς ἐπιφανέσιν. — Περὶ δὲ τοὺς διδύμους εἰσὶ χιτῶνες 197

« purulente, et que des douleurs occupent les lombes, les flancs, les
« aines, le pubis et les *renards*. » On voit par ce passage qu'il est utile de 191
se familiariser avec cette diversité de nomenclature pour reconnaître les
parties ainsi désignées. Clitarque dit, mais à tort, que ce sont les muscles 192
externes du rachis qui sont appelés *psoas, mères des nerfs* et *renards*. —
Le membre génital de la femme s'appelle *mère* (*matrice*) ou *hystera* 193
(*utérus*); Hippocrate le nomme parfois *delphys* (*Des Femmes stériles*,
§ 222) ou *génitrice*. Les prolongements qui montent en haut de 194
chaque côté de l'utérus sont les *antennes* ou *bras de poulpe* (*cornes*;
trompes de Fallope); noms qui s'appliquent aussi aux vaisseaux qui le
suspendent à l'extérieur (*ligaments ronds*). La portion moyenne et la 195
plus élevée de l'utérus est le *fond*; les parties latérales sont les *épaules*;
l'extrémité est l'*isthme* ou le *trachèle* (*col*); enfin l'ouverture du col est
l'*orifice antérieur* (*museau de tanche*); Hippocrate le nomme *amphidion*
(*Malad. des femmes*, § 47) à cause de sa ressemblance avec les cercles de
fer qui se trouvent aux charrues. La cavité qui lui fait suite est le *sinus* 196
féminin (*vagin*); on appelle *parties honteuses* toute cette cavité, y compris
les organes génitaux apparents. — Les testicules sont entourés par des 197

1. ἔχωσιν ex em.; ἔχουσιν codd. Cl.
— Ib. ἔς⁻τε] ὥσ1ε Cl. — 2. Ὡς L. —
5. νευρομήτορας Cl. — 7. γονήν]. Voy.

les notes. — Ib. αἱ om. L. — 9. ἀγγεῖα ἐκτός] ἀγγείεσ1ω (sic) L. — Ib.
ἀμέσον Cl.

Clinch. 41.

ἐλυτροειδεῖς καὶ δαρτοὶ, καὶ νεῦρον εἰς τὸν δίδυμον καθῆκον κοῖλον, ὃ καὶ ἀορτὴρ καὶ κρεμαστὴρ καλεῖται, καὶ φλεβία διὰ ὧν τρέφονται οἱ δίδυμοι· καὶ ταῦτα *τρέφοντα τὸν δίδυμον* καλεῖται.

198   Τῶν δὲ ἄλλων φλεβῶν τὰ ὀνόματα, τὸ μὲν κατὰ παντὸς εἰπεῖν, τὰ λεπτὰ τῷ χιτῶνι ἀγγεῖα καὶ ἔναιμα φλέβες καλοῦνται, καὶ πᾶ-   5
199 σαι αἱ μεγάλαι, κοῖλαι. Ὕστερον δὲ διὰ ἔθους ἔσχον οἱ ἰατροὶ κοίλην ὀνομάζειν, τήν τε ἀπὸ τοῦ ἥπατος ἐπὶ [τοὺς] νεφροὺς πέμπουσαν τὰς ἀποφύσεις, ἔνθα φησὶν ὁ Πραξαγόρας τὴν πρώτην ἀρχὴν εἶναι τῶν πυρετῶν· καὶ οὗτος κοίλην μόνην ταύτην καλεῖ· ἄλλοι δὲ καὶ τὴν ἄνω διὰ τῶν φρενῶν ἐπὶ καρδίαν τείνουσαν· οἱ δὲ καὶ 10
ταύτην τε καὶ τὴν προτέραν ἑνὶ ὀνόματι ἡπατῖτιν ὠνόμασαν· καὶ τὴν
200 ἀπὸ τοῦ σπληνὸς, σπληνῖτιν. Ἀλλὰ οὐκ ἔστιν ἀπὸ τοῦ σπληνὸς, ὥσπερ ἀπὸ τοῦ ἥπατος ἄνω καὶ κάτω διὰ τῶν ἀρισ]ερῶν πεφυκυῖα φλέψ, ἀλλὰ τοῦτο ψευδόμενοι λέγουσιν· τὰ δὲ ἐπὶ τὸν σπλῆνα τεί-

tuniques *en forme d'étui* et *écorchées* (v. p. 182-183); un nerf creux se rend aussi à ces organes; on le nomme *corde* ou *crémaster* (*suspenseur*); il s'y rattache encore de petites veines qui portent la nourriture; on les appelle *veines nourricières des testicules*.

198   Quant aux noms des autres veines, pour le dire en général, on appelle proprement *veines* celles qui ont une tunique mince et qui con-
199 tiennent du sang; toutes les grandes veines sont dites *caves*. Plus tard les médecins ont pris l'habitude de nommer particulièrement *cave* la veine qui, du foie (*partie de la v. cave infér.*), envoie des prolongements vers les reins, là où, suivant Praxagore, est le point de départ de toutes les fièvres; ce médecin veut que le nom de *cave* lui soit exclusivement réservé; mais d'autres appellent aussi *cave* la veine qui monte au cœur à travers le diaphragme (*autre partie de la v. cave infér.*); enfin il en est qui donnent le nom d'*hépatitis* à l'une et à l'autre veine, et de *splénitis*
200 à celle qui part de la rate. Mais il n'y a pas à la rate comme au foie une veine qui, située à gauche, ait une portion descendante et une portion ascendante; ceux qui disent cela se trompent; les veines qui se dirigent

1. ἐλυτροειδεῖς ex em.; ἐρυτροειδεῖς L;   om. L. — 6-7. ἔνθους ἔσχον ἰατροὶ κοίλην
ἐρυθροειδεῖς Cl. et sic semp.—Ib. κοῖλον.   τε ὀνομ. L. — Ib. τοῦ W.; om. L. Cl.
Voy. notes. — 2. ἀρτηρία Cl. — Ib. καί   — 7. [τοὺς] ex em.; om. L. Cl.

11

νοντα φλεβία, λεπλά τέ ἐσλι, καὶ αὐτὸν πρὸς τὸν σπλῆνα περαίνεται. Φιλισλίων δὲ ὁ ἐξ Ἰταλίας, κατὰ τὸ ἐπιχώριον τοῖς ἐκεῖ 201
Δωριεῦσι, ἀετούς τινας ὀνομά|ζει φλέβας, τὰς διὰ κροτάφων ἐπὶ 42
κεφαλὴν τεινούσας. Ἱπποκράτης δὲ τὰς ἀπὸ καρδίας εὐθεῖς δρακον- 202
5 τίδας ὀνομάζει. Ἡρόφιλος δὲ ἀρτηριώδη φλέβα τὴν παχυτάτην καὶ 203
μεγίσλην τὴν ἀπὸ τῆς καρδίας καλεῖ φερομένην ἐπὶ τὸν πλεύμονα·
ἔχει γὰρ ὑπεναντίως τῷ πλεύμονι πρὸς τὰ ἄλλα. Αἱ μὲν φλέβες 204
ἐνταῦθα ἐρρωμέναι καὶ ἐγγυτάτω τὴν φύσιν ἀρτηριῶν· αἱ δὲ ἀρτηρίαι
ἀσθενεῖς, καὶ ἐγγυτάτω τὴν φύσιν φλεβῶν. Ἐπανθισμοὺς δὲ πρῶτος 205
10 μὲν ὧν οἶδα ὠνόμασε Διονύσιος ὁ τοῦ Ὀξυμάχου· καί φησιν ὁ Εὔδημος λέγεσθαι τὴν φλέβα, ἐπανθισμόν. Ἐμοὶ δὲ δοκεῖ Διονύσιος 206
ἐοικὸς μέν τι φλεβὶ τὸν ἐπανθισμὸν ὀνομάζειν, οὐ μὴν αὐτόφλεβα,
ἀλλά τι ἄλλο ἐπίκτητον ἀγγεῖον αἵματος. Δηλοῖ δὲ πολλάκις ἐν τῷ 207
αὐτῷ φλέβα, καὶ ἐπανθισμὸν, καὶ ἀρτηρίαν ὀνομάζων· οὐ γὰρ ἂν,

du côté de la rate sont grêles et se terminent à ce viscère. Philistion, 201
médecin d'Italie, se conformant au langage des Doriens qui habitent
ce pays, appelle *aigles* certaines veines qui se dirigent vers la tête le
long des tempes (*branches de la jugulaire externe*), Hippocrate nomme *dra-* 202
contides (*petits dragons*) les veines qui s'élèvent en ligne droite du cœur.
Hérophile désigne par les mots *veine artérieuse* (*artère pulmonaire*) le 203
vaisseau très-grand et très-épais qui se porte du cœur au poumon; car,
dans les poumons, les choses se passent autrement que dans les autres
parties. Les veines y sont résistantes et se rapprochent de la nature des 204
artères, tandis que les artères y sont faibles et se rapprochent de la nature des veines. Denys, fils d'Oxymaque, s'est servi le premier, à ma con- 205
naissance, du mot *épanthisme;* et Eudème dit qu'on appelait les veines
épanthismes. Mais je crois que Denys a ainsi dénommé, non pas une veine, 206
mais quelque chose qui y ressemblait, par exemple, un réceptacle accidentel de sang. Il le prouve en employant souvent dans la même phrase 207
les mots *veine, épanthisme* et *artère,* et il n'eût pas parlé ainsi, s'il n'y avait

---

1. αὐτόν ex em.; αὐτοῦ L Cl. — 2. ἐξ]
ἀπό Cl. — 3. ἀετούς] δὲ τούς L. — 4.
εὐθεῖς ex em.; εὐθύς L Cl. — 4-5. δρα-
κοντίτιδας L. Voy. notes. — 6. τῶν ἀπό L.

— 9. πρῶτος ex em.; πρῶτον L Cl. —
12. ἐοικὸς μέν τι ex em.; ἐοικὸς μὲν τῇ
Cl. ἐοικὸς δὲ τῇ L. — 13. ἀλλά τι καὶ
ἄλλο Cl. — Ib. δέ om. Cl.

Clinch. 42-43.

εἴπερ ταὐτὸν ἦν φλεβὶ, οὕτως ὠνόμαζεν· εἴ γε μηδέν ἐσλιν ἕτερον
σπαρὰ τὴν φλέϐα ἐπανθισμός, ἀλλὰ ἐκεῖνός γε ῷετο, καὶ οὕτως ἐκάλει.

208 — Τὰς δὲ ἀρτηρίας τὸ ἀρχαιότατον φλέϐας ὠνόμαζον· καὶ σφύζειν
ὁπότε λέγοιεν τὰς φλέϐας, ἀρτηρίας ἐϐούλοντο καλεῖν· ἀρτηριῶν γὰρ
τὸ σφύζειν ἔργον· ἔλεγον δὲ καὶ ἀορτὰς καὶ σπνευματικὰ ἀγγεῖα, καὶ 5

209 σήραγγας, καὶ κενώματα, καὶ νεῦρα. Ἀορτὴν δὲ Ἀρισλοτέλης ἐξαιρέτως τὴν διὰ τῆς ῥάχεως ἀρτηρίαν ὀνομάζει, ἤ τις μεγίσλη σπαρα-
τέταται τῇ ῥάχει· ταύτην δὲ σπαχεῖαν Πραξαγόρας εἴθισλαι καλεῖν.

210 Καρωτίδας δὲ τὰς διὰ τοῦ τραχήλου κοίλας ὠνόμαζον σπάλαι, ὅτι
43 σπιεζόντων καρώδεις καὶ ἄφωνοι ἐγίνοντο· ὤφθη δὲ νῦν τὸ] σπάθημα 10
οὐ τῶν ἀρτηριῶν, ἀλλὰ νεύρων αἰσθητικῶν σπεφυκότων σπλησίον·

211 ὥσλε εἰ ἐθέλοις μεταθεῖναι τοὔνομα, οὐκ ἂν ἁμαρτάνοις. — Νεῦρα
δὲ, τὰ μὲν ἀπὸ ἐγκεφάλου καὶ νωτιαίου, σπρακτικὰ καὶ αἰσθητικὰ,

212 καὶ σπροαιρετικὰ, καὶ τόνοι· τὰ δὲ σπερὶ τὰ ἄρθρα συνδετικά. Αἱ δὲ

aucune différence entre l'*épanthisme* et la *veine*; du moins, si *épanthisme*
et *veine* sont même chose, Denys pensait qu'il en est autrement et écrivait
208 en conséquence.—Très-anciennement on appelait les artères *veines*; et,
quand on disait que les veines battaient on voulait parler des artères, car
battre est l'office des artères; on les nommait aussi *aortes* (*suspenseurs*),
209 *vaisseaux pneumatiques, cavernes, cavités* et *nerfs*. Aristote (*Hist. des anim.*
III, III, 7) désigne particulièrement sous le nom d'*aorte* la plus grande
des artères, celle qui descend le long du rachis; Praxagore a coutume
210 de l'appeler l'*épaisse*. On a autrefois appliqué le nom d'*assoupissants* (*ca-
rotides*) aux vaisseaux qui montent à travers le cou, parce qu'en les
comprimant, on produit l'assoupissement et l'aphonie; mais on sait aujourd'hui que ces symptômes résultent de la compression des nerfs et
non pas de celle des vaisseaux, de sorte qu'on ne ferait pas mal si on
211 pensait devoir changer ce nom. — Parmi les nerfs qui proviennent du
cerveau et de la moelle épinière, les uns actifs (*moteurs*) ou sensitifs sont
dits *volontaires* et *cordons*; les autres, qui entourent les articulations, sont
212 appelés *ligaments*. Les faisceaux épais qui s'étendent depuis la nuque,

1. εἰ γάρ Cl. — 1.-2. ἕτερον σπαρὰ L. — Ib. καλεῖ L. — 6. καὶ κενώματα]
τὴν φλέϐα om. L. — 2. ῷελο] ὥσλο (sic) καλκεώματα L. — 12-13. Νεῦρα μέν Cl.

παχεῖαι ἐκ τοῦ ἰνίου ἐκφύσεις, καὶ τὰ εἰς τὴν πλέρναν ἐκ τοῦ μυὸς
ἐκφυόμενα, τένοντες. — Χόνδροι δὲ τὰ ἐπὶ τοῖς πέρασι τῶν ὀσ7ῶν · 213
σκληρότερα δὲ τῶν νεύρων. — Ὑμένες δὲ τὰ λεπ7ὰ καλύμματα · 214
χιτῶνες δὲ τὰ παχύτερα τῶν καλυμμάτων. — Πιμελὴ δὲ τὸ λιπα- 215
5 ρώτατον πῆγμα τῆς τροφῆς. — Σὰρξ δὲ τὸ ἐν τοῖς σπλάγχνοις 216
μεταξὺ τῶν ἀγγείων πεπηγὸς, ἅμα ὑφή τις καὶ πλήρωμα τοῦ
πλέγματος τῶν ἀγγείων, ὡς μὴ κενὰ τὰ μεταξὺ ᾖ · καὶ ἡ τῶν μυῶν,
ἰνώδης, καὶ σ7ερεά · καὶ ἡ ἐπὶ τοῖς ἕλκεσι καὶ τοῖς κοιλώμασι τῶν
ὀσ7ῶν ἄρτι πηγνυμένη. — Μυελὸς δὲ ὁ μὲν ἐν τῇ ῥάχει, ῥαχίτης · 217
10 ὁ δὲ διὰ νώτου, νωτιαῖος, καὶ ἡ περὶ ἀὐτὸν μῆνιγξ, νωτιαία · ὁ δὲ
ἐν τῷ κρανίῳ, ἐγκέφαλος · ὁ δὲ ἐν τοῖς ἄλλοις ὀσ7έοις, ὀσ7ίτης,
ἐάν τε ἐν μεγάλοις ἐνῇ κοιλώμασιν ὥσπερ ἐν μηρῷ, καὶ ἐν βρα-
χίονι, ἐάν τε ἐν σήραγξιν, ὥσπερ ἐν πλευραῖς καὶ κλεισίν.
Αἷμα δὲ ὁ θερμότατος καὶ ξανθότατος χυμός. — Φλέγμα δὲ τὸ 218-219

et celui qui, s'échappe du muscle (*soléaire, jumeaux*), se fixe au talon
(*tendon d'Achille*), sont appelés *tendons*. — Le *cartilage* est la substance 213
blanche plus dure que n'est celle des nerfs, et qui revêt l'extrémité des
articulations. — On nomme *membranes* les enveloppes minces, *tuniques* 214
les enveloppes épaisses. — La *graisse* est la partie coagulée la plus onc- 215
tueuse de l'aliment. — La *chair* est la partie solidifiée qui; dans les vis- 216
cères, se trouve entre les vaisseaux; c'est en même temps un certain tissu
et un moyen de remplissage entre les mailles des vaisseaux, afin qu'il n'y
ait point de vide entre eux; puis il y a la chair des muscles, fibreuse et
résistante; enfin celle qui se forme sur les plaies ou qu'on trouve dans les
cavités des os est une coagulation. — La moelle contenue dans le rachis 217
s'appelle *moelle rachidienne*, et au dos, *moelle dorsale;* la méninge qui la
revêt est dite *méninge dorsale;* la moelle renfermée dans le crâne est
nommée *encéphale;* celle des autres os a reçu le nom de *moelle osseuse,*
qu'elle se trouve soit dans de grandes cavités, à la cuisse et au bras, par
exemple, soit dans de petites cavernes, comme aux côtes et à la clavicule.
Le *sang* est l'humeur la plus chaude et d'un jaune foncé. — Le *phlegme* 218-219

. 4. Πιμελὴ τό λιπαρ. L. — 6. πεπηγὸς, ἅμα ὑφή τις e conj.; πεπηγὸς ἀλλὰ
ὑφεί τις L Cl. — 7. πλεύμονος L. — Ib.

ὡς μὴ τὰ κενὰ μεταξύ ᾖ Cl. — Ib. ἡ om.
Cl. — 9. πηγνυμένης L. — 12-13. καὶ
βραχίωνι Cl.

Clinch. 43-44.

220 λευκὸν καὶ παχὺ, καὶ ἡσυχῇ ἀλυκὸν περίσσωμα. * Τοῦτο δὲ ὅταν
221 αὐανθῇ, μέλαν φλέγμα. — Χολὴ δὲ, ξανθὴ μὲν, τὸ πικρὸν καὶ ξαν-
θὸν περίσσωμα· πρασοειδὴς δὲ, ἡ ὀξεῖα καὶ ὑπόχλωρος· ἰώδης δὲ,
44 ἡ ἰσχυρῶς κατακορὴς καὶ ἄκρατος · | μέλαινα δὲ, ἡ ὑποσ7άθμη τοῦ
222-223 αἵματος. Ἄλλοι δὲ τὸ μέλαν αἷμα, μέλαιναν καλοῦσιν. — Τὰ δὲ 5
ὑπόλοιπα περισσώματα, σίελος μὲν ἡ τοῦ σ7όματος ὑγρότης· μύξα
δὲ τὸ ἁλμυρὸν περίσσωμα τοῦ ἐγκεφάλου· ἱδρὼς δὲ ἡ κατὰ πᾶν τὸ
σῶμα ὑγρότης· οὖρον δὲ τὸ ἐν κύσ7ει νιτρῶδες ὑγρὸν κατιόν· φῦσα
δὲ τὸ ἐν τοῖς ἐντέροις περισσὸν πνεῦμα· κυψελὶς δὲ ὁ ἐν τοῖς ὠσὶ
ρύπος· καταμήνιον δὲ αἱ ἐν ταῖς 9ήλεσιν ἐπὶ μηνὶ αἱματώδεις ἐκ- 10
κρίσεις· ὅταν δὲ λευκὰ ἐπιφέρηται, καταμήνιον οὐ καλεῖται, ἀλλὰ
224-225 ῥοῦς. Γάλα δὲ ἡ ἐν τοῖς μασ7οῖς πέψις τῆς τροφῆς. Σπέρμα δὲ καὶ
9ορὴ καὶ γόνος τὸ αὐτὸ, ἡ ἐν παρασ7άταις γεννητικὴ πέψις ὁμοῦ
226 πνεύματος καὶ τροφῆς. — Πραξαγόρας δὲ ἴδιον τρόπον τοὺς χυμοὺς
ὠνόμαζε, γλυκὺν, καὶ ἰσόκρατον, καὶ ὑαλοειδῆ· τούτους μὲν κατὰ 15

220 est l'*excrément* blanc, épais, légèrement salé. Quand il se dessèche on le
221 nomme *phlegme noir*. — La *bile* est dite *jaune* quand il s'agit de l'excrément amer et jaune; *porracée*, s'il est aigre et un peu jaune; *érugineuse*,
s'il est très-foncé et sans mélange; *noire* quand il est le dépôt du sang.
222-223 Quelques médecins appellent *bile noire* le sang noir.—Les autres excréments sont : la *salive*, liquide de la bouche; le *mucus*, superfluité salée du
cerveau; la *sueur*, sécrétion humide de tout le corps; l'*urine*, humeur
sodique qui se rend dans la vessie; les *vents*, flatulences superflues qui
se forment dans les intestins; la *cypsèle* (*cérumen*), crasse formée dans
les oreilles; l'*éruption mensuelle*, écoulement sanguin qui se produit
chaque mois chez les femmes; quand cet écoulement est blanc on l'ap-
224 pelle *flux* et non pas *éruption mensuelle*. Le *lait* est le liquide contenu
225 dans les mamelles et provenant de la coction de l'aliment. *Sperme, thore*
et *géniture*, désignent la liqueur prolifique contenue dans les *parastates*
226 et résultant de la coction simultanée du pneuma et de l'aliment. —
Praxagore désigne les humeurs d'une façon particulière; il les appelle :

1-2. Τοῦτο μὲν τοῦτο δὲ ἀνθῇ L. — ἔκκρισις L. — 12. τοῖς om. L. — 15.
2. δέ om. Cl. — 9. κύψις L. — Ib. ὠτοῖς ὠνόμασε Cl. — Ib. ἰσόκρατα L. — Ib.
L. — 10-11. ὁ ἐν ταῖς..... αἱματώδης ὑαλοειδῆς L. ὑαλοειδεῖς L.

τὴν ἰδέαν τοῦ φλέγματος · ἄλλους δὲ ὀξὺν καὶ νιτρώδη, καὶ ἁλυκὸν,
καὶ πικρόν · τούτους δὲ ὡς γευσαμένῳ φαίνονται · ἄλλους δὲ, πρα-
σοειδῆ μὲν τῇ χρόᾳ, λεκιθώδη δὲ τῇ παχύτητι · ἄλλους δὲ, ξυ-
σικὸν μὲν, ὅτι ξύεσθαι παρασκευάζει · σιάσιμον δὲ, ὅτι ἐν ταῖς
5 φλεψὶν ἐνέσιηκε, καὶ οὐ διαδίδωσιν εἰς τὴν σάρκα, διὰ τὸ λεπιοὺς
καὶ φλεβώδεις εἶναι τοὺς σιασίμους χυμούς. Τὸ δὲ ὅλον, χυμὸν ὁ 227
Πραξαγόρας πᾶν τὸ ὑγρὸν καλεῖ · ὁ δὲ Μνησίθεος, τοῦτον μὲν χυλὸν, τὴν δὲ γευσικὴν δύναμιν, ἐάν τε ἐν ξηρῷ, ἐάν τε ἐν ὑγρῷ ᾖ,
χυμόν. — Θερμασίαν δὲ καὶ πνεῦμα Ζήνων μὲν τὸ αὐτὸ εἶναί φη- 228
10 σιν · οἱ δὲ ἰατροὶ διαιροῦσι, πνεῦμα μὲν τὸ | ἀναπνεόμενον · θερμὸν 45
δὲ τὴν ἔκτριψιν τοῦ πνεύματος · οἱ δὲ ἀρχήν τινα ζωῆς.

Τὸ δὲ βρέφος περιέχεται χιτῶσι, τῷ μὲν λεπιῷ καὶ μαλακῷ · 229
ἄμνιον αὐτὸν Ἐμπεδοκλῆς καλεῖ · ἐντεῦθεν, μοι δοκεῖ, καὶ ἡ Εἰλείθυια
Ἀμνιὰς ἐπωνόμασιαι, μᾶλλόν περ ἢ ἀπὸ τοῦ ἐν Κρήτῃ λιμένος.

douces, bien tempérées, vitreuses, en s'en rapportant aux apparences extérieures du phlegme; aigres, sodiques, salées, amères, en tenant compte de
la saveur; porracées, eu égard à la couleur; semblables à du jaune d'œuf,
en considérant la consistance; corrosives, parce qu'elles portent à se gratter; stagnantes, celles qui restent dans les vaisseaux et ne transsudent pas
à travers les chairs, attendu que les humeurs stagnantes sont ténues et
demeurent dans les veines. En général, Praxagore applique l'expression 227
chyme à toute espèce de liquide, tandis que Mnésithée emploie dans ce
cas le mot chyle (suc), et il réserve le mot chyme pour indiquer une qualité sapide, qu'il s'agisse de solides ou de liquides. — Zénon assure que 228
la chaleur et le pneuma sont même chose; les médecins font une distinction: ils appellent pneuma l'air qui est respiré, et chaleur ce qui résulte
du frottement du pneuma; d'autres prétendent que la chaleur est un
certain principe de la vie.

　Le fœtus est enveloppé de membranes, d'abord d'une membrane 229
mince et molle; Empédocle l'appelle amnios; c'est de là, ce me semble,
que la déesse Ilithyie a pris le surnom d'Amnias, et non pas du nom

---

　　2. φαίνεται Cl. — 6. Τόν Cl. — 8. τε　　λεπιὸν καὶ μαλακόν Cl. — 13. Ηειαειθυια
ξηρῷ L.—9. χυλόν L.—Ib. μέν om. Cl.　　Ἀμυησιας (sic) L. — 14. καὶ μᾶλλον
—11. ζωῆς ἀρχήν τινα Cl.—12. τὸ μὲν　　ἤπερ Cl.

Clinch. 45.

230 Ἑωρῶμεν δὲ ἀνατέμνοντες τοῦτον τὸν χιτῶνα περιέχοντα ὑγρὸν, πολὺ δὴ καθαρώτερον τοῦ ἐν τῷ χορίῳ· καὶ λογιζομένοις μὲν ἐφαί-νετο ὥσπερ ἰδρὼς εἶναι τοῦ βρέφους, τὸ δὲ διὰ τοῦ οὐράχου ὥσπερ

231 οὖρον εἰς τὸ χορίον ἐκδιδόναι. Ἀλλὰ ὁ μὲν ἄμνιος ἔνδοθεν ἦν καὶ περὶ τῷ βρέφει· τὸ δὲ χορίον ἔξω καὶ περὶ τῇ ὑστέρᾳ τραχὺς καὶ 5

232 φλεβώδης χιτών. Ἐκ δὲ τοῦ χορίου ἐκπεφύκει ὁ ὀμφαλὸς, δύο φλέ-βες καὶ δύο ἀρτηρίαι, καὶ πέμπτος ὁ καλούμενος οὐραχὸς, ἀγγεῖον βραχὺ καὶ ἀμφίστομον ἀπὸ τοῦ πυθμένος τῆς κύστεως εἰς τὸ χορίον ἐμβάλλων.

233 Τὰ μὲν πλεῖστα τοῦ ἀνθρώπου οὕτω χρὴ καλεῖν· εἰ δέ τι ἐν τού- 10 τοις καὶ παραλέλειπται, οὐ μὴν δίκαιον τὰ πολλὰ ἀτιμάσαι διά τινα ὀλίγα παροφθέντα.

230 d'un port de Crète. En disséquant cette tunique nous l'avons trouvée pleine d'un liquide beaucoup plus limpide que celui qui est renfermé dans le *chorion;* ce liquide semblait à qui réfléchissait, comme la sueur du fœtus; nous reconnaissions aussi que, par l'*ouraque (conduit de l'urine),*

231 une humeur semblable à l'urine arrivait dans le chorion. L'amnios re-couvrait immédiatement le fœtus, tandis que le chorion apparaissait comme une membrane externe, rugueuse, tissée de veines et qui se

232 trouvait en rapport avec les parois de l'utérus. Du *chorion* partait l'*om-phale (cordon ombilical),* composé de deux veines, de deux artères (*veines et artères ombilicales*) et d'un cinquième vaisseau qu'on appelle l'*ouraque,* vaisseau court qui communique, par deux ouvertures, avec le fond de la vessie et avec le chorion.

233 Telle est la nomenclature de la plupart des parties du corps de l'homme; si on en a omis quelques-unes, il ne serait pas juste de tenir en mépris la somme considérable de connaissances acquises, à cause de quelques petites choses qui auraient passé inaperçues.

2. δέ Cl. — 5. βραχύς Cl. — 10. εἰ δέ] τὰ δέ L.

ΑΝΕΠΙΓΡΑΦΟΝ.

ΠΕΡΙ

ΑΝΑΤΟΜΗΣ ΤΩΝ ΤΟΥ ΑΝΘΡΩΠΟΥ ΜΟΡΙΩΝ.

| Παραδόντες τὴν τῶν ἔξωθεν θεωρουμένων ὀνομασίαν, ἑξῆς νῦν
ἐπὶ τὴν τῶν ἐντοσθίων μεταβαίνωμεν γνῶσιν · ἔοικε γὰρ κατὰ
τοὺς σοφοὺς οἱονεὶ μικρὸς κόσμος ὁ ἄνθρωπος, ἀντίμιμος τῆς οὐ-
ρανίου τάξεως, ποικίλην ἔχων δημιουργίαν ἀποτελεσμάτων ἔν τε
5 τῇ τῶν μερῶν κατασκευῇ, καὶ τῇ τῶν ἔργων ἐκβάσει · παιδευτέον
οὖν καθάπερ τὰ ἄλλα τὰ κατὰ τὴν ἰατρικὴν, οὕτωσὶ δὴ καὶ τὰ κατὰ
ἀνατομὴν θεωρήματα. Τῆς οὖν τέχνης ἀρχὰς διδασκαλίας οἱονεὶ 2

TRAITÉ ANONYME

(ATTRIBUÉ À RUFUS).

I.

DE L'ANATOMIE DES PARTIES DU CORPS.

Après avoir donné la nomenclature des parties qui se voient à l'exté-　1
rieur, nous allons maintenant nous livrer à l'examen des parties intérieures; l'homme, en effet, aux yeux des philosophes, passe pour un
petit monde (*microcosme*); il est une représentation du bel arrangement
des choses célestes, manifestant un art varié dans la construction de ses
parties et dans l'accomplissement de ses fonctions; en conséquence, il
importe d'apprendre les sujets d'étude que fournissent l'anatomie aussi
bien que les autres branches de la médecine. Posant donc les principes de　2

1·p. 169, l. 2. Παραδόντες... θέσιν   τῶν ἐντοσθίων διαλεγώμεθα Α. — 6. δή
τε καὶ ὀνομασίαν] Ὅτι περὶ τῶν ἔξωθεν   ex em.; δέ Cl. — 7. διδασκαλίας καὶ
φαινομένων, φησὶ, διαλαβόντες, νῦν ἐπὶ   οἱονεί Cl.

Clinch. 53-54.

ὑποβάθραν ποιούμενοι, ἐκθησόμεθα ἣν παρέσχε τοῖς μέρεσιν ἡ φύσις θέσιν τε καὶ ὀνομασίαν.

54
3 | Ἐν τῇ κεφαλῇ τοίνυν περιέχεται κατὰ τὴν κοιλότητα τοῦ κρανίου σὺν ταῖς περὶ αὐτὸν μήνιγξιν ὁ ἐγκέφαλος, κατὰ σύγκρισιν πρὸς τὰ ἄλλα τῶν ζώων ὡς ἐπὶ ἀνθρώπου μείζων ὑπάρχων· ἀθαρώ- 5 δης καὶ γλίσχρος. τὴν σύγκρισιν, καὶ διάλευκος, ὑπὸ ᾧ πρὸς τὸ
4 ἰνίον τέτακται ἡ λεγομένη παρεγκεφαλίς. Τῶν δὲ μηνίγγων, ἡ μέν τίς ἐσῖι προσῖυπὴς τῷ τοῦ κρανίου ὀσῖῷ, ἣ καὶ σφυγμικῶς κινεῖται· δευτέρα δὲ ἡ περὶ αὐτὸν ἡ σκέπουσα τὸ λελυμένον αὐτοῦ
5 καὶ διακατέχουσα τὴν σύσῖασιν. Αὗται δέ εἰσι νευρώδεις καὶ 10 ὑμενώδεις, ποσήν τε αἴσθησιν ἔχουσαι, καὶ πλοκὰς ἀγγείων.
6 Ἀκίνητος μὲν ἡ ἐνδοτέρω, εὐκίνητος δὲ καὶ παχυτέρα ἡ ἐπάνω.
7 Ἀπὸ δὲ τοῦ ἐγκεφάλου γίγνεται ἀπόφυσις τοῦ μυελοῦ διικνουμένη διὰ τοῦ τρήματος τοῦ κρανίου κατὰ τὸ ἰνίον, καὶ διὰ τῆς τῶν σφον-

l'art comme fondement de notre enseignement, nous dirons quelle place la nature assigne à chaque partie et quels noms elle leur a imposés.

3 Dans la tête, entre les parois du crâne, est renfermé avec les *méninges* qui le tapissent, l'*encéphale*, plus volumineux, eu égard au corps, chez l'homme que chez les autres animaux; c'est une concrétion-pulpeuse et visqueuse; il est cendré; la partie qui est située en dessous, à
4 l'occiput, se nomme *parencéphale* (*cervelet*). Des deux méninges, l'une (*dure-mère*) se moule sur les os du crâne; elle a un mouvement analogue à celui du pouls; l'autre (*pie-mère*), suivant les sinuosités du cerveau, le maintient en un tout et préserve de désagrégation sa substance
5 fragile. Ces deux enveloppes sont *nerveuses* (*fibreuses*) et *membraneuses;* elles jouissent d'une certaine sensibilité et présentent un entrelacement
6 de vaisseaux. La membrane la plus interne est privée de mouvement;
7 la membrane la plus épaisse et la plus externe se meut librement. De l'encéphale naît la *moelle* (*m. épinière*) qui s'échappe par le trou du crâne à l'occiput (*grand trou occipital*), et qui descend jusqu'au bas du rachis à

4. αὐτό Cl.; αὐτήν A.—5. τὰ ἄλλα ζῷα μείζων ὡς ἐπὶ ἀνθρώπου τυγχάνων Cl. — 5-6. ἀθερώδης A.— 6. καὶ ante διάλ. om. Λ. — 6.-7. πρὸς τῷ ἰνίῳ Cl. — 7. κα- λουμένη Cl. — 8. τῷ τοῦ κρ. ὀσῖῷ ex em.; τῶν τοῦ κρ. ὀσῖῶν A Cl. — 11. καὶ πλοκὰς ex em.; καταπλοκάς A; καταπλοκῆς Cl. — 12. ἐνδοτέρα A.

δύλων κοιλότητος διοχετευομένη διὰ πάντων ἄχρι τοῦ τελευταίου,
οὐκ ἰδία σύσ]ασις, ἀλλὰ ἀπόῤῥοια ἐγκεφάλου · καλεῖται δὲ νωτιαῖος
μυελός. Ἐκφύσεις δέ εἰσι πόρων ἀπὸ τοῦ ἐγκεφάλου διήκουσαι 8
νευρώδεις κατὰ ἕκασ]ον αἰσθητήριον, οἷον ὦτα, ῥῖνας, καὶ τὰ λοιπά.
5 — Μία δὲ ἀπὸ βάσεως φέρεται ἔμπροσθεν ὡς διῃρημένη διχῇ, προ- 9
κύπ]ει τε εἰς ἑκάτερον τῶν ὀφθαλμῶν κατὰ τὴν λεγομένην πυελίδα
καὶ βοθρώδη κοιλότητα τοῦ προσώπου, παρὰ ἑκάτερα τῆς ῥινὸς,
ἔνθα ἡ τῶν χιτώνων τῶν τὸν ὀφθαλμὸν συνυφαγκότων πλοκὴ γέγονε
τοιαύτη. — Ὧν ὁ πρὸ πάντων τεταγμένος, ἀπὸ μὲν τῆς τάξεως 10
10 ὠνόμασ]αι πρῶτος · ἀπὸ δὲ τῆς χροιᾶς, λευκός · καλεῖται δὲ ὁ χιτὼν
πρῶτος λευκός · [ὁ] αὐτὸς καὶ κερατοειδὴς, ἤτοι διὰ τὴν εὐτονίαν, ἢ
διὰ τὸ λάμπειν τὸ παρακείμενον ὑγρὸν | ἔνδοθεν ὡς διὰ κέρατος, ἢ 55

travers toutes les vertèbres ; ce n'est pas une substance particulière, mais
un écoulement du cerveau ; on la nomme *moelle du dos*. Du cerveau partent 8
et sortent [par des trous qui leur sont destinés], des *canaux nerveux*
(*nerfs*) qui se distribuent aux sens : par exemple, aux oreilles, au nez
et aux autres parties sensorielles. — Un de ces prolongements se dé- 9
tache en avant de la base du cerveau, se divise en deux branches, et se
rend en s'inclinant à chacun des yeux, dans la partie qu'on appelle *bassin*
ou *cavité du visage en forme de fosse*, et qui se trouve de chaque côté du
nez, là où s'opère, comme je vais l'indiquer, l'entrelacement des tuniques
qui constituent la charpente de l'œil. — La tunique qui est en avant de 10
toutes les autres (*sclérotique* et *cornée*) se nomme *première* à cause de sa
position, *blanche* en raison de sa couleur ; on l'appelle *tunique première-
blanche* ; mais on la désigne aussi par les mots *semblable à de la corne*
(*cornée transparente*), soit à cause de sa force de résistance, soit en raison de
la transparence brillante, comme à travers une corne, du liquide qu'elle
contient (*humeur aqueuse de la chambre antérieure*), ou enfin, parce que,

1. μέχρι Cl. — 2. οὐκ ἰδία..... ἐγκεφάλου om. A. — Ib. ἐννωτιαῖος Cl. — 4.
ὦτα om. A. — 5. ἔμπροσθεν ὧς] An
ἐμπρόσθιος? — Ib. διῃρημένη διχῇ om.
A. — 6. ἑκάτερα A. — 8-9. χιτώνων τῶν
τὸν ὀφθ. συνυφ. πλοκὴ γέγονε τοιαύτη
ex em.; χιτ. πλοκὴ γέγονε. Τῶν τὸν ὀφθ.

συνυφ. τοιαύτη A Cl. — 9. Ὁ πρό Cl. —
10. χρόας Cl. — Ib. λευκός ex em.;
λευκὸς, ὡς αἱ οὖλαὶ μηνύουσι (-σαι A) τὴν
λευκότητα τούτου A Cl. — Ib. καλ. δὲ ὁ
om. Cl. — 11. [ὁ] om. A Cl. — Ib. αὐτὸς καί om. Cl. — Ib. κερατοειδὴς δὲ
ἤτοι Cl.

ANATOMIE DES PARTIES DU CORPS. 171

Clinch. 55.

11 διὰ τὸ κέρατι παραπλησίως εἰς κτηδόνας ἀναλύεσθαι. Δεύτερος δὲ χιτὼν ἐσ]ὶ προσ]υπὴς τῷ πρώτῳ γενόμενος κατὰ προσάρτησιν ἄχρι τῆς λεγομένης σ]εφάνης, ὃς κατὰ τὴν ἑαυτοῦ μεσότητα διάσ]ασιν

12 σώζει, καὶ τέτρηται κυκλοτερῶς. Τὸ δὲ τετρημένον σῶμα, λεῖον μέν ἐσ]ιν ἔξωθεν, κατὰ ὃ προσπίπ]ει τῷ κερατοειδεῖ · δασὺ δὲ ἀπὸ τῶν ἀπεσ]ραμμένων, ὡς φησιν Ἡρόφιλος, δορᾷ ῥαγὸς σ]αφυλῆς

13 ὅμοιον, καταπεπλεγμένον ἀγγείοις. Καλεῖται δὲ δεύτερος μὲν τῇ τάξει, τετρημένος δὲ ἀπὸ τῆς κατασκευῆς, καὶ ῥαγοειδὴς ἀπὸ τῆς

14 ἐμφερείας, καὶ χοριοειδὴς, ὡς ὁμοίως χορίῳ κατηγγειωμένος. Ὁ δὲ τρίτος ἀπὸ τοῦ αὐτοῦ πόρου προελθὼν περιέχει ὑγρὸν [ᾠοῦ] τῷ

15 λευκῷ παραπλήσιον, καλούμενον ὑαλοειδές. Ἔσ]ι δὲ λεπ]ὸς ἄγαν οὗτος · καλεῖται δὲ ἀπὸ μὲν τῆς τοῦ ὑγροῦ πήξεως, ὑαλοειδής · ἀπὸ δὲ τῆς λεπ]ότητος, ἀραχνοειδής · ἀμφιβλησ]ροειδὴς δὲ διὰ τὴν τῶν

11 semblable à de la corne, elle se résout en lamelles. La seconde (choroïde et iris) se modèle sur la première jusqu'au cercle que l'on nomme couronne (corps ciliaire), et s'y rattache; là, offrant à sa partie moyenne une

12 solution de continuité, elle est percée en rond. La partie percée (iris) est lisse au dehors, c'est-à-dire par la face qui est en rapport avec la cornée, et rugueuse à la face interne, comme dit Hérophile, attendu que, formée d'un tissu de vaisseaux, cette surface ressemble à la surface in

13 terne de la peau d'un grain de raisin (couche pigmentaire ou uvée). On appelle cette tunique seconde en raison de sa position, percée à cause de sa structure, semblable à un grain de raisin (uvée), eu égard à son apparence, enfin semblable au chorion (chorioïde), parce qu'elle est entrelacée

14 de vaisseaux comme est le chorion. La troisième tunique (rétine) partant du canal dont il a été question (nerf optique), renferme un liquide analogue au blanc d'œuf et qu'on appelle liquide semblable à du verre en fu

15 sion (corps vitré). Cette membrane est très-mince; on la dit semblable à du verre (hyaloïde), eu égard à la consistance du liquide qu'elle contient; semblable à une toile d'araignée (arachnoïde), vu sa ténuité; enfin

1. τηκεδόνας A. — 3. ἑαυτῆς A. — 6. ῥαγὸς σ]. δορᾷ Cl. — 7. ὅμοιον καταπεπλεγμένον ex em.; ὅμοιος καταπεπλεγμένος A Cl. — 7-8. Καλ. δὲ οὗτος δεύτερος τῇ τάξει, καὶ τετρημένος τῇ κατασκευῇ Cl. — 9. ὡς om. Cl. — 10. [ᾠοῦ] e conj.; om. A. Cl. — 11. λεγόμενον Cl. — 13. ἀμφ. δέ om. A.

ἀγγείων καταπλοκὴν καὶ τὸ σχῆμα · ἀπὸ γὰρ σ]ενοῦ εἰς πλάτος
ἀνευρύνεται, καὶ κοιλαίνεται πρὸς παραδοχὴν τοῦ τετάρτου χιτῶ-
νος ὃς ὑγρὸν περιέχει κρυσ]άλλῳ παραπλήσιον, οὗ τὸ μὲν ἥμισυ
προκύπ]ει συνεχὲς ὑπάρχον τῷ τοῦ δευτέρου τρήματι · τὸ δὲ ἥμισυ
5 σύγκειται τῷ ἀραχνοειδεῖ. Οὗτος τοίνυν κέκληται δισκοειδὴς, καὶ 16
φακοειδὴς ἀπὸ τοῦ σχήματος · κρυσ]αλλοειδὴς δὲ ἀπὸ τῆς τοῦ ὑγροῦ
πήξεως. Τοῦτον δὲ οὐκ ἀξιοῦσί τινες χιτῶνα ὀνομάζειν · ἐπίπαγον 17
δέ τινα ὑμενώδη λέγουσιν εἶναι. — | Ἑξῆς μετιτέον ἐπὶ τὰ ἐν τῷ 56
σ]όματι παρακείμενα. Ἡ μὲν οὖν γλῶσσα θεωρεῖται περιφερὴς τῷ 19
10 σχήματι, ἀπὸ πλάτους εἰς σ]ενὸν καταλήγουσα, ἐρριζωμένη ἀπὸ
φαρυγέθρου, σαρκώδης τὴν σύγκρισιν καὶ ποσῶς νευρώδης, κινουμένη
εἴς τε μάσησιν τῶν σιτίων, καὶ τὴν τῆς καταπόσεως ἐνέργειαν, ἔτι
τε τὴν τῆς ἐνάρθρου φωνῆς γένεσιν, τὸν ἐκπεμπόμενον ἀέρα σχη-
ματίζουσα κατὰ τὴν τῆς ψυχῆς ἐπίσ]ασιν, αἰσθήσεως μετέχουσα

semblable à un filet (*membrane réticulaire, rétine*), si l'on considère l'entrelacement des vaisseaux, ou sa forme, car elle va en s'évasant, en
s'aplatissant et en se creusant pour recevoir la quatrième membrane
(*capsule du cristallin*), laquelle renferme un liquide semblable à du
cristal (*cristallin*); par une de ses moitiés, cette quatrième tunique
penche en avant, étant contiguë au trou de la seconde (*ouverture pu-
pillaire*); par l'autre, elle repose sur la membrane arachnoïde. On ap- 16
pelle la quatrième tunique, en raison de sa forme, tunique *semblable à
un disque* ou *semblable à une lentille;* ou *semblable à du cristal,* eu égard
à la consistance du liquide qu'elle renferme. Certains médecins, ne ju- 17
geant pas à propos de l'appeler *tunique,* disent que c'est une certaine
substance membraneuse coagulée. — Passons maintenant aux parties 18
contenues dans la bouche. On voit d'abord la *glotte (langue*), qui a une 19
forme arrondie, et qui, de large à la base, devient pointue à son extrémité; la langue prend racine au pharynx; elle a une structure à la fois
charnue et un peu *nerveuse;* elle se meut dans la mastication des aliments, dans la déglutition et aussi pour l'articulation des sons, façon-
nant, conformément à la direction de l'âme, l'air qui est poussé au

2-3. χιτ. ὑγρ. περιέχοντος Cl. — 10.   —11.-p. 173, l. 1. κινουμ...γευσ]. om.
λήγουσα Cl.—10.-11. ἀπὸ τοῦ φαρυγ. Cl.   Λ.—12.-13. ἔτι τε τήν Τ; ἔτι τε εἰς τήν Cl.

Clinch. 56.

20 τῆς γευσ῾ικῆς. Κατὰ δὲ τὴν βάσιν ταύτης ἐκπεφυκυῖα τυγχάνει ἡ
ἐπιγλωσσὶς, οἰονεὶ γλῶσσα μικρὰ ἐπάνω τοῦ ϖλάτους ἐνεσ῾ῶσα
κατὰ τὴν φάρυγγα, ἐκ βάσεως ϖλατυτέρας εἰς σ῾ενὸν ἀπολή-
γουσα, χονδρώδης τὴν σύγκρισιν, κατὰ τὴν ϖρὸς τὸν φάρυγγα
συγγένειαν, ἣ τῆς μὲν τραχείας ἀρτηρίας ϖῶμα γίγνεται, τῆς δὲ   5

21 εἰς τὸν σ῾όμαχον ϖαραπομπῆς ὁδός. Ἐπὶ δὲ τῆς ἐπιγλωσσίδος ἄνωθεν ἐκκρεμὴς ἐπίκειται ἡ κιονὶς, ἀπὸ τῶν κατὰ τὸν οὐρανὸν μερῶν
ἐκπεφυκυῖα κατὰ τὰ τῆς ὑπερῴας τρήματα, ἣ καὶ σ῾αφυλὴ καλεῖται, ἀπὸ τῆς κατὰ τὸ ἄκρον ἐμφερείας, οὐ σπουδαίαν τινὰ ϖαρε-
χομένη χρείαν· διὸ οὐδὲν ἐμποδίζονται οἱ ταύτην ἀποτμηθέντες.   10

22 Ἐνδοτέρω δὲ τῆς γλώτ῾ης ἐξ ἑκατέρου μέρους κεῖται ϖροσ῾υπῆ [τὰ]
ϖαρίσθμια, ἕξ τὸν ἀριθμὸν ὄντα, ἀδενώδη τὴν σύγκρισιν, καὶ ϖο-
σῶς ϖεριφερῆ, εὔτρεπ῾α, εὐαπόλυτα, ὑμενίοις ϖροσειλημμένα

20 dehors; enfin elle participe à la sensation du goût. A la base de la langue, prend naissance *la surglotte* (*épiglotte*) comme une petite langue
qui, se dressant de toute la largeur de la grande langue sur le pharynx, est large à son origine et étroite à sa terminaison; l'épiglotte
est de construction cartilagineuse, là où elle est en rapport avec le
pharynx; elle sert de couvercle pour la trachée-artère; elle est la

21 route et la directrice vers l'œsophage. Au-dessus de l'épiglotte pend
la *colonnette* (*luette*); elle prend naissance des parties voisines du voile
du palais, au niveau des trous qu'on remarque à la voûte palatine
(*ouverture postérieure des fosses nasales*); on l'appelle aussi *grain de raisin*,
parce que son extrémité est arrondie; elle n'est pas d'une grande

22 utilité; aussi, quand on la coupe, aucune fonction n'est altérée. A la
partie la plus reculée de la langue, et de chaque côté de cet organe, se
moulent, sur sa base, les excroissances dites *glandes latérales de l'isthme*
(*amygdales*); au nombre de six, elles ont une structure glanduleuse; la
forme en est arrondie; mobiles et faciles à enlever, elles sont attachées
à l'aide de membranules (*membrane muqueuse?*) qui les suspendent par la

2. ϖλ. αὐτῆς ἐν. Cl. — Ib. ἀνεσ῾ῶσα
A. — 3-4. λήγουσα A. — 6. σ῾ομ. τῶν
σιτίων ϖαραπ. Cl.— 7. οὐρανόν] ἄνθρωπον Cl. It. p. 174, l. 7. — 8. ἐκπεφ.
ex em.; ἐνπεφ. A. Cl. — Ib. τά om. A.
— 9. ϖεριφερείας Cl. — 11. Ἐνδότε-
ρον A. — Ib. [τά] ex em.; om. A Cl. —
12. ἕξ] Voy. notes. — 12-13. ϖῶς Cl.

προσαρτέσι κατὰ βάθος, ὧν τὰ μὲν τέσσαρα ἐξ ἑκατέρου μέρους
| Θεωρεῖται · τὰ δὲ δύο ἐσ1ὶν ἀφανέσ1ερα. Παρίσθμια δὲ λέγεται ⁵⁷₂₃
ἀπὸ τοῦ ἐν σ1ενῷ πόρῳ κεῖσθαι · οἱ γὰρ ἀρχαῖοι τὰ σ1ενὰ ἰσθμοὺς
ἐκάλουν · καλοῦνται δὲ καὶ ἀντιάδες ἀπὸ τοῦ κατὰ τὴν διάνοιξιν τοῦ
5 σ1όματος ἀλλήλαις ἐναντίας φαίνεσθαι, καὶ μάλισ1α ὅταν φλεγμαί-
νωσιν.

Ἐντεῦθεν δὲ ἀπὸ τῶν κατὰ τὸν οὐρανὸν μερῶν καὶ τῆς γλώσ- 24
σης ἐκφύονται δύο εἰς βάθος πόροι · ὧν ὁ μὲν ἔμπροσθεν καλεῖται φάρυγξ · μεταξὺ δὲ τούτου καὶ τῶν τοῦ τραχήλου σφονδύ-
10 λων, σ1όμαχος. Καὶ ὁ μὲν φάρυγξ χονδρώδης τυγχάνει, καὶ ἀνα- 25
πετὴς κατὰ τὴν περιφέρειαν, ἐκ μὲν τῶν ἄνω πλατύτερος ὑπάρχων,
ἐκ δὲ τῶν κάτω σ1ενότερος · προϊὼν δὲ κατὰ τὰς κλεῖς καὶ τὸ ἀν-
τίσ1ερνον, τοῦ πλεύμονος ἐκφύεται μέσος, καὶ καταπλέκει τοῦτον
τοῖς καλουμένοις βρογχίοις. Τραχεῖα δὲ ἀρτηρία κέκληται οὗτος 26
15 ἀπὸ τοῦ τετραχύνθαι · βρόγχος δὲ ὑπὸ ἐνίων εἰς πάροδον γεγονὼς

base; quatre se voient de chaque côté au fond de la bouche; deux sont
moins visibles. On les appelle *glandes latérales de l'isthme* parce qu'elles 23
sont placées de chaque côté d'un passage étroit (car les anciens appel-
laient *isthmes* de tels passages), ou *glandes opposées*, attendu qu'elles paraissent opposées l'une à l'autre quand on ouvre la bouche, et cela
surtout lorsqu'elles sont enflammées.

Au fond du palais et à la base de la langue, s'ouvrent deux canaux 24
qui plongent de haut en bas; celui qui est en avant se nomme *pharynx*
(*larynx, trachée*); l'*estomac* (*œsophage*) descend entre le pharynx et les
vertèbres du cou. Le *pharynx* est cartilagineux et s'ouvre circulaire- 25
ment; il est plus large en haut et plus étroit en bas; s'avançant au niveau des clavicules et de l'*anti-sternum*, il se fixe aux deux poumons,
occupe le milieu de l'espace qui les sépare et en forme la charpente
par l'intrication des anneaux qu'on appelle *bronchies* (*bronches*). Le *pha*- 26
rynx se nomme aussi *trachée-artère* à cause des rugosités de sa surface
[externe], ou, suivant quelques-uns, *bronche*, attendu qu'il est disposé

---

1. πρὸς ἄρτησιν Cl. — 2. εἴρηται Cl. τοῦ om. Cl. — 11. τήν om. Cl. — 13.
— 4. ἐκάλουν· ἀντιάδες δὲ ἀπὸ Cl. — 5. μέσον Cl. — 14. βρογχείοις Cl. — 15.
ἐναντία A. — 8. εἰς βάθος δύο Cl. — 9. βρόγχος] Voy. notes.

Clinch. 57-58.

27 τοῦ κατὰ ἀναπνοὴν ἑλκομένου πνεύματος καὶ φωνῆς γένεσιν. Ἐξήρ-
τηται δὲ ἀπὸ αὐτοῦ ὁ πλεύμων σομφός τε καὶ ἀραιὸς, περιεχόμε-
νος τῷ κύτει τοῦ θώρακος, σφαιροειδὴς, καὶ μύουρος τὸ σχῆμα,
διαιρούμενος εἰς λοβοὺς πέντε, τὴν χροιὰν τεφρὸς καὶ ὑπόλευκος,
ἀεικίνητος, χώνης τρόπον ἐπέχων εἰς δίοδον τοῦ πνεύματος· τὸ 5
58 γὰρ διὰ φάρυγγος ἀγόμενον | εἰς τὰ βρογχία διὰ τῶν ἀραιωμάτων
αὐτοῦ εἰς τὰ κενὰ τοῦ θώρακος δίεισι, καὶ πάλιν εἰς τὰ ἐκτὸς ἀπὸ
τούτου διαπέμπεται τοῖς κατὰ φύσιν πόροις.

28 Ἑκατέρωθέν τε προϋπέσπαλται τοῖς ὑποχονδρίοις ὅ τε σπλὴν
καὶ τὸ ἧπαρ, ἃ κεῖται ὑπὸ τὸν πλεύμονα· ἀλλὰ τὸ μὲν ἧπαρ εἰς 10
τὸ δεξιὸν μέρος μᾶλλον προσηρτημένον τῷ διαφράγματι, ἐκ τῶν
ὄπισθεν μερῶν ὠγκωμένον, ἐντομαῖς λοβῶν τεσσάρων ἢ πέντε δια-
σεσημασμένον, φακῶδες τὴν χροιὰν, ἐπὶ τὸ ἐνερευθέστερον· φλε-
29 βωδέστερον δὲ τὴν σύγκρισιν, καθὸ καὶ αἱματῶδες τῇ συστάσει. Τῶν
φλεβῶν δὲ τὰ τὴν κοίλην φλέβα τῇ διὰ τοῦ διαφράγματος ἐπὶ τὴν 15

pour recevoir l'air attiré par la respiration et pour la production de la
27 voix. A la bronche sont suspendus les *poumons*, organes poreux et per-
méables, contenus dans la cavité de la poitrine, arrondis, et se terminant en queue de souris, divisés en cinq lobes, de couleur cendrée et
blanchâtre, toujours en mouvement, remplissant, pour la circulation de
l'air, l'office de deux entonnoirs; car l'air qui arrive par le pharynx
dans les bronchies se répand à travers les pertuis du poumon dans la
cavité de la poitrine, d'où il est repris et rejeté au dehors au moyen
des canaux disposés par la nature.

28 De chaque côté du tronc, dans les *hypocondres*, se cachent la *rate* et
le *foie*; le foie, placé sous le poumon, occupe surtout la droite; il est
suspendu au diaphragme; renflé à sa partie postérieure, il se subdivise en quatre ou cinq lobes; sa couleur est celle des lentilles, mais
elle tire un peu plus sur le rouge; il est de structure veineuse, attendu
29 qu'il est une agrégation de sang coagulé. Les anciens appelaient *portes*
les orifices des veines qui rattachent la veine cave (*partie de la v. c. infér.*)

3. σφαιροειδὴς ex em.; σφαιρώδης A Cl.
— Ib. μείουρος A. — 7. εἰς τό Cl. — 10.
ἃ ex em.; ὃ A Cl. — 11. μᾶλλον om. A.   Voy. p. 177, l. 2.—14. καθό ex em.; κατὰ
ὅ A Cl. — 15. δὲ τὰ τήν ex em.; δὲ τὰ
ἐπὶ τήν A Cl.

καρδίαν συνάπ7οντα σ7όματα ὑπὸ τῶν ἀρχαίων εἴρηται καὶ πύλαι. 30
Ὑπὸ δὲ τὸ κεκυρτωμένον μέρος ἔχει προσπεφυκὸς ἀγγείδιον κύσ7ει
παραπλήσιον, νευρῶδες, χολῆς περιεκτικὸν τοπικῶς ἐν αὐτῇ γενομέ-
νης· ἀπὸ οὗ δὴ καὶ πόρος νευρώδης τείνει διὰ τοῦ μεσεντερίου ἐπὶ
5 τὰ ἔντερα, διὰ οὗ κατὰ βραχὺ διηθεῖται ἡ χολὴ εἰς τὰ ἔντερα, καὶ
ἐπιχρώννυσι τὸ κόπριον, καὶ πρὸς τὴν ἀπόκρισιν αὐτοῦ προθυμίαν
παρέχεται· οὗ διαφραγέντος καὶ τὸν ἴκτερον συμβαίνει γίγνεσθαι,
τῆς χολῆς ἀναχεομένης εἰς τὸν ὄγκον· διὸ λευκὰ καὶ ἀργιλώδη τὰ
διαχωρήματα φέρεται. — | Ὁ δὲ σπλὴν ἐναντίως τέτακται τούτῳ, 59
10 παρεκτεινόμενος ἐπὶ μῆκος, ἀνθρωπίνῳ ἴχνει [ἐμφερής]· ἐκ μὲν 31
τῶν ἄνω περιφερὴς καὶ ἐρρωμένος, ἐκ δὲ τῶν κάτω συναγόμενος
καὶ ἰσχνὸς, τοῖς μέσοις δὲ σ7ενούμενος, τρυγώδης τὴν χροιὰν,
χαῦνος τὴν σύγκρισιν καὶ ἀραιὸς, ἀγγείων ἔχων καταπλοκὴν,
ἄπρακτος καὶ ἀνενέργητος. — Προσείληπ7αι δὲ τοῖς λοβοῖς τοῦ 32

à celle qui se rend au cœur à travers le diaphragme (*autre partie*). A la 30
face concave (*face inférieure*), le foie présente une espèce de petit vaisseau semblable à une vessie et *nerveux*, où se rassemble et se trouve
renfermée la bile qui se forme dans cet organe (*vésicule biliaire*); de ce
vaisseau part un canal également *nerveux* (*canal cholédoque*), qui traverse le mésentère pour s'ouvrir dans les intestins (*duodénum*) et y verser peu à peu la bile qui colore les matières fécales et excite l'intestin à
les rejeter au dehors; quand cette voie est oblitérée, l'ictère se produit,
la bile étant répandue dans l'organisme; c'est pourquoi les excréments
sortent blancs et argileux.—La *rate*, étendue en long, est placée à l'op- 31
posite du foie; elle ressemble assez à la plante d'un pied d'homme; à
sa partie supérieure, arrondie et résistante, à sa partie inférieure, ré-
trécie et mince, elle est étroite à sa partie moyenne; sa couleur est celle
de la lie de vin; sa structure est lâche et poreuse, car elle est un tissu
de vaisseaux; c'est un organe qui ne remplit aucun office et ne sert à
rien. — Le *cœur*, enveloppé par les lobes du poumon, est placé dans le 32

---

1. συνάπ7ον τά Cl. — Ib. ἀγγεῖον A.
— 3. αὐτῷ Cl. — 4. μεσεντέρου Cl. —
5. καταβραχύ Cl. — 7. καί om. Cl. —
8-9. τῆς χολῆς..... φέρεται om. A. Voy.

notes. — 9.-10. τούτῳ· κεῖται δὲ κατὰ
τὸ εὐώνυμον ὑποχόνδριον παρεκτ. Cl.
Voy. notes. — 10. [ἐμφερής] ex em.;
om. A Cl.

Clinch. 59-60.

πλεύμονος ἡ καρδία, κειμένη ἐν τῷ θώρακι, καὶ κατὰ τὴν μεσότητα, μᾶλλον εἰς τὰ ἀρισ]ερὰ νεύουσα, καὶ κατὰ τὸν εὐώνυμον μα-
σ]ὸν τεταγμένη, τῷ σχήματι σ]ροβιλοειδὴς, καὶ ἀπὸ πλατείας
βάσεως εἰς κορυφὴν συννεύουσα κωνοειδῶς, τὴν δὲ σύγκρισιν μυώδης τε καὶ νευρώδης, παλλομένη συνεχῶς σφυγμικῷ κινήματι, 5
μεσόκοιλος, ἔχουσα κοιλίας δύο αἰσθητὰς ἐν αὐτῇ· τὴν μὲν ἐν δε-
ξιοῖς λεγομένην αἱματικὴν, διὰ τὸ πλείονος αἵματος εἶναι περιεκτι-
κὴν, τὴν δὲ ἐν τοῖς εὐωνύμοις, καλουμένην πνευματικὴν, διὰ τὸ
πνεῦμα πλέον ἐμπεριέχειν, ἡ καὶ κινεῖται κατὰ παράθεσιν τοῦ
πνεύματος, ὑμέσι παρὰ ἑκάτερα πλατέσι κεχρημένη ὠτοειδέσι, διὰ 10
33 τὸ περὶ αὐτὴν ὠτοειδῶς ἐσχηματίσθαι. Ἐκφύεται δὲ ἀπὸ αὐτῆς
60 ἀγγεῖα πλείονα, φλέβες τε καὶ ἀρτηρίαι, ἀπὸ ὧν τὸ | ὅλον καταγ-
34 γειοῦται σῶμα. Περίκειται δὲ τῇ καρδίᾳ ὑμὴν λεγόμενος περικάρδιος, νευρώδης τυγχάνων καὶ λεπ]ὸς, κινήσει κεχρημένος τῇ ἀπὸ
35 καρδίας εἰς αὐτὸν διαδιδομένῃ.— Ὁ δὲ τούτων ἁπάντων περιεκτι- 15
κὸς θώραξ σύγκειται μὲν ἐκ χόνδρων καὶ ὀσ]ῶν τῶν κατὰ τὰς

thorax sur la ligne médiane; mais, se portant plus à gauche qu'à droite,
il se trouve sous le sein gauche; il a la forme d'une pomme de pin; large
par sa base, il se termine en cône à son extrémité; de structure musculeuse et *nerveuse*, il est continuellement agité par un mouvement semblable à celui du pouls; creusé au centre, il a deux cavités distinctes,
l'une à droite, qu'on appelle *sanguine* parce qu'elle renferme surtout du
sang (*ventricule droit*), l'autre à gauche appelée *pneumatique*, parce
qu'elle contient surtout du pneuma (*ventricule gauche*); elle est agitée par
l'intromission du pneuma; de chaque côté, le cœur est pourvu de larges
membranes *en forme d'oreilles* (*oreillettes* et *auricules*), parce qu'elles sont
33 placées sur ce viscère comme les oreilles [sur la tête]. Du cœur naissent un grand nombre de vaisseaux, *veines* et *artères*, qui se ramifient
34 dans tout le corps. Le cœur est entouré d'une membrane *nerveuse* et
mince (*péricarde*) qui se meut en vertu de l'impulsion que lui donne le
35 cœur. — Toutes ces parties sont renfermées dans le thorax; cette cavité
résulte d'un assemblage de cartilages et d'os que constituent les *côtes* et

2. ἢ τά Cl. — 3. σχήματι σ]ρογγυ- — 7. διὰ τό om. A. — 16. σύγκειται μέν
λοειδής Cl. — 5. σφυγμοῦ κινήματι Cl. om. A.

Clinch. 60-61.

ϖλευρὰς καὶ τὸ ἀντίσΊερνον· μετείληφε δὲ καὶ νεύρων καὶ σαρκῶν·
καὶ ἔξωθεν μέν ἐσῙι σαρκωδέσΊερος, ἔσωθεν δὲ νευρώδης, κατὰ ἃ
ϖρόσκειται τῷ ὑπεζωκότι. Τὸ δὲ διάφραγμα διάκειται ϖαρατε- 36
ταμένον τῷ θώρακι λοξὸν κατὰ τὰ ἀπολήγοντα τῶν ϖλευρῶν.
5 ὨνόμασῙαι δὲ διάφραγμα ἀπὸ τοῦ διαφράσσειν τὰ ἐν τῷ θώρακι 37
κείμενα σπλάγχνα. — Ἐκ μὲν οὖν τῶν ἄνω μερῶν, ὡς ἔφαμεν, 38
συνεκφύεται τῇ τραχείᾳ ἀρτηρίᾳ ϖαράλληλον θέσιν ἔχων ὁ σΊόμα-
χος, ἀρχόμενος μὲν ἀπὸ τῶν αὐτῶν τόπων, οὐχ ὁμοίως δὲ τερμα-
τιζόμενος τῷ φάρυγγι· σαλπιγγοειδὴς δὲ κατὰ τὴν εὐρύτητα, ἄνω
10 μὲν σΊενότερος ὑπάρχων, κάτω δὲ ϖλατύτερος, κατὰ ἃ συνάπῙει
τῇ κοιλίᾳ· τὴν σύγκρισιν νευρώδης τυγχάνων. Ἔργου δὲ ἡγεῖται 39
τοῦ τῆς καταπόσεως τῆς τροφῆς ξηρᾶς τε καὶ ὑγρᾶς· τούτων δὲ τὴν
ἐπιζήτησιν διὰ ἑαυτοῦ ϖοιεῖται τυγχάνων αἰσθητικώτατος. Ἡ δὲ 40
γασῙὴρ ἀποφυομένη | τούτου, κεῖται μὲν κατὰ τὴν μεσότητα τοῦ δια- 61
15 φράγματος, εἰς τὰ εὐώνυμα δὲ μᾶλλον νενευκυῖα, ἀπὸ σΊενοῦ τοῦ

l'antisternum; le thorax a aussi des parties nerveuses et charnues; à l'extérieur, il est plutôt charnu; à l'intérieur, il est plutôt nerveux, là-où il
est tapissé par la membrane enveloppante (plèvre pariétale). Le diaphragme 36
ferme obliquement le thorax en s'insérant à la terminaison des côtes.
On le nomme diaphragme (cloison) parce qu'il sépare les viscères contenus 37
dans le thorax de ceux qui sont au dehors.—Vers les parties supérieures, 38
comme nous l'avons dit précédemment (p. 174, l. 9), l'estomac (œsophage)
prend naissance au même point que la trachée-artère et descend avec
elle; mais, à sa terminaison, il ne se comporte pas comme la trachée; il
ressemble par sa capacité à une trompette: étroit au haut, il s'élargit en
bas, là où il touche au ventre (estomac); sa structure est nerveuse. Il est 39
chargé de la transmission des aliments solides et liquides; comme il est
très-sensible, c'est en lui-même que se produit l'appétence pour les aliments. Le gaster (estomac), qui naît de l'œsophage, est placé à la partie 40
moyenne du diaphragme; inclinant surtout à gauche, il s'élargit à partir
de l'ouverture [relativement] étroite de l'œsophage; la portion convexe

3. ϖαράκειται A. — 6. ὥσπερ Cl.— 7.
ϖαράλληλα Cl.—9-10. ἄνωθεν—κάτωθεν
Cl.—10. μὲν καὶ σΊενότερος Cl.; μὲν σΊε-
νώτατος A. — 11. κοιλίᾳ· κέκληται δὲ οὕτως (οὗτος A) ἡ ἄνω κοιλία ἃ Cl. Voy. not.
— 15-p. 179, l. 1. ἀπὸ τοῦ σΊομάχου Cl.

Clinch. 61.

σ]ομάχου εἰς πλάτος κοιλαινομένη· καὶ τὸ μὲν περίκυρτον αὐτῆς
ἔξω πρὸς τὸ ἐπιγάσ]ριον· τὸ δὲ ἔνσιμον πρὸς τὴν ῥάχιν· νευρω-
δεσ]έρα δὲ μᾶλλον τοῦ σ]ομάχου, καὶ πλατυτέρα, τετραχυσμένη
τὰ ἔνδον οὐχὶ λίαν, διεσ]αλμένη καὶ συμπίπ]ουσα τῇ τῆς τροφῆς
εἰσόδῳ τε καὶ ὑποχωρήσει, πρὸς ὑποδοχὴν σιτίων γεγονυῖα. — 5

41 Ἀπὸ δὲ ταύτης ἐκφύεται τὰ ἔντερα ἑλικηδὸν εἰλημένα πρὸς παραδοχὴν τῶν [ἐκ] τῆς κοιλίας ὑποβιβαζομένων σιτίων, ὧν εἷς μὲν πόρος
ἀπὸ τῆς ἐκφύσεως αὐτῆς ἄχρι τοῦ ἀπευθυσμένου καὶ τῆς ἕδρας διή-

42 κει. Ἡγεῖται δὲ τούτων ὁ πυλωρὸς λεγόμενος ἢ δωδεκαδάκτυλος·
πυλωρὸς μὲν, ἀπὸ τοῦ παρακρατεῖν τὰ ἐν τῇ γασ]ρὶ παρακείμενα, 10
ὅταν ᾖ συνηγμένος· ὅταν δὲ ἀνεθῇ, τότε προσ]έλλεται κατὰ τῶν
ἐντέρων παραπλησίως σφιγκτῆρι· δωδεκαδάκτυλος δὲ λέγεται ἀπὸ
τοῦ μεγέθους, τοσούτων τυγχάνων δακτύλων· νευρώδης καὶ παχύς.

43 Τούτῳ συνάπ]ει ἡ λεγομένη νῆσ]ις σαρκωδεσ]έρα παρὰ τὰ ἄλλα

se dirige vers les parois du ventre, tandis que la partie concave regarde
le rachis; plus *nerveux* et plus ample que l'œsophage, il est rugueux à
sa surface interne, mais pas beaucoup; ses parois s'écartent quand les
aliments arrivent, et retombent sur elles-mêmes quand ils sont des-
cendus dans les intestins, car il est fait en vue de la réception des ali-

41 ments. — De ce viscère naissent les *entrailles* (*intestins*), qui s'enroulent
en spirale pour recevoir les aliments que leur envoie le *ventre* (l'estomac); ils offrent une voie continue qui se poursuit depuis leur origine

42 jusqu'au rectum et au siége. Le *portier* (*pylore*), qu'on nomme aussi
duodenum, ouvre cette voie; on l'appelle *portier* parce qu'il ferme, quand
il est contracté, l'issue aux aliments contenus dans l'estomac; au contraire, quand il est relâché, les aliments sont mis en marche dans les
intestins, comme si c'était par un sphincter; on le nomme l'*intestin de
douze doigts* (*duodenum*) parce que sa longueur est de douze travers

43 de doigts; il est *nerveux* et épais. Au duodenum fait suite le *jeûneur*
(*jejunum*), le plus charnu de tous les intestins; il est presque toujours

2. τῇ ῥάχει Cl. — 2.-3. νευρωδεσ]άτη Cl. — 11. συνηγμένα Cl. — Ib. προσ]έλ.
Cl. — 3. κεχυμένη Cl. — 6-7. ὑποδοχ. Cl. κατά e conj. προσσ]έλ. μετά A Cl. — 12.
— 7. [ἐκ] om.; A Cl. — Ib. σιμών (sic) εἴρηται Cl. — 13. καί om. A.

ἔντερα σπανίζουσα τροφῆς κατὰ τὸ πλεῖσ]ον · διὸ καὶ νῆσ]ις προσαγορεύεται. Ἑξῆς δὲ κεῖται τὰ λεπ]ὰ καλούμενα ἔντερα ἐπιμήκη 44
πολυείλητα τρεῖς καὶ δέκα που πήχεων τὸ μῆκος · κεῖται δὲ ὑπὸ | τὸν 62
ὀμφαλὸν ταῦτα κατὰ τοῦ ὑπογασ]ρίου. Ἐπὶ πᾶσι δὲ τούτοις, τό τε 45
5 τυφλὸν καλούμενον ἔντερον, καὶ τὸ κόλον ἐκπέφυκε κατὰ τὸ αὐτό,
καὶ τὸ μὲν τυφλὸν, ἐπὶ εὐθείας ἐπὶ τὸν βουβῶνα τὸν δεξιὸν νεῦον,
τῷ πέρατι ἀποκεκλεισμένον · τὸ δὲ κόλον ἐκφυὲν κατὰ τὴν δεξιὰν
λαγόνα ἄνωθεν ἐπιπίπ]ει κατὰ περιαγωγὴν ὡς ἐπὶ ἧπαρ καὶ ὑποχόνδριον πιοειδῶς ἀγόμενον · ἐνεχθὲν δὲ ὡς ἐπὶ σπλῆνα καὶ εὐώ-
10 νυμον λαγόνα συνάπ]ει ὄπισθεν τῷ ἀπευθυσμένῳ. Τοῦτο δέ τινες 46
καὶ τὴν κάτω κοιλίαν ἐνόμισαν. Ἐν τούτῳ καὶ ἡ τροφὴ τὸ πλεῖσ]ον 47
εἰς κόπριον μεταβάλλεται. Τὸ δὲ ἀπευθυσμένον, μετὰ ταῦτα ὑπάρχει 48
σαρκωδέσ]ερον ἐπὶ εὐθείας τεταμένον, κατὰ ὃ καὶ οὕτως ὠνόμασ]αι.
Καταλήγει δὲ εἰς τὸν δακτύλιον καὶ σφιγκτῆρα, τὸν μὲν νευρώδη καὶ 49

à peu près vide d'aliments; c'est même de là que lui vient son nom.
Après le jejunum se présentent les intestins appelés *grêles;* allongés, 44
repliés plusieurs fois sur eux-mêmes, ils ont une longueur d'environ
treize coudées; ils sont situés à la région hypogastrique sous l'ombilic.
Après tous ces intestins, naissent au même point *le borgne (cœcum)* 45
et le *colon;* le cœcum, fermé à son extrémité, se dirige en droite ligne
vers l'aine droite; le colon naît dans le flanc droit, monte vers le haut
(*colon ascendant*), opère une courbe qui le conduit, en décrivant un
pi (Π), vers le foie et dans l'hypocondre [gauche] (*colon transverse*),
puis il se dirige vers la rate et dans le flanc gauche (*colon descendant*)
pour s'aboucher en arrière avec le rectum. Quelques médecins considè- 46
rent le colon comme le *ventre inférieur.* C'est dans le colon que le plus 47
ordinairement l'aliment se change en matière fécale. L'*intestin droit (rec-* 48
tum), qui fait suite au colon, est plus charnu que les autres et descend
tout droit, circonstance d'où lui vient son nom. Il se termine par *l'an-* 49
neau (anus) et le *constricteur (sphincter);* l'un est *nerveux* et dur; l'autre,

1-2. προσαγορεύεται, οὐχ εὑρισκομέ-
νης ἐν αὐτῇ τῆς τροφῆς ὥσπερ ἐν τῇ κοιλίᾳ καὶ τοῖς ἐντέροις. Ἑξῆς Cl.— 3. τρεῖς
ex em.; τρίς A Cl. — Ib. που πηχῶν τὸ
μῆκος τυγχάνοντα Cl. — 5. λεγόμενον

Cl. — 7. ἀποκεκλιμένον Cl. — 9. σπει-
ροειδῶς Cl. — 11. ὠνόμασαν Cl. — 12.
κόπρον Cl. — 13. κατὰ ὃ] καθώς A. —
Ib. ὠνομάσθη Cl. — 14. τὸν δωδεκαδάκ-
τυλον Cl.

50 σκληρὸν, τὸν δὲ σαρκώδη καὶ ῥυσὸν, ἐπὶ πᾶσι τεταγμένον. Μέσα
δὲ τῶν ἐντέρων τέτακται τὸ καλούμενον μεσέντερον· τὸ δὲ αὐτὸ, καὶ
51 μεσάραιον καλεῖται. — Οἱ δὲ νεφροὶ κεῖνται μὲν κατὰ τοὺς τῆς
ῥάχεως τελευταίους σφονδύλους, ἀριθμῷ δύο, σχήματι περιφερεῖς,
χροιᾷ φακώδεις, καὶ ποσῶς ὑπότεφροι, ὧν ὁ δεξιὸς ἀνωτέρω βραχὺ   5
καὶ μείζων εὑρίσκεται, τῇ συγκρίσει πυκνοὶ καὶ ψαφαροὶ, καίριοι
52 δὲ κατὰ τὰς τρώσεις, ὡς καὶ θάνατον ἀπεργάζεσθαι. Κατὰ δὲ τὰ
ἔνσιμα ὑμένας ἔχουσι κατατετρημένους ἠθμοειδῶς, ἀπὸ ὧν δύο πό-
63 ροι κατὰ τὴν κορυφὴν τῆς κύσεως συνάπ|τουσι, διὰ ὧν τὸ οὖρον
53 ἐκδίδοται εἰς τὴν κύσ]ιν, καὶ οὕτως ἐκκρίνεται. — Ἄνωθεν δὲ τοῖς 10
ἐντέροις ἐπίκειται διεκτεταμένος ὁ ἐπίπλους, σῶμα πιμελῶδές καὶ
54 ὑμενῶδες, διῃρημένος. Κατεσκεύασαι δὲ ὡς ἂν τοῖς ἐντέροις ἐπιπλέον εἴη μάλαγμα πρὸς τὴν ἀπὸ τοῦ περιέχοντος αὐτὰ σκληρίαν
55 περιτοναίου. Ἔσι δὲ ἀκίνδυνός ἔν τε ταῖς τομαῖς, καὶ ταῖς τρώσεσιν.

50 qui forme la partie extrême des intestins, est charnu et plissé. Au milieu
des intestins se trouve l'*entre-deux des intestins* (*mésentère*); on l'appelle
51 aussi l'*entre-deux du rare* (*mésaraée*). — Les *reins* sont placés au niveau
des dernières vertèbres du rachis; ils sont de forme arrondie; leur couleur est celle des lentilles, tirant un peu sur le cendré; on constate que
le droit est un peu plus élevé et plus volumineux que le gauche; leur
structure est dense et lobuleuse; ce sont des organes si susceptibles,
52 que leur blessure peut même causer la mort. Leur face concave est recouverte de membranes qui sont percées comme des cribles (voy. notes)
et d'où partent deux *canaux* (*uretères*) qui vont se fixer au sommet de la
vessie; c'est par ces canaux que l'urine est poussée dans la vessie pour
53 être expulsée au dehors. — Sur toute l'étendue de la partie supérieure
des intestins prend naissance la *membrane flottante* (*épiploon*), corps grais-
54 seux, membraneux et festonné. La nature l'a disposé de façon que,
flottant sur les intestins, il les protége contre la rudesse de la *tunique*
55 *enveloppante* (*péritoine*) qui les environne. C'est un organe dont l'incision
et la blessure n'entraînent aucun danger.

2. δὲ τούτων τῶν Cl. — 4. σφονδ.,
ἀριθμῷ δύο om. A. Voy. notes. — 5. χροιᾷ
φακ, καί om. A. — 6. μείων A. — Ib.
κύριοι A.— 8. ἠθμοειδεῖς A.— 10. συνεκδί-

δοται Cl. --Ib. ἐκκρ. οὺς προωνομασάμεθα
πόρους Cl. Voy. notes.—Ib. δέ om. Cl.
—12-13. ἐπὶ πλεῖον τοῖς ἐντέροις Cl.—
14. ἀκίνδυνα A. — Ib. ἀποτομαῖς Cl.

Οἱ δὲ σπερματικοὶ πόροι παρὰ τοὺς νεφροὺς κατίασι τέσσα- 56
ρες· δύο μὲν ἐπὶ εὐθείας τείνοντες, οὓς καὶ παραστάτας τινὲς
ἀδενοειδεῖς ἐκάλεσαν· δύο δὲ κιρσοειδεῖς διὰ τὸ κιρσοῦ τρόπον,
περιστρέφεσθαι. Ἐν τούτοις καὶ τὸ γόνιμον ἀποτελεῖται σπέρμα, 57
5 χαλαζῶδες καὶ παχὺ, οὓς καὶ γονίμους φλέβας τινὲς ὠνόμασαν· ἐν
δὲ τοῖς ἑτέροις ἄγονον καὶ λεπτὸν ὃ συναποκρίνεται τούτῳ ὑπὲρ
θρέψεως αὐτοῦ. Πλὴν συζυγέντα ἐξ ἑκατέρου μέρους κατίασιν ἀπὸ 58
τῆς ῥάχεως ἀνὰ δύο· καὶ τὰ μὲν ἄγονα συνεμφύεται τῷ τραχήλῳ
τῆς κύσεως· τὰ δὲ κιρσοειδῆ διὰ τῶν βουβώνων εἰς τοὺς χιτῶνας
10 τῶν διδύμων παρὰ ἑκάτερα· ὅθεν οἱ εὐνουχισθέντες σπερμαίνουσι
μὲν, ἄγονον [δὲ] ἐκ τῶν ἀδενοειδῶν, τῆς ἐκ τῶν κιρσοειδῶν ἀποκρίσεως οὐ δυναμένης σώζεσθαι διὰ τὴν πήρωσιν τὴν περὶ τοὺς διδύμους. — Ὄσχεος δὲ καλεῖται καὶ τὸ ὅλον χάλασμα, ἐν ᾧ οἱ δίδυ- 59

Quatre *canaux spermatiques* descendent auprès des reins; il y en a 56
deux qui se dirigent en droite ligne et qu'on nomme aussi *parastates
glanduleux (prostates)*; les deux autres sont appelés *canaux variqueux*
(*canaux déférents*), parce qu'ils s'enroulent comme des varices. Dans ces 57
derniers vaisseaux, que quelques médecins désignent aussi sous le nom
de *veines génératrices*, se forme le liquide fécondant, grumeleux et épais
(*sperme*); dans les autres se trouve un liquide non fécondant, ténu (*humeur prostatique*), qui est sécrété avec le premier en vue de sa nourriture. Du reste ces vaisseaux, accolés à leur point d'origine, descen- 58
dent deux par deux le long du rachis; les canaux inféconds se fixent
ensemble sur le col de la vessie; les canaux variqueux traversent les aines
et s'insèrent, un de chaque côté, sur les tuniques des testicules; aussi
les eunuques éjaculent bien du sperme, mais du sperme non fécondant,
qui provient des canaux glanduleux, le liquide des canaux variqueux
étant supprimé par l'ablation des testicules. — On appelle *bourse* (*scro-* 59
tum), soit toute la partie lâche et pendante où sont renfermés les *jumeaux* (*testicules*), soit particulièrement l'enveloppe extérieure charnue.

2-3. οὓς καὶ παραστάτας τινὲς ἀδενοειδεῖς ἐκάλεσαν ex em.; οὓς καὶ παραστάτας τινες καὶ ἀδενοειδεῖς ἐκάλεσαν Cl.
Voy. les notes. — 4. συμπεριφέρεσθαι | Cl. — 5. παχὺ τυγχάνον, οὕς Cl. — 6.
ὃν Cl. — 11. [δέ] ex em.; om. Α Cl.
— 12-13. διὰ τὴν περὶ τοὺς διδύμους
πήρωσιν Cl.

Clinch. 63-64.

60 μοι, ἰδίως δὲ τὸ ἔξωθεν σαρκῶδες. Σύγκειται δὲ ἐκ χιτώνων δύο, τοῦ
61 μὲν ἔξωθεν δαρτοῦ καὶ ῥυσοῦ, τοῦ δὲ ἔσωθεν ἐλυτροειδοῦς. Ὁ μὲν οὖν
64 ὄσχεος καὶ δαρτὸς κοινῶς ἑκα|τέρους συμπεριειληφότες συνάπ⁷ουσι
    πρὸς τὰ ὑπερκείμενα· ὁ δὲ ἐλυτροειδὴς ἑαυτῷ συνῆπ⁷αι, καὶ σφαι-
    ρικῶς ἐν κύκλῳ περιείληφε τοὺς διδύμους, ἰδίᾳ κατὰ ἕνα συνέχων.   5
62 Αὐτοὶ δὲ οἱ δίδυμοι ἀθαρώδεις εἰσὶ τὴν σύγκρισιν, καὶ δίυγροι
63 ποσῶς ὑμένι περιεχόμενοι νευρώδει πρόσ⁷υπεῖ. — Τῆς δὲ γυναι-
    κὸς τὸ γεννητικὸν μόριον, ἐξαίρετόν ἐσ⁷ι *πρὸς τὴν τυπὴν* τῶν
64 ἀγγείων. Ἡ δὲ καλουμένη μήτρα κεῖται μεταξὺ κύσεως καὶ ἀπευθυ-
    σμένου, τούτῳ μὲν ἐπικειμένη, τῇ δὲ κύσει ὑποκειμένη, τῷ σχήματι 10
    σικύᾳ ἰατρικῇ παραπλησία, ἔνθα καὶ αἱ συνουσίαι περαιοῦνται.
65   Φλέβες μέν εἰσιν ἀγγεῖα περιεκτικὰ αἵματος, διὰ ὧν τὸ αἷμα
    εἰς πάντας τοὺς τοῦ σώματος τόπους παραπέμπεται· ἀρτηρίαι δέ
    εἰσιν ἀγγεῖα περιεκτικὰ αἵματος μὲν ποσῶς, πνεύματος δὲ πλέον

60 La bourse se compose de tuniques : l'externe, *écorchée et rugueuse* (*peau
61 du scrotum*), l'interne, *en forme d'étui* (*dartos*). La bourse ou tunique
   écorchée forme une enveloppe commune et sans cloisonnement pour
   les deux testicules qu'elle rattache aux parties susjacentes ; la membrane
   en forme d'étui se replie sur elle-même et enferme chaque testicule dans
62 une cavité sphéroïdale. Les testicules ont une consistance de bouillie ;
   ils sont, jusqu'à un certain point, humides ; une membrane *nerveuse* (*tu-
63 nique albuginée?*) les maintient solidement dans leur forme. — Le membre
   génital de la femme (*vagin*) est un vaisseau merveilleusement disposé...
64 L'organe appelé *matrice* est situé entre le rectum, sur lequel elle repose,
   et la vessie, qui s'appuie sur elle ; elle ressemble aux ventouses dont se
   servent les médecins ; c'est là que s'achève la copulation.
65   Les *veines* sont des vaisseaux qui contiennent du sang et qui distribuent ce liquide à toutes les parties du corps ; les *artères* sont des vaisseaux qui renferment une certaine quantité de sang et beaucoup plus de
   pneuma ; c'est dans les artères que le *pouls* se produit, et c'est à travers

1. δύο om. Cl. — 2. ἔνδοθεν Cl. —
Ib. ἐλυτροειδοῦς ex em. ; δαρτοῦ καὶ ἐρυ-
τροειδοῦς A ; δαρτοῦ καὶ ἐρυθροειδοῦς Cl.
Voy. notes. — Ib. οὖν om. A. — 3. ἑκατέρως A. — 9. ἡ καλ. μήτρα· κεῖται δέ

Cl. — 9-10. ἀπευθ. ἐντέρου Cl. — 10.
τῇ κύσει δέ Cl. — 11. παραπλ. ἰατρικῇ
A. — 12. Φλέβες μέν ex em. ; Φλ. μὲν
οὖν Cl. Φλέβες A. — 14-p. 184. περιεκτ.
πνεύμ. καὶ ποσῶς αἵματος, ἐν οἷς Cl.

πολὺ, ἐν οἷς ὁ σφυγμὸς γίγνεται· καὶ τὸ ἀπὸ καρδίας ἐκθλιβόμενον
πνεῦμα διὰ αὐτῶν εἰς ὅλον τὸν ὄγκον ἀναδίδοται. — Πιμελή ἐσλι 66
παρέκχυμα λευκὸν, λιπῶδες, ὃ καὶ σλέαρ καλοῦσιν. — Ἀδένες εἰσὶ 67
συσλροφαὶ ποσῶς πιμελώδεις, καὶ σαρκώδεις ἰδίως κατακεχωρι-
5 σμέναι εἰς τοὺς κοίλους τόπους, μασχάλας λέγω καὶ βουβῶνας, ἔτι
δὲ καὶ μεσεντέριον. — Ὀσλᾶ ἐσλι συγκρίσεις σλερεαὶ καὶ ἄναιμοι 68
καὶ ἀναίσθητοι, διὰ ὧν αἵ τε πρακτικαὶ καὶ αἱ ἐρεισλικαὶ κινήσεις
συντελοῦνται. — Μῦς ἐσλι σῶμα νασλὸν καὶ πεπυκνωμένον, οὐχ 69
ἁπλοῦν, ἀλλὰ | μετέχον καὶ νεύρων, καὶ φλεβῶν, καὶ ἀρτηριῶν, οὐκ 65
10 ἄμοιρον αἰσθήσεως, ἐνέργειαν ἔχον προαιρετικῆς κινήσεως.—Χόν- 70
δροι δέ εἰσι συγκρίσεις μεταξὺ ὀσλῶν καὶ νεύρων· ὀσλῶν μὲν γάρ
εἰσιν ἀπαλώτεροι· νεύρων δὲ σκληρότεροι, μάλισλα τοῖς ἀπολήγουσὶ
τῶν ὀσλῶν συμφυεῖς τυγχάνοντες. — Νεῦρόν ἐσλιν ἁπλοῦν σῶμα 71
καὶ πεπυκνωμένον, προαιρετικῆς κινήσεως αἴτιον, δυσαίσθητον
15 κατὰ τὴν διαίρεσιν. Κατὰ μὲν οὖν τὸν Ἐρασίσλρατον καὶ Ἡρόφι- 72

elles que le pneuma, chassé avec force par le cœur, se répand dans tout
l'organisme. — La *graisse* est un épanchement coagulé blanc, onctueux; 66
on l'appelle aussi *suif*. — Les *glandes* sont des agrégats tirant sur la 67
graisse et charnues, qui sont surtout logées dans les parties creuses, par
exemple, aux aisselles, aux aines (*glandes axillaires et inguinales*), et aussi
dans le mésentère (*ganglions mésentériques*).—Les *os* sont des concrétions 68
dures, exsangues et insensibles; c'est par eux que s'accomplissent les
mouvements actifs et l'action de s'appuyer. — Le *muscle* est un corps 69
ferme et dense, non simple, mais résultant d'un entrelacement de
nerfs, de veines et d'artères; non dépourvu de sensibilité, il est l'organe
du mouvement volontaire. — Le *cartilage* est un agrégat qui tient de 70
l'os et du *nerf;* il est plus mou que l'os et plus dur que le nerf, particulièrement celui qui est fixé sur les extrémités des os. — Le *nerf* est un 71
corps simple et dense; il est la source du mouvement volontaire; mais
il est insensible quand on le coupe. D'après Érasistrate et Hérophile, il 72
y a des nerfs sensitifs; mais, suivant Asclépiade, il n'en existe pas de

2. Πιμελὴ δέ ἐσλι Cl. — 5-6. καὶ βουβῶνας καὶ εἰς μεσεντέριον Cl. — 6. εἰσί
Cl. — Ib. καὶ σλερεαί Cl. — 7. καὶ αἱ
ἐρεισλικαί ex em.; καὶ ἐρεισλικαί A; καὶ
αἱρετικαί Cl. — 14. αἴτιον om. A. — 15.
Καὶ κατὰ A.

Clinch. 65.

73 λον, αἰσθητικὰ νεῦρα ἔσ]ιν· κατὰ δὲ Ἀσκληπιάδην οὐδὲ ὅλως. Κατὰ
μὲν οὖν τὸν Ἐρασίσ]ρατον δισσῶν ὄντων τῶν νεύρων αἰσθητικῶν
καὶ κινητικῶν, τῶν μὲν αἰσθητικῶν ἃ κεκοίλανται ἀρχὰς εὕροις ἂν
ἐν μήνιγξι, τῶν δὲ κινητικῶν ἐν ἐγκεφάλῳ καὶ ϖαρεγκεφαλίδι.

74 Κατὰ δὲ τὸν Ἡρόφιλον ἃ μέν ἐσ]ι ϖροαιρετικὰ, ἃ καὶ ἔχει τὴν ἔκ- 5
φυσιν ἀπὸ τοῦ ἐγκεφάλου καὶ νωτιαίου μυελοῦ, καὶ ἃ μὲν ἀπὸ ὀσ]οῦ
εἰς ὀσ]οῦν ἐμφύεται, ἃ δὲ ἀπὸ μυὸς εἰς μῦν, ἃ καὶ συνδεῖ τὰ ἄρθρα.

75 — Μυελός ἐσ]ιν οὐσία λιπώδης καὶ ἄναιμος, διαπαντὸς ὑπὸ ὀσ]ῶν
ϖεριεχόμενος.

73 cette nature. Ainsi Érasistrate professe qu'il y a deux espèces de nerfs,
ceux du mouvement et ceux du sentiment; ces derniers sont creux, on
voit leur origine sur les méninges ; les autres naissent de l'encéphale

74 (cerveau) et du parencéphale (cervelet). Si l'on en croit Hérophile, il y
a des nerfs du mouvement volontaire qui proviennent de l'encéphale et
de la moelle dorsale, d'autres qui vont s'insérer, ceux-ci d'un os sur un
autre os (ligaments), ceux-là d'un muscle sur un autre muscle (aponé-

75 vroses), d'autres enfin qui attachent les articulations (tendons). — La
moelle est une substance graisseuse, exsangue, et qui se trouve toujours
dans les os.

3. ἃ] οὗ A. — 8. ἄναιμος καὶ διὰ ϖαντός Cl.

ϛ.

ΠΕΡΙ ΟΣΤΩΝ.

Clinch. 66-67.

| Ἐπειδὴ τὴν τῶν ἐντοσθίων θεωρίαν κατὰ τὸ ἐνδεχόμενον παρα-
δεδώκαμεν, ἑξῆς περὶ τῆς ὀσ‍τεολογίας λεκτέον ἡμῖν.

Τὸ κρανίον τοίνυν, κατὰ τὸ λεγόμενον σκαφίον, ἐσ‍τὶ σφαιροειδές·
τοῖς μὲν κατὰ κορυφὴν μέρεσιν ὀγκῶδες, τοῖς δὲ περὶ τὸ βρέγμα
5 τυγχάνουσιν ὑπόπαχυ ποσῶς καὶ πλατὺ, καὶ διπλοῦν κατὰ ἐπι-
βολὴν ὀσ‍τοῦ, τοῖς κροτάφοις συνεσ‍ταλμένον. Ἔχει δὲ κατὰ τὸ
πλεῖσ‍τον ῥαφὰς πέντε, μίαν μὲν κατὰ κορυφὴν λαμβδοειδῆ εἰς
τοὐπίσω τοῦ κρανίου φερομένην· ἑτέραν δὲ ἐπὶ τοῦ βρέγματος περιφερῆ, οἱονεὶ σ‍τεφανιαίαν· λήγει δὲ κατὰ αὐτό· τρίτη δὲ ἀπὸ τῆς
10 λαμβδοειδοῦς ἐπὶ εὐθὺ τῇ σ‍τεφανιαίᾳ συνάπ‍τει· ἄλλαι δὲ δύο | παρὰ
τὰ ὦτα, περὶ τοὺς τῶν κροτάφων τόπους, λεπιδοειδεῖς λεγόμεναι,

II.

DES OS.

Puisque nous venons de faire, aussi bien qu'il nous a été possible,
l'exposé des parties internes du corps, il nous reste à parler de l'ostéo-
logie.

Le crâne est sphéroïdal à la partie appelée *petite barque* (*occiput*),
renflé au *sommet*, un peu épais et aplati au niveau du *bregma* (*sinciput*);
près des tempes où il est déprimé, les os superposés semblent se dou-
bler. Ordinairement le crâne a cinq sutures : l'une, la suture en *forme
de lambda* (Λ — *sut. lambdoïde*), se porte du sommet à la partie postérieure;
l'autre entoure le bregma comme si c'était une couronne (*sut. coronale*);
c'est au bregma qu'elle se termine; la troisième rattache en droite ligne
la suture lambdoïde à la suture coronale (*sut. sagittale*); les deux autres
se trouvent aux oreilles, près de la région des *crotaphes* (*tempes*); elles
sont dites *écailleuses*, l'emboîtement n'intéressant pas toute l'épaisseur

1. τὴν τῶν ἐντοσθίων ex cm.; τὴν τῆς om. Cl. — 11. περί ex cm.; παρά
ἐντόσθιον Cl.; τὴν ἐντοσθίδιον L. — 2. L Cl.

Clinch. 67.

4 οὐ κατὰ βάθος ἔχουσαι τὰς ἁρμογὰς, ὡς αἱ λοιπαί. — Ἐκ δὲ τῶν
ἔμπροσθεν μερῶν εἰσιν [αἱ] κοιλότητες, ἔνθα οἱ ὀφθαλμοὶ ἐνίδρυν-
5 ται, πυελίδες προσαγορευόμεναι. Μεταξὺ δὲ τούτων ἡ τοῦ μυκτῆρος
ὑπεροχὴ, ἐν ᾗ τὸ ἠθμοειδὲς ὀστοῦν ὑπόκειται, πλείσταις κεχρημένον
6 κατατρήσεσιν. Ἔχει δὲ καὶ τὸ πρόσωπον ὀστῶν συνθέσεις ταύτας· 5
μίαν μὲν ὑπὸ ταῖς ὀφρύσι, καὶ δύο ἄλλας ἐκ πλαγίων τοῦ τῆς ῥινὸς
ὀστώδους · τετάρτην δὲ τὴν διείργουσαν τὴν ἄνω γένυν· εἶτα ἐξῆς
τὴν κατὰ τῆς ὑπερῴας, καὶ [τὴν] κατὰ τῶν ζυγωμάτων, καὶ δύο
7 ἄλλας δυσοράτους κατὰ τῶν μήλων. Τὸ δὲ κρανίον ἐκ τῶν ὑποκάτω
μερῶν κοιλανθὲν ἔκτρησιν ἔχει διαμπερῆ καὶ περιφερῆ, δι᾽ ἧς ὁ 10.
8 νωτιαῖος μυελὸς καταφέρεται. — Εἰσὶ δὲ οἱ τοῦ τραχήλου σπόν-
δυλοι ἀριθμῷ τυγχάνοντες ἑπ]ά· ἁρμονίως δὲ ἄλλος κατὰ ἄλλου
9 ἔγκειται. Καὶ ὁ μὲν πρῶτος τούτων τὴν κίνησιν τῇ κεφαλῇ παρέ-

4 du crâne, comme cela a lieu pour les autres sutures. — A la partie antérieure du crâne sont les cavités où les yeux ont leur siége; on les
5 nomme *bassins* (*orbites*). Entre les cavités des yeux proémine l'*émonctoire
du mucus* (*nez*), qui renferme l'os qu'on appelle *os en forme de crible*
6 (*ethmoïde*), attendu qu'il est percé d'une grande quantité de trous. Le
visage offre encore les sutures suivantes : une au-dessous des *ophryes*
(*arcade sourcilière.—Sut. de l'os malaire avec l'apophyse orbitaire externe*);
deux autres de chaque côté de la substance osseuse du nez (*sut. des os
propres du nez avec l'apophyse montante du maxillaire supér.*); une quatrième qui partage la mâchoire supérieure (*suture intermaxillaire*), puis
celle qui occupe le milieu du palais (*sut. interpalatine*); puis celle des
jougs (*sut. de l'apophyse zygomatique avec le bord externe de l'os malaire*);
enfin deux autres difficiles à voir près des *pommettes* (*sut. de l'os ma-
7 laire avec l'apophyse malaire du maxillaire supér.*). Le crâne, creusé à sa
partie inférieure, est percé de part en part d'un trou rond (*grand trou
8 occipital*) à travers lequel passe la *moelle dorsale*. — Il y a au cou sept
spondyles (*vertèbres*), qui s'unissent l'une à l'autre avec une grande symé-
0 trie. C'est sur la première que s'opèrent les mouvements de la tête; les

2. [αἱ] om. L Cl. — 5. συνθέσεις ex cm.; Θέσεις L Cl. — Ib. τοιαύτας Cl. — 7. ἄνω ex cm.; κάτω L Cl. — 8. [τὴν] om. L Cl. — 10. ἔκτρησιν..... διὰ ἧς ex cm.; ἐκτρήσεις ἔχει διαμπερεῖς καὶ περιφερεῖς διὰ ὧν L Cl. — 12. ὁ ἄλλος Cl.

Clinch. 67-68.

χεται· οἱ δὲ λοιποὶ μένουσιν ἀκίνητοι. — Ἑξῆς παράκειται ὁ ὦμος 10
καὶ [ἡ ὠμοπλάτη]· ἡ μὲν οὖν ὠμοπλάτη κατὰ σχῆμα τρίγωνος
οὖσα, δελτοειδῶς ἐπίκειται ταῖς σπάθαις τοῦ θώρακος, ἐκ τῶν ὀπι-
σθεν μερῶν. Καὶ ἐκ μὲν τοῦ πλατυτέρου μέρους ἐστὶ λεπτοτάτη, 11
5 ἐκ δὲ τοῦ συναγομένου παχυτέρα τε καὶ ἐρρωμένη, κοιλότητά τινα
ἔχουσα, εἰς ἣν ἐνήρθρωται ἡ κεφαλὴ τοῦ βραχίονος· ἀπὸ ἧς κοιλότητος διεκτέταται ὑπεροχή, ὡσανεὶ ῥάχις, λεγομένη ἀγκυροειδής,
ἢ ἀγκιστροειδής, ἐπὶ ἣν τὸ τῆς κλειδὸς πέρας πέπλωκε χόνδρῳ
συμφυέν. — | Ἡ δὲ κλεὶς τριβολοειδῶς ἐσχηματισμένη ἐμφέρειαν 68
10 ἔχει καθετῆρι ἀρρενικῷ· συνήρθρωται δὲ τῷ στέρνῳ, καὶ συνεμπέ- 12
φυκε τῇ ὠμοπλάτῃ. Αὐτὴ δὲ ἡ μεσότης τῶν κλειδῶν σιγματοειδὴς 13
τυγχάνουσα, συμβάλλει τῷ πρώτῳ τῆς ῥάχεως σπονδύλῳ. — Ὁ 14
δὲ βραχίων ἐπιμήκης ἐστὶ, καὶ περιφερής. Καὶ τὸ μὲν ἄνω μέρος 15
ἔχει ὀγκωδέστερον, ὃ καλεῖται κεφαλὴ βραχίονος, ὅπερ κατὰ
15 ἡμίτομον ἔγκειται τῇ τῆς ὠμοπλάτης κοιλότητι· ἐκ δὲ τῶν κάτω

autres restent immobiles — Après cela vient l'*ôme* (*moignon de l'épaule*); 10
puis l'*omoplate*, dont la forme est triangulaire, et qui, en conséquence,
repose comme une tablette en forme de delta (Δ) sur les *spathes* (*côtes*)
du thorax à la région postérieure. La partie la plus large est aussi la plus 11
mince; l'omoplate devient plus épaisse et plus forte en se ramassant sur
elle-même; là, elle offre une certaine cavité (*cavité glénoïde*) où se loge
la *tête du bras* (*tête de l'humérus*); de la crête de cette cavité se détache
une apophyse semblable à une épine, et qui se nomme *apophyse en
forme d'ancre* ou *en forme de crochet* (*apophyse coracoïde*); c'est sur cette
apophyse que s'appuie la clavicule par l'intermédiaire d'un cartilage.
—La clavicule, de forme triangulaire, ressemble au cathéter qu'on em- 12
ploie chez les hommes; elle s'articule avec le sternum et se fixe sur
l'omoplate. L'intervalle qui sépare en avant les deux clavicules et qui 13
a la forme d'un sigma (Ʋ —*fourchette du sternum*), incline vers la première vertèbre du dos. — Le *bras* (*humérus*) est un os long et arrondi. 14
Sa partie supérieure renflée, et qu'on nomme *tête*, pénètre par moitié 15
dans la cavité de l'omoplate; à sa partie inférieure, par où il s'articule

Clinch. 68.

κατὰ δ συνήρθρωται τῷ ἀγκῶνι, ἐστὶν ἀνώμαλος, ὥστε ἐξοχὰς ἔχει
16 παρὰ ἑκάτερα κονδυλοειδεῖς δύο, μέσην δὲ κοιλότητα. Ἐκ μὲν τῶν
17 ἔμπροσθεν ἧττον ἀνέσταλται, μᾶλλον δὲ ἐκ τῶν ὄπισθεν. — Τοῦ δὲ
18 πήχεος δύο ἐστὶν ὀστᾶ, πῆχυς, καὶ κερκίς. Καὶ τὸ μὲν τῆς κερκίδος
   πέρας τῶν κονδύλων τοῦ βραχίονος τὸν ἔξω ἐπικαλύπτει περι- 5
19 φερὲς γενόμενον, καὶ ποσῶς ὑπόκοιλον. Ὁ δὲ πῆχύς ἐστι μακρότε-
20 ρος, καὶ κατὰ τὴν κάμψιν τοῦ καρποῦ ὑποδέχεται πέρας. Ἡ δὲ κερκὶς
   κατὰ τὰ μέρη τοῦ καρποῦ κοιλότητας ἔχει δύο, μίαν μὲν εὐθεῖαν,
   ἐν ᾗ ἐνήρθρωται· ἑτέραν δὲ πλαγίαν, εἰς ἣν ὁ κόνδυλος τοῦ πή-
21 χεος ἐμφύεται. — Ὁ δὲ καρπὸς σύγκειται μὲν ἐξ ὀστῶν ὀκτὼ 10
22 στροβιλοειδῶς. Ἐπὶ τούτων ὑπάρχουσιν αἱ φάλαγγες, ὀστᾶ ἐπιμήκη, δακτυλοειδῆ, ἐπὶ οἷς αἱ σκυταλίδες τῶν δακτύλων, ἑκάστου
   τρεῖς, ἄνισοι ἀλλήλαις, χωρὶς τοῦ ἀντίχειρος· οὗτος γὰρ ἐκ βάσεως
23 δυσὶν ὀστοῖς κέχρηται. — Μετὰ δὲ τοὺς ἑπτὰ τοῦ τραχήλου σφον-

avec le coude, l'extrémité du bras offre des inégalités, de telle sorte que,
de chaque côté, il y a deux éminences en forme de *condyles* (*épicondyle*
16 et *épitrochlée*), et au milieu une cavité (*trochlée*). Il est retroussé un
17 peu en avant, mais plus en arrière. — Le *péchus* (*avant-bras*) se compose
18 de deux os, le *péchus* (*cubitus*) et le *rayon* (*radius*). L'extrémité du radius,
arrondie et un peu creuse (*tête*), enveloppe le condyle externe de l'hu-
19 mérus (*épicondyle*). Le cubitus est plus long que le radius, et se termine
20 là où s'opère la flexion du carpe. Le radius, quand il arrive au carpe,
présente deux cavités, l'une directe, qui est le siège de l'articulation du
carpe (*artic. avec le semi-lunaire et le scaphoïde*), l'autre latérale (*échan-
21 crure semi-lunaire*), où s'insère le condyle du cubitus. — Le *carpe* ré-
22 sulte de l'assemblage de huit os de forme conique. A ces os s'attachent les *phalanges*, os longs *en forme de doigts* (*os du métacarpe*); et aux
phalanges font suite les *petits bâtons* (*phalanges, phalangines et phalangettes*) au nombre de trois pour chaque doigt et de grandeur inégale; il
faut mettre à part l'*antimain* (*pouce*), car ce doigt-là, à partir de sa base,
23 n'a que deux os. — Après les sept vertèbres du cou, viennent les douze

1. ἀγχώμαλος Cl. — Ib. ἔχειν Cl. — τῶν κονδ. τῶν τοῦ Cl. — Ib. περικαλύπτει
2. μέσην κοιλότητα, καὶ ἐκ Cl. — 5. Cl. — 14. ἀλλήλοις L. — 15. τρισίν L.

δύλους, οἱ τῆς ῥάχεώς εἰσι δυοκαίδεκα, καὶ τῆς ὀσφύος πέντε, ὡς
γενέσθαι τοὺς πάντας τέσσαρας καὶ εἴκοσιν. Οὕτω δέ εἰσι κατε- 24
σκευασμένοι, ὡς τοῖς μὲν ἔνδοθεν μέρεσιν εἶναι λείους καὶ περια-
γεῖς | κατὰ ὃ σπλάγχνοις ὁμιλοῦσιν· ἐκ δὲ τῶν ὄπισθεν τετραχυσμέ- 69
5 νους καὶ ἀκανθώδεις κρυπλομένους σαρκὸς ἐπιφύσει· τὰ δὲ παρὰ
ἑκάτερά ἐσλι τραπεζώδη· πάντες μεσόκοιλοι, μίαν εὐρυχωρίαν
ἔχοντες, σωληνοειδῶς σώζοντες κατὰ τὴν σύγκρισιν, διὰ ἧς ὁ νωτιαῖος μυελὸς καταφέρεται, ὡς προείπομεν, τυπώσεις ἔχοντες πλα-
γίας, ἐν αἷς ἐνηρμοσμέναι εἰσὶν αἱ σπάθαι. Τῶν οὖν σπαθῶν, αἱ 25
10 μὲν ἀνωτέρω καμαροειδεῖς, συμβάλλουσιν ἀλλήλαις, αἱ δὲ λοξοειδεῖς
ἀντιβαίνουσαι τούτων ἑξῆς, χονδρώδεις ἄκανθαι καὶ νόθοι πλευραὶ
καλοῦνται· μείζους [μὲν?] τῶν ἄνω τὴν παρέκτασιν, ἐκ συμβάσεως
[δὲ?] ἐλατlούμεναι. Πάντων δὲ τῶν σπονδύλων ὁ τελευταῖος δια- 26
νήνοχεν, ὃν καὶ ἱερὸν ὀσloῦν καλοῦμεν, συνήθως τῶν ἀρχαίων

vertèbres du rachis (*dos*) et les cinq des lombes : en tout vingt-quatre.
Les vertèbres sont construites de façon qu'elles sont lisses et arrondies 24
à leur face interne (*face antérieure*), qui est en rapport avec les viscères,
rugueuses et épineuses (*lames et apophyses épineuses*) à leur *face postérieure*, laquelle est cachée par un revêtement de chair; leurs faces supérieure et inférieure (*faces horizontales*) sont disposées comme une
table; toutes creusées à leur centre, elles donnent par leur réunion un
trou unique en forme de canal (*canal vertébral*), à travers lequel descend la moelle, comme nous l'avons dit plus haut (p.187, l. 15-16); sur
les parties latérales se voient des apophyses munies de dépressions (*apophyses transverses*), dans lesquelles se fixent les côtes. Les côtes les plus 25
élevées se rapprochent l'une de l'autre, courbées en forme de voûte;
les suivantes, marchant obliquement à leur rencontre, sont appelées
épines cartilagineuses et *fausses-côtes;* [les plus élevées de ces côtes]
sont, dans leur projection, plus longues que les premières; mais, à
la base du thorax, elles diminuent de longueur. La dernière de toutes 26
les vertèbres l'emporte sur les autres par son volume; nous l'appelons
os sacré (*sacrum*), conformément à la coutume des anciens d'appeler

10. καμαρωειδῶς Cl. — Ib. λοξοειδεῖς ex em.; λοξώδεις L Cl. — 14. ὃ Cl.

Clinch. 69-70.

27 ἱερὰ τὰ μεγάλα καλούντων. — Ἑκατέρωθεν δὲ τοῦ σπονδύλου τούτου τὰ τῶν ἰσχίων ὀστᾶ παρατεθέντα ἐκ τῶν ὄπισθεν, ἃ καὶ
28 συνάπτει τοῖς πέρασι, κατὰ τὸ ἐφήβαιον χόνδρῳ συμφυέντα. Ἐσχη-
μάτισται δὲ τὰ τῶν ἰσχίων ὀστᾶ πλατέα εἶναι καὶ ποσῶς περι-
29 φερῆ· κατὰ δὲ τὰ ἕτερα στενὰ καὶ παχύτερα. Ἔχουσι δὲ κοιλότητας 5
οὐ διαμπερεῖς, βαθείας [δὲ], αἱ κοτύλαι καλοῦνται εἰς ἃς αἱ κεφαλαὶ
30 τῶν μηρῶν ἐναρμόζονται. — Οἱ δὲ μηροὶ ὀστᾶ ἐπιμήκη, ἐρρω-
μένα τε τυγχάνουσι, τὴν ἔκτασιν ἀπὸ τῶν ἰσχίων ἄχρι γόνατος
31 ἔχοντα, περιφερῆ, πρόκυρτα. Ἐκ δὲ τῶν κατὰ τὸ γόνυ πάλιν
ἑκάτερα αὐτῶν πάχος ἔχει καὶ περιφέρειαν κονδυλώδη, ὡς ἑκα- 10
τέρωθεν μὲν ἐπῆρθαι, κεκοιλάνθαι δὲ ἐν μέσῳ κατὰ ἃ προσκυρεῖ ἡ
κνήμη τρίγωνος οὖσα, καὶ περὶ τὴν κεφαλὴν πεπλατυσμένη, κοιλότητας ἔχουσα ἐπιπολαίους, κατὰ ὧν αἱ κονδυλώδεις ὑπεροχαὶ
32 ⁷⁰ ἐντίθενται. Αὐτῆς δὲ τῆς κνήμης ἡ ὑπεροχὴ εἰς τὴν τοῦ μηροῦ κοι-

27 sacré ce qui est grand. — De chaque côté de cette vertèbre, s'étendent
d'arrière en avant les os des *ischions* (os des iles); là où leurs extrémités
se rapprochent (*pubis*), ils sont unis par un cartilage (*cartil. et ligaments
28 interosseux*) au niveau de l'*éphébée* (*symphyse du pubis*). La conformation
des ischions est telle, qu'ils sont en partie plats et cependant un peu arrondis (*iléon*), et en partie étroits et épais (*ischions proprement dits et
29 pubis*). On y remarque des cavités qui ne les traversent pas de part en
part, mais qui, néanmoins, ont de la profondeur, et qu'on nomme *cotyles* (*cavités cotyloïdes*); c'est là que se logent les *têtes des cuisses* (*têtes
30 des fémurs*). — Les *os des cuisses* (*fémurs*), longs et résistants, s'étendant
depuis les ischions jusqu'au genou, sont arrondis et bombés à leur
31 face antérieure. Arrivés vers le genou, les fémurs se renflent de nouveau en deux *condyles* arrondis et saillants (*condyles interne et externe
avec leurs tubérosités*); ils se creusent à leur partie moyenne (*partie articulaire*) pour aller à la rencontre du *cnémé* (*tibia*), lequel est triangulaire, et dont la tête aplatie offre deux cavités superficielles (*surfaces
32 articulaires*), où s'insèrent les saillies en forme de condyles. La partie
proéminente du tibia (*épine du tibia*) s'enclave dans la cavité du fémur.

1.-2. τοῦ σπονδύλους τούτους L. — 5. ἕτερα Cl. — 6. [δὲ] om. L Cl.

λότητα ἀντικλείεται. Παράκειται δὲ ἐκ τῶν ἔξωθεν μερῶν ἡ περόνη 33
ταύτης ἰσχνοτέρα, οὐ πλησιάζουσα τῷ μηρῷ. Ὑπέσταλται δὲ κατω- 34
τέρω· καὶ ἔστιν αὐτῆς τὸ πέρας ὁ ἔξω κόνδυλος, ὃν ἔνιοί φασι τῶν
ἰδιωτῶν ἀστράγαλον προσαγορεύεσθαι. Χόνδρῳ μέντοι κατὰ πέ- 35
5 ρας συνδεῖται πρὸς ἄλληλα. Ἐπὶ δὲ τῆς συμβολῆς τῆς κνήμης καὶ 36
τοῦ μηροῦ ὀστοῦν ἐπίκειται λεγόμενον ἐπιγονατὶς, δισκοειδὲς κατὰ
σχῆμα, τὴν σύμφυσιν ἔχον μέσην, ὃ κατὰ μὲν τὴν κάμψιν τῇ κνήμῃ
μᾶλλον προσχωρεῖ, κατὰ δὲ τὴν ἔκτασιν ἐπὶ ἑκάτερον πίπλει. Ἐκ 37
δὲ τῶν πρὸς τοῖς σφυροῖς μερῶν ἡ κνήμη στενοῦται ποσῶς, καὶ
10 σιγματοειδῶς τῷ πέρατι κατὰ τὸ ἴσον διίσταται οὕτως ὥστε τὴν
μὲν ἐπιμήκη ὑπεροχὴν ἔχειν, τὴν δὲ σμικροτέραν· καὶ ἔστι τῆς μὲν
μείζονος ὑπεροχῆς ὁ ἔσωθεν κόνδυλος· ὁ δὲ τῆς ἄλλης κρυπτόμε-
νος σαρκὸς ἐπιφύσει· συνήρμοσται δὲ τῷ τῆς περόνης ἀπολήγοντι,
ὃ καὶ ἐπιπροβὰν τὸν ἔξω κόνδυλον, ὡς ἔφαμεν, ἀποδείκνυσιν· ὥστε

Sur la partie externe du tibia descend l'*agrafe* (*péroné*); plus grêle que 33
le tibia, il n'arrive pas jusqu'au fémur. Plus bas le péroné se porte en 34
arrière; son extrémité inférieure, au côté externe, se renfle en un
condyle (*malléole externe*) que le vulgaire appelle *astragale*. Le tibia et 35
le péroné s'unissent, à leurs extrémités, au moyen d'un cartilage. En 36
haut, au point de jonction du fémur et du tibia, est couché un osselet
que nous appelons *épigonatis* (*rotule*); sa forme est celle d'un disque;
il occupe la région moyenne du genou et se porte particulièrement
sur le tibia dans les mouvements de flexion de la jambe; mais, dans les
mouvements d'extension, il est appliqué sur les deux os. Auprès des 37
malléoles le tibia se rétrécit un peu, et son extrémité inférieure se
développe régulièrement en forme de sigma (Ω), de façon à présenter
une proéminence plus allongée, et une autre un peu plus courte (*surface
artícul. péronéale*); le condyle interne (*malléole interne*) appartient à la
proéminence la plus grande; le condyle formé par l'autre proéminence
est caché par une couche de chair; il s'unit à la partie descendante du
péroné qui porte en saillie, comme nous l'avons dit (plus haut, l. 3-4),
le condyle externe (*malléole externe*); il en résulte qu'il existe entre les

2-3. δὲ καὶ κατωτέρω ἐστὶν Cl. — 7.   σφυρόν Cl. — 11. ἔχειν om. L. — ib.
τὴν κνήμην L. — 8. ἑκάτερων Cl. — 9.   μικροτέραν L. — 12. μείζ. ὑπερ. om. L.
τοῖς σφυροῖς ex em.; τῶν σφυρῶν L.; τὸ   — 13. σαρκός om. L.

38 εἶναι τὸ μεταξὺ διάσ7ημα τοῖν δυοῖν ὀσ7οῖν σιγμαοειδές. — Ἐν ᾧ

διασ7ήματι ὁ ἀσ7ράγαλος ἔγκειται, οὗ καὶ ἐπιβέβηκε τῷ αὐτῷ κατὰ

τὸ τέτρωρον · ἀλλὰ ὁ χῖος καὶ τὸ ἒξ ϖαράκειται τῇ τῆς κνήμης καὶ

[τῇ] τῆς ϖερόνης ἀποφύσει · τὸ δὲ ἐπιτριῶν ἐπιβέβηκε τῷ ὑποτε-

ταγμένῳ αὐτῷ ὀσ7ῷ τῆς δὲ ϖ7έρνης λεγομένῳ, ὡς ϖρὸς ταῖς τῆς   5

ϖ7έρνης κοιλότησιν ἀντικατακλείεσθαι τὰς τοῦ ἐπιτριῶν ἀνωμα-

λίας, καὶ συνδεῖσθαι χόνδρου ϖεριφύσει · τὸ δὲ ἔμπροσθεν αὐτοῦ

σφαιροειδὲς μέρος [συνήρμοσ7αι] κοιλότητι ἑνὸς ὀσ7οῦ τῶν τοῦ

39 ταρσοῦ λεγομένου διὰ τὴν κοι|λότητα σκαφοειδοῦς. Ὀκτὼ δὲ τὸν

ἀριθμὸν ὀσ7άρια τὸν ταρσὸν ἀποτελοῦνται ταῖς γωνίαις ὄντα ἀνώ-   10

40 μαλα. Μετὰ δὲ τὸν ταρσὸν ὑπόκειται τὸ ϖεδίον ἔχον ὀσ7ᾶ ϖέντε,

λεπ7ὰ μὲν κατὰ μεσότητας, ϖαχύτερα δὲ κατὰ τὰ ἄκρα, ἀγόμενα

38 deux os un intervalle en forme de sigma (*mortaise articulaire*). — Dans
cet intervalle est logé l'astragale; c'est par la surface appelée *l'attelage à
quatre* (*face supérieure articulaire*) qu'il repose dans cet intervalle; tandis
qu'il est en connexion par l'*as* et par le *six* (*faces latérales* ou *malléolaires*)
avec les apophyses latérales du tibia et du péroné; par le *trois*, il est en
rapport avec l'os placé au-dessous et nommé *l'os du pterné* (*calcaneum*),
de sorte que les inégalités de la surface du *trois* sont enfermées dans les
cavités du calcanéum, et qu'elles sont soudées par un cartilage. La partie
antérieure sphéroïdale (*tête de l'astragale*) s'emboîte (*face scaphoïdienne*)
dans la cavité d'un des os du tarse qu'on nomme *os en forme de barque*
39 (*scaphoïde*). La *claie* (tarse) se compose de huit osselets (voy. notes) à
40 angles inégaux. Après le tarse vient le *champ* (*métatarse*), qui se compose
de cinq os, minces au centre, plus épais à leur extrémité, voûtés à leur
face supérieure, de sorte que cette face paraît concave quand on la re-

1. ὀσ7έων L. — Ib. σιγματοειδές ex
em.; σιγματοειδῶς L Cl. — 2-6. οὗ καὶ
ἐπιβέβηκε..... ἀνωμαλίας ex em.; ἐπι-
βεβηκότων αὐτῷ (ἐπιβέβηκε τὸ Cl.) κατὰ
τὸ τέτρωον (ἐπιτριῶν Cl.), ἀλλάχιον
καὶ τὸ ἒξ ϖαράκειται τῇ τῆς κνήμης καὶ
τῆς ϖερόνης ἀποφυῇ (ἀποφύσει Cl.), τὸ
δὲ ἐπιτριῶν ἐπιβέβηκεν τῷ ἐπιτεταγμένῳ
αὐτῇ ὀσ7έῳ τῆς δὲ ϖερόνης λεγομένῳ

κυβοειδῇ (— δεῖ Cl.) ϖρὸς ταῖς κοιλότησιν ὡς ἀντικατακλεῖεσθαι τὰς τοῦ ἐπι-
τρίου ἀνωμαλίας L Cl. — 8. [συνήρ-
μοσ7αι] ex em.; om. L Cl. —9. σκα-
φοειδοῦς ex em.; τοῦ σκαφ. L Cl. —
9-10. ὀσ7άρια ex em.; ὀσ7ρακίδια Cl.;
ὀσ7αρείδια L. — 10. ἀποτελοῦνται ex
em.; ἀποτελοῦντα L Cl. — Ib. τῶν ταρσῶι
L. — 12. τὰς ἄκρας Cl.

13

Clinch. 71.

δὲ κατὰ τὸν ἄνω τύπον, ὅθεν ἐκ τῶν ὑποκειμένων κοῖλα ὁρᾶται.

Ἑξῆς δὲ τούτων αἱ τῶν δακτύλων σκυταλίδες καθάπερ καὶ χειρός.   41

    Ἀποδέδοται ἡμῖν κατὰ τὸ ἐνδεχόμενον καὶ ἡ τῶν ὀσίων θέσις. 42

garde en dessous. Aux os du tarse font suite les *petits bâtons* (*phalanges,*   41
phalangines et *phalangettes*) des doigts, comme à la main.

    Nous venons d'étudier aussi bien qu'il nous était possible la position   42
de chacun des os.

ΡΟΥΦΟΥ ΤΟΥ ΕΦΕΣΙΟΥ

ΙΑΤΡΙΚΑ ΕΡΩΤΗΜΑΤΑ.

1 Ἐρωτήματα χρὴ τὸν νοσοῦντα ἐρωτᾶν· ἐξ ὧν ἂν καὶ διαγνω-
σθείη τι τῶν περὶ τὴν νόσον ἀκριβέσ7ερον, καὶ θεραπευθείη κάλ-
2 λιον. Πρῶτον δὲ ἐκεῖνο ὑποτίθημι τὰς πεύσεις αὐτοῦ τοῦ νοσοῦντος ποιεῖσθαι· μάθοις γὰρ ἂν ἐνθένδε ὅσα τε κατὰ γνώμην νοσεῖ
ἢ ὑγιαίνει ὁ ἄνθρωπος, καὶ ῥώμην αὐτοῦ καὶ ἀσθένειαν, καί τινα   5
ἰδέαν νόσου, καὶ τίνα τόπου πεπονηκότος· εἰ μὲν γὰρ ἐφεξῆς τε
ἀποκρίνοιτο, καὶ μνημονικῶς, καὶ τὰ εἰκότα, καὶ μηδαμῆ σφαλλό-
μενος μήτε τῇ γλώτ]ῃ μήτε τῇ γνώμῃ, καὶ εἰ κατὰ ὁρμὴν τὴν οἰκείαν, εἰ μέν ἐσ7ιν ἄλλως κόσμιος, πράως καὶ κοσμίως, εἰ δὲ αὖ

RUFUS D'ÉPHÈSE.

DE L'INTERROGATOIRE DES MALADES.

1 Il faut faire des questions au malade; car, à l'aide de ces questions,
on connaîtra plus exactement quelques-unes des choses qui concernent
2 la maladie, et on la traitera mieux. Je veux d'abord qu'on commence par
interroger le malade lui-même; en effet, on apprendra ainsi jusqu'à quel
point son esprit est sain ou troublé, et quel est le degré de force ou de
faiblesse du patient; on aura une certaine notion de la maladie et du
lieu affecté; en effet, si le malade répond d'une manière suivie, avec une
mémoire fidèle, et des choses convenables, sans faillir en aucune façon,
ni de la langue, ni de l'intelligence, et s'il suit sa propre inclination,
c'est-à-dire, si, étant bien élevé, il répond doucement et poliment, ou
si, au contraire, étant de sa nature hardi ou timide, il répond avec har-

---

1. ἐξ ὧν] ἐρῶν Codd. — 7. ὑποκρ. — 9. εἰ μὲν] ἤμενον M. — Ib. ὁ δὲ αὖ
Codd.; it. p. 197, l. 4. — Ib. οἰκότα Codd.   Codd.

φύσει Θρασὺς ἢ δειλὸς, Θρασέως ἢ δεδοικότως, τοῦτον μὲν χρὴ
νομίζειν τὰ γοῦν κατὰ γνώμην καλῶς ἔχειν· εἰ δὲ καὶ ἄλλα σὺ
μὲν ἐρωτᾷς, ὁ δὲ ἄλλα ἀποκρίνοιτο, καὶ εἰ μεταξὺ λέγων ἐπιλανθά-
νοιτο, αἱ δὲ αὖ τρομώδεις καὶ ἀσαφεῖς γλῶσσαι καὶ αἱ μετασ]άσεις
5 ἀπὸ τοῦ ἀρχαίου τρόπου πρὸς τὸ ἐναντίον, πάντα ταῦτα παρα-
κρουσ]ικά. Καὶ κώφωσιν δὲ τοῦ κάμνοντος οὕτω τι σημαίνεσθαι·   3
χρὴ δὲ εἰ μὴ ἀκούοι προσανερωτᾶν τοὺς παρόντας, ἆρά γε καὶ πρόσθεν ὑπόκωφος ἦν, ἢ διὰ τὴν παροῦσαν νόσον· τοῦτο γὰρ πρὸς
τὴν διάγνωσιν μέγα δύναται. Ῥώμην δὲ καὶ ἀσθένειαν τοῦ κάμνον-   4
10 τος καταμάθοις ἂν ἦν ὁ μέν τις ἱκανὸς τῷ φθέγματι καὶ ἐφεξῆς λέγῃ
τὰ συμβεβηκότα, ὁ δὲ οἷα ἀναπαύων τε πολλάκις, καὶ λεπ]ῇ τῇ
φωνῇ· νοσήματος δὲ ἰδέαν, καί τινων..... κατὰ θώρακα καὶ περὶ
πνεύμονα εἰθισμένων γίγνεσθαι· τὰ μὲν γὰρ μελαγχολικὰ διασ]η-
μαίνει Θρασύτης τε καὶ ἄκαιρος λύπη· μάλισ]α δὲ [ὁ] ἄνθρωπος

diesse ou timidité, tenez un tel homme pour avoir au moins l'esprit en
bon état; mais, si vous demandez une chose au malade et s'il vous en répond une autre; si, tout en parlant, il oublie ce qu'il a à dire; si la langue
est tremblante et mal assurée, s'il y a des changements brusques de l'ancien état à un état opposé, tout cela est signe de délire. En interrogeant le   3
malade on reconnaîtra aussi la surdité; lorsque le malade n'entend pas,
on demandera aux assistants s'il était déjà un peu sourd, ou s'il l'est
devenu par suite de la maladie, car cela a une grande importance pour
la diagnose. Vous apprécierez la force ou la faiblesse, si le malade est   4
capable de parler et dit d'une manière suivie ce qui lui est arrivé, ou
si, au contraire, il n'articule qu'en se reposant souvent et d'une voix
faible; par l'interrogation, on prendra aussi une idée de la maladie et
de certains phénomènes qui ont coutume de se passer... et du côté de
la poitrine ou du poumon : en effet, des manières hardies ou une tristesse intempestive dénotent une affection mélancolique; c'est surtout

1. δεδοικώς Codd. — 2. καλῶς e
conj.; πράως Codd. — 2-3. ἄλλα σὺ μὲν
ἐρωτᾷς ὁ δέ om. V. — 3. ὁ δέ] ὁ δέον
Codd. — 4. αἱ δέ τρ. Codd. —Ib. ἀσα-
Φεῖς e conj.; ἀσφαλ. Codd. Voy. p. 197,
l. 4-5. An οὐκ ἀσφαλεῖς? — 5. ἀπό] ἐπί

Codd. — 6. σημαίνεται Codd. — 7. ἀ-
κούειν Codd. — 10. λέγει Codd. — 12-
13. νοσήματος δὲ ἰδέαν ἄνευ μελαγχολίας, βράγχωσις, γλώτ]ης παραπληξίας
καί τινων κ. θώρακα Codd. Voy. notes.
— 14. [ὁ] om. Codd.

κατάφανής ἐσ1ι καὶ θαρρῶν καὶ ἀνιώμενος οἷς λέγει, καταφανὴς δὲ
καὶ ἑτέρως ἐσ1ίν· ἀλλὰ καὶ ἥδε ἡ πεῖρα εἴ τῳ προσγένοιτο, σα-
5 φῶς ἂν ἤδη διαγινώσκοιτο ἡ νόσος. Καὶ ληθάργῳ δέ τις καθέξεσθαι
μέλλων δῆλός ἐσ1ιν ἀποκρινόμενος λήθη τε ὧν λέγει καὶ ἀσαφείᾳ
6 γλώτ1ης. Οὕτω μὲν οὖν ἐν πυρετοῖς· ἄνευ δὲ τούτων σπασμοὺς καὶ 5
7 ἐπιληψίας προσδοκᾶν. Ὅλως δὲ εἰ σύμπαντα τοῦ παρακρουσ1ικοῦ
τρόπου ἐσ1ὶν, ἐνθένδε ἄν τις ῥᾷον ἢ ἄλλως καταμανθάνοι· τὰ δὲ κατὰ
θώρακα καὶ ὀξύτητι φωνῆς καὶ τραχύτητι· τῷ μὲν γὰρ φθίνοντι
καὶ ὀρθοπνοϊκῷ ὀξεῖα ἡ φωνή, τῷ δὲ ἐμπύῳ καὶ τῷ βραγχώδει καὶ
8 τῷ ὑπὸ κατάρρου πιεζομένῳ τραχυτέρα. Οἱ δὲ τῇ γλώσσῃ παρα- 10
9 πληκτικοὶ παντελῶς ἄφωνοί εἰσιν. Πρῶτον μὲν δὴ, ὡς εἴρηται,
αὐτόν τινα χρὴ τὸν νοσοῦντα ἐρωτᾶν περὶ ὧν χρὴ εἰδέναι, ἔπειτα
δὲ καὶ τοὺς παρόντας, εἰ κωλύματα εἴη παρὰ τοῦ νοσοῦντος μανθά-
10 νειν. Τὰ δὲ κωλύματα ἐσ1ιν, ἢ σφοδρῶς παρακρούων τις ἢ ἀπό-

dans ses paroles que se révèlent la hardiesse ou la tristesse d'un individu ; mais ces états ne se manifestent pas moins dans d'autres circonstances ; toutefois, si le médecin a déjà l'expérience d'un pareil état,
5 la maladie lui sera clairement révélée. Celui qui doit être pris de léthargus se laisse deviner à ces signes : il oublie ce qu'il dit, et sa
6 langue n'articule pas distinctement. C'est ainsi que les choses se passent
dans les fièvres ; mais, quand il n'y a point de fièvre, il faut s'attendre
7 aux spasmes et à l'épilepsie. En général, on constate aisément, en
partant de ces données ou par une autre voie, si tous ces signes appartiennent au genre délire ; quant à l'état de la poitrine, il se révèle
par l'acuité et la rudesse de la voix ; en effet, dans la phthisie et dans
l'orthopnée la voix est aiguë, tandis qu'elle est plus rude dans l'empyème, dans l'enrouement, et chez celui qui est en proie à un catarrhe.
8 Les personnes qui ont la langue paralysée sont complétement aphones.
9 Donc le médecin, comme il a été dit, interrogera d'abord le malade
sur certaines choses nécessaires à savoir ; ensuite il questionnera les as-
10 sistants, s'il ne peut pas apprendre ces choses du malade lui-même. Les
empêchements sont : un délire violent, l'apoplexie, le léthargus, la ca-

πλῆκτος, ἢ ληθαργικὸς, ἢ κάτοχος, ἢ ἄφωνος, ἢ ἄλλως ἠλίθιος,
ἢ ἀσθενὴς παντάπασιν, ἢ ὡς συμφέρον ὅτι ἥκισ7α φθέγγεσθαι,
ὥσπερ τῷ ἐκ πνεύμονος αἱμορροχόῳ· καὶ ὑπὲρ παιδίου καὶ ἄλλου
ἐρωτητέον, καὶ ὑπὲρ τοῦ ἄγαν πρεσβύτου, καὶ ὑπὲρ τοῦ μὴ ὁμο-
5 γλώσσου τὸν ὁμόγλωσσον.

Ἐρωτητέον δὲ πρῶτον μὲν τὸν χρόνον ἀπὸ οὗ νοσεῖν ἤρξατο· 11
καὶ γὰρ πρὸς τὴν ἴασιν συμφέρει, καὶ πρὸς τὴν τῶν κρισίμων
διάγνωσιν· ἐξαρκοῖ γὰρ ἂν εἰς τὸ τὰς περιόδους αὐτῶν φυλάσσειν.
Καὶ μὲν δὴ [καὶ] πρὸς τὴν ὅλην διάγνωσιν τῆς νόσου μέγα ὄφελος 12
10 τὸν πρῶτον χρόνον εἰδέναι· τὰ γὰρ αὐτὰ συμπΊώματα ἐπὶ τοῖς ἀνι-
δρύτοις χρόνοις σημαίνουσιν ἄλλα, οἷον ἵκτερος πρὸ μὲν τῆς ς΄
καὶ τῆς ζ΄ ἐπιφανεὶς πυρετῷ, κακός· μετὰ τοῦτο δὲ ἤδη κρίσιμος·
καὶ οὖρα καὶ διαχωρήματα κατὰ ἀρχὰς μὲν ὑδατώδη καὶ ὠμὰ ἧσσον
κακόν· προεληλυθόσι δὲ ὑποπ7ότερον· ὡς ἀπὸ τῶν ῥινῶν σ7άξεις

toché, l'aphonie, ou encore un état de stupidité, une faiblesse radicale, la nécessité reconnue de garder le silence, ainsi que cela a lieu
dans l'hémorragie du poumon; on doit aussi recourir aux assistants
quand il s'agit d'un petit enfant ou d'un individu très-vieux; enfin,
quand on ne parle pas la même langue que le malade, on se sert d'un
interprète.

D'abord on s'informera de l'époque où a commencé la maladie; car 11
cela importe pour le traitement et pour la connaissance des jours critiques; cela suffirait à surveiller le retour périodique de ces jours. Sa- 12
voir le jour précis où la maladie a débuté est aussi d'un grand secours
pour toute la diagnose de la maladie, car les mêmes symptômes, appa-
raissant à des époques non fixes, ne présagent pas les mêmes choses;
par exemple l'ictère, survenant dans la fièvre avant le sixième ou le septième jour, est mauvais; plus tard, il est déjà critique; au début, les
urines et les selles aqueuses et crues sont moins mauvaises; plus tard,
elles sont plus suspectes; de même, les épistaxis survenant au quatrième
jour et simples (modérées?) sont fâcheuses; au quatrième jour, les hé-

3. αἱμορρόχῳ M; μορρόχῳ V. — 4.　　ειν, seu η pro οι fere semper).— 9. δὴ
μὴ om. V. — 4-5. ὁμογλωσσεῖν M; ὁμο-　　πρός codd. — 10-11. ἀνιδρύοις codd. —
γλωσσῶν V. — 8. ἐξαρκεῖ Codd. (ει, seu　　12. κρίσιμα codd.

χαλεπαὶ αἱ τεταρταῖαι καὶ ἁπλαῖ· λάβροι δὲ αἱμορῥαγίαι τεταρταῖαι
13 δύσκριτοι, καίτοι ὕσ]ερον κρίνουσαι. Ταῦτα δὴ μαθήσῃ τὴν πρώτην ἡμέραν ἐν ᾗ νοσεῖν ἤρξατο ἐρόμενος, καὶ ὀξύτητα καὶ μέγεθος
νόσου, εἰ τὰ μὲν ταχέως καὶ ἀθρόως Φαίνοιτο τῶν δεινῶν ϖροεκ-
ρηγνύμενα, τὰ δὲ σχολῇ τε καὶ ἐν χρόνῳ· καὶ ϖεριόδῳ δὲ ὡσαύ- 5
τως μαθήσῃ καὶ εἰ εὐθὺς τεταγμένως ϖαροξύνει ἡ νόσος, ἢ κατὰ μὲν
ἀρχὰς ἀτάκτως, ὕσ]ερον [δὲ] εἰς τάξιν τινὰ ἰδρύεται· καὶ τριταίου
δὲ λύσιν καί τινων ἄλλων νοσημάτων μεταβολήν τε καὶ ἀσΦάλειαν
14 μαθήσῃ ἐνθένδε. Τὴν μὲν οὖν ἀρχὴν τῆς νόσου ὁπηνίκα ὁ ἄνθρωπος
15 νοσεῖν ἤρξατο εἰς τοσαῦτα Φημὶ χρησ]ῶς ἂν ἐρωτηθῆναι. — Τὸ 10
δὲ μετὰ τοῦτο ἐρωτητέον εἰ τῶν συνήθων τι τῷ ἀνθρώπῳ νοσημάτων
ἐσ]ὶ τὸ νῦν συμβεβηκὸς, ἢ οὐ καὶ ϖρότερον γεγενημένον· ϖολλοὶ
γὰρ τοὐπίπαν ὑπὸ τῶν αὐτῶν ἁλίσκονται καὶ ϖάσχουσι δὴ τὰ
αὐτὰ καὶ ϑεραπεύονται ὡσαύτως· ἅπερ ἂν καὶ δεῖσαι ὁ ἰατρὸς [ὡς]
χαλεπώτατα διακωλῦσαι καὶ ὡς οὔτε ϖροσΦόρως ϑεραπευόμενα, 15

morragies abondantes sont difficiles à juger (*impropres à juger?*); ce-
13 pendant, plus tard, elles sont critiques. Vous saurez également ces choses
en demandant quel jour a commencé la maladie; vous serez renseigné sur
l'acuité et la grandeur de la maladie, si les phénomènes fâcheux éclatent
rapidement et tous ensemble, ou si, au contraire, ils arrivent lentement
et successivement; par ce que vous saurez d'une période vous reconnaîtrez si la maladie redouble, dès le début, d'une façon régulière, ou si,
d'abord irrégulière, elle s'affermit dans un certain ordre; par là encore,
vous connaîtrez d'avance la solution de la fièvre tierce, la transforma-
14 tion ou l'innocuité de certaines autres maladies. Je dis donc qu'il est
utile, pour toutes ces choses, de s'informer du moment précis où a com-
15 mencé la maladie. — Après cela, on demandera si le mal qu'on a sous
les yeux est de ceux qui sont habituels à la personne que l'on soigne,
ou si c'est la première fois qu'elle en est atteinte; car, en général,
beaucoup d'individus sont repris des mêmes maladies, éprouvent les
mêmes souffrances et réclament le même traitement; le médecin pour-

---

7. [δέ] om. Codd. — 8. δέ] καί V. — ἀνθρώπων Codd. — 12. ϖολλά M. —
Ib. μεταβολῆς δὲ (τε M) καὶ ἀσΦαλείας 14-15. ἰατρὸς χαλεπώτατα καὶ διακωλῦσαι
Codd. — 10. ἀν] ἐν Codd. — 11. τῶν ὡς Codd.

[οὔτε ἐπιτηδείως· ἀλλὰ εὑρίσκονται] οὔτε χαλεπὰ τούτῳ [γε] τῷ
ἀνθρώπῳ ὄντα, οὔτε ἀνεπιτηδείως τῇ παρούσῃ νόσῳ θεραπευό-
μενα· μέγισλον γὰρ ἐν ἅπασιν ἐθισμὸς πρός τε τὸ ῥᾷον τῶν
δεινῶν ἀνασχέσθαι καὶ πρὸς τὴν ἴασιν. Διό μοι δοκῶ καλῶς ἂν   16
5 τινα καὶ φύσιν τὴν ἑκάσλου πρὸς ἕκασλα ἐρωτῆσαι· οὐ γὰρ πάντες πεφύκαμεν τρόπῳ τῷ αὐτῷ, ἀλλὰ καὶ πάνυ ἀλλήλων δια-
φέρομεν εἰς ὁτιοῦν χρῆμα· τοῦτο μὲν γὰρ εἰ ἐθέλοις σκοπεῖσθαι
ὅπως πρὸς τὰς πέψεις ἔχει, εὑρήσεις ἕτερα ἑτέροις καὶ εὔπεπλα
ὄντα καὶ δύσπεπλα· τοῦτο δὲ τὰ φάρμακα ὅσα πίνουσι καθάρσεως
10 ἕνεκα, καὶ οὐρούμενα, ἀλλὰ ἄλλοις· τὰ δὲ καὶ εἰς ἔμετον ὁρμῶντα
τῶν κατωτερικῶν, τὰ δὲ καὶ κάτω ὑπιόντα τῶν ἀνωτερικῶν· ὅλως
δὲ οὐδὲν τῶν τοιούτων καθεσληκὸς, ὥσλε εἰς ἕνα ἐλθεῖν λόγον τῷ
ἰατρῷ. Χρὴ οὖν καὶ παρὰ τοῦ κάμνοντος μανθάνειν ὅπως πρὸς   17
ἕκασλον διάκειται ἢ πόμα, ἢ σιτίον· καὶ εἰ δή τινος φαρμάκου
15 πεῖραν ἔχοι σαφῆ, μηδὲ ταύτην παραλιπεῖν· οὕτως γὰρ ἄν τις τὰ

rait redouter, comme très-difficiles à combattre et comme ne devant pas
être traités avantageusement ni opportunément, des accidents qui cependant ne sont pas fâcheux pour tel individu, et dont il n'est pas, dans
la maladie présente, inopportun d'entreprendre la cure; car, chez tout le
monde, l'habitude est d'un grand secours pour supporter les accidents
terribles et pour arriver à la guérison. Je tiens donc pour très-bon de   16
s'informer quelle est, pour toutes choses, la nature de chacun, attendu
que nous ne sommes pas tous formés de la même manière, mais que
nous différons beaucoup les uns des autres pour n'importe quelle chose;
en effet, à considérer ce qui regarde la digestion, on trouvera que les
mêmes substances sont bien digérées par les uns, et mal par les autres;
de même pour les médicaments : ceux qu'on prend en vue de se purger
ou de pousser aux urines ne se comportent pas semblablement chez tous
les malades; tantôt les purgatifs font vomir, et tantôt les vomitifs évacuent
par le bas; en un mot, aucune de ces substances n'a une propriété tellement constante, que le médecin puisse les ranger dans des catégories
toujours identiques. Sachez par les malades quel est, pour chacun d'eux,   17
l'effet des aliments et des boissons; et, s'ils ont l'expérience manifeste

1. [οὔτε..,. εὑρ.] om. Codd. — Ib. [γε] om. Codd. — 10. ἔμετα Codd.

πολλὰ ἐπιτυγχάνοι, εἰ πύθοιτο καὶ τοῦ κάμνοντος ἐπὶ τοῖς ἀτόπως

18 αὐτῷ συμβαίνουσιν. Τὸ δὲ σύμπαν ἐρωτάτω ἆρά γε εὔσιτος ἢ ἀπό-
σιτός ἐστι καὶ διψώδης ἢ ἄδιψος, καὶ τοὺς ἐπὶ ἑκάστοις ἐθισμούς·
μέγα γὰρ καὶ τόδε οὐχ ἧσσον τῆς φύσεως καὶ τῶν ἐθισμῶν ἔμπειρον εἶναι· καὶ γὰρ σιτίον τὸ σύνηθες ἀλυπότερον προσαίρονται τοῦ   5
ἄλλως ἂν δόξαντος εἶναι βελτίστου· καὶ ᾧ δὴ τρόπῳ μεμελετήκασιν

19 αὐτὸ λαμβάνειν, καὶ πλῆθος καὶ σκευασίαν. Καὶ τὰ συνήθη πάντα

20 ἀμείνω καὶ τῷ νοσοῦντι καὶ τῷ ὑγιαίνοντι. Καὶ προγνωσθείη δὲ
ἄν τι ἀκριβέστερον ἐκ τῶν ἐθισμῶν περί τε κρίσιν τοῦ ἀνθρώπου, καὶ διάλεξιν καὶ ῥᾳθυμίαν καὶ ἡντιναοῦν ἄλλην ἐνέργειαν·   10
τὰ γὰρ ὑγιαίνοντι διὰ ἔθους οὐδὲν ἐν ταῖς νόσοις ἐπίσημον δη-

21 λοῖ. Καὶ τούτων οὐκ ἔστιν ὅ τι παρὰ ἑαυτοῦ δύναιτο ἂν μαθεῖν ὁ
ἰατρὸς εἰ μὴ πυνθάνοιτο ἢ τοῦ νοσοῦντος ἢ ἑτέρου τινὸς τῶν πα-

de quelque médicament, cette expérience n'est pas non plus à négliger;
en effet, on réussira le plus souvent dans le traitement, si on s'enquiert
18 auprès du malade de ce qui lui arrive d'une façon extraordinaire. En
somme, il faut demander au malade s'il a ou non bon appétit, s'il est ou
non altéré, et s'informer de ses habitudes pour chaque chose; car il n'importe pas moins au médecin d'être versé dans la connaissance des habitudes que dans celle de la nature de chacun; en effet, l'aliment habituel
est moins susceptible de nuire que l'aliment inaccoutumé qui d'ailleurs
paraîtrait de la meilleure qualité; il faut tenir compte aussi de la manière
dont on a coutume de le prendre, de la quantité et du mode de prépa-
19 ration. Tout ce qui est habituel est préférable pour le malade comme
20 pour celui qui est bien portant. La connaissance des habitudes permet
de tirer un pronostic plus exact en ce qui touche le discernement du malade, le genre de sa conversation, son état de bien-être, et toute autre
de ses facultés; en effet les phénomènes habituels dans l'état de santé
21 ne fournissent aucun signe pour les maladies. — Il n'est pas possible
au médecin de savoir ces choses par lui-même, et s'il n'interroge soit

6. καὶ ἐν ᾧ δὴ τρόπῳ Codd. — 9. τις   Codd. — 12. Καί om. V. — Ib. τούτοις
Codd. — Ib. κρίσιν καὶ κλίσιν τοῦ Codd.   Codd. — Ib. αὐτοῦ Codd. et sic fere
— 11. ὑγιαίνοντα Codd. — Ib. ἐπίσημα   semper.

ρόντων · ὥσ7ε ἔγωγε θαυμάζω Καλλιμάχου τοῦ ἰατροῦ ὃς μόνος τῶν
ἔμπροσθεν ὦν γε δὴ καὶ λόγον ἄν τις ποιήσαιτο, οὐκ ἔφασκε δεῖν
ἐρωτᾶν οὐδὲν, οὔτε περὶ τὰς ἄλλας νόσους, οὔτε περὶ τὰ τραύματα,
καὶ μάλισ7α τὰ τῆς κεφαλῆς · ἀρκεῖν γὰρ καὶ τὰ ἐπὶ ἑκάσ7ῳ σημεῖα,
5 τό τε πάθος σημῆναι καὶ τὴν αἰτίαν αὐτοῦ, ἐξ ὧν καὶ προγινώ-
σκεσθαι πάντα καὶ θεραπεύεσθαι ἄμεινον · ἐπεὶ μηδὲ τὰς ἡγουμέ-
νας προφάσεις τῶν νόσων ἀναγκαίως ἐρωτᾶσθαι, οἷον διαίτης τε
ἀγωγὴν καὶ τὰ ἄλλα ἐπιτηδεύματα, καὶ εἰ κοπιάσαντι συνέβη νοσῆ-
σαι, καὶ εἰ ψυγέντι · μηδὲν γὰρ ἂν τούτων μαθεῖν τὸν ἰατρὸν εἰ τὰ
10 σημεῖα ἀκριβῶς ἐκμελετήσαι τὰ συμπίπ7οντα ταῖς νόσοις. Ἐγὼ 22
δὲ ἡγοῦμαι μὲν καὶ παρὰ ἑαυτοῦ δύνασθαί τινα πολλὰ τῶν ἐν ταῖς
νόσοις ἐξευρίσκειν, κάλλιον δέ γε καὶ σαφέσ7ερον τοῖς ἐρωτήμα-
σιν · εἰ γὰρ ταῦτα ὁμολογεῖ τοῖς συμπ7ώμασι, ῥᾷον τὰ παρόντα
εἰδέναι · τοῦτο μὲν γὰρ εἰ φαίη ὁ νοσῶν τὴν δίαιταν, οἵα ἦν ἔμ-

le malade, soit quelqu'un de ceux qui l'assistent; aussi j'admire Callimaque d'avoir, seul de tous les médecins qui nous ont précédé et dont
on puisse tenir compte, soutenu qu'il ne fallait faire aucune espèce
d'interrogation, ni pour une maladie quelconque, ni pour les blessures, ni surtout pour les plaies de tête, attendu que les signes suffisent, dans chaque cas, pour révéler à la fois la nature de la maladie et
sa cause, nature et cause qui prévalent pour asseoir le pronostic et diriger le traitement; il ne lui semble même pas nécessaire ni qu'on interroge sur les causes premières qui précèdent les maladies, par exemple
sur la manière de vivre et sur les occupations habituelles, ni qu'on s'en-
quière si le mal vient de fatigue ou de refroidissement; il prétend, en
effet, que le médecin n'a rien à apprendre de toutes ces choses, s'il étudie
avec soin les symptômes qui se révèlent dans les maladies. Je pense que 22
le médecin peut par lui-même découvrir beaucoup de choses dans les maladies; mais il s'instruira mieux et plus sagement en interrogeant, car, si
le résultat de ses interrogations concorde avec sa propre observation des
symptômes, il lui sera plus facile d'apprécier la condition présente; par
exemple, si le malade avoue qu'il a dépassé, soit en boissons, soit en

7. τῷ νόσῳ καὶ ἀναγ. Codd. — 9-10. μάθοι Codd. — 11. καὶ παρά] ὅπερ V.
καὶ εἰ ψυγ...... ἐκμελετ. om. V. — 9. — 12. ἐν τοῖς Codd.

προσθεν, ὑπερβεβληκέναι σίτου καὶ ποτοῦ προσφορᾷ, πάσχει δὲ
οἷα εἰκὸς ἐπὶ πλησμονῆς, σαφῶς ἂν γινώσκοιμεν ὅτι πλησμονή
ἐσὶν ἡ νόσος, καὶ πρὸς τοῦτο ἐξευρίσκοιμεν ἂν τὴν ὅλην ἴασιν·
τοῦτο δὲ εἰ πονῆσαι μὲν πολλὰ φαίη, πάσχει δὲ οἷα εἰκὸς τὸν
πονήσαντα, καὶ ἐνθένδε εὐπετέσ1ερον τήν τε νόσον, ὅτι κόπος ἐσ1ὶν   5
23 εἰσόμεθα, καὶ τὴν ἐοικυῖαν τῷ κόπῳ θεραπείαν προσάξομεν. Καὶ
τὰ μὲν τοιαῦτα ἔχει τινὰ καὶ παρὰ τῶν συμπ1ωμάτων ἔνδειξιν τοῦ
γινώσκεσθαι· χρόνον δὲ τῆς νόσου, καὶ ἐθισμὸν τὸν πρὸς ἕκασ1α,
καὶ φύσιν τὴν ἑκάσ1ου ἐξαίρετον, ταῦτα οὔ μοι δοκεῖ γνῶναί τις μὴ
ἐρωτήσας, καὶ εἶναι παντὸς ἄλλου καιριώτερον τῇ τέχνῃ εἰδέναι. — 10
24 Καὶ μὲν δὴ ἑτέρα τῶν νοσημάτων ἡ διάγνωσις ἐπὶ τοῖς ἔνδοθεν καὶ
τοῖς ἔξωθεν συνισ1αμένοις· καὶ πως δοκεῖ χαλεπώτερον εἶναι [ἢ]
τῶν ἔνδοθεν ἢ τῶν ἔξωθεν· καὶ γὰρ εἰ τρέμοι ὁ ἄνθρωπος, τὸ μὲν
διὰ ψῦχος ἢ φόβον τρέμειν, δεινὸν ἧσσον, τὸ δὲ ὑπὸ τῆς εἴσω αἰτίας,

aliments, sa mesure habituelle, et qu'il éprouve ce qu'il est naturel d'é-
prouver dans une réplétion, nous reconnaîtrons clairement que la maladie est une réplétion, et, de plus, nous trouverons tous les moyens de
la guérir; ou, si le malade déclare qu'il a eu beaucoup de fatigue, et si
les souffrances sont en rapport avec celles que cause la fatigue, nous
serons plus aisément en mesure de reconnaître une maladie provenant
23 de la fatigue, et d'appliquer le traitement convenable à cet état. Certaines de ces choses-là, on pourrait les apprendre aussi par l'observation
des symptômes; mais quant à savoir le moment où a commencé la maladie, quelles sont toutes les diverses habitudes du malade, et quelle est
sa nature particulière, on ne peut pas le savoir sans le demander, et,
à mon avis, il est de la première importance pour l'art de le savoir. —
24 La diagnose d'une maladie est différente suivant qu'elle vient de causes
intérieures ou de causes extérieures; les causes internes semblent produire des affections, en quelque sorte, plus fâcheuses que les causes
externes : ainsi, qu'un homme tremble, le tremblement produit par le
froid ou par la crainte est moins fâcheux que le tremblement qui résulte
de l'action de quelque cause intérieure; si quelqu'un est pris de délire,

2. φλεγμονῆς et φλεγμονή Codd. —   12. ἑτέρου et συνισ1αμένου Codd. — 12.
7. τοιαῦτα ἔχει· ἔχει τινά Codd. — 11· [ἢ] om. Codd. — 13. εἰ] οὔ V.

χαλεπώτερον· καὶ εἰ σαραφρονοίη, τὸ μὲν ἐπὶ μέθῃ καὶ φαρμάκῳ
τινὶ σαρακρουσ]ικῷ εὐιατότερον, τὸ δὲ ἄλλως, δυσχερέσ]ερον.
Οὕτω δὲ ἐπὶ σάντων εὑρήσεις καὶ τὸν τρόπον τῆς θεραπείας οὐδὲν 25
ἐοικότα· κόπων γὰρ δὴ γινομένων, τῶν μὲν διὰ σολλὴν ταλαιπω-
5 ρίαν, τῶν δὲ ὑπὸ σλησμονῆς, τοῖς μὲν οὖν συμφέρει ἀνάπαυσις, καὶ
ὕπνος, καὶ τρίψις μαλακὴ, καὶ λουτρὰ θερμὰ, τοῖς δὲ σόνος καὶ
ἐγρήγορσις, καὶ ἡ ἄλλη κένωσις σᾶσα. — Εἰς τοσόνδε διαφέρει 26
τῷ ἰατρῷ καὶ τὰς αἰτίας ἀνερωτᾷν, καὶ οὐκ ἔσ]ιν εἰδέναι μὴ ἐρωτήσαντα, ὥσ]ε καὶ ἐπὶ τῶν σημείων ἐρωτητέον, εἰ μέν τι σελιδνὸν
10 εἴη, μὴ διὰ σληγὴν ἢ διὰ ἡλικίαν, ἢ διὰ ὥραν ἔτους· τὰ γὰρ ἄλλως
ἐν συρετοῖς σελιδνὰ θάνατον σημαίνει· εἰ δὲ γλῶσσα ξηρὰ, μὴ δε-
διψηκότι ἢ ἰσχυρῶς διακεχωρηκότι, καὶ εἰ μέλαινα, μή τι μέλαν ἐδη-
δοκότι· οὐ γὰρ ἂν εἴη τὰ τοιάδε ὕποπ]α.— Ὡσαύτως δὲ καὶ σερὶ 27
τῶν ἐκκρινομένων ἐν ταῖς νόσοις ἐρωτάτω, οὔρων τε καὶ διαχωρη-

il guérira plus vite lorsque c'est à la suite d'ivresse ou de l'ingestion
de quelque médicament qui dérange l'esprit; mais le mal sera plus rebelle, si c'est à une autre cause que tient ce délire. De cette façon, vous 25
trouverez que le traitement diffère pour tous les cas; en effet, comme
la fatigue est causée chez les uns par un excès de travail, chez les
autres par la réplétion, aux premiers conviennent le repos, le sommeil, une friction douce et des bains chauds; aux seconds la fatigue, le
maintien dans l'état de veille et toute autre espèce d'évacuation. — Il 26
importe tellement au médecin de connaître les causes, et il lui est si impossible de les connaître sans interroger, qu'il doit faire des questions
même au sujet des symptômes; par exemple, s'il existe quelque point
livide, il demandera si cela tient à un coup, à l'âge ou à la saison, car,
en dehors de ces causes, la lividité, dans les fièvres, est un signe de
mort; il en est de même de la langue sèche chez un individu qui n'est
pas en proie à la soif, ou qui n'a pas eu des déjections abondantes, et
de la langue noire, si on n'a pas mangé quelque chose de noir; car, dans
les cas que je viens d'énumérer, ces états de la langue n'auraient rien
de suspect. — De même, il faut interroger sur les excrétions dans les 27
maladies : sur les urines, les selles et les crachats; car il importe, pour

1 2. καὶ εἰ μέλανα μήτοι μέλαν ἐδηδ. M ; καὶ εἰ μέλαν ἐδηδοκότι V.

μάτων καὶ ϖλυέλων· μέγα γὰρ καὶ ἐν τούτοις διενήνοχεν εἰς τὸ
ϖλῆθος αὐτῶν, καὶ δύναμιν καὶ χροιὰν, καὶ τὰ ϖροσάρματα αὐτῶν
28 εἰδέναι ϖόσα τε καὶ ϖοταπὰ καὶ ϖηνίκα ϖροσήρθη. — Ἐρωτᾶν δὲ
καὶ ϖερὶ ὕπνων εἰ ἐκοιμήθη ἢ οὔ, καὶ ὅπως ϖρός τε ὕπνον καὶ
ἀγρυπνίαν συνήθως ἔχει, καὶ εἴ τινα φάσματα αὐτῷ ἢ ἐνύπνια 5
γίγνοιτο, ὡς κἀκ τούτων δυναμένου τοῦ ἰατροῦ συλλογίζεσθαι. —
29 Πάντα μὲν οὖν ἐπὶ ϖᾶσιν οὐκ ἔσλιν γράφειν, ἀλλὰ ὅσον σημῆναί
τε τῷ λόγῳ καὶ ὑπομνῆσαι τὸν ἰατρὸν μηδὲν ϖαραλιπεῖν τῶν τοιού-
των· Μύρωνι μὲν γὰρ τῷ Ἐφεσίῳ ϖαλαισλῇ ὑγιαίνειν δοκοῦντι
ἐφάνη τοιόνδε ἐνύπνιον· ἐδόκει εἶναι διὰ ὅλης νυκτὸς ἐν λίμνῃ με- 10
λαίνῃ ϖοτίμου ὕδατος· καὶ τοῦτο ἀνασλὰς εἶπε ϖρὸς τὸν γυμνασλήν·
ὁ δὲ ἐν οὐδενὶ θέμενος τὸ ἐνύπνιον, ἤγαγεν αὐτὸν ϖρὸς τοὺς ϖόνους,
καὶ οὔπω μεσοῦντι αὐτῷ ἀσθμά τε ἐπιπίπλει, καὶ ἀπορία καὶ ϖαλ-
μὸς ὅλου τοῦ σλήθους, καὶ αὐτίκα μὲν ἀκρατὴς ἦν χειρῶν καὶ ϖοδῶν,
30 αὐτίκα ἄφωνος, οὐ ϖολὺ δὲ ὕσλερον ἀποθνήσκει. Οὐκ ἄν μοι δοκεῖ 15

savoir à quoi s'en tenir sur leur abondance, leur puissance et leur couleur, d'apprendre comment se nourrit le malade, en quelle quantité, de
28 quelle espèce d'aliments il use, et à quelle heure il mange. — On doit
aussi interroger touchant le sommeil, pour savoir si le malade dort ou
non ; quelles sont ses habitudes, eu égard au sommeil et à la veille ; s'il
a des visions ou des songes ; attendu que le médecin peut tirer des
29 conclusions de ce qu'on lui répondra. —— Il n'est pas nécessaire de décrire tous les cas qui peuvent se présenter, mais autant qu'il en faut
pour indiquer par le discours et pour rappeler que le médecin ne doit
laisser de côté aucune de ces considérations ; en voici des exemples :
Myron d'Éphèse, lutteur, paraissant en bonne santé, eut une vision en
songe ; il lui sembla toute la nuit être dans un marais noir rempli d'eau
potable ; en se levant, il dit cela au gymnaste, qui n'en tint aucun compte
et l'envoya aux exercices ; Myron n'en avait pas encore accompli la moitié qu'il fut pris d'essoufflement, de gêne et de palpitation de toute la
poitrine ; aussitôt il ressentit de la faiblesse aux mains et aux pieds, de-
30 vint aphone, et peu après il mourut. Je crois qu'il ne serait pas mort, s'il

2. δύναμιν] An ὀσμήν? — 14. μέν om. V. — 15. δοκῶ Codd.

ἀποθανεῖν εἰ σοφοῦ τοῦ γυμνασίου ἔτυχε, καί τινα κένωσιν αἵματος
ἀθρόαν αὐτῷ πρὸς τὸν πόνον ἐμηχανήσατο. — Ἄλλῳ δέ τινι ἐν 31
πυρετῷ ὀξεῖ πολλάκις ἀνὴρ αἴθιοψ ἐπιφοιτῶν κατὰ τοὺς ὕπνους
παλαίειν ἐδόκει καὶ ἄγχειν αὐτόν· καὶ οὗτος εἶπε πρὸς τὸν ἰατρὸν
5 τὸ ἐνύπνιον· ὁ δὲ οὐδὲ αὐτὸς ἐνεθυμήθη οἷόν τι ἦν πρὶν αἱμορραγία
λάβρῳ ἐκ ῥινῶν ἐκρίθη ἡ νόσος. — Τῷ δὲ δοκοῦντι ἐν τῷ Καΰσ]ρῳ 32
ποταμῷ νήχεσθαι εἰς ὕδερον ἐτελεύτησε χρονίζουσα ἡ νόσος. —
Πάνυ δὲ ἐμαυτὸν πείθω κατὰ τοὺς χυμοὺς τοὺς ἐν τῷ σώματι δόξας 33
ἐνυπνίων ἐγγίγνεσθαι, σημαινούσας καὶ ἀγαθὰ καὶ κακὰ τῷ ἀνθρώπῳ
10 ὧν κατάληψις ἄλλη οὐκ ἔσ]ι μὴ ἀκούσαντι. — Τὸ δὲ τὰ συγγενῆ 34
τῶν νοσημάτων ἆρά γε ἑτέρωθεν ἔσ]ιν εἰδέναι, ἢ καὶ ταῦτα ἐρω-
τήσαντι δήπου; Καὶ οὐκ ἄν τις φαίη φαῦλον τὸ ἐρώτημα, εἰ μὴ καὶ
τὸ διαγνῶναι τὸ εὐμεταχείρισ]ον νόσημα καὶ τὸ δυσμεταχείρισ]ον,
ὡς ὀρθῶς ὑπείληπ]αι πᾶν τὸ συγγενὲς δυσιατότερον εἶναι τοῦ μὴ
15 συγγενοῦς. Καὶ μὴν καὶ περίοδον γεγενημένην, καὶ μετάσ]ασιν, 35

avait eu affaire à un gymnaste prudent, et qui lui aurait pratiqué, pour
combattre la douleur, une large saignée. — Un autre individu, pris de 31
fièvre aiguë, eut, en dormant, à plusieurs reprises, un songe dans lequel
il lui semblait qu'un Éthiopien arrivait pour lutter avec lui et l'étouffait;
il raconta ce songe à son médecin; mais celui-ci ne comprit pas ce qu'il
signifiait, jusqu'à ce qu'une épistaxis violente eut jugé la maladie. — Chez 32
un autre, à qui il semblait en songe qu'il nageait dans le fleuve Cayster,
une maladie chronique se termina par l'hydropisie. — Je suis tout à 33
fait persuadé que les hallucinations des songes tiennent aux humeurs
qui prédominent dans notre corps, et qu'elles nous annoncent les biens
et les maux; hallucinations et présages dont on ne saurait avoir aucune
notion, si on n'interrogeait pas le malade. — Y a-t-il un autre moyen de 34
savoir ce qui concerne les maladies qu'on apporte en naissant, si ce
n'est, n'est-il pas vrai, en interrogeant? Personne ne dira que c'est là
un interrogatoire de peu de valeur, à moins qu'on ne soutienne aussi
qu'il est inutile de savoir quelle maladie est facile à traiter et quelle
ne l'est pas; car on admet, à juste titre, qu'une maladie congéniale est
plus difficile à guérir que celle qui est accidentelle. Il importe aussi 35

καὶ συμπ]ώματα ὁπόσα ἔμπροσθεν συμπεπ]ώκει, καὶ ταῦτα χρὴ
πυθόμενον εἰδέναι · καὶ ἔσ]ιν οὐ μικρὸν ὄΦελος, καὶ εἰς πρόῤῥησιν,
36 καὶ εἰς θεραπείαν ἐπισκεφθέντα. — Ἐρωτητέον δὲ καὶ τρόπον
διαίτης ᾗ κέχρηται ὁ νοσῶν, οὐχ ὁπότε ὑγιαίνει· τοῦτο μὲν γὰρ
εἴρηται πρότερον ὑπὲρ αὐτοῦ, τὰ νῦν δὲ ὅπως ἐν τῇ νόσῳ διητᾶτο· 5
καὶ Φάρμακα, εἴ τινα προσενήνεκτο, καὶ τὴν θεραπείαν τὴν σύμπασαν ἥντινα τεθεράπευται, καὶ ὅπως ἐπὶ ἑκάσ]οις διατιθέμενος
Φαίνεται· καὶ γὰρ πρὸς τὸ μεθαρμόσασθαι τὰ παρόντα καὶ πρὸς τὸ
μηδὲν κινῆσαι τῶν πρὶν ὄντων, καὶ πρὸς τὸ ἐξευρεῖν εἴ τι παραλέ-
37 λοιπε τῶν δεόντων χρήσιμον τὰ τοιαῦτα εἰδέναι. — Ἐρωτητέον δὲ 10
καὶ εἰ προσῆρτο τὸ σιτίον ἢ οὔ · καὶ γὰρ οὐδὲ τοῦτό Φημι δυνατὸν
εἶναι παρὰ ἑαυτοῦ γιγνώσκειν, καίτοι καταγελασ]ότατον δοκεῖ τῶν
ἐρωτημάτων παρὰ τοῖς δημοτικοῖς, εἰ μὴ εὐθύς τις ἁψάμενος τοῦ
38 νοσοῦντος εἰδείη ὅτι ἐδήδοκεν, ἀλλὰ ἑτέρου πυνθάνοιτο. Ἐμοὶ δὲ
καὶ τοῦτο ἀδύνατον δοκεῖ διαγνῶναι μὴ ἐρωτήσαντα, ὥσπερ καὶ πη-

d'apprendre, en interrogeant, ce qui en est des périodes déjà passées,
des métastases et de tous les autres symptômes que le malade a éprouvés
antécédemment; le résultat n'est pas d'un petit avantage pour qui con-
36 sidère la prognose et la thérapeutique. — On doit encore faire des
questions touchant le régime dont s'est servi le malade, non pas quand
il était en bonne santé, car on a déjà pris ce renseignement, mais quel
était ce régime quand il était malade; quels médicaments il a pris s'il
en a usé; quel a été l'ensemble du traitement auquel il a été soumis,
et comment il s'est comporté vis-à-vis de toutes ces choses; car il convient d'être tenu au courant de ces particularités, pour réformer l'état
présent, pour ne rien mettre en mouvement de ce qui est passé, enfin
37 pour découvrir si on a omis quelque chose de ce qu'il fallait faire. — Il
faut encore demander si le malade a pris des aliments ou non; je soutiens,
en effet, qu'il est impossible de savoir cela par soi-même, quoique le
vulgaire regarde comme tout ce qu'il y a de plus risible qu'un médecin,
dès qu'il a palpé un malade, ne sache pas aussitôt qu'il a mangé, et qu'il
38 soit obligé de le demander. Cependant, sans interroger, il me paraît impossible de savoir aussi quand, de quelle qualité et en quelle quantité,

4. ὑγ. καὶ τοῦτο Codd. — 5-6. διητᾶτο] καὶ ταῦτα V. — 9. παριόντων Codd.

νίκα προσήρατο, καὶ ποῖόν τι καὶ πόσον· ὁ γὰρ τῇ ῥώμῃ καὶ τῇ
ἀσθενείᾳ τεκμαιρόμενος ἐπὶ πολλοῖς πολλάκις ἐξαπατηθήσεται·
καὶ γὰρ τὸ ἱκανὸν προσαράμενος οὐχ ἱκανῶς ἐῤῥώσθη, καὶ τὸ μὴ
προσάρασθαι τινὰ πλέον ἔῤῥωσεν ἂν, μάλιστα εἰ διὰ πλησμονὴν
5 ἀσθενεῖ. — Ἐρωτητέον δὲ καὶ τί τὸ ἥδιστον αὐτῷ τῶν σιτίων· τοῦτο 39
γὰρ ἔστιν ὅπῃ πρὸ τοῦ κρατίστου ὤνησεν, ἐπεὶ καὶ πέττεται ῥᾷον
τοῦ ἀηδοῦς· οὐ γὰρ δὴ μασωμένῳ μὲν τὸ ἀηδὲς καὶ καταπίνοντι ἀσθενῆ
παρέχει τὴν ἑκατέρου ἐνέργειαν, πέττοντι δὲ καὶ ἀναδιδόντι, οὐχ
ὁμοίαν ἂν παράσχοι. — Καὶ τὸ εὐδιαχώρητον δὲ ἐρωτητέον, καὶ 40
10 τὸ οὐρούμενον, καὶ τὸ ὀξυνόμενον, καὶ τὸ ἄλλως πως φθειρόμενον·
ἑκάστῳ γὰρ ταῦτά ἐστιν καὶ οὐ καθόλου· ὥστε ἐπαινέσαιμι ἂν καὶ
ἰατρὸν τὸν νῦν πρῶτον ἐντυγχάνοντα τῷ νοσοῦντι, εἰ μὴ ἀπὸ ἑαυτοῦ μόνον ποιοῖτο τῆς θεραπείας τὴν εὕρεσιν, ἀλλά τινα καὶ τῶν

le malade prenait ses aliments; car, en s'en rapportant seulement à la
force et à la faiblesse apparentes, on sera souvent trompé, et pour beaucoup de malades; il arrive en effet que tel individu n'est pas assez fortifié en prenant la quantité d'aliments qui paraît suffisante, et que tel
autre, qui n'en aura pas pris davantage, est trop fortifié, surtout s'il est
malade de réplétion. — Demandez aussi quels sont les aliments qui 39
plaisent le plus au malade, attendu qu'il tire quelquefois plus de profit
de ces aliments que de ceux qui sont meilleurs, parce qu'il les digère
mieux que d'autres pour lesquels il a de la répugnance; ne croyez pas,
en effet, qu'un aliment [solide ou liquide] qui déplaît quand on le
mâche et qu'on l'avale, communique, sous l'une et l'autre forme, ses
propriétés à un faible degré, et qu'il n'en est pas ainsi lorsque le même
aliment est digéré et distribué dans le corps. — Demandez encore ce qui 40
procure des selles et des urines faciles, ce qui cause des aigreurs ou d'autres
accidents; car chaque individu présente, sous ce rapport, des différences,
et il n'y a rien de général; aussi j'approuverais le médecin qui, arrivant
pour la première fois auprès d'un malade, ne voudrait pas à lui tout
seul trouver le traitement, mais appellerait en consultation quelqu'un

2. πολλάκις καὶ ἐξαπατηθ. V. — 7. δή om. V. — 9. ἂν om. V.

ἐμπείρων τοῦ κάμνοντος εἰς συμβουλὴν καλοῖ, μάλιϛα μὲν ἰατρὸν,
εἰ δὲ μὴ, καὶ ἰδιώτην· οὕτω γὰρ οὐ διαμαρτήσεται τοῦ συμφέρον-
41 τος.— Ὅσα τε ἀλγήματά ἐϛιν ἐπὶ ταῖς νόσοις γιγνόμενα καὶ ταῦτα
ἐρωτᾷν· ἔϛι μὲν γὰρ καὶ ἑτέρωθι συντεκμαίρεσθαί τινα ἀλγοῦντα
καὶ ϛεναγμάτι καὶ βοῇ, καὶ ῥιπλάσματι, καὶ ἀπορίᾳ, καὶ κλί- 5
σει σώματος, καὶ χροιᾷ, καὶ λεπλότητι, καὶ χειρῶν ἅψει· δηλοῖ
γὰρ τὸ ὀδυνώμενον εὐθύς· καὶ αὐτὸς δὲ ὁ κάμνων ϖιέζει μάλιϛα
τὰ ἀλγοῦντα, ὥϛε καὶ τὰς ἀφώνους ὀδύνας ἐκ τῶν τοιούτων οὐκ
ἂν ἁμαρτάνοις συλλογιζόμενος· ἀλλὰ ἔϛι μὲν κἀξ οἴκτων διαγινώσκειν τοὺς ϖόνους τῶν νοσούντων· χρὴ δὲ καὶ διαπυνθά- 10
νεσθαι, καὶ οὐδὲ τοῦτό ϖως ἐξαρκεῖ ϖρὸς τὴν ὅλην διάγνωσιν,
ὡς ϖολλοὶ ἤδη μαλακίᾳ καὶ τρυφῇ οὐδέν τι ϖου κομψότερον
42 ὀδύνην ὑπεκρίναντο τῶν ἐν ταῖς τραγωδίαις οἰμωζόντων. Χρὴ δὲ
καὶ τὰ ἄλλα ἐπιβλέπειν· εἰ σώφρων καὶ ἀνδρεῖος καὶ ἐγκρατὴς
ὁ ἄνθρωπος· οὐ γὰρ ἂν οὗτός γέ τι ψεύδοιτο τῶν ϖερὶ τὴν νόσον. 15

qui aurait l'habitude du malade, surtout un médecin, et, à son défaut,
une personne du monde; de cette façon il ne se trompera pas sur les
41 bons moyens à employer. — On fera aussi des questions sur les douleurs qui surviennent dans les maladies; on peut, il est vrai, sans interrogation, juger qu'un homme souffre, par les gémissements, les cris,
l'agitation, la gêne, la position du corps, la couleur, la maigreur, et par le
mouvement de ses mains, car les attouchements révèlent aussitôt le siége
du mal; en effet, le malade lui-même presse surtout les parties douloureuses; de sorte qu'à l'aide de tous ces signes vous pourrez reconnaître
sûrement même les douleurs muettes; mais il importe de distinguer les
vraies souffrances des vaines lamentations; pour cela interrogez aussi
les malades, les moyens précités ne suffisant pas pour toute la diagnose,
puisque beaucoup de malades, par mollesse et par délicatesse, jouent
des douleurs qui ne sont pas moins affectées que celles qu'on fait pa-
42 raître dans les tragédies. Considérez encore les autres circonstances,
par exemple si l'individu est raisonnable, viril, maître de lui, car alors

---

6. ἄψει, ἥτε σὺ ἐθέλῃς ἀπλεσθαι· δη-   ὥϛε V. — 9. οἴκτων e conj.; τῶν
λοῖ Codd. — 8. ἀλγ. ὥϛε καὶ ἀλγοῦντα   Codd. — 11. ἐξαρκ. καὶ ϖρός Codd.

Ἐπεὶ δὲ καὶ περιόδους τὰ πολλὰ ἔχουσιν οἱ πόνοι, καὶ τοῦτο 43
ἐρωτητέον· οὐ γὰρ δήπου τοὺς μὲν ἄλλους παροξυσμοὺς ἀναγκαῖον
συνθάνεσθαι πηνίκα γίγνονται, τοὺς δὲ τῶν ἀλγημάτων παραλεί-
πειν. — Ἔχοι δὲ ἄν τινα χρείαν καὶ τὰ κατὰ κοιλίαν ἐρωτᾶν, ὅπως 44
5 διάκειται τῷ ἀνθρώπῳ, ἆρά γε εὐδιαχώρητός ἐστιν ἢ οὔ. Καὶ τὰ 45
περὶ τὰς ἄλλας ἐκκρίσεις ὡσαύτως· καὶ γὰρ ἱδρὼς καὶ οὖρον καὶ
ἔμετος τοῖς μὲν ῥᾳδίως, τοῖς δὲ χαλεπώτερον δίεισι.

Εἰς μὲν οὖν τὰς κοινὰς νόσους, καὶ μάλιστα τὰς πυρετώδεις 46
ταῦτά τε καὶ τὰ ὅμοια ἐρωτητέον· εἰς δὲ τὰ ἕλκη, εἰ μὲν ἀπὸ κυνὸς
10 εἴη τὸ ἕλκος, μὴ ἔτυχε δὴ ὁ κύων λυσσῶν· πολὺ γὰρ διαφέρει· τῷ
μὲν γὰρ ἔναιμόν τι ἐξαρκεῖ φάρμακον ἢ σπόγγος ὄξει βεβρεγμένος,
τῷ δὲ καῦσίς τε καὶ εἰ πάνυ μικρὸν εἴη τὸ ἕλκος, καὶ δριμέων φαρμάκων προσαγωγὴ, καὶ τήρησις τοῦ ἕλκους εἰς πολὺ, καὶ πόμα
ἀψίνθιον, καὶ ἀριστολοχία καὶ λύκιον καὶ τῶν ποταμίων καρκίνων

il ne trompera pas sur les phénomènes de sa maladie. Comme les souf- 43
frances ont le plus souvent aussi des périodes, on s'en informera également; car alors il ne convient pas de demander à quelles époques ont
lieu les autres paroxysmes et de négliger les retours des douleurs. —
Il y a encore une certaine utilité à faire des questions relativement au 44
ventre, pour savoir comment il se comporte, et s'il est libre ou non.
Il en est de même pour les autres excrétions; car les sueurs, les urines, 45
les vomissements, arrivent facilement chez les uns, plus difficilement
chez les autres.

En conséquence, surtout dans les fièvres, mais aussi dans les autres 46
maladies générales, on fera de telles interrogations et d'autres semblables;
en ce qui concerne les plaies, s'il s'agit d'une morsure faite par un
chien, on s'informera si le chien était enragé ou non; car cela importe
beaucoup : dans le second cas, un médicament pour les plaies saignantes,
ou une éponge trempée dans du vinaigre suffisent, tandis que, dans le
premier, il faut brûler; si même la plaie est très-petite, on doit avoir recours aux médicaments âcres, et laisser la blessure longtemps ouverte;
on donnera aussi pour boisson l'absinthe, l'aristoloche, le petit ner-

1. Ἐπί Codd. — Ib. περίοδοι Codd. ἔμετον Codd. — 10. ἐτύχη δέ Codd. —
— 3. τοὺς δὲ ἄλλους τῶν Codd. — 7. 11. ἄναιμον V.

τὸ ἀφέψημα, καὶ σκόρδιον καὶ πετροσέλινον, καὶ ἡ γεντιανὴ καλουμένη ῥίζα· μέγα δὲ ὄφελος καὶ εἰ μεταξὺ τῷ ἑλλεβόρῳ καθή-
ραις· εἰ δὲ μὴ, κίνδυνος σπασθῆναι, καὶ παραφρονῆσαι, καὶ δεῖσαι
47 τὸ ὕδωρ, καὶ ἀπολέσθαι. Οἶδα γοῦν τινα δηχθέντα μὲν ὑπὸ λυσσῶντος κυνὸς, ἐν οὐδενὶ [δὲ] λόγῳ θέμενον τὸ ἕλκος, καίτοι πολλὰ   5
48 μὲν τῶν ἰατρῶν παρακελευομένων, πολλὰ δὲ τῶν οἰκείων. Ἐκεῖνος
μὲν δὴ ἀπέθανεν οὐ πολὺ ὕστερον παθὼν οἷάπερ ἐν τῇ νόσῳ ταύτῃ
πάσχουσιν· ἡ δὲ γυνὴ αὐτοῦ τρίμηνος κύουσα, ἐμίγη γὰρ αὐτῷ ἔτι
τὸ ἕλκος ἔχοντι, ἔδεισε καὶ αὐτὴ τὸ ὕδωρ, ὥστε εἰ μὴ διὰ ταχέων
ἐκελεύσαμεν ἐκβαλεῖν τὸ ἔμβρυον, δοκεῖ μοι ἂν ἀπολέσθαι τρόπῳ τῷ   10
49 αὐτῷ. — Τὰ δὲ τῶν ἄλλων θηρίων δήγματα καὶ πληγὰς ἄριστα
μὲν εἰ καὶ ταῦτα ἀνακρίνοιμεν· πρὶν γὰρ ἐπελθεῖν τὰ συμπτώματα
μηχανώμενοι τὸ ἑκάστῳ πρόσφορον, ῥᾷον θεραπεύσομεν· ὅμως δὲ
οὖν ἐστὶ καὶ τούτων διὰ σημείων τέκμαρσις, καὶ μὴ λέγοντος τοῦ

prun, une décoction d'écrevisses, la germandrée aquatique, le persil et
la racine appelée *gentiane;* il est aussi fort utile de purger, dans l'intervalle, avec de l'ellébore; sinon, on a à redouter les convulsions, le
47 délire, l'horreur de l'eau et la mort. J'ai connu quelqu'un qui, mordu
par un chien enragé, ne voulut tenir aucun compte de sa plaie, quoique
48 médecins et amis eussent insisté pour qu'il y fît attention. Il mourut
peu de temps après avec tous les symptômes propres à la rage, et sa
femme, qui était enceinte de trois mois, ayant eu des rapports avec son
mari pendant qu'il avait sa plaie, fut prise d'horreur de l'eau; je crois
qu'elle serait morte de la même manière, si nous n'avions pas ordonné
49 en hâte de la faire avorter. —Il est très-bon aussi d'adresser de semblables questions pour les diverses espèces de plaies ou de morsures faites
par les autres animaux nuisibles, car, avant le développement des symptômes, on disposera d'avance ce qui convient pour chaque cas, et aussi
on traitera plus facilement; toutefois, pour ces espèces d'accidents, on
pourrait former ses conjectures d'après les symptômes, lors même que
le mordu ne parlerait pas; mais, quand il s'agit de la morsure d'un chien

3. καὶ παράφρων καὶ Codd. — 5. [δὲ] ἑκάστῳ πρόσφορον, ῥᾷον θεραπευσό-
om. Codd. — 13. μηχανώμενος τῷ μενος Codd.

δηχθέντος· ἐπὶ δὲ τῷ κυνὶ οὐκ ἔσ1ι ϖρὶν ἂν τὸ ϖάθημα ἐλθεῖν. —
Ὅσοι δὲ ἐν ϖολέμῳ τιτρώσκονται τοξεύμασιν ἢ λόγχαις, τὰ μὲν ἔξω 50
διασχόντα, καὶ ὅσα ὑπὸ τὸ δέρμα κρύπ1εται ἰδόντι καὶ ἀψαμένῳ
κατάδηλά ἐσ1ιν· τὰ δὲ εἴσω κρυφθέντα, ἐρωτητέον, εἰ τὰ βέλη
5 τύχοι τις αὐτοῖς ἐξελκύσας, ἆράγε σὺν τῇ ἀκίδι ἐξείλκυσεν, ἢ μόνον
τὸν ὀϊσ1όν· λάθοι γὰρ ἂν καὶ τὸν ϖάνυ ἔμπειρον ὑποῦσα ἡ ἀκίς.
Διόπερ καλῶς ϖαρακελεύονται τοῖς σ1ρατιώταις οἱ ἰατροὶ φέρειν 51
τὰ τοξεύματα ἐμπεπηγότα ὡς ἂν εἰδεῖεν αὐτοὶ κομιζόμενοι μή τι
ἐγκαταλειφθὲν τῷ ἕλκει, καὶ ἅμα ἐμπείρως κομίζοιντο. Ἀναγκαῖον 52
10 δέ ϖου καὶ ϖερὶ χρίσματος ϖροπυνθάνεσθαι τῶν τοξευμάτων· ϖολλοὶ γὰρ ἐξεῦρον φάρμακα οἷς τὰ βέλη χρίοντες, κἂν ϖάνυ μικρὸν
τρώσῃ, ἀποκτείνουσιν. Εἰ δὲ ϖροειδείημεν, τάχα τι καὶ ϖορίσαι- 53
μεν ἂν ἑκάσ1ου φαρμάκου ἴαμα. Τοῦτο μὲν δὴ τὸ ἐρώτημα οὐ τοῦ 54
τραυματίου ἐσ1ὶν, ἀλλά τινος αἰχμαλώτου ἢ αὐτομόλου. — Τὰ δὲ 55

enragé, on ne sait rien [si on n'interroge pas] tant que la maladie n'est
pas déclarée. — En ce qui concerne les blessures qui sont faites à la 50
guerre par une flèche ou par une lance, le médecin reconnaît manifestement, par la vue et par le toucher, ce qui sort au dehors ou ce qui
est caché sous la peau ; mais, quand l'arme s'est cachée profondément, il
faut, au cas où l'on a déjà tenté l'extraction, s'assurer, en interrogeant
le blessé, si on a retiré l'arme avec la pointe, ou seulement la hampe,
car il arrive au plus expérimenté de ne pas s'apercevoir qu'il a laissé la
pointe au fond de la plaie. Aussi les médecins recommandent-ils avec 51
raison aux soldats de supporter [jusqu'à leur arrivée] les traits qui se
sont enfoncés dans les chairs, afin qu'eux, médecins, en les pansant,
puissent s'assurer qu'il n'est rien resté dans la plaie et qu'en même
temps ils les traitent en hommes expérimentés. On doit encore s'infor- 52
mer des substances qui enduisaient les traits, car beaucoup de peuples
ont trouvé des poisons dont ils enduisent les traits et qui tuent, lors
même que la blessure est très-petite. Si nous savons cela d'avance, nous 53
pourrons préparer le remède qui convient contre chaque espèce de poison. Ce n'est pas, bien entendu, à nos blessés, mais soit aux prison- 54
niers, soit aux déserteurs, qu'il faut faire ces questions. — Dans les 55

5. τύχοι αὐτοῖς τίς αὐτῷ Codd. — Ib. διεξέλκυσεν Codd. — 11. ἐξευρόντες Codd.

ἐν κεφαλῇ τραύματα ὧδε χρὴ ἀνακρίνειν, καὶ μάλιστα εἰ μηδὲν
φανερὸν κακὸν εἴη τῷ ὀστῷ, ἄφωνος δὲ ὁ πληγεὶς γένοιτο καὶ ἐμέσαι τὸ μὲν αὐτίκα σιτίον ἢ φλέγμα, χολὴν δὲ ὕστερον, καὶ ἐπι-
πυρέξαι πυρετῷ ὀξεῖ καὶ παρακρουστικῷ· κίνδυνος γὰρ ῥῆγμα
56 ἔχειν τὸ ὀστοῦν, ἢ κατὰ αὐτὸ τὸ ἕλκος, ἢ ἑτέρωθι. Τοῖς δὲ οὐδὲ ἕλ- 5
κος τὸ παράπαν γίγνεται, ἀλλὰ ὑποῤῥήγνυται τὸ ὀστοῦν, καὶ πά-
57 σχουσιν οἷα εἴρηται. Κατὰ γοῦν τὸν Σάμιον οὕτως ἔσχεν · ἦν μὲν ἐπι-
χώριος αὐτοῖς ἡ ἑορτὴ ἐν ᾗ διαστάντες ἀλλήλους βάλλουσι λίθοις·
ἐνταῦθα δὲ πληγεὶς οὗτος ὁ ἄνθρωπος τραῦμα μὲν οὐδὲν ἔσχεν φανερὸν, ἄφωνος δὲ γίγνεται καὶ ἰλιγγιᾷ, καὶ μετὰ οὐ πολὺ μὲν 10
ὑγιὴς εἶναι ἐδόκει, εἰκοστῇ δὲ μετὰ τοῦτο ἡμέρᾳ παραφρονεῖν ἄρχεται · ὡς οὖν εἰσεκλήθην καὶ εἶδον συνεχῶς μὲν ἁπτόμενον αὐτὸν
τῆς κεφαλῆς, τρομώδη τε ὄντα καὶ παρακρουστικὸν, ἠρόμην [εἰ]
ἐπλήγη τὴν κεφαλὴν οὗτός ποτε, τῶν δὲ φησάντων, θαῤῥῶν ἔφην
58 συντετρίφθαι τὸ ὀστοῦν αὐτοῦ. Ἔπειτα μεγάλην τομὴν τεμόντες κατὰ 15

plaies de tête, les interrogations sont également nécessaires, surtout s'il
n'y a aucun mal apparent à l'os, si le blessé perd la voix, vomit d'abord
des aliments, du phlegme et plus tard de la bile, s'il est pris, en outre,
d'une fièvre aiguë avec délire; car il est à craindre, dans ce cas, que
56 l'os ne soit brisé, au niveau de la plaie ou à une autre place. Chez
d'autres il n'y a pas de plaie extérieure, mais l'os est brisé en dessous,
57 et ils présentent tous les symptômes que je viens d'énumérer. C'est précisément ce qui arriva chez le Samien : un jour de fête nationale, dans
laquelle on a coutume de se lancer mutuellement des pierres en se tenant à une certaine distance, notre homme fut atteint; il n'eut aucune
plaie apparente, mais il fut pris d'aphonie et de vertige, et, peu après,
il parut en bonne santé; mais, le vingtième jour, il commença à délirer;
je fus appelé, et, constatant qu'il touchait continuellement sa tête, qu'il
tremblait et qu'il délirait, je demandai s'il n'avait pas été blessé à la
tête, et, comme on me répondit affirmativement, j'assurai hardiment
58 que le crâne avait été brisé. Je pratiquai alors une grande incision sur

2-3. ἐμέσοιτο Codd. — 4. γάρ] δέ
Codd. —5. ἑτέρῳ Codd. — 9-10. ἔσχεν
οὗτος φανερόν Codd. —13-14. ἠρόμην

ἐπλήγη τὴν κεφαλήν M; ἠρόμην ἐπλήγ-
ματι τὴν κεφαλήν V. — 14. θαῤῥῶ
Codd.

ὃ μάλιστα ἥπτετο ταῖς χερσὶ μέρος, εὕρομεν ἐρρωγὸς ἐπὶ μήκιστον
τὸ ὀστοῦν, καὶ τὸ λοιπὸν ἰώμεθα ὥσπερ τὰ κεφαλόκλαστα. Τοῦτο 59
μὲν δὴ οὕτως ἔσχεν· χρὴ δὲ τὸν ἐν κεφαλῇ τραυματίαν ἀνερωτᾶν
τὸ σχῆμά τε τοῦ βέλους καὶ μέγεθος καὶ σκληρότητα· ἀπὸ γὰρ
5 τῶν ἴσων βολῶν τὰ περιφερῆ καὶ μεγάλα καὶ στερεὰ μᾶλλον ῥήσ-
σουσιν· τὰ [δὲ] ὀξέα μᾶλλον τιτρώσκει. Καὶ ἰσχὺν τοῦ βάλλοντος 60
ἐρωτᾶν, καὶ προθυμίαν εἰς τὴν πληγὴν, καὶ εἰ τὸ βέλος ἄνωθεν
εἴτε οὖν παλιμβληθὲν ἔτρωσεν· ἐν πᾶσι γὰρ εὑρήσεις μέγα τὸ ὄφελος, ἤ τι καὶ διαφέρον, πρός τε τὰ ἀφανῆ καὶ τὰ ἐμφανῆ ἐξαράγ-
10 ματα. Καὶ τὰ μὲν σφενδόνῃ τῶν ἐκ χειρὸς ἰσχυρότερα, τὰ δὲ αὖ 61
ἀπὸ μηχανημάτων ἰσχυρότατα· ὥστε οὐκ ἂν εἴη παραιτητέον οὐδὲ
ταῦτα. Τέλος γε μὴν ἐρωτητέον καὶ τὰ ἐπὶ τῇ πληγῇ σημεῖα τὰ 62
ἔμπροσθεν εἰρημένα· εἰ γάρ τι ἐκείνων συμβαίνει, πάνυ χρὴ πι-
στεύειν κακόν τι ἐνεῖναι τῷ ὀστῷ.

15   Τὰ μὲν οὖν τοῦ νοσοῦντος καὶ τῶν παρόντων ἐρωτήματα ταῦτα 63

le point où le blessé portait surtout les mains, je trouvai que l'os était
brisé dans une très-petite étendue, et je traitai, du reste, l'individu
comme dans les fractures du crâne. C'est ainsi que les choses se sont 59
passées; il faut aussi, dans les plaies de tête, s'enquérir de la forme,
du volume et de la consistance des projectiles; car, à force égale de
jet, les projectiles qui sont arrondis, grands et durs, brisent surtout,
tandis que les aigus divisent plutôt les parties. On s'informera aussi 60
de la force de celui qui a fait la blessure, de l'impétuosité qu'il y a
mise, et de la direction du projectile, s'il est venu d'en haut ou par
ricochet; en effet, ces questions sont toujours d'un grand profit, ou au
moins de quelque avantage, pour les brisures, soit apparentes, soit cachées. La fronde lance les projectiles plus vigoureusement que la main, 61
et les machines les lancent avec le plus de vigueur, de sorte qu'il ne faut
pas négliger ces considérations. Enfin on doit aussi s'informer des symp- 62
tômes que j'ai énumérés plus haut (p. 213, l. 2 suiv.), car, s'il en existe
quelqu'un, soyez persuadé que l'os est endommagé.

Telles sont les questions, ou d'autres analogues, qu'il faut faire aux 63

5. βελῶν Codd. — 6. [δὲ] om. Codd.   10. σφενδόνῃ τὰ δὲ τῶν Codd. — Ib. ἰσχ.
— 8. ἤγουν Codd. — 9. ἤτοι Codd. — καὶ αὐτά Codd. — 11. ἰσχυρότερα Codd.

καὶ ὅ τι τούτων ἐγγυτάτω ἐστίν· ἄλλα δὲ καὶ κατὰ ἔθνη ἐστίν· οἷον
εἴ τις ἀφίκοιτο εἰς τὴν ξένην, πυνθάνεσθαι χρὴ περὶ τῶν ὑδάτων
ὁποῖά ἐστι, καὶ εἴ τινα ἐξαιρέτους ἔχει δυνάμεις, οἶαι εὑρίσκονται
πολλαί· αἱ μὲν γαστέρα ὑπάγουσαι, αἱ δὲ τὴν οὔρησιν, αἱ δέ τινες
πρὸς πέψιν πονηραὶ, αἱ δὲ κατὰ ἧπαρ καὶ σπλῆνα κακουργοῦσαι,   5
αἱ δέ τινες καὶ λίθον ἐν νεφροῖς καὶ κύστει τίκτουσαι, ἄλλαι δὲ
ἄλλα παρεχόμεναι, αἱ μὲν κακὰ, αἱ δὲ ἀγαθά· τὸ μὲν γὰρ ἐν Λεον-
τίνοις τῆς Σικελίας ὕδωρ ἀποκτείνει τοὺς πιόντας, καὶ τὸ ἐν Φενεῷ
τῆς Ἀρκαδίας τὸ καλούμενον ὕδωρ Στυγός· τὸ δὲ ἐν Κλειτορίῳ τῆς
Ἀρκαδίας, εἴ τις ἐν αὐτῷ λούσαιτο, οὐκ ἂν οὐδὲ ὀσμῆς ἀνάσχοιτο 10
οἴνου· τὸ δὲ ἐν τῇ Λυγκηστίδι εἰς μέθην ἐμβάλλει· τὸ δὲ ἐν Χαλκίδι
64 τῆς Ἀρεθούσης ποδάγραν ἐμποιεῖ. Ὅσαι δὲ ἕτεραι φύσεις εὑρίσκονται παρὰ ἑκάστοις τῶν ὑδάτων καὶ καρπῶν καὶ ἀέρων, οὐδὲν ἐοικυῖαι ταῖς ὡς ἐπίπαν καθεστηκυίαις, χρὴ πυνθανόμενον παρὰ τῶν
ἐπιχωρίων ἢ πειράζοντα ἐν χρόνῳ εἰδέναι· διάγνωσις γὰρ ἀκριβὴς   15

malades ou à ceux qui les assistent; mais il y en a aussi qui regardent
la nationalité : par exemple, si l'on arrive en un pays étranger, on
demandera ce que sont les eaux; si elles ont des vertus particulières,
comme il s'en trouve beaucoup; les unes relâchent le ventre, les autres
poussent aux urines: celles-ci sont mauvaises pour la digestion, celles-là
pour le foie et la rate; il y en a qui engendrent des pierres dans les
reins et dans la vessie; enfin les unes produisent un effet, les autres un
autre, bon ou mauvais : ainsi, il y a, chez les Léontins, en Sicile, une
eau qui tue ceux qui en boivent, et une autre, à Phénée, en Arcadie,
qu'on appelle *Styx*, et qui a la même propriété; ceux qui se baignent à
Clitorium, en Arcadie, dans une certaine eau, ne sauraient plus supporter même l'odeur du vin; dans le Lynceste, il y a une eau qui enivre;
64 à Chalcis l'eau de la fontaine Aréthuse donne la goutte. Toutes les vertus
analogues qui existent dans les eaux, dans les fruits et dans l'air, vertus
qui ne ressemblent en rien à celles qu'on rencontre ordinairement, il faut
les apprendre en interrogeant les habitants du pays, ou pour les avoir
expérimentées soi-même pendant assez de temps; car il n'y a pas d'autre

1. ἄλλα δὲ καὶ ἔθνη V; ἄλλα δὲ κατὰ   — 10. αὐτοῖς Codd. — 13-14. οὐδὲ αἱ
καὶ ἔθνη M. — 6. κύστε V; κύστεσι M.   ἐοικυῖαι V. — 14. καθεστ. ἃς χρή Codd.

ἄλλη οὐκ ἔσ]ιν, ἐπεὶ οὐδὲ νοσήματα ἐπιδήμια ἔσ]ιν ἑτέρως εἰδε-
ναι· πολὺς γὰρ κἂν τούτοις ὁ παράλογος κατὰ ἑκάσ]ην χώραν. Ἐν 65
γοῦν τῇ Ἀράβων γίγνεται νόσημα, ὄφις, ὃ σημαίνει ἑλληνισ]ὶ νεῦρον. Ἔσ]ι δὲ πάχος ὅσον χορδὴ, ὃ κινεῖται καὶ ἀνασ]ρέφεται ἐν 66
5 τῇ σαρκὶ, ὥσπερ τὰ ἑρπετὰ, μάλισ]α δὲ κατὰ μηροὺς καὶ κνήμας,
ἀτὰρ καὶ ἄλλη τοῦ σώματος. Ἐγὼ γοῦν ἐν Αἰγύπ]ῳ εἶδον ἄνθρωπον 67
Ἀράβιον ἔχοντα τὴν νόσον τήνδε, καὶ ὁπότε ἔξω προκύπ]ειν μέλλοι,
ὠδυνᾶτο καὶ ἐπύρεσσε· καὶ ἀνᾐδει ὥσπερ τὰ ἐμπυήματα, μέχρι
δὴ διελθὼν ἐμύδησέ τε καὶ διεσάπη. Ἐκείνῳ μὲν κατὰ κνήμην οὕτως 68
10 ἔσχε· ἡ θεραπεία δὲ αὐτοῦ κατὰ ὀμφαλόν· ἄλλῳ δέ τινι κατὰ βουβῶνα. Πυνθανομένῳ δέ μοι εἰ συνήθης ἐσ]ιν Ἀραβίοις ἡ νόσος, 69
ἔφασκον μὲν καὶ Ἀραβίους οὕτω νοσεῖν, καὶ τῶν ἀφικνουμένων δὲ
ξένων πολλοὺς ἐνίσχεσθαι τῇ νόσῳ πιόντας τοῦ ὕδατος· τοῦτο γὰρ
μάλισ]α αἴτιον εἶναι.

moyen d'arriver avec certitude à cette connaissance, attendu qu'il n'y
en a pas d'autre non plus pour connaître les maladies endémiques; en
effet il y a aussi, sous ce rapport, des choses extraordinaires dans chaque
contrée. Par exemple il existe en Arabie une maladie particulière, l'*ophis* 65
(*dragon?*), ce qui, en grec, s'exprime par *nerf*. Cet *ophis*, épais comme 66
une corde à boyau, se meut et se retourne dans la chair comme un
reptile, surtout dans les cuisses et dans les jambes, mais aussi dans
d'autres parties du corps. J'ai vu, en Égypte, un Arabe affecté de cette 67
maladie : lorsque le malade devait se pencher [hors du lit?] il éprouvait
de la douleur, puis il fut pris de fièvre; il se forma un gonflement comme
celui qui accompagne les abcès, jusqu'à ce qu'enfin l'*ophis*, rompant la
peau, tombât en humeur et en pourriture. Voilà ce qui se passa à la jambe 68
chez ce malade, et la guérison (*c'est-à-dire la sortie du serpent?*) eut lieu
par le nombril; chez un certain autre ce fut par l'aine. Je demandai si 69
cette maladie était fréquente en Arabie : il me fut répondu que cette
maladie s'observe chez les Arabes, mais que beaucoup d'étrangers en
sont atteints parce qu'ils boivent de l'eau, attendu que c'était là [sui-
vant leur dire] la cause principale de la maladie.

9. Ἐκείνων μέν Codd. — 10. ἄλλη   λοὶ ἐνίσχεσθαι τῇ νόσῳ πιόντες τοῦ ὕδα-
Codd. — 12. Ἀραβίη Codd. — 13. πολ-   τος Codd.

70 Μυρία δὲ ἂν καὶ ἄλλα τοιουτότροπα ἱσ]ορεῖν ἐξεύροις, εἰ μόνον
προθυμοῖο εἰς τὸ ἐξευρεῖν καὶ βοηθήματα [τὰ] ἐπιχώρια ἑκάσ]οις·
ὥσπερ Αἰγυπ]ίοις [εἰσὶ] συρμαϊσμοί τε καὶ ἔμετοι καὶ κλυσμοὶ, τοῖς
δέ γε καὶ αἵματος ἀφαιρέσεις, τοῖς δὲ αἱ διὰ τῶν ἑλλεβόρων καθάρσεις.

71 Ἤδη οὖν μοι σαφὴς ἡ γνώμη ἐσ]ὶν· ὅτῳ ἂν ἐφικέσθαι βούληται· τὰ   5
μέντοι σύμπαντα, οὔτε λόγος αὐτάρκης, οὔτε χρόνος ἱκανὸς σημῆναί τε καὶ ἐξευρεῖν· τὸ δὲ κεφάλαιον τῆς γνώμης εὑρεθὲν καὶ ὑπο-

72 ϐληθὲν τῷ ἰατρῷ ἔχοι ἂν πάμπαν τὸ δέον. — Εἰ δέ τις φήσειέ με
ἐναντία γιγνώσκειν Ἱπποκράτει, ὃς δὴ τέχνην ἔλεγεν ἐξευρηκέναι
διὰ ἧς δυνήσεται ὁ ἰατρὸς ἀφικόμενος εἰς πόλιν, ἧς ἄπειρός ἐσ]ι,   10
περὶ τῶν ὑδάτων εἰδέναι, καὶ περὶ τῶν ὡρῶν, ὅπως τε τοῖς ἀνθρώ-
ποις αἱ κοιλίαι ἔχουσι, καὶ εἰ φιλόποτοί εἰσι, καὶ εἰ ἐδωδοὶ, καὶ
περὶ τῶν νοσημάτων ὁποῖα ἐπιδημεῖν εἴθισ]αι, καὶ αἱ γυναῖκες ὅπως
πρὸς τοὺς τόκους διάκεινται, καὶ ὅσα ἄλλα ἐκεῖνος ὑπέσχετο τῇ

70 Vous trouveriez à raconter mille autres faits de même nature, pour
peu que vous ayez à cœur de vous enquérir des remèdes propres à
chaque pays : comme sont, chez les Égyptiens, le *syrmaïsme*, les vomissements et les lavements ; chez d'autres peuples, les évacuations sanguines ; chez d'autres encore, les purgations avec les deux ellébores.

71 Maintenant donc, selon moi, l'idée est claire pour quiconque veut apprendre ce dont il s'agit ; mais ni un gros livre ni le temps ne suffi-
raient à enseigner et à enregistrer tous les cas qui peuvent se présenter ;
le principe de la connaissance trouvé et soumis au médecin renferme

72 tout ce qu'il faut. — Si quelqu'un m'objectait que je suis en contradiction avec Hippocrate (*Des airs, des eaux et des lieux*, § 1), qui affirme
avoir trouvé le moyen à l'aide duquel un médecin, arrivant dans une
ville dont il n'a pas encore l'expérience, en s'en tenant à l'art et sans
interroger les gens du pays, mais en étudiant par lui-même, reconnaîtra
comment sont les eaux et l'air, dans quel état se trouvent les cavités
thoraciques et abdominales des habitants ; si ces habitants aiment à boire,
s'ils sont grands mangeurs, et quelles maladies sévissent endémique-

. 2. προθυμῶν Codd. — 2. [τὰ] om. ἂν ἀφικ. Codd.— 8. φήσει ἐμέ Codd. —
Codd. — 3. Αἰγυπτίοις συρμαϊσμούς τε 9. ἐξευρικέναι M ; ἐξευρισκέναι V. — 14-
καὶ ἐμέτους καὶ κλυσμούς Codd. — 5. ὅτι p. 218, l. 1. τῇ τε τέχνῃ V.

τέχνῃ μηδένα ἐρωτῶν τῶν ἐπιχωρίων, ἀλλὰ παρὰ ἑαυτοῦ μανθάνειν·
ταῦτα δὲ εἴ τις προφέρων, ἐπιμέμφοιτό μοι ὡς τῷ ἀρίστῳ τῶν
ἰατρῶν περὶ τῶν μεγίστων [μὴ] συγγιγνώσκοντι, λέγω πρὸς ἐκεῖνον οὐδέν με τῶν ἐκείνου ἀτιμάζειν, ἀλλὰ τὰ μέν τινα καὶ οὕτως
5 εὑρεθῆναι περί τε ὡρῶν καταστάσεως, καὶ φύσεως σώματος, καὶ
διαίτης τρόπων, καὶ ὑδάτων τὴν κοινὴν ἀρετήν τε καὶ κακίαν, καὶ
νοσημάτων τὴν κοινὴν ἰδέαν, τῆς δὲ ἱστορίας τῆς παρὰ τῶν ἐνοικούντων εἰς τὴν διάγνωσιν χρῄζειν, καὶ μάλιστα ὅσα ἄτοπα καὶ
ξένα ἑκάστοις ὑπάρχει. Τοῦ μὲν σοφίσματος καὶ πάνυ ἄγαμαι τὸν 73
10 ἄνδρα, καὶ πολλαχῇ καλῶς αὐτῷ ἐξεύρηται· παρακελεύομαι δὲ μηδὲ
τῶν ἐρωτημάτων ἀφίστασθαι τὸν μέλλοντα ὀρθῶς ὑπὲρ ἁπάντων
γνώσεσθαι.

ment; comment se comportent les femmes par rapport aux accouche-
ments, et d'autres choses encore; si, dis-je, on voulait, par cette citation,
me reprocher de ne pas être d'accord, sur des points très-importants,
avec le plus illustre des médecins, je répondrais que je n'ai nulle envie
de blâmer ce qu'a dit Hippocrate; je reconnais que, par la voie qu'il
indique, on peut acquérir, entre autres choses, certaines notions sur la
constitution des saisons, sur la nature du corps, sur la manière de vivre,
sur les qualités bonnes ou mauvaises communes aux eaux, sur la constitution commune des maladies; mais je soutiendrais aussi qu'on a besoin, pour la diagnose, de se renseigner auprès des habitants d'une
contrée, surtout s'il s'agit de faits étranges et particuliers à chaque pays.
J'admire sans réserve Hippocrate pour son art ingénieux; il l'a souvent 73
conduit à de belles découvertes; néanmoins je recommande au médecin qui veut être instruit de toutes choses, de ne pas négliger non plus
les interrogations.

1. ἐρωτᾷν Codd. — 2. προσφ. Codd.   τῶν V. — Ib. καταστασέων om. V. — 6.
— Ib. ἐπιμέμφοιτ' ὁμοίως V. — 3. [μὴ]   καί ante ὑδ. om. V.—7. κοινὴν καὶ ἰδίαν
om. Codd. — 4. με] μέν Codd. — 5. τε]   Codd. — Ib. τὰς δὲ ἱστορίας τοῖς Codd.

ΑΝΕΠΙΓΡΑΦΟΣ
ΣΥΝΟΨΙΣ ΠΕΡΙ ΣΦΥΓΜΩΝ.

[Προοίμιον.]

1 Τὴν περὶ σφυγμῶν πραγματείαν δεόντως ἄν τις ἐπιδράμοι,
2 ἐπεὶ δίχα ταύτης ἀμήχανόν ἐστι κατὰ τρόπον θεραπεύειν. Πρῶτον
δέ φασιν Αἰγίμιον ἀρχαῖον γράψαντα, οὐ περὶ σφυγμῶν ἐπιγράψαι
τοῦτο, ἀλλὰ περὶ παλμῶν· ἠγνόησε γὰρ, ὡς εἰκὸς, ὁ ἀνὴρ, εἴ τις
ὑπάρχει διαφορὰ σφυγμοῦ τε καὶ παλμοῦ, καθὼς ἑξῆς ὑποδείξομεν, 5
πρῶτον εἰπόντες τί ἐστι σφυγμός.

α΄. Ὅρος· τί ἐστι σφυγμός;

1 Σφυγμὸς τοίνυν ἐστὶ διαστολὴ καὶ συστολὴ καρδίας καὶ ἀρτη-

OUVRAGE ANONYME
(ATTRIBUÉ À RUFUS).

TRAITÉ ABRÉGÉ SUR LE POULS.

PRÉAMBULE.

1 Il faut étudier avec soin l'art d'interroger le pouls, car autrement il
2 est impossible de traiter convenablement les malades. On dit qu'Egimius, médecin ancien, le premier qui avait écrit sur cette matière, a pris
pour titre, *Des palpitations* et non *Du pouls*; il ignorait vraisemblablement
s'il y a une différence entre la palpitation et le pouls, ainsi que nous le
démontrerons dans la suite (p. 220, chap. II); mais disons d'abord ce
qu'est le pouls.

1. DÉFINITION : QU'EST-CE QUE LE POULS?

1 Le pouls est la diastole et la systole du cœur et des artères, car ces

4. τοῦτον P. — 5. ὑπάρχοι P.

ριῶν, μόνα γὰρ ταῦτα τῶν ἐν ἡμῖν τὴν σφυγμικὴν κίνησιν κινεῖται, τὰ δὲ ἄλλα, ὅσα δοκεῖ καὶ αὐτὰ σφυγμικῶς κινεῖσθαι, ὡς αἱ περὶ τὸν ἐγκέφαλον μήνιγγες ἐπὶ τῶν παίδων βλεπόμεναι, κατὰ μετοχὴν τῶν ἀρτηριῶν κινοῦνται.

β'. Περὶ τίνα μέρη γίγνεται παλμὸς καὶ σπασμὸς καὶ τρόμος;

5 Ὡμοίωται δὲ τῷ σφυγμῷ ὅ τε παλμὸς καὶ ὁ σπασμὸς καὶ ὁ τρό- 1 μος· καὶ γὰρ καὶ ταῦτα δοκεῖ τισιν οὕτω γίγνεσθαι, ὥσπερ καὶ ὁ σφυγμός, ἔκ τε διασ7ολῆς καὶ συσ7ολῆς. Διαφορὰ δὲ ἐν αὐτοῖς 2 ὑπάρχει πλείσ7η· Πραξαγόρας μὲν οὖν ὑπέλαβε ταῦτα ἀλλήλων διαφέρειν ποσότητι, οὐκέτι δὲ καὶ ποιότητι· γίγνεσθαι γὰρ ἐκ μὲν 10 τοῦ σφυγμοῦ, μᾶλλον αὐτοῦ περὶ τὴν κίνησιν ἐπιταθέντος, τὸν παλμὸν, ἐκ δὲ τοῦ παλμοῦ τὸν τρόμον. Καὶ ταῦτα μὲν ὁ Πραξαγό- 3 ρας, ἀνὴρ οὐχ ὁ τυχὼν οὔτε ἐν τοῖς κατὰ τὴν ἰατρικὴν θεωρήμασιν, οὔτε ἐν τῷ ἄλλῳ βίῳ· ὁ δὲ Ἡρόφιλος ἀκριβέσ7ερον ἐπισ7ήσας τῷ τόπῳ ἐν ποιότητι μᾶλλον αὐτῶν τὰς διαφορὰς εὗρεν· γίγνεσθαι γὰρ

parties sont les seules qui jouissent en nous du mouvement sphygmique ; les autres, qui semblent posséder ce mouvement, comme nous le voyons pour les membranes du cerveau chez les enfants, sont mues parce qu'elles participent au mouvement des artères.

2. DANS QUELLES PARTIES OBSERVE-T-ON LES PALPITATIONS, LES SPASMES ET LE TREMBLEMENT ?

Ces phénomènes ont été assimilés au pouls, et même, suivant quel- 1 ques-uns, ils sont, comme le pouls, le résultat de la diastole et de la systole. Il y a cependant une grande différence ; ainsi Praxagore soutenait qu'ils 2 diffèrent par la quantité et non par la qualité ; il disait que la palpitation vient du pouls augmenté d'intensité, et que le tremblement vient de la palpitation poussée à l'extrême. Telle était l'opinion de Praxagore, qui 3 n'était pas un homme ordinaire, ni en médecine ni dans les autres sciences ; mais Hérophile, qui avait étudié le sujet avec plus de soin, trouvait plutôt les différences dans la qualité ; suivant lui, le pouls n'existe

9. γίνεσθαι P et sic semper.

τὸν σφυγμὸν ϖερὶ μόνας ἀρτηρίας καὶ καρδίαν, τὸν δὲ ϖαλμὸν κα
τὸν σπασμὸν καὶ τὸν τρόμον ϖερὶ μύας τε καὶ νεῦρα· καὶ τὸν
μὲν σφυγμὸν συγγεννᾶσθαι τῷ ζῴῳ καὶ συναποθνήσκειν, ταῦτα δὲ
οὔ· καὶ τὸν μὲν σφυγμὸν, ϖληρουμένων τε καὶ κενουμένων τῶν
ἀρτηριῶν, ταῦτα δὲ οὔ· καὶ τὸν μὲν σφυγμὸν ἀϖροαιρέτως ἡμῖν 5
ϖάντοτε ϖαρακολουθεῖν, ἐϖεὶ καὶ φυσικῶς ὑϖάρχει, ταῦτα δὲ εἶναι
καὶ ἐν τῇ ἡμετέρᾳ ϖροαιρέσει, ἀϖοϖιεσθέντων ϖολλάκις καὶ βαρυνθέντων τῶν μερῶν.

γ΄. Πῶς γίγνεται σφυγμός;

1   Γίγνεται δὲ σφυγμὸς οὕτως· ἡ καρδία, ὅταν ἐϖισϖάσηται ἐκ τοῦ
ϖνεύμονος τὸ ϖνεῦμα, ϖρώτη αὐτὸ δέχεται εἰς τὴν ἀρισ1ερὰν αὐτῆς 10
κοιλίαν, εἶτα ἐϖισυμϖεσοῦσα ἐφεξῆς αὐταῖς ταῖς ἀρτηρίαις ἐϖιχο-
2   ρηγεῖ. Συμβαίνει οὖν, ἐϖὶ μὲν τῆς συμϖλώσεως ϖληρουμένων τῶν
ἐν τῷ σώματι ἀρτηριῶν, τὸν σφυγμὸν ἀϖοτελεῖσθαι, κενουμένων
δὲ, τὴν συσ1ολήν· αἱ μὲν οὖν ἀρτηρίαι, καθὼς εἶϖον, τὸν σφυγμὸν

que pour les artères et pour le cœur, tandis que la palpitation, le spasme
et le tremblement se passent dans les muscles et dans les nerfs ; le pouls
naît et meurt avec l'animal ; il n'en est pas ainsi des phénomènes susdits ;
le pouls se produit par la réplétion et la déplétion des artères ; il n'en
est pas ainsi pour les palpitations, les spasmes et le tremblement ; le
pouls est toujours involontaire, c'est un fait purement naturel, mais les
autres phénomènes dépendent de notre volonté, car souvent les parties
sont comprimées ou surchargées à notre gré.

3. COMMENT SE PRODUIT LE POULS ?

1   Le pouls se produit de la manière suivante : le cœur, après avoir
attiré le pneuma du poumon, le reçoit d'abord dans sa cavité gauche,
2   puis, retombant sur lui-même, il le distribue aux artères. Remplies par
suite de cet affaissement du cœur, les artères de tout le corps produisent le pouls ; quand elles se vident, il y a systole ; ainsi le pouls, comme

2. καὶ τὸν τρόμον om. FG. — 4-5. 5. ταῦτα δὲ οὔ] Hic repet. ϖληρουμ. καὶ
τῶν ἀρτηριῶν.... σφυγμόν om. P. — κενουμένων F. — Ib. ἡμῖν om. P. —
5-8. ταῦτα δὲ..... τῶν μερῶν om. G. — 6. ϖαρακόλουθον F.

ἀποτελοῦσι πληρούμεναι καὶ δεχόμεναι τὸ πνεῦμα, ἡ δὲ καρδία κενουμένη, καθὼς ἑξῆς ὑποδείξομεν · οἰκεῖον οὖν καὶ τὸν ὅρον ἀπεδώ-
καμεν αὐτοῦ, σφυγμὸν λέγοντες εἶναι διασλολὴν καὶ συσλολὴν
καρδίας καὶ ἀρτηριῶν. Σύγκειται δὲ ὁ σφυγμὸς ἔκ τε διασλολῆς 3
5 καὶ συσλολῆς · ἐπεὶ δὲ ἰσοχρόνως καρδία τε καὶ ἀρτηρία τὸν σφυγμὸν
ἀποτελοῦσι, καὶ διὰ τοῦτο ὑπολαμβάνουσι σχεδὸν ἅπαντες, ὅτι πληρουμένων ἀμφοτέρων ὁμοίως γίγνεται, βούλομαι παρασλῆσαι τὴν
πλάνην αὐτῶν · ὅτι μὲν γὰρ ἰσόχρονον ἐκ τῶν ἀρτηριῶν καὶ τῆς
καρδίας τὸν σφυγμὸν γιγνόμενον καταλαμβάνομεν, φανερὸν, ὅτι δὲ
10 τῶν ἀρτηριῶν πληρουμένων, τῆς δὲ καρδίας κενουμένης, τοῦτο γίγνεται, ἐβουλόμην ἀναπέμπειν τοὺς βουλομένους μαθεῖν ἐπὶ τὴν ἀνα-
τομήν · ἵνα δὲ μὴ δόξω φθονερὸς εἶναι καὶ βάσκανος, διὰ συντόμων
παρασλήσω. — Ἡ καρδία τῷ σχήματι κωνοειδὴς ὑπάρχει καὶ τὸ μὲν 4
πλατὺ μέρος αὐτῆς, ἐν ᾧ πάρεσλι καὶ τὰ σλόματα τῶν κοιλιῶν αὐ-
15 τῆς, τῷ πνεύμονι προσπέφυκε καὶ μεταξὺ τῶν τεσσάρων αὐτοῦ
λοβῶν κεῖται · ὁ γὰρ εἷς λοβὸς, βραχύτατος τῶν λοιπῶν ὑπάρχων,

je l'ai dit, a lieu dans les artères quand elles se remplissent et qu'elles
reçoivent le pneuma, et dans le cœur, lorsqu'il se vide, comme je vais le
démontrer; nous avons donc donné une définition convenable du pouls
en disant : Le pouls est la diastole et la systole du cœur et des artères.
Le pouls est composé de diastole et de systole; comme les artères et le 3
cœur battent en même_temps, et qu'à cause de cela presque tous les
médecins pensent que le pouls se produit également dans le cœur et
dans les artères, par la réplétion, je veux les convaincre d'erreur : nous
constatons, il est vrai, que les battements sphygmiques du cœur sont
isochrones à ceux des artères; cela est évident; mais les battements ont
lieu pour les artères quand elles se remplissent, et pour le cœur quand il
se vide; je renvoie à l'*anatomie* ceux qui veulent s'en assurer; mais, pour
ne pas paraître envieux et malveillant, je traiterai la question en peu
de mots. — Le cœur a une forme conique; la partie large, sur laquelle 4
s'ouvrent les orifices de ses cavités, est attachée au poumon et se trouve
placée entre les quatre lobes, car un petit lobe, le cinquième, remplit

2. καί om. F. — 13. σώματι F.

τὴν τρίτην τοῦ θώρακος εὐρυχωρίαν ἐκπεπλήρωκεν· τὸ δὲ ὀξὺ
καὶ παράμηκες ἄνω πρὸς τῷ σ1έρνῳ, οὐχ ὥσ1ε συνδεδέσθαι, ὥσπερ
5 καὶ ἡ βάσις τῷ πνεύμονι, ἀλλά ἐσ1ιν ἀπόλυτον. Περιέχεται δὲ
πανταχόθεν ἡ καρδία ὑμένι τῷ καλουμένῳ περικαρδίῳ· οὗτος δὲ οὐ
μόνον τῷ πνεύμονι προσπέφυκεν, ἀρχόμενος ἀπὸ τῶν πλατυτέρων, 5
ἀλλὰ καὶ τῷ σ1έρνῳ, ἐν οἷς μέρεσιν ἔφαμεν τὸ τῆς καρδίας ὀξὺ
6 ἀπολύτως κεῖσθαι. Συμβαίνει τοιγαροῦν, ὅταν ἐκ τοῦ πνεύμονὸς
ἐπισπάσηται τὸ πνεῦμα, πληρουμένην πανταχόθεν αὐτὴν εἰς τὰ
πλάγια χωρεῖν, καὶ πολὺ ἀπὸ τοῦ σ1έρνου ἀφέλκεσθαι· ὅταν δὲ
πάλιν συμπέσῃ καὶ κενωθεῖσα εἰς τὸ φυσικὸν σχῆμα ἀναδράμῃ, 10
τότε προσσάλλεται τῷ σ1έρνῳ καὶ τὴν πληγὴν ποιεῖ· καὶ οὕτω συμ-
πίπτουσα τὸν σφυγμὸν ἀποτελεῖ.

δ'. Περὶ τῶν κατὰ τὰς ἡλικίας σφυγμῶν.

1 Τούτων δὲ οὕτως ἐχόντων, ἐροῦμεν πρῶτον τὰς διαφορὰς τῶν
φυσικῶς ἑκάσ1ῃ ἡλικίᾳ παρεπομένων σφυγμῶν, ἔπειτα τὰς γινομένας ἐπὶ τῶν πυρεσσόντων, καὶ μετὰ ταῦτα τοὺς εὑρισκομένους 15
κατὰ τὰ πάθη, τελευταῖον δὲ τοὺς παρὰ τοῖς ἀρχαίοις κατονομα-

la troisième cavité du thorax ; la partie allongée en pointe se dirige en
avant, vers le sternum, mais elle n'y est point attachée, comme la base
5 l'est au poumon : elle est, au contraire, flottante. Le cœur est entouré
de tous côtés par une membrane qu'on appelle *péricarde ;* cette membrane,
qui commence sur la partie large du cœur, n'est pas fixée seulement au
poumon mais aussi au sternum, là où nous avons dit que flottait la pointe
6 du cœur. Il arrive donc que le cœur, exactement rempli par le pneuma
qu'il a attiré du poumon, se porte sur les côtés et s'éloigne notablement
du sternum ; quand il retombe sur lui-même, et que, se vidant, il revient
à sa forme naturelle, il se rapproche vivement du sternum, le frappe ;
par conséquent, c'est en s'affaissant qu'il produit le pouls.

4. DES ESPÈCES DE POULS SUIVANT LES ÂGES.

1 Les choses étant ainsi, nous traiterons d'abord des différences naturelles du pouls suivant les âges ; ensuite du pouls dans les fièvres ; en troisième lieu, du pouls dans les maladies [locales] ; enfin des espèces de

σθέντας. — Τῶν μὲν οὖν ἀρτιγενῶν παίδων ὁ σφυγμὸς ὑπάρχει 2
βραχὺς παντελῶς καὶ οὐ διωρισμένος ἔν τε τῇ συσῑολῇ καὶ τῇ διασῑολῇ. Τοῦτον τὸν σφυγμὸν Ἡρόφιλος ἄλογον συνεσῑάναι φησίν· 3
ἄλογον δὲ καλεῖ σφυγμὸν τὸν μὴ ἔχοντα πρός τινα ἀναλογίαν· οὔτε
5　γὰρ τὸν διπλάσιον, οὔτε τὸν ἡμιόλιον, οὔτε ἕτερόν τινα λόγον ἔχει
οὗτος, ἀλλά ἐσῑι βραχὺς παντελῶς καὶ τῷ μεγέθει βελόνης κεντή-
ματι ὁμοίως ἡμῖν ὑποπίπῑει· διὸ καὶ πρῶτον αὐτὸν Ἡρόφιλος ἄλογον δεόντως εἶπεν.— Προβαινούσης δὲ τῆς ἡλικίας καὶ τοῦ σώματος 4
εἰς αὔξησιν ἐρχομένου, καὶ ὁ σφυγμὸς πρὸς λόγον μεγεθύνεται,
10　πρὸς λόγον τὴν διασῑολὴν τῆς συσῑολῆς λαμβάνων πλατυτέραν·
ὅτε λοιπὸν ἔσῑιν αὐτοῖς καὶ ἐφαρμόσαι πρὸς ἀπόδειξιν ἐκ τοῦ ποδισμοῦ τῆς γραμματικῆς· ὁ μὲν γὰρ πρῶτος ἐπὶ τῶν ἀρτιγενῶν
παίδων εὑρισκόμενος σφυγμὸς ῥυθμὸν λήψεται τὸν τοῦ βραχυσυλ-
λάβου· καὶ γὰρ ἐν τῇ διασῑολῇ καὶ τῇ συσῑολῇ βραχὺς ὑπάρχει,
15　καὶ διὰ τοῦτο δίχρονος νοεῖται· ὁ δὲ τῶν πρὸς αὔξησιν ὄντων ἀνα-
λογεῖ τῷ τε παρὰ ἐκείνοις ποδὶ τροχαίῳ· ἐσῑι δὲ οὗτος τρίχρονος,

pouls auxquelles les anciens ont donné un nom particulier. — Le pouls 2
des nouveau-nés est tout à fait petit; on n'y distingue ni la diastole ni
la systole. Hérophile dit que ce pouls est sans proportion définie; or il 3
appelle ainsi un pouls sans analogie avec un autre; en effet, ce pouls
n'a point de proportion avec un autre, ni celle d'un à deux, ni celle d'un
à un et demi, ni aucune autre; mais il est absolument petit; il ne paraît
pas plus grand qu'une piqûre d'aiguille; c'est donc avec raison qu'Hérophile a le premier appelé ce pouls *sans proportion*. — Quand l'enfant 4
croît en âge et que le corps prend du développement, le pouls grandit
en raison de l'âge; c'est-à-dire que, comparée à la systole, la diastole est
alors plus étendue; on peut, du reste, établir la proportion en se servant, comme moyen de démonstration, de la mesure métrique; en effet
le premier pouls qu'on puisse constater chez l'enfant nouveau-né prend
le mètre d'un pied à syllabes brèves; il est bref dans la diastole et dans
la systole, aussi on lui reconnaît deux temps (◡ ◡ *pyrrhique*); chez les
individus plus âgés, le pouls a de l'analogie avec ce que les grammai-

τὴν μὲν διασ⁷ολὴν ἐπὶ δύο χρόνους λαμβάνων, ἐπὶ ἕνα δὲ τὴν συ-
5 σ⁷ολήν. — Ὁ δὲ τῶν ἀκμαζόντων ταῖς ἡλικίαις ἐν ἀμφοτέροις ἴσος
ὑπάρχει, ἔν τε τῇ διασ⁷ολῇ καὶ τῇ συσ⁷ολῇ, συγκρινόμενος τῷ
καλουμένῳ σπονδείῳ, ὃς τῶν δισυλλάβων ϖοδῶν μακρότατός ἐσ⁷ιν·
6 ἔσ⁷ιν οὖν συγκείμενος ἐκ χρόνων τεσσάρων. Τοῦτον τὸν σφυγμὸν 5
7 Ἡρόφιλος διὰ ἴσου καλεῖ. — Ὁ δὲ τῶν ϖαρακμαζόντων καὶ σχεδὸν
ἤδη γερόντων καὶ αὐτὸς ἐκ τριῶν σύγκειται χρόνων, τὴν συσ⁷ολὴν
8 τῆς διασ⁷ολῆς διπλῆν ϖαραλαμβάνων καὶ χρονιωτέραν. — Καὶ
οὗτοι μὲν οἱ κατὰ ϖλάτος ταῖς ἡλικίαις ἐν τῷ ὑγιαίνειν ϖαρεπόμενοι σφυγμοὶ, ἑξῆς δὲ λεγέσθωσαν οἱ ἐπὶ τῶν ϖυρεσσόντων. 10

ε′. Περὶ τῶν ἐν ϖυρετοῖς σφυγμῶν.

1 Τῶν οὖν ἀρχομένων ϖυρέσσειν ὁ σφυγμὸς ϖαντελῶς μικρός ἐσ⁷ι
καὶ ὑποδεδυκὼς εὑρισκόμενος ἐν ἀμφοτέροις ἔν τε τῇ διασ⁷ολῇ καὶ
τῇ συσ⁷ολῇ, ὡς σχεδόν ϖοτε καὶ μόγις ὑποπίπλειν· ἐν δὲ τῇ ἐπι-
δόσει κατὰ ὀλίγον ϖαραύξει, τὴν διασ⁷ολὴν τῆς συσ⁷ολῆς λαμ- 15

riens appellent un *trochée* (- ◡) : il a trois temps : la diastole en a deux,
5 et la systole un. — Dans le pouls des adultes, la diastole est égale à la
systole ; on la compare à un *spondée* (- -), qui est le plus long des pieds
6 de deux syllabes, et présente quatre temps. Hérophile appelle ce pouls
7 *composé de temps égaux.* — Le pouls des hommes sur le déclin et de
ceux qui approchent de la vieillesse a trois temps ; la systole est double de
8 la diastole et duré plus longtemps (◡ - *ïambe*). — Telles sont, en résumé, les différences que présente le pouls aux divers âges dans l'état
de santé ; je vais maintenant parler du pouls dans les fièvres.

5. DU POULS DANS LES FIÈVRES.

1 Quand la fièvre commence, le pouls est tout à fait petit et profond
dans les deux temps, c'est-à-dire dans la diastole et dans la systole, de
sorte qu'on le sent à peine ; mais, dans la période d'augment, il se fait
graduellement mieux sentir ; la diastole devient plus grande et a une plus

---

3-4. συγκριν... σπονδ. om P. — 5. κεί-
μενος Codd. — 7-8. τὴν διασ⁷ολὴν τῆς
συσ⁷ολῆς FG. — 10-12. ἑξῆς δὲ οἱ ἐπὶ

τῶν ϖυρ. — Περὶ τῶν ἐν τοῖς ϖυρ. —
Ὁ σφ..... ὑποδ. διωκόμενος ἐν ἀμφοτ. ἐν
τῇ F. — 15. ϖαραύξεται P.

θάνων μείζονά τε καὶ χρονιωτέραν διὰ τὴν τοῦ πνεύματος ἀνάβασιν·
ἐν δὲ τῇ ἀκμῇ ἐν ἀμφοτέροις ἴσος ὑπάρχει ἔν τε τῇ διασ7ολῇ καὶ
τῇ συσ7ολῇ, ἅτε καὶ τοῦ πυρετοῦ τὴν ἰσότητα ἀπειληφότος. Ἐν δὲ 2
τῇ παρακμῇ τὴν μὲν συσ7ολὴν τῆς διασ7ολῆς λαμβάνει χρονιωτέραν,
5 ἡ δὲ θερμασία πλεονάζει μᾶλλον ἢ ἐν τοῖς ἄκροις, διότι ἐν μὲν ταῖς
ἀρχαῖς σχεδὸν ἅπασα ἐν τοῖς μέσοις πλεονάζει, ὡς πολλάκις καὶ
περιψύχεσθαι συμβέβηκε τὰ ἄκρα· ὅτε δέ εἰσιν ἐν ταῖς ἐπιδόσεσι,
περὶ μὲν τὰ μέσα πλείων ἐσ7ὶν ἡ θερμασία, ἐν δὲ τοῖς ἄκροις
ὀλιγωτέρα· ἀκμὴν δὲ καὶ σ7άσιν τοῦ πυρετοῦ λαμβάνοντος, καὶ
10 ἡ θερμασία ἐπίσης εὑρίσκεται ἔν τε τοῖς ἄκροις καὶ τοῖς μέσοις.
— Καὶ οὗτοι μὲν οἱ κατὰ πλάτος τοῖς πυρέτ7ουσι παρεπόμενοι 3
σφυγμοί.

ς'. Περὶ τῶν ἐν τοῖς πάθεσι σφυγμῶν.

Τῶν δὲ κατὰ τὰ πάθη γινομένων σφυγμῶν πολλῶν καὶ διαφόρων 1
15 ὑπαρχόντων, περὶ τῶν ἐν τοῖς ὀξέσι πάθεσι παρεπομένων ἐροῦμεν.—

longue durée que la systole, à cause de la montée du pneuma; tandis
que, dans l'acmé, la systole est semblable à la diastole, la fièvre étant
devenue uniforme. Dans la période de décroissance, la systole dure plus 2
longtemps que la diastole, et la chaleur devient plus forte aux extrémités; remarquez, en effet, que, dans les fièvres au début, la chaleur se
concentre presque entièrement vers les parties centrales, en sorte que
souvent les extrémités sont froides, tandis que, dans la période d'augment, la plus grande partie de la chaleur est encore retenue au centre,
et il y en a peu aux extrémités; quand la fièvre est à son apogée et à sa
période d'état, la chaleur est répandue également au centre et aux extrémités.—Telles sont, en résumé, chez les fébricitants, les qualités du pouls. 3

6. DU POULS DANS LES MALADIES.

Les espèces de pouls dans les maladies sont nombreuses et variées; 1
il ne sera ici question que du pouls dans les affections aiguës. —

2-3. ἐν δὲ τῇ δ. καὶ συσ7. F. — 6. ἅπ.   ἐν δὲ τοῖς P ; μέσα πλείω ἐσ7ὶ ἡ θ.
ἡ θερμασία ἐν P. — 7. συμβαίνει P. —   ἐπίσης εὑρ. καὶ δὲ τοῖς (ἐπίσης εὑρ. sec.
8. μέσα πλέων ἢ θ. ὁμοίως εὑρίσκεται   man. deleta) F. — 13. τά om. F.

2 Τῶν τοίνυν φρενιτικῶν ὁ σφυγμὸς βραχύς ἐσλι καὶ εὔτονος διὰ τὴν
συνεχῆ τοῦ πνεύματος ἐκ τῆς ἀγρυπνίας κίνησιν, καὶ προσπίπλων
τῇ ἀφῇ, ὡς ἂν προσπέσοι τῇ χειρὶ ἀπὸ τόξου τεταμένη νευρά, καὶ
3 παντελῶς ἐλαχίσλοις μέρεσι τῆς χειρὸς ἡμῶν προσπίπλει. — Τῶν
δὲ ληθαργικῶν ὁ σφυγμός ἐσλι μέγας τε καὶ διάκενος, κατά τε μῆκος   5
καὶ κατὰ πλάτος ἡμῖν προσπίπλει, τοῦ βάθους νοουμένου· διὸ καί
4 τινες ἐτόλμησαν εἰπεῖν τὸν σφυγμὸν ἀσώματον. — Τῶν δὲ καρ-
διακῶν ὁ σφυγμός ἐσλι μικρότερος μὲν τέλεον τοῦ τῶν φρενιτικῶν,
εὐτονώτερος δὲ μᾶλλον καὶ οἱονεὶ μυωδέσλερος, ὥσλε καὶ ἄλλοτε
5 ἄλλοις μέρεσι προσπίπλειν τῇ ἀφῇ. Τοῦτο δὲ γίγνεται τοῦ πνεύ-   10
ματος ποτὲ μὲν ὕφεσιν λαμβάνοντος καὶ ἐποχὴν, ποτὲ δὲ πάλιν
6 ἐπίτασιν. — Τῶν δὲ πλευριτικῶν τε καὶ περιπνευμονικῶν ἐν ὀλί-
γοις μέν τισίν ἐσλιν ἡ διαφορά, μόνοις δὲ τοῖς ἄγαν ἐμπειρικοῖς
καταληπλή· ὀξύς τε γὰρ καὶ σφοδρὸς ὡς ἐπὶ τὸ πλεῖσλον εὑρίσκε-
7 ται καὶ τὰς προσβολὰς ἀνωμάλως πολλάκις ποιούμενος. — Τῶν   15
δὲ ἐπιληπλικῶν τῶν μὲν γιγνομένων ἄνευ σπασμῶν τε καὶ συνολκῆς

2 Le pouls des *phrénétiques* est petit et fort, à cause du mouvement continuel
que l'insomnie imprime au pneuma; en frappant les doigts, il donne la
sensation d'une corde d'arc tendue; il touche les doigts par une très-
3 petite surface. — Le pouls des *léthargiques* est grand et vide, suivant
la largeur et la longueur; il faut supposer la profondeur; aussi certains auteurs ont-ils été jusqu'à dire que ce pouls est sans corps. —
4 Le pouls des *cardiaques* est beaucoup plus petit que celui des *phréné-*
tiques, mais il est plus fort et, pour ainsi dire, plus *musculeux;* il frappe
5 les doigts tantôt à un point, tantôt à un autre. Ce phénomène tient à ce
que le pneuma tantôt diminue et s'arrête, et tantôt reprend son cours. —
6 La différence entre le pouls des *pleurétiques* et celui des *péripneumoniques*
est très-petite; les médecins expérimentés peuvent seuls la saisir; le
plus ordinairement il est vif, fort, et il frappe souvent irrégulièrement.
7 — Chez les *épileptiques*, qui n'ont ni spasmes ni contraction des parties, le pouls est grand et vide; ordinairement il frappe d'une manière

---

1. βραχύς ἐσλι καὶ εὔτ.] *brevis est er-*
roneus et non bene robustus G. — 5. σφ.
μέγας P. — 6. διότι καί F: — 9. δὲ καὶ

μᾶλλον καί F. — 12. δὲ et τε om. F. —
15. ἀνωμάλους P. — 16. γενομέν. P. —
16-p. 228, l. 2, σπασμῶν... ἐπὶ τὸ om. F.

τῶν μερῶν ὁ σφυγμός ἐσὶι μέγας τε καὶ διάκενος, συνεχής τε καὶ
δεδιωγμένος ἐπὶ τὸ ϖλεῖσὶον· τῶν δὲ γιγνομένων μετὰ σπασμῶν ὁ
σφυγμός ἐσὶι μέγας τε καὶ διάκενος μόνον ϖαραπλησίως τῷ τῶν
ληθαργικῶν σφυγμῷ. — Καὶ οὗτοι μὲν οἱ κατὰ τὰ ϖάθη ὡς ἐπὶ 8
5 τὸ ϖλεῖσὶον ϖαρεπόμενοι σφυγμοί.

[ζ'. Ἐκ τίνων συνέσὶηκεν ὁ σφυγμός.]

Γνωσὶέον δὲ ὅτι ϖᾶς σφυγμὸς συνέσὶηκεν ἐκ μεγέθους καὶ τά- 1
χους καὶ ϖληρότητος καὶ ῥυθμοῦ. Καὶ μέγας μέν ἐσὶιν ὁ καὶ κατὰ 2
μῆκος καὶ ϖλάτος καὶ βάθος ἀξιολόγως τῇ ἁφῇ ϖροσπίϖὶων. Πλή- 3
10 ρης δέ ἐσὶιν ὁ σφοδρῶς καὶ οἱονεὶ νευρικῶς τὴν ἁφὴν ϖλήσσων.
Εὔρυθμος δέ ἐσὶιν ὁ ἐν ἑκάσὶῃ ἡλικίᾳ τὴν φυσικὴν ἀκολουθίαν σώ- 4
ζων· καὶ οὗτος μὲν λέγεται εὔρυθμος σφυγμός· ϖαράρρυθμος δέ
ἐσὶιν ὁ ταύτην μὴ συντηρῶν. Ταχὺς δέ ἐσὶιν ὁ ταχέως ἀφαλλό- 5

continue et rapide; chez ceux qui ont des spasmes, il est seulement
grand et vide comme celui des *léthargiques*. — Telles sont les espèces 8
de pouls qu'on rencontre le plus ordinairement dans les maladies.

7. DE QUELS ÉLÉMENTS SE COMPOSE LE POULS.

Il faut savoir que, dans toute espèce de pouls, on distingue la gran- 1
deur, la rapidité, la plénitude et le rhythme. Le pouls *grand* est celui 2
dont on sent au toucher, d'une manière marquée, la longueur, la largeur
et la profondeur. Le pouls *plein* est celui qui frappe les doigts avec force 3
et qui est tendu comme un *nerf*. Le pouls dont le rhythme est régulier 4
est celui qui, dans chaque âge, conserve la marche naturelle : on l'appelle *eurhythmique;* on nomme, au contraire, *pararrhythmique* celui qui
ne conserve pas cette marche. Le pouls *rapide* est celui qui se retire ra- 5

2-5. τῶν δὲ.... σφυγμοί] καὶ οὗτοι
μὲν οἱ κατὰ τὸ ϖάθος κατὰ τὸ ϖλεῖσὶον
ϖαρεπόμενοι σφυγμοὶ ϖαραπλησίως τῷ
τῶν ληθαργικῶν· τῶν δὲ γιγνομένων
μετὰ σπασμῶν ὁ σφυγμός ἐσὶι μέγας καὶ
διάκενος F, et partim G. — Ch. 7, tit.
Περὶ ὀνομάτων F; om. P. — 6. ϖᾶς ὁ
σφυγμός F. — 8. ὅς Codd. — 8. καὶ
κατὰ ϖλάτος F. — 11-p. 229, l. 1. καὶ
οὗτος......... τῆς χειρός] λέγεται δὲ ὁ
σφυγμὸς οὕτως (lisez οὗτος) εὔρυθμος,
ϖαράρρυθμος δέ ἐσὶιν ὁ ταχέως ἀφαλλό-
μενος τῆς χειρός F G. — 13-p. 229,
l. 1. ἐφαλλόμενος P.

μενος τῆς χειρός · τάχος δὲ πυκνότητος διαφέρει · τὸ μὲν γὰρ τάχος
κατὰ μίαν δύναται τῆς ἀρτηρίας νοεῖσθαι προσβολὴν, τὸ δὲ πυκνὸν
κατὰ πλείους · οὕτω γοῦν λέγομεν ταχύν τινα τὸν ἐν ὀλίγῳ χρόνῳ
μῆκος ἀνύοντα, πυκνὸν δὲ τὸν συνεχῶς ἐπὶ τὸν αὐτὸν τόπον παρα-
6 γινόμενον. — Τὰ δὲ γένη τῶν σφυγμῶν εἰσι κατὰ μὲν τὴν ἠρεμίαν 5
πυκνότης καὶ ἀραιότης, ἐν ᾧ τάχος καὶ βραδύτης, κατὰ δὲ τὸν
τόνον σφοδρότης καὶ ἀμυδρότης, κατὰ δὲ τὸ σῶμα τῆς ἀρτηρίας
7 σκληρότης καὶ μαλακότης. — Οὗτοι μὲν οὖν οὕτως · ἑξῆς δὲ περὶ
τῶν ὑπὸ τῶν παλαιῶν ἀναγεγραμμένων σφυγμῶν τῶν ἀναγκαιοτά-
των καὶ ἐν συνηθείᾳ ὄντων ἐροῦμεν. 10

η'. Γένη τῶν σφυγμῶν.

1 Λέγεταί τις σφυγμὸς μυουρίζων, οὗ πάλιν δύο διαφοραί · ὁ μὲν
γὰρ προσπεσὼν μέγας τε καὶ σφοδρὸς, εἶτα τὰς ἑξῆς διασ]ολὰς
σμικροτέρας λαμβάνων, τελευταῖον πάλιν ὥσπερ καὶ πρότερον

pidement des doigts; la rapidité et la fréquence diffèrent: la rapidité peut
se reconnaître à l'aide d'un seul battement; pour constater la fréquence,
il en faut plusieurs; nous appelons *rapide* un homme qui, en peu de
temps, parcourt une longue distance, et *prompt au retour (fréquent)*, celui
6 qui revient coup sur coup au même point. — Les espèces de pouls
sont, par rapport au repos, caractérisées par la fréquence et la rareté;
par rapport au mouvement, par la rapidité et la lenteur; par rapport à
l'intensité, par la force et la faiblesse; par rapport au corps de l'artère,
7 par la dureté et la mollesse. — Telles sont les espèces de pouls; nous
allons parler maintenant des pouls les plus importants, et dont les noms
sont les plus usités parmi ceux que les anciens ont décrits.

8. DES DIVERSES ESPÈCES DE POULS.

1 Il y a un pouls qu'on appelle *myure*, et dont il existe deux espèces :
dans l'une, les pulsations, d'abord grandes et fortes, vont en diminuant
graduellement pour revenir ensuite à la force et à la grandeur qu'elles

4. τόπον om. P.—5. μέν om. P.—5-6.   δέ ante τόν et ante τό om. F. — 9. σφυγ-
Post ἡμερίαν et post ἀραιότης sign. lac. F.   μῶν περὶ τῶν F.—10. ἐν ἡσυχίᾳ F.—13.
—6. ἐν ᾧ om. P.—6-7. καὶ τάχος κατὰ δὲ   μακροτέρας Codd.; *longiores* G. — Ib. δὲ
τὸν τόνον βραδ. σφοδρότης P. — 6-7.   παλ. P.—Ib. πρότ.] τάχιον F; *citus* G.

μέγας προσέπεσε καὶ σφοδρός· ὁ δὲ σμικρὸς προσπεσὼν καὶ τὰς
ἑξῆς προσβολὰς μεγάλας ἀπεργασάμενος, πάλιν καὶ οὗτος ὥσπερ
πρότερον σμικρὸς προσέπεσεν· οὗτος οὖν ὁ σφυγμὸς εὑρίσκεται μέν
ποτε καὶ τοῖς ὑγιαίνουσι φυσικῶς παρακολουθῶν. Ὅταν δὲ ἐπὶ νο- 2
5 σούντων εὑρεθῇ, ὁ μὲν τῇ σμικρότητι πλεονάζων τοὺς μέλλοντας
φρενιτικοὺς γενέσθαι προδηλοῖ, ὁ δὲ ἐν τῇ μεγαλότητι πλεονάζων
τοὺς εἰς λήθαργον ἐμπεσουμένους. — Λέγεται δὲ καὶ παρεμπίπλων 3
σφυγμὸς, ὅταν πλείονας διασ7ολὰς καὶ συσ7ολὰς ἀπεργασάμενος
ἐάσῃ, καὶ δευτέραν διασ7ολὴν πυκνοτέραν ἐπενέγκῃ. Οὗτος ὁ σφυγ- 4
10 μὸς γίγνεται μέν ποτε καὶ τοῖς ὑγιαίνουσι παρακολουθῶν· ὅταν
δὲ ἐπὶ νοσούντων εὑρεθῇ, οὐδένα τόνον σημαίνει. — Λέγεται δέ τις 5
σφυγμὸς καὶ δίκροτος, ὅταν διασ7ᾶσα ἡ ἀρτηρία μείζονα διασ7ολὴν,
ἑτέραν ἐπενέγκῃ βραχυτέραν. Οὗτος ὁ σφυγμὸς γίγνεται ἐπὶ μὲν 6
τῶν ὑγιαινόντων ἀπὸ δρόμων ἢ γυμνασίων, ἢ ἄλλο τι συντόνως ἡμῶν
15 ἀπεργασάντων· ἐπὶ δὲ νοσούντων ἐν ταῖς ἀναβάσεσι μάλισ7α τῶν

présentaient dans le principe; dans l'autre, au contraire, les battements,
d'abords petits, vont en augmentant, puis reviennent, en diminuant, à
l'état primitif; ce pouls est habituel chez quelques gens bien portants.
Quand on l'observe chez les malades, celui où la petitesse domine in- 2
dique que l'individu sera pris de *phrénitis,* celui où la grandeur domine
indique qu'il va être pris de *léthargus.* — Le pouls est appelé *interci-* 3
dent, lorsque, à la suite de plusieurs systoles et diastoles, il s'arrête, et il
accomplit, après le repos, une diastole plus rapprochée que la précédente. Quelquefois on observe ce pouls en bonne santé; chez les ma- 4
lades, il indique une absence de *tonicité.* — Le pouls est appelé *dicrote* 5
lorsque l'artère, après avoir accompli une grande diastole, en fait une
plus petite. Ce pouls se montre chez les individus bien portants à la suite 6
de courses, d'exercices gymnastiques ou de tout autre effort brusque;
chez les malades, il se rencontre particulièrement à la période d'aug-

1. ὅς F. — 2-3. πάλιν ὥσπερ καὶ τάχιον σμικρὸς προσέπεσεν οὗτος ὁ σφ. F;
et *citus et parvus* G. — 4. δέ om. F. —
5-8. μέλλοντας ὁρμᾶν προδηλοῖ. Ὁ δὲ ἐν
τῇ μεγαλειότητι τοὺς εἰς λήθαργον. Λέγεται σφυγμὸς καὶ παρεμπίπλων ὅταν
πλείονας F G. — 11. δέ ante τις om. F.
— 12. καί om. F.

7 ωυρεσσόντων εὑρίσκεται. — Λέγεταί τις σφυγμὸς καὶ δορκαδίζων,
ὅταν μέγας ωροσπεσὼν εὐθὺς βραχὺς ωροσπέσῃ, ὡς δοκεῖν ωρὸ
8 τοῦ συσ1αλῆναι τέλεον τὴν ἀρτηρίαν ωάλιν ἐπιδιΐσ1ασθαι. Οὗτος ὁ
σφυγμὸς εὑρίσκεται μάλισ1α ἐν τοῖς ωερὶ τὸν θώρακα νοσήμασιν.
9 — Λέγεται δὲ καὶ σφυγμὸς μυρμηκίζων · οὗτος δέ ἐσ1ιν ὁ συνεχῶς 5
καὶ λεπ1ῶς διασ1ελλόμενος, ὡς δοκεῖν μύρμηκος ἐπὶ χειρὸς γίγνεσθαι
ωερίπατον · καὶ σχεδὸν ἐπὶ ωάντων ἐν τῷ τελευτᾶν εὑρίσκεται.—
10 Ἔσχατος δὲ ωάντων καὶ βραχύτατός ἐσ1ιν ὁ καλούμενος σκωληκί-
11 ζων. Οὗτος δὲ οὕτω σμικρὸς καὶ ἀσθενὴς ὑπάρχει καὶ ἀμυδρὸς, ὥσ1ε
ἐπὶ μὲν τοῦ μυρμηκίζοντος καὶ βραχυτάτου ωαντελῶς ὑπάρχοντος 10
νοεῖται ἡ διασ1ολὴ καὶ συσ1ολὴ, ἐπὶ δὲ τούτου οὐδὲ ὅλως, ἀλλὰ οἷον
εἵλησις μόνον καὶ κυλισμὸς τοῦ ωνεύματος ἐν ταῖς ἀρτηρίαις ἀποτελεῖται.

Τὰ δέκα γένη τῶν σφυγμῶν ἐκ τῶν Ἀρχιγένους · α΄, τὸ ωαρὰ τὸ
ωοσὸν τῆς διασ1ολῆς · β΄, τὸ ωαρὰ τὸ ωοιὸν τῆς κινήσεως · γ΄, τὸ 15

7 ment, dans les fièvres. — Le pouls est appelé *caprisant* quant à un
grand battement succède immédiatement un petit battement, en sorte
que l'artère semble se reprendre pour une nouvelle diastole avant d'avoir
8 entièrement achevé la systole. Ce pouls est surtout observé dans les af-
9 fections de poitrine. — Il y a aussi un pouls qu'on appelle *formicant*,
c'est celui dont les pulsations sont fréquentes et petites, et qui donne,
sous le doigt, la sensation de la marche d'une fourmi : on le trouve
10 presque toujours chez les agonisants. — Le pouls le plus faible et le
11 plus petit est celui qu'on nomme *vermiculaire*. Ce pouls est si petit,
si faible, si obscur, qu'il n'est pas possible de distinguer la diastole de
la systole, distinction qu'on peut faire encore dans le pouls *formicant*,
qui est cependant très-petit; on ne sent dans les artères qu'une ondu-
lation, qu'un mouvement rotatoire du pneuma.

Les dix espèces de pouls, d'après Archigène, sont déterminées :
1° par la quantité de la diastole; 2° par la qualité du mouvement; 3° par

5. δὲ καί om. F.—7. καί om. F.—8. ἐσ1ιν ὁ om. F.—9. ὥσ1ε] ὅτι P.—11. οὔτε F.

ϖαρὰ τὸν τόνον τῆς δυνάμεως · δ', τὸ ϖαρὰ τὸ ϖοσὸν τῆς ϖληγῆς ·
ε', τὸ ϖαρὰ τὸν χρόνον τῆς ἡσυχίας · ϛ', τὸ ϖαρὰ τὴν σύσ]ασιν ·
ζ', τὸ ϖαρὰ τὴν ὁμαλότητα καὶ ἀνωμαλίαν · η', τὸ ϖαρὰ τὴν τάξιν
καὶ ἀταξίαν · θ', τὸ ϖαρὰ τὸ ϖλῆθος καὶ τὸ κενόν · ι', τὸ ϖαρὰ τὸν
5 ῥυθμόν.

l'intensité de la force; 4° par la quantité du battement; 5° par la durée
du repos; 6° par la consistance [de l'artère]; 7° par l'égalité et l'inégalité; 8° par la régularité et l'irrégularité; 9° par la plénitude et la vacuité; 10° par le rhythme.

————

Voir à l'Appendice la notice et le commentaire rédigés par M. Daremberg, sur le Traité du pouls.
(C. E. R.)

ΤΟΥ ΑΥΤΟΥ [ΡΟΥΦΟΥ[1]]

ΟΝΟΜΑΣΙΩΝ ΤΩΝ ΚΑΤΑ ΑΝΘΡΩΠΟΝ ΠΡΩΤΟΝ.

Clinch, p. 46-47.

1 Εἴ τις τὴν κιθαρισλικὴν μέλλοι διδαχθήσεσθαι, ἀνάγκη πρὸ τῆς πάσης διδασκαλίας
μαθεῖν τῶν τε χορδῶν θιγγάνειν ἐπισλημόνως, ἑκάσλης τε τούτων τὸ ὄνομα λέγειν.

2 Ἔτι μὴν καὶ οἱ γραμματισλαὶ πρὸ τῆς ἀναγνώσεως καὶ τῆς ἄλλης διδασκαλίας, καὶ τὴν
τῶν σλοιχείων ὀνομασίαν ὁμοίως προδιδάσκουσιν· ἀλλὰ μὴν καὶ ἐν τῇ γεωμετρίᾳ, τί
ἐσλὶ γραμμή, καὶ τί ἐπιφάνεια, καὶ ἐπίπεδον, καὶ σχῆμα τρίγωνον, καὶ κύκλος, καὶ   5

3 τὰ ὅμοια· εἰδέναι δὲ δεῖ ὅ τι ἕκασλου αὐτῶν ἐσλι τε καὶ ὀρθῶς ὀνομάζεται. Καὶ ἐπὶ τῶν

4 ἄλλων τε τεχνῶν τὴν πρόγνωσιν καὶ ὀνομασίαν ὁμοίως προδιδάσκουσιν. Ἀναγκαιό-
τατον οὖν τοῖς τὴν ἰατρικὴν τέχνην μανθάνουσι προδιδαχθῆναι τὴν σλοιχείωσιν ὡς

47 χρὴ καλεῖν ἕκασλον| μόριον τοῦ σώματος· καὶ γὰρ ὁ θειότατος Ἱπποκράτης ἐν τῷ
Περὶ τόπων τῶν κατὰ ἄνθρωπον (§ 2) φησὶν οὕτως· «Φύσις δὲ σώματος ἀρχὴ τοῦ ἐν   10

5 ἰητρικῇ λόγου.» Καὶ ἡμεῖς οὖν ἀρξάμενοι ἀπὸ τῶν ἁπλουσλέρων, καὶ ἔξωθεν ὁρωμένων, τὴν πρόγνωσιν καὶ ὀνομασίαν ὁμοίως ποιησόμεθα [p. 134, l. 1; p. 134, l. 6].

6 —Ἔσλι δὲ τὰ μέγισλα μέρη τοῦ σώματος, κεφαλή, καὶ αὐχήν, καὶ θώραξ, καὶ χεῖρες,
καὶ σκέλη· θώρακα γὰρ οὐ μόνον τὰ ἀπὸ τῶν κλειδῶν μέχρι τῶν ὑποχονδρίων κα-

7 λοῦμεν, ἀλλὰ καὶ τὸ σύμπαν ἀπὸ τῶν κλειδῶν μέχρι τῶν αἰδοίων. — Κεφαλὴν δὲ καὶ   15

8 τὸ τετριχωμένον καλοῦμεν κατὰ ἑαυτὸ καὶ σὺν τῷ προσώπῳ. Καὶ τὰ ἄλλα ὁμοίως συμ-

9 περιλαμβάνομεν ὀνομάζοντες. Τοῦ οὖν τετριχωμένου τὸ μὲν ἔμπροσθεν καλεῖται
βρέγμα ἐπὶ οὗ τέτακται ἡ καλουμένη σλεφάνη, περὶ ἣν τοὺς σλεφάνους τίθεμεν,
ἰνίον τὸ ὀπίσω· τὰ ἑκατέρωθεν τοῦ βρέγματος κρόταφοι, καὶ κόρσαι· τὸ ἐν μέσῳ
κατὰ ὃ δὴ μάλισλα εἰλοῦνται αἱ τρίχες, κορυφή· ὑπὸ δὲ τῷ βρέγματι κεῖται τὸ μέτω-   20

10 πον. Αἱ δὲ παρὰ τοὺς κροτάφους τῶν τριχῶν ἐκφύσεις, ἴουλοι, χαῖται δὲ, αἱ ὄπισθεν

11-12 κατὰ τὸ ἰνίον. Ἡ δὲ τοῦ μετώπου ἐσχάτη ῥυτίς, ἐπισκύνιον. Τὰ δὲ τετριχωμένα τοῦ
μετώπου, ὀφρύες· τούτων ἡ μεσότης, μεσόφρυον [p. 135, l. 1-14] — ἀπὸ οὗ ἡ ῥὶς
τέταται [p. 137, l. 7], ἧς τὸ ἄκρον σφαίριον καλεῖται [p. 138, l. 2]· τὸ δὲ ὑποκεί-

13 μενον, διάφραγμα [p. 137, l. 11]. Ἀπὸ δὲ τοῦ σφαιρίου τὸ καθῆκον σαρκῶδες ἐπὶ τὸ   25

14 χεῖλος, κίων [p. 138, l. 1-2]. Μυξωτῆρες τὰ κοιλώματα ἐξ ἑκατέρου μέρους, διὰ

15 ὧν γίγνεται ὄσφρησις [p. 137, l. 7-8]. Πτερύγια ῥινὸς λέγεται τὸ | τὰς κοιλότητας

48

16 ταύτας περιέχον [p. 138, l. 11-13]. Τὸ δὲ ὑπὸ τῇ κίονι κοῖλον τὸ ἐπάνω χείλους,

17-18 φίλτρον καλεῖται. Πᾶν δὲ τὸ μετὰ τὴν ῥῖνα τοῦ ἄνω χείλους, ὑπόρρινον. — Εἶτα χείλη

11-12. ὁρωμένων] ὁρῶμεν Β; μερῶν Cl. — 14. τό Cl. — 16. κατὰ ἑαυτό om. Cl.
— 21. δὲ καὶ αἱ Β Cl.

* Sur cet abrégé du traité *Du nom des parties du corps*, voir la *Préface*. — Les chiffres
mis entre crochets renvoient au traité *Du nom des parties du corps* (ci-dessus, p. 133 et suiv.).

Clinch, p. 48-49-50.

δύο, ὧν τὰ [μὲν] ἄκρα, πρόχειλα· τὸ δὲ σύμβλημα τῶν χειλῶν, προσ]όμιον [p. 138,
l. 2-5]. — Ὑπὸ δὲ ταῖς ὀφρύσιν ὑπόκεινται οἱ ὀφθαλμοί· αὐτοὺς δὲ τοὺς ὀφθαλμοὺς 19
τὰ σκέπονα, βλέφαρα, ὧν τὸ μὲν ἄνωθεν, τὸ δὲ κάτωθεν. Αἱ δὲ συμβολαὶ αἱ ἐν τῷ 20
ἐπιμύειν γιγνόμεναι, ταρσοί. Αἱ δὲ τρίχες, αἱ ἐκ τῶν βλεφάρων ἐκπεφυκυῖαι, βλεφα- 21
5 ρίδες. Τὰ δὲ πέρατα τῶν ταρσῶν, κανθοί, ὧν ὁ μὲν πρὸς τῇ ῥινὶ μέγας, ὁ δὲ πρὸς τῷ 22
κροτάφῳ μικρός. — Κόραι αἱ ὄψεις· γλῆναι τὰ μέσα τῶν ὀφθαλμῶν διὰ ὧν ὁρῶμεν· 23
οἱ δὲ ὄψιν μὲν ᾧ βλέπομεν, κόρην δὲ καὶ γλήνην, τὸ εἴδωλον τὸ ἐν τῇ ὄψει. Τὰ δὲ 24
μετὰ ταῦτα μέλανα, ἢ γλαυκά, ἢ χαροπά, ἀπὸ τῆς χροιᾶς καλεῖται. Ἶρις δὲ ὁ κύκλος 25
ὁ συνάπ]ων τὸ λευκὸν [p. 135, l. 14-p. 138, l. 10]. Τὰ δὲ ὑπὸ τοῖς ὀφθαλμοῖς, 26
10 ὑπώπια [p. 137, l. 6-7]· — οἷς ὑπόκεινται ἐπαναστάσεις τινὲς, αἱ καλοῦνται μῆλα,
οἷς ἐρυθριῶμεν. Ἀπὸ δὲ τῶν μήλων αἱ καλούμεναι παρειαί, καὶ σιαγόνες, καὶ γνάθοι, 27
ὧν αἱ γένυες ἀπολήγουσιν εἰς τὸ ἄποξυ τῆς κάτω γνάθον· ἀπὸ οὗ γένειον τὸ μέχρι
τοῦ κάτω χείλους περιφερίς τε καὶ ἐξέχον. Τὸ δὲ ὕπ]ιον ὑπὸ τὸ γένειον σαρκῶδες, 28
ἀνθερεὼν, οἱ δὲ λευκανίαν· οἱ δὲ ἀνθερεῶνα μὲν τοῦτο· λευκανίαν δὲ τὸ πρὸς κλειδὶ
15 κοῖλον ὀνομάζουσιν [p. 139, l. 2-8]. — Ὦτα καλοῦνται αἱ ἐπαναστάσεις αἱ ἐξ ἑκα- 29
τέρου μέρους τῶν κροτάφων πρὸς τοῖς τέρμασι πεφυκυῖαι· ὧν τὰ μὲν τρήματα, πόροι
ἀκουσ]ικοὶ, διὰ ὧν ἀκούομεν. Τὰ δὲ ἐκ | κρεμῆ καὶ σαρκώδη, λοβοί· τὰ δὲ χονδρώδη 30
καὶ ἀνωτάτω, π]ερύγια· ἕλικες δὲ, τὰ ἐντεῦθεν συνάπ]οντα τὴν περιφέρειαν· ἀνθέ- 49
λικες δὲ τὰ ἐν μέσῳ ὑπεραίροντα μετὰ τὴν ἕλικα παρὰ τὴν κοιλότητα· κόγχη δὲ τὸ
20 ἀπὸ τῆς ἀνθέλικος κοῖλον· τὸ δὲ ἀπεναντίας τῆς κόγχης, ἔξαρμα παρὰ τὸ πέρας τοῦ
κροτάφου τράγος· τὸ δὲ ἀντικρὺ τούτου παχυτέρας τῆς ἀνθέλικος, ἀντίτραγος [p. 138,
l. 6-p. 139, l. 1]. — Στόμα δὲ ἡ πρώτη τομὴ τῶν χειλῶν, καὶ ἡ λοιπὴ εὐρυχωρία 31
πᾶσα μέχρι τῆς φάρυγγος. Ἐν δὲ τῷ σ]όματι ἄλλα τέ τινα καὶ οἱ ὀδόντες, ὧν οἱ μὲν 32
ἔμπροσθεν τομεῖς καλοῦνται, ὀκτὼ τὸν ἀριθμὸν ὑπάρχοντες· κυνοδόντες μὲν οἱ μετὰ
25 αὐτοὺς τέσσαρες· οἱ δὲ λοιποὶ πάντες εἴκοσι μύλαι προσαγορεύονται· τούτων οἱ ἔσχα-
τοι καὶ ἐνδοτέρω σωφρονισ]ῆρες τέσσαρες, οἵτινες ἡνίκα ἀρχόμεθα φρονεῖν φύονται.
Τὰ δὲ περὶ τούτους περιέποντα σαρκία, οὖλα. Ἡ δὲ σύνδεσις τῶν σαρκῶν, χαλινὸς 33-34
καλεῖται. Τράπεζαι δὲ τὰ πλατέα τῶν γομφίων. Ὀλμίσκοι δὲ, καὶ φατνίαι αἱ κοιλότη- 35-36
τες τῶν γνάθων, εἰς ἃς ἐμπεπήγασιν οἱ ὀδόντες. Τῆς δὲ γλώσσης ῥίζα μὲν ἡ ἔκφυσις· 37
30 αὐχὴν δὲ τὸ ἐφεξῆς· πρόγλωσσον δὲ τὸ ἔμπροσθεν· παράσειρα δὲ τὰ ἑκατέρωθεν.
Ὑπογλωσσὶς τὸ ὑποκάτω· ἐπιγλωσσὶς δὲ τὸ ἔνδον ἐπὶ τοῦ βρόγχου πῶμα γιγνόμενον 38
τῆς τραχείας ἀρτηρίας, ὅταν τι καταπίνωμεν, ὑπὲρ τοῦ μηδὲν ἐμπίπτειν εἰς τὸν πνευ-
μόνα· ἀναπνεόντων δὲ καὶ μετέωρόν ἐστιν, ὡς μὴ ἐπικωλύειν τὴν τοῦ πνεύματος
ἄνοδον. Οὐρανὸς δὲ ἡ ὑπερῴα τὸ ὑπερδάνω τῆς γλώσσης περιφερές. Τὸ δὲ ἐντεῦθεν κατὰ 39-40
35 τὰ ἄνω μέρη ἐκκεκρα|μένον σαρκίον, κιονίς· οἱ δὲ γαργαρεῶνα, οἱ δὲ σ]αφυλήν [p. 139, 50
l. 11-p. 141, l. 3]. — Ὑπόκειται δὲ αὐτῇ ἡ τοῦ βρόγχου κεφαλή. — Ἑξῆς τρά- 41-42
χηλος· τὸ δὲ αὐτὸ καὶ δειρὴ, οὗ τὸ μὲν ἔμπροσθεν βρόγχος καὶ τραχεῖα ἀρτηρία. Ἡ 43
δὲ κατὰ μέσον ἐπανάσ]ασις, λάρυγξ. Τὸ δὲ ὀπίσω αὐχὴν, καὶ ἰνίον. Τὸ δὲ πρὸς 44-45
ταῖς κλεισὶ κοῖλον ἀντικάρδιον, καὶ σφαγή. Τὰ δὲ ἀπὸ τοῦ τένοντος ἐπὶ τοὺς ὤμους 46

Clinch, 51-52.

47-48 καθήκοντα ἐπωμίδες. — Ὦμοι δὲ αἱ κεφαλαὶ τῶν βραχιόνων. Ὠμοπλάται δὲ, τὰ
49 ἐπικείμενα τῷ νώτῳ πλατέα ὀσ͂α, ὧν ἡ διὰ μέσου ὑπεροχὴ ῥάχις. Ἀκρωμία δὲ οἱ
50 σύνδεσμοι τῶν κλειδῶν, καὶ τῶν ὠμοπλατῶν· ἐχομένως δὲ καὶ αἱ κατακλεῖδες
[p. 142, l. 1-13]. Μασχάλη, ἡ ὑπὸ τῷ ὤμῳ κοιλότης, εἰς ἣν ταπολλὰ ὁ ὦμος
51-52 ὀλισθαίνει [p. 143, l. 2-3]. — Ἑξῆς βραχίων [p. 143, l. 5]. Ἡ δὲ γωνία τοῦ 5
ἄρθρου, ἐπὶ ἣν κλινόμενοι σ͂ηριζόμεθα, ἀγκὼν, ἢ ὠλέκρανον [p. 143, l. 9-10].
53-54 — Τὸ δὲ ἐντεῦθεν ἡ πῆχυς· περαίνεται δὲ εἰς τὸν καρπόν. Ἐφεξῆς ἐσ͂ι τὸ μετα-
55 κάρπιον. Ἑξῆς σ͂ῆθος χειρός, οἱ δὲ ὑποθέναρ ὑπὸ τὸν μέγαν δάκτυλον, μετὰ ὃν ἡ κοι-
56 λότης τῆς χειρός. Δακτύλων δὲ ὁ μέν τις μέγας ὁ ἀφεσ͂ηκὼς τῶν ἄλλων· ὁ δὲ λιχανὸς
57 ὁ πρῶτος τῶν δακτύλων τεσσάρων· ὁ δὲ μέσος, ὁ δὲ παράμεσος, ὁ δὲ μικρός. Τού- 10
των τὰ ὀσ͂ᾶ, σκυταλίδες, ἢ φάλαγγες· κόνδυλοι δὲ αἱ συγκαμπαί· ἀλλὰ πρῶτοι μὲν
58 προκόνδυλοι, τελευταῖοι δὲ μετακόνδυλοι. Αἱ δὲ τῶν ὀνύχων ἀρχαί, ῥιζωνύχια· τὰ
59 δὲ πέρατα τῶν δακτύλων, ῥᾶγες καὶ κορυφαί. Θέναρ δὲ τὸ μεταξὺ διάσ͂ημα τοῦ λιχα-
51
60 νοῦ καὶ τοῦ |μεγάλου δακτύλου. Δοκεῖ δέ μοι Ἱπποκράτης (Fract. § 4) πᾶν τὸ πλατὺ
61 τῆς χειρὸς ϑέναρ ὀνομάζειν. — Ἀπὸ δὲ τῶν κλειδῶν τὸ μὲν ἔμπροσθεν, σ͂ῆθος καὶ 15
σ͂έρνον· νῶτον δὲ τὸ ἐξόπισθεν ἀπὸ τοῦ αὐχένος· μετάφρενον δὲ μεταξύ· ἔπειτα δὲ
62 ὀσφύες. Αἱ δὲ ὑπὸ τῷ σ͂ήθει σαρκώδεις ὑπεροχαί, μασ͂οὶ καὶ τιτθοί, ὧν τὰ ἄκρα ϑη-
63 λαί [p. 143, l. 12-p. 145, l. 6]. Πλευρὰ δὲ καλεῖται πᾶν τὸ ὑπὸ τῇ μασχάλη· τὰ δὲ
ὀσ͂ᾶ, πλευραί, καὶ σπάθαι· ὧν αἱ πρῶται συνάπ͂ουσιν ἀλλήλαις εἰς τὸ τέρμα τοῦ
64 σ͂έρνου, κατὰ ὃ ἡ καρδία ἐσ͂ὶν, αἱ [ἢ?] φρένες· οἱ δὲ προκαρδίου, οἱ δὲ καρδίαν. Μετὰ 20
65-66 ὃ ἐσ͂ὶ τὸ σ͂όμα τῆς κοιλίας. Τὸ δὲ μετὰ ταῦτα τῶν πλευρῶν μεσοπλευρίαι. Νόθαι
67 δὲ πλευραὶ αἱ μὴ συνάπ͂ουσαι ἀλλήλαις, Χόνδροι δὲ πέρατα τούτων· ὑποχόνδρια δὲ,
68 τὰ ὑπὸ τοῖς χόνδροις μυώδη. — Κοιλία δὲ ἡ γασ͂ήρ· τὸ δὲ ἐν μέσῳ ἐπιγάσ͂ριον, τὸ
69-70 ἐπὶ τῆς γασ͂ρὸς δέρμα. Ὀμφαλὸς τὸ ἐν μέσῳ κοῖλον. Τὸ δὲ περικείμενον δέρμα τῷ
71 ὀμφαλῷ γραῖα, κατὰ ὃ ῥυτιδούμενον τοῦτο γῆρας σημαίνει. Τὸ δὲ ὑποκάτω τοῦ ὀμ- 25
72 φαλοῦ ὑπογάσ͂ριον, καὶ ἦτρον. Τὸ δὲ ὑπὸ τούτῳ μέχρι τῶν αἰδοίων, ἐπίσειον, ἢ ἐφή-
73 βαιον. — Τῶν αἰδοίων τοῦ μὲν ἄρρενος, τὸ μὲν ἐκκρεμές, σ͂ῆμα· τὸ δὲ μὴ ἐκκρεμές,
ὑπόσ͂ημα, ἢ περίνεος· τὸ δὲ ἄκρον τούτου πόσθη [p. 145, l. 8-p. 146, l. 12].
74 Ὄσχεος δὲ ἐν ᾧ οἱ δίδυμοι· ὧν τὸ μὲν ἄνω κε|φαλή, τὸ δὲ κάτω πυθμὴν καλεῖται· τὸ
52
75 δὲ χαλώμενον τοῦ ὀσχέου λακκόπεδον [p. 146, l. 15-p. 147, l. 3]. — Τῆς δὲ γυ- 30
76 ναικὸς κτεὶς μὲν τὸ ἄνω. Σχίσμα δὲ ἡ πρώτη τομή· τὸ δὲ ἐν μέσῳ μυῶδες σαρκίον,
77-78 μύρτον, ἢ νύμφη. Μυρτόχειλα δὲ τὰ ἑκατέρωθεν σ͂ερνγώματα. — Τῆς ῥάχεως τὰ
ὀσ͂ᾶ σφόνδυλοι· ἡ δὲ πᾶσα σύνθεσις τῶν σφονδύλων ἄκανθα· ἧς τὸ κατωτέρω ὀσφύς·
79 τὸ δὲ τελευταῖον τῆς ῥάχεως ἱερὸν ὀσ͂οῦν· οἱ δὲ ὑποσφόνδυλον. Τούτου τὸ ἄκρον,
80 κόκκυξ καλεῖται [p. 146, l. 11-p. 147, l. 3]. Τῆς δὲ ὀσφύος παρὰ ἑκάτερα γλουτοί· 35
81 πυγαὶ δὲ [τὰ] μετὰ τὴν ὀσφὺν σαρκώδη, [ἃ] καὶ ἐφέδρανα καλεῖται. — Βουβῶνες δὲ αἱ
82 ἀρχαὶ τῶν μηρῶν [p. 148, l. 5-8]. Τῶν δὲ μηρῶν τὰ μὲν εἴσω μέρη παραμήρια, τὰ
83 δὲ μεταξὺ τούτων πρὸς τὸν περίνεον, πλιχάδες. Οἱ δὲ πρὸς τοῖς γόνασι μύες, ἐπιγου-
84 νίδες· τὰ δὲ ὀσ͂ᾶ ἐπιγονατίδες. Ἱπποκράτης (voy. p. ex. Offic. § 9) τοῦτο μύλην καλεῖ.
85-86 Γόνυ δέ ἐσ͂ι τὸ ἄρθρον τοῦ μηροῦ, τὸ πρὸς τῇ κνήμῃ· ἡ δὲ σύγκαμψις, ἰγνύα. Γα- 40
σ͂ροκνήμια δὲ ὁ μέγας μῦς ὁ ὄπισθεν τῆς κνήμης, ἀπὸ οὗ τὸ πλατὺ νεῦρον τὸ πρὸς

Clinch, 52.

τῇ ϖ7έρνῃ. Τῶν δὲ ὀσ7ῶν τὸ μὲν ὀπίσω κνήμη, τὸ δὲ ἔμπροσθεν ἀντικνήμιον. Τὰ δὲ   87-88
ἄκρα ϖρὸς τοῖς ϖοσὶ σφυρά· ἀσ7ράγαλοι δὲ οὐκ ὀρθῶς ὀνομάζονται· εἰσὶ μὲν γὰρ,
ἀλλὰ οὐκ ἐμφανεῖς. Πτέρνα τὸ ὄπισθεν ϖεριφανὲς τοῦ ϖοδός· τὸ δὲ ἐφεξῆς κοῖλον·   89
τὸ δὲ μετὰ τοῦτο καλεῖται ϖεδίον, οὗ τὸ ἐπάνω ταρσός. Πέζα δὲ ἡ ϖᾶσα θέσις τοῦ   90
5 ϖοδός. Δάκτυλοι δὲ, ὁμοίως [τοῖς] τῆς χειρὸς ὀνομάζονται [p. 148, l. 9-p. 149, l. 11].   91

    Un manuscrit grec du Vatican (ancien fonds, n° 12, f° 236ᵇ) contient, sous ce
titre : Ἐκ τοῦ Ἐφεσίου Ῥούφου, des centons pris dans les traités *Du nom des parties du corps* et *De l'anatomie des parties du corps*, mais rangés sans ordre. Cet
abrégé ne paraît même pas complet. Il commence par : Αἱ βλεφαρίδες καὶ ταρσοὶ
ὀνομάζονται [p. 136, l. 2]. Τομεῖς λέγουσι τὰς ἔμπροσθεν τέσσαρας ὀδόντας, κ.τ.λ.
[p. 139, l. 13-p. 140, l. 4], puis Ὦμος [p. 142, l. 8]; les doigts [ϖροκόνδυλοι,
p. 144, l. 6]; l'urètre [p. 146, l. 13]; les tuniques des yeux [p. 136, l. 11 et
154, l. 1]; les nerfs [p. 163, l. 12]; le thorax [p. 135, l. 2]; le bregma, l'inion,
les sourcils, le nez, les pupilles, de nouveau les dents, la poitrine, le ventre, les
organes génitaux, la glose sur ϖαρίσθμια [p. 174, l. 3] : tous ces extraits ne consistent qu'en lambeaux de phrase. Après cela viennent des centons de l'anatomie
générale [p. 184], les cheveux [p. 135, l. 9]; les parties extérieures des yeux,
les gencives, les alvéoles, le nombre des vertèbres, l'omoplate, le métacarpe.
    Le texte, qui ne m'a présenté aucune variante utile à relever, se rapproche or-
dinairement beaucoup plus de celui de l'*Abrégé* que de celui du traité original.
    Pour ne rien laisser de côté, j'ajoute que notre abréviateur a emprunté aussi
quelques passages aux chapitres anatomiques qu'Oribase a tirés de Galien et de
Soranus, par exemple, sur la rate [t. III, p. 306, l. 13-p. 307, l. 2] et sur les
dimensions du vagin [*ibid.* p. 373, l. 1-6]. D'où l'on peut, ce semble, conclure,
ce qui est du reste confirmé par le contexte, que les extraits du Vatican proviennent, pour Rufus, comme pour Galien et pour Soranus, non des auteurs eux-
mêmes, mais des abrégés ou des extraits qui se lisent dans le XXIVᵉ livre de la
Collection médicale d'Oribase.

SCHOLIES

LE TRAITÉ DU NOM DES PARTIES DU CORPS.

I. SCHOLIES COLONNA.

Ces scholies proviennent d'un manuscrit (bibliothèque du Vatican, fonds Colonna, n° 12) dont personne jusqu'ici n'a parlé; je les ai copiées en 1849; elles ont un grand intérêt, puisqu'elles nous fournissent plusieurs fragments inédits du livre de Soranus *Sur les noms des parties du corps*, ou *Sur les étymologies des noms des parties du corps*, deux titres qui sont donnés, l'un par notre manuscrit, l'autre par l'*Étymologique* d'Orion, et qui répondent évidemment au même ouvrage.

L'*Etymologicum Orionis*, le *Gudianum*, l'*Etymologicum Magnum*[1] et *Zonaras*, contiennent (sans compter les quatorze passages parallèles anonymes indiqués ci-dessous à propos des Scholies Colonna) trente-sept articles empruntés nominativement à Soranus, mais qui ne sont pas reproduits dans le manuscrit Colonna, ou qui s'y trouvent avec des changements considérables de rédaction[2]. Afin de réunir tous les débris connus des *Étymologies* de Soranus, je reproduis, à la suite des extraits du manuscrit Colonna, ces articles en les rangeant par ordre alphabétique.

Les concordances que j'ai établies, soit entre les Scholies Colonna et les trois *Étymologiques*, soit entre ces *Étymologiques* eux-mêmes, prouvent que plus d'une glose anonyme dans ces recueils et se rapportant

---

[1] Pour les deux premiers *Étymologiques*, j'ai suivi l'édition de Sturz, qui contient les corrections de Larcher sur Orion; pour le troisième, l'édition de Gaisford, qui a plus de réputation que de mérite, car le savant philologue n'a presque pas amélioré le texte. Mon ami, M. Ermerins, à qui j'ai soumis mes doutes et mes conjectures, m'a fourni plusieurs restitutions probables, mais, sur beaucoup de points, il désespère du texte en l'absence de bons manuscrits. — [2] Si l'on compare les passages de Soranus tirés des *Étymologiques* avec ceux que donne le manuscrit Colonna, on sera porté à croire que ce manuscrit abrége le texte des *Étymologies*. D'un autre côté, on remarquera que le *Grand Étymologique* reproduit presque toujours les gloses de Soranus sans en indiquer l'auteur.

à l'anatomie, a été tirée des *Étymologies* de Soranus[1]. Sans doute aussi beaucoup d'autres gloses anatomiques, pour lesquelles le rapprochement n'est pas possible, du moins en ce moment, ont la même origine. Les découvertes récentes, les progrès de la critique, le bon exemple donné dans les nouvelles éditions d'Hésychius par M. Schmidt, et d'Érotien par M. Klein, rendent chaque jour plus urgente une étude approfondie et comparative des sources d'après lesquelles ont été rédigés nos *Glossaires* et nos *Étymologiques*.

Rufus, ci-dessus, p. 135, l. 9. ἴουλοι·] — Ὁ δὲ Σωρανὸς ἐν τῷ Περὶ ὀνομασιῶν μονοβίβλῳ ἀπὸ ἰούλου τοῦ πολλοὺς καὶ πυκνοὺς ἔχοντος πόδας ζῴου ὀνομάζεσθαι αὐτούς φησιν. — *Etym. Magn.* voce ἴουλος, 472, 33[2].

P. 135, l. 11. ῥυτίδες·] — Ὁ δὲ Σωρανός φησιν ὅτι ἐπὶ τῶν κυνῶν οὗτος ὁ τόπος
5 προχειρότερος μᾶλλον δὲ (τε?) προδηλότερός ἐσ]ιν.

P. 136, l. 1, βλέφαρα·] Ὁ αὐτός φησιν ἐν τῷ αὐτῷ· παρὰ (κατὰ?) ὅσον τοῦ βλέποντός εἰσι φάρη, ἢ ἐπαιρομένων (sublatis: παρὰ τὸ αἴρεσθαι τῷ ἐν βλέπειν — Cf. *Etym. Magn.*v. βλέφαρον) ἄνω τῶν βλεφάρων βλέπομεν.

P. 136, l. 7. κόρη. Καὶ γλήνη·] Κόραι μὲν οἱονεὶ χῶραί τινες οὖσαι διὰ ὧν χεῖται
10 τὸ ἐρωτικὸν (lis. ὁρατικόν avec *Etym. Magn.* voc. κόρη, 529, 37) πνεῦμα, ἢ διότι παρθένοις ἐμφερῶς καθαρᾶς καὶ ἀμιάντου, ὄψαις δὲ οἷον ἀναψεν, ἢ φωσφόρησεν(?), καθὰ μέν φησιν ὁ Σωρανός· καὶ ἀπὸ τοῦ ὡς ἔσοπ]ρον τὰς ὄψεις καὶ τὰ πρόσωπα δεικνύναι τῶν εἰς αὐτὴν ἀποβλεπόντων·—γλῆναι δὲ τῷ διὰ αὐτῶν γαληνοῦσθαι τὸν νοῦν τῇ ποικιλίᾳ τῶν ὁρατῶν.— *Etym. Magn.* v. γλήνη initio, et Plato, *Alcib.* I, p. 133 A.

15 P. 138, l. 7. λοβός·] Ὁ αὐτός φησιν· παρὰ τὸ ἐλλαμβάνεσθαι αὐτῶν μαρτυρουμένους τινάς.

P. 138, l. 13. τράγος·] Ὁ αὐτός· ἀπὸ τοῦ χονδρώδης καὶ τραγανὸς[3] εἶναι.

P. 139, l. 2. μῆλα·] Ὁ αὐτὸς ἐν τῷ αὐτῷ· διὰ τῶν (lis. τὸ) ἐπὶ τῶν ἐρυθριώντων ἐοικέναι τοῖς ὀπωρινοῖς μήλοις[4].

20 P. 139, l. 6. γένειον·] Ὁ αὐτός φησιν· ἀπὸ τοῦ διὰ αὐτοῦ τὰ γένη διασ]έλλεσθαι ἀρρένων καὶ θηλειῶν, καὶ ἀτελῶν καὶ τελείων [ἡλικιῶν]. — *Etym. Orion.* voce.

---

[1] On peut le constater pour plusieurs des étymologies qui se trouvent chez Meletius, *De structura hom.* éd. Cramer, dans *Anecd. Oxon.* t. III.

[2] On a renvoyé aux *Étymologiques* sous le sigle Cf. (*conférez*) toutes les fois que le texte de ces *Étymologiques* est conforme, à de très-légères différences près, au texte des scholies du manuscrit Colonna. — [3] C'est un nouvel exemple à ajouter à ceux qui sont rassemblés dans le *Trésor grec.*—[4] Les deux scholies sur κόρη et sur μῆλα sont données dans un grand désordre par le manuscrit, le copiste ayant entremêlé le texte et les scholies, et ayant rattaché une partie de la première à la seconde.

P. 140, l. 1. κυνόδοντας·] Ὁ αὐτός φησιν· ἀπὸ [τοῦ] τοῖς τῶν κυνῶν ἐοικέναι μείζους ὄντας καὶ ὀξυτενεῖς.

P. 140, l. 1. μύλους·] Ὁ αὐτός φησι· διὰ τὸ μύλαις ἐμφερῶς λεαίνειν τὴν τροφήν. — Etym. Orion. et Etym. Magn. v. μύλη init.

P. 140, l. 2-3. σωφρονιστῆρας] Ὁ Ἀριστοτέλης (Hist. anim. II, 4) εἰς τὸ κ' ἔτος 5 φησιν αὐτοὺς φύεσθαι[1]. — Cf. Etym. Magn. voce.

P. 140, l. 6. τράπεζα·] Σωρανός φησιν ὅτι χορηγὸς τροφῆς καὶ ὑπλία καθάπερ αἱ τράπεζαι.

P. 140, l. 7. ὀλμίσκοι·] Ὁ αὐτός· ἀπὸ τῆς ἐμφερείας τῆς ἔξωθεν ὄλμων καὶ ἀπὸ τῆς φάτνης. — Οὕτω δὲ (sc. φατνία) καὶ ὁ Γαληνὸς ἐν τῷ ιβ' (lis. ια') τῆς Περὶ 10 χρείας μορίων (cap. viii, t. III, p. 872, éd. de Kühn) διὰ τὴν πρὸς τὰς φάτνας ἐμφέρειαν, αἷς χρῆται τὰ βοσκήματα[2].

P. 141, l. 3. κίων·] Ὁ αὐτός· κίων διὰ τὴν εὐθύτητα· καὶ σταφύλη διὰ τὸ ῥευματιζόμενον (— νην?) γίνεσθαι ὁμοίαν ῥάγας (lis. ῥαγί) σταφυλῆς.

P. 141, l. 3. γαργαρεῶνα·] Ὁ αὐτός φησιν· Ἱπποκράτης (voyez par ex. Epid. III, 15 t. III, p. 52)· διὰ τὸ γαργαρίζεσθαι περὶ αὐτόν.

P. 142, l. 1. δείρη·] Ὁ αὐτός· ὅτι ἐντεῦθεν ἀποδέρεσθαι (lis. ἀποδέρεται) τὰ θυόμενα.

P. 142, l. 4. λάρυγξ·] Ὁ αὐτός· λάρυγξ ἀπὸ τοῦ λίαν ἀναρύεσθαι τὸ πνεῦμα, ἢ ἀπὸ τοῦ λαλεῖν διὰ αὐτοῦ. — Cf. Etym. Magn. voce. 20

P. 142, l. 13. κλεῖδες·] Ὁ αὐτός· τῷ ἐοικέναι διὰ τὸ ἐπικαμπὲς ταῖς τῶν θυρῶν κλεισίν. — Etym. Magn. voce κατάκλεις, 495, 21.

P. 143, l. 10. ὠλέκρανον·] Ὁ αὐτός· κατὰ Ἀτ7ικοὺς ὠλέκρανον ἀντὶ τοῦ ὠλένης κράνον, τοῦ πήχεος κεφαλήν.

P. 144, l. 3. μέγας·] Ὁ αὐτός· Ἱπποκράτης (Offic. 4; t. III, p. 286) μέγαν μὲν 25 αὐτὸν καλεῖ, Γαληνὸς δὲ ἐννάτῳ (lis. ἐν τῷ α') Περὶ χρείας μορίων (I, 9 et 17; t. III, p. 22 et 50) ἀντίχειρα, ὡς ἀντὶ τῆς ὅλης χειρὸς δυνάμενον[3]. — Cf. Etym. Magn. voce ἀντιάνειρα, 111, 41.

P. 144, l. 4. λιχανός·] Ὁ Σωρανός· παρὰ τὸ διὰ αὐτοῦ τὰ ἑλίγματα λαμβάνειν[a]· διὰ δὲ τοῦ ῑ γραπ7έον (c'est-à-dire il vaut mieux écrire λιχ. au lieu de λειχανός)· κάλ- 30 λιον γὰρ ἐτυμολογοῦσιν ἔνιοι περὶ (lis. παρὰ) τὸ ἔχεσθαι καθεκτῶν.

P. 146, l. 2. ὀμφαλός·] Ὁ Σωρανός· ἐπεὶ πρὸ τῆς ἀποτομῆς ὀφάλῳ (φαλλῷ?) τῷ αἰδοίῳ[b] ἔοικεν. (Cf. Etym. Orion.; 116, 24.) Οἱ δὲ ἀπὸ τῆς εἰς [τὸ ἔ]μβρυον ἐμφύσεως. — Cf. Etym. Magn. voce, p. 625, 41.

---

[1] Cette scholie n'appartient probablement pas à Soranus; elle n'est pas dans la teneur des autres. — [2] La seconde partie de cette scholie ne peut être de Soranus, puisque Galien y est nommé, car Soranus est antérieur à Galien. — [3] La seconde partie de cette scholie, puisqu'il y est question de Galien, ne peut être attribuée à Soranus. Dans l'Etym. Magn. voce ἀντιάνειρα, Galien n'est pas nommé. Il n'est pas non plus certain que la première partie appartienne à Soranus. — [4] Il faut probablement lire : λειχανός· Ὁ Σωρ. παρὰ τὸ διὰ αὐτοῦ ἐκλείγματα λαμβ. — [5] Les mots τῷ αἰδοίῳ sont sans doute une explication marginale de φαλλῷ.

P. 146, l. 6-7. αἰδοίων·] Ὁ αὐτός· παρὰ τὴν αἰδώ· γυμνῶσαι γὰρ ταῦτα καὶ ὀνο-
μάσαι αἰδούμεθα·— ἢ ἀπὸ τοῦ ἀνοιδαίνειν ἐπὶ συνουσίας ὁρμώντων. — *Etym. Magn.*
voce αἰδοῖα.

P. 146, l. 9. ὑπόσ]ημα.] Ὁ αὐτός φησιν· ὑπόσ]ημα ἀπὸ τοῦ παρὰ τὸ ἰνῶδες εἶναι
5 τῶν ὑποκειμένων.

P. 146, l. 11. ποσθή·] Ὁ αὐτός· οἱονεὶ πρόσθη, διὰ τὸ ἐπιπροκεῖσθαι¹. — Cf.
Etym. Magn., voce πρόσθεμα, 690, 25, et *Etym. Gud.* voce προσθή.

P. 147, l. 11. νύμφην·] Ὁ αὐτός· νύμφη ἐπεὶ τοῖς μεμυκόσι ῥοδίοις ἔοικε· μύρτον
δὲ ἀπὸ τοῦ τῆς μυρρίνης καρποῦ· Ἀφροδίτης γὰρ φίλον τὸ φυτόν.
10 P. 148, l. 2. ἱερὸν ὀσ]οῦν·] Ὁ αὐτός· ἢ διὰ τὸ μέγεθος· ἱερὸν γάρ ἐσ]ι τὸ μέγα·
ἢ [ὅτι] τὸ ὕσ]ατον τῶν σπονδύλων, διὰ τὸ καὶ ἱερὰν ἄγκυραν λέγεσθαι τῇ ὑσ]άτῃ (lis.
τὴν ὕσ]ατον) ἀφιεμένην· ἢ ὅτι θεοῖς ἱερουργεῖται (Cf. *Etym. Magn.* voce ἱερὸν
ὀσ]οῦν, 468, 27-28). Ἀργότερον δὲ φησι διὰ τὸ τρῆμα ἔχειν, ὅθεν καὶ τρητὸν ὠνομάσθη, καὶ διὰ [τὸ διὰ] αὐτοῦ διείρεσθαι νεῦρα.
15 P. 148, l. 3. κόκκυγα·] Ὁ αὐτός· ἀπὸ τῆς πρὸς τὸ ῥάμφος τοῦ κόκκυκος ἢ κόκ-
κυγος ἐμφερείας.

P. 145, l. 4-5. πλιχάδες²·] Ὁ αὐτός φησι· καὶ τὸ διαβαίνειν, διαπλίσσειν Ὅμηρος
(Od. VI, 318) εἶπεν·

εὖ δὲ πλίσσοντο πόδεσσιν.

II. SCHOLIES

TIRÉES DU MANUSCRIT DE LA BIBLIOTHÈQUE LAURENTIENNE DE FLORENCE³.

20 P. 137, l. 8. μύξας·] Μύξα ἐσ]ιν ἀποκάθαρμα τοῦ ἐγκεφάλου, ὥσ]ε κουφίζεσθαι τὸ
ἡγούμενον τῆς ψυχῆς μέρος.

P. 140, l. 9. γλώσσης·] Γλῶσσά ἐσ]ι φλεβώδης καὶ σαρκώδης ὑποπίμελος, αἰσθη-
τικὴ χυμῶν· συνερ[γεῖ] γὰρ τῇ καταπόσει καὶ τῇ διαρθρώσει τῆς φωνῆς.

P. 141, l. 6. φάρυγξ·] Φάρυγξ ἐσ]ι χονδρώδης διὰ οὗ τὸ πνεῦμα εἰσπνέομεν·
25 συνεργὸς καὶ πρὸς τὴν φωνήν.

III. SCHOLIE

TIRÉE DU TEXTE MÊME DE RUFUS.

P. 147, l. 4-5. πλιχάδες·] καὶ τὸ διαβαίνειν, διαπλίσσειν· καὶ τὸ περιβάδην, ἀμ-

---

¹ Ce mot manque dans le *Trésor grec.* — ² Par la place qu'elle occupe dans le manuscrit, cette scholie se rapporte à un mot qui, dans le texte abrégé et remanié (voir la
Préface), correspond à μεσομήρια, p. 148 l. 10; tandis que πλιχάδες se lit dans notre
texte, p. 147, l. 4-5. Voyez la dernière ligne de cette page-ci. — ³ Voir, dans la *Préface*,
la description des manuscrits de Rufus, IV, 1.

φιπλίξ. Σοφοκλῆς δὲ [ἐν Τριπ7ολέμῳ Frag. n° 538, Dindorf; Oxon. 1860. — Cf. *Etym. Magn.* voce ϖλίσσεσθαι] καὶ ἐπὶ δρακόντων ἐποίησεν·

[Δράκοντε] ϑαιρὸν ἀμφιπλὶξ εἰληφότε,
ὥσπερ ἂν εἰ ἔφη ϖεριβεβληκότε τὸν ϑαιρόν[1].

ÉTYMOLOGIES DE SORANUS

TIRÉES

DE L'*ETYMOLOGICUM ORIONIS*, DE L'*ETYMOLOGICUM MAGNUM*

ET DE ZONARAS.

1. *Etym. Gud.* 91, 35 : Ἀρτηρία] οἷον ἀερτηρία τις οὖσα ἐν ᾗ ὁ ἀὴρ τηρεῖται· 5 ϖνεύματος γάρ ἐσ7ιν δεκτικὸς (lis. δεκτικὴ), ὥσπερ ἡ φλὲψ αἵματος. Οὕτω Δίδυμος. Οἱ νεώτεροι δὲ φασιν ἰατρῶν ϖαῖδες φλέβα μὲν αἵματος, ἀρτηρίαν δὲ ϖνεύματος ἀγγεῖον· — ἡ ἀλτηρία τις οὖσα ὅτι ἄλλεσθαι δοκεῖ ϖάλμους ϖοιοῦσα. Οὕτω Σωρανός. Cf. *Etym. Orion.* voce; *Etym. Magn.* voce; mais les différences sont assez grandes.

2. *Etym. Orion.* 34 : Βρέγμα·] κυρίως ἐπὶ τῶν νηπίων, ϖαρὰ τὸ ὑγρὸν εἶναι καὶ ἀπαλὸν τὸ μέρος. Οὕτω Σωρανὸς ἐν ταῖς Ἐτυμολογίαις τοῦ σώματος τοῦ ἀνθρώπου.

3. *Etym. Magn.* 221, 26 : Γαργαρεών·] ὡς μὲν Ἱπποκράτης (Pron. 23; t. III, p. 178), ἡ λεγομένη σ7αφυλή· ἀπὸ τοῦ ἤχου τοῦ γινομένου ἐν τῇ ϑεραπείᾳ αὐτῆς· —ὡς δὲ Σώρανος, τὸ ἄκρον τοῦ λάρυγγος· [φησὶ δὲ τὴν μὲν σ7αφυλὴν ἀπὸ τοῦ ἤχου τοῦ γινομένου ἐν τῇ ϑεραπείᾳ αὐτῆς, τὸ δὲ ἄκρον τοῦ λάρυγγος[2]] ἀπὸ τοῦ ὁμοφρα- 15 δοῦς ἤχου τοῦ ἐν τῇ καταπ7ώσει (lis. καταπόσει) γινομένου.

4. *Etym. Orion.* 40 : Γένειον·] τὸ μέσον καὶ ἐξέχον τῆς κάτω γένυος, ἀπὸ τοῦ διὰ αὐτοῦ τὰ γένη διασ7έλλεσθαι τῶν ἀρρένων καὶ τῶν ϑηλυκῶν, καὶ ἀτελῶν καὶ τελείων ἡλικιῶν. Οὕτω Σωρανός.

5. *Etym. Orion.* 53 (Cf. *Etym. Magn.* 318, 50): Ἔθειραι·] αἱ ἐπιμελείας ἀξιού- 20

---

[1] Il me paraît évident que les mots καὶ τὸ διαβαίνειν τὸν ϑαιρόν, placés dans les éditions et dans les manuscrits de Rufus entre ϖλιχάδες et Τῆς δὲ γυναικός (p. 147, l. 4-5), sont une scholie marginale, maladroitement introduite dans le texte. Ils ne se relient pas au membre de phrase précédent; de telles explications, sous cette forme, ne sont pas dans les habitudes de Rufus. Cette scholie n'est peut-être elle-même que le débris d'une scholie plus étendue; ce καὶ τό, par lequel elle commence, le donnerait à penser. — [2] Les mots placés entre crochets, et dont il est facile d'expliquer l'omission par suite d'un ὁμοιοτέλευτον, proviennent du *Grand Étymologique*, de la bibliothèque de Florence, dont M. Miller vient d'imprimer les nombreuses et importantes variantes dans ses *Mélanges de littérature grecque* (Paris, 1868, Imprimerie impériale, p. 74). Avant la publication de ces *Mélanges*, le savant académicien avait bien voulu me communiquer les citations inédites de Soranus qui se trouvent dans le manuscrit de Florence. (Note rédigée par M. Daremberg, en 1869.)

μεναι τρίχες· ἔθειν γὰρ τὸ ἐξ ἔθους τι ποιεῖν. — Ὁ δὲ Σωρανός φησιν ἔθειραν παρὰ
τὸ ἐξ ἔθους ῥεῖν οἷον·

> Κισσῷ δ' ἱμερόεντι καλὰς ἔσ7ελλεν ἐθείρας[1].

καὶ ἐκπίπλειν ἐπὶ τῶν φαλακρουμένων.

5   6. *Etym. Orion.* 56 : Ἔμβρυον·] ἀπὸ τοῦ ἔνδον βρύειν καὶ αὔξεσθαι (cf. *Etym. Magn.*
voce), ἢ ἔνδον ἔχειν τὴν βορὰν, ἢ ἔνδον εἶναι βροτοῦ, ὡς ἐνδόβρυον. Οὕτω Σωρανός.

   7. *Etym. Orion.* 56 : Ἔντερα·] ἀπὸ τοῦ δι' αὐτῶν ῥεῖν τὴν τροφὴν καὶ τὸ αὐτῆς
περίτλωμα· ἢ ἀπὸ τοῦ εἰλοῦσθαι (cf. *Etym. Magn.* 310, 12, voce ἔντερον) οἷον ἔν-
τελα τὰ ἐντὸς εἰλούμενα. Οὕτω Σωρανός.

10   8. *Etym. Orion.* 56 : Ἔπίπλους.] οἷον (lis. ἀπὸ τοῦ) ἐπιπλεῖν καὶ ἐπιπολῆς εἶναι.
Οὕτω Σωρανός. — Cf. *Etym. Magn.* voce.

   9. *Etym. Orion.* 82 : Κιονίς·] ἥτις λέγεται καὶ γαργαρεὼν παρὰ τῷ Ἱπποκράτει,
διὰ τὸν γινόμενον περὶ αὐτὸν ἦχον ἐν τῷ γαργαρίζεσθαι. Οἱ δὲ σ7αφυλὴν, ἀπὸ τοῦ
συνεχῶς κατασ7άζεσθαι, ἢ ἀπὸ τοῦ τὸ ἄκρον αὐτῆς φαίνεσθαι ὅμοιον ῥαγί. Κιονὶς δὲ
15 ἤτοι παρὰ τὴν χύσιν τῶν ὑγρῶν, ἢ παρὰ τὸ κίονος ἔχειν τύπον κατὰ ἑαυτὴν οὖσαν
ἐπιμήκη. Οὕτω Σωρανός.

   10. *Etym. Gud.* 333, 33 : Κολαφίζω καὶ κόλαφος·] παρὰ τὸ κόλον ἀφεῖσθαι κατὰ
τοῦ τυπ7ομένου μέρους, ἤγουν ἀσθενὲς καὶ ταπεινὸν πρὸς τὰ λοιπὰ μέρη· κόλος γὰρ
τὸ ταπεινὸν καὶ μὴ ὁλόκληρον. Ὁ δὲ Ἀπίων ἀπὸ τοῦ κολάψαι. Τὸ δὲ ὄνομα ἑλληνικὸν
20 παρὰ Ἐπιχάρμῳ (*Agrostin.* fragm. 3; ed. Lorenz.)

> ὡς ταχὺ κόλαφος περιπατεῖ δεῖνος.

Οὕτω Σωρανός. — Ἢ ἀπὸ τοῦ [τοὺς] κονδύλους ἀφεῖσθαι ἐν ἐκείνῳ τῷ μέρει. Κόν-
δυλος· κόλαφος, ἡ διδομένη διὰ τῶν μέσων δακτύλων πληγή. Ἄλλοι δὲ παρὰ τὸ κωλύειν τὸ φῶς. — Cf. *Etym. Magn.* voce.

25   11. *Etym. Magn.* 528, 21 : Κόνδυλος·] παρὰ τὴν κάμψιν τῶν δακτύλων, ὡσανεὶ
κάνδυλοι[2] ὄντες· περὶ αὐτοὺς γὰρ ἡ κάμψις τῶν δακτύλων ἐγγίνεται. Καὶ ἡ πληγὴ
δὲ ὁμωνύμως τῷ σχήματι τῶν κονδύλων λέγεται κόνδυλος· καὶ κόλαφος, ἡ διδομένη
διὰ μέσων δακτύλων πληγή. Ἐτυμολογεῖται δὲ ὁ κόνδυλος καὶ οὕτως· κένδυλός
τις ὤν, ὁ εἰς τὰ κενὰ δυόμενος τῶν ῥαπιζομένων· κενὰ δὲ σαρκῶν τὰ μέρη. Οὕτω
30 Σωρανός[3].

   12. *Etym. Orion.* 81 et *Etym. Magn.* 535, 3 : Κράτα] τὴν κεφαλὴν, ἀπὸ τοῦ κρά-
τους, ὡς ἐνταῦθα τοῦ ἡγεμονικοῦ τυγχάνοντος· ἢ παρὰ τὸ κραίνειν καὶ βασιλεύειν
τοῦ ὅλου σώματος· ὅθεν καὶ κρανίον· καὶ κέρατα, τὰ ἐκ τοῦ κρανίου φυόμενα. Οὕτω
Σωρανός.

---

¹ οἷον et le vers sont fournis par l'*Etym. Magn.* de Florence. Je ne pense pas qu'il s'agisse
ici d'un Soranus poëte, comme semble l'admettre M. Miller dans son *Index Scriptorum*, voce
Soranus, mais d'une citation de poëte inconnu, soit par Soranus, soit plutôt par l'auteur
de l'*Etym. Orionis*; car le vers se rapporte plutôt à la première qu'à la seconde partie de
la scholie, et il a été sans doute déplacé par les copistes. M. Dübner propose ἔσ7εψεν au
lieu de ἔσ7ελλεν. — ² F. legend. καμπύλοι. (c. Ε. R.) — ³ Le texte vulgaire porte Ὧρος.
Comme deux manuscrits donnent ὤρανος, et qu'on peut très-bien s'expliquer que le s ait été
rattaché à οὕτως au lieu de l'être à ὤρανος, Gaisford a eu raison, selon moi, de lire Σωρανός.

13. *Etym. Magn.* 541, 17 : Κρόταφοι·] κυρίως ἐπὶ τῶν ζῴων τῶν κερατοφόρων, διὰ τὸ ἐξ αὐτῶν τῶν μερῶν φύεσθαι κέρατα, οἱονεὶ κερατοφυεῖς ὄντες· ἢ ὅτι κρούουσι τὴν ἀφὴν παλλόμενοι, οἶον κρούταφοι· ὡς δὲ Ἀπολλόδωρος, ὅτι συγκεκρότηνται ἀμφοτέρωθεν· ὡς δὲ Ἀπίων, ὅτι τῆς κόρσης ἅπ]ονται, τουτέσ]ι τῆς κεφαλῆς. Οὕτω Σωρανός¹. — Ἢ παρὰ τὴν κόρσην, κόρσαφος, καὶ κόρταφος· καὶ ἐν ὑπερθέσει, 5 κρόταφος. Ἢ ὅτι τῆς κόρσης ἀφή ἐσ]ι· κόρση· κρόση· καὶ πρόσας· καὶ τὸ προσός οὕτως ἐτυμολογεῖται ἀπὸ τοῦ τέλους· φησὶ γὰρ [Σωρανός ?], ἡ κεφαλὴ, τὸ τελευταῖον, ὁ προσός καλεῖται. Ἢ ὅτι ὁ κρουόμενος εἰς αὐτὸν, τάφον ἔχει, καὶ ἔμπληκτος γίνεται, ὡς τὸ (*Od.* XXI, 122)·

τάφος δ' ἕλε πάντας Ἀχαιούς. 10

14. *Etym. Orion.* 93 : Λαιμός·] παρὰ τὸ λάειν ὅ ἐσ]ι ἀπολαύειν. Οὕτως Ἡρακλεί-δης· ὁ δὲ Σωρανὸς λέγει· λημᾶν λέγεσθαι τὸ ἀπολαυσ]ικῶς βλέπειν. — *Etym. Magn.* 558, 33 : Λαυκανίη· ὁ λαιμός· ἀπὸ τῆς ἀπολαύσεως. — *Etym. Magn.* 558, 34 : Λαιμός· παρὰ τὸ λίαν μᾶν (même étym. pour λοιμός *Etym. Magn.* voce λοιγός)· ἢ παρὰ τὸ λάπ]ω, ὃ σημαίνει τὸ κατὰ δίψης φλέγομαι· ἢ παρὰ τὸ λάειν, ὅ ἐσ]ιν 15 ἀπολαύειν.

15. *Etym. Magn.* 563, 48 : Λημῶ·] τὸ ἀμβλυώτ]ω· λήμη γὰρ λέγεται τὸ συνισ]ά-μενον ἐν τῷ ὀφθαλμῷ λευκὸν ὑγρόν, καὶ ἀμβλυώτ]ειν παρασκευάζον· παρὰ τὸ λάω τὸ βλέπω καὶ τὴν μὴ ἀπαγόρευσιν· ἐσ]ιν εἰς τὸ λιγνύς(?). [Οὕτως ὁ] Ἡρακλείδης · ὁ δὲ Σωρανὸς λέγει λημᾶν λέγεσθαι τὸ ἀπολαυσ]ικῶς βλέπειν παρὰ τὸ λάειν, ὅ ἐσ]ιν 20 ἀπολαύειν· καὶ Ὅμηρος (*Od.* XIX, 229)·

Ἀσπαίροντα λάων·

ἔνθεν καὶ λαιμός· ἐπειδὴ καὶ τῶν ἐδεσμάτων καὶ τῶν ποτῶν οὕτως ἀπολαύει².

16. *Etym. Orion.* 92 : Λοβός·] τὸ κάτω τῶν ὤτων, ὡς λέγει Σωρανὸς, ἐπειδὴ μαρτυρόμενοί τινι λαμβανόμεθα αὐτῶν· οἱ δὲ ὅτι λωβώμενοί τινας ἀποτέμνουσι ταῦτα 25 τὰ μέρη. — Cf. *Etym. Magn.* voce λοβοί, p. 569, 15.

17. *Etym. Magn.* 572, 36 : Λογχάδες·] τὰ ἐπὶ τῶν ὀφθαλμῶν λευκά. Καλλίμαχος (fragm. 132, éd. Ernesti) ·

ὅσ]ις ἀλιτρούς
Αὐγάζειν καθαραῖς οὐ δύναται λογάσιν. 30

Εἴρηται δὲ οἶον λοχάδες, ἐν αἶς αἱ κόραι λοχῶσι, καὶ οἶον λέχος εἰσὶν αὐταῖς· ἢ οἶον λευκάδες, κατὰ συγγένειαν τοῦ x πρὸς τὸ γ· ἢ ὅτι λοξοῦνται ἐν τῷ βλέπειν κατὰ τὰς ἐπισ]ροφάς· Σώφρων ἐν Θυννοθήραις ·

Λοξῶν τὰς λογχάδας.

Οὕτω Σωρανός. — Cf. *Etym. Orion.* voce λόγχη, p. 94, 25; il a des différences 35 notables.

18. *Etym. Orion.* 92, et *Etym. Magn.* voce. Λύπη·] παρὰ τὸ λύειν εἰς δάκρυα τοὺς ὧπας, λνωπή τις οὖσα, ἢ διὰ τὸ λυμαίνεσθαι διὰ αὐτῶν τοὺς ὧπας. Οὕτω Σωρανός. Ὁ δὲ Ἡρωδιανός φησι παρὰ τὸ λύω λύη καὶ λύπη.

19. *Etym. Gad.* 381, 31 : Μασ7οί·] κυρίως ἐπὶ τῶν γυναικείων, οἷον μασητοί,
5 οὗτοι γὰρ ἀλλήλοις τροφή· ἀπὸ τοῦ τὴν μάσ7ακα, τουτέσ7ι τὴν τροφὴν τῶν γεννο-
μένων (τῷ γεννωμένῳ?) παρέχειν, ἀπὸ ἧς καὶ τὸ μάσημα· ἢ ἀπὸ τοῦ προσμάτ7εσθαι
καὶ προσφύεσθαι τούτοις πρῶτοις τὰ βρέφη· [ἢ] οἷον πασ7οί, ἀπὸ τοῦ πάσασθαι· ἢ
[σ]πασ7οί τινες ὄντες, ἀπὸ τοῦ [σ]πᾶν αὐτοὺς τὰ βρέφη.—Ὁ δὲ Σωρανός φησιν ὑπὸ τῶν
θηλαζομένων ἐπισπᾶσθαι· ἢ παρὰ τὸ μῶ τὸ ζητῶ παράγωγον μάζω καὶ μασ7ὸς, ὃν
10 ἐπιζητοῦσιν οἱ παῖδες. Δύναται καὶ παρὰ τὸ αὐτὸ μάζω μάζα, ἢ ζητουμένη τροφή, ὡς
σχίζω σχίζα. — Cf. *Etym. Orion.* voce; *Etym. Magn.* voce μασ7ός, 574, 179.

20. *Etym. Orion.* 100 : Μασχάλη·] ἀπὸ τοῦ χαλᾶσθαι εἰς μασ7όν· ἢ παρὰ τὸ σχῶ
σχήσω, σχήλη, ὡς σ7ήσω, σ7ήλη, καὶ μεταθέσει τοῦ η̄ εἰς ᾱ, σχάλη, καὶ πλεονασμῷ
τῆς μᾱ συλλαβῆς, μασχάλη, ἢ λίαν κατέχουσα ἅτινα ἂν σχῇ· — ἢ ἀπὸ τοῦ κεχαλᾶ-
15 σθαι εἰς μασ7όν [1]· ἢ εἰς ἣν χαλᾶται ὁ μῦς· ἢ ἀπὸ τῆς ἀλέας τῆς διὰ τὴν καμπὴν τοῦ
σώματος. Οὕτω Σωρανός. Cf. *Etym. Magn.* voce; p. 574, 195-197. — Ὁ δὲ Ἡρακλείδης ἀπὸ τοῦ μασ7εύειν τι ὑπὸ αὐτήν, ἐπειδὴ οἱ ὑφαιρούμενοί τι ὑπὸ αὐτὴν κρύπ7ου-
σιν. — Cf. *Etym. Magn.* voce; p. 574, 197-199 et *Etym. Gad.* voce.

21. *Zonarae Lexicon,* ed. Tittmann, p. 1347 : Μέλη·] ἢ συνωνύμως ἀπὸ τοῦ με-
20 μερίσθαι, μέρη καὶ μέλη· ἢ ἀπὸ μεταφορᾶς τῶν μελῶν, ἐπειδὴ παρὰ ἐνίοις ἐδόκουν
οἱ ἄνθρωποι μετὰ ἁρμονίας συνεσ7άναι· οὕτω καὶ τὰ σώματα. Οὕτω Σωρανός. — Cf.
Etym. Magn. voce, p. 577, l. 8, ms. de Flor. add. Οὕτω Σωρανός.

22. *Etym. Orion.* 100 : Μήνιγγες] λέγονται διὰ τὸ μένειν ἐν αὐταῖς τὸν ἐγκέφαλον.
Οὕτω Σωρανὸς λέγει. — Cf. *Etym. Magn.* voce.

25   23. *Etym. Orion.* 100 : Μυελός·] οἷον μυχελὸς, παρὰ τὸ ἐν μυχῷ εἰλεῖσθαι, ἢ
ἀλαζονεύεσθαι (l. ἀσφαλίζεσθαι), ἢ λεῖον εἶναι, ἢ ἐν μεμυκότι ὀσ7έῳ τυγχάνειν. Οὕτω
Σωρανός. — Cf. *Etym. Magn.* voce.

24. *Etym. Orion.* 100 : Μυκτήρ·] ἀπὸ τοῦ τὴν μύξαν διὰ αὐτοῦ ἐξιέναι, ἢ ἀπὸ τοῦ
μύξας τινὰς ἐπὶ ἑαυτοῦ ἔχειν, τουτέσ7ι πόρους, ἢ ἀπὸ (ὅτι ὕπο?) τοῦ ἡγεμονικοῦ τε-
30 ταγμένος τῆς αἰσθήσεως(?)· ὅθεν καὶ μυκτηρίζειν λέγομεν τοὺς ἐν τῷ διαπαίζειν τινὰς
τοῦτό πως τὸ μέρος ἐπισπῶντας. Οὕτως ὁ αὐτὸς Σωρανός. — Cf. *Etym. Magn.* voce.

25. *Etym. Orion.* 117 : Ὅρασις·] ἀπὸ τοῦ ὅρισις εἶναι καὶ τὰ πέρατα τῶν σωμάτων
καταλαμβάνειν. Οὕτω Σωρανός. — Cf. *Etym. Magn.* voce.

26. *Etym. Orion.* 117 : Ὀφρύες] ἤτοι ὠποφρύες εἰσὶν, ἢ ὠπορύες·] παρὰ τὸ φρου-
35 ρεῖν καὶ ῥύεσθαι τὰς ὧπας ἀπό τε τῶν ὄμβρων καὶ τῶν ὕπερθεν ἱδρώτων· ἢ ὠπότρυες
(ὠπότριχες ou ὠποφρύες?), αἱ ἐπὶ τῶν ὠπῶν πεφυκυῖαι, ἢ οἷον ἐνπορόφυες (lis.
ὅτι ὠποροφύες) εἰσὶν, οἷον ὄροφοι τῶν ὠπῶν [2]. Οὕτω Σωρανός.

---

[1] Les mots ἢ παρὰ τὸ σχ..... μασ7όν sont donnés par le manuscrit de Paris, dont
les extraits suivent l'*Etym. Orion.* p. 187. — [2] Ce sont bien les mêmes dérivations dans
Etym. Magn., mais la rédaction et les développements sont tellement différents, que les
sources ne sont probablement pas les mêmes. Dans le manuscrit de Florence, l'*Etym.
Magn.* a aussi Οὕτω Σωρανός.

27. *Etym. Orion.* 117 : Οὖλον·] ἡ συνέχουσα τὰς ὀδόντας σάρξ. Ὠνόμασ7αι [δὲ] διὰ τὸ τρυφερόν· οὖλον γὰρ τὸ ἀπαλόν· ἢ παρὰ τὸ εἰλεῖν (l. avec *Etym. Magn.* εἰ-λεῖσθαι) περὶ τοὺς ὀδόντας· τρόπῳ γάρ τινι τείχους ἔχει τάξιν εἰς διακράτησιν τῶν ὀδόντων· ἢ ὅτι οὐλὴν ἔχει τὴν ἐπιγινομένην ἐκ τῶν φυομένων ὀδόντων διακοπήν. Οὕτω Σωρανός. — Cf. *Etym. Magn.* voce. 5

28. *Etym. Orion.* 129 :Παλαισ7ή·] Θηλυκῶς, ὅτε (ὅτι ?) συνάγονται οἱ [δ'] δάκτυλοι, οἷον πελασ7ή τις οὖσα· ὅτι πέλας συνήγαγε τὰ ὀσ7ᾶ οἷον (ἢ τοι?) τοὺς δακτύλους. Καὶ δόχμη λέγεται, ὅτι πλαγίᾳ τῇ χειρὶ μετροῦμεν· ποιεῖ δὲ ἀπὸ τοῦ μεγάλου δακτύλου πρὸς τὸν λιχανὸν ἄκρον· ὃ ποιεῖ δακτύλους δέκα [1]. Λέγεται δὲ δόχμη ἐπὶ τῆς παλαι-σ7ῆς [2], ὡς Σωρανὸς λέγει. Ἡ δὲ σπιθαμὴ ἔχει δόχμας τρεῖς, οἷον παλαισ7ὰς, δακτύλους 10 ιβ'. Ἀπὸ δὲ τοῦ μικροῦ διῖσ7αμένων τῶν δακτύλων, ἕως τοῦ ἀντίχειρος, λέγεται σπι-θαμὴ διὰ τὸ ἀποσπασμὸν ποιεῖν· ὡς (ὁ?) δὲ Χρύσιππος, διὰ τὸ σπᾶσθαι καὶ τείνεσθαι τὴν χεῖρα. (Cf. *Etym. Magn.* voce παλαισ7ή et les notes corresp.) Ποιεῖ δὲ δόχμας τρεῖς, δακτύλους ιβ'. Τὸ δὲ ἀπὸ τοῦ ὀλεκράνου πρὸς μὲν τὸ τοῦ μέσου δακτύλου ἀκρονήχεως (l. ἄκρον πήχεως) μέτρον, πρὸς δὲ τοῦ μικροῦ μετακόνδυλος, ὅ ἐσ7ι μετὰ τὸν μέσον 15 κόνδυλον· τοῦ γὰρ δακτύλου ὁ μὲν πρῶτος δάκτυλος (l. κόνδυλος) λέγεται προκόν-δυλος [3], ὁ δὲ μετὰ τοῦτον μεσοκόνδυλος, ὁ δὲ μετὰ τὸν μεσοκόνδυλον μετακόνδυλος. Ἀπὸ δὲ τοῦ ὀλεκράνου πρὸς τὸν τοῦ μικροῦ μετακονδύλου, πυγὼν, ἐξ ὧν ὁ πῆχυς(?), σπιθαμαὶ μὲν δύο, δόχμαι δὲ ἕξ, δάκτυλοι δὲ κδ'. Πυγὼν, ὡς ἀπὸ τῆς πυγμῆς· ἐπεὶ μὴ ὥσπερ ὁ πῆχυς πρὸς ἐκτεταμένους μετρεῖται δακτύλους, οὕτω καὶ ὁ πυγὼν, ἀλλὰ 20 συνεσ7αλμένους ὥσ7ε ἐλάτ7ον[α] εἶναι τοῦτο[ν] τὸ μετὰ(?) τοῦ πήχεως. Ἴσως δὲ ὁ (τὸ?) μέχρι πυγῆς ἐκ ποδὴς (f. l. πυγμῆς, ἤτοι ποδός). Τῷ δὲ ὀνόματι κέχρηται Ὅμη-ρος (*Od.* X, 517)·

Βόθρον ὀρύξαι, ὅσον τε πυγούσιον, ἔνθα καὶ ἔνθα.

Ἡ δὲ ὀργυιὰ σὺν τῷ πλάτει τοῦ σ7ήθους ἔχει πήχεις δ'. Τηλικαῦται κατὰ μέγεθος 25 αἱ χεῖρες οὖσαι κάτω ἐκταθεῖσαι, οὐκ ἀφικνοῦνται [ἕως] τῶν γονάτων, ἀλλὰ ἀποδέουσι σπιθαμήν. Διὸ καὶ τοῦ (l. τὸν) μακρόχειρα δόξαντα κεχρῆσθαι (l. κεκλῆσθαι), εἴ τε Δαρεῖος ἦν ὁ Ὑσ7άσπου, εἴ τε Ξέρξης, μὴ διὰ τὸ ἐφάπ7εσθαι τῶν γονάτων οὕτως ὀνο-μάσθαι, διὰ δὲ τὸ ἐπιμήκισ7ον ἐκτεῖναι τὴν δύναμιν τῆς βασιλείας. Οὕτω Σωρανὸς ἐν τῷ περὶ Ἐτυμολογιῶν τοῦ ἀνθρώπου [4]. 30

29. Πρόσθεμα] προσθέματα ἐπὶ τῶν αἰδοίων ἤγουν τὰ αἰδοῖα [καὶ] οἱ ὄρχεις, παρὰ τὸ ἀλλήλοις ἐν ταῖς συνουσίαις προσ7ίθεσθαι ἢ διὰ τὸ περὶ τὰ ἐμπρόσθια μέρη εἶναι. Οὕτω Σωρανός [5].

30. *Etym. Orion.* 129 : Πώγων·] ὥσπερ Ἀπολλόδωρος, ὅτι πῆξιν ἡλικίας ση-

---

[1] πρὸς τὸν λιχανὸν ἀκροδακτύλους ι' Cod. Paris; πρὸς τὸν σμικρότατον ἄκρον δ. δέκα, Larcher. C'est probablement la vraie leçon. — [2] ἐπὶ τῆς παλαισ7ῆς] τὸ πλάγιον, Cod. Paris. — [3] καὶ ῥιζοδάκτυλος, add. Cod. Paris. — [4] Cette scholie nous est arrivée en un grand désordre. Il est probable que les mots Ἡ δὲ σπιθαμή..... ιϚ', l. 10, et πρὸς δὲ τοῦ..... μεσοκόνδυλος, l. 17, sont des additions oiseuses, des gloses ineptes dans la glose. De même, pour le membre de phrase à peu près inintelligible : Ἴσως..... ποδός, (l. 21), où il faudrait, au moins, retrancher ἐκ ποδὴς πυγμῆς ἤτοι. — [5] Cette scholie m'est fournie par M. Miller. Voy. plus haut, p. 241, note 2.

μαίνει, ὡς δὲ ἄλλοι, ὅτι ἐπὶ τὸ εἰπεῖν λέγει (l. ἄγει)· ἱκανοὶ γὰρ οἱ γενειῶντες πρὸς τὸ λέγειν. Σωρανός. — Cf. Etym. Magn. voce, où le ms. de Florence a Οὕτω Σωρανός.

31. *Etym. Orion.* 145 : Σιαγόνες·] ὅτι σείονται περιαγόμεναι καὶ συνάγονται αἵ
5 εἰσιν ὑποκάτω τῆς γένυος. Οἱ δέ, παρὰ τὸ σιγᾶν, αἷς ἐσ7ὶ σιγᾶν καὶ λέγειν ἀνοιγομέναις¹· ἢ [ὅτι?] διὰ ὧν ἕλκεται καὶ ἄγεται τὰ ἐσθιόμενα. Οὕτω Σωρανός.

32. *Etym. Orion.* 145 : Σκέλη·] ἢ διὰ τὴν σχίσιν· διέσχισ7αι γὰρ ἀπὸ ἀλλήλων·
ἢ παρὰ τὸ κέλευθον, διὰ ἧς βαδίζομεν· πλεονάσαντος τοῦ σ, σκέλευθος, καὶ συγκοπῇ, σκέλος· ἢ παρὰ τὸ κατεσκληκέναι, καὶ σκληρότερον εἶναι τῶν ὕπερθεν.
10 Οὕτω Σωρανός. — Cf. Etym. Magn. voce σκέλος, où le ms. de Florence a Οὕτω Σωρανός.

33. *Etym. Orion.* 145 : Στῆθος·] ὅτι ἕσ7ηκεν ἀσάλευτον· ὡς δὲ ἄλλοι ὅτι ἐν αὐτῷ τὸ ἡγεμονικὸν ἕσ7ηκεν· ἢ ὅτι δι' αὐτοῦ τὰ σιτία διωθεῖται, οἷον σιτίωθος. Σωρανὸς οὕτω. — Cf. Etym. Magn. voce.

15 34. *Etym. Orion.* 159 : Φλέγμα·] κατὰ ἀντίφρασιν· ἔσ7ι γὰρ ψυχρόν· φλέγω, φλέξω, φλέγμα. Τὸ δὲ πικρὸν φλέγμα λέγεται, οἷον χολή· οὐδὲ γὰρ ἀποκριθεῖσα πήγνυται(?). Οὕτω λέγει Σωρανός, ἐτυμολογῶν τὸν ἄνθρωπον ὅλον. — Cf. Etym. Magn. voce.

35. *Etym. Orion.* 163 : Χαλινά·] τὰ ὑποκάτω τῶν γνάθων, οἷον χαιλινά τινα ὄντα,
20 ὅτι χαίνονται δι' αὐτῶν, ἢ ἔκθεσις (ἔκτασις?) γίνεται. Σωρανὸς οὕτως.

36. *Etym. Orion.* 163 : Χολάδες·] ἀπὸ τῆς χύσεως· ἢ διὰ τὸ κατὰ φύσιν δέχεσθαι τὸ χολῶδες ἀπὸ τοῦ ἥπατος. Οὕτω Σωρανός.—Cf. Etym. Magn. voce; p. 813, 21-24.

37. *Etym. Orion.* 167 : Ψωλίς·] παρὰ τὸ ἐμφυσᾶσθαι κατὰ τὴν ὄρεξιν τῶν ἀφροδισίων, καὶ [ὅτι?] φύσει φυσῶδές ἐσ7ι. Οὕτω Σωρανός.—Cf. Etym. Magn. voce ψωλή.

25 38. *Etym. Orion.* 169 : Ὠλέναι·] αἱ χεῖρες, ἀπὸ τοῦ δι' αὐτῶν ὀλοῦσθαι τὰς πράξεις, τουτέσ7ι πληροῦσθαι. Οὕτω Σωρανός. — Cf. Etym. Magn. voce, et Zonaræ *Lexicon*, voce. Ce lexique ajoute αἱ ἀγκύλαι, ἢ πήχεις τῶν χειρῶν avant αἱ χεῖρες.

---

¹ Après quoi l'*Etym. Magn.*, voce σιαγών, ajoute Ὧρος, ce qui indique ou que la glose est tirée d'Orion (voy. Ritschl, *Dé Oro et Orione*, Vratisl. 1834, p. 29-30), ou qu'il faut lire Σωρανός, comme dans Orion lui-même.

N. B. La suite de ce volume ayant été préparée et publiée par le continuateur de l'édition, c'est à lui que toutes les notes devront être attribuées, à moins d'indication contraire.

TRAITÉ DE LA GOUTTE

D'APRÈS UNE VERSION LATINE DU MOYEN ÂGE

PUBLIÉE PAR M. ÉM. LITTRÉ.

Rufus d'Ephèse est un médecin qui a vécu du temps de Trajan. Habile et érudit, il avait composé divers traités, et entre autres des commentaires sur les œuvres d'Hippocrate. Il est fréquemment cité par Galien, qui en faisait grand cas. Mais cette puissante recommandation ne l'a pas sauvé du sort qui a frappé tant de productions de la littérature ancienne; ses livres ont péri presque complétement, et nous ne possédons de lui que peu de chose.

Ce peu qui reste s'accroîtra du morceau que je mets sous les yeux du lecteur, non pas, il est vrai, dans la langue de l'auteur (Rufus avait écrit en grec), mais traduit en latin et conservé sous cette forme. C'est dans le n° 621, Supplément, de la Bibliothèque royale [1], que se trouve l'opuscule *Sur la goutte*. Ce manuscrit est très-beau et très-ancien (du vii° ou viii° siècle); il contient une traduction latine de la *Synopsis* d'Oribase, de laquelle le texte grec est encore inédit [2], et, à la fin, quelques fragments, entre autres celui de Rufus.

Est-il bien certain que ce morceau appartienne au célèbre médecin d'Éphèse? Le manuscrit le lui attribue par ces mots placés à la fin : *finit Rufi de podagra feliciter. Deo gratias.* A la vérité, la lecture de l'opuscule ne suscite aucune doute sur la légitimité de cette attribution; mais il n'en est pas moins heureux de pouvoir fournir une preuve extérieure et décisive. Notre opuscule sur la goutte a été mis à contribution par Aétius dans sa compilation (*De re medica libri XVI*). Aétius en transcrit presque textuellement les chapitres xxx et xxxi, et

---

[1] Aujourd'hui n° 10233 de l'ancien fonds. Notre texte commence au f° 263 (C. E. R.).
[2] M. Littré écrivait ceci en 1845. La *Synopsis* a été publiée en 1873. (C. E. R.)

nomme Rufus comme l'auteur des passages qu'il copie. Ainsi l'authenticité de notre opuscule latin est parfaitement établie [1].

En regard des deux chapitres ci-dessus indiqués, on trouvera le texte d'Aétius; je l'ai cité, afin qu'on pût comparer avec l'original la traduction latine. Le traducteur paraît comprendre suffisamment le grec; mais la langue latine est pour lui un instrument rebelle, et il écrit à une époque de décadence complète. En effet, il n'a plus guère le sentiment des cas, et, à chaque instant, des erreurs sont par lui commises à cet égard. Les conjugaisons ne sont pas à l'abri de la confusion; il transforme fréquemment la seconde en troisième : *oportit, dolit, admiscis, debit.* A côté de ces traces manifestes de barbarie, on reconnaît l'influence constante des locutions grecques sur le traducteur; et cette influence s'est exercée avec d'autant plus de force, qu'il rendait un original correct en une langue qui était en voie de perdre son caractère, sa syntaxe et ses formes. Vu l'antiquité du manuscrit, il n'est pas sans intérêt de noter quelques mots portant la marque de la transition vers les idiomes modernes : salemoria, *saumure;* sablones, *sablons;* lenticla, *lentille;* pecula, italien *pegola, poix.*

Le manuscrit est d'une belle écriture et parfaitement lisible, sauf en un très-petit nombre de lignes où quelques mots sont effacés. Mais les manuscrits latins d'un âge reculé sont généralement très-défectueux. Le nôtre ne fait pas exception à la règle; il offre donc nombre de passages douteux, obscurs, inintelligibles. De plus, il est unique, circonstance toujours défavorable pour la critique. Dans les notes succinctes que j'ai jointes au texte, j'ai eu pour but de signaler les endroits difficiles, d'en corriger quelques-uns, de proposer des conjectures pour quelques autres, en un mot de rendre plus commode la lecture de l'opuscule retrouvé de Rufus.   É. LITTRÉ.

---

[1] Un argument de plus en faveur de cette thèse, c'est le rapprochement des fragments de Rufus extraits de Rhazès, notamment f° 289. Voir aussi la Préface, II, VII. (G. E. R.)

RUFI EPHESII

DE PODAGRA.

N. B. Les notes relatives au texte latin et non signées sont de M. Littré.

***

1. Prologus. — 2. Signa ad cognoscendam podagram. — 3. De exercitationibus.
— 4. De frictionibus. — 5. De balneo. — 6. De aquarum naturalium calida-
rum et pharmacodon [vi][1]. — 7. De speciebus, quæ in aqua in balneo sunt
adhibendæ. — 8. De differentiis[2] fomentationum. — 9. De cibis, in primo de
oleribus. — 10. De piscibus. — 11. De avibus. — 12. De carnibus. — [12 *bis.* De
pane.] — 13. De vino. — 14. Quomodo oportet[3] cibare in accessione podagricos.
— 15. De salsamentis. — 16. De deambulationibus et vigiliis. — 17. De cathartico[4]. — 18. Quæ non oportet in cathartico podagricum accipere. — 19. Quæ
sunt quæ arthriticis[5] danda sunt ad purgandum. — 20. Quæ vomitum[6] movent.
— 21. De vomitu. — 22. De drimyphagia[7] et variis cibis. — 23. Quia de colo in

---

[1] Farmacodon. J'ai ajouté [vi] pour justifier ces génitifs; remarquez le génitif grec pharmacodon. — [2] Differentias. Fumentationum, partout *u* pour *o*. — [3] Oportit, partout *i* pour *e*. — [4] Catartico, partout sans *h*. — [5] Artriticis, partout sans *h*. — [6] Vomica. Movunt. — [7] Drimifagia et varios cibos.

═══════════════════════

RUFUS D'ÉPHÈSE.

***

TRAITÉ DE LA GOUTTE.

1. Prologue. — 2. Diagnostic de l'affection. — 3. Des exercices. — 4. De la
friction. — 5. Du bain. — 6. Propriétés des eaux naturelles ou médicinales. —
7. Des herbes qu'il est avantageux de mettre dans les eaux douces. — 8. Des
diverses espèces de fomentations. — 9. Légumes. — 10. Poissons. — 11. Oiseaux. — 12. Viandes de boucherie. — [12 *bis.* Le pain.] — 13. Les vins. —
14. Alimentation des goutteux pendant les accès. — 15. Salaisons. — 16. Des
promenades et des veilles après les repas. — 17. Purgatifs. — 18. Purgatifs
qu'il ne faut pas administrer aux goutteux. — 19. Purgatifs utiles aux goutteux.
— 20. Remèdes qui purgent par vomissement. — 21. Du vomissement. —
22. Aliments âcres; aliments divers. — 23. Que l'on devient goutteux aussi

pedibus descendens podagram facit. — 24. Quæ inflammationem tollunt. — 25. De clysteribus.— 26. De potionibus.— 27. De antidotis.— 28. De subito non est subtrahenda potio. — 29. De curationibus.— 30. De secunda curatione. — 31. De cauteribus[1]. — 32. Alio modo curatio; de enchristis[2]. — 33. In superpositione rheumatis[3], cura. — 34. De infrigdatis[4] articulis.— 35. Quæ calefaciunt. — 36. Ad humidas nimis podagras. — 37. De fomentationibus.

1. PROLOGUS.

Arthriticas passiones sic utique quisquam bene poterit curare, quia rheuma est et humoris superfluitas habens caloris et siccitatis penuriam. In primis quidem, etsi[5] modica in articulo, ubi se fulserit rheuma, timeri[6] oportet. Statim ergo neque nimis lædit neque male habet; mox autem [si] iterum atque[7] iterum fuerit regressus dolor, amplius infusos invenies

[1] Cauteres. — [2] Incristis, ἐγχριϲῖα, topiques. — [3] Reumatis, partout sans h. — [4] Infrigdatos articulos. Remarquez le verbe infrigdare; il n'est pas dans les lexiques latins; cependant frigdor y est. — [5] Si et; je pense qu'il faut lire etsi. — [6] Temeri. Ledit, et ailleurs, e simple. Habit, souvent.—[7] Adque; j'ai ajouté [si].

par le côlon. — 24. Moyen de supprimer les flatuosités. — 25. Des lavements. — 26. Des médicaments administrés par en haut. — 27. Médicaments composés contre la podagre. — 28. Il ne faut pas cesser tout d'un coup de faire prendre les potions. — 29. Des modes de traitement. — 30. Autre manière de traiter la goutte.— 31. Cautères à poser, escarres à produire sur les articulations.— 32. Autre mode de traitement, par les onctions et les emplâtres.— 33. Traitement à suivre quand il y a complication de douleurs rhumatismales. — 34. Réfrigération des articulations. — 35. Cataplasmes réchauffants.— 36. (Remèdes) contre la podagre très-humide. — 37. Fomentations.

1. PROLOGUE.

Les affections articulaires pourront se guérir, attendu qu'elles consistent en une fluxion et une surabondance d'humidité impliquant défaut de chaleur et de sécheresse. D'abord, lors même que l'affection est légère, dès que la fluxion s'est manifestée, il y a lieu de s'inquiéter. Ainsi, aux premières atteintes, la douleur n'est pas excessive et il n'y a pas grand mal; mais bientôt après, si les accès se renouvellent coup sur coup, on constatera une invasion croissante (des humeurs) dans les ar-

4 articulos, et non est jam facile curare. Et quia ad magnitudinem ciborum feruntur [1] maxime et pessimos utunt [2] cibos,
5 talia incurrunt. Minimis ergo cum doloribus [3] homo in articulis incipit pati, et maximi [4], qui de subito incurrunt, dolores ab ipso adsumuntur. Quod autem maximum est, stante
rheumate [5] ab articulis, mutatur in alio periculo, et mox moritur, aut peripneumonicum facit aut apoplecticum, aut aliquam aliam acutam [6] incurrunt passionem. Tempus est ergo ut
7 dicamus alia omnia, quod [7] rectius, quæ expediunt in hanc ægritudinem facere, curationes expedientes pandamus.

2. DE COGNOSCENDA [8] PASSIONE.

1   Si ergo articulus alicui indoluerit, interrogandus est si non

[1] A. m. c. furantur. — [2] Utent. — [3] Doloribus cum; j'ai transposé ces deux mots. Inquipit. — [4] Maxime. Cette phrase est obscure; je pense qu'elle veut dire : « Au début, les douleurs sont le « plus petites, et les grandes douleurs « qui assaillent soudainement le gout- « teux, il se les attire par son intempé- « rance. » — [5] Reuma; le grec portait sans doute ἀποσ7άντος τοῦ ῥεύματος, *la fluxion ayant abandonné les articulations.* — [6] Aliqua alia acuta. — [7] Qod; sans doute quo. — [8] Cognoscendam passionem.

---

4 ticulations, et la guérison deviendra, dès lors, assez difficile. Ceux qui prennent une nourriture trop copieuse et malsaine sont exposés à cette
5 aggravation. Donc le malade commence par éprouver des douleurs très-faibles dans les articulations, puis des souffrances très-aiguës viennent
6 subitement l'assiéger. L'accident le plus grave, c'est lorsque la fluxion abandonne l'articulation du malade; un autre danger le menace, et bientôt après l'emporte; ou bien il est atteint de péripneumonie, ou
7 d'apoplexie, ou de quelque autre affection aiguë. C'est donc le moment de donner toutes les autres explications, afin que, par le détail des médicaments, nous puissions mieux exposer ceux qu'il est utile d'administrer contre cette maladie.

2. DIAGNOSTIC DE L'AFFECTION.

1   Si une articulation est endolorie, on devra demander au malade s'il

percussit alicubi locum qui dolet[1]. Quod si negaverit, absti- 2
nendus est mox a cibis, et clyster[2] est adhibendus, et vena
est incidenda non longinquo. Hæc jubeo fieri. Diæta[3] autem, 3-4
quam quidem a cibis est abstinendus, ut non ex ipsis plus ge-
5 neretur sanguis et pigriora fiant articula. Clyster[4] ut adhibeatur 5
jubemus, quia evacuationem fieri expedit ventri. Et utile[5] est 6
incidere venam[6], et mediocriter ad inferiora deducendus est
venter; si autem evacuationem sanguinis fecerit, maximum
adjutorium est; non enim nimiam adhuc permittit ægritudi-
10 nem accedere. Etsi jam perfecte pausaverit in eis passio, non 7
oportet credere; revertitur enim iterum in tempore necessitatis,
quia, ut aliæ ægritudines, circuitus[7] suos ita habet. Illi autem, 8
qui non observando contemnunt quæ dicimus, non modicas

[1] Dolit, partout un *i*. — [2] Clysteris.
— [3] Dieta, partout un *e*. — [4] Clysteris.
— [5] Et quia butile. Quia m'a paru
nuisible au sens, et introduit par une
faute de copiste, à cause du quia qui
précède. — [6] Vena. — [7] Circuitos.

---

n'a pas heurté la partie qui souffre. S'il dit que non[1], il faut aussitôt le 2
mettre à la diète, lui faire prendre un lavement et le saigner non loin
(de l'endroit où est la douleur). Revenons sur ces prescriptions. Il faut 3 4
s'abstenir de nourriture afin de ne plus former de nouveau sang et
d'éviter que les articulations deviennent plus paresseuses. Nous prescri- 5
vons le lavement parce qu'il est bon d'évacuer le ventre. La saignée est 6
utile, mais médiocrement[2] dans les parties inférieures; il faut relâcher
le ventre[3]; s'il y a évacuation de sang, ce sera d'un grand secours, car
les progrès du mal seront ainsi arrêtés. Lors même que l'affection a 7
cessé complétement chez ces malades, on ne doit pas les croire guéris
pour cela, car les accès reviennent avec le temps, attendu que cette maladie a ses périodes comme les autres. Ceux qui, n'observant pas leur 8
état, ne tiennent pas compte de notre dire, s'exposent à des affections

[1] C'est-à-dire si sa douleur est bien un accès de goutte.
[2] On a ponctué en traduisant : ad inferiora; deducendus est venter...
[3] Probablement ὑπάγειν δεῖ τὴν γαστέρα.

9 incurrunt passiones. Jubemus ergo , antequam secunda aut
tertia revertatur accessio, nullo modo prætermittere debent
10 ea quæ ad hæc sunt inventa. Ergo mox post phlebotomiam[1]
mitius est adhibenda frictio, et laboribus desiccandum est corpus, et cibi adsumendi sunt, qui facile digerantur, et quid- 5
quid[2] desiccat corpus, adripiendum est.

3. DE EXERCITATIONIBUS.

1　Si enim in manibus articuli aut in superioribus membris
nodi male habent, in pedibus labor est injungendus ad am-
bulandum et currendum et cavallicandum, et omnis[3] in coxis
2 frictio et inferius amplius. Si autem circa pedes articuli male 10
habent, manibus est agendum, varios motus et labores exer-
3 cere oportet; hæc ergo faciendo desiccatur corpus. Quando
autem jam videtur abundanter[4] laborasse, tunc jam totum

[1] Flebotomo. Desiccandus. — [2] Quid-
quit. — [3] Omnem. Frictiones, que j'ai　changé en frictio et. — [4] Habundanter.
Exercidia. Sunt procuranda.

---

9 très-graves. Nous leur enjoignons donc, avant le retour du second et du
troisième accès, de ne négliger aucunement les recettes en usage pour
10 de tels cas. Ainsi, immédiatement après la saignée, il est bon d'opérer
une friction, de dessécher le corps par un exercice laborieux, de prendre
des aliments faciles à digérer, et de s'attacher particulièrement à dessécher le corps.

3. DES EXERCICES.

1　En effet, si les articulations des mains et des membres supérieurs sont
en mauvais état par suite de nodosités, il faut faire travailler les pieds
au moyen de la promenade, de la course et de l'équitation, effectuer
2 des frictions sur les cuisses et plus bas. Si, au contraire, ce sont les articulations des pieds qui sont atteintes, il faut agir avec ses mains, se
donner du mouvement de diverses façons et par divers travaux, car c'est
3 ainsi que l'on se desséchera le corps. Lorsque l'on paraît avoir abondamment travaillé (avec certains membres), c'est le moment de se livrer

corpus ad exercitia fortissima et desiccativa est procurandum.
Arthritici[1] autem majora mala in nervis patiuntur, qui[2] et su- 4
periores et inferiores articulos languent, et ideo hi sollicite
sunt curandi.

4. DE FRICTIONE.

5 Frictiones autem laudo in primis siccas, deinde quæ sunt 1
cum oleo factæ[3]. Sit autem hoc non multum, sed quantum 2
manus malaxentur ad tangendum, non autem lubricentur
ad fricandum[4]. Et non sit recens oleum, sed quam vetustissi- 3
mum; cui addere oportet, quæ desiccent vel calefaciant in
10 ipso oleo, qualia sunt aut ireos aut hypericu[5], aut sàl[6] multum, aut mel modicum. Hæc omnia arthriticis utilia[7] sunt. 4

[1] Artritico. — [2] Qui autem; j'ai effacé autem. — [3] Fatas. — [4] Frecan-
dum, presque partout un *e*. — [5] Ireos
aut ypericu. Remarquez ces génitifs de
forme grecque, ἴριδος, ὑπερίκου, *huile
d'iris ou de mille-pertuis.* — [6] Sale. —
[7] Hutilia, très-souvent.

à des exercices généraux très-violents et de nature siccative. Les gout- 4
teux éprouvent de plus grandes souffrances dans les nerfs, lorsque leurs
articulations supérieures et inférieures sont à la fois attaquées, et, par ce
motif, réclament des soins très-attentifs.

4. DE LA FRICTION.

Je loue les frictions, sèches d'abord, puis avec de l'huile[1]. Qu'elles ne 1-2
soient pas trop prolongées, mais continuées seulement jusqu'à ce que
les mains soient devenues molles au toucher sans être glissantes sous la
friction. Ne pas employer de l'huile nouvelle, mais plutôt la plus an- 3
cienne possible, à laquelle on ajoutera des ingrédients siccatifs et réchauffants, tels que l'iris ou le mille-pertuis, ou du sel en abondance,
ou encore du miel en petite quantité. Tout cela est d'un bon effet pour 4

[1] Cp. Oribase, *Coll. méd.* VI, xiii, 2.

5 Utile est autem adeps suinus aut aprunus[1], siccior enim est.

6 Non enim existimo ad rationem esse, remissa axungia, fricare [non] debere[2] ex ea articulos (hæc enim ad manum sempĕr), sed magis subinde oleo; ut[3] autem aliquibus medicaminibus

7 quando et istis. Optimum autem et hoc ab his fricare, in quo 5

8 sunt fortiores dolores. Bene autem ad podagras, et omnes[4] articulos dolentes, et hepatis dolores, [et][5] membra con-

9 tracta, utere[6] adipe porcina vetustissima; solvis enim super carbones, et addis laricem[7] et butyrum, æqualia pondera, et perunguis ex eo loca dolentia. 10

---

[1] Suinos aut aprunos. — [2] J'ai ajouté [non] et mis entre parenthèses hæc... semper. Le sens me paraît être : «Je ne pense pas qu'il soit rai-«sonnable de s'abstenir de l'axonge, «qu'on a toujours sous la main, mais «je pense que l'huile doit être em-«ployée de préférence.» — [3] Ce membre de phrase est tout à fait altéré. Le sens en est peut-être qu'il faut, dans l'axonge comme dans l'huile, incorporer des substances qui en augmentent l'efficacité. — [4] Omnibus articulis dolentibus et epatis doloribus. — [5] J'ai ajouté [et]. — [6] Rede; je propose utere. — Nous avons traduit sans ajouter et et en lisant membra contractare de adipe p. (c. e. r.) — [7] Larice.

---

5 les goutteux. Un remède non moins efficace, c'est la graisse du porc ou

6 celle du sanglier, qui est encore plus siccative. Je ne pense pas qu'il soit raisonnable de négliger de frictionner les articulations avec l'axonge (car on en a toujours sous la main), mais on doit employer l'huile plus souvent, comme aussi certains (autres) médicaments, lorsqu'on en dispose.

7 Le mieux, c'est d'en frictionner la partie où les douleurs sont le plus fortes.

8 Il est encore bien, pour la podagre et toutes les affections articulaires et les coliques hépatiques, de traiter les membres avec de la graisse de

9 porc[1] très-ancienne. Vous la faites fondre sur des charbons (ardents), vous y ajoutez du mélèze et du beurre en quantités de même poids, et vous en oignez les parties endolories.

---

[1] Cp. Oribase, *Coll. méd.* XV, 2. Si l'on adopte les corrections de M. Littré, on devra traduire : ... les coliques hépatiques et les contractions des membres, de recourir à la graisse, etc.

5. DE BALNEO.

Balnea autem, ut simpliciter dicam, non laudo huic pas- 1
sioni esse utilia, nisi propter laborem et tardam digestionem,
vel repletionem[1], et quando nimis sicciora sunt articula; etenim hoc aliquando expedit. Et si urgueat corpus, balneum[2] 2
5 utere, vel quando noctu fluxus fit seminis, vel mulieri miscetur. Alia[3] autem omni sunt occasione prohibenda. 3

6. DE AQUARUM NATURALIUM CALIDARUM AUT PHARMACODON[4] [VI].

Si autem mittas in aquam medicatas herbas, et si aquas 1
naturales calidas utantur, quales sunt[5] asphaltodes aut sulfu-
reæ aut stypteriodes, in aquis ut lavent[6] frequenter, non pec-
10 cant; et de maritima aqua si sit balneum[7], utile est in his

[1] Replitionem. — [2] L'accusatif est souvent ici avec le verbe uti. — [3] Aliæ. Prohibendæ.—[4] Farmacodon ; j'ai ajouté [vi]. — [5] Asfaltodes. Solforeas. Stiptiriodes.—[6] Labent; un b presque partout.— [7] Balneus. Jubat; un b presque partout.

5. DU BAIN.

Je ne citerai pas les bains, absolument parlant, comme efficaces dans 1
cette affection, si ce n'est pour combattre la fatigue ou une digestion trop
lente, ou la pléthore, ou enfin l'excès de sécheresse des articulations ;
en effet, dans ces divers cas, ils réussissent assez souvent. Recourez 2
encore aux bains lorsque le corps éprouve une souffrance (pressante),
s'il y a des pollutions nocturnes ou s'il y a eu acte vénérien. En toute 3
autre circonstance, il faut les interdire (aux goutteux).

6. PROPRIÉTÉS DES EAUX NATURELLES OU MÉDICINALES.

Si vous mettez dans de l'eau des plantes médicinales, et si vous em- 1
ployez des eaux chaudes naturelles, telles que les eaux chargées d'asphalte, de soufre ou d'alun, du moment qu'on prendra des bains fréquents, elles ne feront pas de mal; et, si l'on prend des bains d'eau de

2 lavare. Juvat autem bene etiam, ut in his natent; exercitantur enim in his bene articuli.

7. QUALES EXPEDIUNT HERBAS IN AQUAS DULCES MITTERE.

1 Quod si naturales aquæ[1] non sint, tales[2] species sunt mittendæ in aquam dulcem, qualia sunt elelisphacos, laurus, agnos, mirta, salicis folia tenera, sal[3], ut salemoriam[4] facias 5
2 acrem[5] et maxime ubi non est maritima. Omnia enim hæc quæ dicta sunt desiccativa virtute balnea faciunt; hæc ergo in
3 nimia[6] extensione expediunt. Sed nec frigida tunc juvant lavacra[7]; quod si his quibus diximus consueverint, similiter et aliis horis frigida[8] lavare magis lædent. 10

[1] Aquas. — [2] Quales. Mittenda in aqua dulce. Elelisfacos. — [3] Sales. — [4] Salemoria, qui manque dans Ducange, est notre mot *saumure*. — [5] Acram. — [6] Nimio extunon. Ce mot est inintelligible; j'y ai substitué *extensione*; correction fort douteuse sans doute; cependant le sens me paraît être : *quand il* y a excès d'humeurs. — [7] Labacra. — [8] Oris frigidum. Cette phrase obscure signifie sans doute : « Si l'on prend habituellement les bains ci-dessus indiqués, et qu'on veuille néanmoins se baigner dans l'eau froide à d'autres heures, le bain froid fera encore plus de mal. »

2 mer, on s'en trouvera bien. Il sera même bon d'y nager, car cet exercice est salutaire pour les articulations.

7. DES HERBES QU'IL EST AVANTAGEUX DE METTRE DANS LES EAUX DOUCES.

1 Que si l'on n'a pas d'eaux naturelles, les sortes d'ingrédients à mettre dans l'eau douce sont les suivants : la sauge, le laurier, l'agnus, le myrte, les feuilles tendres de saule, le sel pour faire de la saumure,
2 surtout le sel non marin. Tout cela donne aux bains des propriétés sicatives, et produit un bon résultat quand il y a excès d'humeurs[1]. Seu-
3 lement il ne faut pas que les bains soient froids, car, lorsque les malades se seront habitués aux bains que nous avons prescrits, les bains froids pris dans d'autres moments leur feront encore plus de mal.

[1] Fort. legend. *in nimio æstu non expediunt*... Et ne produit pas un bon résultat lorsqu'il y a beaucoup d'inflammation.

8. DE DIFFERENTIIS[1] FOMENTATIONUM.

Laudo autem et sablonum vaporationes, et coriis aut pannis 1
circumdata lavacra[2], et laconica balnea. Siccis vaporibus[3] uten- 2
tibus bene facit quem Græci[4] pithon vocant. Nos autem cum 3
pinea intrabuttea[5], ut, exitu circumdato[6], et cum sarmentis
5 pinea calefacta sublato[7] igne, intus desudent, ut aqua non spargatur. Est autem et vaporatio ad ignem omne[8] fricare corpus et 4
detergere et sublinire aut subunguere irino oleo aut cyprino.
Nunc ergo post hæc ad cibos est veniendum qui his utiles[9] sunt. 5

[1] Differentias. Remarquez la forme sablones; le mot latin est sabulones. — [2] Circumdatis lavacris. — [3] Varibus. Ce mot me paraît altéré; je propose de lire en place vaporibus. — [4] Greci. πίθος, tonneau, vaisseau.—[5] On ne trouve dans Ducange ni pinea ni intrabuttea. F. legend. *intra buttam.* (C. E. R.) —

[6] Axitu circumdata. Je conjecture exitu. — [7] Sublata. Cette phrase est fort obscure. Je pense qu'il s'agit de quelque moyen de donner un bain de vapeur aqueuse; mais je n'en comprends pas le mécanisme. — [8] Omnem. — [9] Quæ his utilia.

8. DES DIVERSES ESPÈCES DE FOMENTATIONS.

Je recommande la transpiration causée par le (bain de) sable[1], les 1
bains que l'on prend en s'enveloppant de cuir ou de draperie, et les bains
de Laconie[2]. L'emploi des bains de vapeur à sec est efficace. C'est ce 2
que les Grecs appellent le *tonneau*[3]. Quant à nous, avec une pomme de 3
pin placée dans un tonneau, enveloppé à son orifice et chauffé avec du
sarment, après avoir ôté le feu, nous faisons transpirer (nos malades) à
l'intérieur en veillant à ce que l'eau ne se répande pas[4]. Il y a encore un 4
mode de transpiration qui consiste en frictions sur tout le corps, en lotions détersives, en liniments et onctions modérées[5] à l'huile d'iris ou
de troëne. Il faut arriver maintenant aux aliments qui peuvent faire du 5
bien à ces sortes de malades.

[1] Cp. Oribase, *Coll. méd.* II, VIII.
[2] Cp. Oribase, *Coll. méd.* X, v et notes, *ibid.* II, p. 878.
[3] Cp. *Œuvres d'Oribase*, t. II, p. 896. *A sec*, c'est-à-dire *sans eau*, *à l'air chaud*.
[4] Rapprochez *Œuvres d'Hippocrate*, t. VIII, p. 654, où la vieille traduction d'un texte grec perdu parle de vases remplis d'eau chaude. Voyez aussi t. II, p. 472.
[5] Cp. Orib. *Coll. méd.* X, VII, 21 : ἀλείφεσθαι δεῖ ἐλαίῳ συμμέτρῳ. (Fragm. d'Agathinus.)

9. DE OLERIBUS.

1   Olera existimo nihil posse juvare; sed causa ventris molliendi sunt aliqua ministranda, et quia alia sunt frigida et humida, alia vero sunt caustica, sunt acria, sunt et quæ deducunt urinas.

10. DE PISCIBUS.

1   Pisces autem utiles sunt sicciores, quales [1] sunt triglæ, scor- 5 pæna, et odilcon; molles autem carnes habent, quales sunt cossyphos [2], cichlæ [3], scarus [4], merula; omnia hæc juvant, quia 2 hæc et siccius juvant et facile digeruntur. Optimi sunt et gari [5],

[1] Qualia. Τρίγλη, nom de poisson. Scorpena. Odilcon m'est tout à fait inconnu. — [2] Cossifos. Κόσσυφος, nom du merle, est aussi le nom d'un poisson de mer. — [3] Ciclæ. Κίχλη, turdus, nom d'un poisson de mer. — [4] Scaros. Merola. Merula est la traduction de Κόσσυφος, et, par conséquent, figure à tort dans le texte. — [5] Cari.

---

9. LÉGUMES.

1   Mon avis est que les légumes ne sont guère d'un bon effet; néanmoins il faut en faire manger, quelques-uns en vue de ramollir le ventre, d'autres, parce qu'ils sont froids et humides (rafraîchissants et humectants), d'autres caustiques, d'autres âcres; il y en a aussi qui sont diurétiques.

10. POISSONS.

1   Les poissons convenables sont les poissons assez secs; tels sont les mulets [1], le scorpion de mer ou la scorpène [2], l'odilcon; tels sont encore certains poissons à chair molle : par exemple, les merles marins, les 2 tourdes, les scares, et une autre espèce de merle. Tout cela est bon comme desséchant et facile à digérer; mais les meilleures chairs (dans cette maladie), ce sont encore celles du garus (anchois), du homard-

[1] Dans Oribase, *Coll. méd.* II, ι, 3 et ailleurs, on a traduit τρίγλαι par *rougets*.
[2] Cp. Oribase, *Coll. méd.* II, LVIII, 37.

.et paguri et astaci; etenim hæc sicciora sunt. Non autem laudo 3
neque pelamidas[1] neque aliquid aliud, bene carnosos multo
pisces; quæ enim pinguia sunt, et indigesta sunt et conturbant
ventrem et phlegmatica[2] sunt et humectant, qualia sunt an-
5 guillæ. Et mediocres, selachion[3] et paludestres pisces omnes. 4

11. DE AVIBUS[4].

De avibus nihil est quod non oportet laudare, præter qui 1
in aquis vel paludibus degunt; etenim isti nec vita bona vivunt[5], sed humida et infusa, nec facile digeruntur. Nam ii[6] 2
qui in siccis locis vivunt et de frumento nutriuntur, multum
10 laudo; etenim digeruntur et nutriunt bene.

[1] Pilamidas. Aliut, partout. Je crois que la phrase signifie : « Je ne recommande pas le jeune-thon (pelamidas), ni rien de semblable; je recommande les poissons bien en chair. » — [2] Fleu-matica. — [3] Silacion. Τὸ σελάχιον, les poissons cartilagineux. Et mediocres veut dire : « sont médiocrement bons pour les goutteux. » — [4] Abibus. — [5] Vona vibunt. — [6] Hii. Vibunt.

---

pagurus, de l'écrevisse de mer, qui est plus desséchante. Je ne recom- 3
mande pas le jeune thon, ni aucun des poissons charnus[1], qui sont gras,
indigestes, troublent le ventre, engendrent la pituite et sont humectants,
tels que les anguilles (de mer). Sont pareillement médiocres les pois- 4
sons d'espèce cartilagineuse, et généralement tous les poissons d'eau
dormante.

11. OISEAUX.

Quant aux oiseaux, on doit les recommander tous, excepté ceux qui 1
vivent dans l'eau et dans les marais; en effet, ceux-ci n'ont pas une nourriture saine (pour nos malades), mais humectante et aqueuse; de plus,
ils sont d'une digestion difficile. Mais ceux qui vivent en des lieux secs 2
et se nourrissent de froment, je les recommande fort; ils sont à la fois
digestifs et nourrissants.

[1] Les poissons gras sont indiqués plus bas (22,1) parmi les aliments destinés à être rejetés à la suite d'un vomissement provoqué.

12. DE CARNIBUS.

1 Caro autem laudanda est porcina in tota diæta ad fortitudinem hominum reddendam, quia et athletis hæc sola offer-
2 tur[1], nunc autem, olim non, sic est. Sed apud[2] omnes nu-
tribilis est, at ventri attendentes[3]; nam humidiores ventres[4]
3 siccioribus, ignitiores vero frigidioribus temperàntur. Ego 5
autem dico de porcinis carnibus[5], quia non existimo expedire
eas neque podagrico neque arthritico neque alii nulli qui nervorum passionibus vexantur, forti nutriri[6] cibo, et maxime
si humida sint; cito enim et aliam aliquam læsionem ingerit.
4 Pro qua re pessimam existimo esse porcinam carnem? quia 10
5 et humida est et conturbat ventrem. Hædos[7] autem et agnos
et vitulos multo melius digerunt[8]; etenim digeruntur omnia

[1] Je pense que cela veut dire : «La «viande de porc se donne aujourd'hui «aux athlètes; elle ne se donnait pas «autrefois.» — [2] Aput. Notribilis. — [3] Adinventre adtendentes. Cela veut peut-être dire : «Mais il faut faire at-«tention à l'état du ventre.» — [4] Humidiorem ventrem. Ignitiorem.—[5] Porcinas carnes. — [6] Notrici. — [7] Edos. — [8] Digeruntur.

12. VIANDES DE BOUCHERIE.

1 La viande de porc est à recommander en toute espèce de régime quand
il s'agit de fortifier; c'est pourquoi l'on donne exclusivement de cette
viande aux athlètes. Maintenant, du moins, il en est ainsi, mais non
2 jadis. Elle est nourrissante pour tout le monde, pourvu, cependant, que
l'on fasse attention à l'état du ventre; car, lorsque celui-ci est porté à
l'humidité, il est tempéré par les desséchants; porté à l'inflammation,
3 il l'est par les rafraîchissants. Toutefois, à mon avis, la viande de porc
n'est avantageuse ni aux goutteux ni aux arthritiques; et, plus généralement, les personnes qui ont des affections nerveuses ne doivent pas
prendre une nourriture forte, surtout si elle est humectante, car il en
4 résulte bientôt l'ingérence de quelque autre affection. Quelle raison don-
nerai-je pour condamner la viande de porc? c'est qu'elle est humectante
5 et qu'elle trouble le ventre. Le chevreau, l'agneau, le veau, se digèrent

quæcumque crescunt, æque [1] non adhuc conturbant sicut porcina.

[12 ^{bis}.] DE PANE [2].

Panes vero comedendi sunt, clibanites [3], quia optime est 1
coctus, et bene fermentatus, de farina confectus et non satis
5 mundus, sed unius [4] farinæ de tritico trimestri.

13. DE VINO.

Vinum autem bibat rubeum, non satis vetustum neque 1
novellum. [Ad] diversos autem neque rubeum neque novellum 2
vinum laudo, neque in aliorum hominum diæta [5] neque in
præsentia, non digerendo. Tales ergo [6] cibi et potiones ar- 3
10 thriticis utiles sunt, in usu accepti [7].

[1] Equæ. — [2] Le copiste a sans doute ici oublié le numéro du chapitre. — [3] Κλιβανίτης, pain cuit dans une tour-tière. — [4] Uni farinius de trittico tri-mestrem. — [5] Aliis hominibus dietam. — [6] Cibos. — [7] Accepta.

---

beaucoup mieux; et, en effet, ces animaux digèrent toutes sortes de végétaux, et ne troublent pas (le ventre) autant que le porc.

[12 ^{bis}.] LE PAIN.

Il faut manger du pain cuit dans un four chauffé de tous côtés [1], parce 1
que la cuisson en est parfaite, qu'il soit bien levé, fabriqué avec une farine qui ne soit pas trop pure, mais avec celle du blé de trois mois [2].

13. LES VINS.

On boira du vin rouge ni trop vieux ni trop jeune. Pour les personnes 1-2
quelconques, je ne recommande ni le vin rouge ni le vin jeune; l'un et
l'autre sont indigestes pour tout le monde, et particulièrement pour les
malades dont il s'agit ici. Tels sont les aliments et les boissons usuels 3
propices aux goutteux.

[1] Cp. Oribase, *Coll. méd.* I, VIII, 1 et la note à la fin du t. I, p. 563.
[2] Peut-être *qui a trois mois d'emmagasinage*. Cp. Oribase, *Coll. méd.* I, 1, 8.

1 In inflammationibus aquam magis quam vinum laudo, et
2 ova magis quam carnes. Adhibere autem nullam novam[1] est
fomentationem noviter cibato[2]; periculum[3] enim contra tra-
3 here carnes adhuc fomentando crudum[4] cibo. Minoratur autem
4 ex frigdore. Primo ergo offerimus mulsam quam vinum bibere, 5
5 cotyla una; hoc et potio et medicamen est. Et postea de supra-
dictis[5] ad manducandum ministrabis[6] cibos per singulos dies,
6 considerando magis qui[7] expediant ventri. Si enim solutus non
est, opus est elixis uti omnibus[8]; et ex oleribus beta et malva
et lapathium[9] et mercurialis et molle cnicu; iottas[10] autem 10

[1] Nova est fumentatio. — [2] Exerci-
tati. Je pense qu'on doit lire cibato, et
traduire : « Il ne faut pas faire des fo-
« mentations aussitôt après le repas. » Ce
qui me décide, ce sont, dans la phrase
qui suit, les mots crudum cibo. —
[3] Periculus, partout. Contra trahire. —
[4] Crudu. — [5] Supra dictos. — [6] Me-
nistrabis. — [7] Quid. — [8] Omnia. —
[9] Lapatium. Mercurialem. Remarquez
le génitif grec cnicu, κνίκου. Le cnicus

est le carthamus tinctorius, plante purgative dont on extrayait une huile bonne
à manger. Molle cnicu signifiera la partie tendre de la plante, à moins que le
texte ne soit altéré et qu'on ne doive lire
oleum cnici. — [10] On lit dans Ducange :
« Jutta. Regula magistri, c. xxvii : Statim
« temperata in uno vase posca calida, aut,
« si voluerint fratres, cum *jutta*, quæ
« semper amplius propter sitientes fieri
« debet in pulmentariis fortioribus, aut

14. ALIMENTATION DES GOUTTEUX PENDANT LES ACCÈS.

1 En cas d'inflammation, je recommande l'eau plutôt que le vin, et des
2 œufs plutôt que la viande de boucherie. Ne pas administrer de fomentations aussitôt après le repas; car on risquerait de contracter les tissus
en les faisant pendant que la nourriture est encore crue (*sc.* non digé-
3-4 rée). Or l'atténuation résulte du froid (?). D'abord donc nous proposons
de boire du vin miellé plutôt que du vin seul, la valeur d'une cotyle. Ce
5 mélange est tout ensemble une boisson et un médicament. Ensuite
vous ferez manger chaque jour les aliments précités, en ayant surtout
6 égard au bon état du ventre. Car, s'il n'a pas été relâché, il faut employer
toutes sortes d'aliments bouillis : en fait de légumineux, la bette, la
mauve, la patience, la mercuriale mâle, la partie molle du cnicus; on

gallinæ sorbat et conchulas[1] maritimas. Si autem solutus est 7
venter, non opus habet hæc; sed, considente[2] dolore, et panes
et carnes dandæ sunt. Optimum est autem, quemadmodum 8
et ad alias omnes diætas, panis[3] minus 'et modicus cibus, si-
5 quidem temperandus est venter de prædictis rebus.

15. DE SALSAMENTIS.

Et salsamenta aut pontica aut gadirica[4]. Sin minus, suffi- 1-2
ciunt ex aliis rebus salsi cibi[5].

16. DE DEAMBULATIONIBUS ET VIGILIIS POST CIBOS.

Deambulandum aut quiescendum est; qui enim post pran- 1
dium cibo accepto dormiunt, quia humectantur ex eo, non

« galleta, aut calices sitientibus porri-
« gantur. Putat Menardus *juttam* esse
« potionem, confectam ex lacte spissio-
« rem, idque elicit ex Gloss. Isid. verbis,
« *jutta lactare :* ita ut non modo *jutta*
« reponat, sed et *lactare* nomen neutrius
« generis efficiat. » Il me paraît qu'ici le
sens du mot iotta ou jutta est déterminé,
et que iotta gallinæ signifie un lait de
poule. Dans tous les cas, la forme *iotta*
est à ajouter dans le glossaire de Ducange. — [1] Conculas. — [2] Considerato
dolore. — [3] Pane. Modicum. Cibum.
— [4] Ponticos aut gadericos. Pontica,
salaisons du Pont; γαδειρικά, salaisons
de Cadix. — [5] Salsos cibos.

avalera des laits de poule et des coquillages marins. Si, au contraire, le 7
ventre est relâché, ces aliments ne sont pas nécessaires; mais, une fois
la douleur calmée, on mangera du pain et de la viande. La meilleure 8
nourriture, dans ce régime comme dans tous les autres, c'est une petite
quantité de pain et une alimentation modérée, si l'on veut régler le
tempérament du ventre, composée des choses énumérées plus haut.

15. SALAISONS.

En fait de salaisons, adopter celles du Pont ou celles de Cadix. A leur 1-2
défaut, il suffit de saler les aliments de n'importe quelle autre façon.

16. DES PROMENADES ET DES VEILLES APRÈS LE REPAS.

Il faut se promener ou prendre du repos; car, pour ce qui est de 1
dormir (aussitôt) après avoir pris un repas, comme il en résulte de

2 laudo; post[1] cibos aut deambulare debet[2] aut quiescere. Certe
3 si vult[3] meridiare, ante prandium meridiet. Diæta igitur ar-
4 thritico talis esse debet. Sin minus, omnia deinceps paulatim
dicenda sunt; non enim oportet unum vocare[4], ut omnia
5 neque in diæta neque in curatione scribenda sunt[5]. Sufficiunt 5
autem quanta in commemoratione medico talia dicere.

17. DE CATHARTICO.

1 De cathartico autem, quo[6] oportet arthriticos purgare, sic
2 cognoscendum est. Optimum enim existimo[7] bis in anno car-
3 tharticum debere accipere. In primis igitur purget intrante[8]
primum vere[9], antequam ebulliant humores et effusi discur- 10

[1] Nisi post. J'ai supprimé nisi. — Ce dernier mot est peut-être le commencement d'un membre de phrase dont le reste serait omis. (C. E. R.) — [2] Debit, partout. — [3] Bult. — [4] Il se pourrait qu'il y eût eu dans l'original τινὶ ἐγκαλεῖν ὅτι, et que le *unum vocare* ut signifiât : « Il ne « faut pas faire un reproche de ce que... » — [5] Est. — [6] Quibus. — [7] Extimo. — [8] Purgit intrantrante. — [9] Vir.

l'humidité, je n'en suis pas partisan ; après avoir mangé, on devra se
2 promener ou se reposer. Du reste, si l'on veut faire sa méridienne,
3 qu'on la fasse avant le repas. Tel est le régime à suivre pour les gout-
4 teux. Nous ne sommes pas tenus de donner un détail complet, et il ne
faut point qu'on nous fasse un reproche[1] de n'avoir pas tout décrit en
5 fait de régime et de traitement. Il nous suffisait de rappeler les notions
médicales qui précèdent.

17. PURGATIFS.

1 Quant aux purgatifs, on reconnaîtra de la manière suivante ceux qu'il
2 faut administrer aux goutteux. J'estime qu'il est très-bon pour le gout-
3 teux d'être purgé deux fois par an. Il se purgera d'abord au commencement du printemps[2], avant que les humeurs entrent en ébullition
et se répandent dans les articulations[3], et la seconde fois à l'automne,

[1] Nous traduisons d'après l'ingénieuse conjecture de M. Littré.
[2] Même prescription chez Galien, cité par Oribase, *Coll. méd.* VII, XXIII, 2, 3.
[3] Cp. Oribase, *Euporistes*, IV, CXX, 3.

rant per articulos, secunda autem vice autumno in Pleiadi-
bus, antequam frigor adveniens congelet[1] sanguinem. Purgare 4
autem his medicaminibus, quibus phlegma[2] educitur et quibus cholera; ii ergo humores purgandi sunt his catharticis,
5 quæ arthriticis expediunt. Nam hæc quæ aquosos[3] purgant 5
humores, in hora[4] quidem relevare videntur ægrotos, postea
autem magis nocent, et sunt omnino syntectica[5].

18. QUÆ SUNT QUÆ[6] NON OPORTET IN PURGATIONE DARE ARTHRITICO CATHARTICA[7].

Scammonia, tithymallus, silvatica vitis, euphorbium, et 1
coccus cnidius[8], et his similia.

19. QUÆ SUNT QUÆ ARTHRITICO DANDA SUNT AD PURGANDUM.

10 Dabis autem arthriticis maxime elleborum nigrum usque 1

[1] Pliadibus. Congelit. — [2] Flegma,
partout Hii. — [3] Hi qui acosos. —
[4] Ora. — [5] Sinticticæ. Συντηκτικά,
colliquatifs. — [6] Quod. — [7] Catarti-
cum. Scamonia, tithymallos, silvaticam
vitem. — [8] Coco gnidiu. Κόκκος κνί-
διος, baie du daphné-cnidium, purgatif
drastique.

à l'époque des Pléiades, avant que les premiers froids fassent congeler
le sang. Purger avec les médecines qui font évacuer la pituite et la 4
bile. Ces humeurs doivent donc être purgées au moyen de ces purgatifs,
qui sont avantageux aux goutteux. Quant aux médicaments qui purgent 5
les humeurs aqueuses chez les goutteux, sur le moment, ils paraissent
bien soulager les malades, mais ils leur font ensuite plus de mal (que
de bien); ils sont tout à fait colliquatifs.

18. PURGATIFS QU'IL NE FAUT PAS ADMINISTRER AUX GOUTTEUX.

La scammonée, la tithymale, la vigne sauvage, l'euphorbe, le kermès 1
de Cnide, et les médicaments analogues.

19. PURGATIFS UTILES AUX GOUTTEUX.

Vous donnerez aux goutteux principalement de l'ellébore noir jusqu'à 1

< [1] II, cui admisces[2] sal et cocci gnidii modice semen; purgat
2 enim phlegma et choleram[3] mediocriter. Dabis et polypodium, et hoc[4] educit phlegma et choleram mediocriter; dabis
3 igitur et hoc[5] < II, purgat enim mitius. Et si vis elleborum
nigrum coquere cum ptisanæ succo[6] et dare, bene facis, et 5
4 polypodium similiter. Optimum[7] autem catharticum ad arthriticos purgandos est colocynthidis[8] enteriones < IV; pulver super sparsus mulsæ aut aquæ; hæc enim potio subacido-
5 nicos etiam resolutos educit humores. Sed et circa nervorum
6 passiones[9] nullum ex his est malitiosum medicamen. Maximum 10
autem ego scio et manifestum adjutorium ad arthriticos esse,
quod[10] recipit colocynthidis interiones < XX, agaricu[11] < X,

---

[1] < Exprime la drachme, poids. — [2] Admiscis, partout. Sale et cocco gnidiu. — [3] Cholera. Polipodium. — [4] Hic. Cholera. — [5] Hunc. — [6] Ptysanæ sucos. Succus ptisanæ, χυλὸς ϖτισάνης, est la décoction d'orge filtrée. — [7] Optimus. Catarticus. — [8] Coloquintidæ. Enterio-nes est le génitif grec d'ἐντεριώνη, qui signifie le dedans, la partie intérieure. — [9] Passionibus nullus. Malitiosus. — [10] Qui. Coloquentidæ. — [11] Agaricu, ἀγαρικοῦ. Ce mot est au génitif grec, ainsi que la plupart des autres noms de plantes ou de médicaments.

---

2 drachmes, auquel vous ajouterez une légère dose de sel et de kermès de Cnide. Cette médecine fait évacuer modérément la pituite et la
2 bile. Vous donnerez aussi du polypode, plante qui fait aussi évacuer
modérément la pituite et la bile; vous en ferez prendre une dose de
3 2 drachmes, car il purge assez doucement. Si vous voulez faire une décoction d'ellébore noir et l'administrer, vous vous en trouverez bien; le po-
4 lypode pareillement. Un très-bon purgatif à l'usage des goutteux, c'est
encore l'intérieur de la coloquinte à la dose de 4 drachmes, saupoudré
d'une poussière de vin miellé ou d'eau. Cette potion fait évacuer les
5 humeurs acidulées, même après leur résolution. Du reste, dans les
6 affections nerveuses, aucun de ces remèdes ne sera nuisible. Pour ma
part, je connais une recette excellente pour les goutteux; elle comprend[1] : intérieur de la coloquinte, 20 drachmes; champignon agaric,

---

[1] C'est la ἱερὰ Ῥούφου ἀντίδοσις. Rapprochez ce texte de la vieille traduction latine reproduite dans les Œuvres d'Oribase, t. V, p. 891. Voir aussi, plus loin, les fragments 46 et 61.

chamædryos[1] < x, opopanacos < viii, opu cyrenaïcu[2] < viii,
sagapenu < viii, petroselinu < v, aristolochiæ[3] rotundæ
< v, piperis albi < v, cinnamomu < iv, nardostachyos[4]
<. iv, smyrnes < iv, crocu < iv; mel autem tantum mittis[5],
5 ut misceantur omnia. Oportet autem hoc medicamen frequen- 7
ter dare. Cathartica ergo non subitanea[6] danda sunt, sed 8
maxime subinde hoc[7] dabis catharticum, ex quo quam plurime dandum est < iv in mulsa aut aqua; et salis admisces
cochlearium[8] unum, et melius et cito et facilius purgat. Hæc 9
10 ergo sunt cathartica quæ podagricis et arthriticis expediunt.

20. PER VOMITUM[9] QUÆ PURGANT MEDICAMENTA.

Per vomitum purgat maxime elleborus albus; sed non exis- 1

---

[1] Camedreos. — [2] Cyrinaicu. —
[3] Aristolocia rotunda. Piper albu. —
[4] Nardostacios. Smyrnis, par iotacisme,
pour smyrnes, σμύρνης, myrrhe. —
[5] Remarquez, dans un texte aussi ancien, mittere avec le sens français de

mettre. — [6] Subetaneas. Subitanca paraît être ici opposé à subinde, et signifier qu'il ne faut pas donner le purgatif
une fois pour toutes. — [7] Hunc. Quam
plurime, au plus. — [8] Cochiarium. —
[9] Vomica (bis).

---

10 drachmes; germandrée, 10 drachmes; suc de panax, 8 drachmes;
suc de Cyrène, 8 drachmes; assa fœtida, 8 drachmes; persil sauvage,
5 drachmes; aristoloche ronde, 5 drachmes; poivre blanc, 5 drachmes;
cinnamome, 4 drachmes; épi de nard, 4 drachmes; myrrhe, 4 drachmes;
safran, 4 drachmes. Vous mettez du miel en quantité suffisante pour mélanger le tout. Il faut prendre fréquemment ce remède. On ne doit donc 7-8
pas administrer ces médecines tout d'un coup, mais avoir soin par-dessus
tout de les donner par intervalle, à la dose maximum de 4 drachmes,
dans du vin miellé ou de l'eau. Vous y ajouterez une cuillerée de sel, ce 9
qui contribue à purger mieux, plus promptement et avec plus de facilité.
Tels sont les purgatifs avantageux et aux goutteux et aux arthritiques.

20. REMÈDES QUI PURGENT PAR VOMISSEMENT.

Ce qui purge le mieux en faisant vomir, c'est l'ellébore blanc, mais 1

2 timo oportere ; evitandus est ergo ut aliquod[1] pessimum medicamen ; et si oporteat dare, antea detur, quam ægritudo 3 fortissima fiat. Si autem ex hoc periculum esse existimaveris, levius aliquod[2] medicamen [ad vomitum[3]] faciendum[4] requiris, quale est bulbus narcissi, in quo non est aliqua ma- 5 litia ; dabis autem bibere aqua ubi coquitur ; aut staphisagria[5] 4 trita in mulsa ; quantum grana sunt xv, bibat. Optimum est autem cucumeris[6] domestici semen cum staphisagria ; minus 5 enim suffocat. In autem pedum dolore[7], aut si in inferioribus partibus arthritis dominaverit, humoris[8] per vomitum pur- 10 gatio utilior est ; in superioribus[9] autem si fuerit locis, per ventrem melius educendus est humor.

21. DE VOMITU.

1   Quemadmodum et vomitus quidem, et hos laudo ad arthri-

[1] Alicum. — [2] Leviorem alicum. — [3] Ad vomica. Ici les lettres sont effacées ; on distingue seulement un *a* à la fin du mot ; d'après le sens, je crois qu'il y avait vomica ; c'est un mot que notre manuscrit emploie en place de vomitus. — M. Daremberg a lu sur le manuscrit : *ad v...ca.* (C.E.R.) — [4] Facienda. — [5] Stafidagria, et plus bas. — [6] Cocumeris. — [7] Dolores. Artrites. — [8] Humor. Vomica. — [9] Superiora. Loca.

2 j'estime qu'il ne faut pas (l'employer). Il faut l'éviter comme étant très-nuisible ; et, si l'on doit en user, que ce soit avant que la maladie 3 ait pris tout son développement. Pour peu que vous y trouviez quelque danger, essayez d'un médicament plus léger pour faire vomir, tel que l'oignon de narcisse, qui est parfaitement inoffensif et que l'on prend en décoction ; ou bien encore la staphisaigre broyée dans du vin miellé, en 4 potion à la dose de 15 grains. Une autre médecine excellente, c'est la graine de concombre des jardins, mélangée avec la staphisaigre, car elle 5 suffoque très-peu. Lorsqu'il y a douleur aux pieds, et (généralement) si la goutte se porte surtout aux membres inférieurs, la purgation des humeurs par les vomissements est plus efficace ; si elle attaque les membres supérieurs, il vaut mieux faire évacuer les humeurs par le ventre.

21. DU VOMISSEMENT.

1   En même temps que (pour d'autres affections), je préconise le vomisse-

ticos et frequenter jubeo ut fiant. Nunc igitur post cœnam[1]. 2
Nunc autem coctionem dabis aquæ[2], ubi decoxeris origanum 3
quantum tres cotylæ[3] sunt, temperatum cum oxymelle. Das 4
bibere et aut hysopu[4] aut thymu similiter, et de raphanis[5]
5 solis intinctis in oxymelle salso. Qui autem vult post cœnam 5
vomere, consistente[6] prope dolore, in declinatione vomat; et
quæcumque desiderat, ante danda sunt ad edendum ab aliis
cibis[7], et sic uteris.

22. DE DRIMYPHAGIA ET VARIIS CIBIS[8].

Sint autem in cibo et[9] raphani et cepæ, et salsamenta, et 1
10 sinapi, et legumina, et pingues carnes et pisces pingues, et

[1] Cena, partout e. Dans le chapitre précédent, il s'agit des vomissements provoqués par des vomitifs; ici et dans le chapitre suivant, des vomissements provoqués après un repas. Cette interprétation est justifiée par ce passage de Galien au sujet du traitement de la sciatique et de la goutte : « Il faut provo- « quer les vomissements d'abord avec « les aliments, en second lieu à l'aide « des médicaments vomitifs. » (Sec. ge-ner. X, 2.) — [2] Aqua. Coctio signifie ici une décoction. — [3] Cotylas. — [4] Ysopu. Tymu. Ce sont encore des génitifs grecs, ὑσσώπου, θύμου, ici employés partitivement. — [5] Rafanis. Intinctas. Cela veut dire sans doute : « et des navets, qui, seuls, seront « trempés dans l'oxymel salé. » — [6] Consistentes. Dolores. — [7] Alios cibos. — [8] Drimifagia et varios cibos. — [9] Et et. Rafanos. Cepas. Salsamentata. Senape.

ment pour les goutteux, et je leur recommande de le provoquer souvent. Mais ici ce doit être après le repas. Vous donnerez une décoction dans 2-3 de l'eau où vous faites cuire de l'origan à la dose de 3 cotyles, tempérée au moyen de l'oxymel. Vous ferez boire de l'hysope ou du thym et des 4 raiforts pris isolément, et trempés dans de l'oxymel salé. Si l'on veut 5 vomir après le repas, la douleur étant presque calmée, on vomira à son déclin, et tout ce que le malade désire, il faut le lui donner d'abord, pour qu'il prenne ensuite d'autres aliments : c'est dans ces conditions que l'on emploiera (ces vomitifs).

22. ALIMENTS ÂCRES; ALIMENTS DIVERS.

On prendra pour nourriture des raiforts, des oignons, des salaisons, 1 de la moutarde et des légumes, de la viande de boucherie grasse, du

pemmata omnia[1] de casco et melle[2] et oleo facta; et novissime fomentationes impositæ[3] jejuno vomitum[4] provocabis,
2 ut venter, quod suscepit, reddat. Deambulans aut quiescens
3 sit. Bibere absinthii succum[5] dabis ad magnitudinem fabæ
4 in aquæ cyathis tribus[6]. Pro qua re autem jubeo absinthium 5
bibere? quia mihi videtur quod et digestiones faciat et urinas movere[7] expediat, quæ ambo oportet arthriticis movere;
talis enim communicatio est et colo[8], quæ et articulis est.

23. QUIA II[9] DE COLO ARTHRITICI FIUNT.

1 Multi quidem in articulo[10] ulcus profundum habent et diu-
2 turnum; hi a diarrhæa[11] moriuntur. Multi autem ex hoc in- 10
3 testino dolentes articulos fortiter dolebunt. Non ergo negli-

---

[1] Omnes. — [2] Mel. Factas. — [3] Impositos. Jejunus. — [4] Vomicam. — [5] Absenti suco. — [6] Aqua cyathos-tres. — [7] Movire. Quod ambos. — [8] Cholo, quod. Colum, le gros in-testin. — [9] Ei. Ii, les *articulations*, articuli. Cholo. — Fort. legend. *et*. On a traduit d'après cette correction. (c. e. r.) — [10] F. leg. *colo*. (c. e r.) — [11] Diarria.

---

poisson à chair grasse, de la pâtisserie faite de fromage, de miel et d'huile. En dernier lieu, on pratiquera des fomentations administrées à jeun, puis on provoquera un vomissement, afin que le ventre rende ce
2 qu'il aura absorbé. Que le malade se promène ou qu'il reste en repos,
3 vous lui ferez boire du jus d'absinthe le volume d'une fève dans trois
4 cyathes d'eau. Or pourquoi est-ce que je prescris de boire de l'absinthe? Parce que je trouve que cette plante favorise les digestions et qu'elle est avantageuse comme diurétique, double résultat à poursuivre pour le traitement de la goutte, car il y a une relation intime entre le côlon et les articulations.

23. QUE L'ON DEVIENT GOUTTEUX AUSSI PAR LE CÔLON.

1 Beaucoup de personnes ont un ulcère profond et de longue durée à
2 une articulation (au côlon?). Ces malades meurent de la diarrhée. Un grand nombre d'entre eux, qui se plaignent de souffrir à cet intestin,
3 éprouveront une vive douleur dans les articulations. Il ne faut donc pas

genda est digestio, neque[1] ventositas consueta qui eis solet
accidere. Periculum est enim hæc continere.

24. QUÆ SUNT QUÆ INFLATIONEM TOLLUNT.

Expedit ergo, ut ea, quæ inflationes adjuvant, adsumantur, 1
qualia sunt ruta, cyminu, anisu[2] et anethi semen. Hæc in 2
5 aqua cocta potui danda sunt. Et [ad[3]] ventriculum oleo apo- 3
bregmata facere, et sicca trita et in arnacida[4] sparsa inmittere
supra.

25. DE CLYSTERE[5].

Laudo autem et clysteres ad arthriticos, maxime his qui- 1
bus durum[6] fit stercus. Ex qua re? ut, unde articuli lædun- 2
10 tur, educatur. Tunc ergo parati ad clysteres esse debemus, ut 3
evacuetur, aut aliquid[7] aliud. Communes ergo clysteres sunt 4

---

[1] Ne quæ. Solit. — [2] Anissu; génitif nacis, peau d'agneau. — [5] Clysteres. —
grec, κυμίνου, ἀνίσου. Aneti. — [3] J'ai [6] Durus. — [7] Aliquit.
ajouté ad. ἀποβρεγμα, lotion. — [4] Ar-

---

négliger la digestion ni les gaz qui peuvent survenir d'une façon continue
chez cette sorte de malades; leur persistance offre du danger.

24. MOYEN DE SUPPRIMER LES FLATUOSITÉS.

Il est avantageux, dans ce cas, de prendre les (médicaments) qui 1
aident à la sortie des gaz. Tels sont la rue, le cumin, l'anis et la graine
d'aneth. Ces plantes sont prises sous forme de décoction. Il est bon aussi 2-3
de faire des lotions au ventre avec de l'huile ou bien des frictions à sec
avec une peau d'agneau.

25. DES LAVEMENTS.

Je recommande aussi les lavements pour les goutteux, surtout pour 1
ceux dont les excréments sont durs. Dans quel but? afin de faire sortir 2
les matières qui blessent les articulations. Nous devons donc préparer 3
des lavements ayant pour objet de faire évacuer, ou quelque autre remède (analogue). Les lavements communs sont simples; d'autres sont 4

simplices, alii autem ut medicamen; præcipue[1] ea quæ participant ægritudini, hæc scribo; etenim sunt qui stercus solum
5 educent; nam alii[2] alio modo medicantur. Non satis credo
6 esse otiosum[3], quod antiquos medicos scio usos fuisse. Sunt
ergo, pharmacodes clysteres hæc : aqua, in qua colocynthis[4] 5
decoquitur, et niger elleborus, et absinthium[5], et abrotonus,
et centauria, et ruta, et hysopus, et iris, et git, et thlaspi,
et nitrum[6] magis quam sal, et sal[7] amplius esse debet quam
in aliis clysteribus, et mel amplius, oleum autem minus et
7 ipsum vetus[8]. Oportet autem, quando tibi videtur talem 10
clysterem[9] adhibere, antea aliquo leni[10] clystere uti; et postea
8 acrem injicies[11]. Prius enim considerare debes virtutem ho-

---

[1] Cette phrase signifie sans doute : « Je « note principalement les médicaments « qui ont de l'action sur la goutte » (participant ægritudini). — [2] Alias. — [3] Optiosum. « Je ne crois pas indifférent « l'emploi de ces moyens, puisque les « anciens médecins s'en sont servis ; » tel est le sens que me paraît avoir cette phrase obscure. — [4] Coloquentida. Le lavement avec la coloquinte est noté par Galien, Sec. genera, X, 2. — [5] Absentius. Aprotanus. Ysopus. Ireus. Gitter. Thlaspeus. — [6] Nitrus. Sales. — [7] Salis. Alios clysteres. — [8] Veterem. — [9] Tale clystere. — [10] Lene. Après uti le manuscrit ajoute oportit, évidemment inutile. — [11] Enices.

---

médicamenteux ; je décris principalement ceux qui ont du rapport à la maladie (dont il s'agit) ; et en effet ce sont ceux qui feront évacuer les excréments seuls ; car telles autres maladies exigent une autre médica-
5 mentation (par le lavement). Je ne crois pas trop peu actif tout (lavement) que je sais avoir été employé par les médecins de l'antiquité.
6 Voici donc des lavements médicamenteux : eau, dans laquelle on a fait une décoction de coloquinte, d'ellébore noir, d'absinthe, d'aurone, de centaurée, de rue, d'hysope, d'iris, de nielle, de cresson-thlaspi ; ajoutez-y du nitre plus que de sel et du sel plus que dans les autres lavements, du miel en plus grande quantité aussi, mais de l'huile en quantité
7 moindre et qui soit vieille. Or il faut, lorsque vous jugez opportun l'emploi de ce lavement, le faire précéder d'un lavement doux. Vous
8 donnerez ensuite à prendre celui-ci, qui est âcre. Car il faut, avant tout,

minis; nimis enim subitanea evacuatio¹ facta, utique sangui-
nolenta. Posthæc lac² dabis potum, ut mordicata intestina 9
mitiget. Et diætas cave. Utique isti clysteres magis eos juvant 10-11
quibus superiores articuli laborant, et quibus in lumbis³
5 diuturni sunt dolores, et qui ischiadici⁴ sunt; qui autem sub-
terius, minus juvantur.

26. POTIONES QUÆ PER OS⁵ DANTUR.

Sunt autem et aliæ species curationis : quæ in potionibus 1
dantur medicamenta. Scio enim et podagricos et sciaticos et 2
qui vocantur arthritici⁶, liberatos fuisse potionibus istis, et
10 aliquibus jam inviscatos poros⁷ resolutos fuisse. Oportet au- 3
tem non mox et de subito juvari se a tali medicamine spe-
rare⁸; etenim et in alio juvant tempore, quia et ægritudo
neque acuta est neque sic facile amputatur⁹. Ad impinguandos 4

¹ Evacuatione. — ² Lactem. Mitigit. — ³ Lumbos. — ⁴ Isciatici. — ⁵ Ore. —
⁶ Artriticos. — ⁷ Poros, πώρους, concrétions. — ⁸ Sperit. — ⁹ Anputatur.

tenir compte de la force du malade, et une évacuation trop brusque est
toujours sanguinolente. Après cela, vous ferez boire du lait pour adoucir 9
les intestins affectés de mordication. Veillez aussi au régime. Ces lave- 10-11
ments soulagent toujours beaucoup les personnes dont les articulations
supérieures sont malades, ou qui ont des douleurs prolongées dans les
lombes et qui souffrent de la sciatique; mais celles dont la goutte affecte
les articulations inférieures en éprouvent moins de soulagement.

26. DES MÉDICAMENTS ADMINISTRÉS PAR EN HAUT.

Il y a aussi un autre mode de traitement, qui consiste dans les mé- 1
dicaments pris en potion. Je sais, en effet, que des podagres, des gens 2
affectés de sciatique et des goutteux, ont été délivrés par ces potions,
et que certaines d'entre elles ont eu pour effet de résoudre des concrétions visqueuses. Seulement il ne faut pas attendre de ce traitement un 3
résultat prompt et immédiat : ces remèdes agissent plus tard, attendu
que l'affection n'est pas aiguë et ne se laisse pas entamer aussi facilement. A ceux qui veulent engraisser, on fera prendre une potion com- 4

ergo bibentes hoc facit : chamæleuces[1] decoctio pota, et quin-
quefolium e radice[2], aut helichrysu comæ, et meu[3] radix
discocta in aqua et pota juvat; et hypericon[4] similiter, et
chamæpitys, et chamædrys; agaricum[5] autem ab omnibus
aliis plus magis juvat; potandum est autem cum oxymelle[6]   5
5 quantum oboli sunt duo. Et asari decoctio pota hoc idem
præstat, et urinas provocat, et cito magis juvat; potest enim
et diffundere humores viscosos, consistentes, et glutinos dis-
solvere, et liberare viscosos.

27. DE ANTIDOTIS COMPOSITIS AD PODAGRAM.

1-2   Invenimus igitur et alias compositas potiones. Ex quibus
est primus diacentauriu[7], qui recipit : centauria, gentiana[8],   10

---

[1] Cameleuces. Quinque folia. Quin-
quefolium, la quintefeuille.— [2] Radices.
Elicrissu, génitif grec, ἐλιχρύσου. Comas. — [3] Meu, μήου, génitif grec; le
méum. Radices discoctas.— [4] Ypericon.
Camipithes. Camedria. — [5] Agaricus.
Potandus.— [6] Oximelli. Obuli.—[7] Διὰ
κενταυρείου, composition qui avait pour
base la centaurée, comme plus bas dia-

pegani, διὰ πηγάνου, composition qui
avait pour base la rue, πήγανον. Quelques-unes de ces dénominations sont res-
tées dans la pharmacie moderne, par
exemple diacode, de diacodion, διὰ κω-
δίων, préparation qui a pour base le pavot.
— [8] Gentianes. Aristolocia, partout. Ana
est employé encore aujourd'hui en pharmacie, et signifie de chacun.

---

posée comme il suit : décoction de tussilage, de racine de quintefeuille
ou de têtes d'hélichryse; une décoction de racine de méum, prise en
potion, est encore d'un bon effet; de même le mille-pertuis, l'ive-mus-
cade et la germandrée; le champignon agaric est tout ce qu'il y a de
plus efficace; il faut en boire dans de l'oxymel la valeur de deux oboles.
5 La décoction de nard sauvage offre le même avantage et provoque les
urines; son effet est assez prompt; il consiste à faciliter l'écoulement des
humeurs épaisses stationnaires, à dissoudre les concrétions et à chasser
les humeurs visqueuses.

27. MÉDICAMENTS COMPOSÉS CONTRE LA GOUTTE.

1-2   Nous trouvons encore d'autres potions composées. Au premier rang
se place la potion à la centaurée, qui comprend : centaurée, gentiane,

aristolochia rotunda, ana lib. ɪɪɪɪ; prasiu, petroselinu, careu, scordiu, ana lib. ɪɪɪ; mel., lib. vɪ; conficis et uteris. Item alium, 3 diapeganu, qui recipit : gentiana, aristolochia rotunda, ana < ɪɪɪɪ; centauria, chamædrys[1], ana < xɪɪɪɪ; rutæ silvestris 5 semen[2], unc. ɪɪ; mel, lib. v; conficis et uteris. Et aliæ[3] qui- 4 dem, quas *Aucistæ* auctor laudat; scripsit[4] enim in libris confectionum sic : chamædrys, ÷ x; aristolochia rotunda, ÷ vɪɪɪɪ; gentiana, ÷ vɪɪɪ; absinthium[5], ÷ vɪɪ; centauria, ÷ ɪ; hypericu[6], ÷ v; phu, ÷ ɪɪɪɪ; meu, ÷ ɪɪɪ; petroselinu, ÷ ɪɪ; 10 agaricu, ÷ ɪ; mel, quod sufficit. Item aliud : chamædryos[7], 5 gentianæ, centauriæ, aristolochiæ, petroselinu, stœchados[8], agaricu, cyclaminu, ɪɪɪ [9]; cyperu, lib. ɪ; lini semen, lib. vs [10];

[1] Camedrios. — [2] Ici est un signe qui a beaucoup de ressemblance avec celui de l'once, et que je crois en effet désigner ce poids. Je l'ai remplacé par le mot *unciæ*. — [3] Alias. Je ne sais ce que peut être Aucistæ auctor.— [4] Scribsit. Camedrios. ÷ est le signe de l'obole. — [5] Ab-

sentiu. — [6] Ypericu. Fu. — [7] Camedria. Gentiana. Centauria. Aristolocia. — [8] Stycados. — [9] Ici manquent un mot de peu de lettres et le signe du poids, illisibles dans le manuscrit. — [10] S mis après un chiffre exprime une demie; vs = 5 ½.

---

aristoloche ronde, 4 livres[1] de chacune; poireau, persil sauvage, carvi, scordium (ou germandrée), 3 livres de chacun; miel, 6 livres; préparez et employez. En voici une autre, à la rue, comprenant : gentiane, 3 aristoloche ronde, 4 drachmes de chacune; centaurée, germandrée, 14 drachmes de chacune; graine de rue sauvage, 2 onces[2]; miel, 5 livres; préparez et employez. Il est encore d'autres potions que recommande 4 l'auteur de l'*Aucista* (?); il écrit en effet, dans ses livres *Des préparations* (médicinales), la potion ainsi composée : germandrée, 10 oboles; aristoloche ronde, 9 oboles; gentiane, 8 oboles; absinthe, 7 oboles; centaurée, 1 obole; mille-pertuis, 5 oboles; phou, 4 oboles; méum, 3 oboles; persil sauvage, 2 oboles; agaric, 1 obole; miel, quantité suffisante. — Autre potion : germandrée, gentiane, centaurée, aristoloche, persil sau- 5 vage, lavande-stœchade, agaric, cyclamen, 3 [livres de chacun][3]; jonc-souchet, 1 livre; graine de lin, 5 livres 1/2; aloës, 5 livres 1/2; miel,

[1] Ne serait-ce pas plutôt *drachmes* ?
[2] Ou 2 *drachmes* ?
[3] Restitution conjecturale.

6 aloe, lib. vs; mel, quod sufficit. Item aliud : chamædryos[1],
 gentianes, aristolochias, centauriæ, rutæ, æqualis pensa; mel,
7 quod sufficit; dosis, < II. Item aliud : nardostachyos[2], myr-
 rhæ, gentianæ, chamædryos, æquale pondus; mel, quod
8 sufficit; dosis, < II. Item aliud : agaricum[3] datum quotidie 5
9 multum juvat. Hiera purgat bene, data per singulos menses;
 aut epithymu[4] et rheuponticu pulver, das scripulos duo per
 singulos dies in mulsa, et unctiones[5], et omnia quæ expe-
10 diunt. Item aliud : spica nardi, scripuli [6] VIIII; rheu, ÷ I s;
 aristolochia rotunda, ÷ VI; gentiana, ÷ III; smyrnes[7], ÷ VI; 10
11 lauri bacca[8] purgata, lib. I; das scripulos duo. Observet[9]
 autem ab omnibus, quibus[10] non expedit uti; totum oportet
 scire maxime quæ[11] edenda sunt.
12 Et non oportet de subito removere potiones aut de semel,

---

[1] Camedrios. Centauria. Ruta. Æquali. iotacisme, pour σμύρνης, myrrhe. —
— [2] Nardostacios. Murra. Gentiana. [8] Uaca. — [9] Observit. Le sens est : « Il
Camedrios. Æquali. Pondere. — [3] Aga- « faut s'abstenir de tout ce qui ne con-
ricu. Dato. Cottidie. Iera. — [4] Epi- « vient pas. » — [10] Quorum. Totum ,
thimu. Reuponticu. — [5] Unctionibus. qui suit, doit signifier : en somme. —
— [6] Scripulos. Reu. — [7] Smyrnis, par [11] Que.

---

6 quantité suffisante. — Autre : germandrée, gentiane, aristoloche, centaurée, rue, à poids égal; miel, quantité suffisante; à prendre à la dose
7 de 2 drachmes. — Autre : épi de nard, myrrhe, gentiane, à poids égal ;
8 miel, quantité suffisante; dose, 2 drachmes. — Autre : L'agaric donné
9 une fois par jour est d'un très-bon effet. Le remède sacré, pris une fois
 par mois, purge bien; ou encore la poudre de fleur de thym et de
 rhapontic (rhubarbe); vous en donnez 2 scrupules une fois par jour
 dans du vin miellé, ou bien en onctions, et de toutes les façons où
10 elle peut convenir (?). — Autre : épi de nard, 9 scrupules; rhubarbe[1],
 1 obole 1/2; aristoloche ronde, 6 oboles; gentiane, 3 oboles; myrrhe,
11 6 oboles; baie de laurier épurée, 1 livre; dose, 2 scrupules.
12 Évitez tout ce qu'il n'est pas avantageux d'employer; il faut surtout sa-

---

[1] Lecture conjecturale.

neque diuretica existimo confestim resolvere, quæ consuetus
erat bibere; sed paulatim subtrahendum est; sin minus, periculum apoplexiæ fit, aut aliam aliquam invictam incurrit passionem, quemadmodum scio Clemmagniti [1] contigisse. Ille 13
5 enim arthriticus erat, bibit igitur antidotum diacentauriu, et,
cum se leviorem sensisset, cessavit[2] bibere; et ad passiones et
spasmos cum incurrisset, capitis apoplectus factus, mortuus
est. Scio autem et alium ex hac ipsa accidentia[3] facta; sed iste 14
pingue et multum purgans, ipso[4] evasit; et, cum removisset
10 usum clysteris de subito, mortuus est. Necesse est ergo ut 15
consuetos humores ad extrahendum paulatim deducat, ne,
dum resederint pessimi humores, collecti subito inferant mortem.

[1] Je ne sais comment restituer ce nom propre altéré. Contegisse. — [2] Cessabit. — [3] Accedentia. Pingues. — [4] Ioso. A ce mot estropié je substitue ipso, *par cela même;* mais cette restitution n'est rien moins que sûre.

---

voir complétement quels sont les aliments à prescrire. On ne doit pas renoncer brusquement à une potion ou dès que l'on n'en a pris qu'une fois;
je ne suis pas d'avis non plus que l'on cesse les diurétiques que l'on est
habitué à boire, mais il faut les supprimer graduellement, sans quoi on
s'expose à l'apoplexie ou à quelque autre affection insurmontable; comme
j'ai appris qu'il en est advenu à Clemmagnitès (?). Affecté de la goutte, 13
il prenait la potion à la centaurée; puis, se sentant soulagé, il interrom-
pit le traitement : bientôt il éprouva des douleurs spasmodiques, et,
atteint d'une apoplexie de la tête, il en mourut. Je connais encore un 14
autre malade qui fut victime du même accident; seulement, comme il
avait des humeurs, il se purgea beaucoup et se tira d'affaire; puis, ayant
cessé tout d'un coup les lavements, il mourut. Il est donc nécessaire 15
d'évacuer graduellement les humeurs invétérées pour s'en débarrasser,
dans la crainte que ces matières très-nuisibles, séjournant dans le corps,
ne viennent, par suite de leur accumulation, à causer subitement la mort
du malade.

28. QUIA NON OPORTET DE SUBITO PAUSARE, UT NON
BIBANT POTIONES [1].

1   Optimum est ergo, ut dictum est, non de subito removere [2]
2 potiones his medicaminibus. Sed si et satis videtur, ut nondum expediat ei bibere quæ erat consuetus bibere, non igitur tantum bibat, sed nec per singulos dies; sed aliquid ex
hoc minuendo semper subtrahat amplius, et non subducat de   5
subito.

29. DE CURATIONIBUS.

1   Bonum est autem ut et aliud purgetur; majoribus ab his
2 medicaminibus purgandus est. Et si tibi videtur quia sanguis
superabundat [3] in veritate, solvenda est vena, et vomitum
facies, etsi per hæc dolor non quieverit; neque enim sit inli-   10
3 nitiones neque altero modo existente [4]. Ergo consuetudinis

---

[1] Cette rubrique serait mieux placée quatorze lignes plus haut, au-dessus des mots *Et non oportet*... (C. E. R.) — [2] Re- mobere. — [3] Superhabundat. — [4] Le texte est ici très-altéré. Je n'ai pu y rien comprendre, ni même y rien deviner. Je

---

28. IL NE FAUT PAS CESSER TOUT D'UN COUP DE FAIRE PRENDRE LES POTIONS.

1   Le mieux est donc, je le répète, de ne pas renoncer subitement aux
2 potions composées des médicaments précités. Mais, si l'on juge que le
malade en a pris suffisamment, supposé qu'il ne lui soit pas encore
avantageux de reprendre sa boisson habituelle, il faut, dans ce cas, ne
plus prendre autant de la potion, ni même en prendre tous les jours;
mais il faut qu'il en diminue constamment la dose et ne la supprime
pas subitement.

29. DES MODES DE TRAITEMENT.

1   Il est bon de varier les purgatifs (?); le malade doit être purgé avec
2 des remèdes plus forts (?). Si l'on voit qu'il y a réellement surabondance
de sang, il faut saigner et faire vomir, lors même que ces moyens ne
devraient pas apaiser la douleur; et en effet on ne peut pour cela se
3 dispenser de recourir aux onctions et à d'autres traitements. Ainsi donc

modus[1] utique malus est, si de subito minuitur. Hoc ergo 4 commemorato[2], ex omnibus curatio et diæta dicta est a me, et non utique mihi videntur[3], interrogante aliquo, omnia dicta a me [non][4] fuisse.

3o. ALIO MODO CURATIO AD PODAGRAS.

5   Digne[5] igitur alio modo curationes inveniuntur ad malam 1

crois qu'il y a quelque lacune. Du moins la phrase qui suit est sans liaison avec ce qui précède. — Nous traduisons mais sous toutes réserves en lisant : Neque enim sine inlin. (c. e. r.) — [1] Modum. Malum. — [2] Commemoratio. Dictum. — [3] Videtur. Interrogans. Aliquis. — [4] J'ai ajouté [non] ; mais le texte est mauvais, la phrase obscure et le sens bien douteux. — L'addition de non nous semble inutile. (c. e. r.) — [5] Aétius, liv. XII, chap. xxiv, a inséré ce chapitre dans son ouvrage. Je reproduis ici le texte grec, tant pour établir l'authenticité de ce morceau de Rufus, que pour montrer comment notre traducteur latin s'est acquitté de son office. On verra des différences entre le texte grec et la traduction latine ; mais peut-être ne doivent-elles pas être entièrement mises sur le compte du traducteur, Aétius ayant pu remanier quelque peu ce morceau, qu'il s'appropriait. Le texte

grec de la partie d'Aétius où se trouve notre passage étant encore inédit, j'ai mis à contribution les manuscrits 2192 et 2194 de la Bibl. nationale. Ἄξιον δέ, φησιν ὁ Ῥοῦφος, καὶ ἑτέρους τρόπους εὑρίσκειν βοηθημάτων πρὸς τὸ χαλεπὸν νόσημα. Ἐγὼ μὲν οὖν ἐπὶ τῶν κατὰ πόδας ἄρθρων ῥευματιζομένων ἐπαινῶ εἴ τις τὰ φλέβια τὰ ἄνωθεν κατιόντα ἐπὶ τοὺς πόδας ἐκτέμνει ὡς πρὸς τὰ ἐν κνήμαις κεκιρσωμένα. Φαίνεται γὰρ ἐξογκούμενα τὰ μόρια ταῦτα ἀκριβῶς μάλιστα ἐν τῷ καιρῷ τῶν φλεγμονῶν· ἐνευρεθῇ τε τὰ ἐν κύκλῳ τῶν φλεβῶν, καὶ πλήρη αἵματος τὰ φλέβια ὁρᾶται ὑπάρχοντα. Οἱ γὰρ τοιοῦτοι μᾶλλον φλέγονται ὑπὸ τῆς ὀδύνης, καὶ χαίρουσι τοῖς ψυχροῖς. Εἰ οὖν τὰς φλέβας τις ἐκτέμνει ὡς ἐπὶ τῶν κιρσῶν, οὐκ ἂν ἔτι δύνηται ἐπιρρεῖν τὸ πλῆθος αἵματος ὡς τὸ πρὶν ὡς καὶ φλεγμονὰς ποιεῖν, καὶ μάλιστα ἐν τῇ αἱματώδει ποδάγρᾳ. Ἐπὶ δὲ τῶν ἄλλων ἄρθρων, οἷον ἰσχίων ῥευματιζομένων καὶ τῶν περὶ πή-

les moyens curatifs sont toujours nuisibles, si la cessation de leur emploi est trop brusque. Cette recommandation faite, c'est d'après toutes sortes 4 d'autorités que j'ai indiqué le traitement et le régime, et, si l'on me demande mon avis, (je répondrai que) je n'accorde pas indifféremment la même efficacité à toutes les prescriptions que j'ai données.

3o. AUTRE MANIÈRE DE TRAITER LA GOUTTE.

Il est d'autres moyens estimables de traiter cette funeste maladie ; nous 1

passionem, et laudamus ad pedum articulos, et laudo si quis venam super planta incidit[1], quemadmodum in suffraginibus[2]

2 aut tibiis cirsos factos. Videtur enim et modicum de ægri-

3 tudine, et intumescit[3] fortiter. Si autem aliquis eam perinci- dat, jam non potest supercurrere alter sanguis, ut inflam- 5 mationem faciat, et maxime si de sanguinis abundantia[4] fit podagra, cujus signa talia sunt : rubrus fit color circa pedem[5], tumores autem exurgunt in pedibus, et venæ intumescunt,

χεων, οὐ πάνυ φαίνεται τὰ φλέβια · εἰ δὲ μὴ, καὶ ἐπὶ τούτων ἐκτέμνειν χρὴ τὰς κυρτουμένας φλέβας. — Il vaut la peine, dit Rufus, de trouver d'autres modes de traitement contre cette funeste maladie. S'il s'agit de fluxion aux articulations des pieds, je recommande l'excision d'en haut des petites veines qui descendent dans les pieds, comme pour combattre les varices crurales; car on voit ces parties se gonfler sensiblement, surtout dans le temps de l'inflammation ; des rougeurs se manifestent autour des veines, et l'on voit les petites veines se remplir de sang. Les malades ainsi affectés éprouvent de l'inflammation sous l'action de la douleur, et beaucoup de soulagement au moyen des réfrigérants. En conséquence, si l'on excise les veines, comme dans le cas des varices, la surabondance de sang ne pourra plus affluer

comme auparavant de façon à causer de l'inflammation, surtout s'il y a podagre sanguine. Lorsque la fluxion affecte les autres articulations, telles que les hanches et les coudes, les petites veines ne sont pas du tout saillantes. S'il en est autrement, il faut, dans ce cas aussi, exciser les veines devenues flexueuses. (Trad. c. e. r.) — [1] Le texte grec montre qu'il s'agit non d'incision, mais d'excision. — [2] Suffragines. Cirsos, κιρσούς, varices. Factas. — [3] Intumiscit, et plus bas un i aussi. Je crois que cette phrase signifie : « A peine la maladie se montre-t-elle un peu que la veine se gonfle fortement. » Cela manque dans le grec d'Aétius. — [4] Habundantia. Tales. Cette description de la goutte est, dans le grec d'Aétius, placée auparavant. L'ordre de notre traducteur me paraît préférable. — [5] Pede.

les recommandons contre la goutte aux articulations des pieds ; je recommande aussi de faire une incision à la veine sous la plante, comme

2 lorsque les varices affectent les jarrets ou le tibia. Car on voit ces parties se gonfler légèrement au début de la maladie, puis d'une façon plus

3 sérieuse. Si l'on fait une incision profonde à la veine, dès lors le sang ne peut plus s'y renouveler, de sorte qu'il y a inflammation, surtout quand la podagre provient de la pléthore, auquel cas le diagnostic est celui-ci : rougeur autour du pied, formation de tumeurs sur la même partie, gonfle-

et totus pes ignitus est, dolet, et, cum infrigdatur, gaudent.
In aliis[1] autem articulis similia patientibus non videtur vena; 4.
sin minus, et in his incidi debet.

31. DE CAUTERIIS[2] AUT ESCHARIS IN ARTICULIS IMPONENDIS.

Sed[3] et escharæ super articulos imponendæ sunt, maxime 1

[1] Totis. Ici le grec d'Aétius spécifie davantage. Je suis porté à croire que le texte de Rufus ayant ἐπὶ δὲ τῶν ἄλλων ἄρθρων, le traducteur a lu ὅλων; de sorte que dans la traduction il faudrait lire : in aliis autem articulis; ce qui rendrait toute spécification inutile. — [2] Cauteres. Escas, Inponendas. — [3] Ce chapitre est aussi dans Aétius, liv. XII, chap. xxv : Ἐσχάρας τοίνυν ἐμβλητέον, τὰς μὲν ἀνωτέρω τοῦ ῥευματιζομένου ἄρθρου, τὰς δὲ ἐγγυτέρω· μάλισ7α δὲ καὶ καυτηρίῳ· εἰ δὲ μὴ, φαρμάκοις. Πολύ γε μὴν ἄμεινον τῷ καυτηρίῳ· καὶ γὰρ ὀξύτερον διακαίει καὶ ξηρότερον. Καίειν δὲ χρὴ καθόλου ἐπὶ τῶν τοὺς πόδας ῥευματιζομένων περὶ τὰ σφυρὰ ἑκατέρως ἔνδοθεν καὶ ἔξωθεν τοῦ ποδὸς, ἐρείδοντες τοὺς καυτῆρας κατὰ τῶν ἐκεῖσε τεταγμένων φλεβῶν ἀνωτέρω μᾶλλον τῶν σφυρῶν βραχύ. Καίειν τε καὶ τὸν μεταξὺ τοῦ μεγάλου τε καὶ τοῦ πλησίον δακτύλου τοῦ ποδὸς τόπον, ὅθεν μάλισ7α διογκούμεναι αἱ φλέβες ὁρῶνται, καὶ μᾶλλον αἱ μέγισ7αι. Τισὶ δὲ καὶ αὐτὰ συμφέρει διακαίειν τὰ ἄρθρα, ὅτε ὑπόμυξα πάνυ ὁρᾶ-

ται, πρὶν γενέσθαι πώρους. Γνωσ7έον μέντοι, φησὶν ὁ Ῥοῦφος, ὡς ἐπὶ τῶν ὑπομύξων ἄρθρων καιομένων τὰ γινόμενα ἕλκη δυσίατά εἰσιν. Ἀλλ' ὅταν αἱ οὐλαὶ συνδράμωσιν, ἰσχὺν μεγίσ7ην παρέχουσι τοῖς ἄρθροις, ὡς μηκέτι ὑποδέχεσθαι τὸ ἐπιρρέοντα περιτ7ώματα. — Cp. Cœl. Aurel. p. 566. (Daremberg.) — Il faut produire des escarres, les unes au-dessus de l'articulation où il y a fluxion, les autres tout auprès, et les produire de préférence avec un cautère, ou, à son défaut, avec des médicaments. Il vaut mieux le faire avec un cautère, car celui-ci brûle d'une manière plus pénétrante et plus sèche. Il faut cautériser en général les parties du pied où il y a fluxion, aux deux chevilles intérieure et extérieure, en appuyant les cautères contre les veines qui passent là, plutôt même un peu au-dessus des chevilles. Brûler aussi la région située entre le grand orteil et le doigt voisin, surtout si l'on constate un gonflement des veines, notamment des plus grosses. Pour quelques malades, il faut même cautériser les ar-

ment des veines, inflammation de tout le pied accompagnée de douleur et soulagement obtenu par les réfrigérants. Lorsque cette maladie 4 affecte les autres articulations, la veine n'est pas saillante. S'il en est autrement, il faut aussi l'inciser.

31. CAUTÈRES À POSER, ESCARRES À PRODUIRE SUR LES ARTICULATIONS.

Il faut aussi produire des escarres sur les articulations, surtout celles 1

2 cum cauteriis factæ[1], sin minus, medicamentis. Plus autem melius est cum cauteriis[2]; etenim acutius incendunt et sic-
3 cius. Quæ autem[3] oportet observare, qui uritur, ut non cito[4] s[anentur] escharæ; aliquibus autem expedit[5], ut ulcera sanari non permittantur. 5

32. ALIO MODO CURATIO DE ENCHRISTIS[6] ET EMPLASTRIS.

1-2 Est igitur alii[7] alia species curationum. Sed[8] arthriticis de-siccativa medicamenta sunt invenienda; fortia[9] autem nimis

ticulations, lorsqu'on les trouve surchar-gées de mucosités, avant qu'il s'y forme des calus. Il faut savoir, toutefois, dit Rufus, que les plaies engendrées par la cautérisation des articulations chargées de mucosités sont d'une guérison diffi-cile. Mais, lorsque les cicatrices se réu-nissent, elles procurent une grande force aux articulations, qui, de cette façon, ne reçoivent plus les superfluités affluentes. (Trad. C. E. R.) — [1] Scaras. Inponendas. Cateriis. Factas. — [2] Cauteria. Incen-duntur.— [3] Atem. Le grec d'Aétius a, sur le lieu de la cautérisation, des dé-tails qui ne sont pas ici. Mais rien ne prouve qu'ils aient appartenu au texte de Rufus et qu'ils ne soient pas une addition d'Aétius. — [4] Ici des mots effacés; je crois distinguer un *s* après cito; puis on lit, bien qu'avec peine, escaras. Je lis donc sanentur escharæ; ce qui, d'après le grec d'Aétius, signifierait : « Il faut observer « que, dans ces cas, les cautérisations « sont de difficile guérison. » Cependant le sens du latin me paraît être qu'il ne faut pas guérir promptement ces plaies; et ce sens est d'accord avec la phrase suivante, laquelle manque dans Aétius. Or cette dernière phrase doit certai-nement appartenir à Rufus; elle ne peut être du fait de quelque erreur du traducteur. Il ne serait donc pas impos-sible qu'Aétius, faisant hâtivement sa compilation, eût mal compris la remar-que de Rufus.— [5] Expediunt.—[6] Incris-tas. — [7] Ali alias. — [8] Sed non. J'ai sup-primé *non*, qui est en contradiction avec tout le reste du chapitre. — [9] Fortes.

qui sont causées par les cautères, ou, à leur défaut, les médicaments.
2 Il est préférable de recourir aux cautères, car ils brûlent d'une manière
3 plus pénétrante et plus sèche. Il faut avoir soin que l'articulation ainsi brûlée ne guérisse pas trop vite. Dans certains cas, il est avantageux de ne pas laisser les plaies se cicatriser.

32. AUTRE MODE DE TRAITEMENT PAR LES ONCTIONS ET LES EMPLÂTRES.

1-2 Il existe une autre sorte de traitement. Pour les goutteux, il y a lieu de faire un choix parmi les remèdes dessiccatifs; s'ils sont très-actifs,

desiccando, subtracto humore liquido, duritiam generant de humore spisso, et faciunt poros. Erasistratus autem jussit in 3 articulis ponere humorum virtûtes, ut reprimatur[1] plenitudo venarum. Sunt autem adjutoria : sunt quæ inlinuntur, sunt 4 quæ in linteo ducuntur et sic imponuntur; omnia autem quæ desiccare possunt, qualia sunt Andronos[2] et Polyidis[3] trochisci. Sed et sulfur cum aceto, et stypteria et myrices[4] folia 5 trita cum galla et myrrha et aceto[5]. Inlinis autem[6] cubitos 6 dolentes, brachia, genicula, coxas, pedes, tibias, et alia loca quæ dolent similiter. Hæc ergo prohibent rheuma supercur- 7 rere in articulis. Et emplastra quæ desiccant similiter, qualia 8 sunt hicesiu[7], et diaiteas[8] et quæcumque sunt de asphalto[9]

---

[1] Repræmatur. Galien, *Sec. gen.* X, III, parle d'un épithème d'Érasistrate propre à résoudre les concrétions goutteuses. — [2] Ἄνδρωνος τροχίσκος ou ἀνδρώνιον était une composition ainsi nommée d'après le médecin Andron, et qu'on peut voir dans Paul d'Égine, IV, xxv. A peu près la même dans Celse que dans Paul d'Égine, cette composition est très-différente dans Aétius, XIV. — [3] Πολυείδου σφραγίς est le nom d'un trochisque jadis célèbre dont Galien donne la composition, *Sec. gen.* V, xi. — [4] Trociscus. Solfor. Stiptiria. Myricis. — [5] Murra. Acetum. — [6] Autm. Cobitos. Bracia. Genocula. — [7] Icesiu, ἰκεσίου. C'est le nom d'un emplâtre; voy. Galien, *Sec. gen.* IV, xiv. — [8] Diæteas. Le diaitéas était un emplâtre dans lequel entrait le saule, ἰτέα. — [9] Aspalto. Calciteos.

---

par suite d'une dessiccation excessive, après avoir épuisé l'humeur fluide, ils donnent de la dureté à l'humeur épaisse et produisent des calus. Érasistrate prescrivait de porter l'action des humeurs sur les arti- 3 culations, afin de réprimer la pléthore. Voici donc les remèdes à em- 4 ployer : il y a les liniments, notamment ceux qui sont étendus sur un linge et que l'on applique de cette façon; puis tous les dessiccatifs, tels que les trochisques d'Andron et de Polyide. Il y a aussi (un liniment 5 ainsi composé) : soufre et vinaigre, alun, feuilles de bruyère triturées avec de la galle, de la myrrhe et du vinaigre. Vous appliquez ce lini- 6 ment sur les parties malades, soit les coudes, les bras, les genoux, les cuisses, les pieds, les tibias et autres régions analogues où se produit la douleur. Ces substances empêchent la fluxion d'affecter les articula- 7 tions. Citons encore, entre autres emplâtres dessiccatifs, l'*hicésium*, le *diai-* 8

 9 et pice et chalcitide confecta. Sufficiant hæc de enchristis [1] et
10 emplastris dixisse. Non enim peccas, si resina inlinas totum
11 corpus et articulos. Et quando non linis[2], siccis uteris frictionibus, et sinapi superspargis aut cardamum; etenim ex 5
his magnum adjutorium fit, si solum eis ante evacuationem
12 aliquis voluerit uti. Usque hic ergo curationem dixi ad totam
arthritidem [3] passionem, ut omnino sanus esse videatur, qui
præsumit sustinere et non recedit aut per mollitiem aut per
negligentiam. 10

33. IN SUPERPOSITIONE[4] RHEUMATICA CURATIO.

1 Deinceps autem ad dolores rheumaticos adjutoria sunt di-
2 cenda et ad inflammationes articulorum. Oportet enim et

[1] Incrista. Emplastra. Resinam. — «Traitement, quand il y a complication
[2] Lenis. Senape. — [3] Artritem. — de douleurs rhumatismales.»
[4] Superpositionem. Ce titre veut dire :

---

téas, et tous ceux qui se composent de bitume, de goudron et de cala-
9-10 mine. En voilà assez sur les liniments et sur les emplâtres. Vous ne ferez
pas mal de pratiquer une onction générale de résine sur tout le corps, et
11 notamment sur les articulations. A défaut de liniment, vous pouvez recourir aux frictions sèches et saupoudrer de farine de moutarde ou de
cresson; car ces remèdes sont d'un grand secours, pourvu que l'on ne
les emploie pas autrement qu'avant la déplétion.
12 Tel est le traitement que j'ai à prescrire contre toutes les affections
articulaires, et je crois pouvoir garantir la guérison à quiconque voudra
le supporter, et ne sera pas arrêté par la mollesse ou la négligence.

33. TRAITEMENT À SUIVRE QUAND IL Y A COMPLICATION DE DOULEURS RHUMATISMALES[1].

1 Maintenant nous avons à parler des remèdes contre les douleurs
2 rhumatismales et contre l'inflammation des articulations. Il faut les cal-

[1] Traduction proposée par M. Littré.

hæc mitigare velociter, sicut convenit. Aliquibus enim sufficit,
si solum mediocriter par[egorica[1] adhibeantur. Opo]rtet ergo 3
hæc adhibere doloribus; ante quidem per clysterem[2] venter
est subducendus molli clystere, post hæc cibo[3] et potu ab-
5 stinere in primis diebus. Si autem repletis cibo dolores in- 4
choaverint, vomere jubes; et, si videris eum sanguine[4] esse
repletum, phlebotomas. Prohibitiones enim istæ inflamma- 5
tiones pedum minuunt.

34. DE INFRIGDANDIS[5] ARTICULIS.

Articuli autem si infrigdari se quærunt, cataplasma adhibes 1
10 apium cum pane tritum; et porcacla[6] similiter. Similiter au- 2
tem et polygonus[7], et papaveris folia, et strychnus[8], et elxine
id est vitrago[9], et cotyledon[10], et hyoscyamus, et plantago,

[1] Ce que j'ai mis entre crochets est effacé; j'ai restitué d'après le sens général.
— [2] Clystere. — [3] Cibos. Incoaverint.
— [4] Sanguinem. Flebotomas. — [5] In-
frigdandos. Articulos. Adhibis. Appiu.

[6] Le mot correct est porcilaca. —
[7] Poligonia. — [8] Strignu. — [9] Vitrago
ou vitriaria, ou urceolaris, *pariétaire*,
ἐλξίνη. — [10] Cotilidona. Yoscyamu.
Plantagine. Peristereone.

mer promptement par les moyens convenables; car, pour certains malades, il suffit d'administrer des adoucissants à faible dose[1]. Il s'agit 3
donc de les appliquer sur les douleurs; mais, auparavant, on doit donner un lavement émollient pour faire évacuer le ventre, puis, pendant
les premiers jours (du traitement), prescrire l'abstinence en fait de boire
et de manger. Si le malade a l'estomac plein au moment où commencent 4
les douleurs, vous le faites vomir; s'il y a pléthore manifeste, vous
saignez. Les moyens prohibitifs diminuent l'inflammation des pieds. 5

34. RÉFRIGÉRATION DES ARTICULATIONS.

Si les articulations demandent à être rafraîchies, vous faites un cata- 1
plasme d'ache triturée avec du pain ou d'euphorbe péplide, indifféremment. On emploie aussi pour le faire la renouée, les feuilles de pavot, 2
la morelle à fruits noirs, la pariétaire ou helxiné, le cotylet ou nombril

[1] On traduit d'après la restitution conjecturale de M. Littré.

et peristereonis folia, et coniu[1] comæ; his enim et panis
3 miscendus est, sicut dictum est. Melius autem est, si cum
alphitis[2] misceatur vetus cataplasma; et ipsa alphita sola cum
4 aceto soluta, cataplasma impone. Sed et si cum succo[3] supra-
5 dictarum herbarum alphita teras et inlinas, bene facit. Et 5
adhuc crocu et opiu et rhamnu[4] succus et psilliu, et alia his
6 similia. Non est autem inutile et ptygma[5] imponere de oleo
7 roseo et aqua infusum[6]. Omnia autem non oportet nimis infrigdare; convertuntur enim intus inflammationes per nimium
frigdorem, ut graciliores[7] videas esse articulos conversos, 10
et dolores sint fortiores, et intus inflammationes consistunt.

35. QUÆ CALEFACIUNT CATAPLASMATA[8].

1 Qui autem calefacientibus juvantur rebus, his cataplasma

[1] Coniu, génitif grec, κωνίου, ciguë. Comas. — [2] Alfita, partout par ƒ. Veteres. Cataplasmas. — [3] Sucos. — [4] Ramnu. Succos. — F. legend. apiu, ache. (C. E. R.) — [5] Compresse pliée en plusieurs doubles. — [6] Infusas. Après infusas il y a adponere; j'ai supprimé ce mot inutile et provenant d'une erreur de copiste. — [7] Les parties tuméfiées s'affaissent. — [8] Cataplasmas.

de Vénus, la jusquiame, le plantain, les feuilles de verveine et la tête
de la ciguë. Toutes ces plantes doivent être mélangées avec du pain,
3 comme on vient de le dire. Mais il est préférable de mélanger les vieux
cataplasmes avec de la fleur de farine. Cette farine jetée seule dans du
4 vinaigre, vous appliquez le mélange en cataplasme. Triturer la farine
avec le jus des plantes précitées, pour en faire un liniment, est encore
5 une bonne recette. Citons aussi le suc du safran, de l'ache (?), du ner-
6 prun, du plantain-psyllium et d'autres plantes analogues. Il n'est pas
mauvais d'appliquer une compresse imbibée d'huile aux roses et d'eau.
7 Il ne faut pas exagérer le rafraîchissement, car une fraîcheur trop intense porte l'inflammation à l'intérieur, et il en résulte un affaissement
des articulations tuméfiées, une recrudescence de la douleur et une inflammation qui se fixe à l'intérieur.

35. CATAPLASMES RÉCHAUFFANTS.

1 Lorsque les malades se trouvent bien d'être réchauffés, il faut leur

adhibendum[1] est de pane in mulsa cocta, aut farina similiter
hordeacea cocta; similiter et lini seminis et feni græci[2] farina.
Utiliora enim sunt, si in ficorum decoctione ea quæ prædicta 2
sunt coquantur. Et ipsæ[3] ficus cum vino tritæ cataplasma 3
5 imponatur; et orobus id est ervum muccinatum et tricoscinatum[4], farina in mulsa cocta[5], cataplasma imponas; et lolii
farina similiter.

36. AD NIMIUM HUMIDAS PODAGRAS.

Quibus autem humidi sunt articuli, desiccativis[6] uteris 1
adjutoriis, quale est cyperus coctus in melle, et aleus[7] cum
10 aceto, et asphaltus[8] cum hordei farina coctus, et pecula[9] similiter[10] cocta cum hordei farina. Ea quæ dicta fortiora sunt. 2

[1] Adhibenda. Coctum. Hordiacia. —
[2] Greci. Decoctionem. — [3] Ipsos. Ficos.
Tritos. — [4] Orobu. Herbum. Muccinatum paraît signifier *nettoyé;* il n'est pas
dans Ducange. Quant à tricoscinatum,
il y est sous cette forme incorrecte, tri-
cocinare, *cribler.* — [5] Mulsaccota. —
[6] Desiccatibis. Mel. — [7] Ducange a

aleum, *ail;* la forme aleus est à ajouter.
— [8] Aspaltu. — [9] Ducange a pegula et
pegola, *poix,* en italien pegola. La forme
de notre manuscrit doit être ajoutée; le *c*
au lieu du *g* montre qu'elle est antérieure
aux formes recueillies par Ducange et
qu'elle sert de transition entre *pix* ancien et *pegola* moderne. — [10] Semiliter.

mettre un cataplasme de pain et de vin miellé cuit, ou de farine d'orge
cuite, ou encore de graine de lin et de fenugrec. Ce qui est meilleur 2
encore, c'est une décoction de figues dans laquelle on fait entrer les
plantes précitées. On applique aussi un cataplasme de figues triturées 3
avec du vin; avec l'orobe, c'est-à-dire l'ers nettoyé (?) et criblé jeté
dans du vin miellé cuit, vous faites encore un bon cataplasme[1]; de
même avec la farine d'ivraie.

36. [REMÈDES] CONTRE LA PODAGRE TRÈS-HUMIDE.

Pour ceux qui ont les articulations humides, vous aurez recours aux 1
médicaments dessiccatifs, tels que le souchet cuit dans du miel, l'ail jeté
dans du vinaigre, et le bitume cuit avec la farine d'orge. Ces remèdes sont 2

[1] Cp. Oribase, *Coll. méd.* IX, xxxviii.

3-4 Mitiora enim sunt, quæ sequntur. Mediocriter autem desiccat lenticla [1] in frixoria frixa, et farina cum melle [2] cataplasma
imposita; orobus frixus, farina ejus similiter; aut prasium [3]
5 cum sevo caprino malagmæ modo [4] impositus. Heliotropium
viride partes duas, sebum [5] hircinum partem unam admisces, 5
et imponis; quod si siccat [6] medicamen, ovorum [7] vitella addis.
6 Aut sebum caprinum aut vervicinum cum stercore caprarum
et crocodili superpones mixta.

37. FOMENTATIONES.

1 Solutis enim articulis et diffusis humoribus existentibus [8],
fomentationes stypticæ [9] adhibendæ sunt, qualia sunt salicis 10
folia, aut corticis decoctio [10], et schænus, et myrta, et cu-

[1] La forme latine est lenticula, *lentille*. — [2] Mel. — [3] Prasiu. Capruno. — [4] Modum. Eliutropiu. — [5] Sebu. Hircinu. Après admiscis (*sic*) le manuscrit a ovarum (*sic*) vitella. Ces mots me paraissent de trop; ils proviennent sans doute d'une erreur du copiste, qui les aura répétés, parce qu'ils se trouvent à la ligne au-dessous; genre d'erreur fréquent dans les manuscrits. Je les ai supprimés. — [6] Siccat est sans doute pour siccatur, et doit signifier *se sèche*. — [7] Ovarum. Sebu. Caprunu. Berbicinu. Stercus. Corcodilis. — [8] Existentes. — [9] Stipticas. Adhibendas. — [10] Decoctionem. Scinu.

3-4 les plus actifs. En voici maintenant qui sont plus doux. La dessiccation
est modérée avec un cataplasme de lentilles frites dans la poêle et de
farine mélangée avec du miel; ou encore celui de poireau mélangé avec
5 de la graisse de chèvre, appliqué comme cataplasme émollient. Vous
faites un mélange de deux parties d'héliotrope vert contre une partie de
graisse de bouc, et vous posez le cataplasme. Si le médicament est trop
6 sec, vous y ajoutez des jaunes d'œufs. Il y a aussi un cataplasme composé
de graisse de chèvre ou de brebis mélangée avec la fiente de chèvre et
de crocodile.

37. FOMENTATIONS.

1 Lorsque les articulations sont relâchées et que les humeurs sont diffuses, on a recours aux fomentations astringentes, telles qu'une décoction de feuilles ou d'écorce de saule, de jonc, de myrthe, de cyprès,

pressus[1], et sulfur vivum cum aceto calido mediocriter. Agen- 2
dum est et in his, ut non indurescant articula ; propter quod
mihi videtur post istas fomentationes molliter refricare, et
pinguioribus unctionibus unguere. Omnes ergo in inflamma- 3
5 tione positos in requiete[2] habere oportet. Hæc est enim in 4
inflammationibus podagræ curatio.

   Finit Rufi de podagra[3] feliciter. Deo gratias.

[1] Copressu. Solfor. Vivu. — [2] Requiaem. — [3] Podagras.

---

du soufre vif[1] mélangé avec une quantité de vinaigre médiocrement
chaud. Il faut s'attacher, en employant ces médicaments, à éviter l'indu- 2
ration des articulations. C'est pourquoi je trouve bon, après l'emploi de
ces fomentations, de rafraîchir doucement et d'appliquer des liniments
assez gras. Il faut que les malades, dans la période d'inflammation, se 3
tiennent dans un repos absolu. Tel est le traitement de la goutte lors- 4
qu'il y a inflammation.

[1] Probablement le θεῖον ἄπυρον d'Oribase. (*Synopsis*, II, LVI, 66.)

ΡΟΥΦΟΥ ΕΦΕΣΙΟΥ

ΕΚ ΤΩΝ ΓΑΛΗΝΟΥ

—·—

1.

Περὶ μελαίνης χολῆς, Ζ'. (Galien, éd. Chart. III, p. 165; éd. Kühn, V, p. 105.)

1 Τῶν δὲ νεωτέρων[1] ἄρισ7α γέγραπ7αι ϖερὶ μελαγχολίας τῷ
2 Ἐφεσίῳ Ῥούφῳ. Καί τις εὐλόγως ἂν Φαίη, μηδὲν ἐνδεῖν τοῖς κατὰ
Φύσιν ἀκούουσιν, οὐκ ἐρισ7ικῶς ἀντιλέγειν ϖροαιρουμένοις, ὅπερ
ἐπιπλεῖσ7ον οὐκ ὀλίγοι τῶν νεωτέρων ἰατρῶν ἐζήλωσαν, καὶ μά-
λισ7α οἱ καλοῦντες ἑαυτοὺς Ἐρασισ7ρατείους καὶ Ἀσκληπιαδείους 5
καὶ μεθοδικούς, κ. τ. λ.

[1] Galien vient de nommer Plistonius, Praxagore et Philotime.

══════════════

FRAGMENTS

DE RUFUS D'ÉPHÈSE

EXTRAITS DE GALIEN.

—·—

1

SUR L'ATRABILE, LIV. VII.

1 Celui de tous les modernes qui a le mieux écrit sur la mélancolie,
2 c'est Rufus. On peut affirmer à bon droit qu'il ne laisse rien à désirer
à ceux qui le suivent naturellement (de bonne volonté?), sans parti pris
de le contredire et de le chicaner, ce qui est trop souvent la prétention
de beaucoup de médecins contemporains, et surtout de ceux qui se font
appeler Érasistratiens, Asclépiadiens et Méthodiques.

2

Περὶ κράσεων καὶ δυνάμεως τῶν ἀπλῶν φαρμάκων, ϛ΄. (Éd. Chart. XIII,
p. 144; éd. Kühn, XI, p. 796.)

Καὶ μὲν δὴ καὶ Ῥούφῳ τῷ Ἐφεσίῳ πολλὰ μὲν κἂν τοῖς Θε- 1
ραπευτικοῖς βιβλίοις γέγραπ7αι φάρμακα, καὶ περὶ Βοτανῶν δὲ
δι᾽ ἑξαμέτρων ἐπῶν σύγκειται τέτ7αρα.

3

Περὶ συνθέσεως φαρμάκων τῶν κατὰ τόπους, Α΄. (Éd. Chart. XIII, p. 334;
éd. Kühn, XII, p. 425.)

Τὸ δὲ ἀπὸ τραγοπώγωνος ἄντικρυς ἡμῖν ἐδοκεῖ περὶ τοῦ λα- 1
5 δάνου λελέχθαι. Καὶ γὰρ συμπεφώνηται πρὸς τὰς τοιαύτας δια- 2
θέσεις ἁρμότ7ειν· καὶ ἡ γένεσις αὐτοῦ κατὰ τὰ γένεια τῶν τράγων
ἔν τισι χωρίοις ἐπιγίγνεται. Δηλοῖ δὲ τοῦτο καὶ Ῥοῦφος ὁ Ἐφέσιος 3
διὰ τῶνδε τῶν ἐπῶν·

Ἄλλο δέ που κατὰ γαῖαν Ἐρέμβων λῆδανον εὕροις　　　　　4
10　　Αἰγῶν ἀμφὶ γένεια· τὸ γὰρ καταθύμιον αἰξί,

2

SUR LES TEMPÉRAMENTS ET VERTUS DES MÉDICAMENTS SIMPLES, LIV. VI.

Quant à Rufus d'Éphèse, il a parlé de beaucoup de médicaments dans 1
ses Thérapeutiques, et il a laissé sur les Plantes un ouvrage en quatre
livres écrit en vers hexamètres.

3

SUR LA COMPOSITION DES MÉDICAMENTS SELON LES LIEUX, LIV. I.

Le résidu de la barbe-de-bouc (salsifis?) nous a semblé donner lieu à 1
une explication se rapportant clairement au ladanum. En effet, il a été 2
reconnu qu'elle concorde avec des dispositions de même nature, et son
origine, dans certains pays, se rattache au menton des boucs. C'est ce 3
que fait voir Rufus d'Éphèse dans les vers qui suivent :

« Tu trouveras une autre variété de ladanum dans la contrée des 4

Κίσ7ου ἀνθηέντος ἐπέδμεναι ἄκρα ϖέτηλα.

5 [335] Τοῦ δ᾽ ἀπὸ λαχνήεντος ἀνεπλήσθησαν ἀλοιϑῆς
Αἶγες ὑπαὶ λασίῃσι γενειάσι, ϖλευρά τε ϖάντα.

6 Οὐ μὲν δὴ νούσοις τόδε κάλλιον, ἀλλ᾽ ἄρα ϖνοιὴ
Ἔξοχον, οὕνεκα ϖολλὰ μεμιγμένα ϕάρμακ᾽ ἔχουσιν   5
Ἀμβρόσι᾽ οἷά τε γαῖα ϕύει ϖεδίοισιν Ἐρέμβων[1].

4

Même ouvrage, Z΄. (Éd. Ch. XIII, p. 551; éd. K. XIII, p. 92.)

1 Ἄλλο ἀνώδυνον ϖότισμα[2] ᾧ χρῶμαι ϖαρὰ Ῥούφου ⁊ μανδραγόρου ϕλοιοῦ ∠ δ΄, λιβάνου ∠ ε΄, ϖεπέρεως λευκοῦ ∠ β΄ ϛ΄΄, κρόκου ∠ ε΄, ὑοσκυάμου σπέρματος ∠ δ΄, ὀποῦ μήκωνος < ε΄, σμύρνης
∠ ε΄, νάρδου τριώβολον, κασίας μελαίνης ∠ δ΄, λεῖα ϖοιήσας ἀνα-   10

---

[1] Le texte qui suit la citation des vers de Rufus, dans Galien, n'est pas du tout l'explication de ces vers, comme Kühn paraît le croire dans son Index. — [2] Sé-datif, ϖρὸς αἱμοπ7υϊκοὺς καὶ κοιλιακοὺς, δυσεντερικοὺς καὶ ῥήγματα καὶ σπάσματα. ϖότιμα Kuhn. Corrigo. F. legend. ϖό-τιμον.

Erembi, adhérant au menton des boucs; car c'est un grand plaisir pour
5 les chèvres que de brouter le bout des feuilles du ciste en fleur. Les
chèvres remplissent ainsi d'une couche laineuse leur menton barbu et
6 leurs flancs. Ce n'est pas contre les maladies que cette plante est le plus
efficace, mais c'est plutôt l'exhalaison qu'elle produit qui est excellente :
aussi a-t-on beaucoup de médicaments composés que la terre produit
dans les plaines des Erembi.

4

LIV. VII.

1 Autre potion calmante, dont je me sers d'après (la prescription de)
Rufus : Écorce de mandragore, 4 drachmes; cèdre, 5 drachmes; poivre
blanc, 2 drachmes 1/2; safran, 5 drachmes; graine de jusquiame,
4 drachmes; suc de pavot, 5 drachmes; myrrhe, 5 drachmes; nard,
3 oboles; casse noire, 4 drachmes; vous pilez le tout, puis vous en faites
des trochisques sucrés d'une demi-drachme chacun. Ayez soin de les ran-

λάμβανε γλυκεῖς τροχίσκους ἀνὰ ∠ α΄, καὶ ἀπόθου μὴ νοτίδα λάβῃ,
δίδου σὺν ὕδατι θερμῷ κυάθοις δυσίν, χολεριῶσιν ὕδατι ψυχρῷ.

5

Περὶ ἀντιδότων Β΄, β΄. (Éd. Chart. XIII, p. 900; éd. Kühn,
XIV, p. 117.)

(Citation du poëme ïambique de Damocrate[1] sur les antidotes.)

Τὸ κῦφι δ᾽ οὐδέν ἐστι οὐδὲ μίγμ᾽ ἀπλοῦν,   1
Οὐδ᾽ αὐτὸ γῇ φέρει τις, οὐδ᾽ ὀπίζεται.

5   Αἰγύπτιοι δὲ τοῦτο τῶν θεῶν τισιν   2
Ἐπιθυμιῶσι, σκευάσαντες ὡς φράσω.

Λευκὴν λαβόντες σταφίδα τὴν λιπαρωτάτην,   3
Αἴρουσι τὸν φλοιόν τε καὶ τὸ σπέρμ᾽ ἅπαν,
Τὴν σάρκα δ᾽ αὐτῆς λεοτριβήσαντες καλῶς

10   Ἰστᾶσι δραχμὰς Ἀττικὰς δὶς δώδεκα,
Τερμινθίνης τε ταὐτὸ τῆς κεκαυμένης,
Σμύρνης τε ιβ΄, κινναμώμου δ΄,
Σχοίνου ιβ΄, καὶ κρόκου μία, βδελλίου

[1] Damocrate, mentionné plusieurs fois par Pline le naturaliste sous les noms de Servilius Damocrates, a dû composer ce poëme sous le règne d'Auguste ou de Tibère. (Voir Fabric. *Bibl. gr.* t. XIII, p. 135 et Kühn, *Additam. Spec.* 6; 1826.) Ses poésies médicales ont été réunies, en 1833, par Chr. F. Harless (Bonn, gr. in-4°).

---

ger à l'abri de l'humidité; faites-en prendre dans de l'eau chaude la valeur de deux cyathus, et, pour les cholériques, dans de l'eau froide.

5

TRAITÉ DES ANTIDOTES, LIV. II, CH. II.

Le cuphi n'est pas une mixtion simple, ce n'est pas non plus un pro- 1
duit végétal ni un suc exprimé (une résine?). Les Égyptiens l'emploient 2
comme encens en l'honneur de quelques-unes de leurs divinités, et le
préparent de la manière suivante :

Ils prennent du raisin sec blanc et très-gras, ils en enlèvent la peau 3
et tous les pepins, en pilent bien la chair dans la proportion de
24 drachmes, ajoutent une égale quantité de térébenthine brûlée,
12 drachmes de myrrhe, 4 de cinnamome, 12 de jonc, 1 de safran,

Ὄνυχας δραχ. γ΄, ἀσπαλάθου β΄ S΄΄,
Ναρδοσίάχυος γ΄, καὶ κασίας γ΄ τῆς καλῆς,
Καθορᾶς κυπείρου γ΄ δραχμάς, ἀρκευθίδων
Ἐκ τῶν μεγίσΊων καὶ λιπαρῶν ταύταις ἴσας,
Θ΄ δὲ καλάμου τοῦ μυρεψικοῦ δραχμάς,   5
Μέλιτος τὸ μέτριον, σαντελῶς οἴνου βραχύ.
Βδέλλιον, οἶνον, σμύρναν εἰς Θυίδιον
Βαλόντες, εὖ τρίβουσιν ὡς μέλιτος σάχος
Ὑγροῦ σοιῆσαι, καὶ σροσαποδόντες μέλι,
Τὴν σΊαβίδα συντρίβουσιν, εἶτα λεῖα δὲ   10
Ἅπαντα καταμίξαντες, ἐκ τούτου κύκλους
Βραχεῖς σοιοῦντες Θυμιῶσι τοῖς Θεοῖς.
Ῥοῦφος μὲν οὕτω δεῖν ἔφασκε σκευάσαι,
Ἀνὴρ ἄρισΊος ἐκτικός τ᾽ ἐν τῇ τέχνῃ, κ.τ.λ.

6

Εἰς τὸ Ἱπποκράτους σερὶ χυμῶν ὑπόμνημα, Α΄. (Éd. Chart. VIII, p. 535;
éd. Kühn, XVI, p. 196.)

Οἱ σαλαιοὶ καὶ νεώτεροι τοῦ Ἱπποκράτους ἐξηγηταὶ μὴ νοή- 15

[1] Rapprocher de ce morceau la Synopsis d'Oribase, livre III, § 220, qui donne une formule en partie semblable pour la préparation du Cuphi dit lunaire. — [2] Voir Littré, Trad. d'Hippocr. t. V, p. 480, et surtout la note 9, dont nous avons tiré parti dans la traduction de ce morceau.

3 d'onglets de bdellium(?), 2 1/2 de genêt épineux, 3 de nard en épi, 3 de belle casse, 3 drachmes de souchet pur, même dose de baies de genévrier grosses et grasses, 9 de roseau odorant, une quantité modérée de miel, une très-petite dose de vin. Après avoir mis du bdellium, du vin et de la myrrhe dans un mortier, ils pilent bien, de façon à obtenir l'apparence d'un miel liquide; puis ils ajoutent du miel, ils y réunissent le raisin pilé, ensuite ils battent tout le mélange, et ils en font de petites rondelles avec lesquelles ils encensent les dieux.

Telle est la manière dont Rufus disait qu'il fallait faire cette préparation, Rufus, cet homme supérieur, si consommé dans l'art (médical).

6

COMMENTAIRE SUR LE TRAITÉ DES HUMEURS D'HIPPOCRATE, LIV. I.

Les commentateurs anciens et modernes d'Hippocrate, ne comprenant

σαντες τί σοτε σημαίνει τὸ ὄνομα τῆς ἐῤῥίψεως, σολλὰ μὴ σρε-
πόντως εἰρήκασιν. Ὁ μὲν γὰρ Γλαυκίας καὶ Ἡρακλείδης ὁ Ταραν- 2
τῖνος καὶ Ζεῦξις, οἱ σρῶτοι σάντα τε τοῦ σαλαιοῦ συγγράμματα
ἐξηγησάμενοι, ἡγοῦνται τὴν ἔῤῥιψιν εἶναι ταραχήν τινα, ὅταν ὁ
5 κάμνων μὴ δύναται ἐν ἑνὶ τόπῳ συνεσ]άναι, ἀλλὰ ἄλλοτε ἄλλως
κινεῖται. Ῥοῦφος δὲ ὁ Ἐφέσιος καὶ Σαβῖνος[1] ἐκ τῶν νεωτέρων μὴ τοῦτο 3
εἶναι τὴν ἔῤῥιψίν φασιν, ἀλλά τε[2] δεινότερον, τουτέσ]ι νεκρῶδές
τι σύμπ]ωμα, ὅπερ συμβαίνει ὅταν τις ἐγγὺς ᾖ ὡς οἴεσθαι τελευτῆσαι. Εἰσέρχεται γάρ, φασιν, εἰς αὐτὸν δέος τι τῶν σρόσθε σεπραγ- 4
10 μένων, ὡς δείματος μεσ]ὸν αὐτὸν γίνεσθαι καὶ φροντίδος καὶ τότε
μήτε σιτίον τι μήτε σοτὸν λαμβάνειν, ἀλλὰ σάντα φοβεῖσθαι καὶ
ὕποπ]ον ἔχειν μὴ μόνον τὸν ἰατρόν, ἀλλὰ καὶ σάντας τοὺς σαρ-
όντας καὶ ὑπερητοῦντας αὐτῷ.

[1] Professeur de Stratonicus, qui fut
à son tour celui de Galien. Nous connaissons un autre exemple de ce rapprochement de Rufus et de Sabinus.
(Dietz, *Scholia in Hippocr.* etc., t. II,
p. 239.) — [2] F. legend. ἀλλά γε.

pas ce que signifie le mot ἔῤῥιψις (projection), ont émis beaucoup d'opinions erronées à ce sujet. Glaucias, Héraclide de Tarente et Zeuxis, les pre- 2
miers qui aient commenté l'ensemble des œuvres hippocratiques, pensent
que le mot ἔῤῥιψις désigne un certain trouble qui se produit lorsque le
malade ne peut rester en place, mais cherche à chaque instant une nouvelle position. Rufus d'Éphèse et Sabinus, parmi les modernes, préten- 3
dent que ce n'est pas cela, mais bien un symptôme plus alarmant,
c'est-à-dire mortel, en ce sens qu'il a lieu lorsque l'on s'imagine que l'on
va mourir. Une frayeur s'empare du malade en songeant à ses actions 4
passées. Il est rempli de crainte et de souci, et dès lors ne veut plus ni
boire ni manger. Tout l'épouvante, et sa défiance s'adresse non-seulement
au médecin qui le traite, mais encore à tous ceux qui l'entourent et le
servent.

FRAGMENTS

DE RUFUS D'ÉPHÈSE

EXTRAITS D'ORIBASE.

EXTRAITS ANALYTIQUES DE LA COLLECTION MÉDICALE [1].

7

Liv. I, ch. XL. — DES FIGUES.

Elles sont meilleures que les autres fruits d'arrière-saison. Les anciens (οἱ παλαιοί) en donnaient à manger aux athlètes.

8

Liv. II, ch. LXI. — DE LA MANIÈRE DE BOIRE LE LAIT. (Traité du Régime, περὶ διαίτης, liv. V, au milieu.)

Celui qui veut boire du lait doit s'abstenir des autres aliments et boissons jusqu'à ce que le lait soit digéré. Le prendre dès le matin, aussitôt trait; éviter ensuite tout exercice violent. Le lait purge avec 5 avantage. Utile surtout dans les maladies chroniques de la poitrine, ainsi que dans les expectorations de matières purulentes. Contre les humeurs corrosives et pour relâcher le ventre, le boire mêlé avec du miel. Il favorise aussi les évacuations quand on y met du sel. Contre la dyssenterie, le flux de bile, et, en général, contre toutes les affections du jéjunum, 10 prendre du lait bouilli. Le faire bouillir à petit feu.

9

Ch. LXIII. — DU MEILLEUR MIEL. (Même traité, liv. II, des Boissons, vers la fin.)

On cite le miel de l'Attique comme le meilleur. Il en est d'autrès

[1] Sur ces fragments, voir la préface, IV, 2.

qui le valent, par exemple celui de l'Hymette. Mauvais miel : celui de Marathon, de Milet, d'Aphidna, celui de Sicile. Bon miel : à Chios, à Syros, à Cythnos, à Syphnos, et en d'autres Cyclades, sur le mont Hybla en Sicile, en Crète, et en Béotie, près d'OEchalie.

10

Liv. IV, ch. II. — DE LA PRÉPARATION DES ALIMENTS. (Même traité, liv. Ier, vers la fin.)

5   Les mets rôtis dessèchent; les mets bouillis humectent. Les mets diffèrent aussi en raison des assaisonnements. Manière de reconnaître la ladrerie, d'accélérer la cuisson. Préparation des sauces; de la viande destinée aux vieillards; préparation des poissons, des oiseaux, des huîtres, du coing.

11

Liv. V, ch. III. — DE L'EAU. (Même traité, liv. II, des Boissons.)

10   Les eaux sans écoulement (eau de puits, etc.,) sont denses et indigestes; celles qui coulent sur une pente, ténues, digestives et diurétiques. L'eau des lacs est de tout point mauvaise. Exception en faveur des eaux des marais d'Égypte. L'eau de pluie excellente, surtout au printemps et en hiver. L'eau de neige ou de glace, indigeste, est nui-
15 sible aux nerfs, à la poitrine et aux côtés, produit des convulsions, occasionne des crachats sanguinolents. L'eau de source a des qualités diverses, suivant l'exposition. L'eau du Nil est d'une qualité supérieure, bien que les eaux du Midi soient, en général, assez médiocres. Influence de la pente et de la nature du sol sur les qualités des eaux. Influence des
20 mines, des plantes, des canaux. Les eaux de bonne qualité doivent être chaudes en hiver et froides en été, n'affecter le palais d'aucun goût particulier, s'échauffer et se refroidir vite. Qualités merveilleuses de certaines eaux (exemples curieux). Pour rendre l'eau potable, on la fait bouillir dans un vase de terre, puis refroidir, et on la boit après l'avoir
25 fait chauffer de nouveau. Procédé pour l'usage d'une armée : la faire filtrer dans des fossés garnis de terre glaise.

12

Ch. VII. — SUR LE VIN. (Même traité, liv. II, des Boissons.)

Le vin est précieux comme soutien de la santé, lorsqu'on ne s'attire

pas, en en abusant, un mal quelquefois irrémédiable. Mauvais effets
immédiats de l'excès du vin. Effets secondaires.

13

Ch. IX. — Du VIN DOUX CUIT (περὶ σιραίου). (Même traité, liv. II.)

Ce vin a la propriété de réchauffer, mais moins que le vin (naturel);
il reste dans l'estomac, il épaissit le sang, il gonfle le foie et la rate.

14

Ch. XI. — SUR LE VINAIGRE. (Même traité, liv. II.)

Le vinaigre est d'un usage très-fréquent, et même indispensable pour   5
certains assaisonnements. Est excellent pour l'entrée de l'estomac
(εὐκαρδιώτατον), favorise la digestion, combat la pituite. Le meilleur
vinaigre est celui qui provient des vins forts et âpres.

15

Ch. XII. — SUR LA BOISSON FAITE AVEC DU MARC DE RAISIN (PIQUETTE).
(Même traité, liv. II.)

Mode de préparation. Cette boisson, bien bouillie, est un diurétique
actif; non bouillie, elle se change en mauvais vinaigre. Dioscoride y   10
ajoute du sel, la conserve dans des vases de terre cuite, conseille de
ne pas lui faire dépasser l'année[1], vu qu'elle se gâte rapidement.

16

Liv. VI, ch. XXXVIII. — Du COÏT ET AUSSI DU RÉGIME.

Le coït refroidit le corps. Effets différents des rapports entre homme
et femme, et des rapports entre hommes. Avantages du coït[2]. Considérations relatives au régime dans ses rapports avec cet acte. Temps le   15
plus favorable. Inconvénients à éviter. Observations recueillies par Rufus.

17

Liv. VII, ch. XXVI. — DES MÉDICAMENTS PURGATIFS.

Ne pas purger tout individu dans quelque état qu'il se trouve. Éviter.

---

[1] On propose μή τε χρῆσθαι au lieu de la vulgate χρῆσθαί τε.
[2] Cette partie du chapitre pourrait bien être un extrait du traité de Rufus intitulé
Médecine populaire. (Cp. plus loin, fragments extraits de Rhazès, fol. 274.)

de purger ceux qui ont de l'embonpoint ou une complexion phthisique.
Époques défavorables : les changements de saison; les levers ou cou-
chers des constellations telles qu'Arcture, les Pléiades; les solstices;
les équinoxes, la canicule. Administration du purgatif par le haut ou par
5 le bas, suivant les complexions. Les meilleures saisons pour purger sont
le printemps et l'automne. Signes qui dénotent la nécessité d'une purgation. Régime à suivre en cas de purgation. Provenance des principaux
purgatifs. Médicaments purgeant par le haut, par le bas. Nomenclature
des purgatifs avec l'indication de la dose, et l'appropriation aux diverses
10 maladies. Préparation, mélanges, conditions extérieures et accessoires,
auxiliaires. Effets de l'ellébore blanc; son emploi.

18

Liv. VIII, ch. XXI. — Comment on vomit avec facilité. (Traité *des Émétiques*,
dédié à Potamonien.)

Régime préliminaire. Estomac rempli modérément. Aliments appro-
priés : raifort, oignon, etc. Boissons tièdes. Un peu de sommeil. Se
laver le visage après le vomissement, et se faire frictionner les membres
15 inférieurs. (Cp. *Synopsis* d'Oribase, I, xviii.)

19

Ch. XXIV. — Des injections.

Injections administrées au moyen du clystère. Lavements émollients.
Moyen d'augmenter la force du lavement. Prendre en considération
l'âge, le genre de vie, la capacité des intestins, la gravité des affections
ou des accidents. Lavements âcres (δριμεῖς κλυσμοί). Signes par-
20 ticuliers qui indiquent l'affection de chaque partie (intestinale), et
emploi, suivant les circonstances, de la canule percée latéralement ou de
la canule percée à son extrémité. Injections dans le vagin. (Cp. *Synopsis*
d'Oribase, I, xix.)

20

Ch. XXXIX. — Des suppositoires.

Emploi des suppositoires (βαλάνια) réservé pour ceux qui ne peuvent
25 supporter les lavements. Individus qui ne se prêtent pas au traitement
par les suppositoires. Mode d'administration.

21

Ch. xl. — Liniments (pour l'anus [1]).

Les liniments sont employés chez ceux dont l'anus est très-resserré, ou dont les parties sont assez délicates et faibles. Énumération des principaux liniments. Soins préliminaires. Retour à l'administration des suppositoires.

22

Ch. xlvii. — (Purgatif) sacré à la coloquinte. (Extrait du traité sur les maladies des articulations ou la goutte.)

Primitivement inventé contre la pleurésie. Ne purge pas très-rapide- 5
ment. Dose. Efficace contre les douleurs articulaires, contre la goutte.
Composition [2].

23

Livres incertains [3], ch. ii. — Du régime des jeunes filles.

Les filles qui restent vierges plus longtemps qu'il ne convient tombent en proie à un grand nombre de maladies causées le plus souvent par la pléthore. Il faut attacher une grande importance au régime des filles 10
nubiles. Nourriture légère, exercices fréquents. Les chœurs de danse et de chant ont un bon effet hygiénique pour les jeunes filles. Elles doivent boire de l'eau. Veiller au premier mouvement des règles, qui est souvent pénible et critique. Aider la menstruation au début. Éviter les emménagogues en dehors de l'abstinence, du repos et de quelques 15
légères fomentations.

24

Ch. iii. — De la grossesse [4].

Nécessité de prescrire un régime pour les femmes enceintes.

[1] Sur l'attribution de ce chapitre à Rufus et sur son placement, voir *Œuvres d'Oribase*, vol. II, notes, p. 839.
[2] La suite du texte, attribuée à Rufus par Rasarius et Matthei, ne doit pas être de cet auteur : MM. Daremberg et Bussemaker en ont fait l'observation. (*Œuvres d'Oribase*, t. II, p. 911.) Cp. le traité *de Podagra*, chap. xix, ci-dessus, p. 267, et plus loin le fragment 46.
[3] Sur les livres incertains, voir *Œuvres d'Oribase*, t. III, p. 11 et 82.
[4] On trouvera dans les *Œuvres d'Oribase*, t. III, p. 694, les raisons qui nous font attribuer ce fragment, ainsi que le chap. vi, à Rufus.

25

Ch. VI. — DES SIGNES DE LA CONCEPTION, ET DU RÉGIME [DES FEMMES ENCEINTES].

Si la femme a eu des rapports sexuels au commencement ou vers la fin des règles. Si elle a des maux de cœur. Lorsque la conception est présumable, elle doit se reposer, autant que possible, dormir, éviter toute espèce d'agitation physique ou morale, s'abstenir de légumes verts
5 et de bains, recourir aux promenades sans se fatiguer. Après la première quinzaine, augmenter la force de l'alimentation et les exercices. Éviter les sauts, l'enlèvement de fardeaux trop lourds, les mouvements trop brusques, les bruits trop forts, les émotions violentes. Ne pas supprimer, mais ne pas trop multiplier non plus les rapports sexuels. User mo-
10 dérément des bains. Éviter l'éternument. Appliquer des cataplasmes sur le ventre. Provoquer et entretenir l'appétit par des mets agréables, par de longs voyages. Un bon exercice, c'est le chant et la déclamation. Traitement pour le gonflement des pieds.

26

Ch. IX. — SUR LES RAPPORTS SEXUELS.

Régime à suivre quand on se livre fréquemment aux rapports sexuels.
15 Bains chauds, promenades modérées, frictions douces, alimentation nourrissante, mais légère, boissons tempérées, sommeil suffisant. Éviter les émotions fortes, les bains de vapeur, les sueurs, les vomissements, l'ivresse, et généralement tous les excès. (Cp. plus loin le fragment 41.)

27

Ch. XII. — DE LA MANIÈRE D'ÉLEVER LES ENFANTS [1].

Soins à donner à l'enfant aussitôt après l'accouchement. Couper le
20 cordon ombilical. Déterger le corps de l'enfant, le saupoudrer avec du sel, l'emmaillotter; lui donner à sucer du miel écumé, lui faire avaler quelques gouttes d'hydromel tiède, le faire teter, mais, autant que possible, seulement le quatrième jour. Bander le nombril aussitôt que le cordon sera tombé.

---

[1] Les chapitres XII, XIII et XIV, nous semblent devoir être attribués à Rufus tout aussi bien que le chapitre VI, qui se termine ainsi : «J'exposerai plus loin tous les autres soins qu'on doit prendre lors de l'accouchement.»

28

Ch. XIII. — Du choix d'une nourrice[1].

S'assurer une nourrice avant la naissance de l'enfant; la choisir entre vingt-cinq et trente-cinq ans, bien constituée, bien portante, un peu corpulente, ayant des seins d'une grandeur moyenne, sobre, propre, non colère. Régime à lui faire suivre. Aliments et boissons à éviter pour elle. Elle devra s'abstenir des rapports sexuels, se livrer à certains tra- 5
vaux à titre d'exercices. Moyens d'éviter un mauvais lait.

29

Ch. XIV. — De la nourrice[2].

Durée de l'allaitement (jusqu'à la troisième année de l'enfant). Résumé du chapitre précédent.

30

Ch. XX. — De la manière d'élever l'enfant.

Précautions à prendre pour faire baigner le nourrisson. Ce soin doit être confié à la sage-femme plutôt qu'à la nourrice. Le premier 10 aliment à donner à l'enfant est le miel, puis le lait, puis enfin des viandes légères. Ne pas le tenir trop souvent dans les bras. Le laisser crier afin de lui faire expulser la salive et le mucus; mais toutefois calmer ses cris lorsqu'ils risquent de lui donner des convulsions. Éviter par-dessus tout de l'effrayer par un grand bruit, par des cris dans ses 15 oreilles, par des surprises trop brusques, telles que des apparitions subites de spectres, etc. Si l'enfant est effrayé, on le rassurera et l'on tâchera de l'endormir.

31

Liv. XXV, ch. 1er. — Des noms des parties de l'homme.

Utilité de la connaissance de ces noms en médecine. Tête, cou, thorax, et leurs parties. Bras, côtes, vertèbres, siége, jambes[3].   20

[1-2] Voir la note précédente.

[3] Sur les parties mentionnées dans ce chapitre et omises dans le traité de Rufus portant le même titre, voir les notes qui accompagnent le texte et la traduction dans les *Œuvres d'Oribase*, t. III, p. 383 et suiv.

32

Liv. XLIV, ch. xvii. — Du bubon.

Bubon (ordinaire) du cou, des aisselles ou des cuisses, avec ou sans
fièvre. Bubon pestilentiel souvent mortel, particulier à la Libye, à l'Égypte
et à la Syrie. C'est parfois la suite d'une affection des parties génitales.

33

Ch. xx. — De l'épinyctis.

Petit ulcère se produisant spontanément sous la forme d'une vésicule
5 rougeâtre. Très-douloureux, surtout la nuit. Traitement : suc de silphium
délayé dans de l'eau, etc.

34

Ch. xxviii. — De l'érésipèle.

Les érésipèles qui surviennent aux plaies sont tous de mauvaise nature. De même ceux qui rentrent (ἀφανιζόμενα) et ceux qui sont suivis
de fièvre. Un érésipèle sur la poitrine disparaissant avec dyspnée, somno-
10 lence et rougeur des pommettes, peut dégénérer en péripneumonie et
causer promptement la mort.

35

Liv. XLV, ch. viii. — Du ganglion.

On distingue les ganglions indolents et ceux d'espèce maligne, qui
sont le siége de douleurs périodiques ou irrégulières. Les ganglions situés
au carpe se dissipent quand on les comprime.

36

Ch. xi. — Des acrochordons et des carcinomes.

15 Citation, par Rufus, d'un fragment du médecin Xénophon concernant une variété maligne et cancéreuse de l'acrochordon; excroissance
noire, raboteuse, volumineuse, arrondie. Ces carcinomes, considérés
isolément, tantôt s'accroissent, tantôt diminuent; le plus souvent ils
restent simples. Ils affectent les lèvres, les oreilles, le nez ou le cou, le
20 siége, les parties génitales, les paupières, le thénar de la main, les ais-

selles, le pubis, le sein, surtout celui des femmes. Ces tumeurs doivent n'être excisées qu'avec la plus grande circonspection, afin d'éviter qu'elles ne s'ulcèrent.

37

Ch. xxviii. — De l'éléphantiasis.

Les anciens ne nous ont rien appris sur l'éléphantiasis, appelée *cacochymie* par Straton. On a distingué les variétés dites *léontiasis, saty-* 5 *riasis*, termes qui désignent plutôt les différents degrés précédant l'éléphantiasis. Description des symptômes : bosselures livides et noires sur la face, aux bras, aux jambes, au dos, à la poitrine, au ventre, etc.; tuméfaction des lèvres, putréfaction des chairs, chute des ongles, etc. Son origine est aussi profonde que celle du carcinome.   10

38

Ch. xxxj — Des dépôts.

Parmi les maladies, il y en a qui sont calmées par le traitement médical, et d'autres par suite de dépôts ou de la substitution d'autres affections. Il ne faut pas toujours détourner ou combattre certaines transformations du mal qu'on entreprend de traiter. Exemples. Il y a donc tels accidents (énumérés plus bas) qu'il faut réprimer, et d'autres 15 qu'on doit moins contrarier que favoriser. Nouveaux exemples avec développements. La fièvre quarte guérit de l'épilepsie, de la mélancolie, de la lèpre. Heureux effets de quelques autres fièvres; des tumeurs qui se forment contre les oreilles. La dyssenterie est bonne dans certaines fièvres. A l'état chronique, elle guérit l'épilepsie, les vertiges, les dou- 20 leurs de tête, la mélancolie, etc. Bienfait des hémorroïdes, des varices, des suppurations, de l'inflammation locale, de la goutte, des efflores-cences survenant à la peau.

Dangereux effets de certaines transformations ou successions morbides, telles que l'hydropisie survenant dans les affections de la rate ou 25 du foie, la péripneumonie succédant à la pleurésie, etc.

Méthode à suivre pour savoir si l'on doit provoquer ou conjurer un dépôt ou la substitution d'une maladie à une autre.

39

Liv. XLIX, ch. xxvi. — Banc d'Hippocrate.

Hippocrate a donné à la machine inventée par lui tantôt le nom de *madrier* (ξύλον), tantôt celui de *planche* (σχίδιον). Plus tard, on l'a nom- 30 mée *banc* (βάθρον), en y ajoutant des pieds. Descriptio'n, d'après Pasi-crate. (Voir dans les œuvres d'Oribase, t. IV, page 698, la figure repré-sentant cette machine, avec une explication d'après M. Littré[1].)

40

Liv. LI, ch. XLI. — DE L'ULCÈRE PESTILENTIEL.

Il existe un ulcère dit *pestilentiel*, accompagné d'inflammation grave,
5 de fièvre aiguë et de délire. Induration dans l'aine, annonce de la mort
du malade. Ces affections sont contractées principalement dans le voisinage de marais.

EXTRAITS ANALYTIQUES DE LA SYNOPSIS[2].

41

Liv. Iᵉʳ, ch. VI. — SUR LES RAPPORTS SEXUELS.

Avantages qu'on retire de ces rapports : évacuation de la pléthore,
allégement du corps, développement de la croissance et de la virilité.
10 Ils dissipent les idées fixes (συνεσ7ηκότα λογισμόν), calment la colère,
guérissent la mélancolie, diminuent les accès de délire, sont très-
efficaces contre les affections causées par la pituite. Chez certains, ils
excitent l'appétit, font cesser les pollutions nocturnes. Natures plus ou
moins aptes à ces rapports. Régime qui les favorise et les rend profi-
15 tables. (Voir la vieille traduction latine, *Œuvres d'Oribase*, t. V, p. 807.
Cp. *Collection d'Oribase*, liv. VI, ch. XXXVIII, et livres incertains, ch. 9.)

---

[1] Sur le «banc d'Hippocrate,» cp. Littré, *Œuvres complètes d'Hippocrate*, t. IV,
p. 40 à 44, 297,385. Voir aussi Hippocrate, *Fractur.* 13, t. III, p. 466, *Artic.* 72-76,
et *Mochl.* 38. Ce fragment de Rufus, conservé par Oribase, se retrouve *in extenso*, aux
paragraphes 189 à 198, dans la compilation médicale de Nicétas, dont l'archétype présumé
est à Florence (Plut. LXXIV, n° 7) et que possède notre Bibliothèque nationale dans
deux copies du XVIᵉ siècle (ancien fonds, nᵒˢ 2447 et 2248). — Bien que le nom de Rufus
ne soit pas répété en tête des huit chapitres qui suivent le vingt-sixième, il n'est pas douteux pour nous que cette suite appartient à notre auteur. (Du reste, dans la compilation
de Nicétas, tout le texte renfermé dans ces chapitres est placé sous le nom de Rufus.) Ce fait
est surtout manifeste dans la disposition adoptée par le copiste érudit (Christophe Auver)
qui a exécuté le codex 2247 (fol. 222 *a*-226 *a*). La collection de Nicétas contient, au
paragraphe 229, un autre morceau assez étendu sur le banc d'Hippocrate, attribué par
le compilateur byzantin au médecin Apollonius de Citium et publié par Dietz en 1834.
Voir, dans la préface (II, IV, ms. 1), l'article relatif au manuscrit de Florence contenant
Nicétas.

[2] *Œuvres d'Oribase*, t. V, p. 1.

42

Ch. xviii. — COMMENT ON VOMIT AVEC FACILITÉ.

Exposé des diverses méthodes à pratiquer. Aliments de nature humide et sucrés, tisane au miel, purée de fèves, viandes grasses. Éviter
une mastication prolongée. Vins d'un goût sucré, pris tièdes, etc. (Voir
la vieille traduction latine, *OEuvres d'Oribase*, t. V, p. 821. Cp. *Collection d'Oribase*, VIII, xxi.)

43

Ch. xix. — DES LAVEMENTS.

Deux sortes de lavements, les uns émollients, les autres âcres
(δριμεῖς). Parmi les premiers figure l'eau simple, assez chaude, la décoction de fenugrec, de mauve, de graine de lin, de son, etc. Lavements d'huile pure en cas d'inflammation ou de coliques produites par
des flatuosités. Lavements de lait en cas d'ulcération et d'inflammation 10
des intestins, des reins, de la vessie ou de l'utérus.

Emploi des lavements âcres en cas de sciatique et d'orthopnée, etc.;
contre l'empoisonnement par les champignons, contre les ascarides et
autres vers intestinaux; en cas d'ulcération des intestins. (Voir la vieille
traduction latine, *OEuvres d'Oribase*, t. V, p. 823. Cp. *Collection médi-* 15
cale, VIII, xxiv.)

44

Liv. III, ch. lxxxviii[1] (*in extenso*). — PÂLES COULEURS, TACHES LIVIDES.

Onction entatique (réactive?) plus énergique :

Myrrhe, soufre, carthame (moelle), 1 drachme de chacun; nigelle,
2 drachmes; pyrèthre, 2 oboles; 3o grains de poivre noir; 20 grains de
daphné-cnidium bien épluché. Après avoir concassé, piler le tout en- 20
semble, en y joignant 1 drachme d'oignon marin (scille). Lorsque le
mélange est bien effectué, faire fondre un peu de cire dans de l'huile de
ricin et du miel, verser [l'onction sur la partie malade] et frotter. La
dose du miel et de l'huile sera d'une cotyle pour chacun. Certains se frot-
tent aussi le siége de cette onction avant le coït, avec un linge, afin de 25
le rendre parfaitement propre. (Voir la vieille traduction latine, tome V
des *OEuvres d'Oribase*, p. 869.)

---

[1] Traduit ici pour la première fois, ainsi que les fragments 45, 46 et 47.

45

Liv. III, ch. cLxviii (*in extenso*). SAVON POUR ENLEVER LES RIDES[1].

Une personne frottée de ce savon verra les parties ridées de sa peau bien tendues. On pile avec des figues grasses de la vigne blanche et de la farine d'ers, de l'os de sèche brûlé; arroser le tout d'un peu de
5 miel. (Voir la vieille traduction latine, t. V des *Œuvres d'Oribase*, p. 882.)

46

Liv. III, ch. ccx (*in extenso*).

[Remède] sacré de Rufus. Sicyonie ou coloquinte (son inté-
rieur), 20 drachmes; germandrée, 10 drachmes; champignon agaric, 10 drachmes; assa fœtida, 8 drachmes; suc de panax, 8 drachmes; persil
10 sauvage, aristoloche ronde, poivre blanc, 5 drachmes de chacun; cinna-
mome, cannelle (tige), épi de nard, safran, myrrhe, polium, 4 drachmes de chacun. Mélanger le tout, hacher menu, arroser de miel, faire déposer et faire prendre 4 drachmes au plus. (Voir la vieille traduction latine, *Œuvres d'Oribase*, t. V, p. 891. Cp. ci-après fragment 55 (liv. IV des
15 *Euporistes*, ch. cxLiv, même vol., p. 793, où le texte est entaché de plusieurs lacunes qui le défigurent). On rapprochera de ce morceau le texte d'Aétius (III, cxv; voir plus loin, fragment 61), celui de Paul d'Égine (VII, viii; plus loin, fragment 119), et enfin la vieille traduction latine du traité perdu de Rufus, *de Podagra*, au ch. xix, ci-dessus,
20 p. 267.

47

Liv. III, ch. ccxvii (*in extenso*).

[Antidote] simple. Coloquinte, 2 drachmes; marrube, germandrée, stéchas, 10 drachmes de chacun; gentiane et champignon agaric, 12 drachmes de chacun; résine de palmier, nard (épi), safran, cinnamome, 8 drachmes de chacun; laurier-casse, fleur de jonc, poivre blanc,
25 poivre long, scille grillée, 6 drachmes de chacun; racine de centaurée, 4 drachmes. Piler le tout, mélanger dans une décoction de panax avec de la résine de palmier et du miel bien cuit.

[1] Cp. plus loin les fragments de Rufus extraits d'Aétius, VIII, vi, frag. n° 78.

48
Liv. IV, ch. XL. DE LA MANIÈRE DE BOIRE DU LAIT.

Celui qui boit du lait ne doit pas prendre d'autres aliments avant que le lait absorbé soit digéré et qu'il ait passé par le bas. Le prendre le matin, aussitôt trait; éviter les exercices violents, se reposer sans dormir, absorber des portions successives au fur et à mesure de l'évacuation. Le lait bouilli est d'un bon effet contre les flux bilieux, etc. 5 Manière de faire bouillir le lait.

49
Liv. VI, ch. XXV. DE LA PESTE.

Grande variété des accidents qui peuvent accompagner la peste, signes avant-coureurs de la peste. Usage des purgatifs en cas de pituite, et de la saignée en cas de surabondance de sang. S'appliquer à ramener la chaleur du fond du corps aux extrémités. 10

50
Liv. VIII, ch. XLIX. DU GLAUCOME ET DE LA CATARACTE (ὑπόχυμα).

Différences qui distinguent ces deux affections. Tous les glaucomes sont incurables, toutes les cataractes ne sont pas curables. Traitement de la cataracte par la saignée, la purgation, les évacuations. Deux formules.

51
Liv. IX, ch. XXV. DE L'INDURATION DES REINS [1].

Cette induration ne cause pas de souffrance, mais plutôt la sensa- 15 tion d'un poids qui serait fixé dans la région iliaque. Autres caractères. Traitement par les émollients, les frictions, les diurétiques et les lavements laxatifs.

52
Ch. XXVIII. DE L'INFLAMMATION DE LA VESSIE [2].

Gravité de cette affection. Caractères généraux. Traitement par la saignée, les embrocations, les lavements laxatifs. Fomentations, bains 20 de siége de graine de lin ou de fenugrec, cérats.

[1] Cp. plus haut, p. 31, le passage correspondant du *Traité des maladies des reins et de la vessie.*
[2] Passage correspondant, *Maladies de la vessie*, plus haut, p. 37.

53

Ch. xxxv. Traitement du diabète.

Traiter cette maladie en provoquant des vomissements aussitôt après avoir bu. Suivre un régime très-froid, manger des herbes potagères cuites, etc. Bains de vapeur dans un tonneau, avec inspiration d'air froid. Cataplasme diversement composé sur l'hypocondre. Au début,
5 saignée au pli du bras. Dans certains cas, emploi de remèdes narcotiques.

EXTRAITS DU TRAITÉ INTITULÉ DES EUPORISTES OU MÉDICAMENTS FACILES À SE PROCURER ET DÉDIÉ À EUNAPE[1].

54

PRÉAMBULE (extraits in extenso).

Rufus, homme d'un grand talent, a écrit un livre adressé aux personnes qui ne sont pas du métier. Cependant ce livre ne renferme pas tout ce qu'à mon avis on doit savoir, mais seulement ce que le vulgaire
10 peut faire..

J'entreprendrai donc, suivant la nature de mes forces et comme tu le désires, d'exposer les divers modes de traitement et tous les remèdes faciles à préparer, tirant cette exposition en partie des écrits de Galien, où l'on trouve l'indication de ces remèdes, en partie de ceux de Rufus
15 d'Éphèse et d'autres médecins, en faisant un choix de ce qui rentre dans mon dessein, et de ce dont j'aurai moi-même fait l'expérience. . . .

55

Liv. IV, ch. cxliv. Le (remède) sacré.

Même morceau que dans la *Synopsis* d'Oribase, liv. III, ch. ccx. (Fragment 46.) Voir la remarque relative à ce passage, p. 308.

---

[1] *Œuvres d'Oribase*, t. V, p. 560-561.

ΡΟΥΦΟΥ ΕΦΕΣΙΟΥ

ΕΚ ΤΗΣ

ΤΟΥ ΑΕΤΙΟΥ ΣΥΝΟΨΕΩΣ.

56

Α΄, τκζ΄. Πήγανον .

1 Τὸ μὲν ἄγριον ἐκ τῆς τετάρτης ἐσ]ὶ τάξεως τῶν θερμαινόντων
2 καὶ ξηραινόντων · τὸ δὲ ἥμερον ἐκ τῆς τρίτης. Ἔσ]ι δὲ οὐ μόνον
δριμὺ, ἀλλὰ καὶ πικρὸν, ᾧ καὶ τὸ τέμνειν τε καὶ διαφορεῖν ἔχει
3 τοὺς παχεῖς καὶ γλίσχρους χυμοὺς, καὶ δι᾽ οὔρων δὲ κενοῖ. Καὶ μὴν
δὴ καὶ λεπ]ομερές ἐσ]ι καί ἄφυσον, καὶ διὰ τοῦτο καὶ πρὸς 5

¹ Cp. Oribase, *Coll. méd.* XV, ɪ (Extrait de Galien), § 2ɪ; *Euporistes,* II, ɪ, 9.

FRAGMENTS

DE RUFUS D'ÉPHÈSE

EXTRAITS D'AÉTIUS.

56

SYNOPSIS MÉDICALE, liv. I, ch. CCCXXVII. — LA RUE.

1 La rue sauvage appartient à la quatrième classe des échauffants et
des desséchants, tandis que la rue cultivée n'appartient qu'à la troisième.
2 Le goût de cette plante n'est pas seulement âcre, mais aussi amer, ce
qui lui donne des propriétés incisives des humeurs visqueuses, favora-
3 bles à leur perspiration et à l'évacuation de l'urine. En outre, elle est
subtile et chasse les vents; et, par la même raison, elle convient contre

ἐμπνευματώσεις ἁρμότ]ει. Καὶ τὰς πρὸς ἀφροδίσια προθυμίας ἐπέ- 4
χει, καὶ ξηραίνει γενναίως· ἔσ]ι γὰρ τῶν ἰσχυρῶς ξηραινόντων
φαρμάκων. Ῥοῦφος δέ φησι· τοῦ μὲν ἀγρίου πηγάνου ἡ δύναμις 5
διάπυρός ἐσ]ι καὶ ἑλκωτικὴ καὶ μάλισ]α κύσ]εως. Διὰ τοῦτο καὶ οἱ 6
5 τὸ ποδαγρικὸν πίνοντες φάρμακον (τὸ διὰ τοῦ ἀγρίου πηγάνου)[1],
πονηρῶς διατίθενται τὴν κύσ]ιν. Ὅσοι δ᾽ ἂν ὑπενέγκωσιν αὐτὸ 7
ἐπιφανέσ]ερον ὠφελοῦνται· ἀγαθὸν γὰρ πρὸς τὰ ἀρθριτικά. Εἰ δὲ 8
μίσγεις τοῦ ἡμέρου, ἀσφαλέσ]ερον, καίτοι καὶ αὐτὸ τὸ ἥμερον βλαβερὸν κύσ]εως, ἀλλ᾽ ἧτ]ον. Χρώμεθα δὲ τῷ ἀγρίῳ, ἐφ᾽ ὧν κατεψυγ- 9
10 μένον τι μειζόνως βουλόμεθα ἀναθάλψαι· ἢ πνευματίας ὑδέρους καὶ
τοὺς ἀνὰ σάρκα ὠφελεῖ καὶ τοὺς ὑπὸ ἐχίδνης ἢ μυγαλῆς δηχθέντας,
καὶ μᾶλλον ἣν κύουσα ἡ μυγαλὴ δάκῃ, καὶ μάλισ]α ἐπὶ ὑποζυγίων[2].
Ἰσχυρὸν δὲ καὶ πρὸς τὸν τοῦ μήκωνος ὀπὸν ποθέντα, καὶ πρὸς 10
ἀκόνιτον μετ᾽ οἴνου. Τὸ δὲ ἥμερον πήγανον πραΰνει καὶ τὰ τῶν 11

---

[1] Nous reproduisons le chapitre en entier. Cp. Orib. *Coll. méd.* liv. incertains,
ch. LXXVI, à la fin. — [2] Ces derniers mots n'offrent pas un sens satisfaisant.

---

les flatuosités. De plus, elle réprime les désirs aphrodisiaques et des- 4
sèche très-bien, car c'est un desséchant des plus énergiques. Rufus s'ex- 5
prime ainsi : La rue sauvage a pour effet d'enflammer et de produire des
ulcères, surtout à la vessie. Voilà pourquoi ceux qui boivent le remède 6
antipodagrique (lequel a pour base la rue sauvage), sont affectés doulou-
reusement à la vessie. Quant à ceux qui seraient capables de le sup- 7
porter, ils s'en trouveront évidemment très-bien, car ce remède est bon
contre les affections arthritiques. Si vous y mêlez de la rue cultivée, l'effet 8
sera encore plus sûr, bien que cette espèce soit encore défavorable à la
vessie, mais moins. Nous employons la rue sauvage pour les personnes 9
chez lesquelles nous voulons réchauffer telle partie refroidie; elle est
utile aux gens sujets aux flatuosités et hydropiques, aux personnes atteintes
d'anasarque, ou piquées soit par une vipère, soit par une musaraigne,
notamment si la musaraigne, auteur de la morsure, est pleine, et surtout.............? C'est un antidote énergique contre le suc de 10
pavot et contre l'aconit, lorsqu'on le prend avec du vin. Quant à la
rue cultivée, elle calme les frissons des fièvres périodiques, si on la boit 11

ϖεριόδων ῥίγη ϖινόμενον ϖρὸ τῆς ἐπισημασίας, καὶ ἐπὶ κολικῶν
ἀλγημάτων ϖινόμενόν τε καὶ ἐνιέμενον, καὶ ἐπὶ ὑσ7ερικῆς ϖνιγός.
12 Καὶ ὀξυδερκὲς ἐσθιόμενον· καὶ διὰ τοῦτο οἱ ζωγράφοι συνεχῶς
13 αὐτοῦ ἀπογευόμενοι, ὀξύτερον βλέπουσι. Καὶ μέλιτι δὲ τὸν χυλὸν
14 μίξας ἄλυπον ὀξυωπὲς ἐργάσει φάρμακον. Βοηθεῖ δὲ καὶ δυσουρίαις, 5
μετ' ἐλαίου ἑψόμενον, καὶ ϖυριωμένης τῆς κύσ7εως· βοηθεῖ γὰρ
15 εἴπερ τι καὶ ἄλλο τούτοις. Ἐπὶ δὲ ὀσφύος ὀδύνης καὶ δυσπνοϊκῶν
16 δοθὲν μετ' ὀξυμέλιτος ϖαραχρῆμα ὤνησεν. Ἐπὶ δὲ ληθαργικῶν ϖι-
17 νόμενον καὶ διὰ κλυσ7ῆρος ἐνιέμενον, ἀγαθὸν σφόδρα. Καὶ λειώσαντα
18 δὲ χρὴ μετὰ ῥοδίνου καὶ ὄξους, χρίειν αὐτῶν τὴν κεφαλήν. Λύει δὲ 10
καὶ τοὺς τῶν ἰσχίων ϖόνους ϖινόμενον, καὶ καταπλασσόμενον καὶ
19 ἐνιέμενον. Καταπλασσόμενον δὲ ἐπὶ ϖοδαγρικῶν καὶ τῶν τὰ γόνατα
20 ἐμφυσωμένων, ταχὺ ὀνίνησι, καὶ τὰς ὀδύνας ταχὺ ϖραΰνει. Ἐσχάρας δὲ καὶ τὰς ἀπὸ ἀνθράκων ταχὺ ἀφίσ7ησι, καταπλασσόμενον μετὰ
μέλιτος ἢ σ7αφίδων. 15

---

avant la manifestation [de l'accès]; dans le cas des coliques, [on l'em-
ploie] en potion et en lavements, comme aussi dans celui de l'étrangle-
12 ment hystérique. Elle aiguise la vue lorsqu'on la prend comme aliment.
Voilà pourquoi les peintres qui en mangent d'une manière continue ont
13 une vue meilleure [que les autres personnes]. Le suc de cette plante mé-
14 langé avec du miel produit aussi un médicament favorable à la vue. Cuite
dans l'huile, elle est encore d'un bon effet contre la dysurie et contre
l'inflammation de la vessie; car elle ne ne le cède à aucun remède dans
15 ces diverses affections. Dans les douleurs au flanc, lorsqu'il y a dyspnée,
16 pris avec du miel, ce remède soulage instantanément. Pour les léthar-
17 giques, il est excellent pris soit en potion, soit en lavement. On peut
encore, après avoir pilé la rue avec de l'huile aux roses et du vinaigre,
18 leur en frotter la tête. Elle peut dissiper les douleurs sciatiques, prise soit
19 en potion, soit en lavements, soit en cataplasmes. Employée, sous cette
dernière forme, pour les podagres et ceux qui ont les genoux enflés, elle
20 opère promptement et fait bientôt disparaître les douleurs. Enfin elle fait
tomber les escarres, employée dans un cataplasme où l'on fait entrer du
miel et des raisins secs.

57

Β', ϛϛ'. Περὶ γάλακτος, ἐκ τοῦ Ῥούφου καὶ Γαληνοῦ [1].

Διτὴν ἔχει τὸ γάλα χρείαν, τὴν μὲν ἑτέραν ὡς τροφὴν, τὴν δὲ 1
ἑτέραν ὡς φάρμακον. Τὸ τοίνυν ὑγιεινότατον γάλα καθαρόν ἐστι 2
καὶ εἰλικρινὲς, οὔτε πικρότητος, οὔτε ὀξύτητος, οὔθ' ἀλυκότητος,
οὔτε δριμύτητος, οὔτε δυσωδίας μετέχον· ἀλλ' ὡς ἂν εἴποι τις εὐῶ-
5 δες ἢ ἄοσμον, εἴπερ ἄρα σμικροτάτης τινὸς ἐμφαῖνον εὐωδίας. Εὔ- 3
δηλον δὲ ὅτι καὶ γευομένοις ἐστὶν ἡδὺ, βραχεῖαν ἔχον γλυκύτητα·
πρῶτον δὲ ἀναγκαῖον ἐπισκέψασθαι τὰς διαφορὰς αὐτοῦ.

58

ϟβ'. Τίσι τὸ γάλα ἁρμόδιον.

Καὶ πρὸς τοὺς κανθαρίδα[2] πιόντας, ἢ βούπρησίν, καὶ ὅλως πρὸς 1

---

[1] Cp. Oribase, *Coll. méd.* II, LIX-LXI. Les passages d'Aétius que nous ne reproduisons pas ont été notés par M. Daremberg (*Œuvres d'Orib.* l. c.) comme se retrouvant, sous une forme plus ou moins différente, dans les textes correspondants de Galien. Les passages rapportés à la fois par Oribase et par Aétius sont placés ici entre guillemets. — [2] Sic P; κανθαρίδας Ed.

57

Liv. II, ch. LXXXVI. EXTRAITS DE RUFUS ET DE GALIEN SUR LE LAIT.

On emploie le lait de deux manières, comme aliment et comme re- 1
mède. Le lait préférable pour la santé, c'est celui qui est pur, clair, 2
auquel on ne trouve ni acidité ni goût aigre, salé ou amer, ni mauvaise
odeur, mais qui est, pour ainsi dire, ou d'une odeur agréable, ou même
inodore, ou ne laisse percevoir qu'une odeur agréable, mais très-peu
prononcée. Il paraît évidemment bon à ceux qui le goûtent, lorsqu'il 3
est un peu doux (sucré?). Il faut examiner d'abord les variétés de lait.

58

Ch. XCII. SUJETS AUXQUELS LE LAIT CONVIENT.

Le lait est encore très-efficace pour ceux qui ont avalé une cantha- 1

τὰ σήποντα καὶ ἑλκοῦντα τὰ φάρμακα, καὶ πρὸς δὲ τὸν ὑοσκύαμον,
ὥς τί ἐσ]ι ἀντιφάρμακον· αὐτίκα γὰρ καὶ εὐφρονεσ]έρους ποιεῖ
τοὺς πάσχοντας· πρὸς δὲ τὰς τοῦ φαρύγγος ἑλκώσεις, ὅσαι γίγνονται, καὶ ἐπ᾽ ἄλλαις μὲν πολλαῖς αἰτίαις καὶ συνάγχαις, καὶ τοῖς
2 τὸ ἐφήμερον λαβοῦσιν ἀνακογχυλίζεσθαι συμφέρει. Πινόμενον δὲ   5
μεγάλως ὀφελεῖ τοὺς ἀτρόφους καὶ τοὺς ξηροτέρους, καὶ τοὺς δυσα-
3 νακομίσ]ους. Ἀγαθὸν δὲ καὶ πρὸς τὰ κατὰ τοὺς ὀφθαλμοὺς ρεύματα
δριμέα καὶ τὰ ὑποσφάγματα[1]· καὶ μέντοι καὶ κατὰ τῶν βλεφάρων
ἔξωθεν ἐπιτιθέμενον ὑπνοῦν μελλόντων ἅμα ῥοδίνῳ καὶ ᾠῷ, πέτ]ει
τὰς φλεγμονὰς αὐτῶν, καὶ ἐπειδὰν τὰ κατὰ τὴν ἕδραν ἕλκη παρη-   10
γορεῖν βουληθῶμεν, ὀδυνώμενα διὰ δριμεῖς ἰχώρας καὶ φλεγμονάς.
4   Οὕτω δὲ καὶ πρὸς τὰ κατὰ τὰ αἰδοῖα ἕλκη χρώμεθα, καὶ πάνθ᾽
ἁπλῶς τὰ παρηγορίας δεόμενα διὰ φλεγμονὴν, ἢ δῆξιν, ἢ κακοήθειαν.

[1] ὑποσφράγματα (obstructions) P. Cette leçon pourrait se soutenir.

---

ride ou un taon, et d'un effet absolu pour combattre les poisons produisant la décomposition et l'ulcération; de même contre la jusquiame,
attendu que (le lait) est un contre-poison; il rend aussi le calme à ceux
qu'une passion agite; on l'emploie encore contre les ulcérations qui se
produisent au pharynx; en beaucoup d'autres cas, notamment dans les
2 angines, et pour ceux qui ont absorbé de l'éphémère[1]. On se trouvera très-bien de faire boire du lait aux personnes qui ne peuvent s'ali-
menter, qui ne peuvent boire, qui ne peuvent se refaire (à la suite d'une
3 maladie). Il est utile contre les humeurs âcres et les congestions sanguines qui se portent aux yeux; notamment, appliqué extérieurement
sur les paupières, au moment où l'on va s'endormir, avec un mélange
d'eau de rose et d'œuf, il y calme l'inflammation; de même lorsque nous
voulons conjurer les ulcères au siége, accompagnés de suppuration âcre
et d'inflammation.
4   Nous l'employons encore contre les ulcères situés sur les parties génitales, et généralement contre toutes les affections qui réclament un soulagement à l'inflammation, à la corrosion ou à la malignité de la maladie.

[1] Ἐφήμερον, plante vénéneuse, *colchicum autumnale*, ou bien un poison composé, ainsi
nommé parce qu'il tue en un jour. (Voir *Thesaurus l. gr. s. v.*)

Διὰ τουτὸ καὶ τοῖς καρκινώδεσι προσφέρεται μιγνύμενον τοῖς 5
ἀνωδύνοις φαρμάκοις, οἷα μάλισία διὰ πομφόλυγός ἐσ]ι. Παρηγο- 6
ρικὸν μὲν οὖν ἐσ]ι καθόλου τὸ γάλα, ἄδηκτον μὲν ἔχον τὴν φύσιν,
πολὺ δὲ μᾶλλον, ὅταν ἐκδαπανήσωμεν τὸ πλέον τῆς ὀρρώδους ὑγρό-
5 τητος, ἐν τῇ ἑψήσει, ἢ ἑτέρᾳ μηχανῇ.

59

ξγ'. Περὶ τρόπου καὶ καιροῦ χρήσεως καὶ μέτρου [1].

Κεφάλαιον δὲ παντὶ τῷ βουλομένῳ γαλακτοποτεῖν, τῶν ἄλλων 1
σιτίων καὶ ποτῶν ἀπέχεσθαι, μέχρις ἂν πεφθῇ τε καὶ διαχωρηθῇ·
εἰ γὰρ μὴ προπεφθέντος αὐτοῦ τροφὴν ἑτέραν τις προσφέρηται,
ἀνάγκη αὐτό τε διαφθαρῆναι, συνδιαφθαρῆναι τε « καὶ τὸ προσαχθέν.
10 Ἄμεινον δὲ ἔωθεν πίνειν νεόβδαλτον, καὶ τῶν πλειόνων πόνων τη- 2
νικαῦτα ἀφαιρεῖν, ἡσυχῇ δὲ βαδίζειν, καὶ μεταξὺ ἀγρύπνως ἀνα-

[1] Cp. Oribase, *Coll. méd.* II, LXI.

C'est aussi pour ce motif qu'il est en usage, dans les cas d'affection 5
cancéreuse, mélangé aux remèdes anodins, surtout ceux qui sont administrés à l'état mousseux. On voit que le lait, d'une manière générale, 6
est un calmant, sa nature étant exempte d'action corrosive, surtout si
nous épuisons la substance séreuse dans la cuisson ou par quelque autre
procédé.

59

Ch. XCIII. De la manière d'employer le lait, du moment opportun et de la quantité à prendre.

Une précaution capitale, lorsqu'on veut se mettre au lait, c'est de 1
s'abstenir de toute autre nourriture, de toute autre boisson, jusqu'à
ce que le lait absorbé soit digéré et même évacué; car, si l'on prenait
quelque autre aliment avant que le lait fût digéré, il arriverait nécessairement qu'il se corromprait, ainsi que l'aliment pris à sa suite. Le 2
meilleur moment pour le boire, c'est à l'aurore, quand on vient de le
traire. Il faut alors éviter une trop grande fatigue, marcher tranquille-

παύεσθαι· οὕτω γὰρ ποιοῦντι τὸ ποθὲν διαχωρεῖ, συνεξάγον ἑαυτῷ
3 καὶ τὰ ἄχρησ]α. Δεῖται δὲ εἴπερ τι καὶ ἄλλο διαχωρῆσαι, τὸ πρῶτον
4 ληφθὲν, διαχωρήσαντος δὲ, ἄλλο πίνειν. Καταρχὰς μὲν οὖν διαχωρεῖ καθαῖρον χρησ]ῶς, οὐκ ἐκ τοῦ ὅλου οἴκου, ἀλλ' ὅσα ἐν τῇ
5 κοιλίᾳ καὶ ἐντέροις ἐσ]ὶ, καὶ τοῖς πλησιάζουσι μέρεσι. Μετὰ δὲ 5
ταῦτα ἀναφέρεται ἤδη εἰς τὰς φλέβας, καὶ τρέφει κάλλισ]α, καὶ
οὐκέτι διαχωρεῖ, ἀλλὰ καθίσ]ησι τὴν γασ]έρα. »

6   Μέτρον δὲ τὸ προσφερόμενον ὁρίζειν ἐπὶ πάντων ἀδύνατον,
7 ὥσπερ οὐδὲ σιτία οὐδὲ ποτὰ[1], ἀλλ' ὡς ἂν εὐφόρως φέρει. «Πρὸς
δὲ τοὺς δάκνοντας χυμοὺς, καὶ μάλισ]α τοὺς ἐμπεπλασμένους πίνειν 10
συμφέρει μετ' ὀλίγου μέλιτος· » καὶ γὰρ χρησιμώτερον καὶ ῥυπ]ικώ-
τερον, καὶ διαχωρητικώτερον γίνεται «μίσγειν δὲ καὶ σφέου καὶ
8 οἴνου γλυκέος· » εὐσ]ομαχώ]ερον γὰρ τοῦτο γίνεται. « Διαχωρητικώτερον δὲ καὶ τὸ ἁλῶν προσλάμβανον, ἀλλ' ἀτερπέσ]ερον. »

---

[1] οὐδὲ ποτέ. Corrigo.

---

ment et par intervalles, se reposer sans dormir, car c'est le moyen de
3 le faire passer par en bas, entraînant avec lui les matières nuisibles. Il
est bon, si l'on a d'autre lait, d'attendre que la première portion soit
4 évacuée, puis, l'évacuation ayant eu lieu, d'en boire une seconde. Ainsi,
comme premier effet, il purge d'abord avantageusement, agissant non
sur le corps entier mais sur le bas-ventre, les intestins et les autres par-
5 ties avoisinantes. Ensuite il se répand dans les veines, il alimente très-
bien et n'est plus évacué, mais, au contraire, tend à resserrer le ventre.
   Quant à la quantité à prendre, il est impossible de la déterminer
6 d'une manière générale, pas plus que [celle de toute autre] nourriture
ou boisson, mais (il faut en prendre) autant que l'on peut en supporter
aisément. Contre les humeurs corrosives, contre l'obstruction (de l'esto-
7 mac), il est bon de le boire avec un peu de miel, ce qui le rend plus
efficace, plus détersif et d'une action plus grande sur les selles; le mélanger encore avec du vin nouveau cuit et du vin d'un goût sucré, car
ce mélange le rend encore plus stomachique. Son action comme éva-
8 cuant est plus forte, si l'on y met du sel, mais alors il est moins agréable
à boire.

60

Γ′ η′ Περὶ ἀφροδισίων [1].

Φυσικὸν μὲν ἔργον ἡ συνουσία ἐσ1ί· οὐδὲν δὲ τῶν φυσικῶν βλα- 1
6ερόν· παρὰ δὲ τὴν ἄμετρόν τε καὶ συνεχῆ χρῆσιν καὶ κατὰ καιρὸν
τὸν οὐ προσήκοντα παραλαμβανομένη, βλαβερὰ γίνεται· πολλῷ δὲ
μᾶλλον βλαβερὰ ἡ συνεχὴς χρῆσις γίνεται τοῖς τὸ νευρῶδες ἀσθενὲς
5 ἔχουσιν, ἢ θώρακα ἢ νεφροὺς, ἢ ὀσφὺν, ἢ ἰσχία, ἢ πόδας. Ἔσ1ω 2
δέ σοι τεκμήρια καὶ τάδε. Σύμπασα γὰρ ἡ ἰσχὺς τοῦ ἀνθρώπου 3
ἀσθενεσ1έρα γίνεται ἐν τῇ χρήσει· ἡ δὲ ἰσχύς ἐσ1ι τὸ ἐν ἡμῖν ἔμφυτον θερμόν. Ὅθεν αἱ πέψεις οὐκ ἀγαθαὶ τῷ μισγομένῳ [2], καὶ 4
ἔξωχροι γίγνονται, καὶ οὔτε ἀκριβῶς ὁρῶσιν, οὔτε ἀκούουσιν ὡς χρὴ,
10 οὔτε ἄλλην τινὰ αἴσθησιν ἐῤῥωμένην κέκτηνται. Καὶ μὲν δὴ καὶ 5
ἐπιλήσμονες οἱ τοιοῦτοι καὶ τρομώδεις εἰσὶ, καὶ τὰ ἄρθρα ὀδυνη-
ροὶ, μάλισ1α τῶν ἰσχίων, καὶ οἱ μὲν νεφριτικοὶ γίνονται, οἱ δὲ
καὶ κατὰ κύσ1ιν νόσημα· τοῖς δὲ καὶ σ1όματα ἀφθώδη γίνεται, καὶ

[1] Cp. Oribase, *Coll. méd.* VI, xxxviii. — [2] Fort. legend. τοῖς μισγομένοις.

60

Liv. III, ch. viii. — Sur les rapports sexuels.

L'acte vénérien est un acte naturel. Aucune des choses naturelles 1
n'est nuisible, mais cet acte, effectué d'une façon immodérée, trop prolongée, mal à propos, peut devenir préjudiciable, principalement pour
ceux qui sont faibles en ce qui touche le système nerveux, la poitrine, les reins, le flanc, l'aine ou les pieds. Voici des indices auxquels 2
on reconnaîtra le mal. Toute force humaine s'amoindrit par l'usage 3
qu'on en fait; or, la force, c'est la chaleur naturelle qui existe en nous.
Par suite, les digestions ne sont pas bonnes chez ceux qui se livrent 4
[avec excès] au coït; ils deviennent pâles, leur vue et leur ouïe s'altè-
rent, aucun de leurs sens ne conserve sa force. Ils perdent la mémoire, 5
contractent un tremblement (convulsif), ont des douleurs articulaires,
surtout dans le côté. Les uns deviennent néphrétiques, d'autres y gagnent une maladie de la vessie; d'autres encore ont la bouche remplie
d'aphthes, souffrent des dents et ressentent une inflammation du gosier.

6 ὀδόντων πόνοι, καὶ γαργαρεώνων φλεγμοναί. Πολλοὶ δὲ ἄνδρες,
ἐπὶ τοῖς πολλοῖς ἀφροδισίοις, καὶ αἷμα ἀνέπλυσαν, τὸ μέν τι τῇ
βιαίᾳ κατοχῇ τε καὶ ἐντάσει τοῦ πνεύματος, τὸ δέ τι τῇ κοινωνίᾳ
τῶν ἀπὸ θώρακος ἐπὶ τοὺς ὀρχεῖς φερομένων φλεβῶν καὶ ἀρτηριῶν.

7 Γυνὴ δὲ ἥκιστα ἐπὶ ταῖς μίξεσι πλύει αἷμα, τῇ τε ἄλλῃ τοῦ σώ- 5
ματος ὑγρότητι καὶ τῷ ἧσσον πονεῖσθαι ἐν τῇ μίξει, καὶ διὰ τὰς

8 εἰωθυίας κάτω καθάρσεις. Ὥστε κἂν τύχῃ γυναῖκα πλῦσαι αἷμα,

9 μέγα ἴαμα ταῖς καθάρσεσιν αὐτῇ γίνεται. Διὰ ταῦτα μὲν δὴ τὰ εἰρημένα παρακελεύονται τῶν ἰατρῶν οἱ ἀγαθοί, ἥν τε πάρεστί τι τῶν
εἰρημένων νοσημάτων, ἥν τε προσδόκιμον ἦν διὰ τὴν φυσικὴν ἀσθέ- 10
νειαν τοῦ ἀνθρώπου, ἀπέχεσθαι τῶν ἀφροδισίων.

10 Ἄχρι μὲν δὴ τούτων τὰς βλάβας καὶ τὰς συμπαθείας, ἐφ' ὅσον
δυνατὸν ἦν ἡμῖν εἰπεῖν, διὰ βραχέων εἰρήκαμεν· ῥητέον δὲ νῦν καὶ

11 τὰς ὠφελείας. Οὐ γὰρ πάντη ἀνωφελῆ καὶ πᾶσι κατὰ τὰ ἀφροδίσιά
ἐστιν, ἐὰν καὶ τὸν καιρὸν τῆς χρήσεως καὶ τὸ μέτρον καὶ τὴν ὑγι- 15

---

6 Beaucoup d'hommes, à la suite de coïts multipliés, crachent le sang,
soit en raison de leurs violents efforts pour retenir et suspendre leur
souffle, soit par le concours des veines et des artères entraînées de la
poitrine vers les testicules.

7 Quant à la femme, il est très-rare qu'elle crache le sang à la suite du
coït, d'abord parce que son corps a une autre humidité [que celle de
l'homme], puis parce qu'elle fatigue moins dans cet acte, et enfin à

8 cause de ses fréquentes purgations (sanguines) par en bas. Aussi, lorsqu'une femme, par hasard, crache le sang, ses menstrues lui apportent

9 un remède très-efficace. Par les motifs qui précèdent, les bons médecins
ont soin de prescrire, soit qu'il survienne quelqu'une des affections sus-
énoncées, soit qu'il y ait lieu de les redouter, vu la faiblesse naturelle
de l'individu, l'abstention des plaisirs vénériens.

10 Jusqu'ici nous avons parlé des mauvais effets (de ces actes), des
affections qui les accompagnent, et cela aussi sommairement qu'il nous
était possible de le faire; maintenant il nous reste à parler des avantages

11 qu'ils comportent. En effet, ils ne sont pas absolument nuisibles, ni pour
tout le monde, pour peu que l'on considère l'opportunité de l'acte, la mesure à y mettre et la constitution sanitaire de la personne qui l'accomplit.

εινὴν κατάσ]ασιν τοῦ χρωμένου σκοπεῖν ἐθέλοις. «Ὠφέλειαι δὲ αἱ 12
ἐκ τῶν ἀφροδισίων εἰσὶν αἵδε· πλησμονήν τε κενῶσαι, καὶ ἐλαφρὸν
ποιεῖν τὸ ὅλον σῶμα, καὶ εἰς αὔξησιν προτρέψαι, καὶ ἀνδρωδέσ]ε-
ρον ἀποφῆναι.» Τῇ δὲ σκληρᾷ ἕξει ἐκ διαλειμμάτων πλειόνων, ἡ 13
5 χρῆσις ὀφέλιμος· μαλάσσει γὰρ τὰ ὄργανα καὶ ἀνευρύνει τοὺς πόρους, καί τι τοῦ φλέγματος ἐκκαθαίρει, καὶ συνεσ]ηκότα δὲ τὸν
λογισμὸν διαλύει, καὶ ὀργὰς μεγίσ]ας ἐπανίησι. Διὸ καὶ τῷ μελαγ- 14
χολικῷ κατηφεῖ, καὶ μισανθρώπῳ ὄντι, ὥς τι μέγισ]ον ἴαμα ἐπιτη-
δειότατον μίσγεσθαι. Καὶ καθίσ]ησι δὲ εἰς τὸ σωφρονέσ]ερον, καὶ 15
10 τοὺς κατ' ἄλλον τρόπον ἐκμανέντας, καί τινας ἐπιλήπ]ους ἔπαυσε,
καὶ βαρυνομένους τὴν κεφαλὴν καὶ ἀλγοῦντας τῇ μεταβολῇ τοῦ ἡβάσκειν. Ἱπποκράτης δὲ, ἐνὶ λόγῳ, τοῖς ἀπὸ φλέγματος νοσήμασιν εἶ- 16
ναι κράτισ]α τὰ ἀφροδίσια ἔφη [1]. Πολλοὶ δὲ καὶ ἐκ νόσων ἄτροφοι 17
ἀνεκομίσθησαν ἐπὶ τῇ χρήσει αὐτῶν. Οἱ δὲ εὐπνούσ]εροι ἀντὶ δυσ- 18

[1] Hippocrate, *Épidémies*, VI, v, 15, t. V, p. 320, éd. Littré.

Les avantages qu'il procure sont les suivants : il évacue la pléthore, il 12
rend tout le corps léger, provoque la croissance et augmente la virilité.
Pour les tempéraments durs (portés à la constipation?), pratiqué avec 13
de nombreux intervalles, son emploi est d'un bon effet, car il ramollit
les organes, élargit les pores, purge quelque peu la bile, délie l'esprit
épaissi; enfin il produit un mouvement de détente sur les plus grandes
colères [1]. C'est encore pour la même raison que le mélancolique à la 14
tête basse, au naturel misanthrope, trouvera le meilleur remède dans
l'acte vénérien. Il ramène aussi à un état d'esprit plus sain les personnes 15
affectées d'une autre maladie mentale; il a fait cesser l'épilepsie chez plusieurs, ainsi que les lourdeurs et douleurs de tête, à l'époque de l'entrée
dans l'âge de puberté. Hippocrate a dit en un seul mot qu'il est excel- 16
lent contre les maladies qui dépendent de la bile. Bien des individus 17
émaciés par suite d'une maladie, se restaurent [2] par le moyen de cette
pratique. Certains autres y gagnent une respiration facile, de gênée 18

[1] Traduction du texte d'Oribase : «Dissipe les idées fixes et adoucit les passions in-
domptables.»
[2] Le grec donne un temps passé dans toute cette phrase, mais c'est sans doute pour
marquer l'effet *habituel* de l'acte aphrodisiaque.

πνουσ1έρων ἐγένοντο, καὶ εὐσιτώτεροι ἀντὶ ἀποσίτων, οἱ δὲ ὀνει-
ρωγμῶν συνεχῶν ἀπηλλάγησαν.

19 Φύσεις δὲ πρὸς ἀφροδίσια ἐπιτήδειοι αἱ θερμότεραι καὶ ὑγρό-
τεραι, καὶ πλέον τῶν ἄλλων εἰς τὴν χρῆσιν εὔφοροι· ἥκισ1α δὲ αἱ
ξηραὶ καὶ ψυχραί· καὶ ἡ μὲν ἀκμαζόντων εὔθετος, ἡ δὲ τῶν γερόν- 5
20 των οὐδαμῶς. Ὥρα δὲ τὸ μὲν ἔαρ ἐπιτήδειον, ἄθετον δὲ τὸ φθινό-
πωρον καὶ τὸ θέρος· ἀλλ᾽ οὐδὲ ὁ χειμὼν ἐπιτήδειος τῷ ψύχειν.
21 Καὶ δὴ καὶ δίαιτα θερμοτέρα καὶ ὑγροτέρα εἰς λαγνείαν εὔφορος,
δύσφορος δὲ ἡ ξηραίνουσα καὶ ψύχουσα· αἱ γὰρ ὑγραὶ δίαιται πρὸς
22 μίξεις τῷ ἀδυνάτῳ μίσγεσθαι ἐπιτήδειοι. Χρὴ τοίνυν τὴν μὲν δίαιταν 10
23 ὑγρὰν καὶ θερμὴν ὑπάρχειν. Εἴη δὲ ἂν πόνων μὲν μετριότης καὶ
24 σίτου εὐωχία. Οἶνος μὲν οὖν ἔσ1ω κιρρὸς τῇ χροιᾷ, λεπ1ὸς δὲ τῇ συ-
25 σ1άσει· ἄρτοι καθαροὶ ἰπνῖται πρόσφατοι. Κρέατα ἐρίφων καὶ ἀρνῶν
καὶ χοίρων· π1ηνῶν, ἀλεκτορίδες, ἀτταγῆνες, πέρδικες, χῆνες,

---

qu'elle était, d'autres le goût de la nourriture, qu'ils avaient perdu,
d'autres encore, la cessation de pollutions nocturnes continues.

19 Quant aux natures plus particulièrement aptes à l'acte vénérien, les
plus chaudes et les plus humides y sont aussi plus disposées que les
autres; les natures sèches et froides y sont le moins propres; la fleur de
20 l'âge s'y prête très-bien, la vieillesse nullement. La saison favorable est
le printemps; les saisons contraires, l'automne et l'été; l'hiver ne s'y prête
21 pas non plus à cause de son effet réfrigérant. Le régime le plus chaud et
le plus humide est le plus favorable, et celui qui l'est le moins, c'est le
régime desséchant et refroidissant; car le régime humide convient bien,
22 au point de vue de cet acte, à celui qui en est incapable [1]. Il faut donc
23 que le régime soit humide et chaud. On doit éviter les excès de travail
24 et rechercher une nourriture appétissante. Le vin doit être couleur paille
25 et léger, le pain de pur froment, cuit au four. On prendra de la viande
de jeune bouc, d'agneau, de porc; en fait de volailles, des poulets, des
coqs de bruyère, des perdrix, des oies et des canards; en fait de pois-

---

[1] Cette phrase offre à peine un sens. Celle d'Oribase, dans le passage correspondant,
est beaucoup plus logique : « Le régime approprié au coït et le traitement de ceux qui ne
peuvent pas en user se révèlent maintenant à nous. » (Trad. Bussemaker et Daremberg.)

νῆσσαι· ἰχθύων δὲ, οἱ πολύποδες καὶ ὅσα μαλακόσαρκα λέγεται·
λαχάνων δὲ, ὅρμινον, ἐρύσιμον, εὔζωμον, γυγγυλὶς δίσεφθος καὶ
τακερὰ γενομένη· ταῦτα γὰρ ὡς φαρμακώδη δίδοται. Ὀσπρίων δὲ, 26
κύαμοι, ἐρέβινθοι, ὠχροὶ, φάσηλοι, πισοὶ, λοβοὶ πνεύματός τε
5 ἐμπιπλῶντες, καὶ ἀφθονίαν τροφῆς παρασκευάζοντες. Μεγάλως 27
δ' ἐπαινῶ καὶ τὴν καλλίστην σταφυλὴν εἰς τὴν νῦν δίαιταν· ὑγραίνει γὰρ, καὶ αἵματος καὶ πνεύματος ἐμπίπλησι τὸ σῶμα.»

« Τὸν[1] δὲ μέλλοντα ἀφροδισίοις χρῆσθαι πλησμονὰς προσφά- 28
τους φυλάττεσθαι χρὴ, καὶ ἀπεψίας, καὶ μέθας, καὶ ἐνδείας. Κακὸν 29
10 γὰρ ἐπὶ περιττώμασι μίσγεσθαι, καὶ ἀπὸ γυμνασίων καὶ λουτρῶν.
Καὶ κόπους τε φυλακτέον, καὶ ἐμετοὺς γεγεννημένους καὶ διαρροίας 30
γαστρὸς προσφάτους· τὰς γὰρ χρονίους ἔστιν ὅτε ξηραίνει τὰ ἀφροδίσια.» Κάλλιστον δὲ τὸ μισγόμενον ἐπὶ σιτίοις μίσγεσθαι, μὴ ἐμ- 31

----

[1] Oribase, *Synopsis*, I, VI.

----

sons, des poulpes et tout ce qui porte le nom de mollusques; en fait de
légumes, de l'ermin, de l'érésymon, de la roquette, des raves cuites
deux fois et bien ramollies. En effet, tous ces aliments ont un caractère
thérapeutique. Comme légumes secs, on prendra des fèves, des pois 26
chiches, des haricots, de l'ers, des pois, toutes cosses[1] ayant pour
double effet de provoquer des flatuosités et de fournir une nourriture
abondante. Je recommande aussi le raisin de premier choix pour le ré- 27
gime dont il s'agit en ce moment, car il rend le corps humide et le
remplit de sang et de flatuosités[2].

Celui qui se dispose à pratiquer l'acte vénérien doit se tenir en garde 28
contre les plénitudes récentes, les indigestions, l'ivresse, aussi bien que
le défaut d'alimentation. En effet, il est dangereux de s'y livrer avec des 29
superfluités dans le corps, ou en sortant soit du gymnase, soit du
bain. Il faut aussi éviter la fatigue, les vomissements qui viennent de se 30
produire, ainsi que les évacuations, seulement quand elles sont subites,
car l'exercice vénérien tarit les diarrhées chroniques. Le meilleur mo- 31
ment, c'est après avoir mangé sans s'être chargé l'estomac; car, dans ces

----

[1] Le mot λοβοί, cosses, est pris dans le sens, inconnu jusqu'ici, de «légumes à cosses.»
[2] Ici encore le passage d'Aétius est complété par celui d'Oribase.

πληθέντα· καὶ γὰρ ϖρὸς ἰσχὺν συμφέρει· καὶ αἱ γιγνόμεναι ψύξεις
32 ἧσσον γίγνονται. Καὶ εἰ μὲν ἐπὶ τῷ ἀρίσ1ῳ τις ϖροθυμηθείη, ἀνα-
παύσεσθαι χρὴ μέχρι κατασ1ῇ τὸ σιτίον· εἰ δὲ ἐπὶ τῷ δείπνῳ,
33 ὑπνοῦν ἀνάγκη ϖρὸς ὀλίγον. «Καὶ [1] τὰς σφοδρὰς δὲ ἐπιθυμίας οὐκ
ἐπαινῶ, ἀλλὰ κελεύω ϖλέον ἀντέχειν καὶ μᾶλλον οἷς νόσημά ἐσ1ι»   5
ῥᾷον ἐκ τῆς χρήσεως βλαπ1όμενον.

61 [2]

ριε΄. ἱερὰ Ῥούφου ϖρὸς μελαγχολίας. (Ed. et cod. Paris. 1883 = P.)	ἱερὰ ἐκ τῶν ϖερὶ μελαγχολικῶν Ῥούφου. (Cod. bodl. 708.)
1 Κολοκυνθίδος ἐντεριώνης, γο. β΄. S, χαμαιπίτυος ∠ ι΄, χαμαί- δρυος ∠ ι΄· κασίας ∠ ε΄ ἀγαρικοῦ, ϖρασίου ἀνὰ ∠ ι΄, ὀποπάνακος γο. α΄, σαγαπηνοῦ, ϖετροσελίνου	Κολοκυνθίδος ἐντεριωνῆς οὐγγ. κ΄. χαμαιπίτυος οὐγγ. ι΄, ὀποπά- νακος οὐγγ. η΄, σαγαπήνου οὐγγ. ε΄, ϖεπέρεως μακροῦ οὐγγ. ε΄, κιν- ναμώμου οὐγγ. δ΄, νάρδοσ1άχυος,

10

---

[1] Oribase, Coll. méd. l. c. — [2] Voir la préface, IV, 3. — Le numérotage des
paragraphes ne se rapporte qu'à la première rédaction.

---

conditions, l'acte contribue à fortifier, et le refroidissement (du corps)
32 est moins à craindre. Si l'on désire [se livrer à cet acte] après déjeuner,
il faut se reposer jusqu'à ce que la nourriture soit passée; si c'est après
33 dîner, il faut dormir un moment. Je ne suis pas pour les désirs trop
ardents; je recommande plutôt de les combattre, surtout à ceux qui sont
malades par suite d'excès vénériens.

61

Ch. cxv. Remède sacré de Rufus contre les accès de mélancolie.	Remède sacré de Rufus, tiré de ses livres sur les mélancoliques.
1 Coloquinte (moelle), 2 dr. 1/2; ivette, 10 drachmes; germandrée, 10 drachmes; casse, 5 drachmes; champignon agaric et marrube, 10 drachmes de chacun; suc de pa- nax, 1...; assa fœtida, persil sauvage,	Coloquinte (moelle), 20 onces; ivette, 10 onces; suc de panax, 8 onces; assa fœtida, 5 onces; poivre long, 5 onces; cinnamome, 4 onces; nard en épi, safran, myrrhe trogli- tide, polium, 4 onces de chacun; for-

ἀρισ1ολοχίας σ1ογγύλης, πεπέρεως λευκοῦ ἀνὰ ∠ ε΄· κιναμώμου,
ναρδοσ1άχυος, κρόκου, σμύρνης
τρωγλίτιδος, πολίου, ἀνὰ ∠ δ΄·
5 ἀναλάμβανε μέλιτι· καὶ δίδου
δραχμὰς δ΄, τὴν τελείαν δόσιν
μετὰ μελικράτου, καὶ ἁλῶν. Ἔχει
γάρ¹ τι πρὸς τὴν γνώμην σύμ-
φορον, τὸ ἄγειν² ἀπὸ κεφαλῆς τὰ
10 πλεῖσ1α. Ὅθεν ἱλίγγοις, καὶ καρηβαρίαις, καὶ γλαυκώμασι προσ-
μεμελετωμένοις, ἐπιληπ1ικοῖς,
παραλυτικοῖς³ πάθεσι τοῦτο τὸ
φάρμακον ἰδίως προσάγειν⁴
15 εἴωθα, εἰ δέοι μνήμην ἀνακαλέ-

κρόκου, σμύρνης τρωγλιτίδος
(sic), πολίου ἀνὰ οὔγγ. δ΄· ἀναλάμβανε μέλιτι καὶ δίδου οὔγγ.
δ΄, τὴν τελείαν δόσιν μετὰ μελικράτου καὶ ἁλῶν. Ἔχει τι πρὸς
τὴν γνώμην συμφέρον τὸ ἄγειν
ἀπὸ κεφαλῆς τὰ πλεῖσ1α. Ὅθεν 2
ἱλίγγοις καὶ καρηβαρίαις καὶ
γλαυκώμασι προμεμελετωμένοις,
ἐπιληπ1ικοῖς, παραπληκτικοῖς 3
πάθεσι τοῦτο τὸ φάρμακον ἰδίως
προσάγοντες ἰώμεθα. Καὶ εἰ δεῖ
μνήμην ἀνακαλέσασθαι τῶν μελαγχολικῶν οὐ μικρῶς καὶ ἡ τύ-
χουσα ὠφέλεια ἐξ αὐτοῦ γίνεται.

¹ γάρ add. P. — ² τέμνειν P. τὰ πλ. om. P. — ³ παραπληκτικοῖς P. (Même sens.) — ⁴ προσάγοντες ἐπετύχομεν καὶ εἰ δέοι P.

aristoloche ronde, poivre blanc, 5 drachmes de chacun; cinnamome, nard en épi, safran, myrrhe troglitide, polium, 4 drachmes. Former une liaison du tout avec du miel et administrer une dose complète de 4 drachmes dans de l'hydromel et de l'eau salée. Il est de quelque utilité, pour le diagnostic, de promener cette onction à partir de la tête. Par suite, j'ai l'habitude d'appliquer ce remède particulièrement contre les vertiges, les lourdeurs de tête, les glaucomes observés de longue date, les cas d'épilepsie, de paralysie locale, s'il faut rappeler le souvenir

mer une liaison du tout avec du miel, et administrer une dose complète de 4 onces dans de l'hydromel et de l'eau salée. Il est de quelque utilité, pour le diagnostic, de promener cette onction à partir de la tête. Par suite, si nous l'appliquons particulièrement contre les vertiges, les lourdeurs de tête, les glaucomes observés de longue date, les cas d'épilepsie, de paralysie locale, nous parvenons 3 à les guérir. S'il faut rappeler le souvenir de ce que nous avons dit dans les *Mélancoliques,* on en tirera, sous ce rapport, un avantage considérable et prévu. En effet, tel re-

4 σασθαι. Τῷ δὲ μελαγχολικῷ οὐ
σμικρὰ καὶ ἡ τυχοῦσα ὠφέλεια
ἐξ αὐτοῦ γίγνεται· διὸ πολλάκις
5 καθαρατέον αὐτῷ. Τὰ μὲν γὰρ
ἄλλα φάρμακα, ἄλλα ἄλλως σκευάζονται[1], καὶ πρὸς ἕτερά τινα
νοσήματα ἐπιτηδειότερα· εἰ δέ
τις χρῆσθαι βούλοιτο πρὸς τὰ
μελαγχολικὰ, ἐσὶ χρήσιμον
τοῦτο· χρήσθω δὲ καὶ ἑκάσης
ἡμέρας[2] ὅσον κυάμου πλῆθος τῆς
ἀντιδότου[3], οὐ καθάρσεως χάριν·
μέγαλα[4] γὰρ ὀνίνησιν εἰς τὰς
6 πέψεις, καὶ τὸ ἄφυσον ἔχει. Δοκεῖ δέ μοι, ἐπὶ ταῖς γενναίαις[5]

Τὰ μὲν γὰρ ἀλλὰ φάρμακα ἄλλα
ἄλλως σύγκειται καὶ πρὸς ἕτερα
νοσήματα ἐπιτηδειότατα ὧδ' ἄν
τις χρήσαιτο· πρὸς τὰ μελαγχο-
λικά ἐσὶ τούτῳ χρῆσθαι εἰ καὶ 5
ἐκ τῆς[6] ἡμέρας ὅσον κυάμου πλῆθος τῆς ἀντιδότου οὐ καθάρσεως
χάριν· μεγάλως γὰρ ὀνίνησιν εἰς
τὰς πέψεις καὶ τὸ ἄφυσον. Δοκεῖ
δέ μοι ἐπὶ ταῖς ὑγιειναῖς πάσαις 10
καθάρσεσι συμφέρειν πίνειν μαλάχης σπέρματος οὐγγ. β'.

15

[1] κατασκευάζεται P. — [2] Rédaction de P : εἰ δέ τις β. π. τ. μ. χρ. τοῦτο αὐτῷ
καθ' ἑκάσην ἡμέραν. — [3] τῶν ἀντιδότων P. — [4] μεγάλως P. — [5] γενναίαις, dans
le sens de bon. Cp. fragm. 64, § 28 : Ἐκκοπροῖ γενναίως. — [6] F. leg. ἑκάσης.

4 [de ma pratique]. Pour l'individu affecté de mélancolie, il n'est pas d'une efficacité médiocre et quelconque; aussi doit-on le faire servir souvent de purgation à cette sorte de 5 malades. En effet, tel remède est composé de telle autre façon en vue de telle ou telle autre maladie, suivant telle application; or, dans les affections mélancoliques, on peut employer celui-ci à la dose de la grosseur d'une fève par jour, à titre d'antidote et non pas de purgation. Il est très-bon pour faciliter la digestion 6 et conjurer les flatuosités. Je suis d'avis qu'après toutes les purgations

mède est composé de telle autre façon, en vue de telle ou telle autre maladie, suivant telle application. Or, dans les affections mélancoliques, on peut employer celui-ci à la dose de la grosseur d'une fève par jour, à titre d'antidote et non pas de purgation. Il est d'une grande efficacité en ce qui regarde la digestion, pour éviter les flatuosités. Je suis d'avis qu'après toutes les purgations hygiéniques il est utile de boire deux onces [d'une décoction] de graine de mauve.

καθάρσεσι συμφέρειν πίνειν μαλάχης σπέρμα ∠ β′[1].

62

ριθ′[2]. Περὶ ἐμετῶν.

« Ἐπειδὴ ἐν τοῖς συντόνοις ἐμετοῖς πολλάκις ἄτοπά τινα παρα- 1
κολουθεῖν εἴωθεν, καλῶς ἔχει τρόπους εἰπεῖν πρότερον, ὅπως ἔνεσϑιν
5 εὐπετῶς ἐμεῖν. Καὶ γὰρ φλέγμα κενοῖ[3] ὁ ἐμετὸς καὶ κουφίζει κεφα- 2
λὴν, καὶ τὸν προθυμωτέρως φαγόντα, ἢ οἴνου πλείονος λαβόντα
βλαβῆναι κωλύει. » Βοηθεῖ δὲ ἡ δι᾽ ἐμετῶν κάθαρσις[4] καὶ τοῖς ὑπε- 3
ράγαν ἐξογκώσεσι τοῦ σώματος· ἀρήγει καὶ τοῖς ὑπερβαλλόντως
κατισχνωμένοις. Τὰς δὲ ῥευματικὰς[5] διαθέσεις πάσας φιλεῖ ὁ ἐμε- 4

---

[1] Dans la copie de M. Daremberg, suit cette note écrite au crayon, et presque effacée : Cod. 1883, p. 595 (Θ′, β′). Ἀντίδοτος ἱερὰ Ῥ[ούφου]· κολοκυνθίδος ἐντεριώνης πεπέρεως (?), χαμαίδρυος, μασϑυλ (?) οὔγγ. δ′, κρόκου οὔγγ. β′, δακρίδην οὐλκ. ζ′, ἀμμωνιακοῦ οὐλκ. ε′,

εὐφορβ. οὐλκ. γ′ καὶ μέλιτος ἀτϑικοῦ τὸ ἀρκοῦν. Galien s'en servait habituelle-ment dans la mélancolie; quelques-uns des σοφῶν ont dit qu'elle purgeait les ἐλεφαντιῶντας. — [2] Cp. Orib. Synopsis, I, XVIII. — [3] κινεῖ Ed. Corrigo ex Orib. — [4] αἰ... καθάρσεις P. — [5] καὶ τὰς ῥ. P.

énergiques il est utile de boire
2 drachmes d'une décoction de
graine de mauve.

62

Ch. CXIX. SUR LES VOMISSEMENTS.

Comme les gens qui sont obligés de faire des efforts pour vomir 1
éprouvent habituellement un grand nombre d'accidents, il convient
d'exposer d'abord les moyens de vomir avec facilité. En effet, le vomis- 2
sement évacue la pituite, allège la tête et écarte les inconvénients d'un
repas mangé trop avidement ou d'une absorption immodérée de vin.
La purgation par les vomissements est utile aussi dans le cas où le corps 3
grossit démesurément; elle est encore d'un bon usage pour les gens émaciés. Le vomissement est aussi d'une sérieuse efficacité pour les affec- 4

τὰς ἐξιᾶσθαι, οἷον ἕλκωσιν νεφρῶν καὶ κύσ7εως, καὶ δακτυλίου, καὶ
τῶν ἄλλων μορίων, ἐλεφαντιῶντάς τε, καὶ καρκίνους, καὶ τὰς ἄλλας[1]
καχεξίας τοῦ σώματος, καὶ τὰς ἀρθριτικὰς διαθέσεις· τοῖς τε ὑδρω-
πικοῖς κατάλληλος, καὶ μάλισ7α τοῖς ἀνὰ σάρκα ἔχουσι τὸν ὕδερον,
ἰκτερικοῖς τε[2] καὶ ἐπιληπ7ικοῖς τοῖς ἀπὸ σ7ομάχου τὴν ἀρχὴν τῆς   5
διαθέσεως λαβοῦσι· τοῖς γὰρ ἐν τῇ κεφαλῇ τὴν διάθεσιν ἔχουσιν
5   ἐπιληπ7ικοῖς ἀκατάλληλος ὁ ἐμετός. Βοηθεῖ δὲ καὶ τρόμοις, καὶ
ϖαρέσεσιν, ἀποπληξίαις, ὀρθοπνοίαις, μελαγχολίαις, λιχηνώδεσιν.
6   Ἐναντιοῦνται δὲ ἐμετοὶ αἵματος ἀναγωγῇ, ϖνίξεσιν ὑσ7ερικαῖς,
ναυτιώδεσι φύσεσι, λειποθυμίαις, τοῖς ὑπὸ ϖνιγμοῦ[3] συνεχῶς   10
ὀχλουμένοις, καὶ τοῖς ὑπὸ τῆς τυχούσης ϖροφάσεως ὀδυνωμένοις
τὴν κεφαλὴν, καὶ τοῖς ὑποψίαν ὑποχύσεως ἔχουσι, καὶ ϖᾶσιν ἁπλῶς
τοῖς ϖερὶ τοὺς ὀφθαλμοὺς ϖάθεσιν.
7   «Ἔσ7ω δὲ τὰ ϖροσαγόμενα ἐμετικὰ μὲν σ7ρυφνὰ καὶ ξηρά·
8   ἀλλὰ τὰ μὲν, γλυκύτερα, τὰ δὲ, δριμύτερα. Δοκεῖ[4] δὲ ἐν τούτοις   15

---

[1] Add. P. — [2] L'édition a ici un alinéa. — [3] Θυμοῦ P. — [4] Ed. om. Δοκεῖ... χλωροῦ.

---

tions fluxionnaires, telles que l'ulcération des reins, de la vessie, de
l'anus et des autres parties (du corps); il guérit l'éléphantiasis, les can-
cers, les cachexies du corps et les affections articulaires; il est d'une
bonne application pour les hydropiques, et surtout pour ceux qui sont
affectés d'anasarque, pour les personnes atteintes de la jaunisse, les
épileptiques chez qui l'épilepsie a son point de départ dans l'estomac;
car, pour les épileptiques dont le mal commence dans la tête, le vomis-
5   sement n'est pas applicable. Il est avantageux contre les tremblements
(nerveux), les paralysies, l'apoplexie, les attaques d'asthme, la mélan-
6   colie, les dartres. Les vomissements servent à combattre les crachements
de sang, la suffocation de la matrice, les nausées, les syncopes; ils soulagent les personnes gênées par des étouffements, et celles qui, pour le
premier motif venu, souffrent de la tête, ou qui éprouvent un soupçon
de cataracte et généralement toutes les affections de l'œil.
7   Les aliments propres au vomissement ne doivent être ni âpres ni
8   secs, mais tantôt sucrés, tantôt âcres. Parmi ces aliments, une certaine

ῥαφανὶς εὐδοκιμεῖν καὶ εὔζωμον καὶ ταρίχων παλαιὸς καὶ ὀριγάνου
χλωροῦ καὶ κρόμμυον ὀλίγον, καὶ πράσον. Συνεργεῖ δὲ τοῖς ἐμε- 9
τοῖς καὶ πλισάνη¹ μέλιτός τι προσλαβοῦσα, καὶ τὰ λιπαρὰ τῶν
κρεῶν. Ἀλλὰ ὅμως οὐ χρὴ ἀφεψήσαντα τὰ εἰρημένα ἢ τὰ τοιαῦτα, 10
5 τοὺς χυλοὺς αὐτῶν μόνους λαμβάνειν, ἀλλὰ ὅλους τοὺς ὄγκους κατα-
πίνειν. Μηδὲ μὲν περὶ τὴν μάσησιν ἐπιπολὺ ἐνδιατρίβειν χρὴ τὸν 11
ἐμεῖν μέλλοντα· τῇ μέν τοι ἑψέσει, μαλακὰ πάντα ἔσλω. Δῆλον δέ 12
που καὶ τῶν οἴνων τοὺς γλυκυτέρους αἱρετέον, οὗτοι γὰρ ἐπιπο-
λασλικώτεροι· καὶ χλιαρῷ χρῆσθαι ποτῷ. Χρὴ δὲ καὶ ἀμύγδαλα εἰς 13
10 μέλι βάπλοντα² ἐσθίειν· καὶ πλακοῦντος γεύεσθαι τηνικαῦτα, καὶ
σικύου τὸ σπέρμα βρέχοντας, μέλιτι προσφέρεσθαι. Καὶ ἡ ῥίζα 14
δὲ τοῦ ἡμέρου σικύου, καὶ πέπονος ῥίζα λεία μετὰ μέλιτος, κινεῖ
ἐμετόν.» Καὶ κελτικῆς ῥίζα λειωθεῖσα ὅσον ∠ ζ' ἐν μελικράτῳ 15
καὶ ποθεῖσα, καθαίρουσιν ἄνω ἰσχυρῶς· ὥσλε ἐνίοτε καὶ ὑπερκά-
15 θαρσιν ἐπακολουθεῖν. «Οἱ δὲ ἰσχυροτέροις βουλόμενοι χρῆσθαι, 16

¹ πλισάνη Ed., hic et ubique. — ² Sic Orib. et P; βάπλοντας Ed.

réputation semble être acquise au raifort, à la roquette, aux salaisons
vieilles, à l'origan vert, à l'oignon et au poireau, ces deux derniers pris
en petite quantité. Ce qui favorise encore les vomissements, en fait de 9
farineux, c'est la ptisane mélangée de miel, ainsi que les parties grasses
de la viande. Toutefois ne vous bornez pas à n'en prendre que le suc 10
(ou le bouillon), mais avalez la viande elle-même. Celui qui se dispose 11
à vomir ne devra pas prolonger la mastication; seulement, tous les aliments devront être ramollis par la cuisson. Quant aux vins, il faut évi- 12
demment choisir les plus sucrés, car ces sortes de vins ont plus de tendance à surnager dans l'estomac que les autres. La boisson qu'on prendra 13
doit être tiède. On mangera aussi des amandes trempées dans du miel, 14
avec du gâteau plat et des pepins de concombre bien mûr (ou de pastèques) que l'on aura fait macérer et triturés avec du miel. La racine
de concombre pur et celle de pastèque broyée provoquent aussi le
vomissement. De même la racine de celtique triturée, à la dose de 15
7 drachmes et avalée dans de l'hydromel, purge fortement par en haut.
C'est à ce point que bien souvent il en résulte une purgation excessive. 16

ναρκίσσου βολϐὸν ἑψήσαντες ἐν ὕδατι, τῷ μὲν ἀφεψήματι κεραν-
νύουσι τὸν οἶνον, αὐτὸν δὲ τὸν βολϐὸν ἐσθίουσιν ἑψηθέντα μετ᾽
17 ἐλαίου καὶ ἁλῶν βραχύτατα. Προτρέπει δὲ εἰς ἔμετὸν, καὶ μύρον
ἴρινον, καὶ πολλῷ μᾶλλον τὸ κύπρινον, εἴ τις διαχρίσας τοὺς δακ-
18 τύλους ἐρετίζοι[1]. » Ἔμετὸν δὲ ἀλύπως κινεῖ καὶ ὑσσώπου ἀφέψημα,   5
καὶ ἀτραφαξίου τοῦ σπέρματος[2] καὶ θύμου, καὶ κνίκου[3] σπέρμα
λειωθὲν σὺν σησάμῳ, μετὰ μελικράτου πλείστου πινόμενον, καὶ
19 καρδάμου σπέρμα. Ὁμοίως ἔλαιον σησάμινον, ῥαφάνινον, ναρκίσ-
20 σινον, δαφνοειδοῦς[4] φύλλα χλωρὰ τρία ἐσθιόμενα. Κάλλιστον δὲ
καὶ τοῦτο· ῥαφανοῦ ἀφέψημα καὶ ἰσχάδων ἀπόβρεγμα ἐν ταὐτῷ   10
21 μίξας καὶ χλιάνας, δίδου πίνειν. Τὰ μὲν οὖν πλεῖστα καὶ περιερ-
γότερα τῶν ἐμετικῶν, παραιτητέον· δοτέον δὲ τὰς ῥαφανίδας νή-
22 στισι[5] προησιτηκόσι, καὶ προεμέσασιν ἀπὸ δείπνου. Ἔστωσαν δὲ
αἱ ῥαφανίδες δριμεῖαι σφόδρα· καὶ κατατετμήσθωσαν εἰς λεπτὰ πέ-

---

[1] ἐρεθίσει P, fort. melius. — [2] καὶ — [3] Les lexiques : κνικίου. — [4] δαφ-
ἀτρ. τοῦ σπ. om. Ed. Les lexiques ne   νοειδῇ P. — [5] νήστις Ed. νήστης P.
connaissent que le mot ἀτράφαξυς, vos.   Corrigo.

Ceux qui veulent des moyens encore plus efficaces font bouillir un
oignon de narcisse dans de l'eau, coupent le vin avec cette décoction,
et mangent l'oignon lui-même après l'avoir fait bouillir avec de l'huile
17 d'olive et du sel pendant quelques instants. Une chose qui provoque
aussi le vomissement, c'est l'huile aromatisée d'iris, si l'on s'en enduit
18 les doigts et qu'ensuite on s'irrite [le gosier] en les y plongeant. Un
autre vomitif anodin est obtenu par une décoction d'hysope, de graine
d'arroche, de thym, de la semence de trèfle triturée avec du sésame,
avalée avec une très-grande quantité d'hydromel, ainsi que de la graine
19 de cresson. On peut encore employer de l'huile de sésame, de raifort,
de narcisse, des feuilles jaunâtres de faux-laurier (?) que l'on mangera.
20 Voici un excellent vomitif : décoction de raifort, que vous ferez boire
21 après y avoir mêlé une infusion de figues sèches, et laissé tiédir. Il faut
conseiller d'éviter les vomitifs trop raffinés et donner (tout simplement)
des raiforts à jeun à ceux qui ont fait diète avant (de prendre le re-
22 mède), et à ceux qui viennent de vomir en sortant de table. On devra
choisir des raiforts très-piquants, les couper en tranches très-minces,

~ταλα· ἀποβρεχέσθω ¹ δὲ τὰ τμήματα ἀφ' ἑσπέρας ἐν ὄξει καὶ μέλιτι·
ἐσθιέσθω ² δὲ πλησθείς ³ · καὶ ἐπιρροφείτο ⁴ συνεχῶς τοῦ ὀξυμέλιτος·
εἶτα βαδίσας ἠρέμα ὅσον ὥρας β', καὶ ὕδωρ χλιαρὸν πιὼν πλεῖσΊον,
ἐμείτω δακτύλου ἢ πΊεροῦ καθέσει.

63

ρκ'. Σκευασία ῥαφανίδων δι' ἐλλεβόρου λευκοῦ ⁵.

5   Σκευάζονται δὲ καὶ ἄλλον τρόπον αἱ ⁶ ῥαφανίδες ἐπὶ τῶν χρονίων ι
παθῶν, καὶ μοχλείας ἰσχυροτέρας δεομένων· ἐλλεβόρου γὰρ τοῦ
λευκοῦ καὶ καλλίσΊου τῶν καρφίων ⁷ ∠ ϛ' εἰς ῥαφανίδας καταπεί-
ρονται ⁸ · προδιακεντουμένων καλάμῳ τῶν ῥαφανίδων, ἔπειτα εἰς τὰ
κεντήματα καθιεμένων τῶν τοῦ ἐλλεβόρου καρφίων, μείναντα δὲ

---

¹ ἀποβρεχέσθωσαν τὰ πέταλα P. — ² ἐσΊιέσθωσαν P. — ³ πλεῖσθος Ed. πλῆσθος P. Corrigo non sine dubio. — ⁴ ἐπιρροφείτωσαν P. — ⁵ Morceau transcrit avec raison par M. Daremberg, comme étant de Rufus, bien que le texte d'Aétius le donne sans indication de source. Cp. Oribase, *Coll. méd.* VII, XXVI. Voir dans les *Œuvres d'Oribase*, t. H, p. 800, la note sur la page 144, l. 8. — ⁶ Om. P. f. melius. — ⁷ Fort. legend καρπίων. Si l'on maintient le mot qui manque dans les lexiques, on le traduira par *brins d'ellébore*, ce qui d'ailleurs est admissible, en raison de la première phrase. — ⁸ καταπείρεται P.

---

faire baigner ces tranches du soir (au lendemain) dans l'oxymel, les prendre ayant l'estomac rempli, et les avaler aussitôt après une gorgée d'oxymel, puis marcher doucement environ deux heures; enfin, après avoir bu beaucoup d'eau tiède, on se fera vomir à l'aide de ses doigts ou d'une barbe de plume.

63

Ch. cxx. — PRÉPARATION DES RAIFORTS À L'ELLÉBORE BLANC.

On prépare encore les raiforts d'une autre façon pour le cas des affec- 1
tions chroniques et d'une énergique action purgative : grains d'ellébore
blanc de premier choix, 6 drachmes, enfoncés dans des raiforts. L'on
a préalablement percé de trous les raiforts avec une plume; puis les
grains d'ellébore sont introduits dans ces trous. Ces grains y séjournent

ταῦτα ὅλην νύκτα ἐν ταῖς ῥαφανίσι τῇ ἐπιούσῃ ἡμέρᾳ ἐπαίρονται,
ἐγκαταλιπόντα τὴν δύναμιν αὐτῶν ταῖς ῥαφανίσιν· εἶτα τὰς ῥαφανίδας χρὴ διατέμνειν καὶ ἀποβρέχειν τῷ ὀξυμέλιτι, ὡς προείρηται [1],
2 καὶ διδόναι ὁμοίως ἐσθίειν. Δεῖ δὲ κατανοεῖν ἀκριβῶς μή τι τοῦ
φλοιοῦ τοῦ ἐλλεβόρου [2] ἐναπομένῃ ταῖς ῥαφανίσι. 5

64

ρνθ'. Περὶ κλυσμῶν [3].

1 Πλείσ1ων τῶν ἐπὶ λύμῃ συνισ1αμένων τῷ ζώῳ κακῶν πρόξενος
2 γίγνεται ἡ τῆς γασ1ρὸς ἐπίσχεσις. Βάρος γὰρ κεφαλῆς παρέπεται
καὶ σκοτοδινία, ἀνατροπή τε τοῦ σ1ομάχου, σπαραγμὸς ἐμετώδης,
ναυτίαι τε καὶ ἀνορεξίαι, σ1όματος ξηρότης καὶ πικρότης, ἐρυγαὶ
ἀηδεῖς καὶ βρομώδεις καὶ πνεύματα [4] δυσώδη, ὕπνοι μετέωροι καὶ 10
3 ἀηδεῖς ἐμπνευματώσεις, σ1ρόφοι, εἰλεοί. Πληθωρικάς τε καὶ ἀρθρι-

---

[1] ὡς πρ. om. Ed. add. P. — [2] Sur
l'esprit du mot ἐλλέβορος, voir Littré,
OEuvr. d'Hippoc. t. II, p. 274, note 17.
— [3] Chapitre attribué à Rufus par
M. Daremberg, d'après la citation d'Oribase. Cp. Orib. *Coll. méd.* VIII, xxiv
et *Syn.* I, xix. — [4] πνεύματος Ed. Corrigo.

---

toute une nuit et n'en sont ôtés que le jour suivant, après avoir déposé
leur vertu dans les raiforts. Ensuite il faut couper les raiforts et les
faire baigner dans l'oxymel, comme on l'a dit plus haut [fragm. 62, § 22],
2 et donner le remède à prendre de la même manière. Il faut bien veiller
à ce qu'il ne reste rien dans les raiforts de l'écorce de l'ellébore.

64

Ch. CLIX. — DES LAVEMENTS.

1 Un très-grand nombre des maux qui affectent l'être animé ont pour
2 cause l'embarras du ventre. En effet, de là viennent les lourdeurs de
tête, les étourdissements, les troubles de l'estomac, les vomissements
spasmodiques, les nausées, le manque d'appétit, la sécheresse et l'amertume de la bouche, les éructations désagréables et fétides, les gaz
d'une mauvaise odeur, le sommeil troublé et pénible, les flatuosités,
3 les coliques, les iléus. Cet embarras engendre des affections plétho-

τικὰς καὶ ϖοδαλγικὰς καὶ ἰσχιαδικὰς νόσους γεννᾷ, ϖαραύξουσά τε ἅπαντα, καὶ κακοηθέσ⁷ερα καὶ χρονιώτερα ἀποτελοῦσα, ἔσθ᾽ ὅτε δὲ καὶ ὀλέθρια. Χρεία δὲ γίγνεται κλυσμῶν καὶ ἐπὶ ἑτέρων διαθέ-　4 σεων, ὧν ἐκ μέρους ϖοιησόμεθα μνήμην.

5　« Τῶν μὲν οὖν ἐνιεμένων κλυσμῶν, οἱ μέν εἰσιν ἁπλοῖ καὶ ἀπα-　5 λοί, οἱ δὲ δριμεῖς, οἱ δὲ ἄλλην χρείαν ϖαρέχουσι καὶ δύναμιν.

« Τῶν μὲν οὖν ἀπαλῶν, ὕδωρ αὐτὸ καθ᾽ αὑτὸ ϖοιεῖ κομιδῆς ἕνεκα　6 κοπρίων, ἐν συνεχέσι ϖυρετοῖς καὶ κακοήθεσι καὶ καυσώδεσι, καὶ ἐπὶ τῶν ἐκ μακρᾶς ἀσθενείας ἀναλαμβανομένων, ἐφ᾽ ὧν δυσχερεῖς
10　αἱ ἄφοδοι γίγνονται. Θερμότερον δὲ ἐνήσομεν·» ἐμπνευματοῖ γὰρ　7 χλιαρόν. Ὑδρελαίῳ δὲ χρησόμεθα ἐπὶ κατοχῇ[1] σκληρῶν κοπρίων,　8 κἀπὶ τῶν ἑλκώδη καὶ δακνώδη συναίσθησιν ϖερὶ τὰ ἔντερα ἐχόντων. Παραιτεῖσθαι μέν τοι[2] τὸ ὑδρέλαιον, ἐπειδὰν κεφαλῆς βάρος ᾖ, ἢ　9 σ⁷όμαχος ἀνατρέποιτο, ἢ ἀνορεξία κρατοίη[3]. Ῥόδινον δὲ ἀντὶ τοῦ　10

---

[1] Forte legendum κατοχῆς. — [2] Forte supplendum δεῖ. — [3] κρατείη Ed. Corrigo.

---

riques, articulaires, goutteuses et sciatiques, en augmente l'intensité et la malignité, leur donne un caractère chronique, et quelquefois les rend mortelles. L'utilité des lavements se fait sentir encore dans d'autres　4 cas dont nous donnerons plus loin le détail.

Des lavements, les uns sont simples et émollients, les autres âcres,　5 d'autres ont une action et un emploi différents.

Parmi les lavements émollients, l'eau simple agit pour enlever les　6 matières fécales dans les fièvres continues, de mauvaise nature et ardentes, ainsi que pour les personnes qui se remettent d'une grande faiblesse et chez lesquelles les défécations sont laborieuses. Nous les donnerons avec de l'eau plutôt chaude : l'eau tiède développe des gaz.　7 Nous administrons un mélange d'huile et d'eau contre la rétention de　8 matières dures, et lorsque les malades éprouvent comme une sensation ulcéreuse et mordicante dans les intestins. Toutefois on évitera ce mé-　9 lange lorsqu'il y aura lourdeur de tête, ou que l'estomac sera troublé, ou enfin que dominera le manque d'appétit. L'eau de rose, injectée avec　10

ἐλαίου σὺν τῷ ὕδατι ἐνιέμενον, ἐπιτήδειον ἔν τε καυσώδεσι πυρετοῖς
καὶ πυρώσεσιν ὑπερβαλλούσαις περὶ τὰ μέσα, καὶ μάλιστα περὶ τὸ
11 κῶλον. Κεφαλὴν δὲ συμπληροῖ, καὶ ἧτ1όν ἐσ1ιν ὀλισθηρὸν τοῦ ὑδρε-
12 λαίου. Ἐμβλητέον δὲ ῥόδινον ἔλαιον τέταρτον μέρος τοῦ ὕδατος, σὺν   5
ᾠῷ δὲ καὶ π1ισάνης χυλῷ ἐνίεμεν τὸ ῥόδινον, ἐπὶ τῶν καυσωδεσ1ά-
13 των πυρετῶν, ἢ δήξεως περὶ τὰ ἔντερα συνεδρευούσης. Χαμαιμή-
λινον¹ δὲ ἔλαιον καὶ ᾠοῦ τό τε πυρρὸν καὶ τὸ λευκὸν σὺν χυλῷ π1ι-
σάνης ἐνίεμεν εἰς νύκτα ἐπὶ τῶν διακαῶν πυρετῶν, κελεύοντες αὐτὸ
κρατεῖν πᾶσαν τὴν νύκτα· καὶ γὰρ ὕπνον ἐπάγει ἡδὺν, καὶ τὰ αἴ-
14 τια τοῦ πυρέτου τῇ ἑξῆς σὺν ἑαυτῷ ἐξάγει. Βούτυρον δὲ μεθ' ὕδατος   10
μὲν ἐνιέμενον δήξεις καὶ σ1ρόφους παρηγορεῖ· ὀλίγον δὲ εἶναι χρὴ
15 τὸ βούτυρον ἐπὶ τούτων. «Ποιεῖ δὲ καὶ ἐφ' ὧν διὰ φλεγμονὴν τοῦ
ἀπευθυσμένου κατέχεται τὰ σκύβαλα, καὶ ἐπὶ ῥυπαρῶν ἑλκώσεων
16 περὶ τὸ ἔντερον. Καὶ ἀφέψημα δὲ τήλεως ἐν ὕδατι ἐφθῆς χωρὶς λέπους
ἐνιέσθω ἐπὶ τῶν ἐκ φλέγματος ἀναπ1ομένων πυρετῶν καὶ ἐπὶ τῶν   15

¹ χαμαιμήλιον Ed. Corrigo.

de l'eau ordinaire, remplace avantageusement l'huile dans les fièvres
ardentes et dans les inflammations excessives localisées au milieu des
11 intestins, notamment au côlon. Ce liquide remplit la tête, il est moins
12 glissant que le mélange d'huile et d'eau. Il faut introduire l'huile de
rose pour un quart de la quantité d'eau, puis, en y joignant un mélange
d'œuf et de suc de ptisane, nous injectons l'huile de rose dans le cas des
13 fièvres très-ardentes ou de mordications aux intestins. L'huile de camomille, un blanc et un jaune d'œuf mélangés avec du suc de ptisane,
forment un lavement que nous donnons, le soir, contre les fièvres
ardentes, en prescrivant de le garder toute la nuit, car il procure un
sommeil agréable, et, le lendemain, entraîne avec lui les causes de
14 la fièvre. Le beurre pris avec de l'eau conjure les mordications et les
coliques, mais il faut, dans cette circonstance, que le beurre soit en pe-
15 tite quantité. Il agit bien aussi chez ceux dont les matières sont retenues
par l'inflammation du rectum, et qui ont des ulcères sordides dans les
16 intestins. La décoction de fenugrec pelé et bouilli dans de l'eau sera
donnée en lavement dans le cas des fièvres dépendant de la pituite, et

μαλακῶν καὶ γυναικωδῶν σωμάτων, καὶ ἐπὶ τῶν δακνομένων τὸ
ἔντερον. Κεφαλὴν δὲ συμπληροῖ ἱκανῶς· διὸ ἐν πυρετοῖς εἰ μὴ 17
ἀπαθὴς εἴη ἡ κεφαλὴ, οὐ χρηστέον αὐτῷ. Μαλάχης δὲ ἀφέψημα 18
ἁρμόζει ἐπὶ στρόφων καὶ δηγμῶν, καὶ μάλιστα εἰ ξηρὸν ὑπόκειται
5 σκύβαλον.» Λινοσπέρμου δὲ ἀφέψημα ἐπὶ σωμάτων καὶ νοσημάτων 19
καταξήρων ἁρμόδιον· χρήσιμον δὲ καὶ δήξεσι καὶ ἄσαις, καὶ ἐπὶ
τῶν σφόδρα διψώντων· κεφαλὴν δὲ πληροῖ μὲν, οὐχ ὁμοίως δὲ τῇ
τήλει. Πτισάνης δὲ χυλὸς δύναται σκύβαλα διαλῦσαι σκληρὰ καὶ 20
σμῆξαι τὰ ἔντερα, καὶ δαγμοὺς[1] παρηγορῆσαι. Λύκου[2] δὲ χυλὸς καὶ 21
10 δήξεων μέν ἐστι παρηγορητικός. Μάλιστα δὲ ἁρμόζει καρδιακοῖς, 22
καὶ διαφορουμένοις συγκοπτικῶς· πρὸς γὰρ τὸ τρέφειν καὶ τὴν δύναμιν ἀνακτᾶσθαι τὸ ἐνιέμενον· ἔτι δὲ καὶ ὄλισθον τοῖς ὑποκειμένοις σκυβάλοις παρέχεται. Πιτύρων δὲ χυλὸς πυρετοῖς καταξήροις 23
καὶ κωλικαῖς ὀδύναις, καὶ ἑλκώσεσιν ἐντέρων ἁρμόδιος· ῥύπτει γὰρ
15 χωρὶς δήξεως. Ἀνδράχνης δὲ χυλὸς πυρετοῖς χρησιμώτατος, ἐπὶ δηγ- 24

---

[1] Fort. legend. δηγμούς. — [2] λύκος Ed. Corrigo.

---

pour les personnes molles ou les femmes, ainsi que dans le cas des douleurs intestinales aiguës. Ce lavement porte la plénitude dans la tête; 17
aussi, dans les fièvres, lorsque la tête n'est pas exempte de mal, il faut
éviter de le donner. On emploie avec succès le suc ou la décoction de 18
mauve dans les coliques et les tranchées, mais surtout si les matières
sont sèches. La décoction de graine de lin est d'un bon usage pour les 19
personnes et pour les maladies tendant à la sécheresse. Elle est encore
utile dans les douleurs aiguës, dans les cas d'inappétence et de soif excessive; elle remplit la tête, mais non de la même façon que le fenugrec. Le suc de ptisane réussit à dissoudre les matières dures, à nettoyer 20
les intestins et à conjurer les tranchées. Le suc de fleurs d'iris est propre 21
à détourner aussi les tranchées. Ce lavement est surtout favorable dans 22
la maladie cardiaque et à ceux que la transpiration fait tomber en syn-
cope, car il est nutritif et fortifiant; de plus, il lubrifie les matières
amassées. Une décoction de son est efficace contre les fièvres sèches, les 23
coliques et les ulcères intestinaux, car elle nettoie sans causer de douleurs
aiguës. Le suc de pourpier est excellent contre les fièvres, dans le cas 24

μῶν καὶ πυρώσεων, τῶν τε ἄλλως γιγνομένων, καὶ ἐφ' ὧν δι' ἔκκρισιν σκληρῶν ἢ δριμέων σκυβάλων ἢ δακτύλιος, ἢ τὸ ἀπευθυσμέ-
25 νον βλαβὲν, ἐρυσιπελατώδη διάθεσιν ἀνεδέξατο. Μιγνύναι δὲ ἐπὶ
26 τούτων χρὴ τὸν χυλὸν καὶ ὠὸν, καὶ ῥόδινον. Καὶ κατ' ἰδίαν δὲ ὁ
χυλὸς τῆς ἀνδράχνης ἐπιτήδειος πυρώσεως ἐρυσιπελατώδους ἐν τῷ   5
27 βάθει περὶ τὰ ἔντερα συνεδρευούσης. Γάλα δὲ ἐνίεται ἑλκώσεως
οὔσης καὶ φλεγμονῆς περὶ τὰ ἔντερα, καὶ νεφροῖς καὶ κύστει καὶ
28 ὑστέρᾳ. Ὀῤῥὸς δὲ γάλακτος ἐνιέμενος ἐκκοπρῷ μὲν γενναίως καὶ
ἐξάγει τὰ ἐν τοῖς ἐντέροις εὑρισκόμενα περιττώματα πάντα· ῥύπτει
δὲ καὶ τὰ ῥυπαρώτερα τῶν ἐν τοῖς ἐντέροις ἑλκῶν· χωρὶς δὲ πυτίας   10
σκευαζέσθω.
29   Ἔλαιον δὲ καθ' αὑτὸ ἐνιέμενον θερμὸν ἁρμόδιον ἐπὶ φλεγμαινόντων ἐντέρων· ἐπιτήδειον δὲ καὶ ἐπὶ τῶν ἐσχατογήρων ἐφ' ὧν
30 σκληρύνεται τὸ σκύβαλον. Μελίκρατον δὲ ἁρμόζει ἐνιέμενον ἐπὶ τῶν
πραοτέρων καὶ ἐπὶ τῶν γυναικωδῶν σωμάτων, καὶ ἐπὶ παρακμα-   15
ζόντων οἷς ἀπευθυσμένον ἢ κῶλον κατέψυκται.

---

de douleurs et d'inflammation (d'intestins), comme d'autres accidents,
et aussi dans celui où, par suite de l'excrétion de matières dures ou
âcres, l'anus ou le rectum lésé a contracté une affection érésipélateuse.
25-26 Il faut, dans ce cas, y mêler un œuf et de l'huile de rose. Administré
isolément, le suc de pourpier combat l'inflammation érésipélateuse im-
27 plantée profondément dans les intestins. On donne des lavements de lait
lorsqu'il y a ulcération et inflammation des intestins, des reins, de la
28 vessie ou de l'utérus. La partie séreuse du lait fait bien évacuer et
chasse toutes les matières qui peuvent se trouver dans les intestins; elle
nettoie aussi les résidus sordides des ulcères intestinaux; mais on devra
le préparer sans présure.
29   L'huile, employée seule et chaude en lavements, est utile contre l'inflammation d'intestins; elle est très-bonne aussi pour les personnes
parvenues à l'extrême vieillesse chez lesquelles les matières sont dures.
30 L'administration de l'eau miellée convient aux personnes molles et effé-
minées ou sur le retour, chez qui le rectum ou le côlon s'est refroidi.

Πηγάνου δὲ ἀφέψημα καὶ ἀνήθου καὶ κυμίνου μετ᾽ ἐλαίου δια- 31
λυτικὰ πνευμάτων ἐσ1ι· διὸ κωλικοῖς ἐνίεται. Εἶναι δὲ χρὴ ἐπὶ τού- 32
των, δύο μὲν μέρη τοῦ ἀφεψήματος ἐνίεται, ἓν δὲ τοῦ ἐλαίου.

Τήλεως δὲ ὁ χυλὸς βουτύρῳ καὶ τερεβινθίνῃ[1] μιγνύμενος, ὡς εἶναι 33
5 τὸ τέταρτον τοῦ χυλοῦ ἑκατέρων παρηγορητικώτατόν ἐσ1ι τῶν
περὶ τὸ ἔντερον σ1ρόφων ἢ παλμῶν. Καὶ γὰρ ἐπιπολὺ ἐμμένει 34
ἀδήκτως, καὶ ἐξάγει τὰ περιτ1ώματα ἀταράχως. Χρησιμώτατον δέ 35
ἐσ1ι καὶ ἐπὶ τῶν περὶ τὴν ὑσ1έραν δήξεων. Πτισάνης δὲ χυλῷ μί- 36
γνυται βούτυρον καὶ μέλι πάνυ ἐλάχισ1ον· καὶ γίγνεται χρήσιμον
10 ἐπὶ τῶν διὰ ἕλκωσιν ἐντέρων κατεχομένων σκυβάλων, καὶ ἐπὶ τῶν
ῥυπαρῶν ἑλκῶν ἐν τοῖς ἐντέροις. Πηγάνινον δὲ ἔλαιον μετὰ βουτύ- 37
ρου καὶ τερεβινθίνης χρησίμως ἐνίεται ἐπὶ τῶν κωλικῶν ἀλγημάτων.
Ἐνίοτε δὲ πίσσης ὑγρᾶς ∠ γ᾽, ἢ ἀσφάλτου ∠ δ᾽, λεαίνοντες σὺν τῷ 38
πηγανίνῳ ἐλαίῳ ἐνίεμεν· καὶ παύει τὰς ὀδύνας καὶ φλέγμα κενοῖ

[1] τερεβινθίνης Ed. Corrigo ex lat. Cornarii versione.

Une décoction de rue, d'aneth et de cumin, mélangée avec de l'huile, 31
a la propriété de dissiper les gaz; aussi, l'administre-t-on contre les coliques. La proportion, dans ce cas, est de deux parties de cette décoc- 32
tion et d'une d'huile.

Le suc de fenugrec mélangé avec du beurre et de la térébenthine, cha- 33
cun dans la proportion d'un quart de ce suc, sert à combattre les coliques
aiguës ou les palpitations. En effet, ce lavement séjourne longtemps 34
sans causer de douleur, et chasse les matières sans agiter le malade. Il 35
est encore très-utile contre les douleurs de l'utérus. On mélange aussi 36
avec du suc de ptisane du beurre et du miel en très-petite quantité, ce
qui fait un lavement très-efficace contre la rétention des matières causée
par l'inflammation des intestins, et contre les ulcères sordides siégeant
dans ces organes. L'huile de rue, mélangée avec du beurre et de la téré- 37
benthine, forme un lavement utile contre les coliques. Quelquefois 38
nous administrons un mélange de 3 drachmes de poix liquide ou de
4 drachmes d'huile d'asphalte, préparé avec l'huile de rue. Ce lavement fait cesser les douleurs et sert à évacuer doucement la pituite.

39 ἀλύπως. Ἐνίοτε δὲ οἴνῳ γλυκεῖ ἔρια ῥυπαρὰ ἐψήσαντες καὶ διηθή-
σαντες συμπλέκομεν τῷ πηγανίνῳ ἐλαίῳ, ἐνίεμεν αὐτό· καὶ παύει
τὰς ὀδύνας τοῦ κώλου, ὡς εἶναι τοῦ μὲν οἴνου μέτρα γ΄, τοῦ δὲ ἐλαίου
40 μέτρα β΄. Ἔτι δὲ [εἰ¹] κρεμασ1ήρων ἢ κύσ1εως ὀδύνη παρείη, καὶ
41 πετροσέλινον λειότατον ἐμπασσέσθω τῷ πηγανίνῳ ἐλαίῳ. Ἐπὶ δὲ   5
ἀλγημάτων ἀποσ1ηματικῶν, ἢ ἀλγημάτων ἑλκωδῶν ἐν τοῖς ἐντέροις,
βούτυρον μετὰ μάννης ἐνίεμεν, ἢ μυελὸν ἐλάφειον, ἢ μόσχειον μετ᾽
42 ἐλαίου. Καταψύχρων δὲ ὄντων τῶν νοσημάτων, καὶ νωθρῶν ἀλγημάτων, χαλβάνην μετὰ τοῦ βουτύρου ἐνίεμεν, ὡς εἶναι τῆς χαλβάνης
∠ α΄ τοῦ δὲ βουτύρου γρ. ϛ΄, ἢ σ1ύρακος ὀβολοὺς γ΄ μετὰ βουτύρου.   10
43 « Τοῖς² δὲ δριμέσι κλύσμασι χρώμεθα ἐπί τε ἰσχιαδικῶν, ληθαργικῶν, ὀρθοπνοϊκῶν, » καὶ τῶν καταψύχρων νοσημάτων, ἐπί τε
τῶν θανάσιμον φάρμακον εἰληφότων, καὶ διὰ ψύξιν ἢ θρόμβωσιν
44 ἀναιρούντων. Ἐπὶ μὲν οὖν τῶν κατεψυγμένων ὅλον τὸ σῶμα, ἀπο-

---

39 Quelquefois aussi nous faisons cuire des laines grasses dans du vin
doux, puis, après les avoir lavées, nous les enduisons d'huile de rue, et
nous en tirons un lavement qui fait cesser les coliques; la proportion
40 est de 3 parties de vin contre 2 d'huile. S'il y a douleur aux crémasters
ou à la vessie, on répandra du persil sauvage haché très-menu dans
41 l'huile de rue. Dans le cas des douleurs causées par des abcès ou des
ulcères siégeant dans les intestins, nous donnons en lavement du beurre
mélangé avec de la manne ou de la moelle soit de cerf, soit d'agneau,
42 mélangée avec de l'huile. Lorsqu'il s'agit de maladies froides et de douleurs sourdes, nous donnons en lavement du galbanum mélangé avec
du beurre dans la proportion de 1 drachme de galbanum, 6 grammes
de beurre; ou encore un mélange de beurre et de 3 oboles de gomme
de styrax.
43 Nous employons les lavements âcres en cas de sciatique, de léthargie,
d'orthopnée, dans les maladies froides, chez ceux qui ont pris un poison
mortel, et contre les poisons agissant par refroidissement ou coagu-
44 lation¹. Quand il s'agit de personnes ayant tout le corps refroidi ou

¹ Trad. lat. de Cornarius: *Et in his quæ propter frigiditatem aut concretionem in grumos,
occidunt*. (Col. 179, éd. 1549.)

22

πλήκτων, ἰσχιαδικῶν τε καὶ νεφριτικῶν, κασ]ορίου ὀβολοὺς δ' λείους
μετ' ἐλαίου ἐνίεμεν. Νίτρον δὲ ἀντὶ ἁλῶν προσβάλλομεν ὅταν βου- 45
λώμεθα δὶς ἢ τρὶς προθυμίαν ἐμποιεῖν πρὸς τὴν ἀπόκρισιν· οἱ γὰρ
ἄλες ἀθρόως μὲν δάκνουσιν, οὐ παραμένει δὲ αὐτῶν ἡ δῆξις ἐπι-
5 πολύ. Κακωτικὸν δὲ κεφαλῆς καὶ συμπληρωτικὸν τὸ νίτρον, καὶ 46
ἀνατρεπ]ικὸν σ]ομάχου· τοῖς δὲ ἁλσὶν οὐδὲν τοιοῦτον πρόσεσ]ι.
«Δραστικὰ[1] δέ ἐστιν ἐπὶ τῶν βραχέως ῥηθέντων· γάρος τὸ ἀπὸ σι- 47
λούρων, θάλασσα, ἅλμη, ἀφέψημα κεντουρίου, κολοκυνθίδος, ἀρισ-
]ολόχης, σικύου ἀγρίου ῥίζης,» ἀγαρικοῦ, θύμου, χαμαιπίτυος,
10 κέγχρος. Οὗτοι γὰρ καὶ αἷμα ἄγουσι, καὶ αὐτῷ γε τούτῳ κουφί- 48
ζουσι τὰς διαθέσεις.

65

ρξ'. Περὶ βαλάνων[2].

Βαλάνοις[3] χρώμεθα ποτὲ [μὲν][4] δι' ἀσθένειαν τῶν καμνόντων οὐ 1

[1] Orib. *Coll. méd.* VIII, xxiv, 3. — VIII, xxxix; *Syn*, I, xx.) — [3] Oribase,
[7] Chapitre attribué à Rufus d'après les *Coll. méd.* — [4] μὲν addo.
citations d'Oribase. (Cp. Orib. *Coll. méd.*

---

atteintes d'apoplexie, de sciatique, de néphrétique, on donnera 4 oboles
de castoréum préparées avec de l'huile. Nous administrons du nitre au 45
lieu de sel lorsque nous voulons produire par deux ou trois fois l'excitation à l'évacuation; car le sel exerce tout d'un coup son action irri-
tante, mais cette action ne dure pas longtemps. D'autre part, le nitre 46
est dangereux pour la tête, qu'il remplit, et pour l'estomac, qu'il trouble;
tandis que rien de tout cela n'arrive avec le sel. Sont efficaces (dans ce 47
genre) les substances que nous allons énumérer sommairement ci-après :
garon extrait des silures, eau de mer, eau salée, décoction de centaurée,
de coloquinte, d'aristoloche, de racine de concombre sauvage, d'agaric,
de thym, d'ivette, de millet. Ces substances activent le sang et soulagent 48
les affections qui s'y rapportent.

65

Ch. CLX. — DES SUPPOSITOIRES.

Nous employons les suppositoires tantôt pour les malades qui, en 1

δυναμένων χρῆσθαι κλύσμασι, ποτὲ δὲ διὰ τὸ πρὸς τὸ ἀπευθυσμένον.[1] τὰ σκύβαλα εἶναι, καὶ μὴ δεῖσθαι κλύσματος, μάλιστα δὲ ἐπὶ
πυρετῶν σφοδρῶν καὶ διακαῶν καὶ ἀνάφορον ἐχόντων τὴν ὕλην, ἐφ'
ὧν ἐπὶ βλάβης ἐστὶν ἡ τῶν κλυσμῶν χρῆσις· ἀλυπώτατα γὰρ ἐπὶ
τούτων ἐξάγεται τὰ ἐγκείμενα περιτλώματα[2] διὰ τῶν βαλάνων· χρή- 5
σιμα δὲ τοῖς περὶ τὴν κεφαλὴν ψυχροῖς πᾶσι πάθεσι καταφορι-
2 κοῖς καὶ παράφροσι. Γίνεται δὲ αὐτῶν χρεία πολλάκις καὶ ἐφ' ὧν
τὸ ἐνεθὲν διὰ κλυστῆρος οὐκ ἐκκρίνεται.
3 Σκευάζεται δὲ τὰ βαλάνια διαφόρως· καὶ γὰρ διὰ μέλιτος ἐφθοῦ
4 ἐφ' ὧν μᾶλλον πνευμάτωσις ἐνοχλεῖ. Καὶ θύμος δὲ λεῖος σὺν ἐφθῷ 10
μέλιτι ἀναλαμβάνεται, καὶ κυκλάμινος λεία σὺν τῷ μέλιτι, καὶ
ἀψίνθιον ἢ ἀβρότονον, ἢ θερμὸν ἄλευρον μετὰ μέλιτος (τοῦτο δὲ
ἐπὶ ἑλμίνθων ἐπιτήδειον), ἢ ὕσσωπον, καὶ τραγορίγανον, καὶ ἐπίθυμον σὺν τῷ μέλιτι (τοῦτο ἐπὶ στομάχου ἀνατροπῆς[3] χρήσιμον),

---

[1] ἀπευθυσμένα Ed. Je corrige ἀπευθυ- (LITTRÉ.) — [2] περιτλώμενα Ed. Cor-
σμένον; cette correction est nécessaire rigo ex lat. vers. — [3] ἀνατροπῇ Ed. et
pour le sens et pour la construction. Orib. Corrigo.

---

raison de leur faiblesse, ne peuvent supporter l'usage des lavements,
tantôt à cause que des matières dures sont dans le rectum, et pour se
dispenser d'administrer un lavement, mais surtout dans le cas des fièvres
très-fortes et ardentes, ainsi que pour ceux chez qui la matière tend à
remonter, et sur lesquels (par suite) l'emploi du lavement produit un
effet nuisible; car, dans toutes ces affections, les excréments accumulés
sont chassés de la façon la plus lénitive par le moyen des suppositoires.
Ils sont encore utiles à ceux qui ont des affections froides dans la tête
2 ou qui sont atteints de cataphora et de démence. Ils sont très-bons aussi
pour les personnes qui ne rendent pas le lavement qu'elles ont pris.
3 On préparera les suppositoires de diverses façons, par exemple avec
4 du miel cuit pour les personnes dont la respiration est embarrassée. On
mélange encore du thym pilé avec du miel cuit, de la cyclame pilée
avec du miel, de l'absinthe ou de l'aurone, ou encore de la bouillie
chaude avec du miel (suppositoire particulièrement efficace contre les
helminthes), ou enfin de l'hysope, du thym-origan (origan de bouc?)
et de la fleur de thym avec du miel (remède utile en cas d'inversion de

ἢ κόκκος κνίδειος μετὰ ῥητίνης ξηρᾶς ἢ μέλιτος ἑφθοῦ, ἢ πύρεθρον
σὺν [1] τῇ ξηρᾷ ῥητίνῃ, ἢ νᾶπυ σὺν τῇ ξηρᾷ ῥητίνῃ, ἢ κενταύριον σὺν
πίσσῃ καὶ κηρῷ (ταῦτα δὲ χρήσιμα ἐπὶ παρέσεως τῶν μορίων), ἢ
ἄσφαλτος, πάνακος ῥίζης βραχὺ, ὕσσωπον, χαλβάνη καὶ ῥητίνη
5 ξηρά· χρήσιμον δὲ καὶ τοῦτο ἐπὶ τῶν παρεθέντων ὅλον τὸ σῶμα,
καὶ διὰ τοῦτο καὶ τὴν ἀποκριτικὴν δύναμιν καταπεσοῦσαν ἐχόντων·
ποιεῖ δὲ καὶ ἐπὶ [2] παρέσεως τοῦ ἀπευθυσμένου· ποιεῖ δὲ καὶ ἐπὶ
ἀσκαρίδων. Ἐνδέχεται δὲ, ἀντὶ τοῦ μέλιτος, τῇ ξηρᾷ ῥητίνῃ χρῆ- 5
σθαι, ὡς εἴρηται, ἢ πίσσῃ, ἢ σύκῳ λιπαρῷ λειοτάτῳ, ἢ σἰάφιδι
10 ἄνευ τῶν γιγάρτων, ἢ σαπώνῃ [3]. Καλλίστη δὲ βάλανος γίγνεται ἐκ 6
τῶν φύλλων τῆς λινοζώστεως χλωρῶν λεανθέντων καὶ ἀναπλασθέν-
των καὶ ξηραινομένων. Ἐπὶ δὲ νηπίων καὶ χόνδρος ἁλὸς ἐντίθεται.

[1] τὴν pro σὺν Ed. Corrigo. — [2] ἀπὸ Ed. Corrigo. — [3] Fort. legend. σάπωνι.

l'estomac); des baies de Gnide mélangées avec de la résine sèche ou avec
du miel cuit, du pyrèthre mélangé avec de la résine sèche, de la centaurée avec de la poix et de la cire, tous suppositoires d'un bon effet en
cas de relâchement des parties [du corps]; de l'asphalte, une petite quantité de racine d'opopanax, de l'hysope, du galbanum et de la résine
sèche, remède qui convient à ceux qui ont tout le corps en résolution,
et, par suite, éprouvent un grand affaiblissement dans l'action de rejeter
les matières; il agit aussi contre la paralysie du rectum, de même contre
les ascarides. On peut, à la place du miel, employer la résine sèche, 5
comme on l'a dit, ou de la poix ou des figues grasses hachées très-menu,
ou bien encore du raisin sec sans les pepins, ou du savon. Le meilleur 6
suppositoire est celui que l'on compose avec des feuilles encore vertes
de mercuriale broyées, pétries et desséchées. Pour les enfants, on applique un grain de sel.

66

ρξϛ'. Περὶ ὑδάτων[1].

1   Τῶν πινομένων ὑδάτων πέντε εἰσὶν αἱ καθόλου διαφοραί· ὄμ-
βριόν τε γὰρ, καὶ πηγαῖον, καὶ φρεάτιον, καὶ ποτάμιον, καὶ λιμ-
2 ναῖον. Φαίνεται δὲ τούτων τὸ μὲν ὄμβριον, κουφότατον καὶ εὐμετα-
ϐλητότατον, καὶ τοῖς ἄλλοις πάθεσι πίνεσθαι κάλλιστον, παραχρῆμα ἠθούμενον καὶ ἐξαιρούμενον· πυρετῷ δὲ καὶ χολέρᾳ, καὶ   5
ἰκτερικοῖς ἀνάρμοστον· τρέπεται γὰρ ῥᾳδίως καὶ ἀποχολοῦται[2].
3 Εὔθετον δὲ φάρμακον ὀφθαλμικοῖς, ὅσα ῥεύματά ἐστιν, ἢ ἑλκῶν·
τοῖς δὲ ὀξυδερκέσιν οὐ κατάλληλον, οὐδὲ ταῖς πλύσεσι τῶν μεταλ-
λικῶν φαρμάκων· στύψιν γὰρ ἔχει πλείω τοῦ πηγαίου· διὸ οὔτε
ῥύπτει, οὔτε ἑψεῖ ῥᾳδίως, οὔτε βρέχει, καὶ τὰς ἐκκρίσεις ἐμποδίζει. 10
4 Χρονίζον δὲ, στυφνότερον καὶ βραδυποράτερον γίνεται, καὶ δυσ-

---

[1] Cp. Oribase, *Coll. méd.* V, III, et *Synopsis*, IV, XLI. — [2] Mot inconnu des
lexiques.

66

Ch. CLXV. — Sur les eaux.

1   Cinq différences distinguent généralement les eaux potables entre
elles. Il y a l'eau de pluie, l'eau de source, l'eau de puits, l'eau de ri-
2 vière, et enfin l'eau des étangs. De toutes ces eaux, celle de pluie est évidemment la plus légère et la plus facile à modifier, comme aussi la
meilleure à boire pour la plupart des affections, si, aussitôt tombée, on
la filtre et qu'on la mette en réserve; mais elle ne convient pas en cas
de fièvre, de choléra ou de jaunisse, car elle se transforme aisément
3 en bile. C'est un remède bien approprié aux affections des yeux, soit
fluxions, soit ulcères; mais il ne convient pas à ceux à qui on veut
rendre la vue claire, ni au lavage des médecines minérales, car elle est
plus astringente que l'eau de source; aussi n'est-elle pas très-bonne pour
nettoyer, ni pour faire cuire, ni pour humecter, et entrave-t-elle les dé-
4 jections. En vieillissant, elle devient aigre, lourde[1] et indigeste; elle

---

[1] Littéralement : d'une marche lente.

διαχωρητικώτερον· βραδύτερον δὲ πέτλεται καὶ ἀναδίδοται· γεννᾷ
δὲ καὶ κατάρρους, μάλισία εἰ ψυχρὸν πίνοιτο.

Τῶν δὲ πηγαίων ὑδάτων, ὅσα[1] αἱ πηγαὶ πρὸς ἄρκτους ἐρρώγασιν 5
ἐκ πετρῶν λειβόμεναι, [πρὸς][2] τὸν ἥλιον ἀπεσίραμμένον, ἀτέραμνά
5 τε καὶ βραδύπορα τὰ τοιαῦτα ὕδατα· καὶ βραδέως ϑερμαίνεταί τε
καὶ ψύχεται. Ὅσα δὲ πρὸς τὰς ἀνατολὰς ἐρρώγασιν αἱ πηγαὶ, καὶ 6
διὰ πώρου[3] τινὸς, ἢ γῆς καθαρᾶς διηθεῖται, ϑερμαίνεταί τε καὶ ψύχεται τάχισία. Ταῦτά ἐσίιν ἄρισία, εἰ μή τις ἀπ' ὀχετῶν· τινῶν
αὐτοῖς κακία προσγίγνοιτο.

10   Τὸ δὲ Φρεάτιον ψυχρὸν, γεῶδες, δυσέκκριτον, δυσανάδοτον, καὶ 7
διὰ τοῦτο τοῖς καυσουμένοις σίόμαχον ἢ γασίέρα ἐπιτηδειότερον
τοῦ πηγαίου.

Ποταμιαῖα δὲ ὕδατα καὶ λιμναῖα, πάντα τὰ κακὰ, πλὴν τοῦ Νει- 8
λώου· τοῦτο γὰρ πάσαις ταῖς ἀρεταῖς κεκόσμηται. Καὶ γὰρ καὶ πι- 9
15 νόμενον ἡδὺ, καὶ μέτριον χρόνον ἐν κοιλίᾳ διατρίβει. Ἀδιψόν τε 10

_____

[1] ὅσων Ed. Corrigo. — [2] πρὸς addo ex Oribas. *Synops.* IV, XLI, 4. — [3] πόρου
Ed. Sic leg. Cornarius. Corrigo ex Orib.

met beaucoup de temps à passer et à se faire évacuer; elle engendre aussi
des catarrhes, surtout si on la boit froide.

Quant à l'eau des sources, lorsque ces sources jaillissent d'un rocher 5
en coulant vers le nord, du côté opposé au soleil, elle est dure et lourde;
cette eau est, de plus, longue à échauffer et à refroidir. Celle que les 6
fontaines font jaillir dans la direction de l'orient, qui subit une certaine
infiltration à travers le tuf ou une terre pure, qui s'échauffe et se refroidit très-rapidement, est la meilleure eau, à moins qu'elle ne soit altérée par une canalisation malsaine.

L'eau de puits est froide, terreuse, difficile à digérer et à évacuer, et, 7
pour ces motifs, plus favorable que l'eau de source à ceux qui éprouvent
des cuissons à l'orifice de l'estomac ou dans l'estomac lui-même.

Les eaux de rivière et d'étang sont toutes mauvaises, excepté celle 8
du Nil; car celle-ci possède toutes sortes de vertus. Elle est une 9
boisson agréable, et fait un séjour modéré dans le bas-ventre. Elle 10

ἐσὶ, καὶ εἰ ψῦχρόν τις πίνοι, ἀλυπώτατον, καὶ εἰς πέψιν καὶ ἀνά-
11 δοσιν χρήσιμον, ὅθεν εὐάρμοσῖον, καὶ ῥωμαλέον, καὶ εὔχρουν. Τὸ
δὲ τῶν ἄλλων ποταμῶν ὕδωρ δυσκατέργασῖον, καὶ κατάξηρον, καὶ
12 διψῶδες, καὶ μάλισῖα ὅταν μοχθηρὰ τινὰ χωρία διοδεύῃ. Ἀμείνους
δέ εἰσι τῶν ποταμῶν, καὶ ὅσοι διὰ πηγῶν ἀεννάων ῥέουσι, καὶ 5
ὅσοι ἀμιγεῖς εἰσιν ἄλλοις ποταμαῖς.

13   Τὸ δὲ λιμναῖον ὕδωρ, διά τε τὰ πέριξ τέλματα, ἰλυῶδες καὶ
βαρὺ ὑπάρχον, διά τε τὴν σῖάσιν καὶ ἀκινησίαν, οἷον νενεκρωμέ-
νον καὶ σεσηπός· ὥσῖε οὐδέποτε παρόντος ὕδατος ἑτέρου μεταδο-
τέον τοῦτο τοῖς ἀσθενοῦσι.   10

14   Καὶ περὶ δὲ τὴν γῆν καὶ τὰ κλίματα, διαφοραὶ τῶν ὑδάτων
πλεῖσῖαι γίγνονται· συντόμως δὲ εἰπεῖν, τὸ τῇ γεύσει συνηρμο-
σμένον, καὶ τὸ ἐκ τῆς πείρας τῶν ἐνοικούντων μαρτυρούμενον, ἄρι-
σῖον ἡγητέον· τὸ γὰρ ταχέως ἐκθερμαινόμενόν τε καὶ ψυχόμενον,
καὶ ῥᾳδίως ἑψοῦν κρέα τε καὶ τὰ ἄλλα πάντα καὶ τὰ σιτία ἐν τῇ 15

---

n'excite pas la soif, et, bue froide, elle est très-inoffensive; enfin elle
favorise la digestion et la déjection; de là vient son efficacité; de plus,
11 elle est salutaire, fortifiante et d'une bonne couleur[1]. Quant à l'eau des
autres rivières, elle est difficile à traiter, desséchante, altérante, sur-
12 tout lorsqu'elle traverse des terrains malsains. Mais les meilleures
rivières sont celles qui ont des sources perpétuelles et qui ne se mé-
langent point avec d'autres rivières.

13   L'eau des étangs doit aux marécages qui l'environnent d'être vaseuse
et lourde, et, en raison de sa stagnation et de son immobilité, est, pour
ainsi dire, morte et putréfiée; aussi, comme elle ne se renouvelle jamais, il faut l'administrer aux (tempéraments) faibles.

14   Quant aux terrains et aux expositions, il existe encore une foule de
différences entre les eaux. Pour parler sommairement, celle qui aura
été appropriée au goût et aura supporté l'épreuve des riverains devra
être tenue pour la meilleure; car, si elle s'échauffe et se refroidit promptement, si elle cuit sans difficulté la viande et toutes sortes d'aliments,

---

[1] La traduction latine de Cornarius suppose un texte différent : *Unde concinnum et ro-
bustum et bene coloratum corpus facit.*

γαστρὶ πέττει. Ὅσα δὲ τῶν ὑδάτων στύψιν ἢ ἁλμυρίδα, ἢ νιτρω- 15
δίαν, ἢ παχύτητα, ἢ ἄλλο τι παρεμφαίνει γευομένοις, πονηρά. Καὶ 16
τὰ δύσοσμα, καὶ ὅσα ἐπίπαγον ἴσχει, καὶ ὑπόστασιν δυσώδη καὶ
στερεὰν, καὶ ὅσα προσπήγνυται τοῖς χαλκείοις λιθωδῶς, καὶ ὅσα
βδέλλας τρέφει, ἢ τοιαῦτά τινα μοχθηρὰ ζῶα, καὶ τὰ στάσιμα,
καὶ τὰ ἑλώδη, καὶ τὰ ἐν μετάλλοις χρυσοῦ καὶ ἀργυροῦ, ἢ στυπτηρίας, ἢ θείου, ἢ τῶν ὁμοίων, ὅσοις τε ἐμπεφύκασι ῥίζαι οὐκ ἐπιτήδειοι, καὶ οἷς γειτνιᾷ θερμὰ ὕδατα ἤγουν αὐτοφυῆ, πάντα τὰ
τοιαῦτα πονηρά.

10   Ἄριστον οὖν τὸ τοιοῦτον ὕδωρ· προεψήσαντας ἐν κεραμίοις ἀγ- 17
γείοις, καὶ ψύξαντας, καὶ πάλιν θερμάναντας, πίνειν. Ἐν δὲ ταῖς 18
ὁδοιπορίαις ἢ στρατοπέδῳ βόθρους ὀρυκτέον ἐφεξῆς ἀπὸ τῶν ὑψηλο-
τάτων εἰς τὰ κατάντη καὶ διὰ τούτων ἀκτέον τὸ ὕδωρ ἐμβάλλοντας
εἰς τοὺς βόθρους ὅλους γῆν γλυκεῖαν καὶ λιπαρὰν ἀφ' ἧς οἱ κερα-

---

elle les fera bien digérer dans le ventre. Mais toutes les eaux qui ma- 15
nifestent une action astringente, salante, nitreuse, épaississante ou
quelque action analogue sur ceux qui les goûtent, devront être réputées
nuisibles. Celles qui ont une odeur désagréable, celles dont la surface 16
est crémeuse, celles qui laissent un dépôt nauséabond et solide, celles
qui, en s'attachant aux vases d'airain, forment une croûte pierreuse,
celles qui nourrissent des sangsues ou quelques animaux de même espèce, mais nuisibles [1]; les eaux stagnantes, marécageuses, celles qui ar-
rosent des mines d'or, d'argent, d'alun, de soufre ou de substances
semblables; les eaux dans lesquelles se rencontrent des sources non
potables, ou qui sont dans le voisinage de thermes, ou encore qui sont
thermales elles-mêmes, toutes ces sortes d'eaux sont nuisibles.

La meilleure eau sera donc celle qui se trouvera dans les conditions 17
suivantes : ne la boire qu'après l'avoir fait bouillir dans des vases de
terre cuite, puis refroidir, puis chauffer de nouveau. Dans les marches 18
(militaires) ou dans un camp, il faut creuser des fosses continues du
point le plus élevé vers la partie déclive et les faire traverser par l'eau
après y avoir jeté de la terre douce et grasse, par exemple celle dont on

---

[1] Sur l'emploi des sangsues chez les anciens et le caractère venimeux qui leur a été
attribué quelquefois, voir *OEuvres d'Oribase*, t. II, p. 790.

μοι γίγνονται· ἀεὶ γὰρ ἐν τοῖς βόθροις ἐγκαταλείπεται ἡ τοῦ
ὕδατος κακία.

19 Καθόλου δὲ ἅπαν ὕδωρ βραδύπορον, καὶ δύσπεπτον, καὶ φυσῶ-
20 δες, καὶ μάλιστα τὸ ψυχρὸν, κατάρρου ποιητικόν. Εἰ δὲ λάχανα
τὶς προσφερόμενος πίνοι ὕδωρ, κίνδυνος μᾶλλον ἀχῶρα[1], καὶ ψώ- 5
ραν, καὶ λέπρας, ἐξανθήματα καὶ λιχῆνας, πιτυριάσεις καὶ ἕλκη
21 σηπόμενα, ἕρπητας καὶ σατυριάσεις. Ἐκ τούτων τινὰ τὸν ἄνθρωπον ἔχει· καὶ προσέτι οὖρα δακνώδη καὶ διαχωρήματα καὶ μᾶλλον
εἰ νιτρῶδες εἴη τὸ ὕδωρ. Ἀνάρμοστον δὲ καὶ θώρακι καὶ ἡλκωμένῃ
ἀρτηρίᾳ τὸ νιτρῶδες, καὶ νεφροῖς καὶ κύστει, καὶ πᾶσιν ἕλκεσι. 10
22 Βοηθεῖ δὲ τῷ μὲν νιτρώδει τὰ ἀμβλύνοντα τὰ σιτία καὶ οἶνος· τῷ
δὲ παχεῖ, τὰ τέμνοντα καὶ λεπτύνοντα, οἷον σκόρδα καὶ τὰ παρα-
πλήσια· τῷ δὲ στυπτηριώδει, οἶνος λεπτότατος, οὐρητικὸς κατὰ
πάντα, καὶ πάντα τὰ τὰς ἐκκρίσεις προτρέποντα.

23 Δοκεῖ δὲ ὕδωρ ἁρμόζειν κεφαλῆς ἀλγήμασιν, ἀμβλυωπίαις, ἐπι- 15

[1] ἀχῶραν Ed. Corrigo.

___

fait des poteries; car les eaux laisseront toujours leurs mauvaises qualités dans ces fosses.
19 En général, toute eau qui passe lentement, est indigeste, donne des
20 flatuosités, et surtout si elle est glacée, produit le rhume. Si l'on boit
de l'eau en y ajoutant des légumes, il est plus particulièrement à
craindre qu'il n'en résulte de la gourme, la gale, la lèpre, des exan-
thèmes, des lichens, l'herpès, le satyriasis ou quelque autre affection
21 dérivant de celles-là. Il en résulte encore des urines et des selles cui-
santes, notamment si l'eau est nitreuse. Une eau de cette nature ne
convient pas à la poitrine ni à la trachée-artère affectée d'ulcères, non
22 plus qu'aux reins et à la vessie, ou à toute autre partie ulcérée. On
corrige l'eau nitreuse avec des aliments de qualité émoussante et du vin;
l'eau épaisse, avec ceux qui ont la propriété de diviser [les humeurs vis-
queuses] et d'atténuer [les humeurs épaisses], comme par exemple l'ail
et ses analogues; l'eau astringente, avec du vin très-léger, tout à fait
diurétique et avec tous les aliments de nature à provoquer les déjections.
23 L'eau paraît convenir aux maux de tête, à l'amblyopie, à l'épilepsie,

ληπ7ικοῖς, ἀρθριτικοῖς, τρομώδεσι, παραλελυμένοις, καθ᾽ αὐτὸ καὶ
μετὰ μέλιτος προπινόμενον. Οἰκειότερον δὲ ταῖς ὑσ7ερικῶς πνιγο- 24
μέναις, καὶ τοῖς χολῶδες γεννῶσιν, ἢ μέλαν καὶ πυρῶδες, ὑφ᾽ ὧν
σ7όμα κοίλιας δάκνεται, καὶ αὖ τῇ ἄνω¹ κοιλίᾳ, καὶ νήσ7ει, καὶ τοῖς
5 ἰδρωτικοῖς νέοις εὐσάρκοις, καὶ τοῖς πιμελώδεσι πᾶσι, καὶ τοῖς
ὑπερκαθαιρομένοις, καὶ τοῖς αἱμορραγοῦσιν ἐκ τραύματος, ἢ μυκτήρων, ἢ ἑτέρου τόπου. Εὐθετεῖ δὲ καὶ καυσώδει πυρετῷ ἐν καιρῷ 25
διδόμενον. Εὐθετεῖ δὲ καὶ τοῖς ὀνειρώτ7ουσι συνεχῶς, καὶ γονορροϊκοῖς πινόμενον. Εἰ δὲ καὶ νηχόμενοι καὶ προσαντλούμενοι, ὠφε- 26
10 λοῦνται. Καὶ γυναιξὶ ῥοώδεσι καὶ κιτ7ώσαις² · ἁρμόζει καὶ τοῖς λύ- 27
ζουσι καὶ τοῖς τὸ σ7όμα δυσῶδες ἔχουσι, ψυχρὸν πινόμενον.

Χλιαρὸν δὲ ἁρμόδιον ἐπιληπ7ικοῖς, κεφαλαλγικοῖς, ὀφθαλμιῶσιν, 28
οὔλοις ὀδόντων ἀναβιβρωσκομένοις, καὶ ὀδοῦσι τετραμμένοις [διὰ]³

---

¹ αὐτόνῳ Ed. Cornarius a dû lire εὐ-
τόνῳ. Il traduit : Robusto ventri. Je corrige αὖ τῇ ἄνω κοιλίᾳ, ce qui donne un
sens plausible et est plus voisin de la
leçon manuscrite. (LITTRÉ.) — ² κητώ-
σαις Ed. Corrigo. — ³ διὰ addo. (LITTRÉ.)

---

aux affections articulaires, au tremblement nerveux, à la paralysie,
employée seule ou mélangée avec du miel. Elle est encore plus efficace 24
pour les suffocations utérines et pour les personnes chez qui se produit
un excès de bile noire ou jaune, ce qui est mordicant pour l'orifice de
l'estomac; elle est bonne derechef pour le ventre supérieur, pour le
jejunum; pour les jeunes gens qui ont un embonpoint accompagné
de sueurs; pour les personnes de tout âge qui sont trop grasses ou
que l'on a purgées à l'excès; pour ceux qui ont des hémorragies provenant d'une blessure, des narines ou autre lieu. Elle convient encore 25
contre la fièvre ardente, si on la donne à propos; elle ne convient pas
moins, prise comme boisson, contre les pollutions nocturnes continuelles et la gonorrhée. En natation et en affusions, on s'en trouve bien 26
pareillement. Elle réussit aux femmes sujettes à un excès de flux ou aux 27
envies; elle est encore d'un bon usage, bue froide, pour ceux qui ont le
hoquet et pour ceux dont l'haleine est fétide.

L'eau tiède convient contre l'épilepsie, la céphalalgie, l'ophthalmie, 28
la corrosion des gencives, pour les dents déviées par des abcès des gen-

οὐλῶν ἀποσ̄ήματα καὶ αἱμάσσουσι, καὶ φάρυγγι ἡλκωμένῃ, πα-
ρισθμίων ῥεύματι ἀπὸ κεφαλῆς, μελαγχολίᾳ πυρώδει, καὶ χολέρᾳ
29 κατ᾽ ἀρχὰς καὶ ἐμέσασιν ἐν πυρετῷ χολώδει. Ἁρμόζει δὲ τὸ χλιαρὸν
ὕδωρ καὶ ὅταν τῷ ψυχρῷ κώλυμα εἴη καὶ τοῖς ἕλκη ἔχουσι περὶ τὸ   5
διάφραγμα, καὶ τοῖς αἷμα πτύουσι, καὶ ῥήγμασι τοῖς ἐν τῷ ὑπεζωκότι τὰς πλευρὰς ὑμένι.

30   Θερμὸν δὲ ὕδωρ ἁρμόζει ὅπου δεῖ ἔκκρισιν παρασκευάσαι καὶ
ὅπου λεπτῦναί τι, καὶ ὅπου διαχέαι, ἢ τῆξαι, ἢ ἀπαλῦναι, ἢ ἀπο-
31 πλῦναι, ἢ συμπέψαι, ἢ διαφορῆσαι βουλόμεθα. Καθόλου μὲν οὖν
ταῦτα δύναται τὸ θερμὸν πινόμενον· κατὰ μέρος δὲ μύξαν ἄγειν,   10
καὶ ἀναχρέμψει συνεργεῖν, καὶ ὀδύνην πᾶσαν πραΰνειν, καὶ μά-
λισ̄α ἐν ὑποχονδρίοις καὶ ἐντέροις ἐρυγὴν κινῆσαι, καὶ φύσαν
32 προσκαλέσασθαι, καὶ οὖρον ἀγαγεῖν καὶ διαχώρημα. Ἀγαθὸν δὲ
καὶ πέψαι καὶ ἀναδοῦναι, καὶ θρέψαι καὶ αὐξῆσαι· γυναικείων ἀγω-
γόν· νεύροις καὶ ἄσθμασιν ἐπιτήδειον, καὶ πλευρίτιδι, καὶ περι-   15
33 πνευμονίᾳ, καὶ συνάγχῃ. Εἴτε οὖν τρέφει, εἴτε οὐ τρέφει, εἴτε τῆς

_____

cives et saignant; contre l'ulcération du pharynx, la fluxion aux amygdales descendant de la tète, la mélancolie brûlante, le flux de bile au
29 début, et les vomissements survenant dans la fièvre bilieuse. L'eau
tiède convient aussi dans certains cas où l'eau chaude serait impossible,
et pour ceux qui ont des ulcères vers le diaphragme, qui crachent le
sang, ou qui ont des déchirures dans la membrane ceignant la plèvre.
30   L'eau chaude convient lorsqu'il s'agit de préparer la déjection ou
quand nous voulons atténuer, dissoudre, faire fondre ou amollir, net-
31 toyer, favoriser une coction ou une diaphorèse. En général on obtient
ces divers résultats en buvant de l'eau chaude; plus particulièrement,
c'est encore un moyen d'activer la sécrétion nasale, de concourir à l'ex-
pectoration, de soulager toute espèce de douleur, et surtout de provoquer la sortie par en haut des gaz formés dans les hypocondres et dans
les intestins, de solliciter les flatuosités et de faire uriner ou aller à la
32 selle. L'eau chaude est également efficace pour la coction, la diffusion de
l'aliment, la nutrition, l'accroissement; elle favorise le flux des femmes;
elle est favorable dans le cas des maladies nerveuses et de l'asthme, de
33 la pleurésie, de la péripneumonie et de l'angine. Quant à savoir si elle

τροφῆς ὄχημα, οὐ πρόκειται ζητῆσαι ἐνταῦθα. Ὃ δὲ εἰπεῖν ἀναγ- 34
καῖον, τοῦτό ἐστιν ὡς ὕδατος χωρὶς πεφθῆναι τροφὴν ἀδύνατον·
ὥσπερ οὐδὲ χωρὶς ὕδατος ἑψηθῆναί τι χρησίμως δυνατόν. Τὸ δὲ 35
ἀπὸ κονίας ὕδωρ πινόμενον σπληνικοὺς ὠφελεῖ, καὶ εἴτις ἄρτον ἐκ
5 τοιούτου ὕδατος σκευάσας αὐτοῖς δοίη, ἱκανῶς ὠφελεῖ.

67

Ε΄, πγ΄. Τεταρταίου ἀκριβὴς διάγνωσις.

Οἱ μὲν οὖν ἀπὸ σπληνὸς τὴν ἀρχὴν λαβόντες τεταρταῖοι, χρονιώ- 1
τεροι· Κατάδηλοι δὲ γίγνονται τῇ χροιᾷ, καὶ ταῖς ἀπεψίαις, καὶ 2
τῷ μὴ ῥᾳδίως τὴν γαστέρα ὑποχωρεῖν, καὶ τῷ τοῦ σπληνὸς ὄγκῳ,
καὶ τῷ ἐπ᾽ ἀριστερὰ κλίνεσθαι μᾶλλον. Κίνδυνος δὲ ἐπὶ τούτοις τοῖς 3
10 σημείοισιν τῷ χρόνῳ τὸν ἄνθρωπον ὑδέρῳ περιπεσεῖν [1]. Ἐπὶ δὲ 4
ἥπατι φλεγμαίνοντι, λευκόχροοί εἰσι, καὶ ὑδαλέοι παντὶ τῷ σώ-

[1] Leçon de P. L'édition porte : Κίνδυνος δ. καὶ ὑδ. περιπ. τῷ χρ. τὸν ἄνθρ. et omet ἐπὶ τ. τ. σημ.

---

nourrit ou si elle ne nourrit pas, et si elle est simplement un véhicule de la nourriture, ce n'est pas le moment d'aborder cette question. Tout ce 34 qu'il faut dire ici, c'est que les aliments ne peuvent être digérés sans eau, de même que sans eau rien ne peut être bouilli pour une destination utile. L'eau bue après qu'on l'a fait passer par la chaux fait du 35 bien aux personnes malades de la rate, et le pain préparé avec cette sorte d'eau est d'une grande efficacité pour ces malades.

67

Liv. V, ch. LXXXIII. DIAGNOSTIC EXACT DE LA FIÈVRE QUARTE.

Les fièvres quartes prenant leur principe dans la rate sont celles qui 1 durent le plus longtemps. Ces fièvres sont reconnaissables au teint (du 2 malade), à la difficulté de ses digestions et de ses évacuations, au gonflement de sa rate et à la tendance à se coucher de préférence sur le côté gauche. Il y a danger qu'avec le temps, lorsque ces signes se manifestent, il ne devienne hydropique. Lorsque la fièvre quarte est ac- 3 compagnée d'inflammation du foie, ceux qui l'ont sont blêmes; l'hy- 4

5 ματι, καὶ οὖρα τούτοις σανδαραχώδη, καὶ ἐξέρυθρα. Καὶ ἁπίομένοις
6 δὲ τοῦ δεξιοῦ ὑποχονδρίου¹, ὄγκος ὑποπίπίει. Οὗτοι καὶ δυσπνοοῦσι
μᾶλλον τῶν σπληνικῶν, καὶ ὑποβήσσουσι, καὶ τελευτῶντες, εἰς
ἀφύκτους ὑδέρους ἐμπίπίουσι.

68

ϖδ'. Τεταρταίου Θεραπεία.

1 Ἀψινθίου δὲ ἀπόβρεγμα τοὺς² τῇ κοιλίᾳ ἐνοχλοῦντας χυμοὺς 5
ἀπορρύπίει, καὶ τῇ πέψει συνεργεῖ· ὅθεν οὐδὲ σιελίζουσιν οἱ ϖί-
2 νοντες τοῦ ἀψινθίου. Πραΰνει δὲ καὶ τὰς ἐν ἥπατι καὶ σπληνὶ φλεγ-
3 μονὰς, καὶ οὖρα ἄγει, καὶ γυναικεῖα καταμήνια φέρει. Καὶ³ συνη-
θείας δὲ τῷ νοσοῦντι ὑπαρχούσης, καὶ τῇ κατὰ κοιλίαν κενώσει
χαιρούσης τῆς ἕξεως, καὶ δηκτικῶν ἰχώρων ὑπογιγνομένων, νεο- 10
εδάλτου γάλακτος ὀνείου μὲν⁴ ἢ ἱππείου ἔδωκά τισιν οἷς μᾶλλον
ἠβουλήθην καθάραι, αἰγείου δὲ ἄλλοις, διὰ τὸ σύνηθες καὶ εὐπό-

¹ Ita P. καὶ ἁπί. δὲ ὅ. ὑ. τ. ὑποχ. P. est peut-être une interpolation. —
Ed. — ² τοῦ Ed. τοῖς P. Corrigo. — ⁴ μὲν forte delendum cum P.
³ φέρει. Καὶ om. Ed. φέρει, addition de

---

dropisie les affecte par tout le corps, leurs urines sont couleur vermillon
5-6 très-rouge. Si l'on palpe l'hypocondre droit, on y sent une tumeur. Ces
malades respirent plus difficilement que ceux qui souffrent de la rate;
ils ont un peu de toux, et finissent inévitablement par devenir hydropiques.

68

Ch. LXXXIV. TRAITEMENT DE LA FIÈVRE QUARTE.

1 Une infusion d'absinthe balaye les humeurs qui sont à charge au
ventre et favorise la digestion; c'est pour cette raison que ceux qui boi-
2 vent de l'absinthe ne salivent pas. Ce remède calme aussi l'inflammation
du foie et celle de la rate; il est diurétique et provoque les menstrues.
3 Lorsque le malade s'était fait une habitude de son mal, que la constitution
aimait l'évacuation par le ventre, et s'il survenait des sérosités mordicantes,
j'ai donné quelquefois du lait d'ânesse ou de jument nouvellement trait
à ceux que je préférais purger, et du lait de chèvre aux autres, à cause de

ρισ7ον. Τρεῖς δὲ κοτύλας ἀρξάμενος ἐδίδουν, προάγων [1] ἐπὶ κοτύλας 4
ἕξ, ἔπειτα διαλιπὼν μίαν περίοδον, ὁμοίως ἠρχόμην ἀπὸ τριῶν κοτυ-
λῶν, καὶ κοτύλην καθ᾽ ἑκάσ7ην προσ7ιθεὶς [2], ἀνῄειν ἐπὶ τὰς ϛ᾽. Ἔπειτα 5
ὑφαιρῶν κατὰ μίαν κοτύλην καθ᾽ ἑκάσ7ην ἡμέραν, καὶ πάλιν ἀφι-
5 σ7άμην ἐπὶ δύο περιόδους. Καὶ ἅμα ἥ τε νόσος διελέλυτο, καὶ τὸ 6
σῶμα προσετέθραπ7ο [3]. Εὔχυμον δὲ εἶναι χρὴ τὸ ζῶον οὗ τὸ γάλα 7
προσάγομεν. Εἰ δέ τινι μὴ ὀξύνεται, μήτε κνισσοῦται, μήτε κατὰ 8
κοιλίαν ὁρμᾶται, καὶ ἐν τῇ ὑπόπ7ῳ ἡμέρᾳ ἀντὶ τοῦ ῥοφήματος,
σύμμετρον διδόναι πρὸ πολλῆς τῆς ὥρας· καὶ ψωμοὺς ὀλίγους ἐπι-
10 δοτέον. Ἐν ἀκμῇ δὲ ὄντος τοῦ νοσήματος, προφανείσης δηλονότι 9
σαφεσ7άτης πέψεως, μηδενὸς τῶν σπλάγχνων βεβλαμμένου, τοῖς εἰ-
θισμένοις κατὰ τὸν καιρὸν τῆς ὑγείας, καὶ ψυχρὸν ὕδωρ δέδωκα.
Μελλούσης σύνεγγυς τῆς εἰσβολῆς ἀθρόον ὅσον κοτύλας δύο· καὶ 10

---

[1] προσάγων P. — [2] προτιθείς Ed. Corrigo ex Cornario. — [3] ἐτέθρεπ7ο Ed.
προσετέθραντai P. Corrigo.

---

l'usage commun et de la facilité qu'on a de se le procurer. Je commen- 4
çais par une dose de 3 cotyles, allant ensuite jusqu'à 6, puis, après une
certaine période d'interruption, je reprenais la dose primitive de 3 cotyles, et, ajoutant 1 cotyle chaque jour, je revenais à la dose de 6. Après 5
cela, je réduisais la dose chaque jour d'une cotyle, puis je prescrivais
l'abstention pour deux périodes. J'obtins ainsi ce double résultat que la 6
maladie se dissolvait et que le malade s'alimentait. Seulement il faut 7
s'assurer du bon état de l'animal dont on emploie le lait. Si ce lait ne 8
s'aigrit pas dans l'estomac, s'il ne donne pas des renvois nidoreux, s'il
ne fait pas irruption dans le ventre [1], même dans un jour suspect, en
place de la décoction d'orge, il convient de le faire prendre longtemps
avant (l'accès); de plus, on y joindra quelques bouchées de pain. Lorsque 9
la maladie est parvenue à son acmé, c'est-à-dire que la digestion est visi-
blement avancée [2], sans que les entrailles soient lésées, je donne aussi
de l'eau froide à ceux qui ont l'habitude d'en boire étant en santé. Aux 10

---

[1] Cornarius : Si... neque per ventrem erumpit.
[2] Cornarius : Apparente manifestissima concoctione.

ἀδιαψεύσ]ως ἀπέσ]ρεψα πολλοὺς τοῦ ῥιγῶσαι οὐκ ὀλιγάκις καὶ τῶν
11 πυρετῶν ἐξαλειφθέντων. Ἄμεινον δὲ καὶ ἔξωθεν θερμαίνειν τὸ σῶμα
κυπρίνῳ, ἢ σικυωνίῳ, ἢ γλευκινῷ[1], πρὸ μὲν τῶν παροξυσμῶν, ὥσ]ε
μὴ ῥιγοῦν, παυομένων δὲ, ὥσ]ε μὴ ἐκ τῶν ἔξωθεν προσπιπ]όντων
καταψύχεσθαι.   5

69

ϟε'. Περὶ λοιμοῦ[2].

1 Πάντα δὲ γένοιτο[3] ἐν λοιμῷ τὰ δεινότατα, καὶ οὐδὲν ἀποκρύπ]ε-
ται[4] ὥσπερ καθ' ἕκασ]ον νόσημα· τὰ γὰρ πλεῖσ]α καὶ ποικίλα, καὶ
παραφροσύναι διάφοροι γίγνονται, καὶ χολῆς ἔμετοι, καὶ ὑποχονδρίων ἐντάσεις καὶ πόνοι, καὶ ἱδρῶτες πολλοὶ, καὶ ψύξις ἀκρωτη-
ρίων, καὶ διάῤῥοιαι χολώδεις, λεπ]αὶ, φυσώδεις, καὶ οὖρα τοῖς μὲν 10

___
[1] ἢ γλευκ. om. Ed. add. P qui leg. γλυκ. Corr. (LITTRÉ.) — [2] Cp. Oribase, Synopsis, VI, xxv. — [3] πάντα γένηται Orib. — [4] ἀποκρύπ]εσθαι P.

___

approches de l'accès, j'en fais prendre coup sur coup 2 cotyles, et in-
faillliblement il m'est arrivé plus d'une fois de soustraire les malades au
11 frisson et de dissiper les fièvres, après une onction générale. Il est préférable aussi de réchauffer le corps extérieurement avec une friction
d'huile de troëne, de coloquinte ou de moût de vin, soit avant le paroxysme, pour faire cesser le frisson, soit au déclin de la fièvre pour
éviter un refroidissement causé par les choses extérieures.

69

Ch. xcv. — Sur la peste.

1 La peste amène avec elle toute espèce de maux très-dangereux, et
rien n'y est caché[1], comme dans chacune des autres maladies; des accidents multiples et très-variés s'y produisent (tels que) délire de diverses
sortes, vomissements de bile, gonflement et douleurs aux hypocondres,
sueurs surabondantes, refroidissement des extrémités, flux de ventre
bilieux, ténus et accompagnés de vents, urines aqueuses, ténues chez

___
[1] ἀποκρύπ]εται. Il est probable que le compilateur Aétius avait sous les yeux, au lieu de
la bonne leçon ἀποκεκριμένον, conservée par Oribase, une copie fautive portant ἀποκε-
κρυμμένον.

ὑδατώδη, λεπΊὰ, τοῖς δὲ χολώδη, τοῖς δὲ μέλανα, ὑποσΊάσεις κακὰς
ἔχοντα, καὶ ἐναιωρήματα κάκισΊα, ἀπὸ ῥινῶν αἵματος σΊάξεις,
καύματα ἐν Θώρακι, γλῶσσαι καταπεΦρυγμέναι[1], ἀγρυπνία, σπασμοὶ βίαιοι, καὶ ἄλλα δὲ πονηρὰ ἕλκη, καὶ ἀνθρακώδη. Καὶ πάν- 2
5 δεινα γένοιτ᾽ ἂν ἐν λοιμῷ, κατά τε τὸ ἄλλο σῶμα καὶ ἐν προσώπῳ
καὶ παρισθμίοις. Εἰ δέ τις συνετὸς εἴη, προγνώσει τὸν μέλλοντα 3
ἥξειν ἐκεῖνον λοιμὸν, προσέχων ταῖς ὥραις πονηραῖς τε οὔσαις καὶ
τοῖς ἀλόγοις προαπολουμένοις[2]. Εἰ μὲν γὰρ ὁ περιέχων ἡμᾶς ἀὴρ 4
αἴτιος γίγνοιτο τοῦ λοιμοῦ, τῶν πΊηνῶν πάντων [καὶ] ὀρνίθων ἑτέ-
10 ρων[3] ἡ Θνῆσις ἔσΊαι πρότερον· εἰ δὲ ἐκ τῶν ἀπὸ τῆς γῆς μοχθη-
ρῶν ἀναθυμιάσεων τοῦτο συμβαίη, τῶν τετραπόδων ζώων ἡ Φθορὰ
γίγνεται πρότερον. Ὅταν δὲ ταῦτα ἐνθυμηθῇς, προσέτι δὲ κἀκεῖνο 5
ἐνθυμοῦ, ποταπὴ μὲν ἡ παροῦσα ὥρα τοῦ ἔτους, ποταπὸν δὲ τὸ
σύμπαν ἔτος· ἐντεῦθεν γὰρ[4] τὰς διαίτας εὑρήσεις ποιεῖσθαι κάλ-

---

[1] καταπεΦριγμ. Ed. Corrigitur ex Orib.
et Cornarii. lat. vers. — [2] προσαλλομέ-
νοις Ed. προσαπολομένοις P. Corrigo ex

Orib. ubi προαπολλυμένοις. — [3] Ed. om.
πάντων et ἑτέρων. add. P. Addo καί. —
[4] ἐνταῦθα καὶ P.

---

les uns, bilieuses chez les autres, noires chez d'autres encore, ayant des
sédiments mauvais et des énéorèmes très-mauvais; saignements de nez,
chaleurs ardentes dans la poitrine, langue brûlée, insomnie, spasmes
violents, ulcères malins, charbonneux. Il y a dans la peste des symp- 2
tômes terribles qui se manifestent sur le visage, aux amygdales et sur
tout le reste du corps. Si l'on est sagace, on reconnaîtra à l'avance l'in- 3
vasion de la peste en ayant égard aux saisons malfaisantes et aux animaux qui périssent antérieurement (aux hommes). En effet, si c'est 4
bien l'air dont nous sommes environnés qui engendre la peste, les vo-
latiles et les autres sortes d'oiseaux seront les premiers atteints; si elle
a pour origine des émanations miasmatiques sortant de la terre, ce seront
les quadrupèdes. Quand vous aurez tenu compte de ces pronostics, vous 5
aurez encore à considérer la nature de la saison courante, et celle de
l'année entière; car c'est en partant de ces données que vous trouverez
moyen d'établir très-bien le régime; comme par exemple si telle saison

λισ⁷α · οἷον τῆς μὲν ὥρας εἴπερ ἦν ὀρθῶς γιγνομένη [ξηρᾶς ὑπαρ-
χούσης]¹, ἀλλ' εἰ μὲν ὑγρὰ γεγένηται, ἀνάγκη καὶ τὴν δίαιταν ἐπι-
6 ξηραίνειν, ἵνα τὸ ὑπερβάλλον ὑγρὸν ἀναλίσκηται. Προσεπιβλέπειν
δὲ καὶ τὰ ἐπιτηδεύματα τῶν ἀνθρώπων, μή ποτε εἰς ὑγιείαν οὐ συμ-
7 φέρωσι², καὶ ταῦτα κωλύειν. Ἐπιμελητέον δὲ καὶ τῆς γασ⁷ρός· εἰ δὲ 5
ἡ κοιλία φλέγμα ἔχοι, ἐμετοῖς κενοῦν· οἷς δὲ τὸ αἷμα ὑπερβάλλει,
8 φλέβα τέμνειν. Ἀγαθὴ δὲ καὶ ἡ διὰ τῶν οὔρων κάθαρσις, καὶ ὅσαι
9 εἰσὶν ἄλλαι [καὶ ἡ]³ κατὰ πᾶν τὸ σῶμα κάθαρσις. Εἰ δὲ καυσού-
μενος ὁ ἄνθρωπος εἴη, καὶ φλὸξ ἄχρι σ⁷ήθους ἀνίοι, [οὐκ] ἀπὸ
τρόπου ψυκτήρια τοῖς σ⁷ήθεσι προσάγειν, καὶ τὸ πόμα ψυχρὸν 10
προσφέρειν, μὴ κατὰ μικρὸν προσφέροντας· νικώμενον γὰρ ὑπὸ τῆς
πλείονος ἐν τῇ κοιλίᾳ θερμότητος, συμμοχθηρεύεται, καὶ ἀνα-
καίει πλείονα⁴· ἀλλὰ καὶ ἄγαν μεμάθηκεν ὁ ἰατρός⁵, καὶ πολὺν καὶ
10 ἀθρόον⁶ διδόναι, ὡς τῷ πλήθει σβέσαι τὴν φλόγα. Εἰ δὲ ὁ καῦσος ἔχοι

¹ Hæc addo ex Orib. — ² συμφέρουσι Ed. Corrigo. — ³ ὅσα... ἄλλα Ed. Corrigo ex Orib. — καὶ ἡ addo ex Orib. — ⁴ πλέων Orib. fort. melius. — ⁵ ἄγαν μεμάθηκεν ὁ ἰατρός add. P. — ⁶ καὶ ἀθρόον om. P, f. melius.

devait être sèche, du moins dans l'ordre régulier, et qu'elle devînt humide, il faut alors adopter le régime desséchant afin que l'excès d'humi-
6 dité soit absorbé. On devra aussi avoir égard aux occupations des indi-
7 vidus, qui compromettraient leur santé, et les leur interdire. Prendre
soin du ventre; si l'estomac contient de la pituite, l'évacuer par des vo-
8 missements. Les personnes chez qui le sang sera surabondant, on les
saignera. La purgation par les urines est encore une bonne chose,
ainsi que toutes les autres, et notamment celle qui se fait par tout le
9 corps. Si le malade a une fièvre ardente et que le feu remonte jusqu'à
la poitrine, il ne sera pas hors de propos d'appliquer des réfrigérants
sur la poitrine et d'administrer de la boisson froide, non pas par petites
quantités, car, surpassée par la supériorité de la chaleur du ventre, elle
contribue à la souffrance du malade et augmente le feu qui le dévore.
Mais le médecin apprend, par une complète expérience, à la donner en
abondance et tout d'un coup, afin d'éteindre le feu par la grande quan-
10 tité du liquide. Si la fièvre ardente occupe l'intérieur, tandis que les

τὰ ἔνδον, [τὰ]¹ ἄκρα δὲ καὶ τὰ ἐπιπολῆς ψυχρὰ εἴη, καὶ τὸ ὑποχόνδριον συντείνοιτο, καὶ ἡ γαστὴρ τὰς συντήξεις, τὰς μὲν ἄνω πέμ-
ποι², τὰς δὲ κάτω, ἀγρυπνία δὲ εἴη, καὶ παραφροσύνη, καὶ γλώσσης τραχύτητες, τούτοις δεῖ θερμάσματα προσφέρειν, ὥστε
5 ἑλκυσθῆναι τὸ θερμὸν ἐπὶ τὴν ἐπιφάνειαν τοῦ σώματος, καὶ ὡς
οἷόντε ἄλλῳ τρόπῳ μηχανᾶσθαι ἀνάγειν τὸ θερμὸν ἐκ τοῦ βάθους
πρὸς τὰ ἔξω.

70

ϛ', θ'. Περὶ μελαγχολίας.

Πάντων μὲν οὖν τῶν παρεπομένων ἑκάστῳ συμπλωμάτων τὰς 1
αἰτίας εἰπεῖν, ἀδύνατον· ἀπορίαν γὰρ πολλὴν ἔχει τὰ πλεῖστα,
10 οἷον, διὰ τί μὲν³ φεύγουσιν ὡς δεινὰ, μὴ ὄντα δεινὰ, τὰ δὲ διώκουσιν
ὡς χρηστὰ, μὴ ὄντα χρηστά· καὶ διὰ τί ὁ μὲν τοὺς οἰκείους φοβεῖται,
ὁ δὲ ὅλους τοὺς ἀνθρώπους, καὶ τὰ τοιαῦτα. Τῶν πλείστων δὲ τὰς 2

¹ ἔσω P. τὰ addo. — ² πέμπει Ed. Corrigo ex Orib. — ³ F. l. διὰ τί [τὰ] μὲν.

---

extrémités et la surface seraient froides en même temps que l'hypocondre
serait tendu, que le ventre chasserait des matières colliquatives, les unes
par en haut, les autres par en bas, qu'il y aurait insomnie, délire, ru-
gosité de la langue; il faut alors recourir aux topiques réchauffants, afin
d'attirer la chaleur à la surface du corps, et, par tous les autres moyens
praticables, de faire remonter la chaleur du fond du corps à sa partie
extérieure.

70

Liv. VI, ch. IX. — Sur la mélancolie.

Dire les causes de tous les symptômes qui accompagnent chacun des 1
cas, c'est là une chose impossible; car une foule de questions douteuses
se présentent, comme par exemple pourquoi (les mélancoliques) voient
des dangers où il n'y en a pas, poursuivent commes des avantages tels
objets qui n'ont rien d'avantageux; pourquoi tel malade a peur de son
entourage et tel autre de tous les hommes pris en masse, etc. Mais, pour 2

3 αἰτίας¹ συμπλωμάτων εἰπεῖν τὸν ἰατρὸν οὐ χαλεπόν. Οἷον, ὁ δοκῶν
ἑαυτὸν κεράμου εἶναι, διὰ τὴν ξηρότητα τοῦτο πάσχει· ψυχρὸς γὰρ
4 καὶ ξηρὸς ὁ μελαγχολικὸς χυμός². Ὁμοίως καὶ τὸ ἑαυτοῦ δέρμα
δοκῶν εἶναι ταῖς ξηραῖς διφθέραις ὅμοιον· ὁ δὲ οἰόμενος μὴ ἔχειν³
κεφαλὴν, ἴσως διὰ κουφότητα ἣν⁴ τὸ ἀναφερόμενον πνεῦμα παρεῖ- 5
5 χεν αὐτῇ. Διὰ τί δὲ ὀρέγονται οἱ μελαγχολικοὶ πλειόνων σιτίων⁵;
6 ἢ ὅτι ψύχεται αὐτοῖς τὸ στόμα τῆς γαστρός. Διὰ τί δὲ ἔνιοι αὐτῶν
7 οἰνοπόται; ἢ ὅτι τὸ ψυχρὸν θερμανθῆναι χρήζει. Διὰ τί δὲ ἀποκτιν-
νύουσι σφᾶς αὐτούς; ἢ ὅτι μειζόνων κακῶν ὑπολαμβάνουσιν ἀπαλ-
λάτlεσθαι, εἰ μὴ ἄρα δόξα τοιαύτη ὑπογίγνεται αὐτοῖς, ὅτι τὸ ἀπο- 10
8 θνήσκειν ἐστὶ καλὸν, ὥσπερ τῶν βαρβάρων ἐνίοις. Διὰ τί δὲ ἀπεψίαι
συνεχεῖς αὐτοῖς γίγνονται; ἢ ὅτι θολερὸν καὶ περιτlωμάτων πλέον⁶
ἐστὶν αὐτῶν τὸ σῶμα, καὶ διὰ τοῦτο καὶ δύσκρατος ἡ γαστήρ, ψυχο-

---

¹ τὰς αἰτίας post εἰπεῖν locat P. — problèmes, qui rappellent ceux d'Aris-
² Cp. Aristot. *De somno et vig.* p. 457. — tote, ne se retrouvent ni de près ni de
³ Ita P. et Corn. σμήχειν Ed. — ⁴ ἣν loin dans·les problèmes médicaux qui lui
addo.(LITTRÉ.)— ⁵ Cp. Aristot. *ibid.* Ces sont attribués.— ⁶ πλέον addo.(LITTRÉ.)

---

ce qui est d'expliquer la raison d'être de presque tous les symptômes,
3 le médecin peut le faire sans difficulté. Ainsi, celui qui s'imagine être
un pot de terre doit cette illusion à la sécheresse; car froide et sèche est
4 l'humeur mélancolique. Il en est de même de celui qui se figure avoir
la peau desséchée et semblable à du parchemin. Citons encore celui qui
croyait qu'il n'avait pas de tête (?), peut-être à cause de la légèreté que
5 le souffle porté en haut y produisait. Pourquoi les mélancoliques ont-ils
un fort appétit? sans doute parce que l'orifice de leur estomac est froid.
6 Pourquoi certains d'entre eux sont-ils grands buveurs de vin? sans doute
7 parce que le froid demande à être réchauffé. Pourquoi se donnent-ils la
mort? sans doute parce qu'ils supposent qu'ils se délivrent ainsi de
maux plus grands; à moins qu'il ne leur vienne cette pensée qu'il est
8 beau de mourir, comme à certains peuples barbares. Pourquoi ont-ils
des apepsies continuelles? sans doute parce que leur corps est bourbeux
· et plein de superfluités, et que, pour cette raison, leur ventre n'est pas
bien tempéré, se trouvant entièrement refroidi par l'humeur mélanco-

μένη διὰ παντὸς ἐκ τοῦ μελαγχολικοῦ χυμοῦ. Διατὶ δὲ αἱ κοιλίαι ὡς 9
ἐπίπαν αὐτοῖς ξηραίνονται; ἢ ὅτι τὰ πνεύματα τοῖς ἄνω περὶ τὰ
ὑποχόνδρια προΐσ]αται[1], καὶ οὐ πάνυ κάτω διαχωρεῖ. Ἀνάγκη 10
τοίνυν δι' αὐτὸ τούτων καὶ τὰς γασ]έρας εἶναι ξήρας· ἐκ δὲ πολλῆς
5 τῆς ἐπισχέσεως, ἀθρόα ποτὲ καὶ περιτετηκότα διαχωροῦσι.

Σκαρδαμυκταὶ δὲ καὶ ἐξόφθαλμοι καὶ παχύχειλοι ὡς ἐπίπαν 11
γίγνονται διὰ τὸ παχὺ πνεῦμα· μελάγχροες δὲ διὰ τὴν χύσιν τοῦ χυ-
μοῦ· δασεῖς δὲ οἱ πλείους αὐτῶν, διὰ τὸ πλῆθος τῶν παχέων περιτ-
τωμάτων. Ταχύγλωσσοι ὡς ἐπίπαν εἰσὶ, καὶ τραυλοὶ[2], καὶ ἰσχνό- 12
10 φωνοι τῷ ἀκρατεῖ τῆς γλώσσης· αἱ γὰρ συντονίαι τῆς κινήσεως
κατὰ τὸ πνεῦμα γίγνονται· πᾶν δὲ τὸ συντόνως κινηθὲν ἀποῤῥεῖ
ταχέως.

Εὐπετὲς μὴν τῷ βουλομένῳ[3] καὶ τῶν λοιπῶν συμπ]ωμάτων ἀπο- 13
δοῦναι τὰς αἰτίας, ἐκ τούτων ὁρμωμένῳ. Μελαίνεται δὲ ὁ χυμὸς οὕτως 14

---

[1] συνίσ]αται P. — [2] παυλοὶ P — [3] Leçon de P. (post βουλομένῳ) : ποσαχῶς
μελ. ὁ χυμὸς διτ]ῶς.

---

lique. Mais pourquoi leurs cavités abdominales sont-elles absolument 9
desséchées? sans doute parce que les vents (chez eux) se produisent
dans la partie supérieure des hypocondres, et ne peuvent pas du tout
s'échapper par en bas. Il en résulte nécessairement que leur ventre est 10
sec; et, par suite de l'empêchement (que les matières éprouvent), leurs
selles se font coup sur coup et de matières de colliquation.

Leurs yeux deviennent clignotants et saillants, leurs lèvres très- 11
épaisses à cause de l'épaisseur de leur souffle; ils ont le teint noir, ce
qui vient de la diffusion de l'humeur (mélancolique). Ils sont le plus
souvent velus à cause de la grande quantité des superfluités épaisses. Ils 12
parlent vite, bégayent et ont la voix grêle, ne pouvant régler l'usage
de leur langue, car les efforts que celle-ci fait pour se mouvoir dépendent
du souffle; or tout ce qui est mû avec effort s'échappe précipitamment.

Il est aisé à quiconque le voudra d'expliquer les causes de tous les 13
autres symptômes, en partant des explications qui viennent d'être données. L'humeur devient noire tantôt lorsqu'elle est outre mesure tantôt 14

ποτὲ μὲν ὑπερθερμαινόμενος¹, ποτὲ δὲ ὑπερψυχόμενος · οἷον πάσχουσι γάρ τι οἱ καιόμενοι ἄνθρακες, διαυγέσ]ατοι μὲν ὄντες τῇ
φλογὶ, σβεννυμένης δὲ² τῆς φλογὸς ἀπομελαίνονται, τοιοῦτόν τι
15 καὶ ἡ ψύξις περὶ τὸ φαιδρὸν χρῶμα τοῦ αἵματος ἐργάζεται. Ὁρῶ-
μέν γε κἀπὶ τῶν ἐκτὸς πελιδνὰ γιγνόμενα τινὰ σώματα καὶ με-   5
16 λαινόμενα ὑπὸ ψύξεως. Ἡ δὲ ὑπερβολὴ τοῦ θερμοῦ πάλιν ξηράνασα
καὶ δαπανήσασα τὰς ὑγρότητας ὑφ' ὧν τρέφεται τὸ θερμὸν· μελαί-
νει τοὺς χυμοὺς, ὥσπερ καὶ ὁ ἥλιος τοὺς καρποὺς καὶ τὰ τῶν ἀνθρώπων σώματα.
17 Τὰ μὲν οὖν πρὸ τῆς θεραπείας εἰς τοσοῦτον διεγνωκέναι χρὴ   10
18 τὸν ἰατρόν. Ἃ δ' ἄν τις μαθὼν ἔχοι βοηθεῖν τοῖς οὕτω νοσοῦσιν,
ἤδη καιρὸς ὑποτίθεσθαι³· διαφέρει δὲ εἰς τὴν θεραπείαν οὐ σμικρὰ
19 ὅθεν τὴν ἀρχὴν ἔσχε τὸ νόσημα. Γιγνώσκειν χρὴ τοίνυν ὡς διτ7ὸν
τὸ μελαγχολικόν· τινὲς μὲν γὰρ αὐτῶν ἐκ φύσεως καὶ τῆς ἐξ ἀρχῆς
κράσεως ἔχουσι τὸ μελαγχολικόν· τινὲς δὲ ἐκ διαίτης φαύλης εἰς ὑσ7ε- 15

·¹ ὑποθερμ. P. — ² μὲν Ed. Corrigo ex P. — ³ ἐκτίθεσθαι P.

échauffée tantôt refroidie. En effet, ce qui arrive au charbon en combustion, lequel est très-brillant lorsqu'il est en feu, puis, le feu une
fois éteint, devient noir, se produit ici : le refroidissement l'effectue sur
15 la couleur éclatante du sang. Ne voyons-nous pas, à l'extérieur, certains
16 corps devenir livides et noirs par l'action du froid? En revanche l'excès
du chaud, desséchant et consumant les liquides dont s'alimente le chaud,
brunit les humeurs, comme le soleil fait des fruits et du corps humain.
17   Il faut donc que le médecin, avant d'entreprendre un traitement,
18 fasse le diagnostic sur ces données. Quant aux notions qu'il doit acquérir
pour guérir ceux qui sont affectés de cette maladie, le moment est venu
de les exposer. Il importe, pour le traitement, d'examiner à fond comment
19 la maladie a commencé. Il faut savoir qu'il y a deux espèces de mélan-
colies. Quelques-uns parmi les mélancoliques le sont de nature et en
vertu de leur tempérament congénital, d'autres, au contraire, le sont de-

ρον τὴν κρᾶσιν ἐπεκτήσαντο· καὶ ἔσλι τὸ εἶδος τοῦτο νωθρὸν καὶ
κατηφὲς ἀεί. Ὅτι δὲ ἐξ ὑπεροπλήσεως τῆς ξανθῆς χολῆς τῇ παρα- 20
φροσύνῃ παραπίπλουσι, θρασύτεροι καὶ ὀργιλώτεροι τῶν ἄλλων
εἰσὶ, καὶ πλῆκται, καὶ τὰ πάνδεινα πράτλοντες κατὰ τὸν καιρὸν
5 ἐκεῖνον μάλισλα, ἐν ᾧ ὑπεροπλᾶται ἡ χολή. Τῷ χρόνῳ δὲ ὅταν καὶ 21
αὐτὴ καὶ ἀποσβεσθῇ, κατηφεῖς, ἐπίλυποι καὶ ἐπίφοβοι γενόμενοι.
Ὅταν μὲν γὰρ ὅλον τὸ σῶμα μελαγχολικὸν ἔχῃ τὸ αἷμα, τὴν ἀρχὴν 22
τῆς θεραπείας ἀπὸ φλεβοτομίας προσῆκεν. Ὅταν δὲ τὰ κατὰ μόνον
τὸν ἐγκέφαλον, οὐ χρήζει φλεβοτόμιας ὁ κάμνων, εἰ μήτι γὲ πολύαι-
10 μος εἴη, καὶ χάριν προφυλακῆς τὴν ἀφαίρεσιν ποιούμεθα. Ἡ δ' οὖν 23
διάγνωσις ἀπὸ τῶνδέ σοι γιγνέσθω· πότερον ὅλον τὸ σῶμα μελαγχολικὸν ἔχει τὸ αἷμα, ἢ κατὰ τὸν ἐγκέφαλον μόνον ἤθροισλαί
τις τοιοῦτος χυμός[1].

[1] χυμός add. Ed. La suite du texte d'Aétius est donnée dans le ms. P. comme
étant de Galien.

---

venus à la suite d'un mauvais régime. Cette seconde variété se produit
toujours avec lenteur et sourdement. Par suite de la combustion exces- 20
sive de la bile jaune, ils tombent dans la démence; ils sont plus auda-
cieux, plus irascibles qu'on ne l'est d'ordinaire, enclins à frapper, et
peuvent se porter à des excès dangereux, surtout dans le moment où a
lieu cette combustion exagérée de la bile. Puis, avec le temps, et lorsque 21
ce feu s'est éteint, ils deviennent sombres, tristes et craintifs. Lorsque 22
tout le corps est rempli d'un sang mélancolique, il faut que le traitement
débute par la saignée; mais, lorsqu'il n'y a que le cerveau d'envahi, le
malade n'a pas besoin d'être saigné, à moins qu'il ne soit surchargé de
sang et que nous n'en ôtions par mesure de précaution. Voilà donc quel 23
sera votre diagnostic, selon que tout le corps aura été envahi par le sang
mélancolique, ou que cette humeur n'occupera que le cerveau.

71

ι'. Θεραπεία μελαγχολίας.

1 Κοινὰ δέ ἐσ]ι κἂν ὁ ἐγκέφαλος πρωτοπαθῇ, κἂν τὰ ὑποχόνδρια,
2 τὰ ὑπακτικὰ τῆς γασ]ρὸς βοηθήματα. Πρῶτον μὲν οὖν εὐπεψίας
φροντίδα τίθεσθαι χρή· ἔπειτα δὲ καθαίρειν πρῶτον μὲν ἐπὶ θύμῳ
καὶ ἀλόῃ· τούτων γὰρ εἰ καὶ ὀλίγον ἐφ' ἑκάσ]ης ἡμέρας λαμβάνοι,
ὠφελεῖται τῷ μετρίως καὶ ἡσυχῇ ὑπάγειν[1].   5

72[2]

1 Ἐμείτωσαν δὲ ἐκ μειζόνων διασ]ημάτων, καὶ ἀπὸ σιτίων, ἀλλὰ
2 ἀπὸ ῥαφανίδων νήσ]εις[3], ἢ ὀριγάνου, ἢ θύμου. Μὴ μέντοι τοῖς

[1] La suite du texte donné dans l'édition sous le nom de Posidonius est présentée dans P comme une continuation de Rufus, et M. Daremberg semble s'être rallié à cette dernière attribution, en prenant copie de la citation qui, dans P, offre des variantes presque à chaque mot. Nous croyons cette attribution d'autant moins admissible, que cette suite mentionne la purgation dite ἱερὰ Ῥούφου. Rufus n'aurait-il pas écrit ἱερὰ ἐμή ou simplement ἱερά? Cp. frag. 73, § 8. — [2] Autre morceau de Rufus tiré du même chap. d'Aétius. — [3] νῆσ]ις Ed. Corrigo.

71

Ch. x. — Traitement de la mélancolie.

1 Que le cerveau soit affecté en premier ou que ce soient les hypocondres, on emploie des moyens curatifs communs aux deux cas, des-
2 tinés à relâcher le ventre. D'abord il faut veiller à procurer une bonne digestion, ensuite purger avec du thym et de l'aloès, car ces deux substances, prises chaque jour à petite dose, procurent un relâchement modéré et anodin.

72

Autre fragment de Rufus, extrait du même chapitre.

1 On fera vomir (les malades) à des intervalles assez longs et au moyen de certains aliments[1]; mais, si c'est au moyen du raifort, ils devront être
2 à jeun; de même, si c'est au moyen de l'origan ou du thym. Il ne faut

[1] Cornarius : *Vomant ex longioribus intervallis etiam a cibo.*

δρασῖηρίοις ἐμετικοῖς κεχρῆσθαι, βλαβερὰ γὰρ τὰ τοιαῦτα, ἐπὶ
τούτων ταλαιπωρίαν σροσῖιθέντα τῇ γασῖρὶ καὶ τῷ σῖομάχῳ, ἤδη
σροπεπονηκόσι τῇ νόσῳ. Ὁρῶνται γάρ τινες ἐκ τῶν δρασῖικωτέρων 3
ἐμετικῶν, ἁλισκόμενοι τῇ μελαγχολίᾳ. Εὖ γε μὴν εἰδέναι χρὴ ὅτι 4
5 σολλοὶ τῶν οὕτω νοσούντων, ἐν μὲν τῷ καιρῷ τῆς θεραπείας, οὐδέν
τι ὠφελήθησαν· ἀφεθέντες δὲ, κατέσῖησαν τὸ σροθεραπεύεσθαι,
καλῶς ἰσχυσάσης τῆς φύσεως κατὰ τῶν νοσημάτων ἀσθενῶν τῇ
βοηθείᾳ γεγενημένων. Διόπερ χρὴ ἄνεσιν διδόναι τῇ φύσει· ἔοικε 5
γὰρ συνταλαιπωρεῖσθαι ταῖς θεραπείαις· ἰσχύειν δὲ ἐν τῇ ἀναπαύ-
10 σει, καὶ κρατεῖν τῶν νοσημάτων ἤδη σρολελεπῖυνθέντων.

73

ιγ′. [Περὶ ἐπιληψίας]. Διδασκαλία καὶ ἑρμηνεία Ρούφου εἰς τὸ
αὐτὸ κεφάλαιον[1].

Χρὴ τοίνυν τοὺς σάσχοντας, ἐν ὑδροποσίᾳ μὲν μακρᾷ συνέχειν, 1

---

[1] Ce morceau, dans l'édition et dans Cornarius, fait partie d'un texte pré- senté sous le nom de Posidonius; le manuscrit P l'attribue à Rufus, avec le

---

pas user d'émétiques trop énergiques, car ils seraient nuisibles, causant
dans ces affections une grande fatigue à l'estomac et à l'œsophage, déjà
travaillés par la maladie elle-même. On voit certains malades, à la suite 3
de vomitifs trop actifs, être saisis par la mélancolie. Il faut bien savoir 4
que des personnes affectées de cette maladie n'éprouvent aucune amé-
lioration pendant le temps du traitement; puis, laissées à elles-mêmes,
elles ressentent l'effet salutaire du traitement antécédent, la nature triom-
phant de maladies devenues faibles par la cure qui avait été instituée.
Aussi faut-il donner quelque relâche à la nature (car celle-ci semble 5
prendre sa part de la fatigue causée par le traitement), la fortifier en la
laissant se reposer, enfin la faire triompher des affections qui ont déjà
été atténuées.

73

Ch. XIII. — DE L'ÉPILEPSIE.

(Doctrine et explication de Rufus concernant ce chapitre.)

Il faut que ceux qui sont malades (de l'épilepsie) soient maintenus 1

ἐγχειροῦντας δὲ τῇ θεραπείᾳ, εἰ μηδὲν κωλύοι, φλεβοτομεῖν· καὶ διαλιπόντας ἡμέρας δ' ἢ ε', ἀναλαβεῖν τὸ σῶμα, καὶ οὕτω καθαρτικῷ[1]
ὑποκενοῦν, μάλιστα μὲν δι' ἐλλεβόρου μέλανος, ἢ κολοκυνθίδος
2 εἶτ' οὖν καὶ διὰ σκαμμωνίας. Δεῖ δὲ τοῦ μὲν ἐλλεβόρου[2] τὸν φλοιὸν
ξηρὸν κόψαντας, καὶ σήσαντας, διδόναι μετὰ μελικράτου ὅσον ∠ α', 5
ἢ μέλιτι ἐφθῷ ἀναλαβόντας μετ' ὀλίγου πεπέρεως, καταπότια δι-
3 δόναι. Τῆς δὲ κολοκυνθίδος τὸ σπέρμα ἐξελὼν[3], καταλιπὼν δὲ τὴν
ἐντεριώνην, πλῆσον οἴνου γλυκέος, καὶ ἔα ὅλην τὴν νύκτα, ἕωθεν
δὲ διηθήσας τὸ γλυκὺ καὶ χλιάνας, δίδου πίνειν· μετὰ δὲ τὴν αὐ-
4 τάρκη κάθαρσιν, λούειν αὐτούς. Τῇ δὲ τρίτῃ σικυαστέον ὑποχόν- 10
5 δριον καὶ μετάφρενον μετ' ἀμυχῶν. Εἶτα διαστήσαντας ἡμέρας
τινάς, καὶ ἀναλαβόντας τὸ σῶμα, καθαίρειν τῇ διὰ τῆς κολοκυν-

---

titre que nous reproduisons, Oribase (*Synopsis*, VIII, III, 7, fin), à Philumène. Le ms. S. et le texte d'Oribase doivent dériver d'une source commune.

— [1] καθ. addo cum Orib. et S. — [2] δίχα... ἀναλαμβάνοντας (rédaction d'Oribase et de S). — [3] Autre rédaction dans Orib. et dans S.

à un régime dans lequel entre une grande absorption d'eau et qu'on inaugure le traitement par la saignée, si rien ne s'y oppose, en laissant un intervalle de quatre ou cinq jours pour que le corps reprenne des forces; puis on fait évacuer au moyen de purgatifs, principalement avec
2 l'ellébore noir ou la coloquinte, ou encore avec la scammonée. Après avoir pilé la peau desséchée de l'ellébore et l'avoir tamisée, on fait prendre cette préparation mélangée de mélicrat à la dose d'une drachme (*alias* de 5 cyathes); ou bien avec du miel cuit, mélangé d'un peu de
3 poivre, on fait des pilules. Après avoir extrait la graine de la coloquinte et avoir laissé l'intérieur, vous la remplissez de vin d'un goût sucré, et laissez (déposer) toute la nuit, puis vous filtrez le mélange
4 sucré dès l'aurore, faites tiédir et donnez cette potion à boire. Lorsque
5 la purgation a fait assez d'effet, faites prendre un bain au malade. Au troisième jour (du traitement), il faut lui appliquer des ventouses scarifiées sur les hypocondres et dans le dos. On laisse passer quelques jours pour que le corps reprenne des forces, puis on purge avec

θίδος ἱερᾷ[1]. Εἶτα μετὰ τοῦτο σικυαστέον τὴν κεφαλὴν[2], καὶ τῇ 6
ἑξῆς καταπλάτ]ειν αὐτὴν ἄρτῳ ἡψημένῳ μετὰ μελικράτου, συλλε-
λειωμένου πικροῖς ἀμυγδάλοις, ἢ ἑρπύλλου ἢ καλαμίνθου ἢ ἡδύο-
σμου, ἢ πηγάνου. Καὶ τοῦτο ποιητέον ἐπὶ τρεῖς ἡμέρας· καὶ μετὰ 7
5 ταῦτα ξυρᾶν μὲν τὴν κεφαλὴν, καὶ καταχρίειν αὐτὴν πευκεδάνου
ὀπῷ ἐν ὄξει διημμένῳ, ἢ σπονδύλειον, ἢ ἕρπυλλον, ἢ ἶριν ἐναφεψῆ-
σαι· καὶ διασ]ήσαντα[3] πάλιν διδόναι τῆς ἱερᾶς ∠ γ′ μόνας. Εἶτα 8
π]αρμικοῖς χρῆσθαι, καὶ ἀποφλεγματισμοῖς, καὶ ἐρρίνοις, κυκλά-
μινον χυλοῦ ταῖς ῥισὶν ἐγχέοντες, ἢ αὐτὴν τὴν ῥίζαν ξηρὰν λείαν
10 ἐμφυσῶντες, ἢ ἐλατήριον μετὰ γάλακτος. Καὶ διασ]ήσας κλύζε τῷ 9
διὰ κενταυρίου, καὶ κολοκυνθίδος[4]. Εἶτα[5] σινάπιζε τὴν κεφαλήν· καὶ 10
δριμυφαγίαις χρῶ ἐκ διαλειμμάτων.

---

[1] Ed. et P Γαληνοῦ add. Le ms. S et Oribase suppriment ce mot, qui ne signifie rien ici. — [2] καὶ ἴνιον τῇ δὲ ἑξῆς Orib. et S. — [3] διασ]ήσαντας δὲ πάλιν — καὶ ἐρρίνοις]. Autre rédaction, com-

mune à Orib. et à S. — [4] Addition de P: καὶ τῶν ἑτέρων προειρηθέντων ὁμοίως (interpolation?). — [5] S ajoute : τὴν ἱερὰν αὖθις διδόναι, puis continue comme Oribase.

---

l'hiéra à la coloquinte. Ensuite on ventousera la tête (et la nuque), et 6
le lendemain on y appliquera un cataplasme de mie de pain bouilli et
de mélicrat trituré avec des amandes amères ou du serpolet, du calament, de la menthe ou de la rue. Il faut faire cela pendant trois jours, 7
puis raser la tête et la frictionner avec du suc de peucédane (fenouil de
porc) délayé dans du vinaigre, mélangé d'une décoction de grande berce,
de serpolet ou d'iris; puis on laisse encore un intervalle de temps, et
l'on donne 3 drachmes seulement de l'hiéra. On a recours ensuite aux 8
sternutatoires, à l'évacuation de la pituite, aux nausées, en injectant du
jus de cyclame dans les narines ou la racine même de la plante pulvé-
risée, ou l'élatérion mélangé de lait. Après un nouvel intervalle, faites 9
prendre un lavement à la centaurée et à la coloquinte, employez ensuite
les sinapismes appliqués sur la tête. Il faut aussi recourir en temps utile 10
aux aliments âcres[1].

---

[1] Traduction de la leçon donnée par l'édition : «Ensuite appliquez un sinapisme sur la tête et ayez recours, par intervalles, à l'absorption des aliments âcres.»

74

ιδ'. Ὅσα ἐλέγχει τοὺς ἐπιληπ⁷ικούς[1].

1 Ἐλέγχει ἐπιληπ⁷ικοὺς ὑποθυμιώμενος, καὶ καταπίπ⁷ειν αὐτοὺς
παρασκευάζων, ἄσφαλτος, γαγάτης λίθος[2], κέρας αἴγειον, καὶ ἡ
ὀσμὴ τοῦ αἰγείου ἥπατος ὀπ⁷ωμένου, καὶ αὐτὸ τὸ ἧπαρ ἐσθιόμενον.

75

κγ'. Περὶ μνήμης ἀπολωλυίας, ἐκ τοῦ Ῥούφου καὶ Γαληνοῦ[3].

1 Ἡ τῆς μνήμης βλάβη φαίνεται πολλάκις ἐν νοσήμασί τισι γιγνομένη, συμβεβλαμμένου καὶ τοῦ λογισμοῦ, « τῆς μὲν[4] διαθέσεως ἀμ- 5
φοτέροις τῆς αὐτῆς οὔσης, ἐπιτεταμένης δὲ ὁπότε τῇ μνήμῃ συν-

---

[1] Fragment attribué à Rufus dans le manuscrit P. Il est sans attribution dans l'imprimé. — [2] Cp. Oribase, *Coll. méd.* X, XIX, 7. — [3] Ni l'édition, ni les manuscrits consultés, ni le texte correspondant d'Oribase (*Synopsis*, VIII, 1) n'indiquent ce qui, dans ce texte remarquable, revient particulièrement à Rufus. Les passages que nous avons retrouvés plus ou moins textuellement dans Galien (*Loc. aff.* III, VII, p. 432 et s. éd. Ch., p. 160 et s. éd. Kuhn) sont placés entre guillemets. — [4] Galien, p. 432.

74

Ch. XIV. — RECETTES POUR RECONNAÎTRE LES ÉPILEPTIQUES.

1 Un moyen de faire découvrir l'épilepsie, c'est une fumigation d'asphalte, qui prédispose les malades à tomber, ou de jayet, ou de corne de cerf, ou encore l'odeur du foie de chèvre brûlé, et le foie lui-même pris en nourriture[1].

75

Ch. XXIII. — SUR LA PERTE DE LA MÉMOIRE.

1 On voit souvent la perte de la mémoire survenir dans une maladie, en même temps que la raison s'est altérée, attendu que ces deux facultés éprouvent la même affection, et, lorsque cette affection s'aggrave, on perd en même temps et la mémoire et la raison, état que l'on nomme folie.

---

[1] Voir, sur ce sujet, *Œuvres d'Oribase*, t. II, p. 888.

ἀπόλωλε καὶ ὁ λογισμὸς, ὅπερ ὀνομάζεται μώρωσις. Ἀπόλλυται 2
δὲ ἄμφω ταῦτα κατὰ[1] τοὺς ληθάργους τε καὶ τὰ καρώδη πάθη
πάντα. » Ὅτε[2] καὶ ἡ θεραπεία ἐπὶ τῶν προειρημένων παθῶν ἀνα- 3
γεγραμμένη παραλαμβάνεται ἤδη ἐνισίηκότων τῶν νοσημάτων (καὶ
5 γὰρ καὶ τοῦτο γίνεται ἢ ἐκ λοιμοῦ· ὥσπερ οὖν καὶ συνέπεσε τῷ
γενομένῳ ἐν Ἀθήναις λοιμῷ, τῶν μὲν νοσημάτων)[3]· εἰ δὲ ἀποσκήψει
ποτὲ ἔκ τινος τῶν εἰρημένων νοσημάτων ὡς ἐπίπαν λυομένων, ἐφι-
σίαμένων δὲ εἰς λήθην, ἐπὶ τούτων σκοπεῖσθαι χρὴ τὴν μᾶλλον
ἐπικρατοῦσαν ποιότητα ὄντως. Μόνη μὲν ὑγρότης πλεονάσασα, βα- 4
10 θεῖς καὶ μακροὺς ὕπνους ἐργάζεται· μόνη δὲ ξηρότης πλεονεκτοῦσα
ἀγρυπνίας ἐργάζεται. Εἰ δ' ἡ ψυχρότης προσγίνεται μεθ' ὑγρότη- 5
τος, ἱκανῶς τὰ καταφορικὰ καὶ καρώδη πάθη συνίσίανται· εἰ δ'
ὑγρότης προσγίνεται μετ' ὀλίγης ψύξεως, αἱ τῆς μνήμης ἐπιγί-
γνονται βλάβαι καὶ αἱ μωρώσεις. Οὔσης δὲ πολλῆς διαφορᾶς ἐν τῷ 6
15 μᾶλλόν τε καὶ ἧτίον τῶν κράσεων, ποικιλία πολυειδὴς γίγνεται

___

[1] Ita Gal. καὶ Ed. — [2] Cornarius : Unde... comme s'il avait lu ὅθεν. — [3] P place
toute cette parenthèse après le troisième νοσημάτων (l. 7).

___

L'une et l'autre faculté sont anéanties dans les léthargus et générale- 2
ment dans toutes les affections carotiques. Quelquefois le traitement 3
prescrit pour les cas précités s'applique même quand ces cas surviennent
dans le cours des maladies; car cela arrive, et aussi dans la peste,
comme on le vit dans la peste qui affligea Athènes. Si ces accidents surviennent à la suite desdites maladies au moment de leur solution, en se
caractérisant par l'oubli, il faut examiner la qualité réellement prédo-
minante. L'humidité surabondante agissant seule occasionne un som- 4
meil profond et prolongé; la sécheresse excessive, considérée isolément,
cause des insomnies. Maintenant, si le froid vient s'ajouter à l'humi- 5
dité, il en résulte la constitution d'un état léthargique et somnolent;
mais, si c'est l'humidité qui vient s'ajouter à un peu de froid, il en résulte
une lésion de la mémoire et les idioties. Comme il existe une grande 6
différence en plus et en moins parmi les divers tempéraments, il est une
non moins grande variété de causes pouvant altérer les fonctions psy-

7 τῶν βλαπ]όντων τὰς ψυχικὰς ἐνεργείας αἰτίων. «Παραφυλάτ]ειν [1]
οὖν χρὴ τοὺς ὕπνους τῶν ἀπολωλεκότων τὴν μνήμην ἢ τὴν σύνεσιν·
8 ἀπώλεια γὰρ τῆς συνέσεως ἢ μώρωσίς ἐσ]ι. Πότερον [2] ὑπνώδεις εἰσὶν οἱ κάμνοντες σφόδρα, ἢ μέτριος αὐτοῖς ἐσ]ὶν ὁ ὕπνος· οὕτω γὰρ
9 ἂν ἐξεύροις τὴν ἐπικρατοῦσαν δυσκρασίαν. Ἐπιθεωρητέον δὲ καὶ 5
σότερον ἐκκρίνεται σολλὰ διὰ ῥινῶν καὶ σ]όματος ἐκ τῆς κεφαλῆς
10 καταφερομένων, ἢ ξηρὰ φαίνεται τὰ μέρη ταῦτα.» Εἰ μὲν οὖν [3] ψύξις
μόνη ἐσ]ὶ, θερμαίνειν μόνον σροσήκει, μὴ μέντοι ξηραίνειν [4]· εἰ δὲ
11 μετὰ ξηρότητος [5], θερμαίνειν μόνον καὶ ὑγραίνειν. «Ἐγώ γ᾽ οὖν οἶδά
τινα μνήμην ὀλίγου δεῖν ἀπολέσαντα καὶ τὸν λογισμὸν βλαβέντα 10
διὰ φιλοπονίαν καὶ ἀγρυπνίαν, διὰ μαθήματα, ἕτερον δὲ ἀμπε-
λουργὸν ἐπὶ τοῖς κατὰ τὴν ἀμπελουργίαν σόνοις, τὰ αὐτὰ σαθόντα.
12 Καὶ σροφανῶς ἑκάτερος αὐτῶν ὑπὸ μὲν τῶν θερμαινόντων τε καὶ

---

[1] Galien, p. 434. — [2] σρότερον Ed. μετὰ ὑγρότητος ἢ ψύξις γένοιτο, εἰ δὲ
— [3] Oribase, *Synopsis*, VIII, 1, 1. — μετὰ ξηρότητος θερμαίνειν καὶ ὑγραί-
[4] μηδὲ ὑγραίνειν add. P. — [5] εἰ δὲ νειν P.

---

7 chiques. Il faut, en conséquence, préserver avec soin le sommeil de ceux
qui ne jouissent plus de leur mémoire ou de leur intelligence; car la perte
8 de l'intelligence, c'est ce que l'on nomme idiotie. (Il faut observer) si les
malades sont tout à fait en somnolence ou bien si leur sommeil est modéré; ce sera un moyen de reconnaître le côté prédominant de leur
9 mauvais tempérament. On devra encore considérer s'ils rejettent par le
nez ou la bouche une grande quantité des (humeurs) descendant de la
10 tête, ou bien si ces parties paraissent demeurer sèches. S'il y a froid
seul, il convient de réchauffer seulement, sans dessécher ni humecter;
mais, s'il y a froid accompagné de sécheresse, il faut réchauffer et hu-
11 mecter. Pour ma part, je connais [1] quelqu'un qui perdit ou peu s'en faut
la mémoire et la raison par suite d'un excès de travail et de veilles con-
sumées dans les sciences, et un autre individu, un vigneron, qui tomba
dans le même état à la suite de fatigues éprouvées dans l'exercice de sa
12 profession. Chacun d'eux, bien évidemment, était devenu malade sous

[1] C'est Galien qui parle.

ξηραινόντων ἐϐλάπ7ετο, ὑπὸ δὲ τῶν ὑγραινόντων ἅμα τῷ Ͽερ-
μαίνειν, ὠφελεῖτο. »

Τούτων προδιωρισμένων¹, τῆς Ͽεραπείας ἐχώμεθα. Εἰ μὲν ἐπὶ 13-14
καθάρσεσί τισιν, ἢ ἄλλαις ἀμέτροις κενώσεσιν ἢ συγκοπαῖς Ͽραυ-
5 σθείσης τῆς δυνάμεως ἐπιγένοιτο βλάϐη τῆς μνήμης, τῇ ἀναλεπ7ικῇ
ἀναγωγῇ² κεχρῆσθαι προσήκει, μηδὲν ἕτερον περιεργαζομένους.
Ῥωννυμένων γὰρ τῶν σωμάτων καὶ συλλεγομένων τῶν δυνάμεων, 15
ἀποκαθίσ7αται καὶ ἡ μνήμη. Ὡσαύτως δὲ καὶ διὰ γῆρας ἔσχατον, εἰ 16
ἐπιγένοιτο βλάϐη τῆς μνήμης, οὐ χρὴ περιεργάζεσθαι, μόνῃ τῇ κα-
10 ταλλήλῳ διαίτῃ ἀρκουμένους. Ὅσοις δὲ αἰφνίδιον ἐκλείποι ἡ μνήμη, 17
τὰ δ' ἄλλα ὑγιαίνειν δοκοῦσιν, ἐπὶ τούτων προσδοκᾶν δεῖ ἐπιληψίαν
ἐπιγίγνεσθαι, ἢ πάρεσιν, ἢ καὶ ἀποπλεξίαν, καὶ ὅλως μέγα τι εὔ-

---

¹ προσδιωρ. Ed. Corrigo. — ² Après
ἀναγωγῇ, dans P, intercalation de cette
glose : Ἀναλήψεως σ7οιχεῖα γυμνάσια καὶ
τροφαὶ δι' ὧν μὲν καθαιρομένων τῶν σωμάτων καὶ τοῦ διοικοῦντος αὐτὰ πνεύματος

ἀναρριπιζομένου(?) δι' ὧν μὲν προσπλά-
σεως μὲν (f. l. προσπλαζομένου) ἐκείνοις,
ἰσχύος μὲν γιγνομένης τῇ Φύσει, ὥστε
ἅμα δοκεῖν ἐρύματί τε καὶ ἀμυντηρίοις
ἠσφαλεῖσθαι.

---

l'action d'un excès de chaleur et de sécheresse : ils ont tous deux été
guéris sous la double influence des humectants et de la chaleur.

Ces divers points préalablement déterminés, nous allons parler du 13
traitement. Si certaines purgations ou des évacuations immodérées ob- 14
tenues autrement, ou encore des défaillances, ont amené une déperdi-
tion de force, suivie elle-même d'oblitération de la mémoire, il convient
de recourir à un régime réconfortant, sans poursuivre d'autre objet¹.
En effet, le corps étant fortifié et les forces rassemblées, la mémoire se 15
remet à fonctionner. Il en est de même pour l'extrême vieillesse; s'il y 16
survient lésion de la mémoire, il ne faut pas aller chercher autre chose
qu'un régime convenable². Si la mémoire se perd tout d'un coup et que 17
la santé générale reste bonne d'ailleurs, il y a lieu de présumer que les
personnes dans ce cas seront affectées d'épilepsie, de paralysie ou d'apo-

---

¹ Traduction de la glose de P insérée dans le texte : «Éléments du régime réconfortant :
exercices et alimentation tels que, le corps étant purgé et le souffle (vital) le pénétrant,
étant excité et y adhérant, et la vigueur naturelle reprenant le dessus, il semble consolidé
comme par un retranchement et un rempart.

² Voir, sur le régime salubre des vieillards, Oribase, t. III, p. 167.

18 ροις ἐπ᾽ αὐτῶν κακόν. Τούτοις μὲν οὖν ἐξαρκοῦσίν ποτε καὶ αἱ τῶν
προσδοκουμένων νοσημάτων προφυλακαὶ, ἐν ᾧ γὰρ κωλύομεν ἐλ-
19 θεῖν τὴν νόσον, ἐκ τούτου καὶ ἡ μνήμη ἀνασώζεται. Κωλύει δὲ τὰ
προειρημένα νοσήματα πρῶτον μὲν ἡ λεπλύνουσα καὶ τμητικὴ δύ-
20 ναμις[1], ἔπειτα δὲ καὶ καθάρσεις ἁρμόδιοι, καὶ τὰ παραπλήσια. Εἰ 5
δ᾽ ἐκ νοσημάτων ὡς εἴρηται ποσκήψει ποτὲ, οἷον ληθάργου, ἢ
λοιμοῦ, ἐπιχειρεῖν προσήκει ἀγωνιστικώτερον τῇ τούτων θεραπείᾳ.

21 Τὸ δὲ κεφάλαιον τῆς ἰάσεώς ἐσλιν ἐν τῷ θερμαίνειν αὐτῶν τὸ
σύμπαν σῶμα ἔνδοθέν τε καὶ ἔξωθεν πρὸς τὸ μέτρον τῆς ἐκτροπῆς 10
22 τοῦ κατὰ φύσιν. Θερμάσματα δὲ ὡς ἐπίπαν τοῖς τοιούτοις ἁρμόδια,
θέρους μὲν ἔλαιον καθ᾽ αὐτὸ θερμὸν, χειμῶνος δὲ ἰρίνου σὺν ὄξει
δριμυτέρῳ, ἐνίοτε ἐρπύλλου, ἢ σπονδυλίου, ἢ καλαμίνθου αὐτῷ ἐνε-
23 ψημένων. Ἐσλι δὲ ὅτε καὶ νίτρου ἐμβάλλοντες, καὶ πεπέρεως, ἢ

[1] δίαιτα P. (Fort. melius.)

---

18 plexie, et, absolument parlant, leur état est grave. Pour cette classe
de malades, il suffit d'appliquer les mesures de précaution qu'exige la
perspective d'une maladie, car, de cette façon, en même temps que nous
19 empêcherons la maladie de venir, la mémoire sera sauvée. Or, parmi
les choses qui préviennent lesdites maladies, il y a d'abord l'action atté-
nuative et incisive, puis des purgations bien appropriées, et moyens
20 analogues. Mais, si le mal provient de quelques maladies, ainsi qu'on
l'a dit, comme par exemple d'un léthargus, d'une peste, il faut tâcher
de lutter plus vigoureusement dans l'administration des remèdes.
21 Le point capital de la médicamentation consiste à réchauffer le corps
des malades dans toutes ses parties par des moyens externes et in-
22 ternes, en restant dans les conditions d'une dérivation naturelle. Les
réchauffants convenables à ces sortes de maladies sont, en général, pour
l'été, l'huile d'olive chaude employée toute seule, et, pour l'hiver, l'huile
d'iris avec du vinaigre un peu fort (âcre), que l'on administre aussi
quelquefois dans une décoction de serpolet, de berce ou de calament.
23 Il arrive encore que l'on y met du nitre, du poivre ou des baies de

δαφνίδων. Ἀγαθὸν δὲ καὶ τὸ κασ⌊όριον σὺν ἐλαίῳ, τῷ ἰνίῳ προσα- 24
γόμενον. Βοηθεῖ δὲ τούτοις μειζόνως ἡ διὰ τῆς ἱερᾶς Ῥούφου κά- 25
θαρσις[1]. Ἔστι γὰρ, φησὶν, ὅτε τούτῳ μόνῳ καθαίρων τούτοις τὰ μέ- 26
γισ⌊α ὠφέλησεν ἐν ταῖς Καθάρσεσι. Μηδὲν τῶν χρησ⌊ῶν συναπο- 27
5 φέρειν ἑαυτῇ· ἄρχεται γὰρ ἄνωθεν ἀπὸ κεφαλῆς κατασπᾶν, ἔπειτα
καὶ τὰ ἄλλα μόρια διέρχεται, οὐδὲν βίαιον, οὐδὲν ἀλγεινὸν ἐπιφέ-
ρουσα, οὐ φλόγωσιν, οὐ καρδιαλγίαν, οὐ δίψαν, ἀεὶ δὲ πρὸς λόγον τῆς
κενώσεως κουφίζει. Ὅθεν καὶ σ⌊όμαχος[2] ῥώννυται ἐπὶ τῇ καθάρσει, 28
ὥσ⌊ε καὶ ἐπιτείνεσθαι τὴν τῶν σιτίων ὄρεξιν. Πεπίσ⌊ευται δὲ μετὰ 29
10 τὴν διὰ τῆς ἱερᾶς κάθαρσιν, καὶ τὸ τοῦ ἐλέφαντος ῥίνισμα[3] τῇ
μνήμῃ βοηθεῖν πινόμενον ὅσον ∠ α΄ μετὰ μελικράτου, καὶ κέρας
ἐλάφειον ὁμοίως, καὶ τὸ κασ⌊όριον δὲ ὁμοίως μετὰ τὴν κάθαρσιν

---

[1] Addition de P qui doit peut-être entrer dans le texte d'Aétius : καὶ προε-
γράφη αὐτῆς σκευασία ἐπὶ τῶν μελαγχολικῶν. Plus loin : ὠφέλησα P. Corn.
C'est Rufus qui parle. — [2] σ⌊όματος Ed.

Corrigo ex Corn. — [3] Rédaction de P,
après ῥίνισμα : πινόμενον ὅσον κοχλιάρια β΄ μετὰ μελικράτου, μνήμῃ βοηθεῖ,
καὶ κέρας...

---

laurier. Une bonne recette, c'est le castoréum mélangé avec de l'huile 24
d'olive, appliqué sur la nuque. On soulage encore mieux ces malades 25
avec la purgation hiéra de Rufus[1]. En effet, on a vu souvent, dit-il, 26
ce remède seul avoir une très-grande efficacité dans ce genre d'affection
(*Traité des purgations*). (Il ajoute) qu'il n'entraîne avec lui aucun élé- 27
ment utile, car il commence par dégager la tête en agissant par en haut,
ensuite il traverse les autres parties (du corps), sans jamais introduire
rien de violent ni de douloureux, tel que l'inflammation, la cardialgie,
la soif; mais toujours il soulage au fur et à mesure de l'évacuation.
De là vient que l'on fortifie l'estomac, par le moyen de cette purga- 28
tion, à ce point qu'il en résulte une recrudescence d'appétit. Il est 29
constant qu'après une purgation hiéra on guérit (la perte de) la mémoire avec une potion de râclure d'ivoire à la dose de deux cuillers,
mélangée dans une drachme de mélicrat; de même, la corne de cerf
prise dans du mélicrat; de même encore le castoréum administré à la

---

[1] Cette phrase doit être de Galien. Cp. ci-dessus, p. 359, n. 1. Glose probable, insérée
dans le texte de P : «On en a donné précédemment la préparation à propos des mélancoliques.»

30 πινόμενον, ὅσον ∠ α΄ μετὰ μελικράτου, μειζόνως βοηθεῖ. Μεγίσ7η
δὲ καὶ ἡ τοῦ λευκοῦ ἐλλεβόρου πόσις, οὐχ ὥσπερ οἴονταί τινες τὸ
31 ἔσχατον τῆς βοηθείας, ἀλλά τις ὀρθῶς καὶ ἄρξαιτο ἐντεῦθεν. Τί γὰρ
δεῖ μακρὰ καὶ πολλὰ κάμνειν, ἐξὸν ἤδη παρὰ[1] τοῦ μεγίσ7ου βοηθήμα-
32 τος τὰ μέγισ7α τῆς ἰάσεως ἔχειν; Ὅθεν μηδὲν ὑφορωμένους, διδό- 5
ναι χρὴ τὸν ἐλλέβορον πρὶν καθειθῆναι[2] τῷ νοσήματι τὸν κάμνοντα
καὶ [πρὶν ἂν][3] ἐξίτηλον τὴν ἰσχὺν ἐργάσηται τοῦ βοηθήματος.
33 Ὠφέλιμα δὲ καὶ τὰ δι' ἐλλεβόρου λευκοῦ καὶ κασ7ορίου π7αρμικὰ
προσαγόμενα ταῖς ῥισὶ, μετὰ τὰς κενώσεις καὶ τὰ ἔρρινα προσαγόμενα ταῖς ῥισὶ, καὶ ἀποφλεγματισμοί. 10
34 Τροφὴ δὲ ψαφαρὰ ἐπιτήδειος, καὶ ποσῶς θερμαντικὴ καὶ λε-
35 π7υντική. Λαχάνων δὲ ὡς ἐπίπαν πάντων τῶν ψυχόντων ἀποχή
ἐσ7ι, καὶ ὀπώρας, καὶ τραγημάτων, τυρῶν τε καὶ γάλακτος, καὶ
τῶν παχυνόντων τε καὶ πνευματούντων σιτίων· τὰ μὲν γὰρ θολοῖ,

---

[1] Ita P περὶ Ed. — [2] κατηθῆναι Ed. Corrigo ex conjectura. Cornarius a dû lire κατηθηθῆναι. Il traduit : priusquam æger per morbum excoletur. Κατηθέω est ineonnu. — [3] πρὶν ἂν addo ex conj.

---

30 dose d'une drachme dans du mélicrat, réussit assez bien. Un remède excellent, c'est une potion d'ellébore blanc, non pas comme plusieurs le prétendent dans le dernier période, mais bien plutôt au début du
31 traitement. En effet, quelle nécessité de prolonger et d'aggraver la maladie lorsqu'on peut, dès son début, au moyen d'un remède souverain,
32 obtenir une guérison parfaite? Conséquemment, il faut donner de l'ellébore sans aucune défiance, avant que le malade soit mis à bas par la
33 maladie, et que (son état) ne paralyse les effets du traitement. Or les sternutatoires à l'ellébore blanc, au castoréum, etc., sont d'une grande efficacité lorsqu'on les porte sous les narines, après les évacuations, ainsi que les errhins appliqués de même, et les apophlegmatismes.
34 On doit préférer des aliments sans densité, réchauffants, atténuatifs.
35 Il faut s'abstenir, en général, de tous les légumes refroidissants, des fruits d'automne, des friandises de dessert, de fromage, de laitage, de toute nourriture épaississante et flatueuse, car tout cela ou bien trouble

τὰ δὲ πήγνυσι τὸ πνεῦμα. Τῆς δὲ δριμυτέρας ὕλης, ἐκ διασ⁊ημά- 36
των προσαγέσθω, οἷον σκόρδα, θύμβρα, ὀρίγανον, γλήχων, καὶ
ῥαφανίδες· φείδεσθαι δὲ καὶ τούτων τοῦ πλήθους, ἄει δὲ τὴν ἀπεψίαν παραφυλάτ⁊εσθαι· πάντως γὰρ μᾶλλον αἱ ἀπεψίαι τῇ γνώμῃ
5 κακόν[1]. Οἶνος δὲ τούτοις ἁρμόδιος, λεπ⁊ὸς, λευκὸς καὶ μὴ πάνυ 37
παλαιός· τῇ γὰρ μετρίᾳ θερμότητι, ἄλλα τε δύναται οὐκ ὀλίγα
καὶ ψυχὴν ἀνθρώπου ἡμερῶσαι, καὶ πρὸς ὀρχήματα[2] οἰκείαν ἐργάσασθαι, κίνησιν αὐτῇ διδοῦς ἐμμελῆ καὶ καθεστηκυῖαν. Πολυ- 38
ποσία δὲ ὕδατος, καὶ πολλῷ μᾶλλον οἴνου, παντὸς[3] κάκισ⁊ον·
10 ὑγραίνει γὰρ σφόδρα τὴν κεφαλὴν, ἡ δὲ ὑγρότης ἡ πλείσ⁊η ἐσ⁊ὶν
ἐπιλησμονεσ⁊άτη. Ὕπνος σύμμετρος ἔσ⁊ω, καὶ μὴ ἐπὶ πλησμονῇ 39
παραλαμβανέσθω. Ἀφροδισίων δὲ σπανιαιτάτη ἡ χρῆσις ἔσ⁊ω· οὔτε 40
γὰρ τῇ ὅλῃ ὑγείᾳ λυσιτελεῖ, οὔτε τοῖς τῆς ψυχῆς λογισμοῖς, ἀλλὰ
καὶ ἀθυμίαν ἐμποιεῖ. Σπασμῷ τε γάρ πώς ἐσ⁊ι συγγενὴς ὁ κατὰ 41
τὰς συνουσίας σπαραγμὸς, καὶ ἡ ἐπιγιγνομένη καταψύξις πή-

[1] κακαί P. — [2] ὀρχήσματα Ed. σοφίσματα P. Corrigo. — [3] παντὶ P, f. mel.

le souffle, ou le condense. Par intervalles on relèvera les aliments avec 36
des ingrédients assez âcres, tels que l'ail, la sarriette, l'origan, la menthe
et le raifort; mais il faut en user avec mesure et toujours se tenir en
garde contre les indigestions, car rien n'est plus funeste à l'intelligence.
Le vin qui vaut le mieux, c'est le vin léger, blanc et pas trop vieux. Grâce 37
à sa chaleur modérée, il a, entre autres qualités, celle de purifier l'âme
humaine, d'imprimer une juste mesure à la danse, lui donnant un mouvement musical et constant. L'absorption d'une grande quantité d'eau, et 38
encore bien pis, de vin, est tout ce qu'il y a de plus mauvais; car il en résulte que la tête est excessivement humectée, et l'excès d'humidité est ce
qui contribue le plus à oblitérer la mémoire. Il faut dormir modérément 39
et ne pas se livrer au sommeil après un repas copieux. On doit goûter le 40
plus rarement possible les plaisirs vénériens; ils ne sont favorables ni à
la santé générale ni aux raisonnements de l'âme, et bien au contraire
ils lui ôtent sa vigueur. D'abord les mouvements violents qui accom- 41
pagnent le coït sont de la famille des spasmes, ensuite le refroidissement

42 γνυσί πως καὶ ναρκοῖ τὴν διάνοιαν. Μετὰ δὲ τὰς καθάρσεις τάς τε
καθολικὰς καὶ τὰς τοπικὰς, καὶ σιναπισμὸς τοῦ ἰνίου ἐπιτήδειος·
43 καὶ μετὰ τὸν σιναπισμὸν λουτρὸν παραλαμβανόμενον. Ἀπεψίαν δὲ
καὶ κόπον φυλακτέον παντάπασιν τῶν τε ἄλλων σωμάτων, καὶ μάλιστα τῆς κεφαλῆς καὶ αὐτῆς τῆς διανοίας· ἐγκαύσεις τε σφοδρὰς   5
44 καὶ ψύξεις, ἀμφότεραι γὰρ πληρωτικαὶ[1] τῆς κεφαλῆς[2]. Φυλακτέον
δὲ καὶ τὰ παχύνοντα τῶν σιτίων, καὶ τὰ ἐκπνευματοῦντα, καὶ τὰ
45 ὑγραίνοντα. Ἐκ τούτων δέ τις ὁρμώμενος, καὶ ἐπὶ ὑγιαινόντων μὲν,
ὑγροτέραν δὲ τὴν κεφαλὴν κεκτημένων, τὴν δίαιταν ὑποτυπώσειεν,
ὡς ἄν τις κάλλιστα μνημονεύοι.   10

76

κδ'. Περὶ λυσσοδήκτων ἤτοι ὑδροφόβων, ἐκ τῶν Γαληνοῦ
καὶ Ῥούφου καὶ Ποσειδωνίου[3].

1   « Διάγνωσις δέ σοι ἔστω τοῦ ἀπηλλάχθαι τοῦ κινδύνου τὸν ἄν-

---

[1] ἀμφότερα γ. πληρωτικὰ P. — [2] P
ajoute καὶ αὐτῆς τῆς διανοίας, sans doute
à l'imitation de la phrase précédente.

Cette addition de P n'est guère admissible. — [3] Cp. Orib. *Coll. méd.* livres incertains, § 118, t. IV, p. 623, et Paul

---

42 qui lui succède ralentit et engourdit la pensée. Après qu'on a donné des
purgations générales et locales, les sinapismes à la nuque sont encore
43 une bonne chose, et, après les sinapismes, un bain. Il faut éviter par-
dessus tout l'indigestion et la fatigue de n'importe quelle partie du corps,
mais surtout celle de la tête et de la pensée elle-même; les échauffements
et les refroidissements excessifs, car les uns comme les autres ont pour
44 résultat de remplir la tête. Il faut éviter aussi une alimentation épaissis-
45 sante, flatulente, humectante. Tels sont les principes dont il faut partir,
même lorsqu'il s'agit de gens en santé, mais dont la tête est trop humide, pour décrire le régime le plus favorable au fonctionnement de la
mémoire.

76

Ch. XXIV. — SUR LES GENS MORDUS PAR UN CHIEN ENRAGÉ OU HYDROPHOBES.

1   Vous userez du diagnostic suivant pour vous assurer que la personne

θρωπον. Ἐκ τούτων κατάπλατ]ε τὸ ἕλκος καρύοις βασιλικοῖς λειο- 2
τάτοις· τῇ δ᾽ ἑξῆς ἐπιλύσας ϖαράθου τὸ κατάπλασμα εἰς βρῶσιν
ἀλεκτρυόνι ἢ ἀλεκτορίδι. Εἰ γὰρ φαγοῦσα ὄρνις μὴ ἀποθάνοι, 3
τότε εἰς οὔλην ἄγε τὸ ἕλκος, ὡς ἀπηλλαγμένου τοῦ κινδύνου τοῦ
5 ϖάσχοντος. Χρῶ δὲ εἰς διάγνωσιν τῷ αὐτῷ ἐξ ἀρχῆς· εἰ γὰρ φα- 4
γοῦσα ὄρνις τὸ ἐκ τῶν καρύων ἐν τῇ ϖρώτῃ ἡμέρᾳ ἐπιτιθέμενον
τῷ ἕλκει κατάπλασμα, μὴ ἀποθάνοι, γίγνωσκε μὴ ὑπὸ λυσσῶντος
δηχθῆναι· εἰ δὲ ἀποθάνοι, τοὐναντίον [1]· » ὡς ἐπίπαν γὰρ τοῦ ϖρώτου
οὐδ᾽ ἅψεται· εἰ δὲ ὑπὸ λιμοῦ βιασθὲν φάγοι, τελευτήσει, εἴ γε

d'Égine, l. V, ch. III. J'ajoute Γαλήνου d'après la table des chapitres, placée dans l'édition, en tête du livre VI. On ne peut pas admettre sans réserves ce texte parmi les fragments de Rufus. Mais M. Daremberg l'avait transcrit comme tel ; de plus, il est précédé de la rubrique Ῥούφου dans l'édition. Notre hésitation s'explique par les faits suivants : 1° Il y est fait mention du purgatif appelé ἱερὰ Ῥούφου (Cp. p. 359, note 1) ; 2° Le nom de Rufus figure au premier rang en tête du chapitre et à l'avant-dernier dans la table ; 3° Le ms. P ne le mentionne pas en tête du chapitre. De ces diverses circonstances il y aurait lieu de conclure que Rufus ou n'a rien dans ce chapitre, ou tout au moins n'est pas l'auteur de sa partie finale. En tout état de cause, le texte d'un nouvel auteur ne peut commencer à la division indiquée par l'édition (οἱ γὰρ...) — [1] Oribase, loc. cit.

---

mordue est à l'abri du danger. Formez un cataplasme de noix royales [1] 2 hachées très-menu, après un jour, vous l'enlèverez et le donnerez à manger à un coq ou à une poule. Si le gallinacé, après l'avoir mangé, 3 ne meurt pas, alors faites cicatriser la plaie, considérant le malade comme hors de danger. Employez ce diagnostic dès le principe, car, si l'animal, 4 après avoir mangé le cataplasme de noix royales appliqué sur la plaie pendant le premier jour, ne meurt pas empoisonné, soyez assuré que le chien auteur de la morsure n'était pas enragé ; et, s'il en meurt, tirez-en la conclusion inverse, car, dans ce cas, tout d'abord il ne voudra pas du tout y toucher, et, si la faim le contraint à le faire, il mourra,

[1] Sur les κάρυα βασιλικά, voir Galien, Alim. fac. II, 28 ; Kühn, t. VI, p. 609, Geopon. X, 73, etc. Cp. Œuvres d'Oribase, notes, t. I, p. 553 ; Boissonade, dans les Notices et Extraits des manuscrits, t. XI, p. 257 et suiv.

5 λυτ͡ων εἴη ὁ κύων. Τοῦτο οὖν καθ᾽ ἑκάσ͡ην ἀλλάσσειν χρὴ, μέχρις
οὗ φαγοῦσα ἡ ὄρνις μὴ ἀποθάνοι.

6 Συνουλοῖ[1] δὲ τὸ ἕλκος κάλλισ͡α καὶ ἀσφαλέσ͡ατα ἡ Θηριακὴ
7 ἀντίδοτος μετὰ ῥοδίνου ἀνιεμένη. Συνουλωθέντων δὲ τῶν ἑλκῶν[2],
ἐλλέβορον τὸν λευκὸν διδόναι, πρὸς ἀνασκευὴν παντὸς τοῦ πάθους. 5
8 Καὶ γὰρ οἱ λυσσῶντες κύνες τοῦτον μετὰ ἀλφίτων φαγόντες ἐμοῦσι,
9 καὶ αὐτίκα σωφρονοῦσιν, ἀπηλλαγέντες τῆς λύσσης. Γένοιτο δ᾽ ἂν
τὸ δέον, καὶ εἰ κάτω καθαίροις τῇ Ῥούφου ἱερᾷ ὅταν τι κωλύῃ λαβεῖν
τὸν ἐλλέβορον, διδόναι δὲ καὶ ἐφ᾽ ἡμέραν τῆς ἱερᾶς, οὐκ εἰς κάθαρσιν,
ἀλλ᾽ ὅτι ἀλεξίκακον φάρμακον, ὅσον καρύου ποντικοῦ τὸ μέγεθος, 10
μετὰ κυάθου ἀφεψήματος ἐλελισφάκου, ἢ τῆς σιδηρίτιδος πόας, τῆς
10 ἡρακλείας καλουμένης. Χρῶνται δὲ αὐτῇ τινες καὶ μόνῃ, καὶ φασὶν
11 ἱκανῶς βοηθεῖν· διὰ τοῦτο καὶ ἄλυσσον ταύτην ὀνομάζουσι. Δίαιταν
δὲ ἐνδείας καὶ πλησμονὰς φυλασσόμενον, καὶ μᾶλλον τὰς ἐνδείας·

---

[1] συναλοῖ Ed. Corrigo. — [2] Fort. legend. συνουλωθέντος τοῦ ἕλκους.

---

5 du moins si le chien était enragé. Il faut donc renouveler chaque jour
ce (cataplasme) jusqu'à ce que le volatile qui en aura mangé ne meure pas.
6   La plaie se cicatrise très-bien et très-sûrement avec le remède à la
7 thériaque étendue d'eau à la rose. Les plaies une fois cicatrisées, donnez
8 de l'ellébore blanc pour remettre entièrement le malade. En effet, les
chiens enragés qui en mangent dans la bouillie vomissent, et tout aus-
9 sitôt ils redeviennent sains, et sont débarrassés de la rage. Il serait encore nécessaire, si vous purgiez par en bas avec l'hiéra de Rufus[1],
lorsqu'une circonstance quelconque interdit l'usage de l'ellébore, de
boire ce purgatif chaque jour (non pas en vue de purger, mais comme
remède auxiliaire), la valeur d'une noix pontique (ou noisette), mélangé avec un cyathus de décoction de sauge ou de la plante ferrée
10 appelée aussi héraclée. Quelques médecins emploient aussi cette dernière seule, et prétendent qu'elle est d'une efficacité suffisante. On lui
11 donne encore, pour cette raison, le nom d'*alysson* (antirabique). Il faut
observer un régime excluant le trop de nourriture, et surtout le trop

---

[1] Pour la composition de ce remède, voir, à l'index du présent volume, l'article *Remède sacré*.

ἐπιτείνουσι γὰρ ἔνδειαι τὰς κακίας τῶν χυμῶν, ὅπερ οὐδαμῶς ἐπιτήδειον ἕλκει πονηρῷ[1]. Ὅθεν μετριάζειν δεῖ τὴν τροφὴν, ὡς ἂν καὶ 12
πέψειε καλῶς, καὶ εὐχυμότατον γένηται τὸ σῶμα. Ἐπιμελεῖσθαι δὲ 13
καὶ διαχωρήσεων τῶν πρὸς ἡμέραν καὶ οὐρήσεων. Τοῦτο δὲ ποιοῦσι 14
5 καὶ αἱ προειρημέναι ῥίζαι, καὶ σκάνδιξ ἐσθιομένη[2], καὶ μάραθρον. 15
Τὸ δὲ κρῆθμον καὶ τὴν γασ῎έρα καὶ τὰ οὖρα κινεῖ. Τὸ δὲ κιχώριον, 16
μάλισ῎α τὸ ἄγριον, καὶ εὐσ῍όμαχόν ἐσ῍ιν ὠμὸν ἐσθιόμενον· καλοῦσι δὲ αὐτὸ ἔνιοι σέριν, ἢ πικρίδα[3]. Ἐπιτήδειος δὲ καὶ ὁ τῆς 17
κράμβης[4] ἀσπάραγος, καὶ ὁ ἕλειος[5], καὶ τὸ λάπαθον τὸ κηπαῖον,
10 καὶ τὸ ἄγριον, καὶ τὸ ὀξυλάπαθον. Καὶ τῶν ἰχθύων, οἱ ἀπαλόσαρκοι, 18
καὶ ἀσ῍ακοι, καὶ καρκῖνοι, καὶ ἐχῖνοι πρόσφατοι μετ᾿ οἰνομέλιτος·
κρεῶν δὲ, τὰ ἄκρεα· καὶ ὄρνιθες πάντες οἱ ὄρειοι, καὶ εὔπεπ῾οι,

[1] Πονηρῶν Ed. Corr. (LITTRÉ). — [2] ἐσθιόμενος P. — [3] Ita P. κριπίδα Ed. —
[4] κράμμης Ed. Corr. — [5] ἕλιος Ed. Corrigo ex Cornarii versione.

---

peu, car le trop peu augmente la malignité des humeurs, ce qui n'est
jamais favorable à une plaie de mauvaise nature. Il faut donc bien régler 12
l'alimentation, de façon que les digestions soient régulières et que le
corps se garnisse d'humeurs d'une bonne nature. Il faut aussi veiller 13
aux selles, qui (doivent être) quotidiennes, et aux urines. On obtient 14
ce résultat avec les racines [des plantes] mentionnées plus haut, avec du
cerfeuil mâché ainsi que du fenouil. Le crithmum excite le ventre et 15
les urines; la chicorée, surtout la chicorée sauvage, mangée crue, est
favorable à l'orifice de l'estomac. Quelques personnes l'appellent aussi 16
seris ou *picris*. Une bonne recette, c'est la jeune pousse de chou, l'as- 17
perge de marais[1], la patience des jardins et la patience sauvage, l'oxylapathum (patience acide, oseille?[2]). En fait de poissons, ceux à chair 18
tendre, les homards, les crabes, les oursins, sont avantageux, assaisonnés
au vin miellé; en fait de viandes, les extrémités des animaux; tous les
oiseaux de montagne, qui sont digestifs et de bon suc; le vin ténu,

[1] Cornarius : «Brassicæ asparagus et asparagus palustris.»
[2] Sur le lapathum (lapais, etc.) et l'oxylapathum, voir *Hugonis Solerii medici in II
priores Aetii libros scholia*, en tête de la traduction latine de Cornarius, éd. 1549, voce
Lapathum.

19 καὶ εὔχυμοι· οἶνος λεπτὸς καὶ λευκὸς, μὴ πάνυ παλαιός. Προφυλακῆς δὲ χάριν κατ᾽ ἐνιαυτὸν ἐγγίζοντος τοῦ καιροῦ, προκαθαίρε-
σθαι δεῖ τῇ ἱερᾷ· καὶ ἐνσάσης δὲ τῆς ἡμέρας, λαμβάνειν τῆς Θηριακῆς ἀντιδότου, ἐφ᾽ ἡμέρας τρεῖς.

77

λη΄. Περὶ σπασμῶν ἢ τετάνων [1].

. . . . 5

1 Τοὺς μὲν οὖν ἐπὶ σφοδρᾷ ξηρότητι [2] σπασμοὺς, οὐκ ἄν τις ἰάσαιτό
ποτε· τοῖς δὲ διὰ πλῆθος ἢ φλεγμονὴν γιγνομένους, ἰάσει, τὸ μὲν
πλῆθος κενῶν [3], τὴν δὲ φλεγμονὴν, τοῖς ἰδίοις αὐτῆς βοηθήμασι,
2 θεραπεύων [4]. Γίνεται δὲ καὶ [5] σπασμὸς κἀπὶ τῶν σφόδρα σπαρατ-
3 μένων ἐμετοῖς, καὶ καθίσταται ἐμεθέντων τῶν λυπούντων. Βοηθεῖ δὲ 10
τοῖς ἐπὶ πλήθους [6] σπωμένοις πινόμενος κενταυρίου τοῦ λεπτοῦ ὁ χυ-

[1] L'édition ni Cornarius n'indiquent aucune attribution. Le ms. S présente tout le chapitre comme étant de Galien, et P en place la seconde moitié, que nous reproduisons, sous le nom de Rufus. — [2] σφοδρᾶς ξηρότητος P. — [3] κενοῦν δεῖ P. — [4] om. P. — [5] καὶ add. P. — [6] ἐ. πλ. add. P. f. l. ἐ. πλήθει ut infra.

19 blanc, pas très-vieux. Par mesure de précaution, il faut chaque année, quand approche le moment critique, se purger d'avance avec l'hiéra, et, le jour venu, prendre l'antidote à la thériaque tous les trois jours.

77

Ch. XXXVIII. — SUR LE SPASME OU LE TÉTANOS [1].

. . . .

1 Les spasmes compliqués d'une grande sécheresse, jamais on ne les guérira; mais ceux qui proviennent de la pléthore ou de l'inflammation, on les guérira en évacuant ces humeurs surabondantes et en traitant
2 l'inflammation par les remèdes qu'elle réclame. Le spasme a lieu aussi chez ceux auxquels les vomissements donnent des mouvements con-
3 vulsifs, et s'apaise après qu'on a rejeté ce qui causait le trouble. On guérit ceux qui ont des spasmes causés par la pléthore en leur faisant boire de la centaurée ténue, du séséli mélangé avec de l'oxymel ou de

λὸς, σέσελι μετ' ὀξυμέλιτος ἢ ὀξυκράτου. Καστόριον δὲ οὐ μόνον 4
πινόμενον, ἀλλὰ καὶ ἔξωθεν συγχριόμενον, ἁρμόδιον. Ταῦτα δὲ 5
προσφέρομεν τοῖς ἐπὶ πλήθει σπωμένοις.

78

Η', ϛ'. Σμήγματα προσώπου καὶ στιλβώματα[1].

. . . .

5 Σμῆγμα ἐκ τῶν Ῥούφου πρὸς ῥυτίδωσιν· συνεχῶς γὰρ τοῦτο 1
σμηχόμενον τὸ ῥῦσον παρατείνεται. Σύκα λιπαρώτατα καὶ βρυω- 2
νίας ῥίζαν λελεπισμένην ξηρὰν[2], καὶ σηπίας ὄστρακον[3] ὀρόβων ἄλευρον ἕκαστον, ἰδίᾳ κόψας[4], ἔπειτα καὶ ἅμα κόπτων, παρέσταζε μέλιτος τὸ σύμμετρον, καὶ οὕτω[5] χρῶ.

[1] Cp. Oribase, *Synopsis*, III, cLxviii. — [2] λελεπισμένης ξῆρας P. — [3] ὄστρακα
P. qui om. καί. — [4] κεκαυμένον P. — [5] οὕτως add. et legit P.

l'oxycrat. On se trouve bien du castoréum administré non-seulement en 4
boisson, mais aussi en onction. Tels sont les médicaments que nous 5
employons contre les spasmes qui ont pour cause la surabondance des
humeurs.

78

Liv. VIII, ch. vi. — SAVONS POUR LE VISAGE ET COSMÉTIQUES.

. . . . 1

Savon pour enlever les rides. Extrait des écrits de Rufus. — Une personne frottée continûment de ce savon verra les parties ridées de sa 2
peau bien tendues. Prenez figues grasses et racine de vigne hachées à
sec, os de sèche brûlé, farine d'ers, toutes choses pilées séparément,
puis ensemble, et arrosées convenablement de miel; puis employez[1].

[1] Cp. plus haut, fragment 45.

79[1]

Γ', ιζ'. Περὶ ἰκτέρου, ἐκ τῶν Ῥούφου καὶ Γαληνοῦ. Διδασκαλία.

1 Χρὴ δὲ εἰδέναι ὅτι ὁ ἴκτερος κατὰ τρεῖς τρόπους καθολικωτέρους γίγνεται, ἢ λόγῳ κρίσεως τῶν καυσωδεσλάτων πυρετῶν, τῆς φύσεως ὠθησάσης αὐτοὺς κριτίκως ἐπὶ τὸ δέρμα ἀπὸ τῶν ἀγγείων 2 ἠγοῦν τῶν φλεβῶν, καὶ λυσάσης τοὺς πυρετούς. Γίγνεται δὲ τοῦτο καὶ ἐν ἡμέραις κρισίμοις ἠγοῦν κατὰ τὴν ζ' ἡμέραν ἢ τὴν θ' ἢ τὴν 5 3 ια' ἢ τὴν ιδ'. Φησὶν γοῦν Ἱπποκράτης[2] ἐν τῷ δ' τμήματι τῶν ἀφορισμῶν κεφαλαίῳ ξδ' · «Ὁκόσοις [ἂν[3]] ἐν τοῖς πυρετοῖς τῇ δ'[4] ἢ τῇ θ' ἢ τῇ ια' ἢ τῇ ιδ' ἴκτερος ἐπιγίνηται, ἀγαθὸν, ἢν μὲν τὸ 4 δεξιὸν ὑποχόνδριον σκληρὸν γένηται.» Ὡσαύτως φησίν[5]· ἴκτερος 5 πρὸ τῆς ζ' θανάσιμον. Σημεῖα δὲ τούτου καὶ γνωρίσματα ἀπὸ τοῦ 10 τὸ λῦσαι τὸν πυρετὸν τὸν ἴκτερον, καὶ ὅτι ἐν ἡμέραις κρισίμοις

---

[1] Les fragments 79 et 80 sont iné- dits. Voir la préface, IV, 3. Cp. Galien, éd. Kuhn, à l'index art. *icterus*.— [2] Hip- pocrate, *Aphor.* section IV, § 64; t. IV, p. 524, éd. Littré. — [3] Hippocrate omet aussi ἂν. Je l'ajoute à cause du subjonctif ἐπιγίνηται. — [4] τῇ δ' om. Hippocr. — [5] Même section, § 62.

79

Livre X, ch. xvii. — L'ICTÈRE (Extrait de Rufus et de Galien.)

1 Il faut savoir que l'ictère se produit suivant trois modes généraux. Le premier est en raison d'une crise ayant lieu dans les fièvres ardentes, lorsque la nature les a poussées critiquement hors des vaisseaux, c'est-à- 2 dire des veines, vers le derme, et les a résolues. Cette jaunisse se produit durant les jours critiques, savoir, le septième, ou le neuvième, ou le 3 onzième, ou le quatorzième. Hippocrate dit, section IV des Aphorismes, chapitre LXIV : « L'ictère survenu dans les fièvres le quatrième, le septième, le neuvième, le onzième ou le quatorzième jour, est de bon augure, 4 pourvu que l'hypocondre droit ne soit pas dur. » Il dit pareillement que 5 l'ictère qui se manifeste avant le septième jour est mortel. Les signes et les caractères de ce mode résultent de ce fait que l'ictère résout la fièvre, et de ce que, dans les jours critiques, les urines et les excréments sont

καὶ τὰ οὖρα τούτων καὶ τὰ διαχωρήματά εἰσι κατὰ φύσιν. Ἢ διὰ 6
δυσκρασίαν Θερμὴν τοῦ ἥπατος, τὴν τοῦ ὅλου σώματος ἐκχο-
λούσην τὸ αἷμα· ὁ τοιοῦτος δὲ γίγνεται καὶ μετὰ πυρετοῦ, καὶ
ἔχει τὰ οὖρα καὶ τὰ διαχωρήματα χολώδη καὶ χωρὶς βάρους τοῦ
5 ἥπατος. Καὶ δι' ἔμφραξιν, καὶ σημεῖα τούτου· τὸ βάρος ἔχει κατὰ 7
τὸ ἧπαρ, καὶ τὸ μὲν ὅλον σῶμα καταβεβρεγμένον ὑπὸ τῆς ξανθῆς
χολῆς, τὰ δὲ οὖρα καὶ τὰ διαχωρήματά εἰσιν λευκά, ἐκ τοῦ μὴ δύνασθαι διὰ τὰς ἐμφράξεις ὑπιέναι τὴν χολὴν, ἢ εἰς τὰ ἔντερα καὶ
χροάζειν τὸ διαχώρημα, ἢ εἰς τοὺς νεφροὺς καὶ χροάζειν τὰ οὖρα.
10 Πόθεν ὠνόμασ7αι ἴκτερος; ὠνόμασ7αι[1] δὲ ἀπὸ ἐμφερείας τῆς 8
πρὸς το ζῷον ὁ καλεῖται ἰκτή· ἔσ7ι δὲ ἀγρία γαλῆ[2] χρυσίζοντας
ἔχουσα τοὺς ὀφθαλμούς. Ἴκτερος δέ ἐσ7ιν ἀνάχυσις[3] περὶ τὸ σῶμα 9
τοῦ χολώδους χυμοῦ, τῆς διακριτικῆς δυνάμεως ἐκτετονωκυίας, καὶ[4]
διαχωρίζειν καὶ διαπέμπειν εἰς τὰς συνήθεις ἐκκρίσεις οὐ δυνα-
15 μένης. Πεπλανεῖσθαι δὲ ὑποληπ7έον ἥπατος εἶναι τὴν διάθεσιν ἐπὶ 10

[1] Dans X et dans Cornarius, le chapitre XVII ne commence qu'ici. Texte de X : Ἴκτερος καλεῖται ἢ ὠνόμασ7αι ἀπὸ — [2] γαλή mss. ἰκτή, mot inconnu. — [3] Ita X : ἀνάλυσις P. — [4] ἐκτ. καὶ om. X, habet P. ἐκτετονηκ. legit P. ἐμφ.

naturels. Le deuxième mode est dû à une dyscrasie chaude du foie, la 6
quelle répand la bile dans le sang de tout le corps; ce mode se produit
avec la fièvre; il comporte des urines et des excréments bilieux, sans
pesanteur du foie. Le troisième mode a pour cause l'obstruction, et il se 7
manifeste par les indices suivants : le foie devient lourd, et tout le corps
est inondé de bile jaune, les urines et les excréments sont blancs, par
suite de ce que les obstructions empêchent la bile de descendre, soit
dans les intestins pour colorer les matières, ou dans les reins pour colorer l'urine.

D'où vient le nom d'ictère? De l'analogie de cette affection avec l'ani 8
mal appelé ἰκτή [fouine], espèce de belette sauvage qui a des yeux couleur d'or. L'ictère est une diffusion de l'humeur bilieuse dans le corps, 9
se produisant alors que la force séparative de cette humeur a été diminuée et n'est plus capable de la diviser et de la répartir par ses voies secrétives habituelles. Il faut considérer comme une erreur l'opinion que le 10

11 πάντων τῶν ἰκτερικῶν. Ὁρᾶται γὰρ τὰ πολλάκις μηδενὸς πεπονθότος τοῦ ἥπατος χολῆς ὠχρᾶς ἀνάχυσις[1] ἐπὶ τὸ δέρμα γιγνομένης
12 ἐν ταῖς κρίσεσι τῶν νοσημάτων. Ὁρᾶται δὲ καὶ χωρὶς πυρετοῦ
ἐκχολούμενον ἐνίοτε τὸ αἷμα, κατά τινα διαφθορὰν[2] ἀλλόκοτον,
13 ὁποία καὶ ἰοβόλων θηρίων δακνόντων γίγνεται. Δηχθεὶς γάρ τις   5
ὑπὸ ἐχίδνης τὴν χροιὰν ὅλου τοῦ σώματος ἔσχε πρασσοειδῆ, καὶ
14 πίνων συνεχῶς τῆς θηριακῆς τάχιστα ἰάθη. Θαυμαστὸν οὖν οὐδὲν
τοιαύτην συμβῆναί ποτε παρατροπὴν τῶν ἐν τῷ σώματι χυμῶν,
15 ὡς ἰκτερωθῆναι τὸ πᾶν σῶμα. Διὰ τοῦτο δὲ δύνατον[3] καὶ διὰ τὴν
τοιαύτην ἀλλοίωσιν τοῦ ἥπατος τῆς κατὰ φύσιν κράσεως τὴν τοιαύ-   10
την γενέσθαι κακοχυμίαν, καὶ φαίνεται σαφῶς ἐνίοτε ὅμοιον ὠχρο-
λεύκοις πόαις ὅλον τὸ σῶμα[4] γιγνόμενον, ἐνίοτε δὲ καὶ μολιβδῶδες ·
ὥσπερ γε καὶ διὰ τὸν σπλῆνα αἱ τοιαῦται γίνονται αἱ χροιαὶ με-
λάντεραι τῶν ἐν ἥπατι ἀτονούντων, δῆλον ὅτι τοῦ σπληνὸς κατὰ τὸ

· [1] Ita X. ἀνάλυσις P. — [2] διαφοράν P. — [3] Διά τ. om. X, qui legit Δυν. κ. f.
melius. — [4] Rédaction de X : καὶ φαίν. σ. ἐν. ὁμ. ὠχρόλευκον πολλοῖς ὅ. τ. σ.

---

11 foie est affecté chez tous les ictériques. On voit souvent, sans que le foie
éprouve aucune affection, se produire une diffusion de la bile jaune
12 dans le derme, pendant la période critique des maladies. On voit quelquefois aussi, indépendamment de toute fièvre, le sang troublé par la
bile à la suite d'une altération provenant d'une cause étrangère, telle que
13 la morsure d'une bête venimeuse. En effet, une personne mordue par
une vipère eut tout le corps d'une couleur jaune verdâtre, et, s'étant
mise à boire d'une manière continue de la thériaque, fut promptement
14 guérie. Il ne faut donc pas s'étonner qu'il y ait parfois une telle aberra-
15 tion des humeurs du corps, qu'il se produise un ictère général. Il est
possible aussi, pour cette raison et à cause de l'altération survenant
dans le tempérament naturel du foie, qu'il se produise un genre de
cacochymie consistant en ce que tout le corps devient manifestement,
tantôt semblable aux herbes de couleur jaune clair, tantôt couleur
plomb, et cette teinte tire plutôt sur le noir, si la maladie est dans la
rate, que si elle affecte le foie, d'autant plus que la rate attire à elle,

σύνηθες ἕλκειν εἰς ἑαυτὸν ἐκ τοῦ ἥπατος τὸν μελαγχολικὸν χυμόν, καὶ ἐκκαθαίρειν τὸ αἷμα.

Γενήσεται δέ ποτε ἴκτερος καὶ δι᾽ ἀτονίαν τῆς χοληδόχου κύ- 16 σ]εως ἕλκειν εἰς ἑαυτὴν τὸ χολῶδες κατὰ τὸ σύνηθες, καὶ ταύτης 5 μὴ δυναμένης καὶ διὰ τοῦτο ἀκάθαρτον τὸ αἷμα καταλειπούσης. Ἐγχωρεῖ[1] δὲ καὶ σληρωθεῖσαν τὴν χοληδόχον κύσ]ιν μὴ δύνασθαι 17 κενωθεῖναι διὰ τὴν ὑπερπλήρωσιν, σοτὲ δὲ δι᾽ ἔμφραξιν ἢ ἀτονίαν τῶν εἰς ἥπαρ ἐξ αὐτῆς ἀνασ]ομωμένων ἀγγείων, οὐχ ἕλξειν[2] τὸ χολῶδες ὑγρόν. Ἐπισκοπεῖσθαι τοίνυν ἐν τοῖς ἰκτερικοῖς σαθήμασιν 18 10 ἀναγκαιότατόν ἐσ]ι τὴν τῶν διαχωρουμένων ἰδέαν· ἐπὶ ἐνίων μὲν γὰρ ἱκανῶς κεχρωσμένα τῇ ξανθῇ χολῇ τὰ διαχωρήματα φαίνεται, καθάπερ ἑτέροις τὰ οὖρα. Ἐφ᾽ ὧν μὲν γὰρ λόγῳ κρίσεως ἀγαθῆς ἐν 19 συρετοῖς ἀποσκήψει ὁ χολώδης χυμὸς σρὸς τὸ δέρμα, τὰ διαχω- ρήματα καὶ τὰ οὖρα κατὰ φύσιν ἔχειν φαίνεται. Ὅσοις δὲ ἀπυρέτοις 20 15 ἅμα τοῦ βάρους τινὰ αἴσθησιν εἶναι κατὰ τὸ δεξιὸν ὑποχόνδριον ἴκτερος ἐγένετο[3], ἔμφραξιν ἡγητέον εἶναι τῆς χοληδόχου κύσ]εως.

---

[1] Ita X. εὐχωρεῖ P. — [2] ἀλλ᾽ οὐχ ἔξει P. — [3] ἐγίνετο P.

---

suivant son habitude, l'humeur atrabilaire qui provient du foie, et purifie le sang.

Il y aura encore ictère à cause de l'impuissance de la vésicule biliaire 16 à faire venir à elle, comme dans l'état normal, la matière bilieuse, et à purifier le sang par suite de cette attraction. Il arrive encore que la 17 vésicule soit trop pleine et ne puisse se vider à cause de son trop plein même; et quelquefois aussi, à cause de l'obstruction ou de l'atonie des vaisseaux débouchant de cette poche dans le foie, la liqueur bilieuse ne peut y être attirée. Il est donc très-nécessaire, dans les affections 18 ictériques, de considérer l'aspect des déjections; ainsi, chez certaines personnes, ce sont les excréments qui sont colorés par la bile jaune; chez d'autres, ce sont les urines. En effet, lorsque, dans les fièvres, en 19 raison d'une crise heureuse, l'humeur bilieuse se répand dans le tissu cutané, les selles et les urines ont une apparence naturelle. Lorsque les 20 malades, exempts de fièvre, ont un ictère avec sensation d'un poids dans l'hypocondre droit, il y a lieu de croire à l'obstruction de la vésicule bi-

21 Ὅσοις δὲ βάρους ἢ ὀδύνης αἴσθησις περὶ τὸ ὑποχόνδριον γένηται,
22 τὸν σπλῆνα αἴτιον τῆς κακοχυμίας εἶναι νομιστέον. Μήτε δὲ[1] ὀδύνης, μήτε βάρους αἰσθήσεως γιγνομένης περὶ τὰ ὑποχόνδρια[2],
μήτε δὲ πυρετοῦ προηγησαμένου, τοῦ αἵματος ἐν παντὶ τῷ σώματι
πρὸς τὸ χολῶδες τραπέντος, ἴκτερος γίνεται, κνησμωδέστερον 5
23 μᾶλλον δὲ τούτοις γίγνεται τὸ δέρμα καὶ ξηρότερον. Ἐφ' ὧν δὲ ὁ
μελαγχολικὸς χυμὸς συνανεδόθη τῷ αἵματι, χαλεπωτέρως ἔχουσιν
οἱ τοιοῦτοι· παρακολουθεῖ[3] γὰρ αὐτοῖς δυσθυμία παράλογος, καὶ
δήξεις περὶ τὴν γαστέρα, δύσπνοιά τε καὶ ἀποστροφὴ πρὸς τὰ
24 σιτία, καὶ μελάνων οὔρων ἔκκρισις γίγνεται. Ἐνίοτε δὲ καὶ χλιαί- 10
νονται ἐκ διαλείμματων τινῶν τὰ σώματα[4], τὰ δὲ σκύβαλα χαλ-
25 κανθίζει κατὰ τὴν χροιάν. Καὶ μάλιστα[5] τούτοις, ξηραίνεται ἡ κοι-
26 λία. Τοῖς δὲ διὰ τὴν ὠχρὰν χολὴν γιγνομένοις ἰκτερικοῖς, δῆξις
μὲν οὐδεμία τῶν περὶ τὴν γαστέρα, ἀλλ' οὐδὲ τοσαύτη ἀποστροφὴ
πρὸς τὰ σιτία· ἀμβλυτέρα μέν τοι ἐπὶ ποσὸν[6] γίγνεται ἡ τῶν 15

---

[1] δὲ om. P, habet X. — [2] τὸ ὑπο- — [5] μᾶλλον X, fort. melius. — [6] ἐπὶ
χόνδριον P. — [3] ἐπακολ. P. — [4] τὸ ποσῶν P; fort. legendum ἐπὶ τόσον.
σῶμα X, fort. melius (sc. κατὰ τὸ σ.)

---

21 liaire. Si la sensation d'un poids ou d'une douleur est éprouvée dans l'hypocondre gauche, on doit supposer que la rate est la cause de la cacochymie
22 constatée. Chez les personnes qui, tout en ne sentant ni poids, ni douleur aux hypocondres, ni fièvre préalable (le sang s'étant tourné en bile
dans tout leur corps), sont affectées de l'ictère, il y a démangeaison plus
23 vive et sécheresse plus grande de la peau. Mais celles chez qui l'humeur
atrabilaire se répand dans le sang sont dans un état encore plus fâcheux :
elles éprouvent en effet un abattement excessif, des mordications dans le
ventre, de la dyspnée, le dégoût de la nourriture ; leurs urines sont noires.
24 Quelquefois aussi leur corps devient chaud par intervalles ; leurs selles
25 affectent la couleur de la couperose. C'est surtout chez cette sorte de ma-
26 lades que le ventre se dessèche. Quant à ceux qui ont l'ictère à cause de
la bile jaune clair, ils n'éprouvent aucune mordication dans le ventre ni
une aussi grande aversion pour les aliments ; toutefois leur appétit est

σιτίων ὄρεξις, καὶ τὰ μὲν σκύβαλα λευκὰ ἐκδίδοται, τὰ δὲ οὖρα κροκίζοντα, ἀχλυόεντα[1] μέντοι διαμένουσιν.

Κοινῶς δὲ πᾶσι τοῖς ἰκτερικοῖς συμβαίνει ὄκνος πρὸς τὰς κινή- 27 σεις, καὶ πρὸς μὲν τὰς γλυκείας τροφὰς ἀλλοτρίως ἔχουσι, τὰς δὲ
5 πικρὰς οὐ πάνυ ἀποστρέφονται, καὶ πεφαντασιωμένοι εἰσί· κνη- σμός τε συνεδρεύει τοῦ παντὸς σώματος, καὶ ἱδροῦσι δυσχερῶς. Τὰ 28 δὲ λευκὰ τῶν ὀφθαλμῶν καὶ τὰ συνεγγίζοντα τοῖς κροτάφοις τοῦ προσώπου μέρη, καὶ τὰ μῆλα διασημαίνει τὴν ὠχρότητα, καὶ αἱ ὑπὸ τὴν γλῶτ]αν[2] φλέβες πεπληρωμέναι εὑρίσκονται, καὶ διαση-
10 μαίνουσι τὸν πλεονάζοντα χυμόν.

80

ιη΄ Περὶ θεραπείας τῶν ἰκτερικῶν[3].

Οἱ μὲν οὖν λόγῳ κρίσεως ἀγαθῆς γενόμενοι, ἴκτερον ἐπιτελείᾳ 1
λύσει τῶν πυρετῶν ῥᾶστα παύονται λουτροῖς χρωμένων τῶν πασ-

---

[1] ἀχλίαντοι X, ἀχλίαντα P. Corrigo ex Cornarii vers. lat. — [2] καὶ τὰ μῆλα — γλῶτ]αν om. P, habet X. — [3] Cp. Galien, Comp. med. sec. loc. IX, 1, t. XIII, p. 595 éd. Ch., t. XIII, p. 228, éd. K. Voir aussi Orib. Euporistes, IV, c.

---

plus faible, leurs selles sont blanches; leurs urines, couleur safran, restent troubles et nuageuses.

Il y a des caractères communs à toutes les sortes de jaunisse; ce sont 27 la répugnance à se mouvoir et l'indifférence pour les aliments doux [sucrés], mais nulle aversion pour ceux qui sont amers, enfin des imagi- nations étranges, une démangeaison par tout le corps et beaucoup de difficulté à transpirer. Le blanc de l'œil, les parties qui avoisinent les 28 tempes, les joues, montrent une teinte jaune; les veines placées sous la langue sont remplies et accusent une surabondance d'humeur.

80

Ch. XVIII. — TRAITEMENT DE L'ICTÈRE.

Ceux qui se trouvent dans un état de crise heureuse, par la dissipation 1
de la fièvre, voient leur ictère cesser très-facilement lorsqu'ils usent de

χόντων γλυκέων ὑδάτων, ἐλαίου τε διαφορητικοῦ τρίψει¹, καὶ πάντων τῶν ἀραιούντων τὸ δέρμα, ὁποῖόν ἐστι τὸ χαμαιμήλινον ἔλαιον,
ἀνήθινον, ἴρινον, γλεύκινον, ἀμαράκινον, καὶ ἡ λιβανωτὶς δὲ πόα²
2 ἑψομένη τῷ ἐλαίῳ διαφορητικὸν αὐτό, ἐργάζεται ἱκανῶς. Καὶ τὴν
σύμπασαν δὲ δίαιταν ἐπὶ τούτων ποιεῖσθαι προσήκει, ὑγροτέραν 5
3 τε ἅμα καὶ μετρίως λεπτύνειν πάχος χυμῶν δυναμένην. Ἐπὶ δὲ
τῶν ἄλλων γιγνομένων ἰκτέρων, πρῶτον μέν ἐστι δύο τὰ μέγιστα
4 βοηθήματα, φλεβοτομία καὶ κάθαρσις. Ἐφ' ὧν μὲν οὖν ἐστιν πλῆθος τοῦ αἵματος σὺν τῇ χολῇ ἐν παντὶ τῷ σώματι, καὶ ἐφ' ὧν
περὶ τὸ ἧπαρ ἢ τὸν σπλῆνα ὀδύνη³, ἢ διάτασις ἐνοχλοίη⁴, οὐδὲν 10
5 τῆς φλεβοτομίας ἐπιτηδειότερον, εἰ μηδὲν ἕτερον κωλύει⁵. Μεμε-
ρισμένον δὲ κενωτέον, ὑπὲρ τοῦ μὴ καταβληθῆναι τὴν δύναμιν ὑπὸ
τῆς ἀθρόας κενώσεως· τῇ γὰρ⁶ ἀθρόᾳ κενώσει συγκενοῦται τὸ ζω-

¹ Ita X. διαφορητικῇ καὶ τρίψει P. — ² καὶ ἡ λιβάνῳ τῆς δὲ πόα X; καὶ ἡ λιβά-νου τῆδε πόα P. Corrigo. — ³ Ita X; περὶ τὸν σπλ. ἢ τὸ ἧπ. P. — ⁴ ἐνοχλεῖν PX. Corrigo; f. leg. ἐνοχλεῖ — ⁵ εἰ μ. ἔτ. om. P. — ⁶ τῇ γὰρ... ἔπεται om. X, habet codex a Cornario latine versus. (Voir la préface IV, 3.)

bains d'eau douce et de friction d'huile diaphorétique et de toutes subs-tances rendant la peau plus poreuse, telles que l'huile de camomille, d'aneth, d'iris, de glycin [vin doux], [de suc de] marjolaine; la plante appelée libanotis, en décoction dans l'huile, est aussi d'un bon effet
2 pour la perspiration. Il convient aussi d'instituer pour ces malades un régime général, à la fois humectant et de nature à produire une atté-
3 nuation modérée des humeurs épaisses. Pour les ictériques d'une autre espèce, il y a d'abord deux remèdes de premier ordre, la saignée et la
4 purgation. Pour ceux qui ont une surabondance de sang mélangé de bile dans tout le corps, comme pour ceux qui sont affligés d'une dou-leur dans la rate ou dans le foie accompagnée de distension, il n'y a pas de traitement plus convenable que la saignée, si rien autre ne s'y op-
5 pose. Il faut tirer le sang par petites quantités, afin de ne pas trop réduire les forces du malade par une évacuation de sang faite tout d'un coup; car une évacuation faite tout d'un coup a pour effet d'évacuer en même temps le pneuma vital et le pneuma psychique, ce qui amène la mort.

τικὸν καὶ ψυχικὸν πνεῦμα, ἐξ ὧν ὁ θάνατος ἕπεται. Διὰ τοῦτο [1] 6
οὖν αὐτοὺς οὐκ ἀθρόως κενοῦν, ἀλλὰ κατὰ μέρος ὁ Ἱπποκράτης συμβουλεύει, ἀναλογίαν τῆς δυνάμεως ἅπαντας γίγνεσθαι τὰς κενώσεις.
Οὐκ ἀνεπιτήδειος δὲ οὐδὲ ὁ κλυστήρ, εἴ γε ἡ φλεβοτομία κωλύοιτο. 7
5 Μετὰ δὲ τὴν φλεβοτομίαν, ὠφέλιμος παραληπτέος ὁ κλυστήρ, ἐκ τε 8
τῆς τῶν σκυβάλων κενώσεως εὔπνοιαν [2] ἐπιφέρων, καὶ ἐρεθίζων τὰ
ἔντερα, καὶ δάκνων ἕλκει ἐπ' αὐτὰ τὴν τῶν ὑγρῶν ἐπὶ τὴν ἐπιφάνειαν γενομένην σύνδοσιν. Αἱ δὲ καθάρσεις μᾶλλον οἰκειότεραί τινος 9
ὥς φησι Ῥοῦφος. Χρὴ δὲ τοῖς ἐδέσμασι, καὶ πόμασι καὶ φαρμάκοις 10
10 προλεπτύνειν [3] τοὺς χυμοὺς, καὶ ἐκφράτιειν τὰς ἐμφράξεις, εἶτα διδόναι φάρμακον ξανθῆς χολῆς ἢ μελαίνης ἀγωγόν. Ἰσχυρότερα δὲ 11
ἔσιω τὰ διδόμενα τοῖς ἰκτερικοῖς καθαρτήρια· διὰ γὰρ τὴν ξηρότητα
τῆς κοιλίας, τὰ ἀσθενέσιερα τῶν καθαρτηρίων οὐδὲν ἐπὶ τούτων
ἐνεργεῖ [4]· διὸ οὐ χρὴ κατ' ἀρχὰς καθαίρειν πρὶν λεπτῦναι τοῖς ἐκ-
15 φρακτικοῖς τὴν χολὴν καὶ ἀγαγεῖν αὐτὴν ἐπὶ τὰ ἔντερα. Ἐνίοτε γὰρ 12

---

[1] X et la traduction latine de Cornarius omettent cette phrase. P la donne.
Serait-ce une interpolation? — [2] Ita X;
ἔμπνοιαν P. — [3] Ita P; λεπτύνειν X. —
[4] ἐνεργεῖ om. P, habet X.

C'est pourquoi Hippocrate conseille de saigner ces malades, non pas 6
en une seule fois, mais par quantités partielles, afin de proportionner la
perte de sang à leur force. Le lavement ne serait pas une mauvaise chose 7
au cas où la saignée serait impossible. Après la saignée, le lavement 8
est utile, car, par suite de l'évacuation des matières, il amène une respiration plus facile, il irrite les intestins, et, par la mordication, il y attire
les humeurs répandues à la surface. Quant aux purgations, elles sont plus 9
appropriées que tout le reste, comme le dit Rufus. Il faut, par la nourri- 10
ture, par les boissons et par les médicaments, atténuer préalablement les
humeurs et dégager les obstructions, puis donner un remède qui évacue
la bile jaune ou noire. Les purgatifs donnés aux ictériques doivent être 11
assez énergiques; car, en raison de la sécheresse du ventre, les purgatifs
faibles ne seraient d'aucun effet pour eux; aussi ne faut-il pas purger dès
le principe et avant d'avoir, par des substances désobstruantes, atténué
la bile et de l'avoir attirée dans les intestins. En effet, on se trouve quel- 12

βλάβης μεγίσ1ης αἴτια γίγνεται τὰ καθαρτήρια κατ' ἀρχὰς διδόμενα.
13 Προσήκει τοίνυν τοῖς ἐκφρακτικοῖς ϖρότερον κεχρῆσθαι τοῖς ῥηθη-
14 σομένοις μετὰ βραχύ. Καὶ μετὰ τὸ λεπ1ύναι καὶ ἐκφράξαι ὡς ϖρο--
15 είρηται, διδόναι τὸ κατάλληλον καθαρτήριον ἰσχυρόν. Ἐφ' ὧν δὲ
   οὐδὲν ἤνυσε[1] τὸ ϖρῶτον δοθὲν καθαρτικόν, αὖθις ἰσχυρόν τι τῶν 5
   ἐκφρακτικῶν φαρμάκων ϖοτίσας ἐκ δευτέρου, ϖάλιν μεθ' ἡμέρας
   γ' κάθηρε βιαιότερον, φησὶν ὁ Ροῦφος, ὥστε ἐπὶ τέλει τῆς καθάρσεως, ἅμα δήξει σφοδροτάτῃ χολὴν ἐκκρίναι κυανίζουσαν μᾶλλον,
16 ἤπερ ξανθήν. « Ἐγὼ[2] μὲν οὖν, φησὶν, εἰ καὶ ϖυρετὸς ϖαρακολουθεῖ
   τοῖς κάμνουσιν, δίδωμι τὸ τοιοῦτον καθαρτήριον οἷον σπόρους τούσδε 10
   ἀνδράχνης σπέρμα, βούγλωσσον, χαμαίδρυος, τρισάνδαλα, χαμαιπίτυος, δαμασκηνὰ ἴα ϖουραγγίου[3], ἄνθος, ἐπίθυμον καὶ σεμ-
   πεσθένε[4], κράσον μετὰ ὕδατος εἰς ἀποτρίτωσιν[5] · εἶτα λαβὼν ἐξ
   αὐτοῦ τοῦ ζώμου, ϑὲς ἰοσακχαρ[6], ὀξυφοίνικον, κασίας φίσ1ουλαν[7]

---

[1] Ita X; ὤνησε P. (Fort. melius. Cp.
§ 26.) — [2] Le passage compris entre
guillemets est omis dans X et dans la
traduction latine. Après les mots ἐγὼ μ.
οὖν, φησὶν, X continue ainsi : Μίσγω εὐφόρβιον, κ.τ.λ. comme ci-dessus, attri-
buant à Rufus ce que P attribue à « un

autre médecin. » C'est peut-être une interpolation. — [3] ϖουράγγιον n'est pas
dans le Th. l. gr. — [4] Mot méconnais-
sable. — [5] ἀποτρίτωσις n'est pas dans le
Th. l. gr. — [6] ἰοσάκχαρ n'est pas dans
le Th. l. gr. — [7] φίσ1ουλα, forme grécisée
du latin fistula.

---

13 quefois très-mal de purger tout d'abord. Il faut donc employer avant tout
14 les désobstruants dont nous allons parler bientôt. Après avoir atténué
   ainsi qu'on vient de le dire, je fais prendre un fort purgatif en rapport
15 [avec le mal]. Si un premier purgatif ne produit pas d'effet, vous faites
   prendre, deux jours après, une nouvelle potion désobstruante, puis, au bout
   de trois jours, un purgatif plus énergique, dit Rufus, de telle façon qu'à
   la fin de la purgation, la bile, rejetée avec accompagnement d'une vive
16 mordication, est plutôt azurée [ou verdâtre] que jaune. « Pour ma part,
   dit-il, si la fièvre s'empare du malade, je donne un purgatif ainsi composé : graine de pourpier, buglose, germandrée, trisandale (?), ivette,
   violette de Damas, fleur de pourangion (?), fleur de thym; mélangez avec
   de l'eau jusqu'à réduction au tiers. Ensuite, prenant de cette composition,
   vous y mettrez du sucre de violette, de l'oxyphénice (?), de la tige de

κεκαθαρμένην ἀνὰ οὐγγ. α΄, μάννα ἕξ δρ. καὶ μαλάξας πάντα ὁμοῦ, πάλιν σακκέλισον, εἶτα θὲς ῥαῖον[1] μάρμαρον ξ. α΄, καὶ ἐκ τοῦ διαῤῥόδου ξουλά που[2] καθαρτικόν ξ. γ΄ ἢ πλεῖον ἢ ἔλατlον ὡς ἡ δύναμις ἀπαιτεῖ τοῦ κάμνοντος, καὶ οὕτως χρῶ. »

5 Ἕτερος δὲ φῆσιν ἰατρὸς· Μίσγε εὐφόρβιον, ἐπίθυμον[3], ἀλόης, 17 πετροσελίνου σπέρμα, καὶ δαύκου, εἰ ἀπύρετος εἴη ὁ νοσῶν, καθαίρω τοὺς ἰκτερικούς. Ἄρισlα δὲ αὐτοὺς καθαίρει καὶ τοῦτο· πε- 18 πέρεως μακροῦ γράμματα θ΄, πεπέρεως μέλανος γράμματα ε΄, σκαμμωνέας γρ. ϛ΄, ἄμεος γρ. δ΄, μαράθρου σπέρμα γράμμα α΄ S, 10 σελίνου σπέρμα γράμματα β΄ S, καρώου γρ. δ΄, ἀνίσσου γρ. γ΄, καὶ μέλιτος τὸ ἀρκοῦν σκεύαζε[4] ὥσlε γενέσθαι ῥύπου πάχος· ἡ δόσις καρύου ποντικοῦ τὸ μέγεθος μετὰ κοχλεαρίου ὄξους λευκοῦ καὶ ὕδατος θερμοῦ τὸ ἴσον. Ἐπὶ δὲ τῶν[5] μελαγχολικῶν προσπλέκειν 19 τῇ δόσει ἐπιθύμου λειωτάτου γρ. γ΄. Σφόδρα δὲ καλὸν καὶ τοῦτο· 20

[1] F. leg. ῥῆον βάρβαρον. — [2] ἐκ τοδιάρροδον ξουλά που P. — [3] Rédaction de X : Μίσγω εὐφορβίου, ἐπιθύμου, ἀλ. πετρ. κ. δαύκου σπέρματος, καθαίρω τ. ἰκτ. — [4] σκεύαζε om. X, habet P. — [5] Les paragraphes 19 et 20 manquent dans P. Ils existent dans X et dans la traduction de Cornarius.

fausse canelle nettoyée, 1 once de chacun; manne, 6 drachmes. Après avoir mélangé le tout, vous tirez au clair; ensuite vous y mettez du *réum* (?) brillant, 1 sextaire, et de l'extrait d'eau de rose (?) 3 sextaires plus ou moins, selon la force du malade, puis employez. »

Un autre médecin dit : Mélangez euphorbe, fleur de thym, aloès, 17 graine de persil et de daucus [athamante], si le malade n'a pas de fièvre; ce remède purge les ictériques. Voici encore qui les purge très- 18 bien : Poivre long, 9 grammes; poivre noir, 5 grammes; scammonée, 6 grammes, cumin-ammi, 4 grammes; graine de fenouil, 1 ¼ gramme; graine d'ache, 2 ½ grammes; graine de carvi, 4 grammes; grains d'anis, 3 grammes; miel, quantité suffisante pour former une pâte épaisse. La dose sera de la grosseur d'une noix pontique avec une cuillerée de vinaigre blanc et une d'eau chaude. Pour les mélancoliques, il faut 19 ajouter à la dose 3 grammes de fleur de thym bien réduite en poudre. Voici encore une recette excellente : Vous prenez une grosse courge; 20

κολοκινθίδα μεγάλην τρήσθω ἄνωθεν καὶ ἐκκενώσας τὸ σπέρμα,
ἐάσας δὲ γναφαλῶσαι [1] ἐν αὐτῇ ὅλον ἔμβαλε οἴνου παλαιοῦ γλυκέως, καὶ ἔα διανυκτερεῦσαι · ἕωθεν δὲ διηθήσας ἀκριβῶς διὰ ῥα-
κίων (?) τὸν οἶνον, καὶ θερμάνας δίδου πίνειν τοῖς ξανθοχόλοις,

21   Ἐπὶ δὲ τῶν μελαγχολικῶν προσεψεῖν [2] χρὴ τῷ γλυκεῖ οἴνῳ, ἐπί-   5
θυμον γράμματα ϛ', καὶ τοῦτον τὸν οἶνον ἐμβάλλειν [3] τῇ κολοκυν-
22 θίδι, καὶ· διδόναι [4] ὡς προείρηται. Καὶ ἡ τῆς κυκλαμίνου δὲ ῥίζα
ξηρὰ λεία διδομένη μετὰ τὰ ἐκφρακτικὰ βοηθήματα, ἐπιτηδειοτάτη
ἐσὶν ἐκκαθαίρειν τὰ σπλάγχνα καὶ τὴν ἐν ὅλῳ τῷ δέρματι χολὴν
ἐκκρίνει δι' ἱδρώτων · ὅθεν συνεργεῖν χρὴ μετὰ πόσιν τῇ τῶν ἱδρώ- 10
23 των ἐκκρίσει διὰ σκέπης καὶ θάλψεως ἐπὶ κλίνης. Ἡ δὲ τελεία δόσις,
24 ∠ [5] δ' μετὰ μελικράτου. Ὑποπιπλούσης δὲ φλεγμονῆς περί τι μέρος
τῶν σπλάγχνων [6], πρῶτον ἐμβροχαῖς καὶ καταπλάσμασι κεχρῆσθαι

---

[1] Dans X on a écrit d'abord κναφ. puis remplace le signe ∠ par le mot οὐλκᾶς.
changé le κ en γ. — [2] προεψεῖν δεῖ P. — [6] περί τι σπλάγχνον X.
— [3] ἐμβαλεῖν P. — [4] διαδιδ. P. — [5] P

---

vous faites un trou à sa partie supérieure, vous en retirez les pepins en y
laissant la masse moelleuse; vous remplissez la courge de vieux vin
sucré que vous y laissez passer la nuit. Le lendemain dès l'aurore, après
avoir filtré soigneusement le vin à travers un morceau d'étoffe, vous le
faites chauffer et le donnez à prendre aux malades qui ont la bile jaune.

21   Pour les mélancoliques, il faut, en outre [1], faire dans du vin sucré une
décoction de 6 grammes de fleur de thym, mettre ce vin dans une co-
22 loquinte et le faire prendre comme on l'a dit précédemment. La racine
de cyclame desséchée et réduite en poudre, donnée à la suite d'une médicamentation désobstruante, est excellente pour purger à fond les entrailles et fait secréter la bile contenue dans tout le tissu cutané, par le
moyen de la transpiration; aussi faut-il, après la potion prise, favoriser la sortie de la sueur au moyen de couvertures et d'une certaine
23 chaleur maintenue dans le lit du malade. La dose complète est de
24 4 drachmes avec du mélicrat. Lorsque l'inflammation survient sur
quelque point des entrailles, il faut d'abord recourir aux embrocations

---

[1] Ou bien «au préalable,» suivant la leçon du ms. P.

καὶ μετὰ ταῦτα κηρώταις καὶ ἐπιθέμασι τοῖς πρὸς φλεγμονάς τῶν
σπλάγχνων προειρημένοις. Κρεῖσσον δὲ μίσγειν[1] τῷ ἀλεύρῳ λιβα- 25
νωτίδος πόας, σχοίνου ἄνθος, ἀψινθίας, ἀρτημισίας, ἀβροτόνου,
πηγάνου, καρδαμώμου, χαμαιπίτυος, σκορδίου, πολίου, χαμαί-
5 δρυος· τούτων ἕκασ1ον μιγνύμενον οὖρά τε κινεῖ, ὅπερ τινὸς, ὡς
μέγισ1όν ἐσ1ιν ἀγαθὸν καὶ ταῖς φλεγμοναῖς τῶν σπλάγχνων συν-
τελεῖ. Καὶ σικύαις δὲ κεχρῆσθαι, ἐπὶ μὲν τοῦ ἥπατος πάσχοντος, 26
κούφαις, ποτὲ δὲ καὶ μετ᾽ ἐγχαράξεως· ἐπὶ δὲ τοῦ σπληνὸς πάντως
μετ᾽ ἐγχαράξεως· αἱ γὰρ κοῦφαι τὸν σπλῆνα οὐδὲν ὀνίνησιν. Φάρ- 27
10 μακα δὲ πινόμενα ἐκφρακτικὰ τοῖς ἰκτερικοῖς ἐπιτήδεια· μάλισ1α δὲ[2]
τὰ διουρητικά ἐσ1ιν, οἶον σελίνου ἀφέψημα, ἀδιάντου[3], καὶ τὰ ὅμοια.

81-82-83

IA′. Κεφαλαῖά τινα. IB′. κδ′ καὶ κέ′.

[1] προσμίσγειν P. — [2] δὲ τὰ om. X.
— [3] Après ἀδιάντου, P continue ainsi :
σκολοπενδρίου, ἀντιδίου καὶ τοῖς ὁμοίοις,
κ. τ. λ. La suite du chapitre est différente

dans X et Cornarius d'une part, et de
l'autre, dans P, où le texte est évidemment interpolé.

et aux cataplasmes, puis aux liniments et applications décrits précédemment contre l'inflammation d'entrailles. Il est encore préférable de 25
mélanger dans de la farine de froment la libanotis, la fleur du jonc
odorant, de l'absinthe, de l'aurone, de la rue, du cardamome, de
l'ivette, du scordium, du polium. Chacune de ces plantes ainsi mélangée 26
provoque l'urine, ce qui produit le meilleur effet contre l'inflammation
d'entrailles. On emploiera aussi les ventouses simples dans les affections 27
du foie, et quelquefois aussi avec scarification; mais dans celles de la
rate, toujours avec scarification, car les ventouses simples ne soulagent
aucunement la rate. Les potions désobstruantes sont bonnes aussi contre
l'ictère, surtout les diurétiques, tels que la décoction d'ache, de fougère-
adiante, etc.

81-82-83

[1] Le texte grec de ces chapitres a été inséré ci-dessus, p. 85 à 126. Le livre XI sera complété dans l'Appendice, section III. — [2] Le texte grec et la traduction française ont été
insérés ci-dessus, p. 280, not. 5 et p. 282, not. 3.

ΡΟΥΦΟΥ ΕΦΕΣΙΟΥ

ΕΚ ΤΩΝ

ΑΛΕΞΑΝΔΡΟΥ ΤΟΥ ΤΡΑΛΛΙΟΥ.

84

Η′, ι′. Περὶ τῶν ἐν τοῖς νεφροῖς συνισ7αμένων ϖαθῶν ¹.

1 Οἱ τικτόμενοι ϖερὶ τοὺς νεφροὺς λίθοι, ὑπὸ γλίσχρων χυμῶν καὶ ϖαχέων ² ὁπ7ωμένων τὴν γένεσιν ἔχουσι, τῆς ἐν τοῖς νεφροῖς
2 θερμασίας ϖυρώδους ὑπαρχούσης. Ἔσ7ιν οὖν ὑλικὸν αἴτιον ἡ ϖα- χυτέρα ὕλη, ϖοιητικὸν δὲ, ἡ ϖυρώδης θερμασία, ὥσπερ καὶ ἐπὶ
3 τῶν ἐκτὸς ὁρωμένων. Ἐκ ϖυρὸς γὰρ καὶ τοιᾶσδε ὕλης ἐπιτηδείας 5

¹ Cp. Rufus, Maladies de la vessie et des reins, ci-dessus, p. 1-108. Sur ces textes d'Alexandre de Tralles, voir la Préface, IV, 4. — ² καὶ ϖαχέων om. A.

FRAGMENTS
DE RUFUS D'ÉPHÈSE
EXTRAITS D'ALEXANDRE DE TRALLES.

(THÉRAPEUTIQUES.)

84

Livre VIII, ch. x. — SUR LES AFFECTIONS QUI ONT LEUR SIÉGE DANS LES REINS.

1 Les pierres qui se forment dans les reins ont leur origine dans les humeurs visqueuses et épaisses qui s'y sont desséchées, l'échauffement
2 des reins ayant été porté jusqu'à l'inflammation. La cause matérielle est donc l'épaississement de la matière, et la cause effective, la chaleur fé-
3 brile, ainsi que cela se voit dans les choses extérieures. En effet, c'est au moyen du feu et de toute matière jouissant des mêmes propriétés

οὔσης, οἱ τὰς κεράμους ἐργαζόμενοι οὕτως ἅπαντα ποιοῦσιν, ὡς
μηδὲ ὑπὸ ὕδατος δύνασθαι διαλυθῆναί ποτε. Τούτων οὖν[1] οὕτως 4
ἐχόντων, φροντισλέον ἐσ7ὶ μήτε ὕλην παχυτέραν γεννᾶσθαι περὶ
τοὺς νεφροὺς, μήτε πυρώδεις αὐτοὺς καὶ δυσκράτους γίνεσθαι[2]. Εἰ 5
5 γάρ τι τούτων εἴη, οὐ μὴ συσ7αίη λίθος ποτέ.

85

ια'. Περὶ διαγνώσεως.

Διαγίνωσκε δὲ ἀκριβῶς οὕτως, εἰ τῷ ὄντι λίθος ἐσ7ὶν ὁ ποιῶν 1
τὴν ὀδύνην. Καὶ γὰρ τὰ αὐτὰ συμβαίνει σημεῖα καὶ τοῖς κωλικευο- 2
μένοις καὶ τοῖς ἔχουσι λίθον ἐν νεφροῖς. Καὶ μάλισ7α περὶ τὰς 3
ἀρχὰς διακρίνεται δυσχερῶς · καὶ γὰρ ἐπὶ ἀμφοτέρων[3] τῶν παθῶν
10 ἐμετοὶ γίνονται, καὶ ἐποχὴ γασ7ρὸς καὶ πνευματώσεις καὶ δια-
τάσεις ἄχρι τοῦ σ7ομάχου καὶ τοῦ ἥπατος · εἰ δὲ καὶ συμβαίνει τὰ

---

[1] οὖν om. A, Ed. add. B. — [2] γίγνεσθαι B, hic et passim. — [3] ἐπ' ἀμφ. B.

---

que lui, que ceux qui fabriquent des poteries arrivent toujours à ce
résultat, que leur ouvrage ne peut être détruit même par l'eau. Puis- 4
qu'il en est ainsi, il faut éviter et qu'une matière trop épaisse se forme
dans les reins et que ceux-ci s'enflamment et contractent un mauvais
tempérament. Si ces accidents sont évités, il ne se formera jamais de 5
pierre.

85

Ch. xi. — Diagnostic.

Vous diagnostiquerez exactement de la manière suivante si c'est réel- 1
lement la pierre qui cause de la douleur. Et en effet, les mêmes indices 2
se manifestent et chez ceux qui ont des coliques et chez ceux qui ont une
pierre dans les reins. C'est surtout au début de la maladie que le dia- 3
gnostic est difficile, car, dans l'une comme dans l'autre affection, il survient des vomissements, une obstruction du ventre, des ventosités et une
distension qui monte jusqu'à l'orifice de l'estomac et au foie, et, si les
mêmes accidents affectent les deux sortes de malades, du moins le mé-

4 αὐτὰ ἀμφοτέροις, ἀλλὰ τὸν τεχνίτην ἰατρὸν οὐκ ἂν λάθοι [1]. Μᾶλλον
γὰρ καὶ πλείονες οἱ ἔμετοι ἐπὶ τῶν κωλικῶν, καὶ ἄπεπτοι καὶ
5 φλεγματώδεις ἐν ἐποχῇ τῆς γασʹρὸς καὶ πνευμάτων. Ἐπὶ δὲ τῶν
νεφριτικῶν οὐ τοσοῦτον· ἀλλὰ καὶ θεραπευόμενοι πολλάκις ἐκ-
6 κρίνουσι [2]. Ἔσθ' ὅτε δὲ καὶ χωρὶς τοῦ θεραπευθῆναι πνευμάτων   5
ἔκκρισις γίνεται, καὶ τῆς γασʹρὸς ὑποχώρησις, ὅπερ οὐδὲ ὅλως τοῖς
7 κῶλον ἀλγοῦσι συμβαίνει. Δεῖ δὲ καὶ τὰ οὖρα κατανοεῖν ἐπιμελῶς·
τὴν γὰρ μεγίσʹην διάγνωσιν ἐν τούτοις ἀκριβῶς ἐσʹιν εὑρεῖν.
8 Φλεγματικώτερα γὰρ καὶ πλείων ἡ ὑπόσʹασις γίνεται τοῖς κωλι-
9 κοῖς, ἐλάτʹων δὲ τοῖς νεφριτικοῖς. Καὶ εἰ κατανοήσεις ἀκριβῶς,   10
ψαμμώδη τινὰ εὑρήσεις ἐν τοῖς οὔροις, ἅπερ τοῖς κωλικευομένοις
οὐ συμβαίνουσι, καὶ μᾶλλον ὀδύνη βαρεῖα καὶ ἐρείδουσα καθ' ἕνα
10 τόπον τοῖς νεφριτικοῖς, ὅπερ τοῖς κωλικοῖς οὐ συμβαίνει. Οὕτω μὲν
οὖν διαγινώσκειν δεῖ τοὺς [3] καὶ διακρῖναι ἀπ' ἀλλήλων νεφριτικούς
τε καὶ [4] λίθον ἔχοντας καὶ κωλικούς.   15

[1] λάθῃ A. — [2] ἐκκρίνει A. F. leg. ἐκκρίσει. — [3] τοὺς om. A, Ed., add. B. —
[4] καὶ om. B, Ed. add. A.

-à decin ne devra pas prendre le change. Chez ceux qui ont des coliques,
les vomissements sont plus fréquents; ils compromettent davantage la
digestion; ils sont plus pituiteux en obstruant le ventre et les gaz qui
5 s'y forment. Chez les néphrétiques, les accidents n'ont pas lieu au même
6 degré, mais les malades une fois traités évacuent souvent. Autre différence : il arrive que l'évacuation des gaz a lieu indépendamment du traitement, ainsi que celle des matières, ce qui n'arrive en aucune façon
7 pour ceux qui souffrent au côlon. Il faut aussi se préoccuper sérieu-
sement des urines, lesquelles fournissent un diagnostic très-précieux.
8 Le sédiment est plus pituiteux et plus abondant chez ceux qui ont des
9 coliques, moindre chez les néphrétiques. Si vous y regardez attentivement, vous y reconnaîtrez des parties sablonneuses qui ne se rencontrent
pas dans les urines des encoliqués. De plus, la douleur éprouvée par
les néphrétiques est plutôt une douleur pesante et fixée en un seul
10 point, ce qui n'est pas le cas des encoliqués. Tels sont les moyens de
diagnostiquer et de distinguer entre eux les néphrétiques et les encoliqués.

86

ιβ'. Περὶ θεραπείας λιθιώντων.

Θεραπεύειν δὲ[1] δεῖ τοὺς ἔχοντας λίθον, ἐν μὲν τοῖς παροξυ- 1
σμοῖς, διὰ τῶν χαλᾶν καὶ παρηγορεῖν δυναμένων, καὶ προσέτι
θρύπίειν καὶ ὑπεξάγειν τὸν λίθον. Ἄρισίον οὖν ἁπάντων τὸ λου- 2
τρόν· οὐ γὰρ μόνον παρηγορεῖ, ἀλλὰ καὶ θεραπεύειν δύναται.
Τοὺς μὲν γὰρ κωλικοὺς μόνον παρηγορεῖ πολλάκις, τοὺς δὲ νεφρι- 3
τικοὺς κατ' ἀμφότερα ὠφελεῖ. Ἀλοιφῇ δὲ κατὰ τὸν τόπον, τῷ χα- 4
μαιμήλῳ κεχρήσθωσαν ἐν τῷ λουτρῷ, καὶ ἐν θερμῷ πλείονι καὶ
ἐν τῇ ἐμβάσει ἐπὶ πλείονα · χρόνον διατριβέτωσαν. Δεῖ δὲ οὐ 5
μόνον ἅπαξ λούειν τῆς ἡμέρας, ἀλλὰ καὶ δεύτερον καὶ τρίτον, πολλάκις καὶ εἰς τὸ ψυχρὸν, εἰ θέρος εἴη, ἀναβιβαζέσθωσαν. Μετὰ 6
δὲ τὸ λαβεῖν τὰ σάβανα, πινέτωσαν τὸ ζέμα τῶν κολυμβάδων,
μετὰ σελίνου ἢ βραχέος ἀνίσου. Εἰ δ' ἐπιμένοι[2] τὰ τῆς ὀδύνης, 7
καὶ μηδ' ὅλως ἔκκρισις τοῦ λίθου γένοιτο, πινέτωσαν καὶ τὸ ζέμα

----

[1] δὲ om. B. — [2] ἐπιμένει AB.

86

Ch. XII. — TRAITEMENT DE LA PIERRE [QUI SE FORME DANS LES REINS].

Il faut traiter ceux qui ont la pierre, dans la période du paroxysme, 1
avec les remèdes de nature laxative et calmante, puis briser et extraire
les calculs. Le meilleur de ces remèdes, c'est le bain; non-seulement il 2
calme, mais il peut même amener la guérison. Pour les encoliqués, il ne 3
fait souvent que calmer; mais pour les néphrétiques, il procure ce double
résultat. Comme onction locale, on emploiera la camomille dans le bain 4
et on y restera plus longtemps (que les autres malades), et dans une
plus grande quantité d'eau. On devra se baigner, non pas seulement 5
une fois, mais deux et trois fois par jour, et, en été, prendre des bains
froids. Après avoir mis le peignoir, on boira du jus de colombade 6
(plante aquatique) mélangée de persil en petite quantité. (?) Si la dou- 7
leur persiste, et que le calcul ne soit pas du tout sorti, on boira du jus

τῆς ῥίζης τῆς σενταφύλλου βοτάνης, ἔτι σεριβεβλημένοι τὰ σάβανα·
8 σάνυ γὰρ μετὰ τοῦ ἡδέος καὶ τὸ δρασίικὸν ἔχει. Ἐκτὸς δὲ τοῦ λου-
9 τροῦ δεῖ λαμβάνειν αὐτὸ καθ᾽ ἑαυτὸ καὶ μετ᾽ ὀξυμέλιτος. Εἰ δὲ μὴ
εὐπορήσεις τῆς σενταφύλλου τὴν ῥίζαν εὑρεῖν, καὶ τοῦ ἠρυγγίου
ἢ ἐρυσίμου καὶ σριονίτιδος, σάνυ μεγάλως τὸ ζέμα σοιεῖ σι- 5
10 νόμενον. Ἔξωθεν δὲ κεχρήσθωσαν [1] μαρσίποις διὰ τῶν σιτύρων
τῶν σιτίνων, μάλισία καὶ τοῦ ζέματος τῆς χαμαιμήλου καὶ ἀλθαίας
καὶ μελιλώτων, καὶ ἐλαίου χαμαιμηλίνου· συνεχέσίερον δὲ ἀμει-
11 βέσθωσαν. Εἰ δὲ μὴ σάρεισι σίτυρα, τοῖς ῥάκεσι τοῖς ἐρινέοις χρησίέον, ἀποβρέχοντας αὐτά σοτε εἰς ἔλαιον γλυκὺ, ἄλλοτε εἰς 10
χαμαιμήλινον, καὶ οὕτω θερμαίνοντας ἀλλάσσειν συνεχέσίερον.
12 Ὑπάγειν δὲ δεῖ καὶ τὴν γασίέρα κλύσμασι μὴ τοῖς σάνυ δρυμέσιν,
ἀλλὰ μᾶλλον τοῖς ἔχουσιν ἐλαίου σλείονος καὶ τοῖς δυναμένοις
13 χαλᾶν καὶ θρύπίειν ἐκτὸς τοῦ δριμύσσειν. Τοιοῦτον δέ ἐσίι τὸ τῆς
ἀλθαίας ζέμα, τήλεώς τε καὶ ἰσχάδων καὶ σιτύρων καὶ χαμαιμήλων, 15

[1] κεχρίσθωσαν Α.

---

de la racine de quintefeuille avant de quitter le peignoir. Il en résultera tout à la fois une sensation agréable et une action très-bienfaisante.
8 Après le bain, on devra prendre ce médicament seul et avec de l'oxymel.
9 Si vous ne pouvez pas vous procurer facilement de la racine de quintefeuille, vous prendrez de l'éryngium ou de l'érysimum ou encore de la
10 bétoine en très-grande quantité, et vous en boirez la décoction. Pour l'usage externe, le malade se servira de sachets remplis de son de blé, bouilli surtout avec de la camomille, du mélilot et de l'huile de camo-
11 mille; on les alternera souvent. Si l'on n'a pas de son, on le remplacera par des chiffons de laine que l'on plongera dans de l'huile douce, quelquefois aussi dans de l'huile de camomille, et, faisant chauffer ainsi, on
12 renouvellera continuellement cette application. Il faut aussi relâcher le ventre par des lavements qui ne soient pas trop âcres, mais plutôt mélangés d'huile d'olive et de nature à détendre et à désagréger, sans pour
13 cela piquer par l'âcreté. Telle est, par exemple, la décoction passée de guimauve, de fenugrec, de figue, de son, de camomille, ainsi que l'huile

καὶ τὸ ἔλαιον τὸ χαμαιμήλινον · ἐπὶ δὲ τῶν θερμοτέρων πάνυ, καὶ
οἱ τῆς πτισάνης χυλοὶ¹ μετὰ ῥοδίνου καὶ χαμαιμήλου καὶ κρόκων
ὠῶν συγκείμενοι². Παρηγοροῦσι γὰρ καὶ εὐκρασίαν περιποιοῦσι 14
τοῖς τόποις, καὶ πρὸς τὸ παθεῖν φορούμενοι κωλύουσιν ἁλίσκεσθαι
5 τῇ διαθέσει τοὺς λιθιῶντας συνεχῶς. Εἰ δὲ ἐπιμένει τὰ τῆς ὀδύνης, 15
καὶ ὁ λίθος δυσέκκριτος, ἔρχου ἐπὶ τὰ ἰσχυρότερα τῶν βοηθημάτων ·
τοιοῦτον δέ ἐστι τὸ³ τράγου αἷμα · δεῖ δὲ αὐτὸ ψύγειν καλῶς, καὶ
μετὰ τὸ ψυγῆναι κόπτειν καὶ σήθειν, καὶ οὕτω διδόναι τοῖς ἔχουσι
λίθον. Καὶ τοὺς τέττιγας⁴ δὲ ὁμοίως ψύξαντα καὶ κόψαντα διδόναι⁵. 16
10 Δεῖ δὲ⁶ αὐτῶν λαμβάνειν τὰ πτερὰ καὶ τοὺς πόδας, καὶ οὕτω παρέχειν τῷ πάσχοντι, κάτω ἐν λουτρῷ [ἢ] ἐν τῇ τοῦ ψυχροῦ δεξαμενῇ. Κάλλιον δὲ ἂν εἰς οἰνόμελι ἢ κονδῖτον λειώσῃς τὸ βοήθημα. 17
Μὴ οὖν καταφρονήσῃς · ἔστι γὰρ ἰσχυρόν. 18

---

¹ καὶ ὁ τῆς πτισάνης χυλὸς A B. —
² Cp. fragm. de Rufus dans Oribase,
Syn. I, xix, 10 (fragm. n° 43). — ³ τοῦ
add. A B. — ⁴ τέττιγας B en marge;
λείπει τι A en marge. Rien ne manque.
—⁵ Goupyl propose : τέττιγας δὲ ὁμοίως
ξηράναντα κ. κ. — ⁶ αὐτὸν codd. ; correction de Goupyl.

---

extraite de cette dernière plante; pour les (tempéraments?) particulièrement chauds, la crème de ptisane (orge mondée), combinée avec (l'eau)
de rose, la camomille et des jaunes d'œufs. Ce lavement procure du calme 14
et rétablit un bon tempérament dans les parties (malades), et, administré
en vue d'agir sur l'affection, empêche les néphrétiques d'être continuellement en proie à leur mal. Si la douleur persiste et qu'on ait de la peine à 15
faire sortir la pierre, recourez à des moyens plus énergiques. Tel est le
sang de bouc; seulement il faut le bien dessécher, et, après l'avoir desséché, le broyer, le tamiser, et le donner ainsi préparé à ceux qui ont la
pierre. On dessèche de la même façon des cigales, on les pile, puis on les 16
fait prendre; ou du'moins on détache leurs ailes et leurs pattes et on
les donne ainsi préparées au malade dans le bain (ou) dans le réservoir
réfrigérant. Ce sera encore mieux si l'on broie le médicament dans du 17
vin miellé ou du *conditum*¹. Il faut en faire grand cas; il est énergique. 18

---

¹ Sur le *conditum* au vin poivré, voir Oribase, *Coll. méd.* V, xxxiii, 8. Cp. Boissonade,
Notices et Extraits des mss., t. XI, p. 195.

19-20 Ταῦτα μὲν οὖν ἁπλᾶ. Τῶν δὲ συνθέτων ἄριστόν ἐστι τόδε· ναρ-
δοστάχυος, ϖεπέρεως ἀνὰ γο α΄, κασίας, σύριγγος, κόστου ἀνὰ γο
21 β΄, δι᾽ ὕδατος δίδου νυκτὸς[1] καὶ ϖρωΐ. Δραστικώτατον δὲ καὶ σφόδρα
ἰσχυρότατόν ἐστι βοήθημα τὸ διὰ τοῦ τραγείου αἵματος οὕτω διδό-
μενον· ὅταν ἄρξηται ϖερκάζειν ἡ σταφυλὴ, λαβὼν λοπάδα καινὴν, 5
βάλε εἰς αὐτὴν ὕδωρ καὶ ἀπόζεσον, ὥστε τὸ γεῶδες ἀποβαλεῖν, καὶ
σφάξας τὸν τράγον βάλε τοῦ αἵματος αὐτοῦ τὸ μέσον, ὥστε μήτε
τὸ ϖρῶτον μήτε τὸ ὕστερον λαβεῖν, καὶ ἐάσας ϖαγῆναι, κατάτεμε
εἰς λεπτὰ, μόνον ἐν τῇ λοπάδι, σκεπάσας δὲ δικτύῳ λεπτῷ ἢ ὀθόνῃ
ἀραιᾷ, εἰς ὑπαίθριον τόπον τίθετι, ὥστε ὑπὸ τοῦ ἡλίου καὶ τῆς σε- 10
λήνης καταλάμπεσθαι καὶ ξηρανθῆναι, καλῶς φυλαττόμενος μὴ
22 βραχῇ· καὶ λειώσας ἐπιμελῶς ἔχε ἐν ϖυξίδι. Καὶ ἐπὶ τῆς χρήσεως
23 δίδου κοχλιάριον ἓν ϖλῆρες μετὰ γλυκέος κρητικοῦ. Τοῦτο μὲν
τοιοῦτόν ἐστι· καὶ ἡμεῖς δὲ οὐκ ἐν ὀλίγῳ χρόνῳ τὴν τούτου ϖεῖραν
24 εἰλήφαμεν. Προσήκει δὲ ἀκμαῖον εἶναι τῇ ἡλικίᾳ τὸν σφαζόμενον 15

---

[1] δίδου δι᾽ ὕδατος νυκτὸς A. — [2] τὸν τράγον τὸν σφαζόμενον A.

19-20   Voilà pour les remèdes simples. Quant aux composés, le meilleur est
celui-ci : Nard en épi, poivre, une once de chacun ; casse, roseau, costus, deux onces de chacun ; faites prendre dans de l'eau la nuit et le ma-
21 tin. Ce remède est très-actif et tout à fait énergique lorsqu'on le prend
dans du sang de bouc de la manière suivante : lorsque le raisin commence à noircir, on met dans un plat neuf de l'eau que l'on y fait bouillir
jusqu'à ce qu'on en ait chassé toute la partie terreuse, puis, après avoir
égorgé un bouc, on y verse la partie moyenne de son sang en évitant
d'en prendre ni la première ni la dernière ; on le laisse se solidifier,
puis on le coupe en petits morceaux dans le plat, on recouvre celui-ci
d'un léger filet ou d'un linge perméable, puis on le met dans un endroit
exposé à l'air libre, de façon à ce qu'il reçoive les rayons du soleil et de
la lune, afin que son contenu se dessèche et qu'il se conserve bien sans
se liquéfier. On le broie ensuite avec soin et on le serre dans une boîte.
22 Lorsqu'on en a besoin, on en donne une cuillerée pleine dans du vin
23 sucré de Crète. Tel est ce médicament ; pour notre part, ce n'est pas
24 d'hier que nous en avons éprouvé l'efficacité. Il convient de choisir un

τράγου· εἴη δ᾽ ἂν ὁ[1] τοιοῦτος περὶ τὸ τέταρτον ἔτος. Φύλλα δὲ τοῦ 25
μαράθρου δεῖ προπαραβάλλειν τῷ τράγῳ, εὐωδίας χάριν, ἀμώμου τε
καὶ τῶν τοιούτων. Ἐγὼ δὲ μίξας γιγγιβέρεως τρωγλῖτιν κεκαυ- 26
μένην, εἰς τὰς μεγάλας ὀδύνας, οἶδα ἐξουρήσαντα παμμεγέθη λίθον,
ὃν διαθρύψας ἐξέωσα· ἐδείκνυ δὲ τὸ πλῆθος τῶν τμημάτων τὸ συν-
εσ]ὸς ἐξουρηθὲν αὐτὸ μόριον. Τοῦτο τὸ φάρμακον μετὰ τοῦ θρύ- 27
πτειν καὶ ἀνώδυνόν ἐσ]ι, καὶ ἄλλους οὐκ ἐᾷ συνίσ]ασθαι λίθους,
ὅθεν καὶ Θεοῦ χεὶρ καλεῖται.

87

ιγ΄. Κονδῖτον νεφριτικόν.

Εἰ δὲ μὴ ἔχεις τὸ αἷμα τοῦ τράγου, κέχρησο τῷ διὰ τοῦ κον- 1
δίτου· ἔχει δὲ οὕτω. Ναρδοσ]άχυος, φοῦ, σαρξιφάγου, βετλονίκης,
ἀσάρου, λινοσπέρμου, πετροσελίνου, ἀνὰ γο α΄, κόσ]ου, φύλλου[2]

[1] ὁ om. A fort. mel. — [2] F. supplend. μαλαβάθρου.

bouc dans la force de l'âge, c'est-à-dire âgé de quatre ans environ. Il 25
faut avoir soin, avant qu'on le tue, de lui faire manger du fenouil, de
l'amomum et d'autres plantes de cette nature afin de donner une bonne
odeur (à son sang). Quant à moi, je sais qu'ayant fait un mélange de 26
gingembre et de myrrhe troglodytique torréfiée, pour combattre les
grandes douleurs, mon malade a essayé de rendre avec ses urines un
très-gros calcul que j'ai extrait après l'avoir divisé en le brisant; et le
morceau rendu avec l'urine fit voir l'ensemble des diverses cassures. Ce 27
remède a le double avantage de désagréger la pierre sans douleurs et
d'empêcher qu'il ne s'en forme d'autres; aussi l'appelle-t-on la main
de Dieu.

87

Ch. XIII. — CONDITUM NÉPHRÉTIQUE.

Si vous n'avez pas de sang de bouc, c'est le cas d'employer le remède 1
au *conditum*. Voici ce que c'est : Nard en épi, valériane, sarxiphage
(probablement la saxifrage), bétoine, asarum, graine de lin, persil sau-

ἀνὰ γο ϛ″, κοχλιάριον βάλλε τοῦ ξηρίου εἰς κονδῖτον, καὶ πινέτω
2 πρὸ ὥρας ἀρίσ7ου. Θρύπ7ει λίθους καὶ ἀπουρεῖσθαι ποιεῖ, ὡς
μηκέτι συγχωρεῖν συνίσ7ασθαι λίθους.

88
ιδ΄. Περὶ ἀνωδύνων.

1 Τούτοις καὶ τοῖς ὁμοίοις τούτων ἐν ταῖς περισ7άσεσι κεχρῆσθαι καὶ τῶν λίθων ἐσφηνωμένων, οὐ κατὰ τὸν τῆς ὑγείας χρόνον, 5
2 διὰ τὸ μὴ δυσκράτους γίνεσθαι τοὺς νεφρούς. Εἰ δὲ ἐπιμένει ἡ
ὀδύνη, καὶ μέγας κίνδυνος καταβληθῆναι τὴν δύναμιν ὑπό τε τῶν
ἀγρυπνιῶν, καὶ τῆς ἐπιμόνου ὀδύνης, ἔρχου καὶ ἐπὶ τὰς ἀντιδότους
ὅσαι μετὰ τὸ παρηγορεῖν καὶ ὕπνον ἐμποιεῖν ἔχουσι, καὶ τὰ λε-
π7ύνοντα καὶ θρύπ7ειν δυνάμενα λίθους, οἷα ἐσ7ὶν ἥ τε Φίλωνος καὶ 10
ἡ πανάκεια καλουμένη, καὶ ἡ Θηριακὴ μὴ παλαιὰ οὖσα καθ᾽ ἑαυτήν,

---

vage, une once de chacun; costus, feuille (de faux cannellier?)[1], une ½ once
de chacun; versez une cuillerée de cette préparation réduite en poudre
2 sèche dans le conditum, et buvez une heure avant le déjeuner. Il désa-
grége les pierres, fait uriner, et il est constant qu'il empêche les calculs
de se reformer.

88

Ch. XIV. — SUR LES CALMANTS.

1 On doit employer ces moyens et d'autres semblables dans les crises
de souffrances et les calculs étant enclavés, mais non pendant le temps
2 de la santé, de peur de rendre les reins dyscrasiques. Mais, si la douleur
est persistante, et qu'il y ait grand risque que la vigueur (du malade)
aille en décroissant, sous l'influence des insomnies et d'une souffrance
opiniâtre, il faut recourir et aux médicaments qui calment la douleur et
procurent le sommeil, et aux substances qui sont de nature à atténuer
et à désagréger les calculs; telles sont, par exemple, la (préparation)
de Philon[2], celle qu'on nomme la panacée, la thériaque encore fraîche

---

[1] J'ai ajouté μαλαβάθρου en raison des propriétés diurétiques de ce simple. (Cp. Orib.
Coll. XV, 1, 16.) Peut-être faut-il lire πεντεφύλλου. La quintefeuille est prescrite plus
bas, frag. 89, § 6.

[2] Décrite dans les Euporistes d'Oribase, t. IV, p. 141; t. V, p. 792.

ἢ μετὰ τῆς Φίλωνος μιγνυμένη. Βέλτιον γάρ ἐστι παρηγορῆσαί τε 3
καὶ ἀνακαλεσάμενον τὴν δύναμιν, οὕτως ἐπὶ τὰ ἰσχυρότερα καὶ
λίθους θρύπτειν δυνάμενα πάλιν ἔρχεσθαι.

89

ιε'. Περὶ φλεβοτομίας.

Εἰ δὲ καὶ πλῆθος ὑπολάβῃς εἶναι ἢ φλεγμονὴν ἅμα τῇ τοῦ λίθου 1
ἐμφράξει, τὴν φλεβοτομίαν πάντως παραλάμβανε πρότερον· οὕτω
γὰρ οὐκ ἂν ἁμάρτῃς προσφέρων βοήθημα. Χαλάσεως γὰρ γε- 2
νομένης καὶ τῶν πόρων ἀραιωθέντων, ἔτι μᾶλλον τὰ προσφερόμενα βοηθήματα τὸ ἴδιον ἐπιδείξονται ἔργον. Οἶδα μὲν οὖν καὶ ἓν 3
μόνον τῶν γεγραμμένων βοηθημάτων ἀρκεῖν πρὸς τελείαν θεραπείαν τοῦ πάθους· ἐμνημόνευσα δὲ διαφόρων, διὰ τὸ ἀπορήσαντα
ἑνὸς, ἑτέρῳ δυνηθῆναι χρήσασθαι. Λοιπὸν δὲ καὶ πρὸς τὸ μέ- 4
γεθος τῆς νόσου καὶ τὴν δύναμιν καὶ τὴν ἕξιν τοῦ κάμνοντος ἐξευ-

---

employée seule ou mélangée avec la composition de Philon. Il est pré- 3
férable, en effet, de rétablir d'abord le calme et de faire revenir les
forces du malade avant de recourir derechef aux remèdes plus forts et
pouvant désagréger les calculs.

89

Ch. XV. — Sur la saignée [dans les affections des reins].

Si vous avez lieu de croire qu'il y a pléthore ou inflammation en même 1
temps qu'obstruction calculeuse, administrez avant tout la saignée; car de
cette façon vous ne manquerez pas de soulager votre malade. Par la détente 2
qui se produira, et grâce au dégagement des pores, les remèdes appliqués manifesteront encore mieux leur action propre. J'ai reconnu qu'un 3
seul des médicaments décrits plus haut suffit pour la guérison radicale
de cette affection, et si j'en ai rapporté plusieurs, c'est parce que, faute de
pouvoir employer l'un, on pourra recourir à un autre. Il reste main- 4
tenant à découvrir, d'après la gravité de la maladie, d'après le degré de

ρίσκειν ἐκ τῶν διαφόρων [τί ποτ']¹ ἐστὶ δυνατὸν τὸ κατάλληλον.
5 Ἐν δὲ τῷ τῶν βοηθημάτων πλήθει, τινὰ μὲν θραύειν τοὺς ἤδη
τεχθέντας λίθους, ἄλλους² δὲ γεννᾶσθαι πλείονας παρασκευά-
ζουσι· τὴν γὰρ ποιητικὴν αἰτίαν αὔξουσι τῶν λίθων, δυσκράτους αὐτοὺς καὶ πυρώδεις διὰ τῶν θερμαινόντων ἀπεργαζόμενοι, ὡς   5
6 εὐχερῶς ἑτέρους ὁπλᾶν δύνασθαι λίθους. Ὅπως οὖν μὴ τοῦτο γένοιτο,
σπουδάζειν χρὴ φεύγειν τὰ πάνυ θερμὰ καὶ δριμέα τῶν βοηθημά-
των· εἰ δὲ ἀνάγκη τις συμβῇ, ἅπαξ ἢ δὶς τούτοις χρησάμενον, καὶ
ἐπιτυχόντα τοῦ σκοποῦ, δεῖ πάλιν ἀφίστασθαι αὐτῶν, καὶ μὴ, ὡς οἱ
πολλοὶ ποιοῦσι, κεχρῆσθαι θέλειν αὐτοῖς ἐν τῷ τῆς ὑγείας χρόνῳ,   10
προφυλακῆς χάριν, ἐπὶ τὸ μὴ συνάγεσθαι παχυτέραν ἢ ψυχροτέραν
ὕλην ἐπιτηδείαν οὖσαν πρὸς τὴν τῶν λίθων γένεσιν, ἀλλὰ τοὐναντίον
δεῖ σπουδάζειν καὶ εὐκρασίαν ἐμποιεῖν καὶ τοῖς λεπτύνουσιν ἄνευ τοῦ
πάνυ θερμαίνειν κεχρῆσθαι, ὥσπερ τὸ ὀξύμελι καὶ τὸ ἀδίαντον καὶ
τὸ ζέμα τοῦ ἑλείου ἀσπαράγου, καὶ ἀγρώστου³, καὶ ἡ ῥίζα τοῦ   15

¹ τί ποτ' addo. — ² F. legend. ἀλλά. Je traduis d'après cette correction. — ³ F.
leg. ἀγρώστεως.

---

force et la constitution du malade, quel remède correspond le mieux à
5 chaque cas. Dans la multitude des remèdes, certains ont pour effet de
briser les calculs déjà produits, et d'autres d'en produire de nouveaux,
augmentant la cause efficiente des calculs en portant chez le sujet la dyscrasie et l'inflammation à cause de leurs propriétés échauffantes, de telle
6 façon que d'autres calculs pourront se cuire chez lui. Pour éviter cela, il
faut avoir soin de proscrire les remèdes très-échauffants et trop âcres; et,
si l'on ne peut se dispenser de les employer, après les avoir administrés
une fois ou deux et avoir obtenu l'effet qu'on en attendait, s'en abstenir
dès lors, loin d'imiter beaucoup de médecins qui ont l'habitude de s'en
servir dans l'état de santé à titre de préservatifs, pour empêcher l'accumulation de matières trop épaisses ou trop froides qui favoriseraient la formation des calculs; il faut, au contraire, s'appliquer à bien disposer le
tempérament et employer des remèdes atténuant sans trop échauffer,
tels que l'oxymel, l'adiante, le suc d'asperge de marais et de chiendent,
la racine du persil sauvage, le suc de l'éryngium, de la racine de quin-

σελίνου, καὶ ἠρυγγίου, καὶ τῆς πενταφύλλου ῥίζης, καὶ τοῦ ἀρνογλώσσου τῆς ῥίζης, καὶ τῶν φύλλων, καὶ ἔτι μᾶλλον τοῦ καρποῦ,
καὶ τῶν ἐρεβίνθων ὁ ζωμὸς, γλυκυσίδης ὁ καρπὸς, ἀμύγδαλα. Ἀλλὰ 7
μηδὲ τούτοις συνεχῶς, ἀλλὰ τότε μόνον ὅτε τις ὑπόνοια συνάγεσθαι
5 παρείη παχυτέραν ὕλην ἐν τοῖς νεφροῖς. Πίνειν δὲ δεῖ πρὸ πάσης 8
τροφῆς εὔκρατον· οὐδὲν γὰρ οὕτως ἀπερίτ]ους ἐργάζεται καὶ εὐκρά-
τους τοὺς νεφροὺς, ὡς μὴ δύνασθαι ἔτι τίκτειν λίθους· τῷ γὰρ χρόνῳ
τὸ πυρῶδες αὐτῶν ὑπὸ τῆς εὐκρασίας ἀποσβέννυται. Διὸ καλῶς 9
ποιοῦσιν οἱ πίνοντες καὶ ἐν τῷ μέσῳ τῆς τροφῆς ὕδατος ἢ οἴνου
10 ψυχθέντος, ἢ ῥοσάτου ἢ ἰάτου· τὸ γὰρ κονδῖτον παντὶ τρόπῳ
παραιτεῖσθαι δεῖ, ὥσπερ καὶ τὸ ὑδρόγαρον, καὶ πάντα τὰ διὰ πεπέρεως. Καὶ οὐ μόνον δὲ τὰ δριμέα, ἀλλὰ καὶ παχύματα τῶν ἐδε- 10
σμάτων φεύγειν δεῖ, οἷον ἄλυκα, ἰτρίον, σεμίδαλιν, ὠὰ σκληρὰ,
πλακοῦντας, καὶ ὅσα διὰ γάλακτος ἔχει τὴν σκευασίαν, καὶ αὐτὸ
15 τὸ γάλα καὶ τὸν τυρόν. Παραιτείσθωσαν δὲ καὶ τοὺς πάνυ μέλανας 11

tefeuille, de la racine du plantain et de ses feuilles et mieux encore celui
de son fruit, le bouillon aux pois chiches, le fruit de la pivoine, les
amandes. Du reste, il ne faut pas employer ces médicaments d'une façon
continue, mais alors seulement que l'on suppose trop abondante la 7
matière épaisse contenue dans les reins. Avant de prendre n'importe
quelle nourriture, il faut boire quelque chose de bien tempéré, car rien 8
ne contribue autant à tenir les reins à l'abri de l'excès des humeurs et
dans une bonne disposition, à ce point qu'ils ne peuvent plus produire
de calculs, et, avec le temps, leur chaleur se consume sous l'influence
d'une disposition convenable. Aussi fait-on bien de boire, même en
prenant ses repas, de l'eau ou du vin rafraîchi, du vin aux roses ou à 9
la violette [1], car il faut absolument interdire le conditum, comme aussi
le mélange d'eau et de garum et généralement toutes les boissons poi-
vrées. On doit éviter non-seulement les substances âcres, mais encore les 10
aliments incrassants, tels que les salaisons, le gâteau au miel et au sésame,
les pâtes en fleur de farine, les œufs durs, la galette et tout ce qui est
préparé avec du lait, le lait lui-même et le fromage. On proscrira aussi 11

---

[1] Voir, sur ces vins, Oribase, *Coll. méd.* V, xxxiii.

καὶ αὐσληροὺς τῶν οἴνων, καὶ τὸ ἐπὶ σlρωμνῆς καθεύδειν ἐχούσης
12 σlερὰ τῶν χηνῶν · σάνυ γὰρ ἐκθερμαίνει ταῦτα τοὺς νεφρούς. Καὶ
τὸ ἴσlασθαι ἐπὶ σολὺ φυλάτlεσθαι δεῖ, σπουδάζειν δὲ μᾶλλον ἢ κι-
13 νεῖσθαι ἢ καθέζεσθαι. Φεύγειν δὲ δεῖ καὶ τὴν βραδυσιτίαν καὶ τὸ
μὴ σέτlοντα[1] ἐσθίειν, καὶ τὸν σολὺν ἰσικὸν καὶ τῶν ἰχθύων τὰ   5
κητώδη, οἷον Θύννους, σηλαμύδας, σκόμβρους, κεφάλους καὶ τὰ
14 ὀσlρακόδερμα, σλὴν κτενίου καὶ ἐχίνου. Τῶν δὲ ἐχίνων καὶ συνεχῶς δεῖ λαμβάνειν, ἐάν ἐσlι δυνατόν · μετὰ γὰρ τοῦ εὐκρασίαν
15 σεριποιεῖν καὶ τὸ διουρητικὸν ἔχει. Ἀσlακοῦ δὲ καὶ κηρυκίου σπα-
16 νίως δεῖ λαμβάνειν. Τὰ δὲ ὄσlρεα καθόλου σαραιτεῖσθαι, καὶ τῶν   10
κρεῶν τὰ λιπαρὰ καὶ τῶν ὀρνέων · ὁμοίως καὶ τῶν ἐν λίμνῃ διαιτω-
17 μένων συνεχῶς ἐσθίειν. Προσφερέσθωσαν δὲ καὶ χηνῶν τὰ ἄκρα
καὶ τῶν σlρουθίων τὰ λιπαρά, χλωροὺς συργίτας καὶ τὰ ὅμοια.
18 Τῶν δὲ ὀπωρῶν ἐσθιέτωσαν καὶ τῶν σικύων τὴν ἐντεριώνην σρώτην
19 μάλισlα, καὶ σεπόνων. Σῦκα δὲ ξηρὰ καὶ χλωρὰ σροσφερέσθωσαν,

[1] F. legend. σεφθέντα.

---

les vins noirs et âpres; on défendra au malade de coucher sur un lit
12 garni de plume d'oie. Tout cela échauffe les reins. Il faut se garder de
13 rester longtemps debout, et avoir soin de se mouvoir ou d'être assis. On
évitera encore de prendre des aliments trop longs à passer, ou de manger
quand on ne digère pas, ainsi que les saucisses en trop grande quantité et,
parmi les poissons, ceux de grosse taille, tels que le thon, la pélamyde, le
maquereau, le muge, les crustacés, à l'exception des petits coquillages et
14 des oursins. Quant à ces derniers, on en mangera d'une façon continue,
si c'est possible, car, outre qu'ils entretiennent (les reins) en bonne dispo-
15 sition, c'est de plus un diurétique. On mangera rarement du homard et
16 du buccin. Il faut interdire absolument les huîtres, ainsi que la viande
de boucherie et la chair d'oiseau quand elles sont grasses ; il ne faudra
pas non plus manger continuellement de la chair des animaux qui vivent
17 dans les étangs. On fera manger les membres de l'oie, les parties
grasses de l'autruche, les oiseaux verts qui perchent dans les tours,
18 et d'autres semblables. En fait de végétaux, on mangera la courge, prin-
19 cipalement la moëlle, et les pastèques[1]. On admettra aussi les figues

[1] On a traduit ici σέπονες comme l'a fait M. Daremberg (Oribase, Coll. méd. t. I, p. 47).

καὶ σ1αφυλὴν, καὶ μῆλα, καὶ ῥοδάκινα, καὶ ἀπίδια, μήτε πολλὰ, μήτε συνεχῶς.

Τοσαῦτα[1] καθόλου καὶ κατὰ μέρος εἰρήσθω σοι κατὰ μέθοδον 20
ἐπιστημονικὴν ἐκτεθέντα. Ἐπειδὰν δὲ καί τινες τῶν ἀρχαιοτέρων 21
καὶ τῶν τὰ φυσικὰ περὶ ἀντιπαθείας γραψάντων ἐξέθεντό τινα καὶ
τοὺς ἤδη τεχθέντας ἐπαγγελλόμενα ῥύπ1ειν παραδόξως λίθους, καὶ
τοῦ λοιποῦ μηκέτι τίκτεσθαι συγχωρεῖν, ἀναγκαῖον ἐνόμισα καὶ
τούτων ἐκθέσθαι τινὰ, καὶ μάλισ1α διὰ τοὺς φιλαρέτους ἕνεκα τοῦ
σῶσαι ἄνθρωπον, καὶ δυνηθῆναι νικῆσαι πάθος. Καλὸν γὰρ νικᾶν 22
καὶ πάσῃ μηχανῇ βοηθεῖν.

Ἔτι δὲ καὶ ὁ θειότατος Γαληνὸς μηδὲ νομίσας εἶναι τὰς ἐπῳ- 23
δὰς, ἐκ τοῦ πολλοῦ χρόνου καὶ τῆς μακρᾶς πείρας, εὗρε μεγάλως
δύνασθαι αὐτάς. Ἄκυσον οὖν αὐτοῦ λέγοντος ἐν ᾗ περὶ τῆς καθ' 24

---

[1] Cet alinéa, les suivants et tout le fragment 90 manquent dans la traduction latine de Torino.

---

sèches et les figues vertes, le raisin, les pommes, les brugnons, les poires (?), mais ni en grande quantité, ni d'une façon continue.

Voilà en détail tout ce que j'avais à vous exposer suivant la méthode 20 scientifique. Mais, comme quelques-uns de nos devanciers et de ceux qui 21 ont décrit les faits physiques relatifs à l'antipathie[1] ont exposé certains remèdes présentés comme de nature à balayer des calculs déjà formés et à empêcher qu'il ne s'en forme d'autres, j'ai pensé qu'il était nécessaire de faire connaître à mon tour quelques-uns de ces remèdes, et surtout pour le profit des amis de la vertu, afin qu'ils puissent sauver les hommes et vaincre le mal. Il est beau de vaincre et de guérir, par quelque moyen que ce soit. 22

Ce n'est pas tout[2]; le très-divin Galien, après avoir pensé que les 23 enchantements n'étaient pas (efficaces), a trouvé, à la suite d'un grand laps de temps et d'une expérimentation prolongée, qu'ils avaient beaucoup de puissance. Écoutez plutôt ce qu'il dit dans son traité sur la mé- 24

---

[1] Probablement le traitement par les remèdes d'une action inverse des causes de la maladie, ce qui est, en effet, le principe curatif de l'école dite méthodique.
[2] Ceci n'est certainement pas de Rufus; car Rufus est antérieur à Galien.

25 Ὅμηρον ἰατρικῆς ἐξέθετο πραγματείας· ἔχει δὲ οὕτως· «Ἔνιοι
γοῦν οἴονται τοῖς τῶν γραῶν μύθοις εἰοικέναι τὰς ἐπῳδὰς, ὥσπερ κἀγὼ μέχρι πολλοῦ· τῷ χρόνῳ δὲ ὑπὸ τῶν ἐναργῶς φαινο-
26 μένων ἐπείσθην εἶναι δύναμιν ἐν αὐταῖς. Ἐπί τε γὰρ τῶν ὑπὸ σκορ-
27 πίου πληγέντων ἐπειράθην ὠφελείας. Οὐδὲν δὲ ἧττον κἀπὶ τῶν   5
ἐμπαγέντων ὀσʹῶν ἐν τῇ φάρυγγι δι' ἐπῳδῆς εὐθὺς ἀναπʹυομένων.
28 Καὶ πολλὰ γενναῖα καθ' ἕκασʹόν εἰσι, καὶ ἐπῳδαὶ τυγχάνουσαι τοῦ
σκοποῦ.»
29 Εἰ οὖν καὶ ὁ θειότατος Γαληνὸς μαρτυρεῖ, καὶ ἄλλοι πολλοὶ
τῶν παλαιῶν, τί κωλύει καὶ ἡμᾶς ἅπερ ἔγνωμεν ἐν πείραις, καὶ ὅσα   10
ὑπὸ φίλων γνησίων, ταῦτα ἐκθέσθαι ὑμῖν;

90

ιϛ'. Φυσικά.

1 Πολλὰ μὲν οὖν εἰσι καὶ ἄλλα, οὐδὲν δὲ οὕτως ὡς ὁ ἐκ τοῦ κυ-

---

25 decine au temps d'Homère [1]. Il s'exprime ainsi : « Quelques-uns s'imaginent
que les enchantements ressemblent à des contes de vieilles femmes ;
moi-même je l'ai cru longtemps ; puis, en mûrissant, convaincu par des
faits d'une évidence éclatante, j'ai reconnu qu'ils possédaient une vertu.
26 Dans le cas de la blessure causée par un scorpion, j'ai fait l'épreuve de
27 leur utilité. J'en dirai autant du cas où des os s'arrêtent dans le pharynx,
28 ils sont rejetés aussitôt après une incantation. Je pourrais citer encore
beaucoup de détails importants où les enchantements sont suivis de
succès. »
29 Si donc le très-divin Galien porte ce témoignage et avec lui un grand
nombre d'autres anciens, qu'est-ce qui nous empêche d'exposer les faits
que nous avons acquis par notre propre expérience ou par l'autorité de
nos amis ?

90

Ch. XVI. — REMÈDES NATURELS.

1 Il y a encore beaucoup d'autres (remèdes), mais aucun n'égale l'an-

[1] Fragment rapporté dans les Œuvres de Galien, éd. de Paris, t. X, p. 573. Cp. dans
Fabric. Bibl. Gr. éd. 1708, t. III, p. 535 (Galeni scripta, n° 159), De incantatione, etc.

πρίου χαλκοῦ δακτύλιος· ἔχει δὲ οὕτω· «Φυσικά. Λαβὼν χαλκὸν 2
ἱκανὸν[1] ἢ κύπρινον, πυρὶ τὸ σύνολον μὴ συνομιλήσαντα, τὸ ἐν
αὐτῷ τῷ μετάλλῳ τοῦ χαλκοῦ εὑρισκόμενον ποίησον γενέσθαι ὡς
ψηφίδα, ὥστε φανῆναι ἐν δακτυλίῳ· καὶ γλύψας ἐπ' αὐτῆς λέοντα
5 καὶ ϛ', καὶ ἀστέρα, κύκλῳ τούτου γράψον τὸ ὄνομα τοῦ θηρίου,
καὶ ἐγκλείσας χρυσῷ δακτυλιδίῳ, φόρει παρὰ τῷ μικρῷ ἰατρικῷ
δακτύλῳ. »

91

ιζ'. Περὶ φλεγμονῆς τῆς ἐν νεφροῖς.

Ὅτι μὲν ἡ φλεγμονὴ συνίσταται καθόλου πλῆθος ὕλης ἐπιρρεύσαν 1
ἐν τοῖς μορίοις, καὶ μάλιστα τοῖς σαρκώδεσιν, ἅπασιν ὡμολόγηται.
10 Καὶ χρὴ τοῦτο ἐπιστημόνως σκοπεῖν· ἆρα τὸ ἐπιρρεῦσαν τῷ πλήθει 2

[1] Ita A C; νικανόν B Ed. — Note de Goupyl : « Vox utraque, meo judicio, a descriptore perversa est. Hoc autem significare voluimus ut viri docti locum hunc restituant. » Nous renouvelons l'appel du savant médecin helléniste, en l'appliquant à tout le morceau.

---

neau de cuivre chypriote. Voici la citation : « *Remèdes naturels*. On prend 2
un morceau de cuivre d'une grosseur suffisante, qui n'ait pas encore
été soumis au feu; la (portion) de bronze que l'on trouve dans le mi-
nerai, vous la ferez réduire aux proportions d'une petite pierre, de façon
qu'elle se voie dans un anneau, et vous y graverez la figure d'un lion,
de la lune, et d'une étoile; vous y tracerez en exergue le nom du susdit
animal, et, après l'avoir montée sur un anneau d'or, vous porterez celui-
ci au petit doigt médical [1]. »

91.

Ch. XVII. — INFLAMMATION DES REINS.

Que l'inflammation consiste généralement dans une surabondance de 1
matière qui se répand dans les (diverses) parties (du corps) et surtout
dans les parties charnues, c'est un fait universellement admis. Il s'agit 2

[1] Nous hasardons cette expression sous les plus expresses réserves.

μόνῳ λυπεῖ, ἢ ποιότητι μόνῃ, ἢ τῷ συναμφοτέρῳ; πλήθει μὲν, ὡς
ὅταν αὐτὸ χρησ7ὸν ὑπάρχον τὸ αἷμα, διὰ μηδὲν ἄλλο ἢ διὰ πλήθους
αὐτὸ μόνον τὴν ἔμφραξιν ἐργάσηται καὶ διατείνῃ τε καὶ εἰς ὕψος
ἐπαίρῃ τὸ μόριον; Ποιότητι δὲ μόνῃ, ὡς ὅταν μὲν ὀλίγον ὑπάρχῃ
χολῶδες καὶ ἄγαν δριμὺ, ἢ παχὺ καὶ γλίσχρον, ἢ γεῶδες καὶ με- 5
3 λαγχολικόν; Ἐὰν δὲ καὶ πολὺ ὑπάρχῃ τὸ ἐπιῤῥεῦσαν καὶ κακόχυμον, συμβαίνει τηνικαῦτα κατὰ ἀμφότερα λυπεῖσθαι τὸ μόριον,
καὶ διατεινόμενον ὑπὸ τοῦ πλήθους, καὶ ἀνιώμενον ὑπὸ τῆς ὀχλούσης
4 αὐτῷ ποιότητος. Σκοπεῖν οὖν δεῖ πότερον ἐξ ὅλου τοῦ σώματος
ἐπιῤῥεῖ, ἢ ἀπό τινος ὑπερκειμένου μορίου, οἷον σπληνὸς, ἢ ἥπατος, 10
ἢ ἄλλου μορίου · μεγίσ7η γὰρ ἐκ τούτου γίνεται διαφορὰ τῆς θερα-
5 πείας. Εἰ γὰρ ὅλον τὸ σῶμα φαίνοιτο πληθωρικὸν, ὅλου δεῖ προνοεῖσθαι πρότερον, εἶτα τοῦ μέρους · εἰ μὲν αἷμα πλεονάζον φανείη,
διὰ φλεβοτομίας · εἰ δὲ κακοχυμία τις, διὰ καθάρσεως τῆς τὸν κρα-
6 τοῦντα χυμὸν καθαίρειν δυναμένης. Ποιοῦ δὲ τὴν κάθαρσιν, προ- 15

---

maintenant d'envisager scientifiquement cette question : Est-ce que la
substance ainsi répandue incommode par sa .quantité seule, ou par sa
seule qualité, ou enfin par l'une et l'autre tout ensemble ? Par sa quantité seule, lorsque, le sang étant bon par lui-même, ce n'est pas par une
autre cause que par sa surabondance qu'il occasionne de l'engorgement,
qu'il distend et soulève la partie affectée ? Par sa qualité seule, comme
lorsqu'il est quelque peu bilieux, trop âcre, épais et visqueux ou terreux
3 et atrabilaire ? Si la substance répandue est à la fois et surabondante
et cacochyme, il arrive alors que la partie malade l'est à un double
titre : elle est distendue par suite de cette surabondance et lésée en
4 raison de la qualité nuisible qui l'afflige. Il faut donc examiner si cette
matière prend sa source dans tout le corps ou si elle provient de quelque
partie située au-dessus du rein, telle que la rate, le foie, etc. ; car de cette
5 question de provenance dépend la diversité du traitement. Si le corps est
tout entier envahi par la pléthore, il faut d'abord s'occuper de son
ensemble, puis de chaque partie. S'il y a bien évidemment surabondance
de sang, pratiquez une saignée ; s'il y a cacochymie, administrez une
6 purgation qui enlève l'humeur prédominant. Faites précéder la pur-

διαιτήσας αὐτὸν ἀσφαλῶς καὶ εὔλυτον προκατασκευάσας τῇ τε
πτισάνῃ, καὶ ἰχθῦσι, καὶ ἰντύβοις, καὶ πᾶσι τοῖς ὑγραίνειν καὶ
ἐπικιρνᾶν δυναμένοις. Εἰ δὲ παχὺ εἴη καὶ μηδὲν ἔχον δριμὺ, ταῖς 7
δι' ὀξυμέλιτος τροφαῖς καὶ ἀποζέμασι τοῖς λεπ7ύνειν καὶ τέμνειν
5 δυναμένοις. Ἀλλ' ἐπειδὰν ὡς ἐπὶ τὸ πολὺ τὰ τέμνοντα καὶ δακνώδη 8
ὑπάρχει, καὶ παροξύνει τὰ φλεγμαίνοντα μόρια, σπουδάζειν δεῖ
παντοίως ἐπιλέγεσθαι ὅσα τὸ ἄδηκτον ἔχει. Εἰσὶ μὲν οὖν καὶ ἄλλα 9
λεπ7ύνειν δυνάμενα, μηδὲν δριμὺ μηδὲ ἀνιαρὸν κεκτημένα, ἀλλ'
οὐδὲν οὕτως ὡς τὸ ὑδαρὲς μελίκρατον. Οὕτως οὖν προλεπ7ύνας τὰ 10
10 παχέα, ἢ ἐπικεράσας τὰ δριμέα, τότε τῶν λυπούντων ποίει τὴν
κάθαρσιν, εἰ φαίνοιτό σοι κατὰ τὸ συναμφότερον λυποῦν[1], καὶ μὴ
δύνασθαι μόνην τὴν δύναμιν εἰς τὸ περιγενέσθαι τῆς κακοχυμίας.
Φεύγειν γὰρ δεῖ ταῦτα πάντα φλεγμαίνειν δυνάμενα καὶ καθαίρειν, 11
καὶ μάλισ7α ἐν τῇ ἀρχῇ, ἔτι ἀπέπ7ων ὄντων τῶν χυμῶν, καὶ τῆς
15 φλεγμονῆς τὸ ζέον ἐχούσης, ἀλλ' οὐδὲν οὕτως ὡς τὰ περὶ νεφροὺς

[1] Sic AB. συναμφ. λυποῦτα καὶ.συν λυποῦντα καὶ C.

---

gation d'un régime sûr et rendez le corps bien libre au moyen de ptisane, de poisson, de chicorée et de tous ingrédients de nature à humecter
et à mélanger. Si la matière est épaisse sans avoir aucune âcreté, traitez 7
par une alimentation à l'oxymel et par des décoctions atténuantes et
dissolvantes. Mais, comme les dissolvants sont presque toujours mordi- 8
cants, et qu'ils causent un picotement sur les parties enflammées, il faut
avoir soin de choisir les médicaments exempts de propriétés mordicantes.
Il y a certes plusieurs atténuants qui n'ont rien d'âcre ni de nuisible; 9
mais rien n'égale, à cet égard, le mélicrat mélangé d'eau. Après avoir 10
ainsi atténué préalablement les parties épaisses et tempéré les parties
âcres, vous en venez à la purgation, si vous trouvez que le malade a
une double affection [sc. pléthore et humeurs âcres] et qu'une action
unique ne peut vaincre la cacochymie. Car il faut éviter tels remèdes 11
pouvant enflammer en même temps que purger, surtout au début du
traitement, les humeurs étant encore incuites et l'inflammation produisant partout du feu, mais nulle part autant qu'aux reins et dans la

12 καὶ κύσιν. Δέχονται γὰρ τὰ περιτλώματα ἑτοίμως εἰς αὐτὰ μᾶλλον,
ἢ διαφορεῖταί τι ἐξ αὐτῶν, ἐὰν μὴ πέψις αὐτοῦ τοῦ φλεγμαίνοντος

13 καὶ πάσης τῆς ὕλης εὑρεθῇ γινομένη. Οὕτω μὲν κἂν πολλὴ καὶ
κακόχυμός σοι ἡ ὕλη φαίνοιτο, πράτλειν δεῖ· εἰ δὲ μὴ φαίνοιτό
σοι πολλή τις οὖσα ἡ ὕλη καθ' ὅλον τὸ σῶμα, ἀλλὰ μᾶλλον ὀλίγη   5
καὶ δριμεῖα καὶ ζέουσα, φεύγειν δεῖ[1] τὰ διουρητικά, κἂν ἄδιψα ᾖ,

14 καὶ τὸ μελίκρατον, κεχρῆσθαι δὲ μᾶλλον εὐκράτῳ πλείονι. Καὶ γὰρ

15 τὸ δριμὺ ἀμβλύνει, καὶ τὸ δακνῶδες ἀποπλύνει. Ὅπερ ἐπιμένον τὴν
τε θερμότητα ἐπισπᾶται, καὶ τὸ δάκνειν καὶ ὀδύνην ἐμποιεῖ· ἡ δὲ
ὀδύνη οἶδε πλέον τὰ πεπονθότα ῥευματίζειν μόρια· ὥσιε ἐὰν ᾖ δρι-   10
μύτης ἢ λυποῦσα, οὐ δεῖ φοβεῖσθαι τὴν πλείονά προσφορὰν τοῦ

16 πόματος. Καὶ γὰρ τοῦτο πλέον ὠφελεῖ τὰς ἐκ δριμύτητος γινομένας φλεγμονάς· τὰς γὰρ[2] διὰ πλῆθος ὕλης γινομένας τὰ διουρη-

17 τικὰ πάνυ οὐκ ὠφελεῖ. Συνεφέλκονται γὰρ καὶ ἄλλην ὕλην παχυ-

---

[1] Note de Goupyl : «Asteriscum hoc loco induximus, ut qui sine causa hic adpositus sit : locus enim non depra-vatus.» Addition de A C : δεῖ τὸ μελίκρατον καὶ τὰ διουρητικὰ. Fort. mel. —
[2] F. legend. δὲ.

---

12 vessie. En effet, ces parties reçoivent en soi les superfluités plutôt qu'elles
ne les laissent se dissiper, à moins que la cuisson de l'humeur inflam-

13 matoire et de toute la matière ne se soit effectuée. En conséquence, si la
matière vous apparaît et surabondante et cacochyme, il faut donner du
mélicrat et des diurétiques, tandis que, si vous ne la trouvez pas surabondante par tout le corps mais plutôt en petite quantité, âcre et brûlante, il faut vous abstenir des diurétiques, même désaltérants, ainsi que
du mélicrat, et employer de préférence une boisson tempérée prise en

14 grande quantité. En effet, elle affaiblit l'âcreté (des humeurs) et en-

15 traîne ce qu'elles ont de mordicant. C'est ce mordicant qui, se fixant,
attire à soi la chaleur et cause une mordication et douleur; or la douleur est fort capable d'augmenter la fluxion sur les parties malades, à ce
point que, si l'âcreté est accompagnée de souffrance, il ne faut pas craindre

16 de donner trop à boire. C'est ce qu'il y a de meilleur pour guérir les
inflammations causées par les humeurs âcres; quant à celles qui ont
pour cause la surabondance de matière, les boissons diurétiques sont

17 loin de les guérir. Elles attirent une nouvelle quantité de matière exces-

τέραν ἅμα τοῖς οὔροις εἰς τὰ πεπονθότα, ἥτις οὐχ εὑρίσκουσα
διέξοδον, ἐν αὐτοῖς ἐμμένει τοῖς πάσχουσι.

92

ιη'. Περὶ βοηθημάτων τοπικῶν.

Ἔξωθεν μὲν δεῖ προσφέρειν, εἰ μὲν χολῶδες εἴη τὸ τὴν φλεγ- 1
μονὴν ἐργαζόμενον, τὰ ψύχειν δυνάμενα, καὶ μάλισα ἐν ταῖς ἀρ-
5 χαῖς, καὶ ζεούσης ἔτι τῆς φλεγμονῆς. Πολλὰ οὖν εἰσιν τοῦτο ποιεῖν 2
δυνάμενα, ἀλλ' οὐδὲν οὕτως ὡς ἡ κηρωτὴ ἡ λαμβάνουσα ῥοδίνου,
καὶ βραχέος ὄξους, καὶ πολυγόνου χυλοῦ ἢ ἀνδράχνης. Ἐν δὲ ταῖς 3
ἀναβάσεσι καὶ τῶν διαφορητικῶν τι δεῖ προσφέρειν, οἷον χαμαιμήλου, ἢ τῶν νεαρῶν σεάτων ἢ τῆς διὰ χυλοῦ¹ βραχὺ παρακμῆς
10 γενομένης, καὶ τῶν ἔτι πλέον διαφορεῖν δυναμένων.

Εἰ δὲ παχυτέρα φαίνοιτό σοι ἡ τὴν φλεγμονὴν ἐργασαμένη 4

¹ F. legend. διαχύλου. J'ai traduit d'après cette correction,

---

sivement épaisse, en même temps que les urines, dans les parties affectées, matière qui, ne trouvant pas de passage pour s'écouler, y séjourne.

92

Ch. XVIII. — REMÈDES TOPIQUES.

Il faut appliquer extérieurement, — s'il y a de la bile dans l'humeur 1
qui produit l'inflammation, — les remèdes réfrigérants, surtout au
début et lorsque l'inflammation est encore bouillonnante. Il est un grand 2
nombre de remèdes pouvant réussir pour cet objet, mais aucun n'agit
aussi heureusement que le cérat composé (d'huile) de rose, d'un peu de
vinaigre, de jus de polygonum et de pourpier. Dans la période d'augment, 3
il faut administrer les médicaments qui favorisent la perspiration, telle
que la camomille ou des graisses encore fraîches, ou enfin, durant la
période de décroissance qui survient bientôt grâce à la décoction administrée, des remèdes poussant encore davantage à la perspiration.

Maintenant, si vous voyez que la matière occasionnant l'inflammation 4

ὕλη, δεῖ βοηθεῖν τοῖς ἀδήκτως λεπ]ύνουσι, καὶ ἔξωθεν τῷ τε χαμαι-
μήλῳ, καὶ καταπλάσματι διὰ κριθίνου καὶ λινοσπέρμου ἑψηθέντων
εἰς τὸ ζέμα τοῦ χαμαιμήλου καὶ μελιλώτων, ἀψινθίου, καὶ ἀλθαίας,
5 καὶ ὀλίγου ἑψήματος. Τὸ δὲ ἐπὶ πολὺ πυριᾶν παραιτοῦ, ἀλλὰ
6 πραϋτέρα τῇ θερμασίᾳ κέχρησο. Ὥσπερ οὖν τὸ ἐπὶ πολὺ θερμαί-   5
νειν δεῖ παραιτεῖσθαι διὰ τὸ μὴ εἰς πῦον μεταβληθῆναι τὴν ἐν τῇ
φλεγμονῇ περιεχομένην ὕλην, οὕτω καὶ τοῖς ψύχουσιν ἐπὶ πολὺ
καὶ πολλάκις τάχισ]α σκληροῦνται τῶν νεφρῶν αἱ φλεγμοναί.
7 Πάντα οὖν τὰ ἄκρα φεύγειν δεῖ ἐπὶ πάντων, μάλισ]α δὲ ἐπὶ νεφρῶν
8 ἐχόντων φλεγμονήν. Λουτροῖς μὲν πρὶν κενῶσαι τὸ πλῆθος οὐ δεῖ   10
σπουδάζειν · κεχρῆσθαι δὲ μετὰ τὴν τοῦ ὅλου πρόνοιαν, καὶ λουτροῖς
ἐκθερμαίνουσιν ἀσφαλῶς ἄν τις χρήσαιτο.

93

ιθ'. Περὶ φλεγμονῆς νεφρῶν εἰς πῦον μεταβαλλούσης.

1 Τὴν δὲ φλεγμονὴν μέλλουσαν εἰς πῦον μεταβάλλεσθαι, διαγί-

---

soit trop épaisse, il faudra traiter par des atténuants non mordicants, et extérieurement par la camomille, par des cataplasmes d'orge et de graine de lin cuits dans une décoction de camomille et de mélilot, d'absinthe et
5 de guimauve en petite quantité. Proscrivez les fortes transpirations à
6 l'étuve, mais procurez au malade une chaleur plus douce. De même donc qu'il faut interdire les moyens trop violents de donner de la chaleur, parce qu'ils empêchent la matière contenue dans l'inflammation de se convertir en humeur purulente, de même aussi les réfrigérants trop actifs et administrés trop fréquemment ont pour effet de durcir très-
7 promptement les inflammations des reins. Il faut donc, dans tous les cas, éviter les extrêmes, mais surtout dans celui de l'inflammation des reins.
8 On doit avoir soin de ne pas faire prendre de bains avant la déplétion de la pléthore, mais de n'y recourir qu'après avoir veillé à l'état général, et encore n'emploiera-t-on avec sécurité que des bains chauds.

93

Ch. XIX. — DE L'INFLAMMATION DES REINS QUI ABOUTIT
À LA SUPPURATION.

1 Quant à l'inflammation qui est sur le point de se convertir en humeur

νώσκε πρότερον ἐκ τοῦ, μηδεμιᾶς προφάσεως γινομένης, πυρετοὺς
ἢ περιψύξεις τινὰς ἀλόγους ἐπιγίνεσθαι, καὶ ἀτάκτους. Περὶ γὰρ 2
τὰς γενέσεις τοῦ πύου οἱ πόνοι καὶ οἱ πυρετοὶ συμβαίνουσι μᾶλλον ἢ
γεννωμένου. Ἔπειτα δὲ πρὸς τοῦτο ἀνακλινόμενον αὐτὸν εἰς τὸ ὑγιαῖ- 3
5 νον μέρος ἐκ τοῦ πεπονθότος βάρους πολλοῦ μᾶλλον αὐτὸν αἰσθά-
νεσθαι λέγειν, ἢ πρὸ τοῦ εἰς ἀπόσασιν ἄρχεσθαι τὴν φλεγμονήν.
Λοιπὸν δὲ καὶ εἰ πύον φανείη, μὴ ἀλλαχόθεν αὐτὸ ἐκκρίνεσθαι ὑπο- 4
λάβῃς, εἰ μὴ ἐκ τῶν νεφρῶν. Καὶ γὰρ ἡ προλαβοῦσα ὀδύνη καὶ ἡ 5
τοῦ βάρους συναίσθησις ἀκριβῆ τὴν διάγνωσιν καὶ ἀναμφίβολον
10 ἔχει¹ ἀποδείκνυσιν ὁμοίως. Ἐπειδὴ δὲ καὶ ἐξ ἄλλων τόπων πλειόνων 6
ἐκκρίνεται πύον, ἅπαντά σοι σαφῶς ἐκτίθημι τὰ σημεῖα, δι' ὧν
δυνήσεταί τις αὐτὸ καταλαβεῖν, ἐξ ὧν ἐκκρίνεται τόπων τὸ πύον,
εἴτε ἀπὸ νεφρῶν, εἴτε ἀπὸ κύσεως ἢ οὐρητικῶν πόρων, ἢ καὶ ἀπὸ
τοῦ πνεύμονος, ἢ ἄλλου τινὸς μορίου, εἴτε ἀναπνευστικῶν ἢ θρεπτι-
15 κῶν · καὶ γὰρ εἰ σπανίως, ἀλλ' ὅμως ἐξ αὐτῶν ἐκκρίνεται πύον.

¹ ἔχειν Ed. Corrigo.

purulente, vous la diagnostiquerez d'abord d'après ce fait qu'il survien-
drait, sans aucune cause préalable, des fièvres ou des frissons sans raison
et irréguliers. En effet, c'est aux approches de la formation du pus que 2
surviennent les douleurs et les fièvres, bien plus qu'après cette formation.
Un second signe est que le malade, étant couché sur le côté sain, dit 3
ressentir, du fait de la partie malade, une pesanteur beaucoup plus grande
qu'avant que l'inflammation tournât en suppuration. Enfin, si le pus se 4
montre, ne supposez pas qu'il puisse s'échapper d'un autre endroit que
des reins. En effet, la douleur qui précède et la sensation de pesanteur 5
(éprouvée par le malade) donnent un diagnostic positif en même temps
qu'une démonstration non équivoque. Maintenant, comme le pus peut 6
encore provenir de plusieurs autres endroits, je vais vous dire tous les
signes auxquels vous pourrez reconnaître d'où provient cette humeur,
soit des reins, ou de la vessie, ou des voies urinaires, ou encore du
poumon, etc., soit des organes de la respiration ou de ceux de la nutrition ; car, si cette provenance est rare, elle n'en est pas moins réelle.

7 Ἄνωθεν μὲν οὖν τό πῦον φερόμενον εὑρίσκεται πάντως σὺν τῷ
8 σχήματι τοῦ οὔρου ἀναμεμιγμένου ἀκριβῶς. Εἰ δὲ ἐκ τῶν κάτωθεν
  ἐκκρίνοιτο, καὶ τὴν ὑπόστασιν ὑφιστάνουσαν εὑρήσεις ἐν τῷ πυθ-
9 μένι τῆς ἁμίδος μᾶλλον. Εἰ δὲ ἐκ τῶν μέσων μερῶν φέροιτο, μέση
  καὶ ἡ μίξις τοῦ πύου εὑρίσκεται, καὶ οὐκ ἀκριβῶς ἀναμεμιγμένη.   5
10 Πρόσεχε δὲ καὶ τοῖς ἀναμεμιγμένοις καὶ ἐμφερομένοις ἐν οὔροις·
11 πάντως γὰρ μηνύουσί σοι τὸν πεπονθότα τόπον. Εἰ μὲν γὰρ ἐκ τῆς
  κύστεως, εὑρήσεις ἐμφερόμενα μόρια πεταλώδη· εἰ δὲ σαρκώδη,
12 ἀπὸ τῶν νεφρῶν. Λοιπὸν δὲ καὶ ἡ ἰδιάζουσα ὀδύνη καὶ τὰ προηγησάμενα καὶ πάντα τὰ συνεδρεύοντα καὶ τὸν τόπον τὸν πεπονθότα   10
  καὶ τὴν διάθεσιν δηλώσει, καὶ φανερὰν ποιήσει πάνυ.

94

κ'. Νεφριτικὸν ξήριον πρὸς δυσουρίαν καὶ λιθίασιν.

1 Ἀλθαίας σπέρμα, λινόσπερμα ἀνὰ Ϗ S″, κνίδης σπέρμα, γρ. ϛ′,

---

7 Donc cette humeur, lorsqu'elle descend des parties supérieures, se ren-
8 contre toujours mélangée complétement avec de l'urine. Si elle vient des
  parties inférieures, vous la trouverez plutôt à l'état de dépôt au fond
9 du vase de nuit. Si elle prend sa source dans les parties intermédiaires,
10 le mélange de l'humeur [avec l'urine] est médiocre et incomplet. Observez aussi avec soin les matières contenues dans les urines et mélangées
  avec elles : elles vous feront toujours reconnaître le siége de l'affection
11 morbide. Si le mal est dans la vessie, ces matières auront l'aspect de
12 pellicules; sont-elles charnues? il est dans les reins. Au surplus, la douleur locale, les faits avant-coureurs et concomitants feront reconnaître le
  point affecté et la diathèse d'une façon tout à fait manifeste.

94

Ch. XX. — MÉDICAMENT NÉPHRÉTIQUE SEC CONTRE LA DYSURIE ET LA LITHIASE.

1 Graine de guimauve, graine de lin, une demi-once de chacun; graine

ναρδοσláχυος, καρποβαλσάμου ἀνὰ γρ. ς′, παλιούρου σπέρμα Γο S″,
ὑέλου Γο α′.

95

κα′. Ἄλλο ᾧ καὶ αὐτὸς κέχρημαι[1].

Ἀγαρικοῦ Γο α′, ἀλθαίας σπέρμα Γο S″, λινοσπέρμου Γο S″,
κνίδης σπέρμα καρποβαλσάμου, παλιούρου σπέρμα, ὑέλου, ἀνὰ γρ.
5 ς′· δίδου ἐκ τοῦ ξηρίου γρ. α′, μετὰ χρυσατλικοῦ ζέματος ἢ ἠρυγγίου, καὶ ἀγρώσλεως, καὶ σικύου σπέρματος[2], καὶ ἀτρακτυλίδος
βοτάνης.

96

κβ′. Περί Θεραπείας.

Θεραπεύειν δὲ δεῖ τοὺς ἐκκρίνοντας πῦον, τοῖς ἀδήκτοις καὶ
ἀπορρίπlειν δυναμένοις, ὧν ἐσlι καὶ τὸ ὑδαρὲς μελίκρατον,
10 καὶ ὁ χυλὸς τῆς πlισάνης μετ᾿ ὀλίγου μέλιτος τότε ἀδίαντον,

[1] C'est Alexandre qui parle. — [2] σπέρμα Ed. Corrigo.

---

d'ortie, 6 grammes; nard en épi, baume, 6 grammes de chacun; grains
de paliure, une demi-once, [poussière de] verre, 1 once.

95

Ch. XXI. — AUTRE MÉDICAMENT QUE J'EMPLOIE MOI-MÊME.

Agaric, 1 once; graine de guimauve, une demi-once; graine de lin,
une demi-once; graine d'ortie, baume, grains de paliure, [poussière de]
verre, 6 grammes de chacun. Faites prendre 1 gramme de cette poudre
avec du chrysattique (sorte de vin artificiel) bouillant ou une décoction
d'éryngium, de chiendent, de pepins de concombre et la plante elle-
même du chardon.

96

Ch. XXII. — TRAITEMENT.

Il faut traiter ceux qui urinent du pus par les médicaments à la fois
non mordicants et capables de le faire évacuer, entre autres, le mé-

καὶ σπέρμα τοῦ σικύου μετὰ χρυσατΊικοῦ, καὶ ὁ διὰ φυσσα-
λίδων τροχίσκος, καὶ τὸ γάλα τὸ ὄνειον πινόμενον, καὶ μάλιστα
τοῖς ἔχουσι τὸ ἕλκος περὶ τὴν κύστιν, καὶ ἡ ἀρμενία βῶλος πι-
2 νομένη, καὶ ἵππουρις, καὶ ἄγρωστις ἔτι μάλα. Τὰ δὲ περὶ τὸν
οὐρητικὸν πόρον, διὰ κοκκίων ἢ τροχίσκων ἀδήκτως ξηραινόντων 5
3 μᾶλλον ἤπερ διὰ τῶν. λεπΊυνόντων ϑεραπεῦσαι. Προσέχειν δὲ δεῖ
πάντως καὶ τῇ διαίτῃ, καὶ μὴ, ὡς οἱ πολλοὶ, τοῖς Φαρμάκοις μόνοις
4 καταπισΊεύειν. Ἐπιτήδειος οὖν ὁ χυλὸς τῆς πΊισάνης καὶ τοῦ βρόμου
μόνος[1] μετὰ χρυσατΊικοῦ ἢ ῥοσάτου ἢ οἰνομέλιτος, ἢ τοῦ γλυκέως
τοῦ κρητικοῦ, ἢ λαδάνου ἢ σκυθοπολίτου. 10
5 Εἰ δὲ μὴ ἔχει ἡδέως γλυκὺν πιεῖν ὁ πάσχων οἶνον, ἢ ὑδρόμηλον
ἢ κνίδιον, ἢ σαρεφθῖνον, ἢ τυρίον λαμβανέτω, ὀλίγον μέντοι· οὐ γὰρ
πολὺς καὶ ῥευματίζεσθαι παρασκευάζει τὰ ἕλκη καὶ Φλεγμαίνειν.
6 ΚάλλισΊαι δὲ τούτοις εἰσὶ σΊαφίδες ἐσθιόμεναι, καὶ ἀμύγδαλα καὶ

[1] F. supplend. καὶ.

---

licrat mélangé d'eau, la décoction de ptisane accompagnée d'un peu de
miel, l'adiante, les pepins de concombre pris avec du vin d'Athènes, la
pastille de physalis, le lait d'ânesse en boisson, surtout pour ceux qui
ont un ulcère à la vessie, la pilule d'Arménie[1], prise en boisson, l'équi-
2 setum et surtout le chiendent. [On traite] les affections de l'urètre par des
3 pilules ou des pastilles à la fois desséchantes et non mordicantes. Il faut
aussi se préoccuper grandement du régime, et ne pas croire, comme
beaucoup de médecins, qu'il suffit de s'en reposer sur l'action des seuls
4 remèdes. On se trouvera bien de la décoction de ptisane et de folle
avoine administrée seule et avec le chrysattique, ou le vin aux roses, ou
encore le vin miellé, le vin sucré de Crète, le ladanum ou le scythopo-
lite.
5 Si le malade n'aime pas à boire sucré, il prendra du vin [ordinaire],
ou de l'hydromélon, du daphné-cnidium, du sarephthinon, du petit
fromage, en petite quantité toutefois, car il n'en faudrait pas beaucoup
6 pour amener une fluxion sur les ulcérations et les enflammer. Sont excel-

[1] Pilule d'ellébore (cp. *Œuvres d'Oribase*, t. II, p. 102), ou plutôt de terre d'Arménie (*ibid.* p. 706).

σ]ρόϐιλοι μετὰ γλυκέος, εἰ μὴ λίθους ἔχουσιν · ἔθος γὰρ τίκτειν εἰς
τοὺς νεφρούς · καὶ τὰ ὠὰ δὲ τῶν κατοικιδίων ὀρνίθων ἐσθιόμενα χλιαρὰ
καὶ ἀπαλώτατα πάνυ ὠφελεῖ. Ἐγὼ γοῦν οἶδά τινα ὃς ἅμα τῷ τεχθῆ- 7
ναι τὰ ὠὰ κατερρόφει [1] αὐτὰ ἄνευ ἑψήσεως, καὶ ἔφασκε τὰ μέγισ]α
5 ὠφελεῖσθαι, καὶ τὰς δήξεις καὶ τὰς ὀδύνας τὰς γινομένας περὶ τὴν
κύσ]ιν ἐκ τοῦ τρόπου τούτου φέρειν δύνασθαι πράως ἔφασκε. Καὶ ὁ 8
ἐχῖνος δὲ ὁ πεπλυμένος ἐσθιόμενος καθ' ἑαυτὸν ἢ μετὰ χρυσατ]ικοῦ
ἢ ὑδρομήλου γλυκέος καὶ κτένια πεπλυμένα. Καὶ ἀσ]ακὸς διέφθος 9
ἐν ἄλλῳ καὶ ἄλλῳ ὕδατι μετὰ τὸ καθαρθῆναι ἑψηθεὶς, ὠφελιμώ-
10 τατός ἐσ]ι. Τῶν δὲ λαχάνων τὸ ἴντυϐον καὶ ἡ κράμϐη, τρίσεφθος 10
ἐσθιομένη εἰς οἶνον, εἰ μὴ τὸ φερόμενον πῦον δριμύτερον καὶ δακνῶδες εἴη. Καὶ οἱ θέρμοι ἄναλοι [2] χρήσιμοι, τὸ θρύπ]ειν ἔχοντες,
καὶ τὸ σμηκτικὸν τῶν ἑλκῶν, καὶ οἱ βλασ]οὶ τῆς τήλεως ἐσθιόμενοι,

[1] κατερρόφα. Corrigo. — [2] F. leg. ἀπαλοί.

---

lents contre ceux-ci les raisins secs pris comme nourriture, ainsi que les
amandes et les pommes de pin prises dans du vin sucré (pourvu qu'elles
ne soient pas pierreuses, car d'ordinaire elles engendrent des calculs
dans les reins); les œufs des oiseaux de basse-cour, mangés tièdes et très-
mollets, sont encore d'un très-bon effet. Pour ma part, je connais quelqu'un 7
qui les avalait aussitôt pondus, sans les faire cuire, et m'affirmait qu'il s'en
trouvait parfaitement; il ajoutait que, par ce moyen, il parvenait à pouvoir bien supporter les mordications et toutes douleurs prenant naissance
dans la vessie. L'oursin encore, que l'on mange simplement blanchi, ou 8
seul ou avec du chrysattique ou de l'hydromélon sucré; de même les
coquillages simplement blanchis. Le homard cuit dans une eau, puis 9
recuit dans une autre eau après qu'on l'a vidé, est tout ce qu'il y a de
plus efficace. En fait de légumes, l'intybe [1] et le chou cuit trois fois et 10
mangé dans du vin, à moins que le pus contenu [dans les reins] ne
soit trop âcre et mordicant. Les lupins non salés [2] ont du bon, aidant 11
à la désagrégation [des calculs] et au nettoiement des ulcères; de même
les bourgeons du fenugrec pris comme nourriture, ainsi que le cumin

[1] Espèce de chicorée, endives.
[2] Tendres, frais, si l'on adopte la correction conjecturale ἀπαλοί.

12 καὶ τὸ εὔνοσ7ον[1] κύμινον συμμέτρως. Καὶ τὰ κάσ7ανα δὲ ἑψόμενα
ἢ ὀπ7ὰ συμβάλλονται πάνυ, καὶ μάλισ7α ὅταν λεπ7ὸν καὶ χολῶδες
εἴη τὸ φερόμενον· ὅτε[2] δὲ παχὺ καὶ ἐσφηνωμένον ὑπάρχει, ὡς μόλις
ἐκκρίνεσθαι, τῶν παχυχύμων ἐδεσμάτων φείδεσθαι.

97

κγ'. Περὶ σ7ραγγουρίας διαγνώσεως καὶ θεραπείας.

1 Εἰ μὲν δριμύτης τις εἴη ἐν τοῖς οὔροις, καὶ ἡ ὄρεξις ἐπὶ τὸ δρι- 5
μύτερον καὶ χολωδέσ7ερον εἴη τετραμμένη, δεῖ σ7οχάζεσθαι πάντως
διὰ τὴν δῆξιν τὴν ἐκ τῆς δριμύτητος γίνεσθαι τὴν σ7ραγγουρίαν.
2 Εἰ δὲ μηδὲν εἴη τοιοῦτον, ἀλλὰ τοὐναντίον, καὶ τὸ οὖρον λευκὸν φαίνοιτο μᾶλλον, καὶ τὰ προηγησάμενα ψυχρότερα μᾶλλον, καὶ δίαιτα
καὶ λουτρὰ ψυχρότερα, δεῖ μᾶλλον ψυχρὰν δυσκρασίαν αἰτιᾶσθαι 10

[1] Fort. legendum ἄνοσ7ος, insipidus.
Voir Théophr. de causis plant. liv. IV.
Voici la castigatio de Goupyl sur ce mot :
« Literæ a librario transpositæ locum
turbarunt. Suspicor enim εὔσ7ομον ex
Dioscoride legendum esse, quo verbo
ἥμερον κόμινον significatur. — [2] ὅτι Ed.
Corrigo.

---

12 sans saveur[1], pris modérément. Les châtaignes bouillies ou grillées sont
très-bienfaisantes, surtout lorsque [l'humeur] formée est ténue et bilieuse; mais, lorsqu'elle est épaisse et obstruante, à ce point qu'elle
s'échappe avec peine, [il faut] éviter les aliments trop succulents.

97

Ch. XXIII. — DIAGNOSTIC ET TRAITEMENT DE LA STRANGURIE.

1 S'il y a une certaine âcreté dans les urines et que l'appétit se porte
vers les aliments âcres et bilieux, il faut toujours conjecturer, en raison
2 de la mordication, que c'est cette âcreté qui produit la strangurie. Mais,
s'il ne survient rien de tel, qu'au contraire l'urine apparaisse plutôt
de couleur blanche, que l'état antérieur ait plutôt marqué une tempéra-
ture froide, avec un régime et des bains froids également, il faut, dans ce
cas, s'en prendre plutôt à une dyscrasie froide de la vessie qui ne lui

[1] Traduit d'après la correction conjecturale.

τῆς κύσ1εως, ἥτις οὐκ ἐᾷ κρατεῖσθαι τὸ οὖρον. Αὗται μὲν αἱ αἰτίαι 3
τῆς σ1ραγγουρίας· ἡ ϑεραπεία δὲ συμϕώνως γενέσθω τῇ ποιούσῃ
αἰτίᾳ. Τοῖς μὲν γὰρ ὑγραίνουσι καὶ ἐπικιρνῶσι δεῖ κεχρῆσθαι, εἰ 4
δριμύτης εἴη, καὶ μηδενὶ ϑερμῷ ἢ ἁλμυρῷ. Παντάπασιν οὖν π1ι- 5
5 σάνη τούτοις χρησίμη καθ᾽ ἑαυτὴν καὶ μετὰ ὀλίγου ὑδρομήλου ἢ
χρυσατ1ικοῦ· ἔσθ᾽ ὅτε δὲ καὶ μετὰ γάλακτος μετὰ τὸ παύσασθαι
τὸ πολὺ τῆς δριμύτητος· ἐπεὶ διαϕθείρεται, ἐὰν πάνυ ἐπικρατούσης
τῆς ξηρᾶς καὶ δριμείας ποιότητος ἐπιδοθείη τὸ γάλα. Τούτοις καὶ 6
τὰ συνεχῆ λουτρὰ ἐπιτήδεια καὶ τὸ εὔκρατον πρὸ τροϕῆς καὶ σι-
10 κύων ἡ ἐντεριώνη, καὶ πέπων, καὶ οἱ βλασ1οὶ τῆς τήλεως καὶ γλυ-
κεῖα σ1αϕυλὴ, καὶ οἶνος γλυκὺς, οἷος ἐσ1ιν ὁ βιθυνός, καὶ ἁπλῶς
εἰπεῖν, ὅσα ἐπικιρνᾶν δύναται καὶ παύειν δριμύτητα.

98

κδ'. Περὶ τῆς διὰ ψύξιν σ1ραγγουρίας.

Εἰ δὲ διὰ ψυχρὰν δυσκρασίαν συμβῇ γενέσθαι τὸ τῆς σ1ραγγου- 1

---

permet pas de triompher de l'urine. Telles sont les causes de la strangurie; 3
quant au traitement de cette affection, il faut qu'il soit en rapport avec la
cause effective. On doit recourir aux remèdes humectants et produisant 4
le mélange [des matières], s'il y a âcreté, et proscrire tout ce qui est
échauffant ou salé. Dans ce cas-là, la ptisane donne d'excellents résultats, 5
employée seule ou avec une petite quantité d'hydromélon ou de chrysattique, quelquefois aussi avec du lait, après que le plus fort de
l'âcreté est passé; car il tourne [dans l'estomac] lorsqu'on le prend pendant que la sécheresse et l'âcreté [des humeurs] règnent absolument. A 6
ce traitement devront succéder des bains continus et une boisson bien
tempérée prise avant le manger, puis l'intérieur du concombre ainsi
que le concombre lui-même, des bourgeons de fenugrec, du raisin
bien sucré, du vin sucré aussi, tel que celui de Bithynie par exemple;
en un mot, tout ce qui peut mélanger [les humeurs] et en faire cesser
l'âcreté.

98

Ch. XXIV. — DE LA STRANGURIE CAUSÉE PAR LE FROID.

Maintenant, si l'affection strangurique vient de ce que le tempérament 1

ρίας πάθος, ἀναγκαῖόν ἐσ7ι τοῖς Θερμαίνειν δυναμένοις κατά τε
2 δίαιταν καὶ φαρμακείαν κεχρῆσθαι. Οἶνος τοίνυν Θερμότερος τούτοις ἐσ7ὶν ἐπιτήδειος, καὶ οἰνόμελι, καὶ ἀψινθάτον, καὶ ἀνισάτον
πινόμενον καὶ ἐσθιόμενον· καὶ ἐν λαχάνοις σέλινον καὶ πρᾶσον
διέφθον, καὶ δαῦκος καὶ πᾶν ὃ Θερμαίνειν οἶδε χωρὶς τοῦ δάκνειν. 5
3 Ἀλοιφῇ δὲ κεχρήσθω τῷ ἀνηθίνῳ ἢ γλευκίνῳ ἢ μαρκιάτῳ [1] καὶ τοῖς
4 αὐτοφυέσιν ὕδασιν. Ἔσθ' ὅτε δὲ καὶ σκορδίου καὶ ἀρτεμισίας ἀπόζεμα πινόμενον ποιεῖ καλῶς πρὸς δυσουρίαν, ὅπου μὴ ἐσ7ὶ πολλὴ
δριμύτης ἢ φλεγμονή.

99

κε΄. Περὶ δυσουρίας διαγνώσεως καὶ Θεραπείας.

1 Τῆς δυσουρίας ἡ μέν ἐσ7ι μετ' ὀδύνης, ἡ δὲ ἄνευ ὀδύνης. Εἰ μὲν 10
οὖν μόλις ἐκκρίνοιτο τὸ οὖρον καὶ μετ' ὀδύνης, εἰδέναι δεῖ τὴν
2 κύσ7ιν ἔχειν τὸ πάθος. Εἰ δὲ καὶ χωρὶς βάρους, ἕλκος εἶναι περὶ

---

[1] Mot inconnu; f. legend. ναρκιάτῳ a νάρκη.

---

pèche par le froid, il est nécessaire de suivre un régime et de prendre
2 des remèdes de nature à lui procurer de la chaleur. Le vin un peu chaud
convient dans ce cas, ainsi que le mélange de vin et de miel, le vin à
l'absinthe ou à l'anis, pris comme aliment et comme boisson; parmi les
légumes, le persil sauvage, le poireau recuit, le panais et généralement
3 tout ce qui procure de la chaleur sans causer de mordication. On usera
aussi de l'onction à l'aneth ou bien du vin doux, ou encore du mar-
4 ciat (?) [1], ou même simplement des eaux naturelles. Dans certains cas,
une potion composée d'une décoction de scordium et d'armoise produit
un bon effet sur la dysurie, quand il n'y a pas beaucoup d'âcreté ni d'inflammation.

99

Ch. XXV. — MOYENS DE RECONNAÎTRE ET DE TRAITER LA DYSURIE.

1 Il y a dysurie avec douleur et dysurie sans douleur. Si l'urine s'écoule
difficilement et avec douleur, il faut en conclure nécessairement que la
2 vessie est affectée. Si l'écoulement en a lieu sans une [sensation de] pe-

---

[1] Ou, si l'on adopte la correction conjecturale (ναρκιάτον), du vin de gentiane.

τὴν κύσίιν ὑπονοεῖν χρὴ, εἰ μετὰ δήξεως σφοδρᾶς, καὶ πύου ἔκκρισις γένοιτο· εἰ δὲ βάρους συναίσθησίς τις εἴη γεγενημένη, δεῖ
μᾶλλον ὑπονοεῖν ἢ φλεγμονὴν αὐτὴν ἔχειν ἢ ἀπόσίημα. Εἰ δὲ ἄνευ 3
βάρους ἢ ὀδύνη, ἢ διατάσεως μόνης αἰσθάνοιτο περὶ τὴν κύσίιν,
5 γίνωσκε φυσῶδες πολὺ πνεῦμα εἶναι τὸ αἴτιον τῆς ἐπισχέσεως. Εἰ 4
δὲ μηδεμιᾶς αἰσθάνοιτο περὶ τὴν κύσίιν ὁ κάμνων ὀδύνης, ἢ ὄγκου
ἢ διατάσεως, γίνωσκε περὶ τοὺς νεφροὺς ἢ τοὺς οὐρητῆρας εἶναι
τὴν ἔμφραξιν ἢ φλεγμονὴν ἢ λίθον. Ὅπως δὲ καὶ διαγιγνώσκειν 5
ἅπαντα·δεῖ καὶ ἰᾶσθαι, εἴρηται πρόσθεν, ὅταν περὶ τῆς νεφρῶν
10 φλεγμονῆς καὶ ἀποσίήματος καὶ τῶν ἄλλων γινομένων ἐν αὐτοῖς
διαθέσεων διελεγόμεθα· καὶ ταῦτα νῦν γράφειν περιτίόν· ὅμως
πρὸς τὸ εὐχερῶς εὑρίσκειν καὶ ἐνταῦθα τινῶν μνημονεύσωμεν [1].
Πρὸς μὲν τὴν διὰ γλίσχρους χυμοὺς γινομένην ἔμφραξιν τῶν οὔρων 6
καλῶς ποιεῖ καὶ τὸ σύνθετον ὀξύμελι, καὶ τὸ μελίκρατον καὶ τὸ
15 ἀπόζεμα τῆς ῥάμνου, τὸ ἀπὸ τῆς ῥίζης, καὶ τοῦ ὀριγάνου τὸ ζέμα

---

[1] F. leg. μνημονεύσομεν.

---

santeur, on doit supposer l'existence d'un ulcère à la vessie, surtout quand
il est accompagné de picotements violents et d'excrétion de pus; mais,
s'il y a une sensation de pesanteur, il y a plutôt lieu de supposer que la
vessie a de l'inflammation ou un abcès. Si la douleur n'est pas accompa- 3
gnée d'une sensation de pesanteur, ou que le malade ressente seulement
une distension à la vessie, vous devez en conclure que la flatulence loca-
lisée là occasionne cette obstruction. Si le malade n'éprouve à la vessie 4
ni douleur, ni enflure, ni distension, concluez-en que c'est dans les
reins ou dans les uretères que réside l'obstruction, ou l'inflammation ou le
calcul. Quant aux moyens de reconnaître et de traiter tous ces divers cas, 5
ils ont été détaillés précédemment, lorsque nous avons parlé de l'inflammation des reins, des abcès et des autres accidents qui s'y produisent;
il est inutile de les décrire en ce moment; toutefois, pour faciliter la
recherche, nous mentionnerons ici quelques points. Contre l'obstruction 6
des urines causée par des humeurs visqueuses, on emploie avec succès
l'oxymel composé, le mélicrat, la décoction de nerprun épineux, faite

7 Θαυμασίως. Καὶ ἔτι μᾶλλον, εἴπερ ἡ ἔμφραξις εἴη μεγάλη, ὥστε τὰ
οὖρα ἐπέχεσθαι, ποιεῖ καλῶς καὶ τέμνει καὶ ἐκφράτlει τὸ ζέμα τοῦ
8 φλοιοῦ τῆς τιθυμάλου. Ὅπου δέ ἐσlι φλεγμονὴ, τούτων ἀπέχεσθαι
δεῖ, τοῖς δὲ ἀδήκτοις κεχρῆσθαι καὶ συμπεπlικοῖς, οἶόν ἐσlι καὶ τὸ
ὑδαρὲς μελίκρατον, καὶ ὅσα συμπέτlειν οἶδε τὰς φλεγμονὰς, ἔξωθεν 5
9 προσφερόμενα. Πρὸς δὲ τοὺς ἐν νεφροῖς λίθους, ἐὰν ὦσι μεγάλοι,
ὥστε δι' αὐτῶν γενέσθαι τὴν τῶν οὔρων ἐπίσχεσιν, καλῶς ποιεῖ ἥ
10 τε πριονῖτις βοτάνη πινομένη μετ' οἰνομέλιτος. Διδόναι δὲ ὅσον
11 β′ ἢ γ′ γρ. ἐξ αὐτῆς τῆς ῥίζης. Καὶ τῆς πενταφύλλου τὸ ζέμα μᾶλλον
ποιεῖ, καὶ τοῦ ἐρυσίμου, καὶ ἑρπύλλου ξηροῦ, καὶ τὸ διὰ τοῦ τρα- 10
12 γείου αἵματος, καὶ τῶν τετllίγων. Πάντα δὲ ταῦτα καὶ τοὺς ἐν κύσlει
13 κατὰ μέρος πεπίσlευται θρύπlειν λίθους. Καὶ συνθέτων δὲ ἐμνη-
μονεύσαμεν βοηθημάτων.

---

7 avec sa racine; celle d'origan est merveilleuse. Il y a mieux encore, si
l'obstruction est forte au point d'arrêter le cours des urines, pour agir
efficacement, diviser [les matières] obstruantes et désobstruer : c'est une
8 décoction d'écorce d'euphorbe. Il ne faut pas faire usage de ces remèdes
lorsqu'il y a inflammation, mais employer ceux qui ne causent pas de picotements et qui sont digestifs, tels que le mélicrat trempé d'eau et tous ceux
9 qui font mûrir l'inflammation, étant appliqués à l'extérieur. Contre les
calculs existant dans les reins, s'ils sont assez gros pour causer l'arrêt
des urines, on se trouvera bien de la bétoine prise en potion avec du
10-11 vin au miel. Donner 2 ou 3 onces de cette racine. La décoction de quintefeuille réussit encore mieux, de même que celles d'érysimum, de ser-
12 polet sec, celle-ci mélangée avec du sang de bouc et des cigales. Tous
ces médicaments, il est avéré qu'ils ont, en outre, la propriété de désa-
13 gréger, partie par partie, les calculs de la vessie. Quant aux remèdes
composés, nous les avons déjà mentionnés.

100

κϛ'. Περὶ τῶν ἐν τῇ κύσ῾Ιει τικτομένων λίθων.

Κατὰ τὸν αὐτὸν τρόπον καὶ ἐν τῇ κύσ῾Ιει τικτόμενοι λίθοι, ὥσπερ 1
καὶ οἱ ἐν τοῖς νεφροῖς, περιοδεύονται, πλὴν ὅτι οἱ ἐν τῇ κύσ῾Ιει
λίθοι παιδίοις μᾶλλον τίκτονται ἤπερ ἀνδράσι, καὶ οὔτε ὑπὸ τοσ-
αύτης θερμότητος, ἀλλὰ μᾶλλον ἀπὸ παχυτέρας ὕλης, καὶ ἐπι-
5 τηδείας εἰς τὸ τίκτειν λίθους, καὶ πήγνυσθαι ἑτοίμως ὑπὸ τῆς
ἐμφύτου θερμότητος. Πρὸς τὴν παχύτητα οὖν δεῖ ἐνίσ῾Ιασθαι 2
μᾶλλον διὰ τῶν λεπ῾Ιυνόντων, ὥσ῾Ιε μὴ πολλὴν ἀθροίζεσθαι ὕλην
παχεῖαν, ἣν τίκτουσιν εἰκότως καὶ ἀθροίζουσιν ἀδηφαγίαι τε
ἄτακτοι, καὶ μετὰ τροφὴν ἀκινησίαι.

101

κζ'. Σημεῖα λιθιάσεως ἐκ τῶν οὔρων.

10 Μάλισ῾Ια μὲν ἄπεπ῾Ια καὶ ὑπόλευκα τούτοις ὁρᾶται τὰ οὖρα κατὰ 1

100

Ch. XXVI. — DES CALCULS QUI SE FORMENT DANS LA VESSIE.

Les calculs qui se forment dans la vessie se comportent de la même 1
façon que ceux des reins, sauf que les premiers viennent plutôt aux enfants
qu'aux hommes, et qu'ils sont dus, non pas à une aussi grande chaleur
[que ceux des reins], mais plutôt à une matière trop épaisse et propre à
engendrer des pierres et à être figée sous l'action de la chaleur naturelle.
Contre l'épaisseur [des humeurs] il faut d'abord recourir aux atténuants, 2
afin d'empêcher une accumulation excessive de la matière épaisse, résultant vraisemblablement d'une voracité désordonnée et de l'immobilité
après les repas.

101

Ch. XXVII. — INDICES DE LA LITHIASE, D'APRÈS LES URINES.

Les urines, dans ce cas, ne présentent point de coction, et sont d'une 1

2 τὴν χροιὰν, καὶ ὑπόστασις ψαμμώδης καὶ ψωροειδής. Καὶ προσέτι
φιλοῦσι κνᾶσθαι τὸ αἰδοῖον ἢ διατείνειν αὐτὸ βιαίως καὶ πολλάκις, καὶ τότε πλέον ἡνίκα πρὸς τὴν τῶν οὔρων ἔκκρισιν ἐπείγονται.

102

κη'. Περὶ θεραπείας.

1 Εἴρηται μὲν οὖν καὶ ἔμπροσθεν ἰσχυρὰ βοηθήματα πρὸς τοὺς
2 ἐν κύστει λίθους. Εἴρηται[1] δὲ καὶ νῦν ἔτι δρασ]ικώτερα, καὶ χρόνῳ   5
πολλῷ καὶ πείρᾳ προσεξερευθέντα, καὶ μαρτυρούμενα, τό τε αἴγειον
3 αἷμα ἐπιχριόμενον ἔξωθεν θερμὸν μάλισ]α ποιεῖ. Κάλλιον δὲ καὶ
[εἰ[2]] ἐπάνω τῆς κύσ]εως θήσῃς τὸν τράγον · καὶ ἔτι κάλλισ]ον, εἰ ἐν
4 τῷ θερμῷ ἀέρι τοῦ βαλανείου χρίσῃς, καὶ οὕτως ἐπιδήσῃς. Ποίει
δὲ αὐτὸ οὐ μόνον ἅπαξ, ἀλλὰ καὶ πολλάκις καὶ ἐκ διαλείμματος.   10

---

[1] F. legend. εἰρήσθω. — [2] εἰ addo.

---

2 couleur blanchâtre; le sédiment en est sablonneux et d'apparence pso-
rique. [Les personnes affectées] sont portées à se gratter dans les parties
génitales ou à les distendre violemment, et cela fréquemment, mais surtout lorsqu'elles éprouvent le besoin d'uriner.

102

Ch. XXVIII. — TRAITEMENT.

1   On a indiqué précédemment des remèdes énergiques à employer contre
2 les calculs de la vessie. On en indique maintenant qui sont encore plus
efficaces, que le temps et l'expérience ont permis d'ajouter [aux autres],
et dont l'effet est attesté; ainsi, par exemple, le sang de chèvre, employé
3 tout chaud comme onction à l'extérieur, est excellent. Ce sera encore
mieux [si] vous placez le bouc [égorgé] au-dessus de la vessie; mais ce qui
est parfait c'est de pratiquer l'onction dans l'atmosphère chaude du bain
4 et de sauter dans ces conditions. Faites cela non pas une fois seulement,
mais à plusieurs reprises et par intervalles.

103

κθ'. Ψωριώσης κύσ7εως διάγνωσις.

Διαγίνωσκε τὴν ψωρίασιν τῆς κύσ7εως ἐκ τοῦ πιτυρώδη τινὰ 1
μόρια κατὰ τὸ χῦμα τῶν οὔρων φαίνεσθαι· διακρινεῖς δὲ αὐτὰ ἀπὸ
τῶν φερομένων ἀπὸ τῶν φλεβῶν. Καὶ γὰρ καὶ αἱ φλέβες ἔσ7ιν ὅτε 2
καὶ ὅλον τὸ σῶμα πολλάκις, ὥσπερ τινὰ ψωρίασιν ὑπομένουσιν ἐν
5 τοῖς ἀμέτροις καύσοις, καὶ φέρεται ἐξ αὐτῶν πιτυρώδη. Εἰ μὲν οὖν 3
τὸ οὖρον λεπ7ὸν εἴη κατὰ τὴν σύσ7ασιν, καὶ μᾶλλον δριμὺ, γίνωσκε
πιτυρώδη ἐκ τῶν φλεβῶν εἶναι· εἰ δὲ τὸ οὖρον παχὺ κατὰ τὴν σύσ7α-
σιν εἴη, γίνωσκε τὴν ψωρίασιν τῆς κύσ7εως εἶναι. Θεραπεύειν δὲ δεῖ 4
τοῖς δυναμένοις καθαίρειν, καὶ τελευταῖον τοῖς ξηραίνουσι καὶ εἰς
10 οὐλὴν ἄγουσι τὸ ἕλκος. Ἔσ7ι μὲν οὖν δυσχερὲς καὶ ἐγγὺς ἀνίατον ὡς 5
μηδὲν ἰσχύειν πρὸς τὸ πάθος βοήθημα. Ὅμως δὲ δεῖ βοηθεῖν καὶ μὴ 6
ἀποκάμνειν, ἀλλὰ διαίτῃ καὶ φαρμακείᾳ καὶ παντὶ τρόπῳ βοηθεῖν. Τὸ 7

103

Ch. XXIX. — MOYENS DE RECONNAÎTRE LA PSORIASE DE LA VESSIE.

Vous devez reconnaître la psoriase de la vessie à la présence des par- 1
ticules furfuracées qui se manifestent dans l'écoulement des urines. Il
vous sera loisible de les distinguer de celles qui proviennent des veines.
En effet, il arrive souvent que les veines, comme le corps tout entier, 2
éprouvent une sorte de psoriase, dans le cas de fièvres très-violentes,
et qu'il s'en échappe des particules furfuracées. Ainsi donc, lorsque 3
l'urine est ténue dans sa composition et âcre, concluez-en que ces particules proviennent des veines; si elle est épaisse dans sa composition,
tirez-en l'indication qu'il y a psoriase de la vessie. Il faut traiter par les 4
moyens capables de purger et, en dernier lieu, par des remèdes desséchants et qui soient de nature à cicatriser l'ulcère. Cette maladie est 5
rebelle, je dirais presque incurable, au point que nul remède ne peut
lutter victorieusement contre elle. Il n'en faut pas moins appliquer des 6
médicaments sans se décourager et faire concourir le régime et la thérapeutique, par tous les moyens possibles, au soulagement des malades. Le lait d'ânesse, administré avec une grande persistance, leur fera 7

γάλα τοίνυν τὸ ὄνειον πάνυ συνεχῶς διδόμενον τούτοις ὠφέλιμον.
8 Εἰ δὲ μὴ παρῇ, καὶ τὸ αἴγειον διδόμενον, καὶ πίνειν καὶ ἐσθίειν μὴ
μόνον, ἀλλὰ καὶ μετά τινος τῶν σιτωδῶν ἢ μετὰ ἄρτου ἢ μετὰ σεμι-
9 δάλεως ἢ ἰτρίου ἢ ἅλικος[1] ἢ χύτρου. Ὠφελεῖ τούτοις καὶ ὠὰ ἁπα-
λώτατα καὶ πεπόνων καὶ σικύων τὰ ἐντός· ἐν τροφῇ δὲ στρόβιλοι 5
νεαροὶ καὶ σταφίδες καὶ σπέρμα τοῦ σικύου πινόμενον, καὶ ὅσα διὰ
τῶν τοιούτων σκευάζεται, μετέχοντα καὶ τῶν ἀνωδύνων, ἢ κωνείου,
10 ἢ ὀπίου, διὰ τὴν ἄμετρον ὀδύνην. Οὐ δεῖ δὲ συνεχῶς τοῖς ἀνωδύνοις
πάνυ κεχρῆσθαι, εἰ μὴ πρὸς δύναμιν.

104

λ'. Βοήθημα ποιοῦν πρὸς τὰς ψωρώδεις διαθέσεις καὶ δυσουρίας
καὶ φλεγμονάς.

1   Στροβίλια κ', σικύου ἡμέρου σπέρματος κόκκοι μ', ἀμύλου, ναρ- 10

---

[1] ἄλυκος Ed. Corrigo. — [2] F. legend. χόνδρου. Comp. Œuvres d'Hippocrate, éd. Littré, t. II, p. 502, 503.

---

8 du bien. Si l'on n'en a pas, le lait de chèvre est bon aussi, pris non-
seulement en breuvage et comme nourriture, mais encore comme ingrédient avec divers aliments, avec du pain, de la farine sémidalise, de
9 l'itrion[1], de la farine d'épeautre, de la farine de gruau (?). Une chose
qui est encore d'un bon effet, ce sont des œufs tout à fait mollets et l'intérieur des concombres ou des courges; ou bien, comme nourriture, des
pommes de pin fraîches, des raisins secs, ou encore de la graine de
concombre prise en boisson et toutes choses préparées avec ces ingrédients, jouissant de propriétés anodines, ou avec la ciguë ou l'opium
10 dans le cas de douleurs trop vives. Il ne faut pas employer les calmants
d'une manière continue, mais rien que pour produire l'effet (?).

104

Ch. XXX. — REMÈDE EFFICACE CONTRE LES AFFECTIONS PSORIQUES, LA DYSURIE
ET LES INFLAMMATIONS.

1   20 petites pommes de pin, 40 pepins de courge de jardin (*littéralement*

---

[1] Voir une note sur ce gâteau, Œuvres d'Oribase, t. I, p. 562; voir aussi *ibid.* p. 20.

δοσ]άχυος ἀνὰ ∠ α΄, σελίνου σπέρμα ∠ ί΄, εἰς ὕδατος ξε α΄ · ἕψεται
ἡ νάρδος καὶ τὸ σέλινον, εἶτα τοῦ ἀφεψήματος μίγνυται τοῖς προγεγραμμένοις ἡ δόσις κο β΄.

105

λα΄. Περὶ διαβήτου.

Ὁ διαβήτης καλούμενός ἐσ]ιν ὅταν ἀμετρότερον ἐκκρίνεται τὸ 1
5 οὖρον αὐτοῖς, πολλάκις ἅμα τῷ πίνειν · οἷόν τι καὶ τοῖς λειεντε-
ριώδεσι συμβαίνει τὸ τὰ σιτία ἐκκρίνεσθαι, μηδὲ βραχὺ δυνάμενα
κρατεῖσθαι ἐν τῇ γασ]ρὶ, καὶ ἀλλοιοῦσθαι καὶ τρέφειν τὸ σῶμα.
Διό τινες οὐ διαβήτην μόνον καλοῦσι τὸ πάθος, ἀλλὰ καὶ εἰς οὖρα 2
διάρροιαν διὰ τὸ διαρρεῖν εὐθὺς τὸ πόμα; ἐπεὶ δὲ ἀμέτρως διψῶσι,
10 τοῦ ὑγροῦ παντὸς ἐκκρινομένου, καὶ διψακὸν τὸ πάθος ὠνόμασαν.
Τοιοῦτον μὲν οὖν ἐσ]ι καὶ διαφόρου τετύχηκεν ὀνόματος · γίνεται 3

---

adoucie par la culture), amidon [1], nard en épi, 1 drachme de chacun ;
graine de céleri, 10 drachmes dans 1 sextaire d'eau. On fait bouillir le
nard et le céleri, puis, de cette décoction, on mélange avec les ingrédients précités une dose de 2 cotyles (près d'un demi-litre).

105

Ch. XXXI. — DU DIABÈTE.

Il y a ce que l'on appelle *diabète* lorsque l'urine s'écoule en quantité 1
démesurée, souvent pendant que l'on boit, de même qu'il arrive aux
personnes affectées de lienterie de rendre par en bas leurs aliments sans
qu'ils puissent être retenus un seul instant dans le ventre, ni être transformés, ni nourrir le corps. Aussi certains [médecins] ne donnent pas à 2
cette maladie le seul nom de *diabète*, mais, en outre, celui de *diarrhée
urinaire*, à cause de l'écoulement immédiat des liquides absorbés. De
plus, comme les malades ont une soif immodérée, vu que tout le liquide
s'écoule, on a donné aussi à cette maladie le nom de *dipsacos* (de δίψα,
soif). Telles sont les dénominations diverses qu'elle a reçues. Elle a 3

---

[1] Voir note sur l'aliment à l'amidon, *Œuvres d'Oribase*, t. I, p. 561.

δὲ δι' ἀσθένειαν τῆς ἐν τοῖς νεφροῖς καθεκτικῆς δυνάμεως, καὶ διὰ
ῥώμην τῆς ἑλκτικῆς, ἥτις διὰ θερμασίαν ἀμετρότερον ἕλκειν ἀναγ-
κάζεται οὐ μόνον τὰ ἐν φλεψὶν, ἀλλὰ καὶ τὰ τοῦ ὅλου σώματος ὑγρά.

4 Διὸ καὶ πρὸς ταύτην ἐνίστασθαι δεῖ τὴν δυσκρασίαν, καὶ οὕτω
ποιεῖσθαι τὴν πᾶσαν θεραπείαν, ψύχοντας μὲν τὸ σῶμα καὶ ῥων-   5
νύοντας, ἐπικιρνῶντας δὲ τὸ ὅλον σῶμα καὶ ὑγραίνοντας· ἐπειδήπερ
ἐξ ἀνάγκης ξηρὸν εὑρίσκεται γινόμενον τὸ σῶμα διὰ τὴν πολλὴν
5 τῶν οὔρων ἔκκρισιν. Δεῖ οὖν καὶ πόμα τούτοις πλέον διδόναι τοῦ
συνήθους, ὥστε μηδὲ ὅλως δίψαν συγχωρεῖν γίνεσθαι, καὶ τροφὰς
δυσμεταβλήτους, ὥστε μὴ εὐχερῶς ἐξουρεῖσθαι καὶ λεπτοποιεῖσθαι   10
6 τὴν τροφήν. Τὸ γὰρ ἧπαρ θερμότερον γινόμενον καὶ δριμύτερον
τὴν γαστέρα ξηροτέραν ἐργάζεται, ἑλκομένων καὶ ἐκβοσκομένων
7 τῶν σιτίων τὴν ὑγρότητα. Δεῖ οὖν διδόναι τούτοις ἐξ ἀνάγκης
8 πλείονα τροφὴν καὶ παχύνουσαν, ὥστε δύνασθαι ἐπαρκεῖν. Ἄλιξ[1]

----

[1] ἄλυξ Ed. Corrigo.

----

pour origine l'affaiblissement de la puissance rétentive des reins et l'accroissement de la puissance attractive, qui, par suite d'un excès d'é-
chauffement, est amenée forcément à entraîner, non-seulement les li-
4 quides contenus dans les veines, mais même ceux de tout le corps. Voilà
pourquoi il faut combattre le mauvais tempérament qui s'y rapporte et
diriger tout le traitement dans ce sens, cherchant à rafraîchir et à fortifier
le corps, puis augmentant la quantité des liquides et les mélangeant
dans tout l'organisme; d'autant plus que le corps devient nécessairement
5 plus sec par suite d'une grande dépense d'urine. Il faut donc donner à
boire à ces malades dans des proportions inusitées, au point de leur faire
convenir qu'ils n'ont plus soif, et à manger des aliments d'une transformation difficile, de façon que leur nourriture ne soit pas facile à
6 convertir en urine et à atténuer. En effet, le foie devenu trop chaud et
trop âcre rend le ventre trop sec, les aliments attirant à eux et absorbant
7 son humidité. Il faut donc nécessairement donner à ces malades une
nourriture plus riche et épaississante, pour qu'elle puisse suffire à cette
8 dépense. Il n'y a rien de meilleur contre ces affections que l'épeautre (?)

τοίνυν τούτοις ἐπιτηδειότατος μετὰ ῥοσάτου ἢ χρυσατλικοῦ λαμβα-
νόμενος ἢ ῥοδομήλου ἢ ἡδρομήλου ἢ ὀλίγου σαρεφθίνου, ἢ τυρίου
ἢ κνιδίου· καὶ λαχάνων ἴντυβα ἢ τρώξιμα, ἢ θριδακίνη· καὶ τῶν
κρεῶν, βούλβιον[1], καὶ σλέρνιον, καὶ πόδες μάλισλα τῶν βοῶν, ἢ
5 ῥύγχη[2]· καὶ τῶν ἰχθύων, ἴσικος, ὀρφὸς, ἢ ἄλλος τις τῶν σκληρο-
σάρκων, καὶ τῶν πεπόνων ἡ σὰρξ ἐκτὸς τοῦ σπέρματος, καὶ μῆλα
τὰ πάνυ γλυκέα. Φεύγειν δὲ δεῖ τὰ ἀλμυρὰ πάντα καὶ δριμέα. Καὶ 9-10
μηδεὶς εἰς τοὺς ζωμοὺς ἐμβάλῃ ἢ ἀνίσου, ἢ κυμίνου, ἢ ὅλως τι τῶν
τοιούτων σπερμάτων ἢ τῶν οὖρα προτρεπόντων. Φευγέτω δὲ καὶ 11
10 ἐχίνου μεταλαμβάνειν ἢ ἀμυγδάλων, ἢ πισλακίων, ἢ ἰσχάδων, ἢ
φοινίκων· τῶν δὲ κασλάνων λαμβάνειν οὐδὲν ἄτοπον.

---

[1] Mot inconnu qui paraît être un diminutif du latin *vulva*. Torino emploie ce
dernier mot dans sa traduction. — [2] ῥέγχη Ed.; ῥώγχη C. Corrigo e lat. vers.

---

mélangé avec du vin aux roses, du chrysattique, ou du vin aux pommes
de roses, de la liqueur au jus de pommes, ou bien avec une petite quantité de [vin] sarephthin ou de Tyr ou de Cnide (?) ; en fait de légumes, des
intybes, ceux qui se mangent crus, la laitue sauvage ; en fait de viandes,
le ventre [de truie], les tripes, et les pieds, surtout ceux du bœuf, ou
le groin du porc ; en fait de poissons, l'isicus (?), l'orphe, et les autres à
chair dure ; des [fruits] tendres, la chair qui entoure le noyau ; les pommes
tout à fait sucrées. Il faut éviter tous les aliments salés et âcres. Ne vous 9-10
hasardez pas à prendre le jus exprimé de l'anis ou du cumin, ni généralement d'aucune graine de cette nature ou de celles qui provoquent les
urines. Évitez aussi les [fruits] épineux, ainsi que les amandes, les pistaches, 11
les figues sèches, les dattes. Quant aux châtaignes, elles ne présentent
aucun inconvénient.

106

λϛ'. Περὶ γονορροίας.

1 Γονόρροια γίνεται ποτὲ μὲν ὑπὸ πλήθους σπέρματος βαρύνοντος τὴν δύναμιν τὴν καθεκτικήν, τὴν οὖσαν ἐν τοῖς σπερματικοῖς ἀγγείοις, ὡς μὴ κατέχειν ἐπὶ πλέον ἔτι δύνασθαι τὸ τεχθὲν σπέρμα· ἔσ]ιν ὅτε καὶ διὰ δριμύτητα καὶ λεπ]ότητα τοῦ σπέρματος.

2 Ἐρωτᾷν οὖν χρὴ καὶ περὶ τῆς χρόας τοῦ σπέρματος καὶ τῆς συ- 5 σ]άσεως αὐτοῦ, καὶ τὰ προηγησάμενα αἴτια, τήν τε δίαιταν καὶ τὸν 3 προλαβόντα[1] βίον. Εἰ μὲν γὰρ ἦν εἰωθὼς ἀφροδισιάζειν καὶ πλείοσι κεχρῆσθαι μίξεσι, νῦν δὲ μετέβαλεν ἐπὶ τὸ σωφρονέσ]ερον καὶ καθάριον, ὁμολογουμένως ὑπὸ πλήθους τοῦτο ὑπομένειν, τῶν μορίων 4 μὴ δυναμένων φέρειν τὸ πλῆθος. Εἰ δὲ μηδὲν εἴη τοιοῦτον, χολω- 10 δέσ]ερον δὲ καὶ δριμύτερον μᾶλλον φαίνοιτο εἶναι τὸ ἐκκρινόμενον σπέρμα, γίνωσκε μᾶλλον ἐρεθίζεσθαι τὴν γονὴν καὶ φέρεσθαι διὰ

[1] F. leg. παρελθόντα. J'ai traduit en conséquence.

106

Ch. XXXII. — DE LA GONORRHÉE.

1 La gonorrhée a pour origine, tantôt une surabondance de sperme alourdissant la faculté rétentive qui existe dans les vaisseaux spermatiques au point de ne plus pouvoir retenir le sperme en formation, tantôt l'âcreté et la ténuité du sperme.

2 Il faut donc questionner le malade sur la couleur du sperme et sa composition, ainsi que sur les causes antécédentes, le régime suivi et la 3 vie passée. En effet, si, après s'être fait une habitude d'actes vénériens nombreux et variés, on modifie sa conduite dans le sens de la continence et de la pureté, il est constant que la maladie est amenée dans ce cas par la surabondance, les parties ne pouvant supporter cette sura4 bondance. Mais, s'il n'y a rien de tel, et que le sperme émis apparaisse plutôt avec un caractère bilieux et âcre, c'est le lieu de reconnaître que la semence est en état d'éréthisme et qu'elle est entraînée à cause

λεπ7ότητα · ὡς ἐπὶ τὸ πολὺ δὲ καὶ δι' ἀσθένειαν αὐτοῖς ἕπεται τῆς καθεκτικῆς δυνάμεως.

107

λγ'. Περὶ Θεραπείας.

Ἐπὶ μὲν οὖν τῆς ὑπὸ πλήθους γινομένης γονορροίας, πάντων 1
ἀπέχεσθαι σπουδάζειν τῶν πολλῶν τροφῶν, καὶ μάλισ7α τῶν γεν-
5 νώντων· χολὴν καὶ πλείονα πνεύματα, καὶ ἐρεθιζόντων τὴν ὕλην
προπετέσ7ερον φέρεσθαι πρὸς τὰ ἐκτός. Πολλὰ δέ ἐσ7ι τοιαῦτα 2
καὶ ἐν τροφαῖς καὶ ἐν φαρμάκοις· ἐν μὲν τροφαῖς, κῶνοι, κύαμοι,
ἐρέβινθοι, βολβοὶ, εὔζομα, γογγύλη, καὶ μάλισ7α τὸ σπέρμα αὐτῆς
πινόμενον· ὥσπερ καὶ τοῦ δαύκου τοῦ μεγάλου ἡμέρου τὸ σπέρμα,
10 καὶ τὸ ἡδύοσμον.

---

de sa ténuité; mais généralement aussi elle s'échappe à cause de la diminution de la faculté rétentive.

107

Ch. XXXIII. — TRAITEMENT.

Dans le cas de la gonorrhée ayant pour origine la surabondance, 1
il faut s'abstenir avec soin de tous les aliments riches, et surtout de
ceux qui engendrent la bile et de nombreux gaz, comme de ceux qui
excitent la matière à se précipiter au dehors. Un grand nombre d'aliments 2
et de remèdes produisent ces divers effets. Tels sont, parmi les aliments,
les pommes de pin (?), les fèves, les pois chiches, les oignons, la
roquette, les radis ou les raves, et surtout les breuvages faits avec leurs
graines, comme aussi la graine de grand panais cultivé et la menthe.

108

λδ'. Ὅσα ἐν φαρμάκοις γεννᾷ σπέρματα καὶ παρορμᾷ.

1 Ἐν δὲ φαρμάκοις ἀκαλήφης[1] τὸ σπέρμα πινόμενον καὶ κόσλος παρορμᾷ μετ' οἰνομέλιτος, ὄρχεως ἡ ῥίζα, ἥν τινες κυνὸς ὄρχιν λέγουσιν, ἡ μείζων παρορμᾷ πινομένη, σατύριον[2], σκίγκων τὰ περὶ τοὺς νεφροὺς ὡς ἐντατικὰ τῶν αἰδοίων πίνεται.

109

λε'. Ὅσα ξηραίνει τὴν γονήν.

1 Ταῦτα οὖν καὶ ὅσα τούτοις ὅμοια φεύγειν δεῖ ἢ ἐν ἐδέσμασι βάλ- 5
2 λειν, ἢ πίνειν ὅλως. Ἐσθίειν δὲ τὰ ἀντιπαθῶς ἔχοντα πρὸς τὸ τὴν γονὴν τίκτεσθαι πλείονα, καὶ σβεννύντα μᾶλλον τὸ σπέρμα, ἐξ ὧν ἐσλιν ὅ τε τοῦ ἄγνου καρπὸς πεφρυγμένος καὶ ἄφρυκτος, καὶ τὰ φύλλα δὲ καὶ τὰ ἄνθη ὑποσλρωννύμενα τὰ αὐτὰ ποιεῖν δύνανται.

---

[1] ἀκαλύφης Ed. Corrigo.—[2] σατόριον Codd.

108

Ch. XXXIV. — REMÈDES QUI ENGENDRENT LE SPERME ET L'EXCITENT.

1 En fait de remèdes, la graine d'ortie prise en potion est un excitant, ainsi que le costus employé avec du vin miellé, ou la grande racine d'orchis, appelée quelquefois testicule de chien, qui, prise en potion, est un stimulant, le satyrium, les parties des grands lézards avoisinant les reins, administrées comme breuvage portant à l'érection du membre viril.

109

Ch. XXXV. — REMÈDES POUR DESSÉCHER LA SEMENCE.

1 Ces remèdes et tous leurs analogues, il faut éviter de les mettre dans
2 la nourriture ou de les prendre en potion. On doit rechercher ce qui combat la production exagérée de la semence et ce qui consume plutôt le sperme, notamment le fruit de l'agnus-castus, desséché ou non; un

Θρίδακος σπέρμα μεθ᾽ ὕδατος πινόμενον τὰ αὐτὰ ποιεῖν εἴωθε, καὶ 3
ἐπέχειν γονόῤῥοιαν · ὅθεν καὶ τοῖς ὀνειρώτἴουσι δίδοται. Ὁμοίως δὲ 4
καὶ ὁ τῆς ἀγρίας κανάβεως καρπὸς, εἰ πλείων ποθεὶς[1] εἴη, ξηραίνει
τὴν γονήν. Ὄρχις, ὅν τινες [κυνὸς][2] ὄρχιν λέγουσιν, ἢ ἐλάτἴων ῥίζα 5
5 πινομένη ἐπέχει τὸ σπέρμα, μόλυβδος ταῖς ψόαις ἐπιτιθέμενος, τοὺς
ὀνειρώτἴοντας ὀνίνησι. Νυμφαίας ἡ ῥίζα καὶ τὸ σπέρμα τοῖς ὀνει- 6
ρωγμοῖς καλῶς ποιεῖ, ἀμετρότερον δὲ φερομένοις ἐν οἴνῳ μέλανι
αὐσἴηρῷ πινομένη. Καὶ περικλυμένου τὰ φύλλα καὶ ὁ καρπὸς ξη- 7
ραίνει τὸ σπέρμα, καί τινάς φασιν ἀγόνους γενέσθαι τοὺς ἐπὶ τὸ
10 πολὺ πίνοντας.

Καθόλου οὖν τὰ ψύχοντα καὶ ξηραίνοντα, ἐφ᾽ ὧν καὶ πλῆθός 8
ἐσἴι σπέρματος, καὶ ἀσθενὴς ἡ καθεκτικὴ δύναμις, ἐπιλέγεσθαι δεῖ,
καὶ ἐν τροφαῖς καὶ ἐν φαρμάκοις Παραιτεῖσθαι δὲ τὰ φυσώδη μετὰ 9

---

[1] ποθείς. Corrigo. — [2] Supplendum censeo κυνός ut supra habetur. Goupyl est
du même avis. Cp. frag. 108.

---

lit de ses feuilles et de ses fleurs produit le même effet. La graine de 3
laitue bue avec de l'eau n'est pas moins efficace et arrête la gonorrhée;
aussi la fait-on prendre aussi contre les pollutions nocturnes. Il en est de 4
même du chènevis; si l'on en boit une bonne quantité, il dessèche la
semence. Citons encore l'orchis, que l'on nomme quelquefois testicule 5
[de chien], ou petite racine qui, prise en potion, retient le sperme; du
plomb appliqué sur les régions lombaires est un remède utile contre les
pollutions nocturnes. La racine du nénuphar et sa graine sont d'un bon 6
effet dans le même cas, et, dans celui des écoulements immodérés, [cette
même racine] prise en potion dans du vin noir et âpre. Le fruit et le 7
feuillage du chèvrefeuille dessèchent encore le sperme, et l'on prétend
même que certains sont devenus impuissants pour en avoir pris en potion
une grande quantité.

Donc, en général, les substances refroidissantes et desséchantes, soit 8
comme aliments, soit comme remèdes, sont à rechercher pour traiter
ceux chez qui il y a surabondance de sperme et amoindrissement de la
faculté rétentive. Il faut éviter celles qui ont le double caractère de fla- 9

τοῦ θερμαίνειν, τὰ δὲ ἄφυσα[1] ἐπιλέγεσθαι μετὰ τοῦ μὴ πάνυ θερ-
10 μαίνειν. Εἰ δὲ λεπὸν καὶ δριμὺ τὸ σπέρμα τύχῃ εἶναι, διδόναι μὲν
δεῖ καὶ τῶν εἰρημένων ὅσα ψύχειν καὶ ξηραίνειν δύνανται βοηθή-
11 ματα, μάλιστα δὲ τῇ τροφῇ προσέχειν. Δέονται γὰρ οὗτοι τῶν
ἐπικιρνώντων καὶ ἐμψυχόντων πάνυ, καὶ λουτρῶν εὐκράτων, ὥστε   5
παχυνθεῖσαν ἠρέμα τὴν γονὴν καὶ εὔκρατον γινομένην μηκέτι φέ-
12 ρεσθαι. Τὸ πήγανον καὶ θερμὸν ὑπάρχον παχύνειν τὴν γονὴν
μεμαρτύρηται · διὸ καὶ ὠφελεῖ πρὸς τὸ μὴ συνεχῶς ὀνειρώτ]ειν τε
καὶ ἐκτήκειν τὴν γονὴν, καὶ τὴν ὅλην δὲ αὐτοῦ οὐσίαν οὐ μόνον τὴν
κράσιν, οἰκείως πρὸς τοῦτο ἔχειν.   10

110

λς'. Περὶ πριαπισμοῦ.

1   Τὰ αὐτὰ δὲ καὶ ἐπὶ τῶν ἐχόντων πριαπισμὸν δεῖ ποιεῖν, καὶ

[1] ἄφυσσα Ed. Corrigo.

---

tulentes et d'échauffantes, et choisir, au contraire, celles qui ont le double
10 caractère inverse. Maintenant, s'il arrive que le sperme soit ténu et âcre,
il faut administrer, parmi les remèdes précités, ceux qui sont de nature
à le rafraîchir et à le dessécher, et se préoccuper surtout de l'alimenta-
11 tion. Ces malades ont besoin de ce qui opère le mélange [des humeurs],
de tout ce qu'il y a de plus rafraîchissant et de bains convenablement
composés, de façon que la semence, devenant insensiblement plus épaisse
et mieux proportionnée dans ses diverses parties, ne soit plus suscep-
12 tible d'écoulement. Que la rue, étant chaude, épaississe la semence,
c'est un fait avéré; aussi est-elle efficace pour combattre les pollutions
nocturnes continues et l'atténuation de la semence, et c'est dans toute sa
substance et non pas seulement dans son tempérament qu'elle possède
cette bienfaisante qualité.

110

Ch. XXXVI. — DU PRIAPISME.

1   Il faut traiter de la même façon ceux qui sont affectés de priapisme;

ἀπέχεσθαι μὲν τῶν θερμοτέρων ἐδεσμάτων καὶ ἀναλύειν δυναμένων
τὴν ὕλην εἰς πνεύματα καὶ ἀνασλομεῖν¹ τὰς ἀρτηρίας τὰς εἰσβαλλούσας
εἰς τὸ αἰδοῖον σηραγγῶδές τε ὂν καὶ ἐπιτηδείως ἔχον πρὸς τὸ ὑποδέχεσθαι τὰ διατείνειν αὐτὸ καὶ φυσᾶν δυνάμενα πνεύματα. Ὥσ7ε 2
5 οὐ μόνον τῶν θερμαινόντων, ἀλλὰ καὶ τῶν γλίσχρον χυμὸν τίκτειν
δυναμένων, ἢ καὶ² τοιούτων φείδεσθαι δεῖ τὸν πάσχοντα πάσης τε
θέας αἰσχρᾶς καὶ ὁμιλίας καὶ φαντασίας πάσης, ὥσ7ε πανταχόθεν
ἐκκόπ7εσθαι πᾶσαν κίνησιν ὑπομιμνήσκειν δυναμένην τὴν φύσιν
ἐπεγείρεσθαι. Πολλοὶ οὖν τοῦτο φυλαξάμενοι, τελείως ἀπηλλάγησαν 3
10 τοῦ πάθους. Ὅσοι δὲ μετὰ τοῦ τὴν δίαιταν ἔχειν θερμὴν καὶ ὑγρὰν 4
ὥσ7ε τίκτεσθαι πάλιν τὸ σπέρμα, καὶ τῶν ἐπιθυμιῶν τῶν αἰσχρῶν
οὐκ ἐπαύσαντο, οὗτοι καὶ μετὰ θάνατον ὀρθὸν εὑρέθησαν ἔχοντες καὶ
ἐκτεταμένον τὸ μόριον. Κηρωτὴ οὖν ῥοδίνη καλῶς τούτοις ποιεῖ 5
μετὰ ψυχροῦ ὕδατος ἀνακοπ7ομένη καὶ ὀλίγου³ ὄξους. Τὰ δὲ πάνυ 6
15 ψύχοντα παραιτεῖσθαι, καὶ μάλισ7α τὰ σ7ύφοντα καὶ ναρκωτικὰ,

¹ On ne connaît qu' ἀνασ7ομόω. — ² κατὰ Ed. Corrigo. Nil deest, ut opinor,
sed tantum καὶ pro κατὰ legendum. — ³ ὀλίγου Ed. Corrigo.

---

ils doivent s'abstenir d'aliments trop chauds, pouvant résoudre la matière
en gaz et élargir les artères qui introduisent dans le pénis, organe garni
de trous nombreux et disposé pour les recevoir, les gaz propres à le distendre et à le gonfler. Aussi faut-il sevrer le malade non-seulement de 2
ce qui échauffe, mais, en outre, de ce qui peut engendrer une humeur
visqueuse ou produire des effets·analogues, tel que spectacles, conver-
sations, pensées obscènes; de façon à écarter autour de lui tout mouvement qui pourrait raviver par le souvenir la surexcitation de la nature.
Beaucoup [de malades], grâce à cette précaution, ont été complète- 3
ment guéris.·Ceux qui, tout en observant un régime chaud et humide 4
de nature à favoriser une nouvelle formation de sperme, ne mettent pas
de terme à leurs désirs lubriques, ceux-là, même après la mort, on leur
trouve le membre viril roide et distendu. Le cérat à la rose réussit bien 5
à ces individus, battu dans de l'eau fraîche mélangée d'un peu de vinaigre.
Proscrire tout ce qui est très-refroidissant, surtout les astringents et les 6
narcotiques, afin d'éviter que la maladie ne se complique d'une perspi-

7 διὰ τὸ μὴ τὸ πάθος δυσδιαφόρητον γενέσθαι. Πινέτωσαν δὲ πάντα
τὰ δυνάμενα μετριάζειν τὴν γονὴν, καὶ μάλιστα τῆς νυμφαίας τὸ
σπέρμα καὶ τὴν ῥίζαν· πάνυ γὰρ ἀντιπαθῶς ἔχειν πρὸς ταῦτα
τετήρηται, καὶ οὐ μόνον κράσει τινὶ δρᾷ, ἀλλὰ καὶ ὅλῃ τῇ οὐσίᾳ
8 αὐτῆς. Κινήσει δὲ κεχρήσθωσαν καὶ ἀνατρίψει τῶν ἄνω μερῶν καὶ [1]   5
εἰς ἀλτῆρας γυμναζέσθωσαν καὶ σφαῖραν[2], ἀντισπᾶσθαι τὴν ὕλην,
καὶ τὸ φυσῶδες πνεῦμα διαφορεῖσθαι.

<h1 style="text-align:center">111</h1>

Θ', α'. Περὶ κωλικῆς διαθέσεως.

1 Δεινόν τι πάθος καὶ ὀδυνηρὸν ἡ κωλικὴ διάθεσις, πρὸς τούτοις
2 καὶ τὸ δυσδιάγνωστον ἔχουσα. Καὶ τὸ μὲν ἐπιφέρειν τὰς ὀδύνας
σφοδρὰς, εἰκότως τῷ κώλῳ προσγίνεται, διὰ τὸ πυκνὸν εἶναι καὶ   10
παχὺ καὶ νευρῶδες τὸ κῶλον, καὶ μηδὲν τῶν ἐκεῖ συρρεόντων[3] εὐχε-
3 ρῶς διαφορεῖσθαι δυνατὸν, καθάπερ ἐπὶ τῶν λεπτῶν ἐντέρων. Τὸ

---

[1] ἀρτῆρας Ed. — Goupyl propose cette correction : καὶ διὰ τῶν ἀλτήρων καὶ
σφαίρας γυμν. ἀντισπ. τὴν ὕλην... — [2] Hic f. supplend. διὰ τό. — [3] συῤῥυέντ. B.

---

7 ration difficile. Que les malades prennent en potion tout ce qui peut
modérer la semence, notamment la graine du nénuphar et sa racine; car
l'efficacité de ces substances est un fait qui a été observé, non-seulement
en raison de leur tempérament, mais encore dans son essence même.
8 Qu'ils aient recours aussi à l'exercice fréquent et au frictionnement des
parties supérieures, qu'ils s'exercent avec les haltères et la paume, afin de
tirer en sens contraire la matière [spermatique] et de provoquer l'évacuation des gaz flatulents.

<h1 style="text-align:center">111</h1>

Livre IX, ch. 1er. — DE L'AFFECTION DITE COLIQUE.

1 L'affection dite *colique* est un état dangereux, faisant beaucoup
2 souffrir, et, qui plus est, fort difficile à diagnostiquer. Quant au premier point, c'est-à-dire les souffrances qu'elle occasionne, elles tiennent
à ce que le côlon est dense, épais, nerveux, et à ce que rien de ce qui
s'y accumule ne peut être facilement évacué, comme il arrive pour les
3 intestins grêles. En ce qui touche la difficulté de la diagnostiquer, elle

δὲ δυσδιαγνωσ]ικὸν [1] ἐκεῖ σάλιν, ἐκ τοῦ καὶ ἄλλοις μορίοις
τοιαῦτα συμπ]ώματα συμβαίνειν, οἷα τοῖς τὸ κῶλον ἀλγοῦσιν. Ὅπως 4
οὖν μὴ σλανᾶσθαί τις μέλλων τυφλώτῃ σερὶ τὴν θεραπείαν,
ἀναγκαῖόν ἐσ]ιν εἰδέναι καὶ διακρίνειν ἡμᾶς σρότερον, εἰ τὸ κῶλόν
5 ἐσ]ιν τὸ σάσχον, ἢ ἄλλο τι μόριον, καὶ τίνες εἰσὶν ἐν αὐτῷ συμ-
βαίνουσαι διαθέσεις, καὶ ὅπως ἑκάσ]ην αὐτῶν διάθεσιν κατ᾽ ἰδίαν
δεῖ διαγινώσκειν [2]. Οὐδὲ γὰρ μία τίς ἐσ]ιν ἐν αὐτῷ συνισ]αμένη 5
διάθεσις, ἀλλὰ σολλαὶ καὶ σοικίλαι. Καὶ γὰρ διὰ ψυχροὺς χυμοὺς 6
καὶ χολώδεις, ἤτοι φλέγματος σεριουσίαν [3] τικτομένου ἐν αὐτῷ, ἢ
10 ἑτέρωθεν ἐπιρρέοντος καὶ διὰ φλεγμονὴν καὶ διὰ ξηρὰν κόπρον ἰσχο-
μένην καὶ σνευμάτων σλειόνων καὶ σαχυτέρων ἔνσ]ασιν καὶ δι᾽
ἄλλα μυρία, οὐ μόνον διὰ σρωτοπάθειαν τὸ τοιοῦτον γίνεται σάθος,
ἀλλὰ καὶ κατὰ συμπάθειαν τῶν γειτνιώντων αὐτῷ μορίων. Καὶ γὰρ 7
καὶ κύσ]εως φλεγμαινούσης, καὶ νεφρῶν, καὶ ἥπατος, καὶ σπληνὸς,
15 καὶ διαφράγματος, καὶ κοιλίας καὶ λαγόνος. Ἀλλὰ τὰς μὲν κατὰ 8

---

[1] Sic A B. Edit.: διαγνωσ]ικὸν.— [2] δεῖ γιν. B. — [3] Sic A B. Ed. : σερὶ οὐσίαν.

provient de ce que d'autres parties manifestent des symptômes analogues
à ceux qui accompagnent les douleurs du côlon. Donc, afin que, sur le 4
point de s'engager dans la voie de l'erreur, on ne soit pas aveuglé en
fait de traitement, il est nécessaire de savoir et de discerner tout d'abord
si c'est bien le côlon qui est affecté, ou si ce n'est pas telle ou telle
autre partie, puis quels sont les divers états dans lesquels il se trouve,
enfin quels sont les moyens de diagnostiquer chaque état en particulier. C'est qu'en effet il y en a plus d'un, et ils sont même nombreux 5
et variés. Les humeurs froides et bilieuses [amassées dans le côlon], ou 6
l'invasion de la pituite formée dans cet intestin ou y affluant d'ailleurs, enfin l'inflammation, l'arrêt d'excréments secs, l'obstruction de
gaz abondants et trop épais, en un mot, mille autres causes, et non pas
seulement une affection originaire [de cet organe], mais une sorte de
communauté de sensations avec les parties qui l'avoisinent, telles sont les
raisons d'être de cette maladie. Ajoutons-y l'inflammation de la vessie, 7
des reins, du foie, de la rate, du diaphragme, de la cavité intestinale,
des flancs. Du reste, les obstructions du ventre et des intestins produites 8

συμπάθειαν συμβαινούσας ἐπισχέσεις τῆς γασ7ρὸς καὶ τῶν ἐντέρων,
οὐδὲ κωλικὰς δεῖ καλεῖν διαθέσεις, περὶ ὧν ἐν τῷ περὶ εἰλεῶν,
ὅπερ τινὲς καὶ χορδαψὸν εἰώθασι καλεῖν, ἐκεῖσε δειχθήσεται·
νῦν γὰρ περὶ τῶν κατὰ πρωτοπάθειαν ἐν αὐτῷ μόνῳ συνισ7αμένων
9 πρόκειται διαλαβεῖν. Ἐπειδὴ δὲ τὰ συμβαίνοντα πάθη τοῖς τὸ κῶλον 5
ἀλγοῦσι, καὶ τοὺς νεφροὺς, πολλὴν ἔχουσιν ὁμοιότητα, ὥσ7ε πρὸς
τὴν διάκρισιν αὐτῶν κάμνειν ἔσθ' ὅτε καὶ τοὺς ἐπισ7ήμονας ἰατροὺς,
ἔσ7ιν ἀναγκαῖον περὶ τούτου διαλαβεῖν πρῶτον, ὅπως μὲν ἐοίκασιν
ἀλλήλοις, κατά τι δὲ διαφέρονται, ὥσ7ε διαγνωσθέντος ἑκατέρου
πάθους, μηδεμίαν περὶ τὴν θεραπείαν πλάνην ἡμᾶς ὑπομένειν. 10

112

β'. Πῶς διακρινοῦμεν τοὺς κωλικοὺς[1] ἀπὸ τῶν νεφριτικῶν.

1 Πρῶτον μὲν αἱ ὀδύναι τοῖς κωλικοῖς συνεχέσ7εραι καὶ ἰσχυρότεραι τῶν νεφριτικῶν εἰσιν· ἔπειτα δὲ καὶ οἱ συμβαίνοντες ἔμετοὶ

_____
[1] κωλιτικοὺς A, hic et ubique.

---

en vertu de cette sympathie, il ne faut pas leur donner le nom de coliques :
nous en parlerons en traitant de l'iléus, que certains dénomment aussi
chordapsus. Pour le moment, notre dessein est de discuter les faits qui
concernent le côlon seul en vertu d'une affection ayant pris naissance en
9 lui-même. Comme les affections qu'éprouvent ceux qui souffrent du côlon
et les néphrétiques ont une grande ressemblance, et même si grande,
que des médecins fort savants ont parfois beaucoup de peine à les discerner, il faut d'abord traiter la question de savoir à quel point de vue
elles se ressemblent entre elles, et en quoi elles diffèrent, de telle façon
que, chacun de ces deux ordres d'affections bien diagnostiqué, nous ne
soyons, dans le traitement, exposés à aucune erreur.

112

Ch. II. — COMMENT NOUS DISCERNERONS LA COLIQUE DE LA NÉPHRÉTIQUE.

1 D'abord, dans la colique, les douleurs sont plus continues et plus
fortes que dans la néphrétique; en second lieu, les vomissements qui

πλείονές εἰσι καὶ συνεχέσ]εροι καὶ Φλεγματώδεις, ἥ τε γασ]ὴρ
ἐπέχεται τούτοις πολὺ πλέον, ἢ τοῖς νεΦριτικοῖς, ὥσ]ε μήτε Φύσαν
ὅλως διεξιέναι δύνασθαι · οὐ γὰρ μόνον ἐπὶ τῶν κωλικευομένων γίνεται ἡ ὀδύνη περὶ αὐτὸ τὸ κῶλον, ἀλλὰ περιλαμβάνει καὶ ἕτερα
5 περικείμενα μέρη, ἔσθ' ὅτε δὲ καὶ τὴν γασ]έρα πᾶσαν, ὅπερ ἐπὶ
τῶν νεΦριτικῶν οὐ συμβαίνει. Ἐρηρεισμένη γὰρ ἐν αὐτοῖς ἡ ὀδύνη, 2
οὐ μεταβαίνουσα τόπους ἄλλους καὶ ἄλλους ὁρᾶται · ὥσ]ε σαΦὴς
καὶ ἐκ τούτων ἔσ]ω σοι ἡ διαΦορὰ πρὸς νεΦριτικούς. Λοιπὸν δὲ 3
καὶ τὰ οὖρα παχύτερα μὲν ἐπὶ τῶν κωλικῶν, ἐπὶ δὲ τῶν νεΦριτικῶν,
10 ὑδατώδη μὲν ἐν ταῖς ἀρχαῖς, προϊόντος δὲ τοῦ χρόνου ψαμμώδη,
ὥσπερ ἐπὶ τῶν κωλικῶν οὐ συμβαίνει. Καὶ ἐπὶ μὲν τῶν κωλικῶν, 4
εὐθὺς μετὰ τὸ συμβῆναι τὴν γασ]έρα ἐκκρίνεσθαι, παραυτίκα καὶ
ἡ ὀδύνη παύεται, ὅπερ ἐπὶ τῶν νεΦριτικῶν οὐκ ἀκολουθεῖ, ἀλλὰ
καὶ μετὰ τὴν ἔκκρισιν οὐδὲν ἧτ]ον ἐπιμένουσα Φαίνεται. Καὶ αὕτη 5
15 μὲν αὐτῶν ἡ διάκρισις. Καὶ δεῖ προσέχοντας καὶ διεγνωκότας ἀκρι- 6

---

surviennent sont plus fréquents, plus prolongés, pituiteux ; le ventre est
aussi plus obstrué que dans la néphrétique, au point que les flatuosités
ne peuvent pas du tout passer ; car, lorsqu'il y a colique proprement dite,
la douleur ne se produit pas seulement au côlon lui-même, mais elle
gagne, en outre, les parties environnantes, parfois même tout le ventre,
ce qui n'a pas lieu dans la néphrétique. La douleur s'attache aux reins et 2
on ne la voit pas voyager d'un point sur un autre : cela vous fournira
un moyen non équivoque de différencier [la colique] et la néphrétique.
Au surplus, les urines sont plus épaisses dans la colique, tandis que, chez 3
les néphrétiques, elles sont aqueuses au début, puis avec le temps elles
deviennent sablonneuses, ce qui n'a pas lieu chez ceux qui sont affectés
de la colique. Dans cette dernière affection, aussitôt après l'évacuation 4
alvine, la douleur cesse instantanément, tandis que, chez les néphrétiques, cet effet n'est pas immédiat, et l'on voit la douleur persister même 5
après l'évacuation. Tels sont les moyens de distinguer ces deux affections.
De plus, après avoir considéré attentivement et diagnostiqué avec préci- 6
sion [l'état du malade], on doit aborder le traitement avec la même

7 ὥς, οὕτως ἐπὶ τὴν θεραπείαν ἔρχεσθαι. Τὸ γὰρ ὡς ἔτυχεν ἐπὶ
τηλικούτων παθῶν κατατολμᾶν προσφέρειν βοηθήματα, μεγίστων
8 κακῶν ἔσθ' ὅτε καὶ θανάτων αἴτιον γίνεται. Γνωριεῖς δὲ καὶ τὰς
διαφόρως συμβαινούσας περὶ τὸ κῶλον διαθέσεις οὕτως.

113

ΙΒʹ, οζʹ. Περὶ ἀμφημερινοῦ[1].

1 Ὅτι τὴν γένεσιν ὁ ἀμφημέρινος πυρετὸς ἀπὸ φλέγματος ἔχει, 5
2 πᾶσιν ὡμολόγηται. Καὶ γὰρ οὔτε οἱ πυρετοὶ φαίνονται τούτοις
ὄντες ὀξεῖς, οὔτε διψώδεις σφόδρα, οὔτε διακαές τι καὶ ξηρὸν ἔχουσι
κατὰ τὴν ἀφὴν εὐθὺς ἁπτομένοις, ἀλλὰ μᾶλλον τοῖς χρονίζουσιν
3 ἀναδιδομένη φαίνεται ἐκ τοῦ βάθους καπνώδης θερμασία. Καὶ οἱ
σφυγμοὶ δὲ ὡς ἐπὶ τὸ πολὺ μικροὶ καὶ ἀραιοὶ, καὶ ἡ ἀνάβασις οὐ 10
4 ταχεῖα, πολὺν δὲ χρόνον μᾶλλον κατέχουσα. Καὶ οἱ ἱδρῶτες δὲ οἱ
γιγνόμενοι αὐτοῖς οὐδέποτε φανεροῦσι διάλειμμα, οἷόν ἐστι πολ-

[1] Cp. Galien, *Méthode thérapeutique, à Glaucon*, I, VII.

---

7 attention. Lorsqu'il s'agit de maladies aussi graves, une application témé-
raire de remèdes choisis trop légèrement peut devenir la cause des plus
8 grands maux, et même de la mort. C'est donc ainsi que vous reconnaîtrez
les affections qui se produisent de diverses manières dans le côlon.

113

Livre XII, ch. LXXVII. — FIÈVRE QUOTIDIENNE.

1 Que la fièvre quotidienne tire son origine de la pituite, tout le monde
2 en convient. En effet, il est constaté que ces sortes de fièvres ne sont pas
aiguës, qu'elles ne donnent pas une grande soif, qu'elle ne rendent pas
tout de suite [la peau] brûlante et sèche au toucher, mais plutôt qu'on
voit se produire en ceux chez qui elle devient chronique une chaleur
3 fumeuse qui vient des profondeurs. Le plus généralement, le pouls est
petit et faible, l'acmé ne se produit pas vite et se prolonge beaucoup.
4 Les sueurs qui surviennent à ceux qui ont cette fièvre n'amènent
jamais d'intermittence, ce que l'on observe souvent dans le cas de la

λάκις ἰδεῖν ἐπὶ τριταίου φαινόμενον, ἢ τεταρταίου. Σαφέσ1ερον δέ 5
σοι καὶ κατάδηλον ἔσ1αι τὸ εἶδος τοῦ πυρετοῦ καὶ ἐκ τῶν προηγη-
σαμένων ἔτι μᾶλλον, εἰ μὴ παρέργως, ἀλλὰ μετὰ πολλῆς ἀκριβείας
ἐπιζητῆσαι καὶ ἐξετάσαι σπουδάσεις ἅπαντα· καὶ γὰρ ἀπεψίαι ὡς
5 ἐπὶ τὸ πολὺ, καὶ ἀδδηφαγίαι, καὶ λούτρων ἀμέτρων χρήσεις, καὶ
ἥπατος δ' ἔσθ' ὅτε καὶ σ1ομάχου προηγεῖται κατάψυξις. Τούτοις 6
οὖν προσέχειν καὶ κατανοεῖν ἀκριϐῶς δεῖ τὸν τὸ εἶδος τοῦ πυρετοῦ
γινώσκειν ἐθέλοντα. Ποτὲ μὲν γὰρ πάντα τὰ σημεῖα ἅμα πάρεισι, 7
ποτὲ δὲ οὔ. Ἐπὶ μὲν γὰρ τῶν γνησίων ἅπαντα σχεδὸν εὑρίσκεται· 8
10 ἐπὶ δὲ τῶν νόθων, οὐ πάντα, ἀλλά τινα μὲν αὐτῶν πάρεισι, τινὰ
δ' οὐκ ἀεὶ διὰ τὰς¹ τότε, καὶ πλείσ1η τις ἐν αὐτοῖς εὑρίσκεται ἡ
διαφορὰ καὶ κατὰ τὴν θεραπείαν, καὶ κατὰ τὸ εἶδος. Ἡ μὲν οὖν
διάγνωσις οὕτω γιγνέσθω· εἴρηται δὲ καὶ τῷ θειωτάτῳ Γαληνῷ
ἐπὶ πλέον, καὶ Ῥούφῳ, καὶ πολλοῖς τῶν ἄλλων παλαιῶν.

---

fièvre tierce ou de la fièvre quarte. Mais vous verrez mieux et tout à fait 5
clairement en quoi consiste cette variété de fièvre si, loin d'y mettre de
la négligence, vous apportez une exactitude rigoureuse dans la recherche
et dans l'examen de tous les faits; car le plus souvent elle a pour
antécédents de mauvaises digestions, un appétit vorace, un usage immo-
déré du bain, un refroidissement du foie et de l'estomac. Il faut tenir 6
grand compte de ces circonstances et les observer avec exactitude lorsque
l'on veut reconnaître de quelle espèce de fièvre il s'agit. Tantôt ces divers 7
symptômes apparaissent tous ensemble, tantôt non. Ils se manifestent 8
à peu près tous dans le cas des fièvres légitimes; dans celui des fausses
fièvres, certains d'entre eux surviennent mais certains autres pas toujours; en un mot, il existe dans ces fièvres la plus grande diversité, et
quant au traitement et quant à la spécification. Voilà ce qu'il en est du
diagnostic; il en a été traité tout au long par le très-divin Galien, par
Rufus et par beaucoup d'autres médecins de l'antiquité.

ΡΟΥΦΟΥ ΕΦΕΣΙΟΥ

ΕΚ ΤΩΝ

ΠΑΥΛΟΥ ΤΟΥ ΑΙΓΙΝΗΤΟΥ[1].

114

Β′, λε′. Ἐκ τῶν Ῥούφου περὶ λοιμοῦ[2].

1 Πάντα ἂν γένοιτο ἐν λοιμῷ τὰ δεινότατα, καὶ οὐδὲν ἀποκεκριμ-
μένον, ὥσπερ καθ᾽ ἕκαστον νόσημα[3] . . . .

2 Χρηστὸν δὲ καὶ τοῦτο προπότισμα· ἀλόης μέρη β′ ἀμμωνιακοῦ
θυμιάματος μέρη β′ σμύρνης μέρος ἕν, τοῦτο λειώσαντες ἐν οἴνῳ

[1] Sur ces fragments de Paul d'Égine, voir la préface, IV, 5. — [2] Cp. Orib. *Synopsis*, VI, xxv. — [3] Même texte que dans Oribase jusqu'à la phrase finissant par les mots κάτωθεν πρὸς τὰ ἔξω (t. V, p. 303, l. 2); vient ensuite le texte que nous donnons, et qui est particulier à la compilation de Paul d'Égine.

FRAGMENTS
DE RUFUS D'ÉPHÈSE
EXTRAITS DE PAUL D'ÉGINE.

114

Livre II, ch. XXXV. — SUR LA PESTE.

1 Tous les accidents les plus terribles peuvent avoir lieu dans la peste, et il n'y a rien de spécial comme dans chaque autre maladie. . . . .

2 Voici un bon propoma[1]. Aloès, 2 parties; encens de gomme d'ammo-
niaque, 2 parties; myrrhe, une partie; broyer le tout, puis en fai

[1] Sur le sens du mot προπόμα, voir *Œuvres d'Oribase*, t. I, p. 649.

εὐώδει δοτέον, ὅσον κυάθου ἥμισυ, δηλονότι καθ' ἡμέραν. Οὐκ οἶδα 3
(φησὶν ὁ Ῥοῦφος) ὅστις μετὰ τούτου τοῦ ποτοῦ οὐχ ὑπερδέξιος ἐγένετο τοῦ λοιμοῦ · ταῦτα μὲν ὁ Ῥοῦφος.

115

Γ′, γ′. Περὶ πιτυριάσεως.

· ·

5 Ἄλλο[1]· Νίτρου, φέκλης, μυροβαλάνων, ἀνὰ λι. α′, σταφίδος ἀγρίας 1
λι. α′ ϛ′, τὴν κεφαλὴν σμῆχε οἴνῳ αὐτὰ ἀναλύσας[2]. Εἰ δὲ τὸ ἄλλο 2
σῶμα κνησμὸν ἔχοι, ξηρόν· πρὸς δὲ τὰς ὑγροτέρας πιτυριάσεις,
ἅλμῃ ἀπόκλυζε ἢ θέρμων ἀποζέματι τούτου πεῖραν ἔσχον πολλήν.

116

κβ′. Περὶ γλαυκώματος καὶ ὑποχύματος · ἐκ τῶν Ῥούφου[3].

Γλαύκωμα δὲ καὶ ὑπόχυμα οἱ μὲν ἀρχαῖοι ἕν τι ἡγοῦντο εἶναι · 1

---

[1] Rubrique de S : Ἄλλο Γαληνοῦ, Ῥούφου, Ἀρχιγένους. — [2] Ita S; αὐτὸ λύσας
S. — [3] Cp. Orib. *Synopsis*, VIII, XLIX.

Nous indiquons les principales variantes
verbales, mais non les différences de rédaction.

---

prendre dans du vin aromatique la valeur d'un demi-cyathus chaque jour.
Je ne sache pas, dit Rufus, de malade qui ne se soit tiré d'affaire avec 3
cette potion. C'est ainsi que s'exprime Rufus.

115

Liv. III, ch. III. — Dartres farineuses à la tête.

Autre recette. Prenez nitre, lie de vin brûlée, myrobolan, une livre 1
de chacun; staphisaigre, une livre et demie; frictionnez la tête avec du
vin dans lequel vous aurez fait dissoudre ces substances. Si d'autres par- 2
ties du corps éprouvent une démangeaison, [vous les frictionnerez] à sec.
Quant aux dartres à la tête accompagnées d'humidité, faites-les disparaître en les lavant avec de la saumure ou une décoction de lupins.

116

Ch. XXII. — Du glaucome et de la cataracte.

Les anciens médecins croyaient que le glaucome et la cataracte étaient 1

οἱ δὲ ὕσ7ερον τὰ μὲν γλαυκώματα τοῦ κρυσ7αλλοειδοῦς ὑγροῦ ϖάθη
ἐνόμιζον ὑπὸ ὑγρότητος μεταβαλλομένου ἐπὶ τὸ γλαυκόν · τὰ δὲ
ὑποχύματα, ὑγρῶν ϖαρέγχυσιν [1] ϖηγνυμένων μεταξὺ τοῦ κερα-
2 τοειδοῦς [2] καὶ τοῦ κρυσ7αλλοειδοῦς. Ἔσ7ι δὲ ϖάντα τὰ [3] γλαυκώματα
3 ἀνίατα, τὰ δὲ ὑποχύματα ἰᾶται οὐ ϖάντα. Θεραπεύειν δὲ τοὺς ὑπο- 5
χύσει ϖειρωμένους, ϖρὸ τοῦ συσ7ῆναι τὸ ϖάθος, αἵματος ἐπ' ἀγκῶνος ἀφαιρέσει, καὶ καθάρσει, καὶ κενώμασι δριμυτέροις, καθάπερ
τοῖς διὰ κενταυρίου ἀφεψήματος, ἢ σικύου ϖικροῦ, καὶ κοιλίας
λύσει συνεχεσ7έρᾳ, καὶ σικύας τῷ ἰνίῳ ϖροσβάλλειν μετὰ κατα-
4 σχασμοῦ. Δεῖ δὲ καὶ ὑδροποτεῖν ϖαρ' ὅλην τὴν δίαιταν, καὶ κεχρῆ- 10
5 σθαι τροφαῖς λεπ7υνούσαις. Συνοίσει δὲ, χρόνου διελθόντος, καὶ
6 ἀποφλεγματισμὸς [4] διὰ τινῶν ἡμερῶν. Ὅσοις δὲ ϖαροράσεις γίνονται, οἷον κωνωπίων ϖροφαινομένων, ἔκ τινος κακοχυμίας, ἢ

[1] ϖαρέμπωσιν Orib. — [2] ῥαγοειδοῦς Orib. — [3] τὰ addo ex Orib. — [4] ἀποφλεγματισμοῖς Ed. Corrigo ex Orib.

---

une seule et même chose; mais les modernes sont d'avis que les glaucomes sont des affections de l'humeur cristalline, passant sous l'influence
de l'humidité à la couleur glauque[1]; tandis que les cataractes sont un
2 épanchement d'humeurs coagulées entre la cornée et le cristallin. Tous
les glaucomes sont incurables et toutes les cataractes ne sont pas curables.
3 On traite ceux qui sont attaqués de la cataracte, avant que l'affection ait
pris de la consistance, par une évacuation de sang au pli du bras, par la
purgation et par des évacuants plus ou moins âcres comme est une décoction de centaurée ou de concombre amer, enfin par l'emploi assez fréquent
4 de laxatifs; on applique aussi des ventouses scarifiées sur l'occiput. Pendant
toute la durée du traitement, on s'astreint à boire de l'eau et l'on se sert
5 d'aliments atténuants. Après un certain temps, il est utile d'employer
6 aussi des apophlegmatismes, à quelques jours d'intervalle. Lorsqu'il se
produit un trouble dans la vue, faisant l'effet de moucherons que l'on

[1] Voir, sur les mots γλαυκός et γλαύκωμα, Sichel, *Mémoire sur le glaucome*, Bruxelles,
1842, p. 124-154, et Littré, *Œuvres d'Hippocrate*, t. IV, p. 502, note 1. M. Littré, avec
M. Sichel, traduit γλαύκωμα par cataracte. Nous adoptons ici, comme dans tous les cas
prêtant à la controverse, la traduction donnée dans les Œuvres d'Oribase par MM. Bus-
maker et Daremberg. Toutefois, le mot γλαυκός nous a paru, comme à M. Littré, signifier
plutôt *bleuâtre*, *glauque* ou *gris*.

χολωδεσ1έρων ἀτμῶν ἀναδιδομένων, τὸ διὰ τῆς ἀλόης ϖικρὸν δώσομεν φάρμακον κατὰ συνέχειαν ἢ καὶ διὰ τούτου καθάρωμεν. Ἐν 7
δὲ τοῖς ὀφθαλμοῖς, φαρμάκοις χρησ1έον, τὸ μὲν ϖρῶτον, ἀπλοῖς,
καθάπερ μέλιτι καὶ ἐλαίῳ σὺν μαράθρου χυλῷ · ὕσ1ερον δὲ καὶ
5 τοῖς συνθέτοις, οἷόν ἐσ1ι καὶ τόδε · σαγαπήνου δραχμὰς β', ὁποῦ
κυρηναικοῦ, ἐλλεβόρου λευκοῦ, ἀνά δραχμὰς ϛ' · οἱ δὲ καὶ ἐν μέλιτος
κοτύλαις ὀκτώ. Ἡμεῖς δὲ, φησὶν Ὀριβάσιος, τῷ ὑπογεγραμμένῳ 8
χρώμεθα · καυκαλίδων κ. τ. λ.[1].

117

με'. Περὶ τῶν κατὰ τοὺς νεφροὺς καὶ τὴν κύσ1ιν ϖαθῶν ·
καὶ ϖρῶτον ϖερὶ λιθιάσεως.

Τὴν τάξιν τῆς διδασκαλίας ἡμᾶς ἀναγκάζει ϖαρεξιέναι τῶν νο- 1
10 σημάτων ἡ συγγένεια · κοινὸν γάρ ἐσ1ι κωλικῶν τε καὶ τῶν λίθον[2]
ἐχόντων ἐν τῷ νεφρῷ, τό τε κατ' ἀρχὰς ἐπέχεσθαι τὸν γασ1έρα

---

[1] Ceci est dans Oribase, *Synop.* VIII, xlix, 17. — [2] Sic IFG; λίθων reliqui
codd. et Ed.

---

aurait devant les yeux, par suite des mauvaises humeurs ou de vapeurs
bilieuses qui surviendraient, nous donnerons le médicament amer à
l'aloès, d'une façon continue, ou même nous purgerons à l'aide de ce 7
médicament. Dans les affections des yeux, il faut d'abord se servir de
remèdes simples, par exemple, d'une combinaison de miel, d'huile et
de suc de fenouil; plus tard on aura recours à des médicaments composés comme le suivant : gomme sagapène, 2 drachmes; suc de cyrène,
ellébore blanc, 6 drachmes de chacun, d'autres ajoutent : pris dans 8
8 cotyles de miel. Quant à nous, dit Oribase, nous employons le médicament ci-après : suc de petit boucage, etc.

117

Liv. III, ch. xlv. — Des affections des reins et de la vessie,
et premièrement de la lithiase.

L'affinité des maladies nous force à rompre l'ordre de notre ensei- 1
gnement; car il y a un point commun aux coliques et à la présence des
calculs dans les reins, c'est qu'au début le ventre est obstrué, les dou-

καὶ σφοδρῶς ὀδυνᾶσθαι, καὶ ἀνορεκτεῖν, καὶ ἀπεπλεῖν, καὶ σρο-
2 φοῦσθαι. Ἴδιον δὲ, τὸ τοῖς μὲν κωλικοῖς ἐπιτεταμμένα ταῦτα πάντα
μᾶλλον γίνεσθαι, τοῖς δὲ νεφριτικοῖς ἧτλον· καὶ τοῖς μὲν κωλικοῖς, κατὰ τὴν δεξιὰν λαγῶνα μᾶλλον εἶναι τὴν ὀδύνην καὶ ἀνιέναι
μέχρι σλομάχου[1], καὶ ἥπατος, καὶ σπληνὸς[2], καὶ τὴν κόπρον ἐπέ- 5
χεσθαι παντελῶς, ὡς μήδε[3] φύσας διεξιέναι, ὅτε δὲ πρὸς ἀνάγκην
ἐκκρίνουσιν, φυσώδη αὐτὴν εἶναι, βολβίτῳ παραπλησίαν[4], καὶ ποτε
καὶ ὑαλῶδες ἐκκρίνεσθαι φλέγμα, καὶ τὸ οὖρον πλεῖον καὶ[5] φλεγ-
3 ματῶδες ἐκδίδοσθαι[6]. Τοῖς δὲ νεφριτικοῖς, τὴν μὲν ὀδύνην κατ' αὐτῶν
τῶν νεφρῶν ἐσληρίχθαι[7] βαρεῖαν δίκην σκόλοπος ἐμπεπαρμένου, τόν 10
τε κατευθὺ δίδυμον ὀδυνᾶσθαι, καὶ νάρκη γίνεται μηροῦ τοῦ κατ'
4 ἴξιν. Ἐκκρίνει τε καὶ αὐτομάτως μὲν κατὰ τὸ σπάνιον, πάντως δὲ
5 ἐπὶ κλύσμασι, τὴν κοιλίαν, φύσας τε καὶ κόπρον χολωδέσλερον. Τὰ
δὲ οὖρα ὀλίγα καὶ ψαμμώδη μᾶλλον.ἐκδίδοσθαι, καὶ σλύφεσθαι τὸν

¹ μέχριτοῦ σλ. T. — ² γασλρὸς X. — ⁵ ἢ HK f. mel. — ⁶ ἐκκρίνεσθαι DCF.
³ Sic HK. μήτε rel. et Ed. — ⁶ Sic — ⁷ ἐνεσληρίχθαι K.
HKCT. παραπλησίως rel. et Ed. —

leurs sont vives, on manque d'appétit, on digère mal et l'on a des tran-
2 chées. Quant aux caractères particuliers, celui des coliques consiste en
ce que tous ces accidents sont plus aigus, et celui de la néphrétique, en
ce qu'ils le sont moins; celui des coliques, en ce que la douleur siége
au flanc droit et monte jusqu'à l'orifice de l'estomac, au foie et à la rate,
et que l'excrément est complétement arrêté, au point que les vents mêmes
ne peuvent s'échapper, et que l'évacuation, quand elle est procurée par
la force des médicaments, s'accompagne de ventosités et produit des
selles qui ressemblent à la bouse; quelquefois aussi on rend une pituite
3 vitreuse, et l'on urine un liquide très-abondant et pituiteux. Dans la néphrétique, une douleur pesante siége dans les reins eux-mêmes, donnant la sensation d'une broche que l'on y enfoncerait; le testicule du
4 côté de la douleur est douloureux, et de ce côté aussi la cuisse est en-
gourdie. Le malade a rarement des selles naturelles, mais en tout cas à
5 l'aide de lavements, et ses défécations sont accompagnées de ventosités
et de bile. Ses urines sont d'ordinaire peu abondantes et sablonneuses,

οὐρητικὸν πόρον. Ταῦτα τῶν ἐν τοῖς νεφροῖς λίθων τεκμήρια, τε-   6
λείοις μᾶλλον ἀνδράσι γινόμενα.

Ἡ δὲ κατὰ κύσ1ιν τῶν λίθων πῆξις παιδίοις μᾶλλον γίνεσθαι   7
φιλεῖ. Σημεῖα δὲ καὶ τούτων, ἄπεπ1όν τε καὶ ὑπόλευκον οὖρον μετὰ   8
5 ψαμμώδους ὑποσ1άσεως. Κνῶνται συνεχῶς, καὶ ψηλαφῶσι τὸ αἰ-   9
δοῖον καὶ ἐντείνουσι, καὶ συνεχῶς[1] εἰς οὖρον ἐπείγονται, καὶ σ1ραγ-
γουροῦσιν.

Ὑλικὸν μὲν οὖν αἴτιον τῆς τῶν λίθων γενέσεως ἐσ1ιν παχὺς 10
καὶ γεώδης χυμός · ποιητικὸν δὲ, πυρώδης θερμασία τῶν νεφρῶν
10 ἢ τῆς κύσεως. Ἀλλ' ἐπὶ μὲν τῶν νεφρῶν, τοῖς θρύπ1ουσι τοὺς 11
λίθους καὶ τέμνουσι χρῆσθαι φαρμάκοις, ἄνευ τοῦ θερμαίνειν ἐπιφανῶς. Τοιαῦται δέ εἰσιν αἵτε τῶν βασιλικῶν ἀσπαράγων ῥίζαι 12
καὶ τοῦ βάτου, καὶ ὑαλός. τε κεκαυμένος, καὶ ἀγρώσ1εως ῥίζα, καὶ
ἀδίαντον, καὶ βδέλλιον, δάφνης τε τῆς ῥίζης ὁ φλοιὸς, καὶ ἀλθαίας

[1] συχνῶς DACJEFGXTVQΦ.

---

et ses voies urinaires sont contractées. Tels sont les indices de la présence   6
des calculs dans les reins, indices plus accentués chez les hommes faits.

Quant à la fixation des calculs dans la vessie, elle a plutôt lieu chez   7
les jeunes enfants. Les signes de leur présence sont les suivants : Urine   8
crue et blanchâtre avec sédiment sablonneux. Continuellement, ils se   9
grattent le membre génital, ils y portent la main et le mettent en érection ; continuellement aussi ils ont besoin d'uriner et éprouvent la strangurie.

La cause matérielle de la formation des calculs, c'est l'existence d'une 10
humeur épaisse et terreuse ; la cause effective, une chaleur brûlante
des reins et de la vessie. Dans le cas de la lithiase des reins, il faut em- 11
ployer des remèdes qui divisent et morcellent les calculs sans produire
d'inflammation manifeste. Telles sont les racines de l'asperge royale 12
et de la mûre sauvage [1], le verre brûlé[2], la racine de chiendent, la
fougère-adiante, la résine [du palmier], l'écorce de la racine du laurier,

[1] Ou de la ronce?
[2] Cp. Oribase, *Coll.* XV, 1, 25

τὸ σπέρμα, καὶ τῶν ἐρεβίνθων οἱ μέλανες κόκκοι[1] οἵ τε τῶν σπόγγων
λίθοι, καὶ τὸ σκιλλιτικὸν ὄξος, καὶ φοῦ, καὶ μῆον, καὶ ἄσαρον, καὶ
καρπήσια, καὶ σαρξιφαγὲς, τὸ δὲ σίον καὶ ἐσθιόμενον καὶ πινό-
13 μενον, σκολύμου τε ῥίζα, καὶ ἐρύσιμον, καὶ πριονίτις. Λουτροῖς τε 5
συνεχῶς χρήσθωσαν· καὶ μετὰ τὸ λουτρὸν εὐθὺς τινὰ τῶν εἰρη-
14 μένων πινέτωσαν. Ἐμβροχαῖς τε καὶ καταπλάσμασι καὶ πυρίαις,
καὶ ἐγκαθίσμασι, τοῖς χαλασ]ικοῖς τε καὶ παρηγοροῦσι[2] χρησ]έον,
15 ἐκ τῶν κωλικῶν αὐτὰ μεταφέροντες. Σύνθετα δὲ πόματα πηγάνου
ἀγρίου, καὶ μαλάχης ἀγρίας καὶ σελίνου τὰς ῥίζας ἐψήσας μετ᾽
16 οἴνου καὶ τὸ ὑγρὸν ἐκθλίψας ὕδατι τε[3] κεράσας δίδου κοχλ. β΄. Κα- 10
τάπλασ]ον δὲ τοῦτο βαλσάμου καρποῦ, λίθου τοῦ ἐν σπόγοις, γλήχωνος ξηρᾶς, μαλάχης ἀγρίας τοῦ σπέρματος ἴσα κόψας, δίδου κο-
17 χλιάριον, μετ᾽ οἴνου κεκρασμένου κοχλιαρίων β΄. Καὶ τὸ ξηρανθὲν[4]
δὲ τράγειον αἷμα, καὶ οἱ τέτ]ιγες[5] ξηροὶ χωρίς τῶν π]ερῶν καὶ τῶν

[1] κριοί Ed. Corr. ex HK. — [2] παρηγορεῖν δυναμένοις HK. — [3] τε add. JFHKB.
— [4] Fin de la collation de Q. — [5] πέτ]ιγες Ed.

---

la graine de l'althée, les bourgeons des pois chiches, les graviers de
l'éponge, le vinaigre au jus de scille, la valériane-phou, le méum,
l'asarum, le bois de carpèse, le sarxiphage, le sium, pris comme
aliment ou comme boisson, la racine de chardon comestible et la bé-
13 toine. On prendra continuellement des bains, et, immédiatement après
14 chaque bain, on boira quelqu'un des remèdes précités. On aura aussi
recours aux embrocations, aux cataplasmes, aux fomentations, aux bains
de siége, aux laxatifs et aux calmants, ceux-ci, en les empruntant au trai-
15 tement de la colique. On emploiera des boissons composées de rue sauvage, de mauve sauvage, après avoir fait dans du vin une décoction de
racines de mauve sauvage et de céleri, puis, la liqueur ainsi formée et
16 trempée d'eau, on en donne deux cuillerées. On applique un cataplasme de
fruit du baume, des graviers des éponges, de sèche, de graine de mauve
sauvage, le tout pilé par parties égales ; on en donnera une cuillerée mé-
17 langée avec deux cuillerées de vin. On donnera encore le sang de bouc
desséché et les cigales sèches auxquelles on a ôté les ailes et les pattes, ou

ποδῶν, καὶ οἱ τηκόλιθοι, δι᾿ οἰνομέλιτος ἐν τῇ τοῦ λουτροῦ θερμῇ
δεξαμενῇ διδόσθωσαν. Καὶ τὰ δι᾿ αὐτῶν σκευαζόμενα σύνθετα φάρ- 18
μακα, ἥτε νεφρητικὴ φοῦσκα, καὶ τὰ πρὸς τοῦτο συντιθέμενα κονδῖτα. Καὶ ὁ τρωγλωδῖτις δὲ τῶν ἄγαν ἐπαινομένων ὑπάρχει βοη- 19
5 θημάτων. Ἔστι δὲ στρουθίον ἁπάντων τῶν ὀρνέων τὸ σμικρότατον, 20
πλὴν τοῦ λεγομένου βασιλίσκου, μικρὸν γὰρ[1] ἐκείνου μόνου μεῖζόν
ἐστιν, καὶ προσεοικὸς αὐτῷ χρόαν μεταξὺ τέφρου καὶ χλωροῦ[2],
λεπτόραμφον, ἐν[3] τοίχοις μάλιστα καὶ φραγμοῖς διαιτώμενον · ὃ
ταριχευθὲν ὅλον, ὠμόν τε συνεχῶς ἐσθιόμενον, τούς τε γεγονότας
10 λίθους ἐξουρηθῆναι ποιεῖ καὶ τοῦ λοιποῦ γεννᾶσθαι κωλύει. Καὶ 21
καυθέντος δὲ τούτου ὅλου σὺν τοῖς πτεροῖς ζῶντος, ἡ τέφρα πᾶσα
καθ᾿ ἑαυτήν τε καὶ μετὰ πεπέρεως καὶ φύλλου συμμέτρου[4] δι᾿ εὐκρα-
τομέλιτος[5] πινομένη, τὸ αὐτὸ πέφυκεν δρᾶν. Πρὸς δὲ τὴν ὀξύτητα 22
τῶν ὀδυνῶν καὶ τὴν ἀγρυπνίαν, ἥ τε σώτειρα, καὶ ἡ Φίλωνος, ἀγαθὰ

---

[1] ὃν add. K C. — [2] τεφρᾶς καὶ χλωρᾶς G. — [3] τοῖς add. E. — [4] φύλλων συμμέ-
τρων H K ; σύμμετρον G. — [5] F. leg. εὐκράτου μέλιτος ut H K I ; εὐκράτῳ μέλιτι legit E.

---

les dissolvants de la pierre, employés avec du vin miellé dans l'eau chaude
du bain. Il y a aussi les remèdes composés préparés avec les précédents, tels 18
que la *fusca* néphrétique, les *condita* accommodés contre cette [maladie]. 19
Le roitelet troglodyte est au nombre des recettes renommées. Citons encore 20
le moineau *struthium*, le plus petit des oiseaux, le susdit roitelet excepté,
car il ne le cède qu'à celui-ci en petitesse ; il lui ressemble par la couleur
du plumage, qui est entre le gris cendré et le jaune ; il a un tout petit bec ;
il vit principalement dans les murs et dans les haies vives. Cet oiseau, salé
tout entier et mangé cru d'une façon continue, fait rendre avec les urines
les calculs déjà formés, et empèche qu'il ne s'en forme d'autres. Brûlé tout 21
vivant avec ses ailes, sa cendre bue seule et avec du poivre ainsi que des
feuilles en quantité modérée, dans du miel bien tempéré, a par nature la
mème efficacité. Contre les douleurs aiguës et l'insomnie, le médicament 22
dit «le Sauveur» et le médicament de Philon[1] sont de bons remèdes.

---

[1] Voir la formule de ce médicament dans Oribase, *Euporistes*, IV, CXLI, t. V, p. 792.

23 Φάρμακα. Καὶ φλεβοτομία δὲ παραληφθεῖσα τὴν ὀδύνην πολλάκις
ἐξεκούφιζε, ταχεῖαν τοῦ λίθου ποιουμένη τὴν ἔκκρισιν.

24 Προφυλακτικὰ δὲ τῆς τῶν λίθων γενέσεως ἔστω, πρῶτον μὲν,
εὔχυμός τε καὶ σύμμετρος τροφὴ, καὶ γυμνάσια, ὀσπρίων τε παντοίων καὶ τῶν σιτωδῶν τῆς συνεχοῦς εἰργέσθωσαν χρήσεως, τυροῦ 5
τε καὶ γάλακτος, καὶ τῶν δι᾽ αὐτοῦ σκευαζομένων ὄψων, οἴνου τε
μέλανος, κ. τ. λ.[1]

118

1 Ὁ δέ γε Ροῦφος μελαγχολίας αὐτοῖς εἶδος τὸ τοιοῦτον ἀπεφηνάτο
γίνεσθαι τοῦ ἰοῦ τὸν χυμὸν ἐκεῖνον μιμησαμένου καθάπερ ἑτέρους
ἴσμεν μελαγχολικοὺς ἄλλους ἄλλα φοβουμένους · ἥτις αἰτία συν- 10
τρέχει καὶ τοῖς φάσκουσιν αὐτὸν[3] οἴεσθαι τὸν δάκνοντα κύνα ἐν τοῖς

[1] M. Daremberg n'a pas transcrit la suite de ce chapitre dans la pensée, sans doute, qu'elle ne devait pas être attribuée à Rufus.—[2] Cp. le fragment 76, rapporté plus haut, d'après Aétius, VI, XXIV. Voir aussi Oribase, *Coll. méd.* liv. incert. § 118, t. IV, p. 623. — [3] αὐτοῦ Ed. Correction de M. Littré.

23 L'emploi de la saignée a souvent enlevé la douleur en accélérant la sortie du calcul.

24 Les préservatifs de la formation des calculs seront d'abord une nourriture succulente et modérée, l'exercice, l'abstention de l'emploi continu de toutes les sortes de graines légumineuses et des céréales, du fromage, du lait et de tous les aliments qu'il sert à préparer.

118

Liv. V, ch. III. — DES GENS MORDUS PAR UN CHIEN ET DE L'AFFECTION HYDROPHOBIQUE.

1 Quant à Rufus, il a fait voir que c'est là pour ces malades une variété de la mélancolie, le venin [rabique] imitant cette humeur, de même que nous savons que les objets de crainte des mélancoliques varient suivant les individus. Cette raison confirme l'opinion de ceux qui prétendent que

ὕδασιν εἰκονίζεσθαι. Τῶν δὲ ἐμπεσόντων εἰς τὸ πάθος, οὐδένα ἴσμεν 2
περισωθέντα, πλὴν ἐξ ἱστορίας ἕνα ἢ δύο μεμαθήκαμεν, καὶ αὐτοὺς
οὐκ ἀπὸ τοῦ λυσσῶντος κύνος δηχθέντας, ἀλλὰ ὑπὸ δηχθέντος τινὸς
μετειληφότας [1]. Πρὸς δὲ τῆς τοῦ πάθους καταπείρας, πολλοὶ καὶ τῶν 3
5 ὑπὸ τοῦ κύνος δηχθέντων περιεσώθησαν. Ἀρκτέον οὖν τῆς θερα- 4
πείας ἐντεῦθεν · ἀλλ' ἐπεὶ πολλάκις ἐκ τοῦ μὴ συστῆναι τέως τὸ
ὑδροφοβικὸν πάθος (ὡς τὰ πολλὰ γὰρ περὶ τὴν τεσσαρακοστὴν
ἡμέραν εἴωθεν ἐνσκήπτειν, τισὶ δὲ καὶ μετὰ ς' μένας, ἱστόρηται δὲ
τισι καὶ μετὰ ἑπτὰ συστάναι) τινὲς οἰηθέντες μὴ λυττᾶν τὸν κύνα
10 τὸν δακόντα, συνουλῶσαί τε σπουδάσαντες τὸ ἕλκος, αὐτοὶ τοῦ πάθους αἴτιοι κατεστήκεισαν, τῇδε τῇ δοκιμασίᾳ χρησάμενος εὑρήσεις
ποτέρον λυττῶντος εἴη τὸ δῆγμα, ἢ οὔ. Κάρυα βασιλικὰ λειοτρι- 5
βήσας ἐπιμελῶς κατάπλασσε τὸ ἕλκος · τῇ δὲ ἑξῆς λαβὼν αὐτὰ πά-
ραθες εἰς βρῶσιν ἀλέκτορι, ἢ ἀλεκτορίδι · καὶ τὸ μὲν πρῶτον οὐχ

____
[1] μετειληφότος Ed. Corrigo.

le malade voit dans les eaux l'image du chien qui a fait la morsure. De 2
tous ceux qui tombent dans cette affection, nous savons qu'aucun n'en
réchappe, sauf un ou deux cas consignés dans l'histoire, et encore ces
malades n'avaient-ils pas été mordus par un chien, mais c'était d'une personne mordue elle-même qu'ils avaient pris leur mal. Du reste [si l'on 3
prend] l'affection dès son premier accès, il y a beaucoup d'exemples de
morsures par un chien auxquelles on a survécu. Il faut donc commencer 4
le traitement dès ce moment-là. Mais, comme il arrive souvent que l'affection hydrophobique ne se déclare par sur-le-champ (assez généralement
elle reste en suspens durant quarante jours environ, et, dans certains cas,
jusqu'à six mois, et même sept à ce que l'on rapporte), quelques-uns, jugeant
non enragé le chien qui a fait la morsure et s'appliquant à la faire cicatriser, deviennent eux-mêmes les auteurs de l'affection. Voici une épreuve
dont l'emploi vous fera découvrir si la morsure provient ou non d'un
animal atteint de la rage. Vous pilez avec soin des noix royales dont vous 5
faites un cataplasme que vous appliquez sur la plaie. Le lendemain, vous
le donnez à manger à un coq ou à une poule. Tout d'abord, le gallinacé

ἄψεται · εἰ δὲ ὑπὸ λιμοῦ πιεσθὲν φάγῃ, σκόπησον · εἰ μὲν γὰρ μὴ
λυτῖῶν εἴη ὁ δακῶν κύων, ζήσεται τὸ ὀρνίθιον · εἰ δὲ λυτῖῶν τῇ
ἐπιούσῃ τεθνήξεται · καὶ τότε πρὸς ἀναστόμωσιν ἐπείγου τοῦ ἕλκους · πάλιν δὲ μετ' ὀλίγας ἡμέρας τῇ δοκιμασίᾳ κέχρησο · κἀπειδὰν
μὴ ἀποθάνῃ τὸ ὀρνίθιον, τηνικαῦτα τὸ ἕλκος εἰς οὐλὴν ἄγε ὡς ἀπηλ- 5
6 λαγμένου κινδύνου τοῦ κάμνοντος. Ταύτην μὲν οὖν τὴν δοκιμασίαν
Ὀριβάσιος παραδίδωσιν · εἰ δὲ διὰ τῶν εἰρημένων σημείων ἀκριβῶς
γνοίημεν λυτῖᾶν τὸν κύνα, τοῖς ἀναστομωτικοῖς αὐτίκα χρηστέον ·
πρῶτον μὲν οὖν ἐστι τῶν ἀναστομωτικῶν, τὸ διὰ πίσσης καὶ ὄξους
δριμυτάτου, καὶ ὀποπάνακος ἐν τῷ περὶ νευροτρώτων ἀκριβῶς 10
7 εἰρημένον. Εἰ δὲ τρυφερόχρως ὁ δηχθεὶς εἴη, ἀνετέον αὐτὸ ἰρίνῳ ἢ
βαλσάμῳ, ἤ τινι τοιούτῳ · προπυριάσας τὰ ἕλκη σκόρδῳ κατάπλασσε, τοῦτο καὶ ἐσχαροῖ[1].

8   Ξηρὸν ἐσχαρωτικὸν τῶν λυσσοδήκτων. — Ἁλῶν ὀρυκτῶν
∠ η', χαλκίτεως ∠ ις', σκίλλης ∠ ις', πηγάνου χλωροῦ ∠ δ', ἰοῦ 15

[1] Ed. ἐσχαροῖς. Corrig. Littré.

n'y voudra pas toucher; mais observez si, pressé par la faim, il vient à en manger; car, si le chien qui a fait la morsure n'est pas enragé, l'oiseau conservera la vie, sinon il mourra le jour suivant. Dans ce dernier cas, procédez à l'ouverture de la plaie. Renouvelez cette épreuve après quelques jours d'intervalle. Lorsque l'oiseau ne mourra pas, amenez la cicatri-
6 sation [de la plaie], considérant le danger comme écarté. Telle est l'épreuve qu'Oribase rapporte. Si, au moyen des indices précités, nous reconnaissions que le chien était atteint de la rage, il faudrait aussitôt recourir aux recettes usitées pour l'ouverture [des plaies]. La première de ces recettes, c'est un composé de poix, de vinaigre très-acide et de suc de panacée, tel qu'on l'a décrit exactement dans le chapitre des *blessures affectant les*
7 *nerfs.* Si la personne mordue avait la peau fine, il faudrait amortir ce [médicament] avec du vin d'iris, du baume, ou quelque autre analogue. Vous pouvez encore, après une fomentation préalable, appliquer sur les plaies un cataplasme d'ail; cela produit aussi une escarre.
8   *Remède sec pour la formation d'une escarre dans le cas des morsures de chiens enragés.* — Sel fossile, 8 drachmes; calamine ou pierre de cuivre, 16 drachmes; scille, 16 drachmes; rue verte, 4 drachmes; raclure de

ξυσ7οῦ ∠ δ', ϖρασίου σπέρματος ∠ α', χρῶ, ϖρῶτον ξηρὸν ἵνα
ἐσχαρωθῇ, εἶτα μετὰ ῥοδίνου ἵνα ἐκπέσωσιν αἱ ἐσχάραι· Φυλασ-
σέσθω δὲ ἀκατούλωτα τὰ μέρη ἐπὶ ἡμέρας μϐ' τὸ ἐλάχισ7ον.
Κατάπλασμα λυσσοδήκτοις εὐρέα Φυλάτ7ον τὰ σ7όμια. 9
5 — Κρομμύῳ μετὰ ἁλῶν καὶ ϖηγάνου κατάπλασσε, ἢ σιλφίῳ
μετὰ ἁλῶν, ἢ ταρίχει¹ ϖαλαιῷ, ἢ τέΦρᾳ κληματίνη μετὰ ἐλαίου, ἢ
σκόρδα, ἢ ἀκτῆς Φύλλα, ἢ ἡδύοσμον, ἢ μελισσόΦυλλον, ἕκασ7ον
[καθ' ἑαυτὸ]² ἢ μετὰ ἁλῶν, ἢ κάρυα βασιλικὰ σὺν κρομμύῳ, καὶ
ἁλσὶ καὶ μέλιτι, ἢ τέΦρᾳ συκῆς κηρωτῇ ἀναληΦθείσῃ. Ἀπονίψειν 10
10 δὲ τὸ ἕλκος ἑψόντας ἐν ὕδατι χαμαίμηλον, καὶ τὴν τοῦ ἀγρίου λαπάθου ῥίζαν. Τινὲς δὲ καὶ καυτηρίοις σιδηροῖς τὸ ἕλκος καίουσι. 11
Προποτίζειν δὲ αὐτοὺς ἁπλᾶ μὲν, τὸ λύκιον, καὶ τὸ ἀψίνθιον, καὶ 12
τὸν ὀπὸν τοῦ σιλφίου, καὶ χαμαίδρυν, καὶ σκόρδιον, καὶ ϖόλιον·
σύνθετα δὲ ταῦτα, καρκίνων ϖόταμίων, ἐπὶ κληματίδων λευκῆς
15 ἀμπέλου καυθέντων ἐν κυπρίνῳ ἀγγείῳ ἢ χαλκῷ, κοχλιάρια β',

¹ Mot inconnu pour ταρίχῳ. — ² κ. ἑ. addo ex conj.

---

rouille, 4 drachmes ; graine de marrube, 1 drachme. Employez d'abord
à sec, afin que l'escarre se forme, puis avec du vin aux roses, afin de
faire tomber les escarres. Maintenez les parties [malades] sans les laisser
se cicatriser pendant quarante-deux jours au moins.

Cataplasmes pour maintenir les plaies ouvertes dans le cas des morsures de 9
chiens enragés. — Faites un cataplasme d'oignon avec du sel et de la rue,
ou encore de silphium avec du sel, ou de vieille salaison. On emploie
aussi la cendre de sarment avec de l'huile, ou l'ail, ou les feuilles de su-
reau, ou la menthe, ou la mélisse, chacun d'eux [seul] ou avec du sel.
On emploie encore les noix royales avec de l'oignon, du sel et du miel,
ou de la cendre de bois de figuier retenue dans du cérat. Laver la plaie 10
avec une décoction de camomille et de racine de patience sauvage. Quel- 11
ques-uns brûlent aussi la plaie avec des cautères au fer [rouge]. Faire 12
boire d'abord à ces malades des médicaments simples, le nerprun, l'absinthe, le jus de silphium, la germandrée, le scordium, le polium; des
médicaments composés : écrevisses de rivière grillées sur des sarments
de vigne blanche dans un vase de cuivre ou d'airain, la valeur de 2 cuil-

γεντιάνης τῆς ῥίζης λείας κοχλιάρια γ′ [1] μετὰ οἴνου ἀκράτου πα-
13 λαιοῦ κο. β′ · πότιζε ἡμέρας δ′. Τινὲς δὲ καὶ πέρδικος αἵματος κο-
14 χλιάρια β′. Λάμβανε δὲ τοὺς καρκίνους αὐξανομένης σελήνης, πρὶν
15 ἢ ἥλιον ἀνασχεῖν. Τοῖς δὲ μὴ αὐθήμερον ποτισθεῖσι διπλῆν δίδου
16 τὴν δόσιν · ἔσθ᾽ ὅτε δὲ καὶ τριπλῆν. Καὶ ἡ δι᾽ ἐχιδνῶν δὲ θηριακὴ   5
17 καλῶς ἂν δοθείη. Καθαίρειν δὲ τὸ διὰ τῆς σικυωνίας διδόντα καθ᾽
ἡμέραν τοῦ φαρμάκου μετὰ ἀφεψήματος ἐλελισφάκου ἢ τῆς σιδηρί-
18 τιδος τῆς ἡρακλείας, ἣν καὶ διάλυσσον καλοῦσι. Τινὲς δὲ καὶ τοῦ
ἥπατος τοῦ δακόντος κυνὸς ἔδοσαν φαγεῖν.

19 Δίαιτα δὲ τοιαύτη παραλαμβανέσθω, ἥτις ὁμοῦ μὲν ἀμβλύνει καὶ   10
σβεννύει τὴν τοῦ ἰοῦ δύναμιν, ὁμοῦ δὲ καὶ κωλύει τὴν εἰς τὸ βάθος
20 φοράν. Δύναται δὲ τούτων ἑκάτερον οἴνου γλυκέως ἀκράτου παλαιοῦ
[καὶ] [2] ζωροτέρου γάλακτος πόσις, ὡσαύτως δὲ καὶ σκόρδων, καὶ
21 κρομμύων, καὶ πράσων ἐδωδή. Εἰ δὲ μὴ κατ᾽ ἀρχὰς παραληφθείη
τὰ λεχθέντα βοηθήματα διά τινα ἐμποδισμόν, τὸ μὲν περισαρκίζειν   15

[1] κοχλιάρια α′ Ed. Fort. legend. κοχλιάριον α′. — [2] καὶ addo.

---

lerées; racine de gentiane pilée, 3 cuillerées (?) avec 2 cyathus de vin
13 vieux non trempé : vous prendrez cette potion pendant quatre jours. Quel-
14 ques-uns prescrivent encore 2 cuillerées de sang de perdrix. Vous prendrez
15 les écrevisses tandis que la lune est dans sa période de croissance, avant
le lever du soleil. Si la potion n'est pas administrée le jour même [de la
16 morsure], vous doublerez la dose; quelquefois il faut la tripler. La thé-
17 riaque de vipère serait encore bien efficace. Purger avec le concombre en
donnant le médicament tous les jours dans une décoction de sauge ou
18 d'héraclée ferrée, appelée aussi dialysson. Certains font manger au malade
le foie du chien qui l'a mordu.

19 Quant au régime que l'on adoptera, il devra tendre, soit à émousser et
à consumer la force du venin, soit à l'empêcher de pénétrer plus avant
20 dans les tissus. Ce double objet est rempli par une potion composée de
vieux vin sucré non trempé [et] de lait bien pur, comme aussi d'aliments
21 à l'ail, aux oignons et aux poireaux. Si, par suite d'un empêchement quelconque, ces remèdes n'ont pas été administrés dès le principe, il ne faut
pas manquer de faire une incision autour de la plaie, d'y poser des ven-

καὶ σικυάζειν ἢ καίειν τὸ ἕλκος μὴ παραλειπ⁷έον ¹, φθάσαντος ἤδη
τοῦ ἰοῦ χωρῆσαι παρὰ τὸ βάθος. Ταῖς εἰρημέναις δὲ μετασυγκριτι- 22
καῖς ἀγωγαῖς χρῆσθαι. Μὴ προσγεγονότος δηλονότι τοῦ ὑδροφο- 23
βικοῦ πάθους κάθαρσίν τε τὴν διὰ τῆς ἱερᾶς καὶ τὴν διὰ τοῦ σχισ⁷οῦ
5 γάλακτος παραληπ⁷έον, ἱδρωτοποιίας τε καὶ δρωπακισμούς, καὶ
σιναπισμοὺς κατὰ μέρος ² ἐφ᾽ ὅλου τοῦ σώματος. Ἀνυσιμώτατον δὲ 24
πάντων ἐλλεβορισμὸς ἐγνώσθη πλεονάκις παραλαμβανόμενος.

119

Ζ', η'. Περὶ τῶν ἱερῶν ἀντιδότων · ἡ Ῥούφου ἱερά.

Σικυωνίας ἤτοι κολοκυνθίδος ἐντεριώνης δραχμαὶ κ', χαμαί- 1
δρυος δραχ. ι', σαγαπηνοῦ δραχ. η', πετροσελίνου δραχ. ε', ἀρισ⁷ο-
10 λοχίας σ⁷ρογγύλης δραχ. ε', πεπέρεως λευκοῦ δραχ. ε', κινναμώμου
δραχ. δ' · ἢ κασσίας δραχ. η', σ⁷άχυος, κρόκου, πολίου, σμύρνης,
ἀνὰ δραχμῶν τεσσάρων, μέλιτος τὸ ἀρκοῦν.

¹ παραληπ⁷έον Ed. Corrigo. — ² καὶ fort. supplendum.

---

touses ou de la brûler, car le virus rabique a bientôt fait de pénétrer dans
la profondeur. En outre, on devra employer ceux des remèdes précités qui 22
renouvellent le sang par l'évacuation des humeurs. Si l'affection hydro- 23
phobique ne survient pas, il faut administrer une purgation à l'hiéra ou
bien au lait caillé, appliquer des sudorifiques, des emplâtres de poix, des
sinapismes sur la partie malade [et] par tout le corps. Le plus efficace de 24
tous les traitements a été reconnu être une fréquente administration d'ellébore.

119

Liv. VII, ch. VIII. — SUR LES REMÈDES SACRÉS. — LE REMÈDE SACRÉ DE RUFUS.

Sicyonie ou coloquinte (son intérieur), 20 drachmes; germandrée, 1
10 drachmes; assa fœtida, 8 drachmes; persil sauvage, 5 drachmes ;
aristoloche ronde, 5 drachmes; poivre blanc, 5 drachmes; cinnamome,
4 drachmes; cannelle, 8 drachmes; stachys, safran, polium, myrrhe,
4 drachmes de chacun; miel, quantité suffisante.

FRAGMENTS

DE RUFUS D'ÉPHÈSE

EXTRAITS DE RHAZÈS.

(*CONTINENT*[1].)

120

Libri I tractatus I. — DE APOPLEXIA.

Éd. de 1542, t. I.

1
1 r° *Ruffus dixit* quod quanto magis prolongatur morbus cerebri, tanto salvior est.

121

1
1 v° *Et reperitur in libro* [Rufi?] *de memoria,* quod emplastretur principium spinalis medullæ in apoplexia cum semine sinapis, castoreo, serapino et euforbio; detur similiter de eis in potu.   5

122

Tr. IV. — DE PARALYSI.

1
2 v° *Dixit Ruffus* quod possibile est paralysim subito accidere ex repletione vel ex forti frigiditate aut percussione, aut ex apostemate, vel vulnere,

2 vel ex gaudio aut tristitia. Et illa quæ evenit ex percussione est deterior omnibus aliis eo quod destruit nervos, et comitantur eam signa inducen-

3 tia ipsum morbum. Et illa quæ accidit ex aliis causis cognoscitur ex saltu, 10 jectigatione[2], tremore, stupore, gravedine motus, perturbatione sensus et

4 ejus debilitate. Et paralyticantur aliquando stomachus et intestina, et non

5 possunt retinere stercus; et vesica similiter et matrix. Et quædam species hujus accidit cum dolore; et est difficilis convalescentiæ in decrepitis; et non accidit nisi illis qui sunt frigidæ et humidæ complexionis et plecto- 15

---

[1] Sur les fragments extraits de Rhazès, voir la préface, IV, 7.
[2] Ce mot n'est pas dans le *Glossaire* de Du Cange, qui donne seulement le verbe *jecti-gare, sc. hac illac membra disjicere.*

ricis. Et quando membrum paralyticatum est valde extenuatum et coloris 6
crocei vel citrini, et sine aliquo sensu, impossibilis est ejus curatio. Et 7
si est modice carnosus, et color ejus non excedit colorem corporis patientis, erit morbus curabilis. Et quando accidit paralysis post epilepsiam 8
5 vel apoplexiam, est incurabilis.

123

Ruffus dixit quod aqua est melior quam vinum paralyticis, et aqua 1
sulfuris juvat multum eos cum balneantur in ea.   4 r°

124

Tr. iv. — De tremore.

Dixit Rufus : Aqua est laudabilior et melior vino contra tremorem; et 1
aqua frigida confortat nervos.   5 r°

10 ....
Aqua pluvialis cum vino bibita valet contra dolorem nervorum cum 2
quis utitur ea loco alterius aquæ.

125

Tr. vi. — De conferentibus ad dolorem nervorum.

Ruffus : Usus balnei et inunctio ex oleo liliaceo et narciscino sunt 1
valde bona dolori nervorum et eorum mollificationi.   5 v°

126

Tr. viii. — De scotomia.

15 *Ruffus :* Aqua est melior vino in scotomia. Radix vitis nigræ vel albæ 1-2
est conferens magnum juvamentum scotomiæ, cum dantur ex ea in potu   6 r°
omni die unc. ii; simile facit fumigatio facta ex galbano.

127

Tr. ix. — De cogitatione melancolica.

Dixit Ruffus in libro suo de melancolia[1] : Oportet quod melancolia cure- 1
tur in principio antequam confirmetur, quia post confirmationem erit 7 r°
20 ejus cura prava et difficilis, duplici de causa : primo quia plurimum do-

---

[1] Cp. Orib. *Synopsis*, VIII, 7. On peut considérer ce texte d'Oribase comme extrait, ou
tout au moins, comme inspiré de Rufus.

minatur humor niger ; secundo quod difficile erit exhibere infirmo
2 medicinas. Et signa ejus principii sunt timor, dubitatio, cogitatio falsa in
3 una re sola, et in omnibus aliis dispositionibus suis erit sanus. Et species
opinionum eorum sunt infinitæ : quidam enim eorum dubitant de tono,
et quidam solaciantur nominare mortem, et quidam delectantur abluere,   5
et quidam fastidiunt aliquem cibum aut potum, aut odiunt aliquod genus
4 animalium ; et quidam credunt transglutire viperas et ei similia. Et morantur cum his accidentibus per aliquod tempus, et postea fortificantur
omnia accidentia melancoliæ, et in prolongatione dierum quotidie forti-
5 ficantur. Et cum apparere incipit aliquod istorum accidentium, debet 10
6 curari. Et quando corporibus patientibus melancoliam, in illis[1] pectore
et in alia superficie corporis apparent apostemata calida dolorosa, ten-
7 dentia ad rubedinem cum pruritu, proximam mortem denuntiant. Et
hæc ægritudo magis accidit viris quam mulieribus, sed mulieribus erit
8 deterior ; et imaginantur pejora et earum angustiæ sunt difficiliores. Et 15
non accidit adolescentibus, sed aliquando accidit infantibus et pueris et
senibus et decrepitis ; multiplicatur in tantum quod non posset narrari,
et maxime decrepitis, eo quod melancolia est eis accidens necessarium
et inseparabile : et sunt etiam decrepiti paucorum gaudiorum, malæ or-
9 dinationis et opinionis, et patiuntur multas ventris inflationes. Et hæc 20
10 sunt accidentia melancoliæ. Et tempus in quo minus accidit hic morbus
est hyems, eo quod digestio bene celebratur in ea; et secundaris æstas,
quia in ea laxatur venter et dissolvuntur superfluitates ; et illis quorum
venter non laxatur in æstate supervenit hæc ægritudo et movetur forti
11 motu. Et res nocentes melancoliæ sunt multiplicatio vini grossi et nigri, et 25
vinum novum, et carnes grossæ et maxime vaccinæ et hircinæ ; et multa
repletio cibi et vini, et dimissio exercitii faciunt accidere melancolias.
12   [Dico[2] quod utentes his incidunt in ypocundriacas ; sed hoc consilium[3]
est juvativum melancoliæ, quia ipsa accidit ex siccitate videlicet, et est
laudabilis multiplicatio sanguinis boni hujusmodi.]   30
13   Dixit quod multa cogitatio et tristitia faciunt accidere melancoliam.

[1] F. l. illis.
[2] C'est sous toutes réserves et uniquement pour respecter le travail de M. Daremberg,
que nous laissons ici, comme fragment de Rufus, les morceaux commençant par dico. Ils nous
paraissent plutôt appartenir en propre à Rhazès, qui les aurait distingués ainsi de ses
citations d'auteurs. (Cp. le frag. 204, § 2.) Au surplus le lecteur appréciera. A moins d'un
avis spécial, les paragraphes placés entre crochets seront ceux dont nous mettons en doute
l'attribution à Rufus.
[3] Traduction du mot δίαιτα.

Et contingit quod quidam istorum narrant et somniant præter solitum, 14
et pronosticantur futura, et eveniunt ea quæ ipsi prædicunt. Et quando 15
accidit melancolia, possibile est quod ejus notitia occultatur medico in
principio ; sed peritus medicus et subtilis indagationis poterit eam co-
5 gnoscere in initio per malitiam animæ, per paucam eorum abstinentiam,
membrorum ariditatem et propter tristitiam quæ accidit eis occasione
principii melancoliæ aut ex causa alia accidenti in hominibus. Et signa 16
quæ apparent in principio melancoliæ sunt quod morantur melancolici
libenter in locis solitariis et fugiunt homines sine causa aliqua, sicut ac-
10 cidit sanis quando volunt inquirere de aliqua re, vel caute tenere ea
quæ debent esse cauta. Et debent cognosci signa melancoliæ in principio 17
et demum incipere ejus curam, quia in principio erit facilis ad curandum ;
cum vero augmentatur et prolongatur, erit difficilis. Et ista similiter sunt 18
signa quibus cognoscitur melancoliam jam supervenisse : quod velociter
15 irascuntur, gaudent et tristantur, et magis solito more morantur soli, et
fugiunt homines. Et si cum his apparent ea quæ dicturi sumus, firma et 19
certa debet esse opinio quod sit melancolia. Et signa erunt hæc : quia 20
non possunt aperire oculos, sicut illi qui patiuntur corruptionem in eorum palpebris, et habent eorum angulos strictos ; et alba oculorum
20 eminent præter solitum ; et labia apparent grossa, coloris rubei et bruni
corporis ; toraces eorum sunt magni, et omnia quæ sunt sub torace versus
ventrem apparent extenuata ; et sunt fortis et velocis motus, et nulla in
eis reperitur patientia ; et non possunt formare *s*, sed loco ejus ponunt *t* ;
habent subtilem vocem et lingua eorum velox ad loquendum, et in
25 eorum vomitu et secessu apparet chimus niger, sed secundum plures
videtur flegmaticus. Sed si in eorum purgationibus apparet humor niger, 21
significat ejus victoriam et abundantiam in eorum corporibus, et valde
parum ex hoc alleviabitur morbus ; et quidam eorum magis alleviantur
eductione flegmatis quam eductione humoris nigri : et indicatur humor
30 niger esse in eis egestione, vomitu, urina, apostematibus exeuntibus in
superficie corporis, morphea et lentiginibus coloris nigri, scabie, distil-
latione emorroydarum, varicibus, et secundum plures accidunt eis varices ; et illis quibus non apparet humor niger sunt difficilis curationis ;
et licet eductione flegmatis allevietur morbus, nihilominus est ex humore
35 nigro ; et ideo debet adhiberi sollicitudo in eo purgando : et non quotiens
multiplicatur melancolia in corpore est morbus melancolicus, sed cum
spargitur et miscetur toto corpori sanguis, sicut hypostasis quando est
divulsa. Sed quando residet melancolia, licet sit multa, non tamen ge- 22

nerat ægritudinem melancolicam ; et quando vides quod sanguis exit per
superficiem corporis per scabiem vel morpheam nigram, vel expurgatur
per inferiores partes, per secessus videlicet et per urinam, et splen mag-
nificatur et varices apparent, non erit melancolia.

23   [Dico etiam : quando sanguis est permixtus melancoliæ, oportet quod 5
cerebrum nutriatur ex illo sanguine nigro ; et quando non est permixtus,
24 nutrietur cerebrum nutrimento bono et claro. Et ideo melancolia movetur vere plurimum in illis quibus dominatur niger, quia de natura veris
est movere humores et facit eos ebullire sicut ebulliunt aquæ fontium et
turbantur illo tempore donec supernatent ea quæ subsistant in earum 10
profundo ; et sicut accidit de musto bullienti, simile est de sanguine
25 tempore veris. Et significationes hujus morbi sunt plurimus saltus, sonitus aurium, gravedo capitis ; et hoc accidit occasione ventositatis, quia
motus melancoliæ est cum ventositate, sicut quælibet res frigida quæ
26 habet ventositatem. Et non dico de melancolia compacta, sed de ea quæ 15
non habet tantum de caliditate quod possit subtiliare vapores.]

27   *Et dixit :* Desiderium coitus in melancolia significat melancolicas ven-
28 tositates. Et illi qui sunt subtilis ingenii et multæ perspicationis de facili
incidunt in melancolias, eo quod sunt velocis motus et multæ præmedi-
29 tationis et imaginationis. Et cura laudabilis melancolicorum est laxare 20
ventrem et provocare ructationem et vomitum.

30   [Dico quod hoc consilium est bonum in ypocundriacis et non in aliis.]
31 Et *Ruffus* non nominavit nisi hanc speciem melancoliæ, et miror quali-
32 ter. Galenus non dixit quod *Ruffus* non narravit nisi hanc speciem melancoliæ.   25

33   Et cum apparent in his morbis morphea et scabies saniosa sunt signa
· 34 salutis pectoris et proprie ventris et dorsi. Et illis quibus movetur melancolia in vere, non est corruptio sanguinis in cerebro, sed in venis ; et
in tantum movetur illo tempore donec perveniat ad cerebrum.

128

1   *Dixit Ruffus :* Purgentur cum epithimo et aloe, quia non solum la- 30
8 r°   xant, sed præstant in stomacho juvamentum. Indigent hac medicina quia
male digerunt ; et post eorum purgationem detur eis omni die parum de
2 hac medicina ; et dentur quolibet die 3o $\mathfrak{Z}^1$ de succo absinthii. Et non
debet intermitti eorum purgatio cum his quæ diximus, quia non accidet

---

¹ Signe de l'once. Cf. *De Podagra* (note de M. Littré, ci-dessus, p. 276, note 2).

eis multa inflatio et non erit in eis stipticitas, et procurabitur eorum digestio, provocabitur urina, et id est laudabilius consilium quo possunt
uti ; et debent paulatim se exercitare et comedere bona cibaria ; et melior
labor eis est deambulatio ; et illi qui non possunt bene digerere utantur
5 balneo ante cibum, et eorum cibus sit facilis digestionis et remotus a
generatione inflationum et laxans utrumque eorum ventrem; et bibant
vinum album, lymphatum cum temperantia forti; et debent sorbere de
aceto ante somnum et uti eo in salsamentis, et ex hoc adjuvabitur eorum
digestio, et maxime quando acetum erit squilliticum. Et si possibile est, 3
10 flebotomentur in principio morbi, et post hoc restituunt ad pristinas
vires, purgentur cum pulpa colloquintidæ et elleboro nigro ; et nihilominus dentur omni die lenitiva ut eorum venter sit fluxibilis, et epithi-
mum multum juvat ad hoc, et mentastrum et assara, et aqua casei et
assiduus usus absinthii ; et multi convaluerunt ab hoc morbo propter
15 quotidianum ejus usum. Et illis quorum stomachus est debilis prohi- 4
beatur vomitus omnino, et cibentur cum cibis laudabilibus et saporis,
sicut panis furfuris similæ et carnes gallinaceæ et hedinæ. Et festines 5
ad impinguationem eorum corporum, quia quando impinguantur, removentur ab eorum malitia et fiunt hilares et convalescunt completa con-
20 valescentia; et qui potest sustinere potum vini non indiget alia cura,
quia eo solo sunt omnia quæ sunt necessaria in cura hujus passionis ; et
prosunt ei viagia longa et indeterminata, et per hoc mutatur eorum
complexio et melioratur eorum digestio, et removentur ab eorum cogitatione et efficiuntur hilares. Et semper debet inquiri prima causa prop- 6
25 ter quam evenit hic morbus et quibus rebus patiens consuevit uti ; et
curetur cum contrariis ; et ille cujus morbi causa fuit ex arta via, et consilio amplietur, et e contrario. Et dimittatur ejus cura per aliquod tem- 7
pus et postea revertatur ad eam, quia possibile est eos liberari a morbo
tempore quo dimittunt eorum curam. Et usus medicinarum debilitat 8
30 naturam ; et debent calefieri eorum hypocundria assidua calefactione ; et
confortetur eorum digestio et expellantur ventositates, et irrorentur super
loca aquæ extenuativæ ventositatum, sicut aqua decoctionis mentastri et
rutæ : hæ enim medicinæ dissolvunt inflationem et bonificant digestionem. Et decoquantur similiter dictæ res cum oleo et inungantur dicta 9
35 loca ex eo ; vel madefiat ex eo lana et ponatur supra ventrem, et emplastrentur loca cum seminibus dissolventibus inflationes, quia bonum
est ; tamen hoc fiat de nocte ; et inungatur venter cum oleo liliaceo, et
semper servetur locus calidus et coopertus pannis ; et si locus est mul-

tum inflatus, et erit necessaria appositio ventosarum, apponantur, et
10 confortetur locus cum rebus aromaticis. Et postquam multum profun-
daveris his tuis curationibus, apponas emplastrum sinapis supra ventrem
11 quia est magni juvamenti et eradicat dolores ab interioribus. Et studeas
ne in declinatione morbi, cum incipiunt convalescere, fluat humor ad 5
aliquod membrum, faciens supervenire paralisim et epilepsiam, quia
multotiens accidit hoc; et cum dubites de hoc, conforta membra prin-
cipalia, et non ponas infirmum in opinionem quod patiatur melancolias
sed cura ipsum de mala digestione, et confirma te aliquando in opinio-
nibus suis; et facias ei solatia et gaudia; et remove eum a cogitationibus 10
suis.

129

Tr. x. — DE QUIBUSDAM PERTINENTIBUS AD VIRTUTES ANIMALES
COMPREHENDENTES.

1   *Ruffus in libro de memoria:* Oblivio quæ accidit incolumi existente cor-
9 v° pore significat futuram epilepsiam et apoplesiam; et ideo debent cale-
2 fieri et subtiliari eorum conscilia, et dari in potu aqua mellita. Et ebrie-
tas et repletio aufert memoriam, et omnia quæ replent caput nocent 15
memoriæ bonæ.

. . . .

3-4   Bona digestio confert memoriæ. Complexio sicca et non humida reddit
5 memoriam bonam. Quando vis bonificare ingenium alicujus, non incli-
nes ipsum ad caliditatem et siccitatem nisi gradatim et non immoderate, 20
quia reddit ipsum infirmum; et tantum est diminuendum de humiditate
quantum erit ejus superfluitas, quia quando plurimum diminuitur de
humiditate corporis, supervenit siccitas complexionis, et est inconveniens
memoriæ; et quoniam complexio adolescentium est humida, debent juvari
ad meliorandum eorum memoriam; ita quod eorum cogitatio non incline- 25
tur ad aliquod servitium neque ad multum studium, quia multum studium desiccat eorum complexionem, et eorum memoria non est stabilis
sicut memoria virorum; et non debet forti exercitio exercitare illos quorum vis bonificare ingenium; nec exercitio inducente capiti laborem,
quia ex forti exercitio multiplicatur cibus et potus eo quod multum dis- 30
solvitur de corpore, et trahuntur humiditates capiti; et ambulatio pro-
6 dest eis et exercitium manuum et similium eis. Et multa ablutio aquæ
calidæ vel frigidæ est eis inconveniens, eo quod aqua frigida reddit corpus stupidum et nocet sensui; et aqua calida mollificat nervos et debi-

litat cogitationem ; et indigent universaliter consilio subtiliativo, et cum
sentiunt stomachi repletionem evomant, et subtilietur eorum cibus post,
et sit bene digeribilis per duos dies, et prætermittant cibaria narcotica
sicut lactucam et semina papaveris et res ex quibus de facili dissolvantur
5 vapores ascendentes caput, sicut allia, cepe et porri ; sed parum ex his
possunt aliquando comedere ; et potus vini moderatus est eis convenien-
tior potu aquæ, quia vinum moderate bibitum bonificat animam et excitat eam ad diligendum scientiam et facit ipsam agilis motus et bonæ
memoriæ et bene intelligibilem et reminiscibilem post oblivionem. Et 7
10 potus multæ aquæ est malus quia infrigidat et humectat et multiplicat
oblivionem ; et non multiplicetur somnus diurnus, et proprie stomacho
existente repleto ; et universaliter multus somnus est malus memoriæ
quia aggravat et pigrescit ; et immoderatæ vigiliæ et coitus reddunt hominem obliviosum et cogitatione mobilem. Et multum legere juvat ad hoc, 8
15 quia reddit animæ memoriam et intellectum. Et quando bibitur rasura 9
eboris, addit ad memoriam ; et purgatio etiam cucumeris asinini, et
gargarismata et sternutationes, et odor rerum trahentium flegma.

130

Tr. xii. — De incubo.

Ruffus dixit : Quando supervenit incubus, incipiatur a vomitu et pur- 1
gatione et subtilietur ejus dieta, et purgetur caput cum sternutationibus 11 v°
20 et gargarismatibus, et postea inungatur ex castoreo et ei similibus, quod
non possit pervenire ad epilepsiam.

131

Tr. xiii. — De epilepsia.

Ruffus dixit in libro suo quem composait de melancolia : Quando super- 1
venit epileptico baros, quod est quasi morphea alba, tunc difficilis est 14 r°
ejus cura, et maxime quando in capite et collo solum est.

132

25 *Ruffus dixit :* Aqua est melior epilensiæ quam vinum et aqua tepida 1
potata ; et balneum factum ex ea confert epilensiæ, et ad idem valet fel 14 v°
ursi.

133

1
14 v°
2

Ruffus dixit: Si ungitur corpus pueri epileptici [1] ex pionia [2] trita et pulverizata et mixta cum oleo rosato, mirabiliter confert ei. Et debet uti epilepticus cibis desiccantibus corpus et facientibus ventrem fluxibilem et prohibentibus ipsum fieri repletum et pingue.

3

[Dico : Et debet puerorum quibus accidit epilepsia subtiliari lac cum 5
seminibus et cibis subtiliativis; et debet prohiberi balneum pueris et nutricibus post cibum ; et assiduent fricationem extremitatum ; et nullum genus apii comedant et vinum vetus rufum dulce similiter nocet eis et omne illud quod replet caput, et minuantur pinguia in eorum cibis ; et comedant carnes animalium levium carnium et multorum motuum et 10
paucæ humiditatis, et abstineant a fabis, lentibus, cepis, aleis, lacte et

4

omnibus aliis moventibus hunc morbum. Et conferunt huic morbo festucæ et grana passularum dulcium, et non appropinquent acetosis, quia nocent, sed sirupus acetosus est laudabilis eo quod subtiliat superflui-

5

tates et provocat urinam; et cum utuntur aneto in cibis eorum, est valde 15
bonum. Et utantur pillulis factis ex epithimo, agarico, pulpis coloquintidæ, sticados, polipo, elleboro nigro ; et acorus est valde juvativus de sui proprietate ; et sirupus de absinthio cum aqua decoctionis serpilli , *alias* ysopi, confert mirabiliter epilepsiacis, quia provocat egestionem et urinam; et gargarisma factum cum sirupo acetoso, in quo decoctum sit 20
mentastrum, serpillum vel ysopus et origanum, valet multum, quia tra-

6

hit multum flegma. Et utantur rebus purgantibus melancoliam et flegma, et ponant de ligno pioniæ in eorum cibis et laxationibus, et recipiant ex eo fumum per nares cum emboto et attrahant ejus fumum et comedant turtures et perdices et aves de montanis et eis similes desiccativas, et 25
laxentur cum pulpa coloquintidæ, elleboro, euforbio, polipodio, *turbith,* agarico et lapide armenio.]

134

Tr. xiv. — De variis mundificantibus cerebrum.

1
16 v°

Dixit Ruffus in libro de melancolia : Quando ex spasmo humido repletur venter humiditate, signum est malum.

---

[1] *epilentici,* ubique in Ed.
[2] *Pionia* n'est pas dans Du Cange.

135

Tr. xvi. — De spasmo.

Dixit Ruffus in libro suo de diæta : Inflatio ventris in spasmo est signum mortale.

1
16 v°

[Dico quod vidi quamdam mulierem cujus inferior mandibula repercutiebat assidue superiorem, et aliquando superior inferiorem : et ego
5 conduxi utramque mandibulam forti ligatura, quod non sonarent *alias*[1] errarent, et nullo modo obtinere potui quin sonarent eo quod ejus corpus in tantum inflabat, quod videbatur scindi per medium. Et principium hujus morbi fuit spasmus humidus ; et cum morbus complevit ultimum laborem suum, cessavit reverberatio mandibularum, et incepit fortiter
10 frendere dentibus, et non inflabatur, et tunc illico fuit mortua.]

2

3

136

Dixit Ruffus in libro suo de melancolia : Quando patiens extensionem sensit corpus suum plenum ventositate, est malum signum.

1
17 r°

137

Ruffus in libro de consiliis : Inflatio ventris est signum mortale in spasmo.

1
17 v°

138

15 *Ruffus et Diascorides*[2] *:* Yreos curat spasmum nervorum. Piretrum pulverizatum mixtum cum oleo confert mirabiliter forti tetano, facta inunctione cum eo.

1
18 v°.

139

Tr. xvii. — De subeth, litargia, congelatione, et quibusdam aliis
dispositionibus cerebri frigidis.

Ruffus dixit : Accidit ante lithargias febris magis lenta quam febris frenesis ; et est continua, et non apparet cum ea superficies corporis
20 arida et dura ; et pulsus est magnus, et adest defectus sentiendi, et color plumbeus, et pigrities motus, et ponderositas corporis, et *subeth ;* et cum expergefit patiens, formidat et non recordatur eorum quæ dixerat, et ejus verba non sunt intelligibilia ; et jacet supinus ; et antequam inci-

1
19 v°

[1] *al* Ed.
[2] Legend. *Dioscorides.*

dat in morbum, sentit nimiam in capite jectigationem; et anhelitus
2 ejus est coartatus, et contrahuntur ejus hypocundria. Et secundum pluries accidit hic morbus ex multa vini potatione, esu fructuum et fastidio.
3 Et quando accidit hic morbus et ejus accidentia sunt violenta, et supervenit in eo multus sudor, est mortalis, quia sudor inducit defectum vi- 5
4 rium. Et aliquando accidit corporibus eorum siccitas et macilentia; et
cum videris patientem in suis motibus agilem et utcunque intelligentem,
et habentem aliquam memoriam, et ejus anhelitus est facilis, et post
ejus aurem apparent minuta apostemata, est signum suæ convalescentiæ.
5 Et aliquando accidit cum hoc morbo corrosio in pulmone. 10

140

Tr. XVIII. — DE APOSTEMATIBUS CALIDIS CEREBRIS, UT DE KARABITE, SCARKILOS ET DE PERMIXTIONE.

1
21 v° *Dixit Ruffus:* Accidit cum *birsen* permixtio sensus cum febre, vigiliis
et tremore; et ejus febris augmentatur in meridie et in nocte; et cum
patiens in declinatione paroxysmi recordatur se alienasse, est bonum
2 signum; cum non *recolit,* non est bonum signum. Et accidit *birsen* tempore juventutis et illis qui multum comedunt; et patiens *birsen* fugit 15
lucem et ejus oculi rubent, et extremitates frigescunt, et evellit pilos a
suis vestibus.

141

Tr. XXI. — DE SODA (migraine?).

1
27 v° *Ruffus* : Emplastrum mentæ cum *suic* alias farre ordei mitigat *sodam.*

142

1
28 v° *Ruffus dixit in libro suo quem fecit plebi :* Curatur *soda* calidum cum
oleis frigidis infrigidatis ad nivem; et cibus istorum sit medius, et utan- 20
tur quiete per unum diem, et spargatur supra eorum capita multa aqua;
et emplastrentur tempora ex mirrha dissoluta in aceto, et maxime si
2 dolor est in temporibus; et subtilis diæta addit ad ·sodam· calidam. Et
patiens *sodam* frigidam balneetur primo et postea inungatur caput ejus
ex oleo laurino, liliaceo, rutaceo et camomille; et camera sua sit pro- 25
strata sansuco et balsamita, et odoret ameos vel muscum, quod confert
3 ei valde. Et si forte in ejus stomacho abundet flegma, provocetur vomi-
4 tus, et incontinenti mitigabitur dolor. Et cognoscitur cum est a stomacho
5 quia æger multum dormit. Et non debet vinum exhiberi patienti sodam.

143

Ruffus in libro medicinæ popularis : Et omnia violenta[1] et acuta facientia ascendere vaporem ad caput, sicut cepæ et ejus similia, inducunt obtalmiam[2].

1
32 v°

144

Ruffus dixit in libro populari : Cum accidit obthalmia occasione solis, 5 da patienti vinum ut dormiat, quia cura ejus est somnus prolixus. Si accidit oculis violentus dolor ex humiditate, curetur cum laxativis et trahatur inferius fucationibus et clysteriis, et cum ligatura extremitatum, et laventur cum albumine ovi quæ fluunt ad oculos. Et quando materia incipit digeri, balneum est juvativum huic morbo; et si fluxus non cessabit, 10 ex balneo mitigatur dolor; sed necessario cessabit aliquid reumatis fluentis ad oculos et totius corporis, quia dissolvitur a toto corpore, et quidquid ex eo remanet temperabitur humiditate aquæ. Si dolor est ex repletione tunicarum et earum distensione, curetur patiens cum minutione et purgatione; et confert fricare membra inferiora et ligare, et calefacere 15 oculos cum aqua dulci temperatæ caliditatis. Et si dolor accidit ex ventositate grossa, post evacuationem corporis et attractionem materiei ad inferius, insistendum est cum medicinis dissolutivis, sicut est calefactio et instillatio cum aqua decoctionis fenugræci; sed ante evacuationem corporis non est facienda medicina dissolutiva, quia trahit potius quam 20 dissolvit. Et si accidit in oculis fortis dolor ex spisso sanguine, et occultatur in venis, erant repletæ venæ et oculus adpassatus vel arefactus. Et hoc curatur cum potu vini veteris puri, quia calefacit et dissolvit; et hoc fiat post exitum balnei. Cura obthalmiæ in principio : si dolor est fortis, ponantur medicinæ non magnæ stipticitatis, sicut acatia, et medi-25 cinæ digestivæ dissolutivæ cum stipticitate aliqua, sicut crocus, et succus curcume indiani. Et medicinæ quæ dissolvunt sine stipticitate sunt myrrha, castoreum, thus masculinus. Si medicinæ sunt valde stipticæ, ducantur cum albumine ovi, aut cum lacte, aut cum aqua fenugræci quæ sunt paucæ stipticitatis, inspissabunt materiam et minuent norbum. Et 30 cum mitigabitur dolor patiens intret balneum post ambulationem moderatam, post provocationem moderati fluxus; et exinde collyrizetur cum

1
34 v°
2

3

4

5

6
7

8

9
10

11

---

¹ *Violentia* Ed. Corrigo.
² Leg. *ophthalmiam.*

collyriis fortioribus prædictis, sicut collyrio *neriden*, ut stiptizentur oculi
12 et confortentur. Et addatur prædictis collyriis parum collyrii quod dicitur *stachasan*, et semper ana parum plus addatur de prædicto collyrio in prædictis ; et cum utendum est eo, debet optime teri, et elevari suaviter
13 palpebra, et imponi. Et cavendum est a medicinis acutis [et] violentis 5
in doloribus oculorum, quia eorum sensus est fortis et nocumentum
14 proveniens ex prædictis est forte. Et obthalmia grossa pessima curetur
cum fæce albi vini ; et quando mitigatur dolor, curetur cum fæce crocea
vini ; et si dolor est violentus, multiplica calefacere; et si est paucus,
15 sufficit semel aut bis calefacere. Et debet fieri cum aqua.melliloti et fe- 10
nugræci, et emplastretur de croco, coriandro, vitellis ovi pane madefacto
16 in *rob* bene cocto. Et si apostema est violentum, misceantur cum his
cortices papaveris nigri et semen papaveris albi ; et epithima debet fieri
de croco, melliloto vel *memithe*, succo curcumæ, gummi arabico et aloe.
17 Et res quæ debent apponi supra frontem ad prohibendum fluxum si est 15
multum acutus, sunt hæ : accipe folia spinæ sanctæ, portulacam, farinam
18 hordei, psilium, solatrum. Et si non est superfluæ caliditatis, accipe pul-
19 verem molendini, myrrham, thus, albumen ovi. Et si est frigidus, accipe sulphur, picem, filonium et tyriacam et *scief*, quia valet ad obthalmiam debilem et mediocrem in principio sui. 20

145

1
35 v° *Ruffus dixit in libro medicinæ popularis :* In obthalmia quæ accidit ex pulvere vel ex fumo, debent ablui oculi cum aqua dulci ; et patiens utatur quiete et pauca comestione, et assiduet morari in locis calidis et obs-
2 curis; et similiter debet.fieri cura in omni specie obthalmiæ. Ungantur palpebræ cum croco et rosis et hæc est medicina juvativa, et cum quis 25
patitur obthalmiam et accidit ei fluxus, laudatur, pro eo quod trahit superfluitatem in inferiora ; et ob hoc medici utuntur clysteribus in obthalmia et exhibent patientibus medicinas per os et dissolvit dolores
oculorum aut potus vini puri, aut calefactio, aut balneum, aut flobothomia, aut exhibitio medicinæ. 30

146

Tr. iii. — De bothorum pustulis, etc.

1
48 v° *Ruffus dixit :* Oleum foliorum citoniorum[1] recentium vel siccorum juvat apostemata calida.

[1] Ce mot n'est pas dans Du Cange, où l'on trouve *citro, onis.*

147

Ruffus in libro medicinæ popularis : Cum in oculis accidit flegmon, ma-   1
neat capite elevalo; si potest fieri nec vocem nec sonum audiat; et fri-   39 r°
centur pedes et ligentur extremitates; et apponantur fronti medicinæ
prohibentes descendere reuma ad oculos; et curentur oculis cum me-
5 dicinis desiccativis sine punctione; et si materia est falsa et corrosiva,
curentur cum lacte, albumine ovi, et aqua tepida, et velociter fiat hæc
cura priusquam perveniant ulcera.

148

Ruffas dixit in libro populari : Medicinæ insipidæ et quæ sunt com-   1
plexionis siccæ removent lacrymas.   41 r°
10   Si oculi apostemantur, emplastrentur cum passulis sine arillis cum   2
aqua mellis ; et si non dissolvitur, addas cum eis radicem tritam; et si
non dissolvitur, addas parum de stercore columbino. Curetur inflatio cum   3
cura apostematis evacuando corpus et dissolvendo superfluitatem occul-
tam in oculis, et digere eam cum collyrio et emplastris. Sed non fiant   4
15 in hoc morbo medicinæ oppilativæ nec stipticæ neque frigidæ, sed omnes
medicinæ dissolutivæ et quæ non inducant inflationem. Et cura duritiei   5
est calefacere, cum aqua calida et ponere supra oculos in hora somni
ovum ductum cum oleo rosato aut cum pinguedine anatis, et spargere
supra caput oleum multum. Et cura pruritus est balneum et spar-   6
20 gere oleum supra caput, et rectificare diætam. Et juvant pruritui et duri-   7
tiei simul medicinæ calidæ abstergentes vel provocantes lacrymas, quia
evacuant superfluitates malas. Et si pruritus est cum humiditate mala,   8
curetur cum medicina Harsistratis[1], quia est valde juvativa. Si carnicula   9
quæ est in angulo est diminuta radicitus, non potest nasci appositione
25 medicinarum ; et si minuitur, collyrizetur angulus cum thure, aloe, memithe et croco. Ad niveum pistetur galbanus cum aceto et misceatur cum   10
armoniaco[2], et apponatur desuper frigidum, et eradicetur scabies cum
rebus fortiter stipticantibus. Et si cum ea est pustula et obthalmia, cu-   11
rentur in principio : obthalmia et pustula cum medicinis convenientibus
30 eis; deinde curetur scabies cum medicinis suis. In principio eminentiæ   12
evacuetur corpus cum flobothomia et fluxu, et ponentur ventosæ cum
scarefactione in nucha, et ligetur oculus, et spargantur desuper aqua salis

[1] F. l. *Erasistrati.*
[2] F. l. *ammoniaco.*

frigida, succus endiviæ, succus virgæ pastoris et omnia coartantia et
13 stipticantia. Dixit : Et medicinæ insufflativæ provocantes lacrymas et ju-
vativæ pruritus ac duritiei sunt hæ : accipe viride æris, calcatur et utrum-
14 que piper, zinziber et spicam. Et dixit : Hæ medicinæ juvant obscuritatem
visus et oppilationi; et non debent fieri collyria tempore quo caput est 5
repletum et aer meridionalis.

149

1   *Ruffus in libro populari :* Mitigatur dolor oculorum proveniens ex per-
42 r° cussione cum albumine ovi et oleo rosato mixto et superposito ; et si
macula non participat dolore, calefiat cum sale ; et si est dolor, curetur
cum sanguine pennarum columbæ instillato.   10

150

1   *Ruffus dixit in populari libro :* Pruritus et omnia pungentia oculos ace-
42 r° tum cum aqua lymphatum juvat, aut aqua frigida sola ; et medicinæ
desiccativæ sine punctione, et ambulatio de mane per loca viridia et laxa-
2   tio ventris valent. Refrigerativum valens pruritui supervenienti in oculis
et fluxui : Recipe thuciæ, climiæ, auri 1, celidoniæ, spumæ maris ana v, 15
terantur et cribrentur et condiantur cum aqua agreste et curetur cum eo.

151

Tr. iv. — De Ordeolo, pediculis et sulach et morbo simili morbo vulpino
et reinverratione.

1   *Ruffus :* Ordeolum est apostema longum in extremitatibus palpebrarum
44 r° et est ad modum ordei. Pediculi generantur in radicibus penularum, et
2   accidunt ex multiplicatione ciborum et minoratione exercitii et usu
balnei.   20

152

1   *Ruffus in libro populari :* Ordeolum[1] est apostema longum, rubeum, et
44 v° accidit in palpebra oculi per longitudinem.

153

1   *Ruffus dixit in libro populari:* Ordeoli cura est ut lavetur cum aqua
44 r° multotiens, et dissolvatur cera, et ponatur supra radium, et ungatur

[1] Orgelet.

cum eo donec inviscatur cera ; et calefactio cum mica panis confert. Si 2
vero habet aliquid acuitatis, epithymetur cum aceto. Et hæc medicina 3
juvat ordeolo : recipe armoniaci partem 1, boracis armenici partes vij;
misceantur et superponantur ; vel impastetur cera cum aliquantulo vi-
5 treoli et superponatur; vel impastetur armoniacum[1] cum aqua decoctionis
ficuum et superponatur; et juvat. Vel emplastretur cum farina ordei 4
cocta cum vino mellito mixto cum ea armoniaco. De ordeolo ponatur 5
desuper aloe, et hoc est de medicinis que valent multum. Si enim rein- 6
versatio accidit ex cicatrice pustularum, non curatur nec medicina nec
10 ferro ; et si accidit ex additione carnis, curetur cum medicinis acutis,
sicut viride eris et sulfure et similibus ; similiter et glandula.

154

Tr. VI. — DE DEBILITATE, DEFECTU ET DIMINUTIONE VISUS, ETC. — DE CATARACTA.

Ruffus dixit in duobus locis : Assiduatio portulæ debilitat visum. 1
48 r°

155

Ruffus in libro in quo non inveniuntur medici : Et signa cognitionis 1
futuræ debilitatis visus sunt quod penulares oculorum sunt coloris yris ; 48 v°
15 et incipit debilitari visus noviter; et videbit patiens coram se sicut lac, et
patietur emigraneam et soda ; et cum adsunt ista, minuatur cibus et utatur exercitio moderato et purgetur.

156

Ruffus dixit in libro populari: Debilitas visus quæ accidit ex inspec- 1
tione solis curatur cum somno longo et vino. 51 v°

157

20 *Ruffus :* Succus rutæ collyrizatus valet obscuritati visus. 1
52 r°

158

Ruffus in libro in quo non inveniuntur medici : Ad obscuritatem prove- 1
nientem decrepitis, ambulatio suavi gressu, refricatio levis nec repletio 52 r°
nimia cibi, nec comestio acutorum, et evictatio vaporosorum ascenden-
tium caput, et provocatio vomitus post comestionem. Et cum accidit cor- 2

---

[1] F. l. *ammoniacum.*

riza in naribus temperata, valet obscuritati visus ; idem faciunt sternutationes et gargarismata facta cum rebus educentibus flegma.

3   *Dixit :* Debilitas visus proveniens ex siccitate : cura ejus est difficilis,
et melior est instillatio olei de nenuphare ; et humectare corpus cum
cibis, vino et balneis, et instillare ejus naribus oleum de cucurbitis dul-   5
cibus, et spargere supra caput aquam decoctionis quæ continetur in
permixtionis cura ; et fiat instillatio in oculis de albumine ovi et lacte
mulieris recentis : quod valde juvat.

159

Libri III tr. ii. — De cura doloris aurium.

1   *Ruffus in libro ejus ad vulgus :* Raro accidit in aure dolor vehemens
55 v°   valde ; sed cum eo erit febris cum defectu mentis et periculo celeri : 10
tamen illud erit modice et pars major doloris auris erit vehemens et
calida, et cum eo accidit vigilia cum pulsatione, et putredo fit in eo
cito ; unde cautus esse debes quod non fiat in ea flegmon, cum difficilis
sit sanatio ipsius.

2   *Dixit :* Nos imponimus auri in primo de oleo rosato, vino tepido cum 15
oleo communi aut succo centauree minoris aut decoctione pellis serpentis, aut animalis quod invenitur sub amphoris, videlicet fabarole, cum oleo
tepido, aut de succo absinthii cum oleo rosato et laudano ; et fiat emplastrum de farina cocta cum vino et oleo modico tepido, et antequam
3   infrigidetur, removeatur et calefiat, et superponatur iterum. Quod si 20
dolor fuerit frequens, calefiat magis ; diminuatur nutrimentum, utatur
otio, non imponatur guttatim ei aliquid nocivum, neque mundificetur
cum aliquo, ne fiat causa nocumenti magni : tamen, facta attenuatione
doloris et declinatione ipsius, fiat emplastrum cum farina ordei et corona
regia, coctis cum vino cocto bene, et guttatim imponatur ei succus so- 25
latri aut oleum amygdalinum, aut fel ; sed melius erit caprinum, vacci-
num, et porcinum et perdicis masculi, et misceatur cum eis oleum
4   rosatum. Et signa ad mitigandum dolorem auris et flegmonem, et inci-
dendum est id quod fluit de auribus cito, et violenter utendum est his.

160

1   *Ruffus de emptione servorum dixit :* Quanto ulcus aurium fuerit vehe- 30
57 r°   mentius et concavius, tanto magis conditio ejus erit pejor ; et habetur
significatio super malitiam ejus ex largitate foraminum aurium et ex
ærugine fetenti et subtili, quoniam dubia erit discoopertio alicujus ossis.

[Dico : In hujus simili dispositione opus erit quod imponantur auri 2
unguenta combustiva, deinde ea quæ generant carnem super ossa denu-
data ; et incipe cum his : quæ nisi contulerint, procede cum combus-
tivis.]

161

5 *Ruffus de emptione servorum :* Quotiens antiqua fit manatio saniei de 1
aure, dubium erit ni aliqua pars ossium ipsius discooperiatur, et proprie 57 rᵒ
si fuerit ærugo tenuis et fetens.

162

Ruffus in libro ejus ad vulgus : Quod si fuerit putredo, vinum vetustum 1
desiccabit eam : etiam absinthium, anetum, succus virgæ pastoris, mel, 57 vᵒ
10 galla trita, elkitran cum aceto, et urina quotiens lota fuerit, et nitrum
cum vino. Dixit tamen ad apostema accidens cum concussione, super- 2
pone ei de farina thuris, miscendo cum ea de farina tritici ; sed distemperentur cum albugine ovi, et superponatur auri ; et nulla ligatio fiat
super eam exterius ne fiat causa doloris.

163

15 *De medicinis inventis :* Ad aquam ingredientem aurem imponatur bom- 1
bax cum oleo calefacto valde, et superponatur unguentum basilicon 57 vᵒ
calefactum.

164

Ruffus : Fel taurinum mixtum cum lacte mulieris aut lacte caprino 1
sanat aurem putridam. 57 vᵒ

165

20 *Ruffus de regimine infantium dixit:* Imponatur auri lana involuta in alu- 1
mine aut vino vetusto, aut melle, et imprimatur. 58 rᵒ

Dixit : In auribus infantium erat humiditas quam existimarunt impe- 2
riti esse saniem ; tamen in veritate est superfluitas nutrimenti : unde si
hoc videris, præcipe quod non lacteat in nocte, et major pars istius
25 humiditatis tolletur et desiccabitur de aure.

166 ·

Ruffus ad vulgus[1] : Sordicies excitat dolores in auribus et tinnitum, et 1
    58 rᵒ

C'est-à-dire dans son Traité de médecine populaire.

retardat auditum ; unde si fuerit sicca, non mundificetur dum non lenia-
tur, cum mundificatio ejus sit difficilis et dolens : unde impone ei de nitro
cum aceto ; qua lenificata, mundificetur ter ; deinde appone guttatim de
oleo amygdalarum amararum, quod dissolvet id quod fuerit grossum et
siccum de hujusmodi sordicie.   5

167

De medicinis incisivis et attenuativis : Recipe nasturcii part. 1, baurac
sextam partem : terantur et distemperentur cum melle ficus absque granis, et fiat de eis scief longum et imponatur auri, et extrahatur in quolibet triduo semel, et extrahet sorditiem abundantem, et alleviabitur
auris ; et confert ei impositio mellis cum licinio, et similiter de carne 10
orta.

*1
58 r°*

168

Ruffus : Tollit tinnitum proprie succus coparum impositus guttatim.
auri, aut succus porrorum cum vino, aut sinapis cum ficubus pinguibus
ad faciendum emplastrum cum eis, et oleum laurinum cum vino.

*1
59 r°*

Ad sonitum et tinnitum dixit : Sonitus et tinnitus quandoque generatur 15
ex vento inflativo, et quandoque extenta (*sic*)[1] sensu auditus. Unde inspice quod si tinnitus fuerit modicus, deinde augetur modice aut accidit,
et impossibile est quod fiat discretio inter eos, in primo tamen facto gar-
garismate, etiam masticatione, si tinnitus non diminuitur, cognosces
quod causa ipsius est teneritas sensus ; et proprie si æger fuerit teneri 20
sensus, acuti auditus : unde curetur cum eo quod stupefacit sensum.

*2
3*

169

Libri IV tr. 1. — DE ESSENTIA, CAUSIS, SIGNIS, ACCIDENTIBUS ET PRONOSTICATIONE
DEFECTUS ODORATUS ET ODORATUM IMPEDIENTIUM.

Ruffus dixit : Valet ad ulcera naris galla, mel, semen myrti cum vino
et succo utriusque mali granati cocti donec ingrossetur. Et efficax cura
ad fractionem naris est quod vehementer impleatur bombice, postea
adæquetur exterius, nec extrahatur bombicinum donec formam capiat. 25
Cura quoque fiat ad fistulas cum rebus corrosivis et causticis ; et utendum est postea sternutamentis, ut expellatur quod corrosum fuerit in
naribus.
Unguentum ad ulcera naris[2]. Recipe squamam plumbi, plumbum, vi-

*1
60 r°
2*

3

4

[1] Lire *ex tento.*
[2] Ce paragraphe est peut-être indépendant de celui qui précède, et que Rhazès attribue
à Rufus.

num vetus cum oleo myrtino : terantur insimul et super focum lentum
coquantur, et agitentur donec inspissetur, et reservandæ sunt in vase
æneo ad curandum cum eis. Aut ustum plumbum cum vino vel oleo　5
myrtino servetur ad curandum cum eo. Aut litargirum, cerusa, cortex　6
5 maligranati cum oleo myrtino et vino mixta fiant ad modum unguenti
ad curandum cum eo.

　　Ad carnem generatam in nare. Vitreolum, æs viride et assa fœtida　7
terantur bene et imponantur nari reiterando per quinque dies ; deinde
extrahetur caro cum instrumento utili ad hoc. Quod si quid infixum　8
10 fuerit in naribus, insistendum est cum sternutamentis vehementer, et
statim expelletur.

170

Tr. ii. — De fœtore narium.

Ruffus : Cum fuerit recens fetor naris, stillandum est in eo de succo　1
mentastri, aut sufflandum est de pulvere ipsius cum siccum fuerit. Aut,　61 r° / 2
recipe ciperum, alumen, myrrham, zaffaranam et auripigmentum, et
15 cum aceto imponantur naribus. Succus maligranati dulcis et muzi coqua-　3
tur in vase æneo donec ingrossetur, in quo ponantur res odoriferæ, et
de eis fiat licinium : imponatur naribus.

171

Libri V tr. i. — De fractione, corruptione, corrosione, commotione et malo
colore dentium, etc.

Ruffus dixit : Recipe alumen fissum et mixtum cum myrrha ; frica　1
dentes, quoniam non corrodentur omnino, et prohibet[1] ne doleat gingiva.　65 r°
20 Quod si inde districta fuerit vehementer gingiva, insistendum est postea　2
cum melle. Aut calefac nigellam super vas novum fictile super ignem,　3
deinde tere eam cum aceto potentissimo ; et imponenda est corrosioni,
quoniam conservat corrosionem et dolorem ut non augeantur.

　　Dixit : Si corrosio fuerit in dentibus non nimia, medicinæ vehementis　4
25 desiccationis ad hoc faciunt ; si vero fuerit nimia, purgandum est totum
corpus, deinde caput, quoniam ex humore acuto erit. Medicinæ quoque　5
prohibentes corrosionem sunt galla, vitreolum, sal, nigella, piper, zinziber, boracum et similia, de vehementi desiccatione ; et expedit uti medicinis frigidis et calidis, prout opus fuerit passioni.

---

[1] F. l. *prohibe.*

172

1   *Ruffus :* Si flegmon fuerit in gingiva, gargarismus fiat cum lacte asi-
65 r° nino et decoctione rerum stipticarum frigidarum. Quod si sanguis e gin-
2
giva manaverit, insistendum est cum rebus vehementis acetositatis [1] et
alumine ; si vero ulcera in gingiva fuerint mollia et in ore, insistendum
est cum batitura eris, arsenico et myrrha, mistis cum vino et tritis in eo   5
3 ad illiniendum ea cum eis. Si vero dubitetur ne comburatur gingiva, illiniatur cum melle aut cum aceto eris viridis aut cum aqua ad lavandum
os cum eis, quoniam sanabuntur ulcera et mitigabitur dolor uvularum [2] et
aliorum ulcerum oris.
4   [Dico : Evitandum est ne labatur inde aliquid ad gulam; et valent ad 10
gingivam butyrum et mel.]

173

1   *Ruffus ad commune :* Desiccant humiditatem in ore galla et solatrum,
66 r° cocta in aceto et detenta in ore spatio longo, aut decoctio stiptica [3] decoctionis porrorum factæ cum aceto, aut vinum in quo cocta fuerint folia
granatorum.   15
2   [Dico quod superfluitas sputi accidens ex humiditate in stomacho curanda est cum desiccatione, cum vomitu et masticatione masticis, triferæ
et yeræ [4] et similium, et zinziberis conditi, quoniam valent nimis.]

174

Tr. II. — DE DOLORE DENTIUM ET GINGIVARUM.

1-2   *Ruffus :* Sandaraca, id est vernix, valet ad dolorem dentis. Decoctio
68 v° pirorum agrestium ad lavandum os valet ad dolorem; etiam radix arbo- 20
3 ris ejus simul cum eis faciunt idem. Decoctio liliorum silvestrium ad
lavandum os idem facit, eo quod est stiptica solutiva.

175

1   *Ruffus :* Si dolor fuerit in gingiva, non est eradicandus dens, quoniam
68 v° inde dolor augebitur ; si vero dolor fuerit in radice dentis, eradicatio
dentis alleviabit dolorem, eo quod nervus subsistens requiescit ex exten- 25

[1] Ms. *accetos.*
[2] *Uvula,* en grec σ7αφυλή. C'est la luette.
[3] *Stiptitam,* éd. Corrig. ex Daremberg.
[4] L'*hiéra.*

sione, et humor solvitur de facili, et medicinæ ad eum perveniunt ex proximitate.

176

Libri VII tr. I. — DE DISPOSITIONIBUS LINGUÆ.

Ruffus ad commune : Ulcera fiunt proprie mala in ore infantium et juvenum, eo quod corruptio velociter fit in eis, sic quod labuntur carnes
5 mandibularum ipsorum in majori parte. Dixit quod *culla* ulcera sunt attinentia albedini, et in majori parte accidunt in ore infantium [1].

(marginal: 1 · 72 v° · 2)

177

Tr. II. — DE·DISPOSITIONIBUS SPACIOSITATIS ORIS ET PALATI ET UVULÆ ET GULÆ.

Ruffus de regimine infantium : Culla in infantibus mortale est. In Ægypto quoque accidit nimis infantibus, et vocatur inde ulceratio ægyptiana.

(marginal: 1 · 72 v°)

178

10 *Ruffus :* Fel testudinis maris valet ad ulcera mala acuta in oribus infantium. Aqua currens ex minera æris valet ad ulcera. Elmon confectum ex piscium parvorum summitate ad lavandum os valet ad ulcera. Galla valet ad ulcera et pustulas. Succus uvæ acerbæ valet ad culla. Extremitates rubi et folia masticata valent ad culla. Succus malorum granatorum
15 acidorum coctus cum melle valet ad ulcera oris. Alumen mixtum cum melle valet ad ulcera oris. *Tambul* proprie confortat os. Decoctio lini mixta cum melle valet ad *culla.* Testiculi canis magni si desiccantur et teruntur, faciunt ad *culla* malignum. Citrolum ortulanum masticatum valet ad *culla.*

(marginal: 1 · 76 r° · 2 · 3 · 4-5 · 6 · 7 · 8 · 9 · 10)

179

20 *Ruffus ad commune :* Insistendum est ad dissipandum corruptionem cum gargarismo faciendo cum rebus stipticis, sicut cum decoctione myrti et spinæ sanctæ, rosarum et ypoquistidos : fiat enim decoctio ipsarum cum vino ; et illiniendum est super ipsa de ære usto et vitredo et carta usta, et galla cum melle. Si vero passio fuerit mala, insistendum
25 est cum rebus vehementioribus, sicut cum gargarismo decoctionis mentastri et mentæ et similium ; et purgantur hujusmodi ulcera bene quando mixtum fuerit nasturcium cum medicinis aliis sibi dignis.

(marginal: 1 · 76 r° · 2)

---

[1] Cp. un fragment d'Archigène rapporté par Oribase (*Coll. méd.* LI, XLII, 6).

3   *Dixit*: Et valet ad *culla* succus solatri; succus foliorum olivæ aut folia licii; et gargarismus fiat cum lacte asinino in primo.

4   [Dico: Insistendum est ad mitigandum dolorem uvularum cum vi-
5   treolo chimolarum et sale adhæsis eis. Ad *culla* infantium proprie: *sumac* cum melle valens est ad fricandum cum eo; si vero fuerit album, mel   5 bonum est ei; si vero rubeum, cum rebus stipticis curandum est; si .
6   vero nigrum, malum est et putrefactum. Et insistendum est cum rebus desiccativis, sicut vitreolo et attramento rubeo.]

7   *Ruffus*: Ad *culla* infantium: Insistendum est quod teratur radix liqui-
ritiæ et apponatur ei aut rosæ siccæ cum pauca *zaffarana*, myrrha, galla   10 et thure, quoniam hujusmodi medicinæ particulares et compositæ valen-
8   tes sunt nimis. Si vero cum eis fuerit mel, satis valet; et dandum est infantibus postquam curati fuerint, de hujusmodi medicinis, de melle lymphato in potum, aut de succo granatorum dulcium.

                                180

1   *Ruffus ad commune*: Nisi fiat minutio in squinantia, apponenda est   15
77 r° ventosa tibiis, et extrahendus est multus sanguis, quoniam dissipabitur passio incontinenti.

2   [Dico: Expedit quod fiat cura hujusmodi pluries; quod si opus est, reiteranda est ventosa de uno die ad alium; et clysterium nimis valet ad hujusmodi passionem, cum aqua et oleo; mel quoque et nitrum attra-   20 hunt ana parum, et cum nitro et sale etiam; et fiat purgatio et gargarismus cum aqua ordei cum melle, aut decoctione origani, aut decoctione mentastri et porri, eo quod mundificant flegma procedens ad tracheam,
3   unde generata est hujusmodi passio. Et epithimandum est collum in exteriori parte cum ruta cocta in aqua et oleo, et cum semine lini et   25
4   similibus emplastris. Si vero apparuerit in exteriore parte colli flegmon, inungendus est cum butyro cocto veteri et origano impastato cum cera
5   et oleo. Si vero in gula aut in uvulis fuerit apostema, et aliquid mana-
verit inde ad tracheam, et ad inferiores partes provocaverit adustionem vehementem, et inde ejicitur sanguis cum sputo, in primo diminuenda   30 est nutricatio, deinde comburenda est radix feniculorum et de pulvere adhærendum est ei in interiori parte, et de galla et rosis et alumine, et illiniendum est cum decoctione succi granatorum acidorum cum galla et alumine, rosis et aceto, quoniam valet; et si gargarismus frequens fuerit cum ptisana ordei et decoctione lenticularum, nimis valet.]   35

Dixit : Eo quod in hujusmodi passione congregatur flegma, juvabilis 6
fit ei illinitio cum hysopo ortulano, mentastro fluviali cum vino et melle
coctis, quoniam purgat flegma cito et ipsum desiccat. Si vero hujusmodi 7
passio cum iteratione usuali infestat, insistendum est cum illinitione cum
5 aceto, nitro et melle facta, aut cum assa fetida cum aqua, eo quod valet
nimis ; et valet etiam nimis illinitio cum pice aut succo rutæ.

181

Ruffus et Dyasco[rides] : Oleum yrinum valet ad squinantiam mixtum   1
cum melle et fricatum in palato, et etiam in gargarismo.   78 r°

182

Ruffus, pro eo qui non invenit medicum, dixit : Minutio fieri debet aut   1
10 appositio ventosæ linguæ, eo quod inde alleviabitur passio si de eis   80 r°
extractus fuerit sanguis multus, et etiam scarificatio ejus ; et clistere fiat
acutum, quoniam appræsentabit cito juvamentum ; deinde gargarismus
fiat cum eo quod attrahit flegma. Minutio in squinantia fiat in tibia, aut   2
appositio ventosæ et gargarismus cum decoctione mentastri, sinapis et
15 similibus factis cum mellicrato ut excitet apostema et ipsum extrahat,
quoniam apostema trahitur, dat signum sanitatis.

[Dico quod in summa eloquii sui dixit quod squinantia erit ex aposte-   3
mate flegmatico in *naganig ;* unde in principio negotii expedit ut gargarismus fiat cum mellicrato.]

183

Libri IX tractatus unicus. — DE SANGUINE PER OS EMISSO.

20 *Ruffus :* Succus ozimi foliorum latorum facit ad sputum sanguinis.   1
90 v°

184

Ruffus, in libro facto quibus non fuerit medicus, dixit quod sputum   1
sanguinis de pectore cum succo ozimi curatur ; scorti quoque cum decoc-   91 r°
tione centaureæ majoris solummodo curant ipsum.

[Dico : Si fuerit sputum sanguinis ex incontinentia aut ruptura, cura-   2
25 tur per res stipticas et glutinativas et desiccativas, absque impunctione,
sed ex corrosione cum nutrimentis bonis et medicinis generantibus carnem. Hujus quoque est prima opinio in cura spuli sanguinis. Si vero   3
fuerit de pectore, opus est ad medicinas subtiles in substantia ad mis-

cendum cum aliis, ad inducendum ad locum longinquum, eo quod longinquum est iter; tamen si fuerit de stomacho, non sunt necessariæ
hujusmodi medicinæ ad miscendum.]

4   *Dixit* quod medicinæ subtiles contrariæ sunt in fine hujusmodi passioni, tamen aptæ sunt ad miscendum ut inducant alias ad locum in quo 5
passio fit, quoniam res stipticæ et viscosæ impediunt meatus, et inde in-
5 ductio fit gravis : unde opus est ad res attenuativas. Miscendum est quoque in hujusmodi medicinis etiam de rebus narcoticis ut dormiant, ut
inde fiat magis juvamentum cessante tussi et ut ingrossent sanguinem
per frigiditatem eorum; et inde erit maximum juvamentum; et sic com- 10
pletur totum propositum in compositione hujusmodi rerum.
6   Recipe opii, auripigmenti sextam partem, gummi arabici, aur. pondus
7 v; *balaustic,* aur. pond. v; terantur et de eis fiat unus trociscus. Si vero
fuerit de pulmone, addendum est in eis de cinamomi, aur. pond. partem
tertiam.   15

185

1   *Ruffus, in libro quinto* [*Consilii*], *ubi tractat de nutrimento infantium,*
91 r° *dixit,* quod si expuantibus sanguinem datur in potu de succo ozimi, statim cessabit sputum.

186

Libi X tr. un. — DE RELIQUIS DISPOSITIONIBUS PECTORIS
AC PULMONIS.

1   *Ruffus de sanie in pectore dixit* quod si nascitura fuerit aut ex causa
93 r° pleuresis, aut ex altera, in principio suæ generationis extensio erit in 20
pectore et ponderositas; deinde excitabuntur febres subtiles cum tussi
sicca, sicut accidit in principio pleuresis; sed tamen cum hujusmodi nascitura maturatur et crepatur, ex infusione saniei ipsius in pectore accidit
rigor vehemens quod inde congelantur mandibulæ; et excitatur tussis et
2 calefiunt digiti et maxime interiora eorum. Si vero hujusmodi sanies 25
pauca fuerit, quandoque mundificanda est per sputum; sed si fuerit
multa, poterit declinare ad ptisim; et quandoque expellitur per meatus
urinæ et egestionis absque læsione pulmonis, cum natura per se habeat
3 semitas occultas. Distinctio fit inter saniem et flegma, quoniam sanies si
apponitur igni, odor fumigationis ejus erit fetens, sed flegma non; et 30
sanies si apponatur aquæ, non natat, sed in fundo declinat; sed flegma
4 super aquam natat. Tali modo quoque cognoscitur locus saniei, quod patiens in hora post horam jaceat super latus, se mutando de uno latere ad

alterum ; et cum jacet in aliquo latere, si in superiori parte non sentitur
ponderositas suspensa esse, sanies ibi non erit. Cognoscitur etiam per   5
somnum ipsius, quando patiens se mutaverit de uno latere ad aliud.

187

Dixit Ruffus in libro pleuresis quod pleuresis est apostema in nervo,   1
5 alias panniculo qui est super costas, qui est cum multis nervis, et ideo   98 v°
 multus est dolor ejus ; sed quandoque tendit ad furculam, et quandoque
ad costas retrorsum ; sed cum ea accidit tussis sicca, sed quandoque
raro in primo passionis erit humida ; et febris continua, vehementior in
nocte, ac angustia anhelitus ; sed semper jacebit super latus dolens et
10 hoc mutare non poterit ; verumtamen in majori parte passio hujusmodi
accidit in sinistro latere et raro accidit in dextro ; sed si rejecerit
sputum citrinum, male erit ei ; sed sputum album et rubeum sunt
salubria ; sed pejus sputo citrino est nigrum. Quod nisi rejecerit   2
sputum nec mitigata fuerit febris, et fuerit augustia anhelitus vehe-
15 mentior, et sputum sistens in partibus superioribus emitti non poterit, cum febre inflammosa et vehementi, morietur velociter ; sed si accidens fuerit sputum in primo passionis, velociter erit crisis ejus, et per
contrarium e converso. Sed in majori parte accidit in autumno et hyeme   3
et in minori parte, in æstate. Nec accidere solet mulieribus, et maxime   4
20 si menstrua fuerint stabilia sicut decet. Sed magis accidit ex vento boreali   5
assiduo, sed minus ex vento meridiano. Sed si putredo apostematis ema-   6
naverit, mitigabuntur dolores ; sed melior conditio ejus erit cum leve
fuerit ei sputum, ut inde allevietur passio et requiescat inde. Sed si ac-   7
cidit in utero habentibus, velociter morientur. Accidit quoque ex potu   8
25 vini fortis et ex vomitu, et maxime si fuerit post ebriationem vini, et ex
fastidio multi cibi in stomacho ; sed in eis accidit infrigidatio extremitatum, et sudor erit in pectore et in collo cum dormitione, et vehementior
erit febris ipsorum in medio diei ; sed si fuerint ejus accidenti vehementiora, crisis ejus erit velocior vel vehementior.

188

30 *Ruffus in libro ejus de pleuresi :* Sputum leve, carens fetore, significat   1
quod exitura est munda et incipit congregari proprie si invenitur postea   101 r°
mitigatio accidentium. *Dixit :* Pleuresis est apostema in musculo qui est   2
super costas, qui habet multum sensum in se valde, et dolor ejus tendit
ad spatulas et furculum ; an forte tendet ad inferius sub costis, cum tussicula

sicca in nocte, et forte erit cum alteratione eloquii et stricto anhelitu, aut dormiet super latus doloris, non valendo se mutare ad aliud latus.

3 Quod si sputum ejus fuerit flegmaticum, morbus erit salvus; etiam si fuerit sanguineum, minoris fallatiæ erit; sed si fuerit colericum, malum

4 erit pejus eo [quod] est melancolicum. Quod si mitigatur febris et dolor 5

5 post emissum sputum multum, bonum signum est; et e converso[1]. Quod si sputum non emittetur penitus, perseverat strictus anhelitus et sursum stetit, et sic vehementior flamma febrilis, periculum appropinquatum

6 est. Quod si sputum non fuerit emissum a primo die usque ad quartum,

7 longa erit passio. Sed si emittitur ante quartum diem, brevior erit. Et si 10 purgatio ejus non fit per sputum, ad ptisim declinabit.

8 [Dico: Pleuresis est apostema calidum, et possibile est quod dissolvitur absque congregatione; cum quo non erit sputum nisi tenue et æru-

9 ginosum. Quod si putrefacit et non sequitur mundificatio per sputum, ad ptisim declinabit.]   15

10 *Dixit Ruffus*: Pleuresis magis accidit in autumno et in hyeme, et in omnibus ætatibus, et in majori parte mulieribus accidit, et proprie quarum menstruum fuerit detentum; et magis accidit ex boreali aere flanti.

189

1
102 v° *Ruffus* : Quando ipsa nascitura quæ vocatur *dubela,* apta fuerit ad 20 digestionem et apertionem, curanda est per appositionem emplastrorum et per potum aquæ ordei cum melle aut cum decoctione caricarum, et cum nota fuerit ejus maturatio et aperitio, quæ cognoscitur per mitigationem febris, detur in potum de decoctione prassii, ysopi ortulani et caricarum cum melle; et ut in brevi aperiatur, accipiatur in cibum de 25 piscibus salitis, et in potum *cucaia* secus dormitum, aut fiat ei fumigium de ysopo, ysopo ortulano et storace per embotum impositum ori suo, et per vomitum etiam aperiatur; tamen dubitandum est ne orificium fiat magnum, et subito per ipsum fluat sanies, et suffocabit patientem, et inde periculum erit; unde quando fit ei aperitio, consideranda est hu- 30 jusmodi sanies; quod si fuerit pauca, et mundificari poterit per sputum, occurrendum est naturæ cum re facienti leve sputum esse, sicut melle cum aqua yreos, ysopo ortulano et ysopo; tamen utatur nutrimentis leni-

2 ficativis et laxativis. Quod nisi mundificata fuerit per quadraginta dies,

3 ad ptisim declinabit. Si vero sanies considerata fuerit multa fore quæ 35

---

[1] Fort. supplend. *non*, vel *malum*.

per sputum mundificari non poterit, comburatur cum cauterio subtili, dum perforatur pectus ad attrahendum saniem ana parum cum rebus attractivis, et lavetur cum aqua mellis, deinde cura fiat in loco ut consolidetur.

190

5 *Ruffus :* Emplastrum valens ad pleuresim carentem vehementi inflammatione et caliditate. Recipe succi caulium, farinæ fenugreci, seminis lini, bismalvæ, extremitatum camomillæ, farinæ simulæ, ana...; distemperentur omnia cum succo caulium et modico olei sisamini et superponatur, quoniam mitigabit et infrigidabit apostema.

1
107 v°
2

191

Libri XI tr. I. — DE DEBILITATE AC MALITIA VIRIUM STOMACHI, DE CÆTERISQUE EJUS MALIS QUALITATIBUS ET DISPOSITIONIBUS MULTIS INDE PROVENIENTIBUS.

10 *Ruffus de melancolia dixit* quod auctoritates multæ judicant quod condominatio frigoris in stomacho excitat appetitum, sed condominatio caloris deponit excitationem virtutis appetitivæ. Unde potatio aquæ frigidæ ad appetitum facit, sed aquæ calidæ facit ad dispositionem virtutis appetitivæ. Ideo excitatio appetitus fit in hyeme et ex vento boreali. *Dixit* 15 quod qui utitur itinere in nive multa, inde excitabitur appetitus nimis ; sed forte accidens erit bolismus. Unde aquæ frigidæ potatio majorem appetitum facit quam vini.

1
110 v°
2
3–4
5

192

Dixit Ruffus de melancolia quod cooperimentum ventris cum pannis dat juvamentum maximum ad faciendum bonam digestionem.

1
111 r°

193

20 *Ruffus de melancolia :* Bolismus accidit facientibus iter vehementi frigore et nive multa.

1
111 v°

194

Dixit Ruffus quod *hayda* accidit ex *thogma.* Quod si natura expulerit eam ad inferiora, non aggravabit super patientem, et forte postea accidit ulceratio in intestinis et fluxus ventris sicut aquositas car-25 nium. Quod si fit diuturnum, erit sicut alias secum febris : hæc quoque accidentia gravida. Unde non expedit quod medicus non insistat cum cura. Assimilitatur quoque dispositio hæc dispositioni assumentis

1
112 r°
2
3
4

medicinam laxativam, et intensa efficit ei laxatio ; sed cura utriusque
passionis cum vino potenti fiat, quoniam valet. In majori quoque parte
hoc accidit juvenibus ; sed si accidit alicui habenti corpus pingue, colo-
5 ris rubei, corporis humidi, non evadet. Sed si accidet in autumno,
nimis malum et horribile est ; sed cui consuetum est evenisse, salubrius 5
est.

195

1   *Ruffus de melancolia dixit* quod potatio aquæ frigidæ plus facit ad ap-
116 r°
2 petitum cibarii quam potatio vini. Etiam aer frigidus ac civitas frigida
magis faciunt ad appetitum cibi.

196

1-2   *Ruffus dixit :* Absinthium corroborat stomachum. Decoctio carpobal- 10
118 r°
3 sami valet ad malam digestionem. Oximum desiccat quod fluens fuerit
in stomacho.

197

1   *Ruffus et Diascorides :* Cervisia dactilorum confert debili stomacho.
118 r°
2 Menta cum caliditate ejus calefacit stomachum, cum stipticitate eum
corroborat.   15

198

1   *Ruffus :* Granum uvæ bonum stomachum facit.
118 r°

199

1   *Ruffus :* Mentastrum confortat stomachum.
118 r°

200

1   *Ruffus et Binmasui* [1] : Medicinæ facientes ad digerendum cibarium sunt
118 r°
hæ, videlicet, cinamomum, dosis auri pondus 1, radix squinanti et flos
ejus, et flos capparis, carvi, dosis ana pondus auri 1.   20
2   Levisticus, portulaca, valent ad reumata provenientia ad stomachum
3   et intestina. Succus gentianæ, si in potum assumptus fuerit 11, confert
4   dolori stomachi. Mirabolani nigri confortant stomachum et prohibent
quod reumata non discurrant ad eum.

201

1   *Ruffus :* Lactuca valet ad punctionem accidentem in stomacho.   25
118 v°
[1] Sc. *Ben Mesve* (filius *Mesvæ*).

31

202

Ruffus : Solatrum tritum bene et in emplastro positum valet ad 1
inflammatum stomachum.   118 v°

203

Ruffus : Cinis radicum caulium distemperatus cum sepo veteri et po- 1
situs in emplastro ad dolorem laterum diuturnum, ipsum mitigat quod 120 v°
5 est magnæ dissolutionis.

204

Ruffus de melancolia : Bolismus curandus est per calefactiva, sicut per 1
nutricationes calidas et vinum non lymphatum, sedendo penes ignem.   120 v°

205 ,

[Dico, corrigendo Ruffum, quod si fuerit *hayda*, prohibe ne evomat, 1
sed si repletus fuerit cibariis ante corruptionem et distensionem ejus. 122 v°.
10 Quod si prohibitus fuerit vomitus per diem corrumpetur et descendet, 2
alias distendet, et invenietur inde punctio in ventre : unde detur patienti
in potum de aqua tepida cum aqua mellis. Quod si difficilis fuerit potus 3
et descenderit ad ventrem, apponatur ventri lana madefacta in oleo in
quo cocta fuerit spica, dum sit oleum calefactum et epithimatio fiat cum
15 pannis calefactis. Et soporandus est patiens nimis, dimittendo nutrica- 4
tionem. Quod si cum hoc regimine accidit vomitus et fluxus ventris, 5
notum sit tibi quod cibarium corruptum jam est in venis et excitat sicut
excitat venenum. Unde da patienti in potu de aqua calida pluries ut 6
evomat de levi. Quod si evacuaverit juxta modum et cessaverit, bonum 7
20 erit. Sed si intensa fuerit passio, dum deficiat pulsus et infrigidentur 8
extremitates, liga manus et pedes eo quod prohibet quod transcurrat
materia ad ventrem, et frica extremitates cum oleo, pipere et nitro, et
infunde panem in succo granatorum et citoniorum cum vino et aqua .
frigida, et da ei, et quando id evomuerit, reitera, sicut faciunt cum eo
25 cui datum est venenum in potum ; et da ei in potum de vino cum aqua
frigida. Quod si dormierit, signum erit convalescentiæ. Quod si in ventre 9
fuerit adustio vehemens, appone stomacho infrigidativa cum nive, et
reitera infrigidationem. Quod si extensus fuerit aut spasmatus aliquis 10
locus corporis, fricandus est cum oleo calefacto.]

206

30   *Ruffus et Diascorides :* Aqua et vinum, in quibus extinguitur ferrum 1
                                                                   123 r°

2 calefactum pluries, valet ad *aydam*. Semen acetosæ valet ad nauseam.
3 Spondium et succus frondium vitis mitigant *eluham* accidentem præ-
4 gnantibus. Fructus vitis silvestris valet ad nauseam et lamentabilem
5 interjectionem. Potatio aquæ et evitatio vini valent ad patientem cui
6 nociva est *ayda* et vomitus. Aqua frigida valet ad lamentabilem interjec- 5
   tionem. *Caramisih*, id est pulegium cervinum, valet ad lamentabilem
   interjectionem et ad nauseam.

207

1   *Ruffus* : Medicus in *ayda* det patienti in potum de vino subtili paula-
123 rᵒ
   tim.

208

1   *Ruffus* prohibet quoque contra *aydam* vomitus cibarii antequam cor- 10
124 rᵒ
   rumpatur et id attrahant ad se venæ et inde in eis habeant qualitatem;
   sed mundificatio fiat cum aqua mellis et aqua tepida; deinde apponatur
2 ventri lana infusa oleo; sed longum somnum debet patiens facere. Quod
   si vomitus fuerit et solutio ventris, de se non sunt prohibendi nisi in-
   tensi fuerint; sed, si intensus fuerit vomitus et solutio ventris, ligandæ 15
   sunt extremitates et inungenda sunt membra quæ infrigidata sunt cum
   oleo calefacto; sed melius est oleum cucumeris asinini cum castoreo, et
3 nutricandus est. Quod si evomuerit, reiteratio fiat, et noli dimittere rei-
   terationem, sed nutricatio miscenda est cum fructibus bonum animum
   facientibus, videlicet stipticis et vino lymphato cum aqua, eo quod facit 20
   ad *aydam* et corrigit chymos et corroborat virtutem; sed da ei panem ad
4 comedendum cum eo. Quod si habuerit somnum statim quod assumpsit
   panem et vinum, signum erit sanationis.
5 [Dico : Expedit quod fiat cum pultis confectis[1] de brodio carnium et
   pomorum malorum et pirorum et succo et vino, quoniam hæc curatio col- 25
6 ligit omnes laudabiles modos. Et bonum est quod assumat de mica panis
   de simula.]
7 *Dixit* quod si in *mirac* fuerit adustio vehemens, ponendum est
8 super ventrem de oleo roseo aut de emplastris infrigidativis. Cum accidit
   quoque de *ayda*, si fuerit cum vehementi evacuatione spasmus in ali- 30
   quibus locis, et præsertim in musculis tibiarum, dixit quod vinum curat
   hanc passionem si lymphatum fuerit cum simili quantitate aquæ.

---

[1] Éd. de 1506 : *Exp. q. f. pultes confectas.*

209

Ruffus : Mitigat sitim ex calore rasura cucurbitæ, portulaca, farina 1
ordei ; malvarum viscus distemperetur cum aceto et aqua rosea, et em- 124 v°
plastretur cum eis venter et epar ; sed mitigat etiam sitim in febribus
acutis semen citrullorum, semen portulacæ, *sumac* coctum et ligatum,
5 semen cucurbitæ dulcis; camphora pauca distemperentur, et inde fiant
trocisci et ponatur sub lingua, et de eis in potum detur ei similiter. Et 2
portandi sunt in itinere. Quod si ponuntur tamarindi sub lingua, valent 3
ad sitim. Et aquositas lactis acidi valet ad hoc. Rosæ si masticantur et 4
succus sugitur, mitigant sitim.

210

Tr. ii. — De ructuatione, trulla et vomitu.

10 *Ruffus :* Portulaca valet ad vomitum. 1
129 r°

211

Libri XII tr. un. — De medicinarum modis multis earumque canonibus observandis.

Ruffus : Medullæ ossium excitant vomitum. 1
133 v°

212

Ruffus, de regimine mulierum, dixit quod vomitus factus ante cibum no- 1
cet capiti et habenti strictum pectus qui non consuevit vomere, et opus 133 v°
fuerit quod vomat pluries, [ut] levis fiat ei postea.

213

15 *Ruffus, de libro facto ad vulgus, dixit* quod si quis sumpserit vinum in 1
potu ad faciendum vomitum cum eo, sumat de eo superabundanter, 137 v°
quoniam cum paucitate ejus vomitus erit malus valde.

214

Ruffus : Cavendus est vomitus in eo qui non fuerit inductus ad usum 1
et consuetudinem ipsius; in quo fit inde debilitas in congelatis, in ha- 138 v°
20 bentibus pectus strictum, in dolentibus caput, in habentibus collum
tenue, et in his in quorum gutture generatur flegmon; sed laxandi
tantum sunt. Sed fieri debet in flegmaticis, tamen in utiliori tem- 2

pore fit in quo vinum superabundans fuerit bibitum, aut in tempore in quo accidit jectigatio cum hebetudine et tepefactione in pluribus locis corporis cum somno et oblivione et pulsatione venarum et horripilatione extraordinarie illata cum caliditate imminente, quoniam hæc signa sunt

3   repletionis indigentis vomitu. Quod si volueris vomitum facere et atte-   5
nuare flegma, da in cibo de sinape radicibus et piscibus salitis et costo, sed in potu de vino abundanti lymphato cum aqua et melle; et modice dormiat; deinde da in potu de aqua tepida abundanter, et vomat : sed postquam vomuerit lavet faciem cum aqua frigida et os cum aceto et aqua, sumendo in potu de aqua calida modice; tamen super caput po-   10 nendum est de oleo rosaceo et quiescat; deinde præcipiat ad fricandum

4   pedes. Sed quicumque cum difficultate vomuerit, utatur vomitivis secundum quod in capitulo ejus est.

5   *Dixit :* vomitus post potum vini superabundantis confert; sed si fuerit in modica quantitate, nocebit[1].   15

215

1   *Ruffus de potu lactis :* Oportet quoque evacuantem corpus ejus evitare
138 v° repletionem corporis de nutrimentis, quoniam repletio cito inducitur ad corpus vacuum[2].

216

1   *Ruffus :* Semen papaveris ægyptiani sumptum cum podagra lini, id est
140 v° cuscutæ, alias *thusuc,* et cartamo lenificat; sed mixtum cum attenuativis   20
2-3   idem facit. Malva hortensis lenificat, et proprie rami ejus. Malva nimis
4   solvit ventrem, et similiter acetosa. Malva quæ gyrat cum sole si in multa quantitate cocta fuerit et sumpta, laxat flegma crudum et coleram.

217

1   *Ruffus de dolore articulorum :* Computandum est gummi vitis silvestris   25
141 r°

---

[1] Les deux morceaux qui suivent ce fragment de Rufus, dans la compilation de Rhazès, et qui ont tous deux pour rubrique *De amphorismis* (leg. *aphorismis*), pourraient bien être rapportés au commentaire de notre auteur sur les *Aphorismes* d'Hippocrate; mais M. Daremberg n'a pas jugé à propos de les admettre ici.

[2] Même observation que ci-dessus touchant un morceau portant aussi pour rubrique *De amphorismis.*

in modico scamoneæ et aliorum generum titimali et aliorum laxativorum.
Dixit quod colloquintida nocet nervis.   2

218

Ruffus de melancolia : Camomilla major laxat nigram sumpta in unc. ter-   1
tiis II cum aqua mellis.   141 v°

219

5   *Ruffus de melancolia :* Sumptio aquæ calidæ facta post descensionem   1
nutrimenti et digestionem ipsius, confortat ad emittendum superflui-   144 r°
tates tam per urinam quam per egestionem de singulis meatibus corporis[1].

220

Ruffus[2] : Qui indiget laxatione violenta, et non poterit sumere nutri-   1
10 menta, laxandus est cum aquositate casei, cum sale, postquam dispu-   146 r°
mata fuerit; sed sal debet poni in pondere aur. I; sed melius erit si cum
eo sumpti fuerint cucumeres asinini. Sed non durant in æstate sicut   2
durant alia laxativa.

Dixit quod confert impetigini, tineæ et febribus diuturnis, et hydro-   3
15 pisi et proprie cum cucumeribus asininis, et confert scabiei, panno, faciei
ulceribus crudelibus, et ulcerationibus vesicæ et renum ; sed tamen non
est componendum in ea de sale in cura hujusmodi.

221

Ruffas de melancolia : Non est utendum aquositate lactis ovini, eo quod   1
minoris laxationis est; sed coagulandum est lac cum sirupo acetoso, tali   146 r°
20 modo quod in primo bulliat lac; et in ebullitione spargendum est super
illud de sirupo acetoso. Deinde postquam colatum fuerit, bulliat secundo,   2
quoniam si bullit secundo minoris laxationis erit ; sed sumendum est de
eo in primo cum melle, ut velox sit caliditas, videlicet die quolibet; et
absque melle, ne horribile sit, si multa fuerit sumptio ejus : sed suma-
25 tur in tantum dum laxet sufficienter, cum in eo non sit detrimentum.

---

[1] Ici se termine la partie de Rhazès à peu près mise en état (sauf l'indication des livres
et traités et de leurs rubriques) par les soins de M. Daremberg ou du moins sous sa direction. La suite se compose d'un brouillon écrit de la main de ce savant et surchargé de
corrections philologiques dont nous avons pu tirer un bon parti pour l'établissement du
texte de Rhazès.

[2] Dans le travail exécuté sur la copie du manuscrit, faite pour M. Daremberg, on a biffé
souvent la note «Ruffus :» ou «Ruffus dixit.» Nous la rétablissons partout en conformité
de ce qui précède.

222

1
146 v°
Dixit : Terendum est aloe in pondere unc.[1] III et miscendum cum mentastro in quantitate unc. III, et sumatur cum aqua mellis ; et laxabit nigram, quoniam aloe confert melancoliæ.

223

1
146 v°
Dixit Ruffus quod scamonea, semen urticæ et succus cucumeris asinini proprie purgant corpus et ipsum desiccant.   5

224

1
146 v°
Ruffus : Cerebrum lenificat ventrem; sparagi elixi modice et sumpti in cibo lenifaciunt ventrem.

225

1
146 v°
Ruffus : Blitæ excitant stomachum et intestina ad emittendum quod in eis fuerit.

226

1
147 r°
Ruffus : Aloe si sumitur in quantitate cum aqua tepida in potu, laxat 10 et purgat stomachum; sed si in quantitate unc. III sumitur, purgabit perfecte.

227

1
147 r°
De libro clysterium attributo Galeno ; sed ego credo quod sit Ruffi. Dixit : Primus qui contraxit clystere avis marina erat, clysterizando se cum rostro suo cum aqua maris ad laxandum in exitu quod comederat.   15

2
Dixit quod si quis cum audatia usus fuerit clysteri cum aqua pura, opus erit quod infirmetur in inferioribus corporis.

3
Dixit : Ideo clystere debet fieri in febribus acutis cum aqua et oleo ad mitigandum ipsam flammationem et ardorem et ad humectandum intestina; unde in his clysteribus non debes ponere de nitro, neque de sale 20 neque aliis similibus, neque calidis, quoniam ipsa nocent laboranti febre valde.

4
[Dico : et ponendum est in his clysteribus de mucilagine persilii et aqua ordei et similibus.]

---

[1] L'édition : 3. On a corrigé partout en unc. Ici, comme dans tous les cas où la chose est indifférente, nous adoptons les corrections du texte introduites par ou pour M. Daremberg.

228

Dixit : Operatio clysteris debet fieri juxta quod dico, quoniam debet   1
patiens jacere super dorsum declinando caput inferius et sublevando pedes   147 r°
superius ita quod sublimentur lumbi. Etiam clysterizator sedere debet   2
propinquus ei, incidendo prius sibi ungues manus, ne lædant anum et
5 inferant fissuram in ano; unde imponere debet instrumentum ano ita
quod clystere non attingat intestinis gracilibus in alvo, neque superioribus stomachi, nisi raro.

229

Dixit[1] : Ungenda sunt capita digitorum manus sinistræ cum oleo;   1
etiam ungendus est anus cum oleo abundanter; deinde impone digitum   147 v°
10 ano pluries, ut amplietur; deinde de levi imponatur canula clysteris in
eo comiter; et deinde impone instrumentum clysteris non cum perfecto
ingressu, quoniam si hoc feceris non ingredietur in toto, neque in extremitate ipsius demanabit[2] aliquod medicinæ in ipso : deinde est com-
primendum clystere efficaciter cum utraque manu immittatur quod in eo
15 est. Quod si natura febricitantis per tempus longum constipata fuerit, uten-   2
dum est decoctione furfuris cum modico nitro, cum oleo, cum de levi
educat substantiam; etiam clystere fiat cum decoctione blitarum et oleo;
non quod fiat cum rebus multarum ventositatum et vehementis frigoris,
cum dubitativæ sint; sicut cum aqua citrullorum eo quod inflat, et sicut
20 aqua coriandri, eo quod stupefacit.

Dixit : Decoctio bletarum confert diversis morbis, et proprie confert   3
flanci dolori.

Dixit : Clystere cum centaurea educit coleram et flegma cum violentia,   4
sed non est utendum ea in febribus, nisi post declinationem. Et fiat de-   5
25 coctio ejus cum melle et oleo, cum violenter agat.

Dixit : Hoc clystere (videlicet decoctio centaureæ) confert constipa-   6
tioni ventris, oppilationibus in epate, doloribus stomachi, apostemati
splenis et doloribus articulorum et anche et apostematibus. Et non est   7
utendum centaurea ubi fuerit caliditas, sed ubi fuerint humores grossi
30 et viscosi, quoniam confert valde; et clystere pulveris colloquinti confert
dolori capitis, frenesi et ei qui non sentit, etiam melancoliæ, emigraneæ

---

[1] Comp. avec le morceau qui va suivre, un fragment du pseudo-Galien rapporté par
M. Daremberg (*Œuvres d'Oribase*, t. II, p. 837).
[2] *ne manabit.* Ed. Corrigo.

diuturnæ; et dolori capitis id est *haydæ* vel ovo, et surditati et morbis oculorum diuturnis qui non generantur ex humore grosso et flegmatico.

8   *Dixit :* Clystere factum pro colica confert pleuresi et rheumati in articulis.

9   *Dixit :* Clystere pulveris colloquinti coqui debet, ut clystere centau-   5 reæ, cum melle et oleo; et similiter mentastri cum modico melle et oleo fiat clystere.

10   *Dixit :* Clystere aneti confert mollificationi stomachi, debilitati appetitus cibi et ructationi mutatæ, et apostemati stomachi; coquatur anetum, et coletur, et cum eo coquatur ciminum cum melle et oleo; et clystere 10

11   fiat cum eis, quoniam bonum erit ad dispargendum ventositates. Clystere abrotani bonum est lumbricis et decoctio ejus fiat cum melle modico et oleo in clysteri, quoniam confert, et proprie vermibus latis cucur-

12   bitinis. Et fieri debet pro ethicis cum mucilaginibus et oleis, eo quod

13   humectat. Etiam clystere fiat pro patiente febrem tertianam cum oleo 15 roseo.

14   *Dixit :* si clystere fit cum aqua salis et oleo roseo et mucilaginibus, confert et cum cautela et timore.

15   *Dixit :* Sed oleum roseum vegetandum est cum aqua vehementer, et postea ponendum est in clysteri.   20

230

1   *De quodam libro attributo Galeno de clysteribus, et creditur esse Ruffi.* 147 v°   *Dixit :* Pars avium clysterisant se cum aqua maris uti laxatur ejus venter[1].

2   Quod si volueris educere superfluitatem grossam de corpore, noli facere clysteria levia simplicia facta de aqua, oleo melle et nitro, cum non condominentur eis et dant nocumentum cum quantitate ipsorum.   25

3   [Dico : Expedit quod sit clistere habens duo meatus : unus ad immittendum medicamen, aliud ad mittendum ventositatem; et hoc fieri potest

4   tali modo conveniens. Fiat cannula in cujus parte interiori fiant duo meatus divisi; quorum finis unius penes continuationem ejus cum utero ligetur cum plumbo consolidato, ita quod sit superius, ne incurrat me- 30

5   dicamen. Et in hoc meatu ligato debet esse in fine ejus foramen, ut

6   egrediatur per illud ventositas. Tamen hoc foramen non debet pervenire ad anum; unde si clisterizaveris cum hoc instrumento, ita quod medicamen emittitur per unum meatum et per alium meatum in quo factum est

---

[1] Phrase ajoutée d'après l'édition de 1506 (fol. 186 r°).

foramen emittitur ventositas, in majori parte non infestabitur ad egre-
diendum foras, quoniam clysteria non sic facta in majori parte expellun-
tur a ventositate; eo quod ipsa infestantur dum membrum[1] fuerit rectum,
unde si emissa fuerit ventositas per meatum proprium, non expelletur
5 cum violentia potenti, quoniam emissa ventositate in quantitate qua
emissa fuerit, remanebit venter vacuus in dispositione sua.

    Dixit : Decoctio furfuris cum centaurea et oleo in clysteri posita educit 8
stercus vehementer et efficaciter; et si fuerit cum febre, clystere fiat cum
decoctione blitarum et oleo tantum.

10   *Dixit :* Blite conferent valde, proprie in doloribus flanci.   9

    Dixit : Clystere centaureæ educit flegma et coleram rubram violentia 10
vehementi, et non est consequendum nisi in violentis passionibus; unde
recipe decoctionem ejus et miscendo cum ea mel et oleum, cum eis fac
clystere, cum idem conferat constipationi ventris, doloribus stomachi,
15 apostemati splenis et dolori articulorum; et inquire ante operationem
ipsius. Quod si fuerint dolores ex humoribus tenuibus et acutis, noli eo 11
uti; sed si fuerint ex humore grosso et frigido, administra, cum eis conferat valde. Et clystere coloquinti confert freneticis, ponderositati capitis 12
et constipationi ventris, unde utendum est eo in his. Etiam clystere men- 13
20 tastri confert pleureticis et articulis, et decoctio ejus miscenda et cum
melle et oleo, et fiat cum eis clystere. Et clystere aneti confert mollifica- 14
tioni ani, debilitati appetitus cibi, ructatione male et apostemati stomachi; unde recipe anetum cum cimino vel cinamomo modico, et coquendo
ea admisce cum melle et oleo, et fac cum eis clystere ad dispargendum
25 ventositates. Etiam abrotani armenici confert vermibus; etiam fiat cum 15
decoctione ejus mixtum cum melle et oleo, quoniam confert nimis, si
fuerint vermes in intestinis inferioribus; tamen evitare debes clysteria
calida et violenta in pueris et senibus, et corporibus siccis, et utendum
est in eis clysteribus humectativis et e converso. Quod si volueris conser- 16
30 vare corpus super id in quo est, cum rebus convenientibus est procedendum; et si illud transmutare velis, procedendum est cum contrariis; et
adde de oleo in clystere juvenum cum ipsi indigeant humectatione substantiæ siccæ, et in eis accidit magis siccitas substantiæ, et adde de melle
in clysteri senum, diminuendo de oleo. Etiam clystere fiat pro eo in quo 17
35 fuerit febris causonica, cum aqua et oleo roseo, et pro laboranti squirros,

---

[1] Sur l'emploi du mot *membrum*, dans le sens d'*intestin*, voir *Œuvres d'Oribase*, t. II,
p. 838, 839.

18 coquatur semen lini, et cum decoctione ejus fiat clystere. Etiam fiat clystere cum oleo roseo; sed oleum cum aqua percutitur bene ut misceantur
19 insimul. Et clystere cum papavere confert dissenteriæ et ardori vehementi
   in intestino, quoniam mitigat ardorem et incidit fluxum ventris; quod si
   fuerit consumptio condominans, coquatur semen lini; et si fuerit caliditas   5
   condominans, clystere fiat cum oleo roseo et aqua.

231

1   *De libro Ruffi de potu lactis. Dixit:* Non debet patiens laborare post
148 v° potum lactis, ne in acidum lac fiat, cum lac labor convertat in acidum ;
2   etiam cibaria grossa magis acetosa facit quam lac, scilicet labor. Etiam
         oportet quod nullo utatur nutrimento alio, dum idem primum non des-   10
         cendat de stomacho, et deficiat ructatio ejus.

232

1   *Dixit de regendis infantibus,* quod si sumitur lac mixtum cum pulvere
148 v° ipsa hora, tunc erit conveniens pro eo in cujus stomacho caseatur.
2   [Dico : Aqua casei datur in potu pro scabie, pruritu, icteritia et simi-
         libus; sed coagulatur quandoque lac cum syrupo acetoso, quandoque   15
         cum carthamo, quandoque cum aqua frigida; deinde cum colatorio sus-
         pendendum est dum coletur aqua ejus; postquam caseatum fuerit lac in
         toto, deinde in cotul. I ipsius pone salis unc. I et coque illud, et dispu-
         mando cola ipsam, dando in potu de ea patienti cum opus fuerit.]

233

1   *Ruffus de melancolia dixit* quod accidit laboranti ulcere in intestinis   20
153 v° ejus fluxus ventris de chimo nigro qui dat significationem mortis.

234

1   *Ruffus de melancolia :* Accidit quoque laboranti ulcere in intestinis suis
154 r° fluxus chimi nigri quem sequitur mors.

235

1   *Ruffus :* Et similiter caro *friathit* et caro perdicum et gallinarum. Jus
158 r° carnium vaccinarum cum aceto factum incidit fluxum ventris colericum.   25

236

Ruffus : Cortex pineæ sumpta in potu constipat. Gummi arabicum con-   1
stipat.   158 r°

237

Ruffus dixit : Utendum est lacte caprino recenti cum capra sit modici   1
potus et multi itus; sed dum lac ipsius recens fuerit, expoliandum est   163 r°
5 butyrum ejus. Deinde coquatur cum virgis ferri calefactis, dum ingros-   2
setur ad modum mellis; deinde detur in potu, cum illud incidat rasuram
et ulcera mirabiliter, deficiente ab eo unctuositate etiam aquositate.

238

De libro [de clysteri] attributo Galeno, et credo quod sit Ruffi. Dixit : Si   1
fuerit ulcus melancholicum, velociter procede ad clysterizandum eum   164 v°
10 cum aqua et sale gemme. Sin autem, clystere fiat cum spinæ egyptianæ   2
partibus iii, ellebori nigri partibus ii, coquantur cum aqua et sale gemme.
Quod nisi incisum fuerit, clysterizandus est cum clysteri utriusque arse-   3
nici[1], et successive clysterizandus est cum clysteribus consuetis ad hoc,
confectis de stipticis et glutinativis et decoctione corrigiolæ majoris facta
15 cum vino stiptico, et sustinendum est medicamen istud.

Dixit quod nisi fuerit caliditas in fluxu ventris et ulceribus intestino-   4
rum violentis, utendum est unguentis calidis in superficie corporis, ad
aperiendum poros corporis, et attrahendum aliquos humores ad exteriora,
etiam in cibo nutrimentis stipticis et frigidis.

20 *Dixit :* Recipe de decoctione risi, et coquendo ipsam, dum erit ad   5
modum mellis cum ea fiat clystere, quoniam valde confert.

Ruffus dixit : Pinguedo caprina ponitur in clysteri laborantis punc-   6
tione in intestino recto et colon, et eo quod ligatur, de levi coagulatur
et violenter facit; unde utendum est ea ad mitigandum punctionem acci-
25 dentem de fluxu sanguinis ventris. Mora immaturata siccata posita in   7
cibariis bona sunt ulceribus intestinorum.

Ruffus : Centaurea major, sumpta in quantitate aur. pond. ii, cum vino,   8
si fuerit sine febre, sed cum aqua si fuerit febris, confert tortioni.

Ruffus dixit : Eoque coagulatur et glutinat de levi et velociter.   9

---

[1] C'est-à-dire, soit brûlé, soit non brûlé (?) Cp. Œuvres d'Oribase, V, 604; VI, 438.

239

Libri XIV tr. un. — De ingrossatione, extenuatione ac diminutione
et multiplicatione tam in universo corpore quam etiam in quibusdam membris.

1
167 r°   *De libro Ruffini[1] de balneo. Dixit* quod umbra et receptatio in domo
2   humectant corpus, sed sol extenuat. Tamen bibitio aquæ frigidæ impin-
3-4   guat, sed aquæ calidæ macrefacit. Abundantia sudoris macrefacit. Etiam
5   coitus, vomitus et somnus longus nimis. Tamen sumptio cibi facta in
die semel macrefacit, sed bis impinguat.   5

240

1
168 v°   *Ruffus dixit* quod pingues non sustinent laborem, famem et siccitatem nauseativam, et ex ea cadunt in morbis malis, cum morbi ipsi sint
vehementes, cum sint apti ad eos proprie, sicut est epilempsia, paralysis et sudor fetens, dolor stomachi, strictura anhelitus, fluxus ventris,
2   sincopis et febres. Etiam quando infirmantur non sentiunt morbum velo-   10
citer, ex tardo sensu ipsorum; sed hoc designat quod morbi ipsorum
incurabiles sunt, cum sint mali ex dispositione stricture concavitatis
3   ipsorum et debilitate anhelitus ipsorum. Etiam minutio in eis erit difficilis ex abundantia pinguedinis et tenuitate venarum ipsorum; an forte
4   interficit eos laxativum, et nisi eos interficit, conteret eos. Vomitus quo-   15
que factus ante cibum extenuat, sed post cibum impinguat; unde qui
dixit quod vomitus post cibum extenuat peccavit, sed cum cautela fiat[2].

241

1
170 v°   *De libro Ruffi de balneo. Dixit* : Vomitus quoque factus secundum
propositum humectat corpus; sed si abundanter et frequenter fuerit,
macrefacit, quoniam juxta propositum factus mundificat stomachum et   20
2   bonam digestionem facit. Somnus quoque longus macrefacit corpus eo
3   quod tollit virtutem, sed æqualis corpus roborat et impinguat. Etiam insomneitas post cibum facta macrefacit nimis, et nocendo corrumpit
4   nutrimentum. Comestio quoque in die semel facta macrefacit nimis et
constipat ventrem excitando coleram; sed facta bis in die, e converso;   25

[1] Leg. *Rufi.*
[2] Dans l'édition de 1506 (fol. 136 v°), le texte de Rhazès présente une rédaction différente dans un morceau qui réunit ce fragment et le suivant.

et sumptio aquæ calidæ in potu macrefacit, et frigidæ impinguat. Labor 5
quoque desiccat corpus, et illud corroborat, et e converso[1].

242

Ruffus in libro de balneo : Caliditas solis et sudatio macrefaciunt et e　　1
converso. Paucitas quoque balneationis desiccat corpus, et paucitas unc-　171 r°
5 tionis.　　　　　　　　　　　　　　　　　　　　　　　　　　　　　　　　　　2

243

Ruffus : Radix granati silvestris cum proprietate ejus impinguat; et　　1
similiter balneatio cum aqua tepida.　　　　　　　　　　　　　　　　171 v°

244

Libri XV tr. un. — DE MAMILLARUM DISPOSITIONIBUS.

Ruffus de regimine infantium dixit quod mulieres quæ student ad inci-　1
dendum lac cum medicinis patientur duritiem in mamillis, dum in eis　173 r°
10 necessaria fuerit operatio cum ferro ad aperiendum eas.

245

Ruffus de regimine infantium dixit quod si illinitio facta fuerit mamillæ　1
capræ[2] de ozimo foliorum latorum trito, incidit lac ipsius.　　　　　173 v°

246

Libri XVI tr. un. — DE DISPOSITIONIBUS CORDIS.

Ruffus dixit quod granata acida[3] conferunt etiam saltui cordis.　　　1
　　　　　　　　　　　　　　　　　　　　　　　　　　　　　　　176 r°

247

Ruffus : Medicamen conferens ad saltum cordis, ad angustiam et tristitiam,　1
15 *et confortans cor.* Recipe buglossæ aur. pon. x, carabæ, lapidis lazuli, me-　176 r°
lissæ, osnæ, basilici, gariofilati ana unc. ii, xiloaloe crudi unc. v; suc.
aur. pond. i, croci aur. pond. ii. Sed si fuerint absque caliditate, pone
in eo de enulla unc. v. Sed si fuerit cum saltu et terrore, pone buglossæ,　2
carabæ, xiloaloe crudi, scordii, coriandri sicci assi (*sic*), sed de coriandro
20 minus et plus ponendum est ad modum caliditatis.

---

[1] Cp. Rhazès, éd. de 1506 (fol. 137 r°), où la rédaction diffère encore de celle-ci.
[2] Fort. leg. *cape.*
[3] Ed. *accida.*

248

1
192 r°

Ruffus dixit quod si frequenter aliquis debilis utitur in potu aceto, patietur inde hydropisim nisi super illud sequatur labor abundans.

249

1
192 r°

De aere et regione, de secundo capitulo, dixit : Si abundans fuerit fluxus ventris, alterat caliditatem corporis; sed hydropisis calida magis conveniens est quam frigida, cum sit minoris dissolutionis virtutis; et summarie intentio[1] utriusque mala erit valde. 5

250

1
192 r°

Ruffus de libro ejus de melancholia dixit : Duæ species hydropisis, scilicet asclites[2], et timpanites, extenuant corpus, sed hyposarca ingrossat illud.

251

1
195 r°

Ruffus de dolore articulorum : Non est aliquid utilius hydropico sicut balneum siccum cum an eo eveniet humiditatem abundantem nec calefaciat cor nec illud debilitet, sed confortet, cum aer frigidus tunc temporis includatur in corde. 10

252

1
197 r°

Ruffus : Aqua casei confecti de lacte asinino magis conferens est aliis in laxatione hydropisis accidentis cum caliditate; unde non est evitanda in æstate nec in vehementi caliditate, cum ipsa aperiat oppilationes epa- 15

2
tis et ipsum reddat ad æqualitatem ejus. Et magis conferens erit si coquitur et dispumetur et in ea ponitur de sale indo; sed magis perfecta erit si cum ea dantur cucumeres asinini, cum ipsi educant aquam et non calefaciant omnino.

253

1
202 v°

Ruffus : Acetum valet ad splenem grossum. 20

---

[1] *L'enflure.*
[2] Lire *ascites*, ἀσκίτης. Cp. Orib. *Syn.* IX, xxii, 3.

254

Ruffus dixit : Aqua sulfurea confert spleni.   1

Ruffus : Dixit Archagenisius [1] : in passionibus diuturnis splenis fit indu- 2

ratio ad modum lapidis in eo. Sed curandum est quod apponatur ei ven- 3

tosa, et ad sugendum violenter pluries; deinde scarificetur profunde,

5 non quod sugat pluries violenter, sed fricandus est splen in balneo cum

medicinis violentis et cocturis factis cum cauterio in fine curæ ejus; quod

sublevetur pellicula splenis et coquatur cum cauterio in tribus locis; quo-

niam si obediens fuerit patiens huic curæ, non erit necessaria ei alia cura.

255

De summa ad attenuandum splenem : Sumendum est gummi'fisticorum   1

10 in potu in quantitate unc. ɪ quolibet die cum sirupo aceti [2].   203 r°

256

Libri XXI tr. un. — DE DOLORIBUS INTESTINALIBUS.

[Ruffus] de libro clysteriorum. Dixit : Accidit colica de cibariis frigidis   1

et de frigore ventris de aere.   205 v°

Dixit : Cibaria ex quibus generatur flegma vitreum si supervenerint   2

in hoc intestino, inde multifient ista flegmata existentia, et inde accidit

15 dolor.

Etiam calefactio nociva est huic passioni si secuta fuerit aut bis, aut   3

ter, cum ipsa excitet ventositates magis ex dissolutione ejus facta in hu-

more : sed tamen si frequens fuerit consecutio ipsius, dissolvet id quod

extenuavit et illud disparget, et acquietabit patientem.

257

20 *Ruffus in libro ejus ad vulgus, de dolore articulorum et colica :* Sequitur   1

quod in quibusdam erant dolores articulorum et passi colicam morta- 205 v°

lem. Etiam in quibusdam erat dolor colicæ, et passi sunt dolores articu- 2

lorum et convaluerunt; quoniam si humiditates fluentes fuerint ad

articulos, inde desiccabitur egestio.

[1] Lire *Archigenes.*

[2] Fort. leg. *acetoso.*

258

1
207 v°
Ruffus dixit : Yleos est morbus acutus, in quo non potest procedere
ventositas ad inferius; et cum eo erit nausea frequens cum debilitate
2 vehementi. Quod si fuerit post comestionem, vehementiora sunt acci-
3 dentia ipsius et vomitur stercus. Etiam cum fuerit condominans, infert
ructuationem frequentem, agendo in quarto et septimo, et vidi quod   5
quidam pervenit ad vigesimum, deinde mortuus est; et pulsus fuerat [1]
in eo parvus et infestatus.

4 [De *memoriali* Abdus [2] juxta quod subtraxi de significatione; apostema intestinorum fit per inflammationem ventris et sitim cum extensione [et] ponderositate inseparabili de loco ipso, abundantiam sangui-   10
nis in corpore et caliditatem.]

259

1
207 v°
Ruffus in libro dolorum flanci : Colica fit ex nutrimentis non digestis
bene aut ex frigore intenso, quoniam inde inflammabitur, alias inflabi-
2 tur [3] hoc intestinum [4], et apostemabitur. Et si ventositas debilitata fuerit
tam per ructuationem quam per culum, diminuetur dolor.   15

3 *Ruffus dixit :* Non egredietur cum eo ventositas omnino, et cum eo
erit syncopis vehemens et frequens cum debilitate non modica. Etiam
quando comedit, efficiuntur ejus accidentia vehementiora et ructabit
inde an forte evomet stercus et morietur in quarto aut in septimo, aut
forte perveniet ad xx^{um} diem et pulsus erit in eo parvus [5].   20

260

1
208 r°
[De *memoriali* et significat super apostema intestinorum sitis cum caliditate ex siccitate ventris, cum substantia in ipso loco sit inseparabilis
cum provocatione venarum et vehementi caliditate corporis et febris [6].]

---

[1] *fuerit* Ed. Corrigo.
[2] Nous reproduisons ce fragment sans nous expliquer pourquoi M. Daremberg a cru
devoir l'adjoindre à ceux de Rufus.
[3] Il faut probablement voir, dans ces deux mots, une glose du traducteur latin ou plutôt
du copiste.
[4] C'est-à-dire *le colon.*
[5] Cp. supra, p. 207, v°, fragm. 257, § 3.
[6] Même observation que ci-dessus (note 2).

261

Ruffus de dolore flancorum : Colica fit ex nutrimentis immaturis, sicut   1
sunt fructus acerbi, aut ex frigore vehementi sistenti in ventre; sed in   208 rᵒ
hac dispositione remediatur colon, et cessat nausea cum vomitu.

262

Ruffus dixit : Ruta magis convenit quam alia in intestinis inferioribus.   1
                                                                         211 vᵒ

263

5   *Ruffus :* In quodam nomine *alvy* erat colica de ventositate, natura   1
ejus respondente ipso die ; et precedenti die pluries sistenti nihilominus   211 vᵒ
dolore vehementi in ventre; cui præcepi ad fricandum ventrem cum
aqua calida, deinde cum oleo nardino; et dato ei[1] in filonio in potu,
convaluit. Etiam quidam alius passus est illud in itinere suo et unctus in   2
10   oleo pastinace in ano, et sumendo in potu de carvi, convaluit. Sed requi-   3
rendum est hoc capitulum quod aqua mellis confert, nisi fuerit multæ
decoctionis.

264

Ruffus : Spica nardina sumpta cum aqua frigida dissolvit inflationem,   1
et melior erit si sumitur in potu cum decoctione absinthii.   212 vᵒ

265

15   *Ruffus :* Si coquitur ruta cum aneto sicco, et decoctio ejus sumitur in   1
potu, confert dolori laterum et flancorum, magis quam aliæ et inferio-   212 vᵒ
ribus intestinis.

266

Ruffus : Hæc est decoctio conferens de yleos accidenti ex apostemate   1
intestinorum. Recipe aquæ foliorum solatris, foliorum malvavisci, cassiæ   215 rᵒ
                                                                              2
20   fistulæ[2], pinguis olei amygdalæ, olei violati aquæ casei[3]; dissolvatur cassiæ fistula in eis et datur in potu.

---

[1] Médicament composé de Philon. Cp. Oribase, *Eupor.* IV, 141.
[2] Ed. *fistu.* Corrigo ex Palladio. (L. Quicherat, *Dictionnaire lat.-fr.*)
[3] Il doit manquer ici une indication de dose avec ou sans le mot *ana.*

267

1
216 v°
2

3

Ruffus de libro clysterium : Jam invenerunt sapientes in cura hujus doloris, cum calefactione et emplastris calidis juvamentum, cum ipsa
sanent eumdem cum eis, unde frequenter utendum est eis. Et noscas
quod medicinæ violentæ et proprie educentes nigram positæ in clysteri,
forte inferunt disinteriam malam post colicam; unde si dolor fuerit post 5
debilitatem stomachi, aut post ulcera intestinorum, non sunt oportuna
clysteria acuta, sed utendum est aliis. Et, si fuerit tenasmon[1] hic dolor, in
extremitate intestinorum erit apostema.

268

Libri XXII tr. I. — DE RETENTIONE MENSTRUORUM.

1
218 r°

Ruffus : Sisimbrium provocat menstrua.

269

Tr. III. — DE ULCERIBUS, APOSTEMATIBUS ET INFLATIONE ET OPPILATIONE
ET PRURITU, ETC.

1
223 r°

Ruffus : Medulla ossium cervorum benefacit duritiem[2], supposita aut 10
illinita in parte exteriori ejus.

270

1
223 v°
2
3-4

Ruffus : Costus sumptus in potu aut ad sedendum, in decoctione confert dolori ejus. Canabra (*alias* canabiri) positum in emplastro confert.
Decoctio calami aromatici, ad sedendum in ea, confert dolori ejus. Calamus aromaticus ponitur in calefactionibus matricis ex causa apostematum 15
accidentium in ea et confert mirabiliter.

271

Tr. IV. — DE DECLINATIONE MATRICIS ET EJUS SUFFOCATIONE.

1
226 v°
2

Ruffus : Serapinum si olfatur cum aceto solvit suffocationem matricis.
Radix siseleos, etiam semen, conferunt suffocationi matricis.

[1] Sic Ed. pro *tenesmus.*
[2] Manque un mot au génitif.

272

Tr. vi. — De præGnatione, tractans vera et non vera; et de aptitudine atque
ineptitudine ad generandum.

Ruffus de extenuando pinguem : Mulier pinguis quoniam evacuatur de   1
humiditate de matrice ejus, et calefacit ejus matrix, concipiet a viro et   229 r°
in majori parte non concipiet; at si conceperit patietur abortum. Cum   2
est mulier pinguis et licet non patietur abortum, embrio erit extenuatus
5 et debilis.

273

Ruffus in libro ejus ad vulgus dixit : Si dormit post coitum, melius erit   1
ad prognandum.   230 r°

274

Ruffus : Mulier pinguis non potest generare, et, si prægnans fuerit,   1
abortum patietur aut difficilis erit partus ipsius.   230 v°

275

Tr. vii. — De partu et abortu et eos concomitantibus.

10   *Ruffus dixit* quod instrumentum vecasiæ quo ludunt infantes emittit   1
fetum, sed non convenit prognanti quod utatur eo.   236 v°

276

Libri XXIII, tr. ii. — De his quæ ad urinationem modos varios spectant.

·   *Ruffus dixit in libro ejus de dolore renum* [1] : Mitigant ardorem urinæ jus   1
gallinarum pinguium, ptisana tepida cum lacte metipso, cum blitis, atri-   242 v°
plice, sparagis, cucurbita, lactuca, piscibus lapidum et aqua ordei.
15   *Dixit :* Lac malum huic passioni est, quoniam transmittit urinam acu-   2
tam et acetosam. Ciminum quod assimilatur semini nigellæ confert valde   3
mingenti sanguinem coagulatum.

277

Ruffus de libro ejus ad vulgus dixit aliter : Corallus recens provocat   1
urinam et mundificat sanguinem.   244 r°

---

[1] Il n'y a pas trace de ce passage dans le *Traité des maladies des reins*, tel qu'il nous
est parvenu.

278

1
246 v°

Ruffus : Si bibitur *sumac* cum vino stiptico, incidit dyarriam urine.

279

1-2
247 r°

Ruffus in libro flancorum[1] : Aliquis *morahikin* dixit. Flegmon in vesica curatur per minutionem et sessionem in aqua in qua coquatur ruta cum aneto et radicibus malvavisci, et per clysteria lenitiva ad mitigandum dolorem ejus et proprie si facta fuerint clysteria de papavere, adipe gal- 5
linarum et modico opio ; quoniam ego expertus sum et inveni esse con-

3   ferens. Et emplastrari debet cum similibus rebus in emplastro positis ad
4   mitigandum dolorem, cum lacte et modico stupefactivo. Etiam sedere debet frequenter in pila[2] et mingere in ea, et in aqua ipsius coquantur semen lini, fenugrecum et similia de rebus lenitivis, quoniam levifa- 10

5   ciunt apostema et transmittent urinam. Et si vehemens efficitur dolor, emplastrum fiat cum jusquiamo, mandragora et papavere distemperatis cum oleo ad emplastrandum locum cum eis; et si moram traxerint, con- ficiatur emplastrum de unctuositate lanæ, cera, castoreo, et ponantur

6   super eam. Nec est imponendum in veretro instrumentum, quoniam 15 excitabit dolorem valde.

7   Quod si in vesica egreditur aliqua exitura, stude ad dispergendum et dissolvendum eam; quod nisi hæc fieri potuerit, stude ut aperiatur cum emplastris et omnibus aliis curis quæ dixi in capitulo *Renum,* et cum em-

8   plastro confecto de stercore columbino et ficubus. Et emplastrum debet 20
9   poni penes collum vesicæ, quoniam exitura in majori parte fit ibi. Unde cura fiat sicut cura renum, et cum mundificata fuerit, fiat cura cum lacte et nutrimentis mitigativis, ne efficiatur urina acuta, et cum clyste- ribus lenitivis, et pauco potu, ne multiplicetur urina, nisi acuentur

10 humores per paucum potum. Et si scabiosa facta fuerit vesica, expedit ut 25 , curetur efficaciter.

11 Quod si diuturna fuerit passio, cura ejus fiet per abstinentiam nutri- mentorum acutorum, quoniam hoc mitigat dolorem ipsum; unde uten- dum est cibariis lenitivis, sicut jure gallinarum, portulacæ, cucurbitæ, atriplicis[3] et omnium quæ diximus, et vino cocto dulci, et aqua in qua 30 . infunduntur dactili et pulte confecto de lacte et simula, etiam piscibus et

---

[1] Cp. plus haut, p. 37 et suiv. *Maladies des reins*, ch. vii.
[2] Texte grec correspondant : εἰς ὕδωρ θερμὸν καθίζειν...
[3] *Attriplicis* Ed. C'est l'arroche. — Cp. frag. 276.

oleribus, et eis quæ abundanter faciunt urinam, sicut est aqua piscium, aqua ordei, semen citrulorum et cucurbitæ, et melonum et similium quæ non sunt intensæ caliditatis, evitatis omnino acutis et salsis, quoniam vulnerant eam; et manducare debet patiens cancros et conculas et anse-
5 res. Et non est ei alia cura præter hanc.

280

Tr. iii. — De ulceribus et apostematibus et lapide renum et vesicæ
eorumque doloribus, etc.

Ruffus de melancholia dixit: Renes debilitantur penes senium[1] et exte- 1
nuationem senilem; et ex equitatione equorum, subito absque[2] consueto 249 r°
usu, ac ex percussione accidenti spinali, ex labore vehementi, et ex erec-
tione longa corporis; unde in his dispositionibus diminuuntur virtutes
10 attractive urine; an forte in his dispositionibus descendent humiditates
sanguineæ, quæ erunt in causa ulcerationis.

281

De duritia accidenti in renibus de dicto Ruffi. Retulit quod Oribasius in 1
libro suo[3] dixit quod durities quæ fit in renibus non infert dolorem. Ta- 250 r°
men sentit homo esse ponderositatem suspensam in locis vacuis et inde   2
15 stupefit coxa et inflabitur tibia, et debilitabitur, et diminuetur urina, et
fiet cutis patientis sicut cutis laborantis corruptione complexionis.

282

Ruffus in libro doloris flanci et renum et lapidis[4] dixit: Impossibile est 1
quod laborans dolore renum dormiat super ventrem ejus, quoniam renes 250 r°
locati sunt super flancum. Quod si dolor fuerit in rene dextro, dolebit epar   2
20 cum eo et applicabit dolor; si fuerit crudelis usque ad spinale et *mirac*
ventris, et infrigidabuntur extremitates, et mingent patientes abun-
danter et frequenter cum afflictione et dolore. Et urina in majori parte   3
erit aquea et tenuis, unde si apostema efficitur vehemens, erit ruffa[5] et
grossa; et in hac dispositione extenuabitur agii ejus, et affligentur
25 tibiæ eorum; et erunt hæc signa similiter in ulceribus renum.

---

[1] Sur cette affection, voir plus haut, *Maladies des reins*, ch. vi, p. 35.
[2] Cp. ci-dessus, p. 2, l. 5.
[3] Le passage cité ici est dans Rufus, ci-dessus, p. 31 et dans Oribase, *Syn.* IX, xxv.
[4] Morceau à rapprocher du traité des *Maladies des reins et de la vessie*, ch. ii.
[5] *suffa* Ed. Corrigo in *ruffa* pro *rufa*.

4   *Dixit :* Si fuerit in renibus apostema, tibia debilitabitur et corrumpetur complexio; et expedit quod frequenter facias abundare urinam ne accidat hydrops.

283

1   *Ruffus de libro doloris flancorum dixit :* Si fuerit in renibus apostema
250 r° cum ventositatibus, apostema accidet super testiculos, calor vehemens
2   in interioribus, et dolor diversus dolori apostematis. Quod [1] putretudinem 5
facit, quoniam vehemens erit valde et erunt febres extra ordinem cum
3   horripilatione. Quod si caput exiture declinans fuerit ad exterius, illa ape-
rietur ad exterius, et curatio ejus similis est curationi ulcerum et exiture.

284

1   *Ruffus in libro flancorum dixit* [2] : Flegma in vesica erit ex superfluitate
250 v° sanguinis et cum eo accidit febris levis valde, insomneitas vehemens, 10
alienatio mentis, vomitus coleræ simplicis et retentio urinæ; et super vesicam erit durities cum dolore vehementi, pulsatione vehementi, infrigi-
datione extremitatum cum toto eo quod accidit. *Morahikin* interficit velociter
2   nisi maturetur et emanet. Et exitura in majori parte fit in collo vesicæ;
3   et hoc cognoscitur quod locus ejus inflabitur cum duritie. Quod si decli- 15
nans fuerit ad exterius, emanabit ad exterius; quod si fuerit ad interius,
emanabit ad interius et incurabilis erit, cum vesica sit nervosa, et urina
4   eam tangat frequenter, et urina sit abstergens et salsa. Et si scabiosa facta
fuerit vesica, signum ejus erit per cortices quæ transmittuntur per urinas.
5   Quod si diuturna fuerit passio, infert vulnus incurabile, et mitigatur 20
dolor ejus in aliqua dispositione.

285

1   *Dixit :* Disjunctio vesicæ fit in majori parte ex percussione vehementi
250 v° super dorsum, unde extenuabitur spinale ejus cum utraque coxa et ma-
2   crescent tibiæ et extenuabuntur. An forte manabit urina, an forte retine-
bitur. 25

286

1   *Ruffus in libro ejus ad vulgus dixit :* Cujus urina fuerit nigra, absque
251 v° morbo et dolore, in renibus ejus generabitur lapis, et proprie si fuerit
senex; unde velociter accedat ad medicum ad dandum ei aut de lacte

---

[1] Cp. ci-dessus, p. 10, l. 1.
[2] Cp. Rufus, *Maladies des reins et de la vessie*, ci-dessus, p. 37.

aut de aliis medicinis provocantibus urinam; et uti debet quiete, quoniam multitudo laboris generat lapidem in renibus.

287

Ruffus in libro ad vulgus : Qui mingit urinam nigram dum fuerit sanus, lapis in renibus ejus generabitur.

1
252 r°

288

5 *Ruffus ad vulgus dixit :* Qui mingit urinam nigram cum dolore aut absque dolore, in renibus ejus generabuntur lapides post tempus modicum et proprie si fuerit senex; unde evitare[1] debet potum lactis et provocativæ urinæ et paucitatem laboris, quoniam multitudo hujus generat hunc morbum.

1
252 v°

289

10 *Ruffus dixit :* Intentio tua sit ad lavandum laborantes ulceribus renum et vesicæ, cum aqua casei, ita quod non ponitur in eo sal in ipsa dispositione.

1
254 v°

290

Ruffus dixit : Dactili si in multa quantitate sumuntur, excoriant vesicam et ulcerabunt eam.

1
254 v°

291

15 *Ruffus :* Spica inda sumpta in potu cum aqua frigida confert dolori renum.

1
254 v°

292

De duritia accidenti in renibus, de dicto Ruffi : Retulit quod cura fiat cum lenitivis, sicut cum ceroto et unguentis, fricationibus, calefactionibus, provocationibus urinæ et purgatione corporis cum clysteribus.

1
256 r°

293

20 *Ruffus*[2] : Et curantur apostemata renum, quod patiens jaceat super lectum levem ut non calefaciat ex febre vehementi, quoniam nociva est omnibus apostematibus; et detur ei aqua, et non provocetur urina ejus, nisi opportunum hoc fuerit ei, neque laxetur venter ejus; quoniam at-

1
256 r°

---

[1] Il y a contradiction entre ce fragment et le fragment 285 ci-dessus. Il faut sans doute retirer le second à Rufus.
[2] Cp. *Maladies des reins*, ci-dessus, p. 1 et suiv.

2 tractio materierum in his dispositionibus erit melior. Et si opus fuerit ad
leniendum ventrem, fac clystere cum rebus lenitivis, mucilaginosis,
3 evitatis omnino violentis et acutis. Et clystere fiat cum aqua ordei et
4 oleo, et decoctione seminis lini et malvavisci et similium. Quod nisi
mitigatur dolor per solutionem ventris, calefac eum cum oleo calido in 5
5 lana, et pone eam super locum doloris. Et expedit quod coquantur in
6 ipso oleo ruta, arthemisia et malvaviscus. Quod nisi sedatur dolor, minutio fiat in cubito et emplastra locum doloris cum emplastro mitigativo
7 doloris, et de semine lini et farina tritici et aqua mellis. Quod si opus
fuerit quod corroboretur, emplastrum recipe thuris, folii majoris, orobi, 10
ceræ et olei liliorum, et fac de eis emplastrum et frequenter pone illud
8 super renes. Quod si remanserit dolor, appones ventosam in loco qui est
9 inter lumbos et spinale in flanco, scarificando leviter. Et calefac post
scarificationem illud cum spongio; et sedeat postea in pila, in cujus aqua
cocta fuerint fuerint sisamum, calamus aromaticus et flos squinanti[1]; 15
deinde calefac ipsum cum oleo calido et similibus calefactionibus unctuo-
sis, utendo in ipsis locis unguentis et lanis mellificativis cum cera et oleo
alcanne, et da ei in potu de medicinis mitigantibus dolorem, sicut de
feniculis, oppoponaco in quantitate *dauik* IIII, et de granis alcandri cum
vino et semine papaveris, sisamo, semine cucumeris, semine apii in quan- 20
titate qua sustinet per tres digitos; et da ei in potu de opio ad modum
orobi[2]; hoc bibat cum vino cocto aut cum aqua calida.

294

1 *Ruffus*[3] : Et expedit si fuerit in renibus apostema faciens putredinem
256 v° quod subveniat ei super hoc ut emplastretur locus cum ficubus et radice
liquiritiæ, et quod detur ei in potu de medicinis provocantibus urinam. 25
2 Quod nisi emanaverit apostema, clystere fiat cum acutis, sicut est me-
3 dicamen hoc. Recipe ellebori nigri, radicis allii et cucumeris asinini; et
coquendo ea cum aqua, pone in eis de oleo, et cum eis fac clystere, et
retineantur juxta pone, quoniam faciet emanare apostema et emanante
4 apostemate, mitigabitur dolor. Unge emplastra illud cum emplastris 30
lenitivis, donec compleatur mitigatio doloris. Deinde da ei in potu de
medicinis provocantibus urinam, dum mundificabitur putredo tota et
5 purificabitur urina. Quod nisi purificata fuerit urina, et frequenter durans

---

[1] Pour *schœnanthi*.
[2] Gros comme un *ers*. (Cp. Rufus, ci-dessus, p. 8, l. 5.)
[3] Cp. *Maladies des reins*, ci-dessus, p. 11-13.

fuerit febris, clystere fiat ei cum decoctione liquiritiæ, sicut aluminis [1]
siccæ cum cimino ortensi, cum vino cocto aut vino cum melle, aut car-
damomo cum vino; et emplastrum fac exterius cum farina oroborum
distemperata cum vino aut cum melle; aut emplastrum cum rosis siccis,
5 lentibus et granis myrti distemperatis cum melle; et supponendum est
hoc emplastrum spinali frequenter, quoniam confert de ulceribus
renum.

Quod si vulnus fuerit corrosum, fac clystere cum rebus quibus clys- 6
tere fit ad dissenteriam corruptam; et si putredo fuerit grossa et non
10 manabit, attenua eam quod sedeat patiens in aqua calida, dando
ei in potu de decoctione feniculorum, apii et mentastri; et data ipsa
decoctione in potu ei, post dies [2], da in potu ei de lacte asinino et
melle, quoniam hoc lac mundificat vulnus bene, et diminuta putredine,
si patiens postea inveniet ardorem in urina, da ei in potu semper de
15 lacte ovino, quoniam bonum est vulneri in renibus, et illud restaurat
corpus consumptum ex dolore; quoniam corpus efficitur in vulnere pulmonis. Et mundificata putredine convalescentis, patienti da in cibo de 7
nutrimentis velocis digestionis, sicut de lacte, pultibus et aqua ordei
excoriati, amidi, pulte confecto de farina, lacte et tritico. Et da ei de 8
20 pulte confecto de orobis et fabis, et da ei postea in cibo de sparagis,
cucumere, lactuca, attriplice, blite et cæteris, quoniam hæc conferunt
nutrimenta, mitigant punctionem urinæ, et lenificant ventrem. Et uten- 9
dum est gallicellis, piscibus lapidum, nucibus pineis et amigdalis, et
evitet ficus, quoniam malæ sunt huic passioni. Etiam evitet salsum, aci- 10
25 dum et acutum; et sequatur quietem et ocium, oppresionem et balneationem. Quod si patiens sumpserit in cibo, cum intensione, vomat; nec 11
faciat laxationem ventris omnino, quoniam vomitus confert huic morbo
valde, quoniam attrahit superfluitates ad superiora; et cum invaluerit
plus, iter faciat paulatim in loco plano et adæquato, et evitet violentum
30 motum, saltum et adurationem; et addita in eo prerogativa virtutis, au-
geat in suo itinere dum revertetur ad solitum.

[1] Ms. : *ars.*
[2] Manque le nombre de jours d'intervalle.

295

Libri XXIV tr. i. — De dispositionibus ani et vulvæ et testiculorum, præter ea quæ ad eminentiam et rupturam pertinent, et veretri, præter ea quæ ad coïtum spectant.

1
266 r° *De libro Ruffi:* Aliquis *rusmen* de arte. Aqua jujubarum tollit erectionem veretri.

296

1
266 v° *Ruffus:* Radices nenufaris bibitæ incidunt fluxum spermatis in somnio.

297

1
266 v° *Ruffus:* Ruta comesta nimis incidit sperma.

298

1
269 r° [*De medicina antiqua:* Fumigandæ sunt emorroïdæ cum foliis fumiterræ   5
et semine ejus ac semine cicutæ aut semine bombacis et nucleis miræ[1],
2 nigrorum[2], ameos[3], rosis siccis et thure. Sed mitigant dolorem petro-
3 leon nigrum, adeps renum, farina ordei, si fiat inde unguentum. Ad
dolorem ani, caules condiantur elixi cum butyro et in emplastro ponantur, aut sedeat patiens in oleo sisamino, aut in aqua et oleo sisamino, in 10
4 quibus anetum decoquitur per duas horas. Inde mitigabitur dolor. Etiam
mitigat dolorem et confert hemorroïdis interioribus [hoc medicamen] :
Recipe *elkitran* vel ultramarini quod ad potum dari potest unc. ii, olei
nucleorum precoporum unc. ii; misceantur cum aqua mirabili nigrorum, et da ea in potu per triduum; sed in biduo manifestabitur utilitas 15
5 ejus. Quod si nocivum fuerit cum caliditate sua, pone oleum super caput,
et da in cibo in meridie de carnibus confectis in aqua et sale *spidebeg,*
scilicet pinguibus aut de butyro, evitatis aceto, oleribus et lacte.]

299

1
269 r° *Dixerunt* [*Oribasius et Ruffus*][4] : Conferunt emorroïdis ficus ac nocent
2 dactili; sed ficus nigræ meliores sunt aliis. Etiam conferunt sigiæ mel et 20

---

[1] F. l. *mirrhæ.* (Cp. *Œuvres d'Oribase*, p. 307, note 51 : *mirta*; p. 609, § lxxxiii : *myrta.*)
[2] Scil. *fructuum*, fruits noirs? mûres noires?
[3] Génitif grec, ἄμμεως.
[4] L'attribution à Rufus des fragments 298, 299 et 300 est une conjecture de M. Daremberg.

cortex, et componuntur in pillulis bdellii : etiam nasturtium, ameos semen, porrorum et serapinum.

Dixit: Si vehementior sit dolor emorroïdarum, clystere fiat cum butyro liquefacto et oleo nucum, aut cum mucillagine seminis lini, camomillæ 5 et fenugreci.

1

269 r°

300

Dixit : Evitare debet laborans emorroïdis carnes anatis, gallinarum aquæ, vaccarum, pisces recentes et aves aquæ, ova, sinapem, alleum radicem et vina fortiora, quoniam hæc omnia excitant emorroïdas. Sed eis resistit porrum, butyrum et caro caprina. Et inconveniens est eis caro 10 ovina.

1

269 v°

2

3

Hæc sunt pillulæ mirabiles ad emorroïdas : Recipe mirabol. nigro, unc. xx, bdelii unc. x, serapini, galbani, ana unc. v. Dosis fiat unc. ii.

4

[*Anascara dixit:* Nasturcium tollit emorroïdas.]

5

[*Dixit:* Oleum confert emorroïdis. Hoc est medicamen laxativum : 15 Recipe radicis capparum[1], spinæ camelorum, radicis coloquintidæ, foliorum oleandri, bdelii, serapini ana per convenientem; terantur cum aqua porrorum per xx dies, quolibet die per horam unam; deinde fiant terectæ (tesseræ?) ad modum avellanarum, et cum eis fiat fumigium pluries, quoniam mirabiles erunt valde ad dissipandum et tabescendum 20 eas de fissura.]

6-7

301

Tr. iii. — De his quæ ad coïtum spectant.

Dixerunt Oribasius et Ruffus: Coïtus evacuat repletionem[2], aleviat corpus, commovet ipsum ad augmentum et crementum; præbet patientiam et robur, dissolvit amorem et mitigat appetitum, et per hoc est medicamen melancholiæ perfecti juvamenti, etiam insipientie et alienationi 25 mentis. Etiam erit medicamen violentum ad morbos flegmaticos generaliter: an forte excitat appetitum cibi et non possunt sustinere illum corpora sicca; unde expedit quod regatur qui abundanti coïtu vult uti cum regimine calefactivo, humectativo, et exercitio moderato. Et utendum est coïtu cum temperie quoniam quanto magis membrum utitur eo, tanto 30 magis attrahitur ad id. Et utendum est nutrimentis abundantis nutrica-

1

274 r°

2

3

4

---

[1] En latin classique : *cappari*, indécl. et *capparis*.
[2] Oribase, *Coll. méd.* VI, xxxviii, 5.

tionis, et grossis et inflativis, sicut pastinaca, rapis, eruca, fabis, cice-
5 ribus et piscibus alias pisis. Et ego laudo uvam multipliciter manducare
in hoc casu, quoniam humectat et replet sanguinem de ventositatibus,
6 et ventositas ejus facit erectionem[1] veretri. Et qui aptantur ad coïtum
non debent repleri de cibariis, sed evitare malam digestionem.   5
7   Superabundantia coïtus mala est cum abundantibus humoribus malis;
et utilior erit coïtus post nutrimentum moderatum, non cum ponderositate; quoniam coïtus factus non cum hoc deponit virtutem, nec ex eo
8 infrigidatur postea corpus. Et evitare debet post coïtum laborem, vomitum
9 et laxationem. Et coïtus incidit fluxum ventris diuturnum; unde maci- 10
lenti debent se abstinere a coïtu.

302

1   *Ruffus de libro ejus misso ad vulgus dixit eis:* Coïtus lædit pectus et
274 r° pulmonem, caput et nervos, et habet utilitatis, animum bonum facit,
corrigit melancholiam et maniam.
2   *Dixit:* Ipse nocivus est in autumno et tempore pestilentiali, et perne- 15
3 cabilis. Etiam debet fieri ante dormitionem, et melior erit ad quietem
4 et ad conceptionem. Similiter et malum erit si coïtus fit in fine noctis
5 ante egestum et exitum substantiæ. Et non debet fieri super repletionem
vini, neque super vacuitatem nutrimenti, neque post vomitum, laxationem et laborem, et si eo utitur ante cibum et balneum, minoris laboris 20
erit; et restituitur virtus post eum per fricationem et nutrimenta violenta,
etiam per somnum ad calefaciendum corpus et ferendum ei quietem.

303

1   *De libro Ruffi ad extenuandum pinguem. Dixit* quod pingues non appe-
274 v° tunt luxuriam, nec possunt abundanter ea uti.

304

1   *Dixit:* Quando sperma multiplicatur, delectatur animal illud emittere. 25
274 v°

305

1   *Dixit:* Corpora calida et humida apta sunt ad putrefactionem; unde
274 v° quando abstinentia coïtus utuntur, in eis putrefiet sperma et ex eo putre-

[1] *errectionem* Ed.

fiet sanguis et exinde fient sanguis et urinæ colericæ. Et signum sperma- 2
tis putrefacti per alterationem coloris et odorem horribilem habetur.

306

De libro Ruffi de luxuria. Dixit: Si coïtus fit super vacuitatem ventris, 1
facilior erit; tamen debilitat; et si fit super saturitatem, malus, et super   274 v°
5 ebrietatem, pejor erit. Verumtamen coïtus evacuat repletionem et alle- 2
viat corpus, faciendo ipsum sollicitum et mobile absque laxefacione et
hebetudine, quoniam tollit calefactionem vel cogitationem. Et confert 3
melancholiæ, epilepsiæ et ponderositati capitis.

307

Ruffus in libro ejus ad vulgus dixit : Coïtus conterit caput, pectus et 1
10 pulmonem et nervos; et in eo sunt plures utilitates quod lætificat ani-   275 r°
mum, et facit ad laborantem melancholia et insipientia, et debilitat si
superabundans fuerit ejus operatio. Evitetur etiam coïtus penes repletio- 2
nem factam de vino, quoniam malus erit. Etiam evitetur penes vacuita- 3
tem de cibo; etiam post laborem, vomitum et laxationem, ante et post,
15 et proprie in autumno et in tempore pestilentiæ. Et coïtus constringit, 4
alias confringit semen. Si factus fuerit ante balneum et ante cibum, 5
levior erit et minoris laboris. Quod si aliquis laborans utitur eo, non po- 6
terit servitia ejus sequi more solito secundum consuetudinem ejus. Et 7
coïtus factus in medio noctis malus erit, quoniam nondum perfecte facta
20 est digestio; unde calefaciente corpore ad id trahitur nutrimentum indi-
gestum ; et similiter coïtus factus in mane ante egestum, malus erit valde.

308

Ruffus dixit de macrefactione pinguedinis : Non appetit ad coïtum abun- 1
danter, nec valebit ad id, licet appetat in majori parte[1].   275 v°

309

[Ruffus] de libro composito de dolore articulorum dixit : Coïtus bonus est 1
25 maniæ et dolori capitis generato ex vaporibus pluribus, quoniam declarat   275 v°
vocem et guttur.

---

[1] Suivent, dans la copie, deux morceaux, l'un *absque auctore*, l'autre, attribué à Galien
par M. Daremberg. Nous les omettons.

310

1-2
275 v°

Ruffus : Frequentatio equitationis incidit luxuriam. Et ego vidi plures utentes inseparabiliter equitatione, qui facti sunt similes eunuchis, steriles et non generantes.

311

1
276 v°

Dixit Ruffus in libro ejus in quo dixit Ypocrates : Sicut mulier quæ vult conservare lac debet illud mulgere frequenter, et si hoc dimittit,   5 cessabit statim, ita qui utitur frequenter coïtu, super eum corroborabitur magis, et magis generatur sperma de eo.

312

1
276 v°
2

Hæ sunt unctiones pro Ruffo facientes ad erectionem veretri et appetitum luxuriæ excitantes. Recipe mirræ, sulfuris, corinæ, alius medullæ cartami, ana partem ɪ, nigellæ part. ɪɪ, piretri part. v, piperis, si pars 10 fuerit, unc. ɪ grana xxx, cardamomi grana xx; et liquefiat cera pauca cum oleo *pentadac* et melle, et congregentur cum ea medicinæ, et cum eis

3

fricentur testiculi et loca pertinentia eis. Et qui non possunt uti coïtu ex defectu erectionis[1] veretri, frequenter utantur unctione veretri, et ages cum aliqua parte adipis admixti cum modica parte granorum quæ vocan- 15 tur findi aut stafisagriæ, aut piretri, aut seminis urticæ; et assa fetida facit ad erectionem[2] veretri si ponitur in foramine veretri.

313

1
277 v°

De libro Ruffi : Retulit similiter costa, quod si coïtus fuerit cum pueris, erit vehementioris laboris corporis[3], quoniam instrumentum est inconveniens, et indiget labore ad faciendum descendere sperma, nec 20 habet de caliditate, lenitate et humiditate, quemadmodum in vulva.

2

Ideo vehementius laborat, nisi augens fuerit vehementior appetitus valde ut ejus sperma provocetur de facili.

314

1
279 r°

Ruffus : Et qui coïtum sequitur ante balneationem fricetur et balnee-

[1] *errectionis* Ed.
[2] *err.* Ed., ut supra.
[3] Cp. Oribase, *Coll. méd.* VI, xxxvɪɪɪ.

tur; deinde utatur cibariis conferentibus et fiat coïtus ante dormitionem, quoniam dormitio mitigat laborem factum in coïtu.

315

Libri XXVI, tr. ɪ. — DE GIBBO ET DOLORIBUS DORSI AC DOLORIBUS MANUUM ET PEDUM, ANCHE GENUUM ATQUE TIBIARUM.

De libro Ruffi de dolore articulorum : Quotiens inflantur loca podagræ, difficilis erit sanatio et manabunt ex eis partes diversi coloris.   1
284 r°

316

5   *Ruffus dixit :* Arthretica accidit laborantibus satietatibus, nauseativis, quiete utentibus et relinquentibus exercitium. Sed accidit mulieribus ex retentione menstruorum et in masculis ex retentione sanguinis emorroydalis et ex superabundantia coïtus. Sed arthretica calida facilior, et brevior est frigida. Excitatur etiam dolor ejus si laborans ea demiserit
10 cibum omnino. An forte excitatur ex labore aut ex percussione.   1
284 v°
2
3
4
5

317

Dixit : Corpora apta ad artheticum[1] dolorem habent venas largas, scilicet pulsivas et non pulsivas.   1
284 v°

318

Dixit Ruffus de doloribus articulorum. Dolor artheticus fit ex humiditate augente cum et diminutione caliditatis et siccitatis, unde non debet
15 tardari dissolutio ejus de articulis, quoniam ipsa residente in eis, difficilis fiet deliberatio ejus et petrificabitur, et proprie in corpore quod non utitur labore et exercitio. Non accidit quoque dolor artheticus in corpore utente exercitio; sed in majori parte in corpore relinquente illud perfecte. Sæpe quoque inducuntur reumata de articulis ad membra interiora[2],
20 si membra ipsa fuerint debilia, inferendo morbos malos.   1
284 v°
2
3
4

Dixit : Inter artheticam et colicam quædam fit attributio, ita quod quidam laborantes colica passi sunt artheticam vehementer.

319

De libro Ruffi ad dolorem [articulorum]. Dixit : Laborantes dolore articu-   1
289 v°

---

[1] Ita hic ut infra legend. *arthriticum.*
[2] Fort. legend. *inferiora.*

lorum, si fatigium sequuntur vehemens, inde extendentur membra ipsorum valde, inducentur ad podagram, unde uti debent exercitio moderato.

320

1
289 v° *Dixit:* Cum cautela debent uti coitu et balneo; tamen balneo naturali debent uti salvo in tempore calido, et si dolor artheticus fuerit acutus, tunc balneari debent cum aqua dulci. 5

2 *Dixit:* Confert eis balneum siccum[1], ac epelitio facta in harena, et valde commendavit balneum siccum.

3 *Dixit:* Evitare debent nutrimenta humida velocioris corruptionis.

4 *Dixit:* Carnes omnes nocivæ sunt eis cum sint humide nutrimenti
290 r° abundantis; | unde in minori quantitate eis utendum est, sed siccioribus 10 ipsorum utantur, quoniam ex nutrimentis multiplicantur superfluitates non mutate ad sanguineum, unde fient ad materiam quam expellunt membra.

5 *Dixit:* Si in articulis fuerit apostema calidum, patiens evitare debet cibum carnium, potum vini, exercitium et balneum, sed laxandus est 15

6 et nutriendus cum oleribus. Etiam purgetur corpus ante tempus veris[2], et ante exercitationem passionis vomat antequam calefiant humores et subtilientur et emanent ad articulos. Etiam hoc faciat in autumno.

7 *Dixit:* Debent laxari de colera rubea et flegmate cum elleboro nigro, aloe et polipodio, quoniam educunt flegma et coleram; sed colloquintis 20 convenit eis[3].

321

1
290 r° *Dixit:* Medicinæ provocantes urinam eradicant hunc morbum; unde si eis consuevit uti, relinquere non debet eas subito, sed paulatim, cum augmento in exercitio et paucitate nutrimenti, ne coadunetur superfluitas, et secundum usum quo manabat ad articulos manabit ad aliquod 25 membrum principale, quoniam quidam consuevit bibere ipsas medicinas, qui dum sanatus esset, derelinquendo potum ipsarum subito, passus est apoplesiam[4].

2 *Dixit:* Minuendi sunt omnes laborantes arthetica cum caliditate, sed cum frigiditate urendi sunt, quoniam ustio desiccat articulos bene. 30

3 *Dixit:* Superpositio emplastrorum prohibitivorum fieri debet loco si

---

[1] Ou fomentation. Cp. plus haut, le traité *De Podagra*, § 8, p. 258.
[2] Cp. *De Podagra*, § 17.
[3] Cp. *De Podagra*, § 19.
[4] Cp. *De Podagra*, § 27 in fine.

volueris prohibere[1] post evacuationem. Quod si fuerit in pede, superpo-   4
nantur tibiæ; et si fuerit in articulo focilis, brachio superponantur.

Dixit: Non debet fatigium sequi omnino in doloribus articulorum   5
calidis, neque illud relinqui in frigidis : sed emplastrum sinapis post eva-
5 cuationem erit mirabile. Tamen non debet fieri in calidis.   6

Dixit: Non debent comedere olera, neque fructus humidos, nisi   7
quando proponunt vomere, videlicet laborantes doloribus articulorum   290 r°
frigidorum[2].

322

Ruffus: Bulbus narcissi positus in emplastro cum melle sanat dolores   I
10 articulorum antiquos.   292 r°

323

Ruffus: Oleum nucis muscate confert dolori dorsi bibitum cum oleo   I
percoporum[3] et persicorum.   296 v°

324

Ruffus de doloribus arthreticis: Hoc est clystere potens ad podagram   I
artheticam et sciaticam mirabile[4]; fiat clystere cum decoctione collo-   297 r°
15 quintide, ellebori nigri, absinthii, luti armenici, centaurea, yreos, nitro,
sale et melle et modico oleo vetusto et vino. Sed ante hoc debet fieri   2
clystere lene de furfure et similibus ad lavandum et abstergendum. Sed   3
considerare debemus in virtute, quoniam hoc clystere evacuat cum violentia, an forte educit sanguinem. Sed patiens bibere debet mane de   4
20 lacte ad mitigandum ardorem, et clystere melius est in sciatica laxatione, ac confert usque ad genua.

325

Libri XXVII tr. I. — DE APOSTEMATIBUS IN UNIVERSALI.

Ruffus dixit in libro flegmaticorum: Clystere vehemens et violentum   I
malum est omnibus apostematibus accidentibus in intestinis.   304 r°

---

[1] *Prohibent rheuma supercurrere in articulis* (*De Pod.* § 32). Il s'agit sans doute de ce que
le texte du *De Podagra* nomme *emplastra desiccativa.*
[2] Cp. *De Pod.* § 9.
[3] Ce mot n'est pas dans Du Cange.
[4] Cp. *De Pod.* § 25.

326

Tr. II. — DE APOSTEMATE SQUIROS ET CUNUS ET DURO ET THAÏM SIVE PESTILENTIA ET DE SCROFULIS ET APOSTEMATIBUS EMUNCTORIORUM ET CARNIS MOLLIS ET POST AURES ET SOLIDIS ET GULÆ.

1
311 v°
Ruffus : Folia arboris indici dissolvunt exituras in principio ipsarum.

327

Tr. IV. — DE APOST MATE MOLLI ET VENTOSO.

1
315 v°
2
Ruffus : Ciperum bonum est in grossatione molli. Farina lenticularum bona est eidem ingrossationi [1]. Hæc est illinitio bona ad ingrossationem levem : fiat cum cipero, luto, farina ordei et lentibus assis et alimine æqualiter. Sed fiat illinitio cum cinere et aceto.   5

328

Tr. VII. — DE IGNE SACRO SIVE PERSO ET DE COMBUSTURA IGNIS ET AQUÆ CALIDÆ.

1
320 v°
Ruffus : Acetum efficacius est aliis medicinis in prohibenda combustura ignis, quod in ea non fiant ampulæ.

329

Libri XXVIII tr. 1. — DE VULNERIBUS ET ULCERIBUS IN UNIVERSALI.

1
335 v°
Ruffus : Zingiber mixtum cum melle, si de eo fiunt licinia et imponuntur fistulis, liquefaciet carnem solidam ipsarum.

330

Libri XXX tr. 1. — DE FEBRIBUS QUIBUSDAMQUE ACCIDENTIBUS EAS COMITANTIBUS IN GENERALI.

1
381 r°
2
Ruffus in libro de melencolia : Febres denigrant egestionem et urinam. 10
Dixit : Erunt multi cortices et multæ ypostaseis in urinis eorum qui febricitant de repletione; et qui febricaverint de jejunio aut labore, eorum urinæ erunt igneæ et eorum morbi solvuntur ante quam in eis cortices; unde sufficit eis nebula alba et equalis et pendens.

331

1
381 r°
Dixit : Urina pauca cum residentia multorum colorum est mala, et 15

[1] Cp. *De Pod.* § 36.

33.

maxime in febribus cum coriza. Urina tenuis et colerica in ultimo febrium 2
significat apostema fixum in epate. Urina multa et aquosa in febrium 3
augmento significat apostema in inferioribus corporis. Urina tenuis 4
et pauca in colore sanguinis mala, et proprie in febricitante sciatico.

5 *Dixit :* In quo fuerit febris mediocris in fortitudine, quotiens imminet 5
corpus ejus in sua dispositione et fuerit absque macie, longum morbum
pronuntiabis.

332

Ruffus ad vulgus, in custodia de febre dixit : Quod si fuerit in corpore 1
defessio interpolatim accidens, attenuatur regimen, nullo utatur cibo, 382 r°
10 nisi post ipsum tempus cum similis sit futuræ febris.

333

Tr. III. — DE FEBRIBUS HUMORALIBUS.

Dixerunt Oribasius et Ruffus : In febribus putridis, nisi fuerit satietas 1
nauseativa, et convenit virtus, minutio fiat et post minutionem purgetur 395 r°
corpus de putrefactione per laxativum, provocationem urinæ et sudoris;
quod si declinantur superfluitates ad os stomachi, utendum est vomitu,
15 nisi fuerit pauca caliditas, evaporatione vel resolutorio in compositione ;
nec est utendum raritate corporis ante evacuationem. Tamen ægro eva- 2
cuato raritas ejus fiat cum oleo camomillæ, et in ipso tempore si datur
in potu vinum aqueum, si balneo utitur æger cum moderata dispositione
emittet id quod remansit in corpore de putrefactione; sed in tempore
20 ascensionis universalis, nullo utatur balneo, neque vini potu, neque
raritate corporis.

334

[*Dixit*[1] *:* Febres quæ fiunt de putrefactione curari debent post digestio- 1
nem humorum cum balneo, et similiter tempora potus aquæ frigidæ fiant 395 r°
post digestionem.

25 *Dixit :* In tertiana non pura, quotidiana, flegmatica et quartana, noli 2
concedere balneationem fieri absque digestione, cum materie ipsarum
sint grossæ et dissolvantur per balneum. Deinde si dissolvantur per po- 3
ros, inde fient oppilationes, vel manabunt ad aliqua loca nobilia. Tamen 4
quotiens digestæ fuerint, balneari potest : verumtamen vinum non est

---

[1] Ce fragment, attribué à Rufus par M. Daremberg, nous semble devoir plutôt être rapporté à Oribase, premier des deux auteurs nommés dans le fragment précédent. (Cp. Oribase, *Synopsis*, VI, VII, VIII, IX.)

dandum in potu in tertiana ante digestionem, quoniam auget in materiam ipsius, sed post digestionem non solum dandum est in ea, sed in omnibus aliis.

5 *Chus* publicana vel publicaria confert febribus acutis, quoties antiquæ et cronicæ fiunt, quia non habet comparationem in hoc.   5

6 *In xī° Tractatu*[1] *dixit :* In febribus accidentibus ex putrefactione humorum, cura earum misceri debet cum aliqua re precedenti ad conservationem, videlicet ut tollatur causa agens morbum.]

335

Tr. xi. — De febribus sincopalibus et flegmaticis, cotidianis et nocturnis atque diurnis et de febribus dictis modus et epialios et liparios sive ricores et momnotos et macoras.

1   *Dixerunt Ruffus et filius Mesve :* Pillulæ ad febrem flegmaticam vehe-
413 r° menter antiquam : Recipe trociscorum ex rosis unc. iij, succi pollicariæ 10
unc. ii, foliorum absinthii romani unc. i et S ; acus astoris unc. i, spinæ albæ unc. ii, corticis mirabolanorum citrinorum et cuscutæ ana unc. iiii, mirabolanorum nigrorum unc. ii, *turbit* unc. x, agorici unc.

2 viii. Informentur cum succo feniculi, vel cum succo endiviæ, et dentur de his omnibus; quinque diebus secundum quod videris unc. ii et S, 15 cum aliquo dictorum succorum duorum... quousque eradicata fuerit febris si Deus voluerit.

336

Tr. xiii. — De dispositionibus epidimialibus.

1   *Ruffus inquit in libro de regimine :* Tempore mortalitatis debet infrigi-
420 r° dari corpus cum aqua frigida et abstinere ab exercitio, labore et multo
2 potu. Et non est habitandum in civitate habente plateas arctas et aerem 20
obtusum et nubilosum. In tempore epidemiæ coneris ad desiccandum corpus calidum et humidum, quanto magis poteris, et corpus frigidum
3 et siccum est conservandum in suo statu et complexione. Et est flobotomandus repletus et purgandus abundans malis humoribus, et utendum est rebus generantibus contraria illis humoribus ad liberationem et pre- 25 servationem epidemiæ.

[1] Probablement Ἐν τῷ ι͞α [τῶν περὶ πυρετῶν] λόγῳ.

337

Tr. xiv. — DE FEBRIBUS APOSTEMATUM.

Ruffus in libro melancholiæ dixit aliquas ex communicantiis capitis ad   1
stomachum, ex quibus est *meri* quod nascitur a capite et ex ipsis est   422 v°
nervus, habens quantitatem, veniens a *meri* ad stomachum, et de his
est quod os stomachi continuatur cum diaphragmate distinguente. Hoc   2
5 autem diaphragma est ex multis nervis, et cum vulneratur aliquis, supra
caput vomet coleram propter hoc.

338

Ruffus in libro melancholiæ dixit : In ægritudinibus capitis quæ sunt   1
propter stomachum, nihil est juvantius vomitu et laxatione : et æstimo   424 v°
quod frenesis non est nisi propter multas coleras existentes in stomacho,
10 propter quas leditur cerebrum, et prohibentur opérationes ejus; et mors
frenetici est cum strangulatione. Et nihil in hoc video juvantius superflua   2
laxatione citrinæ coleræ; hoc enim prohibet ipsius adventum. Debes au-   3
tem incipere hoc operari cum videbis ipsius accidentia. Confert etiam in   4
hoc aliquando flobotomia; et est possibile ut sit mala; reddit enim corpus
15 vehementer siccum, acutum et debile.

Dixit : In adurente vero [febre], quæ est propter apostema calidum in   5
ventre, quasi inflammans ut erisipilam.

339

Dixit : Opereris in his emplasmata frigida sumendo succum agrestæ   1
aut lactucæ supra portulucam; deinde pista portulacam, et exprime, et   424 v°
20 infrigida cum nive, et infunde in hoc pannum lineum duplicatum, et pone
super membrum patientis et cum pannus erit tepidus multa quousque
sentiatur frigiditas in membro; verum opereris hoc non in principio, sed
in augmento, cum est inflammatio et caliditas vehemens, et cave in ipsa
balneum. Si vero videris quod per hoc extinguatur, tibi inest aquam fri-
25 gidam ministrare et res frigidas in cibis, medicinis et aere.

340

Libri XXXI tr. i. — DE SIGNIS ET MORBIS IN GENERALI.

Ruffus : Signum angustiosum est siccatio corporis, silentium et pau-   1
  431 r°

2 citas sollicitudinis operationis. Sed signum abundantis somni est hebe-
3 tudo, inflatio faciei et humiditas oculorum. Signum satietalis etiam nau-
seative est superabundantia ventositatis in ventre, ructuatio et solutio
4 ventris. Etiam signum potus abundantis aderit per inflationem in ventre,
5 ponderositatem, hebetudinem et dolorem capitis. Signum indigentiæ 5
cibi habetur per debilitatem corporis, parvitatem pulsus et corruptionem
6 coloris[1]. Signum laboris vehementis habetur quod dolebit corpus quotiens tangitur, nec poterit moveri nisi cum labore horripilabitur ; sudor
in eo diminuetur cum signis digestionis urinæ et ejus coloratione.

341

1 *Ruffus dixit in melancholia :* Quotiens curas aliquem morbum longum 10
437 r° et cronicum, de primo die in tertio die alio curam sequi debes quan-
quam iterum operando eandem, quia frequens curatio conturbat natu-
2 ram. Ideo cura debet fieri trina iterum peracta ; quoniam vidi plures
laborantes melancholia curatos fuisse cum studio nullum juvamentum
exinde sequi, et dimissa ipsa cura sanati sunt postea. 15

342

Tr. ii. — De sudore.

1 *Ruffus :* Sudor desiccat egestionem et repletionem corporis, et maxime
438 v° in instrumentorum sensus (*sic*), et reddit cor hilare et adducit casum
virtutis, cum est superfluus et expellit superfluitatem tertiæ digestionis.

343

1 *In libro alieno :* Quotiens sudor manaverit ad modum serpentis, mor-
438 v° talis. 20
2 *Dixit :* Sudor frigidus si fuerit super frontem post violentiam debili-
3 tatis, signum mortis designat. Etiam si descendit per collum et pectus
modice, cum hoc significet super solutionem virtutis animalis : unde
quotiens fuerit ipse similiter cum rigore deducente virtutem, significat
super mortem velocem. 25
4 *Dixit :* Sudor modicus si fuerit cum sputo frigido, mortalis aderit.
5 *Dixit :* Sudor incisus malus est valde ; sin autem auget in signis salutis aliquam quantitatem.

---

[1] Color *sc.* sanguinis. Même expression plus bas, frag. 367, § 1.

344

In quarto capitulo de Expositione libri sexti : Exitus vaporis calidi de   I
corpore, si fuerit post sputum frigidum, communem cui libet morituro   438 v°
mortem pronuntiabis in morbo acuto.

Dixit : Sudor si fuerit penes frontem et in majori parte descendit usque   2
5 ad pectus, penes mortem aderit; sudor forte incidetur ante complemen-
tum, deinde incipiet et superveniat prout opus erit. Inspice in colore   3
sudoris, natura et odore, ut penes te habeatur ejus significatio. Quotiens   4
fuerit sudor, modo calidus, modo frigidus, modo modico, modo abundanter, judicandum est tempus salutis, bonitatis et malitie, prout videris
10 fortius in modo et abundantius.

Dixit : Quotiens fuerit cum siti et dolore sudor, cum anhelitu spisso   5
et pulsu serino[1], significat super debilitatem virtutis et super apostema
diaphragmatis et morietur cito.

Dixit : Sudor abundans, si fuerit cum fluxu ventris, malum signum   6
15 pronuntiat et mortale, et proprie si in eo appetitus cibi defecerit.

Dixit : In epidimia jam manifestavimus quod sudor si fuerit ante   7
digestionem, non erit laudabilis, cum significet super abundantiam humiditatis aut super debilitatem virtutis.

345

Tr. v. — De somno et vigilia.

Ruffus in libro de Balneo dixit : Superfluus somnus extenuat corpus et   1
20 illud ledit; verumtamen moderatus somnus illud calefacit et corroborat.   444 r°
Sed si modicus, illud calefacit et desiccat. Somnus temporis diescentis   2
corpus desiccat. Vigilia post cibum infert nocumentum manifestum.

346

Dixit in quæstionibus epidemiæ : Somnus longus si sequitur cibum au-   1
gebit in caliditatem innatam et impinguat corpus; sed si sequitur exer-   444 r°
25 citium, aut balneum, aut evacuationem, et summarie in dispositione
illa in qua corpus non sequitur nutrimentum, diminuet caliditatem innatam et macrefaciet corpus.

---

[1] F. leg. *sereno.*

347

1
445 r°
Dixerunt Ruffus et Dyascorides : Yreos inducit ad *subeth.*

348

1
445 v°
Ruffus : Radix lilii violatii provocat somnum. Solatrum sylvestre floris
ruffi si bibitur in pondere auri ɪ cum vino; magis inducit somnum quam
2   opium. Aloe habet vim somnum provocantem.

349

Tr. vi. — De syncopi.

1
443 r°
Ruffus : Lactucæ valent ad idem. (*Sc.* Confortat sincopizantes.)   5

350

Tr. viii. — De egestione et vomitu.

1
449 v°
Ruffus, de egestione, dixit : Quotiens cibus fuerit abundans et egestio
modica, excitabitur caliditas valde; et si fuerit e converso, arescet corpus
et debilitabitur.

2
Dixit : Egestio punctiva mala erit, cum significet super humorem
acutum et siccum et malum, quoniam designat super violentiam inflam- 10
mationis et paucitatem humiditatis.

351

1
450 v°
Ruffus inquit in libro de melancholia : Superfluitas primæ digestionis,
seu primi cibi, tunc est cum egestio est in colon, quia principium putre-
factionis manifeste apparet in eo.

352

1
450 v°
Ruffus : Quando stercus est minus quantitate assumptorum, est malum; 15
et si est e contra, stomachi declarat debilitatem; et egestio mordicativa
significat humorem mordicativum; et sicca et spumosa significat vehementem inflammationem et modicam humiditatem.

353

1
451 r°
Ruffus dixit : Quidam passus est subito laxationem chimi nigri cum

punctione[1] et ardore vehementi in ventre, vertigine et syncopi violenta; et est mortuus. Ideo in majori parte chimum nigrum mors sequitur ve- 2 lociter aut periculum.

Dixit: Quotiens in morbo acuto venter fuerit siccus, æger non morie- 3 5 tur nisi cum vano eloquio et retentione loquelæ, et e converso.

354

Dixit de colera nigra : Quotiens videris coleram nigram puram emitti, 1 significatio habetur quoniam sanguis adustus est in ultimitate finali. 451 v°
Dixit : Vomitus fetens, si frequens fuerit, periculosus et malus. 2

355

Tr. IX. — DE URINA.

Ruffus dixit in libro quem composuit pro vulgo : Urina nigra in salute 1 10 mincta longo tempore significat lapidem generari in renibus. 454 v°

356

Inquit Ruffus : Quando urina oleaginosa apparet nigra, est bonum 1 signum et significat morbi dissolutionem. Urina oleaginosa in principio 2 morbi est mala; hypostasis oleaginosa est mala. Debet medicus respicere 3 urinam per unam horam postquam mingitur; et non tangatur a sole 15 neque a vento, quia mutatur ex eis, et non debent mingi due urinæ simul in uno urinali. 455 r°

357

Ait Amduay secundum Ruffum : Urina nigra in passionibus rénum bona 1 et in omni morbo grosso et cronico morbi dissolutionem significat. 457 r°

358

Ruffus inquit : Considerandum est in urina secundum multum et pa- 1 20 rum, secundum colorem et saporem, spissitudinem et tenuitatem, et si 457 r° collecta fuerit eadem urina semel aut bis, aut cum dolore aut sine dolore, et similia. Urina nigra significat corruptionem renum aut vesicæ; nigredo 2 accidit ratione caliditatis renum, et est mala in senibus decrepitis et mu-

---

[1] *Punctio* est sans doute pris ici dans le sens de *mordication*.

lieribus, quoniam calor eorum est defectus, et in eis urina non denigratur nisi quando morbus superabundat, et malitia ejus ostenditur secundum
3   intensionem vel remissionem fetoris ejus. — Urina subtilis et alba signi- ficat oppilationem, aut apostema, aut abundantiam multorum humorum crudorum, et proprie in juvenibus, et in aliis ætatibus mala similiter; 5 et in juvenibus est nimis *alias* minus[1] mala ratione caloris naturalis
4   eorum. Et hæc quidem urina etiam causatur a vehementi frigiditate aut
5   a multa debilitate nature. — Urina tenuis in juvenibus est pejor grossa,
6   propter caliditatem complexionis eorum. — Nebula miliacea est mala,
7   vel fumosa. Nebula subtilis significat tardam crisim morbi, grossa e con- 10 verso; et significat grossiciem humoris facientis morbum : mediocris vero
8   est media in significatione inter utrasque. Nephilis rubea et grossa lon- gitudinem morbi significat, et quando est nigra, significat malam et
9   vehementem putrefactionem. — Urina permixta cum sanie et sanguine significat rupturam apostematis in epate aut splene, et quod materia 15
10-11 fluxit ad vesicam. Resolutiones furfureæ in urina malæ. Non est respi- cienda urina quæ moram trahit in sole, quoniam caliditas solis colorat ipsam magis; et non est conservanda urina in loco pulveris, et non de-
12   bent urinæ misceri simul, sed serventur semotim. Urina nigra fortis odoris seu gravis accidit a nimia caliditate, et si non fetuerit, significat 20
13   repletionem humorum frigidorum. Hypostasis similis ptisanæ collatæ[2] et grossa significat gulositatem et repletionem.

359

1   *Ruffus dixit in libro de melancholia :* Febres denigrant egestionem et
458 r° urinam; similiter sol et exercitium et multus sudor et omnia que super- calefaciunt corpus et dissolvunt humiditatem ejus.   25

360

1   *Ruffus inquit :* Quando urina oleaginosa apparet, post nigram, signi-
460 r° ficat solutionem morbi.

361

Libri XXXIII tr. I. — DE AERE ET REGIONIBUS ET TEMPORIBUS ANNI.

1   *Ait in libro melancholie*[3] : In vere augmentatur sanguis et redditur spissus
478 v°

---

[1] *Alias* minus, variante de *nimis* indiquée par l'éditeur.
[2] *colate* Ed.
[3] Le nom de Rufus n'apparaît pas en tête de ce fragment; de plus, la citation qui le

et turbidus, et movetur in corpore cum aliis ejus superfluitatibus, sicut aquæ fontium in hoc tempore. Et quando sanguis est niger et melanco- 2 licus, et resolvitur aliquid ab eo, petit cerebrum et inducit *bothor*, car- bunculos, apostemata et incisionem venarum in pectore, sputum sangui- 5 nis et tusses, et deteriorantur patientes ptisim, et plures ex eis moriuntur, et accidit in ipso multotiens paralysis, apoplesia[1], dolor arbeticus[2] et squinantia; erit velociter interimens, et ulcera de facili putrefiunt; et ut pluries eveniunt hæc accidentia illis quibus in hyeme plurima sanguinis superfluitas generata est, et manifestatur hæc superfluitas in vere, quo- 10 niam calefit sanguis et dissolvitur.

362

Et dixit : Autumnus corrumpit digestionem et ver est sanum; sed hæc 1 accidunt ex calefactione sanguinis cum superfluit, et est malus. 478 v°

363

Tr. II. — DE CIBO ET POTU.

Dixit Ruffus in libro ejus facto ad vulgus : Scire debes quod quidam 1 digerunt aliqua nutrimenta mala, juvamentum de eis sequendo magis 479 v° 15 quam de nutrimentis bonis penes alios[3], ex proprietatibus subtilibus aptis in complexione eorum et complexione ipsorum nutrimentorum; unde scire poteris hoc per interrogationem eis factam, ac eis uti juxta modum delectationis ipsorum, quoniam hoc non poterit sequi medicus per se absque conscientia illorum. Quilibet igitur debet hoc requirere 2 20 in ipso et considerare diligenter quod ei erit conveniens magis aut incon- veniens.

364

In quinto capitulo aphorismorum, dixit : Qui in nocte sitit vehementer 1 dormiat si dormire potest; postea nullo modo potu utatur, et hoc erit 479 v° melius[4].

---

précède dans Rhazès commence par les mots : *In libro Artagenes dicitur ex auctoritate As- tasagros (sic)...* M. Daremberg a été sans doute déterminé à comprendre le morceau par ce fait qu'un *liber de melancholia*, cité sans nom d'auteur, lui semblait ne pouvoir être que de Rufus d'Éphèse.

[1] Ed. *appoplesia.*
[2] Ed. *arteticus.* Il faudrait, comme plus haut, *artheticus* pour *arthriticus.*
[3] Cp. *Interrogatoire des malades*, § 39, ci-dessus, p. 195.
[4] Cp. Hippocr. *Aphor.* V, xxvii, éd.-trad. Littré, t. IV, p. 543, n. 3. Voir aussi *Damascii Schol. in Aphor.* éd. Dietz, t. II, p. 460.

365

1
482 r°
2

Ruffus in libro ejus ad vulgus dixit : Comestio facta semel in die desiccat corpus et constipat ventrem; sed comestio facta bis, in prandio
videlicet et cena, contra illum modum agit. Etiam aquæ calidæ potus extenuat corpus.

366

1
482 r°

In sanitate regiminis dixit : Qui patitur satietatem nauseativam vomat 5
dum ructatio ejus fuerit mala; quod si tardaverit dum cibi descensio facta
fuerit ad inferius, laxet ventrem sæpe et successive, et si sentit in hypocundriis ponderositatem et ventositatem, supponat eis capitale leve et

2 calidum et dormiat super ipsum. Tamen pars capitis aliis partibus corporis in dormiendo sit magis elevata, quoniam declinatio ejus mala est 10

3 in digerendo, expellendo cibum ad os stomachi. Quare pars inferior cor-

4 poris esse debet declinantior. Nulla superabundans fiat revolutio in lecto,
ne revolvat cibum in ventrem de uno loco ad alium, corrumpendo digestionem, et si invenit aliquam inflationem in hypocundriis quando diescit,

5 ambulatio tollet eam. Habens quoque corpulentum corpus et leve, semel 15
comedat in dimidio diei; sed habens corpus macilentum, comedat bis

6 in die, leviter in prandio et in cena abundanter. Infantes et qui non sunt
ætatis XVIII annorum non debent gustare vinum, quoniam non debent
addere ignem super alium ignem; sed juvenes possunt potu ipsius uti

7 cum temperie, dum fiunt ætate XXX annorum. Debent tamen evitare 20
ebrietatem et superabundantiam potus vini juvenes usque ad ætatem
XL annorum; verumtamen post ætatem XL annorum usque ad ætatem

8 senii, si homines possunt uti potu vini, laudent Deum qui dedit illud
medicamen subveniens super congelationem senii, quoniam vinum tunc
lætificat cor ipsorum, et tollit calamitatem animi. 25

367

1
483 r°
2

In libro Ruffi de jejuno : Signum designat jejunantis debilitas corporis,
parvitas venarum et corruptio coloris. Sed signum utentis abundanti cibo
habetur per fortitudinem corporis, audaciam sollicitam ejus ad agendum
et bonitatem coloris.

3 *Dixit :* Nutrimentum carnis convenientis corporis bonum est, quoniam 30
auget cito carnem ipsius, et illud corroborat finaliter; quoniam omnis
res corroborans illud similis est ei rei corroboratæ per eam.

368

Ruffus in melancholia dixit : Quotiens aliquis sumit cibum, non debet 1
super eum uti potu abundanti, quoniam ille corrumpet digestionem. 483 r°
Quare evitet illum sumendo ipsum competentem ad mitigandum sitim 2
tantum. Tamen non declinet ad delectationem, quoniam digestio bona 3
5 fiet cum ea, sicut fit bona decoctio alicujus rei cum humiditatibus æqualis
quantitatis.

369

Ruffus in libro vini : Qui indiget post cibum suum sedere et non dor- 1
mire, nullo labore utatur ante ipsius cibum et e converso. Qui vult abun- 2 483 v°
danti potu vini uti, nullum abundantem cibum sequatur, et in eo debet
10 uti re provocativa urinæ. Et si accidit quod cibus et potus vini fiant abun- 3
dantiores, post eos fiat vomitus ; et si potest, post vomitum, bibat de aqua
mellis, et postea vomitum sequatur, et melius erit ; inde post eum, lotio
oris fiat cum aceto ; si faciei, cum aqua frigida.

370

Dixit in libro potus lactis : Labor post cibum factus fastidium ejus infert. 1
 463 v°

371

15 *Ruffus ad vulgus :* Quilibet debet sequi laborem ante cibum secundum 1
consuetudinem ipsius, in qua exinde nullum sequutum est nocumentum, 483 v°
et comedere id quod conveniens ei fuerit per consuetudinem, si ipse
noverit, id quod conveniens ei fuerit de nutrimentis, quod non potest
cognoscere medicus ; tamen in quantitate cujus levis fiat digestio, et
20 juxta modum laboris ipsius et tempora sumptionis ipsius, cibi fiant juxta
modum solitum et consuetum ipsius. Sed repletio cibi mala est undique, 2
quoniam si digeritur in stomacho, de eo, ut dictum est, replebuntur
venæ et extendentur ; et exinde inferentur morbi plures, multiplicatis in
corpore vaporibus ex superabundantia sanguinis, quia pavens vapor se-
25 quitur paucitatem sanguinis ; unde quotiens hæc accidit, statim ejus vomitus fiat[1] antequam descendat, attenuetur regimen in die crastino. Si 3
ipse appetit uti cibi repletione, utatur diversa evacuatione. Sin autem 4

---

[1] F. l. *fiet.*

impediatur morbus, nisi potuerit sequi vomitum ob causam aliquam, utatur somno abundanti, et postea potu modico aque calide facto sepe, quoniam potus aque calide provocabit somnum, lavabit intestina et dige-

5 ret. Et utatur balneo, dieta et potu vini lymphati, evitato nutrimento quod infert ponderositatem.   5

372

1
483 vᵒ
Ruffus in melancholia dixit : Cibus sumptus modice licet fuerit malus, natura ad votum ejus alterat ex vehementi condominatione habita super eum et e converso.

373

1
483 vᵒ
Ruffus in libro conservationis sanitatis dixit : Ambulatio moderata lau-dabilior est que fit post cibum, quoniam confortat super digestionem, 10 provocat urinam et egestionem et facit hominem penes cenam in sero
2 fieri boni appetitus cibi et sumptionis ipsius. Etiam bonam digestionem cibi cene facit; sed motus vehemens post cibum vituperabilior est e con-verso.

374

1
483 vᵒ
Ruffus in regimine dixit : Potus malæ aquæ minoris nocumenti est in 15 eo qui eam bibere consuevit : sed penitus ipse non salvabitur de eo.

375

1
485 rᵒ
Ruffus in libro vini : Qui proponit sedere post cibum suum et bibere tota ipsa die, non debet intenso exercitio uti ante cibum, quoniam illud
2 labore inferendo ei ad mictum et somnum ipsum inducet. Quotiens co-medit qui proponit post cibum somnum sequi, laborem sequatur ante 20 cibum, sumendo præcessive ante cibum id quod provocat urinam, ad modum apii et similium, et utendo cibo suo de eis toto ipso die in quo
3 voluerit potu vini uti. Et melius erit ejus corpori in die crastino mane.
4 Sed si corpus ejus fuerit debile, evitet ebrietatem, quoniam mala erit, et
5 proprie in corporibus debilibus. Quod si accidit quod repleatur potu et 25 cibo abundanter, studeat removere nocumentum per vomitum, et si potest post vomitum bibere de aqua mellis, deinde vomere bonum erit, et post vomitum lavetur ejus os cum aqua et aceto et faciem cum aqua frigida.

376

1
485 rᵒ
Dixit Ruffus in libro potus lactis : Post cibum labor factus acidum facit cibum.

377

Dixit Ruffus in libro ipsius ad vulgus[1] : Hoc est totum regimen sano- 1
rum summarie : videlicet qui appetit in sanitate sua durabilitatem sequi,   485 r°
exercitio corporis ipsius uti debet ante cibum, ita quod ipsa negotia
fuerint consueta penes illum, quia tunc erit exercitium melius et magis
5 conveniens; deinde comedere id quod comedere consuevit. Et cognovit 2
id utilius fore ei evitando id quod noverit esse soli nocivum, quoniam
quilibet homo de se magis hoc sapit quam medicus, quoniam aliquod
cibarium confert alicui corpori et nocet aliis ; et hoc ignorant medici,
non valendo illius notitiam sequi præter experientiam ipsius. Tamen 3
10 quantitatis ejus fiat ut levis sit super eum ipsius digestio juxta modum
ejus laboris, sudoris et coleræ rubræ condominantis ei ; sed utatur temporibus comestionis juxta solitam consuetudinem ipsius, quoniam in
quibusdam ponderosus erit cibus super stomachum valde, quotiens sumitur in una vice in die. Et in quibusdam adjuvamentům fit taliter ; unde 4
15 summarie sequatur consuetudinem, quia virtus ipsius maxima est. Quare 5
interrogare te oportet quemlibet patientem de ipsius regimine atque
eumdem regere de regimine secuto penes eum et cognito in simili con-
ditione. Repletio facta de cibo mala est, et licet ipsum cibum digerat 6
stomachus, exinde sequentur vene nocumentum et extendentur aut scin-
20 dentur patiendo ex ea laborem abundantem. Abundantia vaporum erit in 7
corpore et superabundantia ipsorum sequentur quantitatem sanguinis.

Dixit : Si sumis aliquo die de cibo ex appetitu quantitatem superabun- 8
dantem, debes statim vomere et attenuare regimen mane crastini diei.
Si frequenter usus fueris repletione cibi, nisi utaris speciebus evacua- 9
25 tionis, exinde abundantes erunt superfluitates in vomitivis. Qui non di- 10
gerit cibum suum sequetur ponderositatem et dolorem in stomacho, et,
repletis ejus intestinis, ventositatem patietur, dolorem utriusque lateris,
anhelitum calidum et ponderositatem capitis, et deficiet ejus appetitus
in cibo. An forte appetet res malas in cibo sequi. Accidet etiam ei vi- 11-12
30 gilia[2], cum citrinitate coloris cutis; debilitabitur virtus ipsius, lenifiet
natura ejus intense, egredietur substantia lenis et pungens tenuis et
colerica, et forte provocabitur vomitus.

Dixit : Quotiens sequitur repletionem cibi aliquis, et volueris quod 13

---

[1] Rapprocher de ce morceau tout le traité de Rufus *De l'Interrogatoire des malades*, ci-
dessus, p. 195, notamment les paragraphes 16 à 22.
[2] *L'insomnie.*

vomat, illum sequatur antequam digeratur cibus aut incipiat in digestione; sed evitet vomitum qui ipsum non sustinet, prout in capitulo
14 ipsius est, ex causa complexionis et creationis ipsius. Tamen sequatur
somnum abundantem et potum, aquæ calidæ sæpe factum abundantem,
quoniam potus aquæ calidæ provocat somnum, lavat intestina, digerit 5
cibum, bene inducit eum ad inferiora, et proprie quotiens opportuna[1]
15 fuerit laxatio. Sequatur balneationem et regimen modici cibi et potus
16 vini lymphati cum abundanti aqua. Nullus detur ei cibus dum cibus
17 sumptus non fecerit exitum et digestionem. Et relatum est ex parte throsis
quod homo semper sequitur sanitatem dum duraverit in sumptione nu- 10
trimenti æqualis, egredientibus ipsius superfluitatibus prout debent; unde
quotiens retinentur, debes provocare urinam et educere ventrem cum
rebus quibus utendum est in conservatione sanitatis : et jam diximus eas
18 in capitulo *laxativorum*. Ad modum hujusmodi laxativi : Recipe gummi
granorum viridium ad modum unius avellanæ, et miscendo illud cum 15
modico sale, da illud in potu penes dormitum, et ad modum cibariorum
laxativorum, ut est jus granatorum et concularum marinarum, blitarum,
corrigiolæ minoris et polipodii cocti in cibario : et ad modum aloe dati
in quantitate trium cicerum penes dormitum.

378

1   *Dixit in aphorismis*[2] : Senescentes laudabiliores sunt aliis hominibus 20
485 v° ad exequendum abstinentiam cibi, quos in hoc sequuntur mediocres[3];
sed pueri minoris abstinentiæ in hoc sunt, et infantes sunt minoris abstinentiæ magis quam pueri; unde qui infantibus aliis fuerit fortioris ap-
2   petitus cibi, erit minoris abstinentiæ ejus. Tamen firmatur hoc in senescentibus, in eo qui erit in principio senii, non in eo qui ipsorum erit 25
in ultimitate ejus finali, quoniam ipse indiget nutrimento in quolibet
modico tempore uti. Ideo non sequitur abstinentiam ipsius per longum
spatium temporis, quoniam dispositio ipsius est ad modum lucernæ quæ
incipit extingui, indigens ut augeatur oleum in ea paulatim.

[1] Ed. *oportuna.*
[2] Cp. Hippocr. *Aphor.* I, xiii.
[3] Les hommes d'un âge moyen.

379

Ruffus in libro de balneo dixit : Labor desiccat corpus et illud corro-   1
borat valde.   486 r°

380

Dixit : Labor intensus inducit ad febres quotiens cessaverit.   1
                                                                             486 r°

381

   Ait Ruffus : Aqua calida juvat si in ea patiens balneetur; et fel bovinum   1
5 inunctum, et similiter sisimbrium emplastratum, et ameos sumptum cum   492 v°
vino, et semen lilii, et lilium emplastratum cum aceto juvat; et cancri
fluviales cocti cum lacte et vino comesti juvant.

382

   Dixerunt Ruffus et Galenus : Emplastra locum[1] cum cinere arboris fici et   1
sale dissolutis cum vino aut cum aristologia dissoluta cum aceto et melle.   495 v°
10 Aut lava vulnus cum sale et aqua calida, et pone patientem in balneo v die-   2
bus continue. Et da bibere patienti aquam decoctionis cypressii : et sumat   3
fructum tamarisci et darsini vel cinamomi cum vino. Tyriaca valde bona   4
ad morsum rutelæ. Recipe aristologiæ longæ, abrotani, yreos, radicis iris,   5
spicæ romanæ, piretri, dauci, ellebori nigri, cimini, *baurac,* foliorum
15 silocatris, vel *iambut,* baccarum lauri, coaguli leporis, darsini, cancro-
rum fluvialium, xilobalsami, carpobalsami, seminis trofolii, nucis cy-
pressi, seminis apii, ana[2]; informentur cum melle sive conficiantur; dosis
ejus quantitas nucis cum sapa et aqua calida, et ingrediatur balneum
et bibat vinum vetus.

20   *Dixit :* Si quis acciperet *iarrareth* sine alis, et desiccaret, et daret ei   6
in potu quem scorpio momordit, præstaret ei magnum juvamentum.

383

Ruffus : Pix liquida cum sale emplastrata contra serpentes cornutos   1
                                                                             496 v°

---

[1] La partie malade.
[2] Manque l'indication de la quantité.

valet, et aur. I, custi cum aur. III gentianæ decoctis in rotulo I¹ aquæ
bullitæ usque ad consumptionem sextæ partis, et bibat, et comedat radices; et bibat succum radicum, et emplastra ex squilla, farina orobi
et sale; aut sumat ex farina orobi unc. x, cum vino puro, et bibat aquam
2 decoctionis caulis naptæ. Radix rutæ silvestris aut baccæ lauri aut aristo- 5
3 logia longa cum myrrha, melle et vino juvant. Apponere supra locum
ranas fissas juvat.

384

1   *In libro complementi et finis dicit :* Dare succum foliorum pomorum
496 v°   cum *sapa* juvat, et emplastrare locum cum foliis pomorum tritis, et bibere
succum sansuci aut gentianam, piperi et rutam, aut emplastrum fiat ex 10
ficubus, cimino et aliis.

385

Tr. IV. — DE COAGULATIONE LACTIS ET SANGUINIS IN STOMACHO SIVE IN VESICA,
IN MATRICE, IN PECTORE, AUT IN INTESTINIS.

1   *Ait Ruffus in libro de nutriendis infantibus :* Cura lactis coagulati in sto-
498 v°   macho est sumere succum mentastri cum lacte, quoniam velociter solvetur.

386

1   *Aiunt Taba, Ruffus et filius Mesvay :* Acetum dissolvit lac et sanguinem
498 v°   coagulatum in vesica et in aliis partibus. 15

387

1   *Ait Ruffus in libro nutrimenti puerorum :* Caseus dissolvit subito lac
498 v°   coagulatum.

388

Libri XXXVI, tr. I. — DE HIS QUÆ PERTINENT QUOAD DECORATIONEM
CAPITIS PRINCIPALITER.

1   *Ruffus :* Si fuerit humiditas corporis oleaginosa, erunt exinde capilli
499 r°   in augmento et durabilitate, quoniam hujus modi humiditas non desiccabitur cito; et causa in elongatione capillorum erit humiditas, quæ non 20
desiccabitur cito.
2   *Dixit :* Cerebrum humanum humidius est aliis cerebris animalium :
ideo elongantur capilli ipsius; tamen calvities fit ex remotione humidi-

¹ Éd. *rotul'*.

talis uncluosæ, quæ humiditas est calida; ideo efficiuntur arbores olea-
ginosæ, quod non amittunt folia. Coïtus consumit humiditatem uncluo-   3
sam de capite proprie; ideo eunuchus non patitur calvitiem.

389

In epidemia dixit : Qui patitur calvitiem si novo utitur coïtu, bonum   1
5 sequetur modum, quia humectabitur exinde corpus ipsius.   499 v°

Dixit : Cerebrum patientis calvitiem siccum est; et similiter pellis im- 2
minens super craneum.

390

. *Ruffus ad vulgus dixit :* Sanat serpentis vitium sinapis, quotiens ei su- 1
perponitur in emplastro post fricationem.   501 v°

391

10 *In cibo alicon (sc. ἀλυκῶν) dixit :* Pone in gallina modicam partem   1
tapsiæ et fac illinitionem cum ea, quia gallina tantum inducit ad trans-   501 v°
itum tapsiam.

392

Ruffus ad vulgus dixit : Radatur caput et lavetur cum [succo] blitarum,   1
deinde illiniatur cum nitro, calcanto, felle taurino, aut cum amigdalis   502 r°
15 amaris et aceto; aut cum spuma maris, calcanto et aceto; sed dimittatur
super locum per horam 1; deinde lavetur cum aqua dulci : hoc fiat sæpe,
quod confert. Sed vitium antiquum tollit lotio facta cum urina.   .

393

Dixit in medicinis inventis : Lavetur caput cum succo blitarum, farina   1
fenugreci et *baurac;* deinde illiniatur cum stercore vaccino; sed dimit- 502 r°
20 tatur super locum per horam 1; deinde fiat lotio cum aqua blitarum et
sinapis et mirabilis erit, aut cum sapone, aut cum psilio.

394

Ruffus dixit : Albescunt capilli quotiens nutrimentum non digeritur   1
condominabiliter; unde vapor sanguinis tunc erit aqueus; et hoc cognos-   502 r°
citur quod quorundam ægrorum albescunt capilli, sed post sanationem
25 ipsorum nigrescunt.

395

1
503 r°
2
3
4

In libro de medicinis inventis dixit : Teratur squama argenti in aceto dum liquefiet et deficiet pars media aceti. Deinde cum ea fiat illinitio capillorum, ita quod non tangat cutem faciei et denigret eam. Tamen coque capparum cum aceto forti, dum remaneat pars tertia. Deinde caput lavetur et illiniatur cum eo, quia denigrabit illud per tempus longum. 5

396

Tr. II. — DE MORBIS CUTANEIS.

1
506 v°
2

Dixerunt Ruffus et Dyascorides : Bulbus narcissi cum aceto tritus abstergit morfeam. Nenucha valet etiam ad eam.

397

1
507 r°

Ruffus dixit : Da laboranti *sera* in potu de aqua casei per dies[1], quod in toto educet illud; etiam confert ei potus lactis.

398

1
507 r°
2

Dixerunt Ruffus et Dyascorides : Fel hircinum tollit verrucas. Aqua 10 porrorum napti posita in emplastro cum *sumac* tollit verrucas. Nigella cum urina distemperata et posita in emplastro tollit verrucas capitis, inversique appellantur clavi.

399

Tr. III. — DE DISPOSITIONIBUS FACIEI.

1
509 v°

Ruffus [et] Binmasvi dixit : Frequens comestio caulium venustat colorem.

400

1
510 r°
2

Ruffus dixit : Cepæ venustant colorem. 15
Dixit : Caules venustant colorem.

401

Tr. IV. — DE TOLLENTIBUS DIVERSOS MALOS ODORES CORPORIS ET SUPERFLUITATUM EJUS.

1
510 v°

Ruffus dixit : Evitatio vini et brevis potus aquæ tollit fetorem corporis et sudoris.

[1] Manque l'indication du nombre de jours.

402

Libri XXXVII tr. ɪ. — Dᴇ sɪᴍᴘʟɪᴄɪʙᴜs.

Ruffus dixit : Absinthium calefacit, aperit et dissolvit, alleviat caput,   1
mundificat visum, confortat stomachum, bonificat colorem et provocat   T. II
urinam. Tamen amarum et viri paucæ discretionis odiunt ipsum ob hoc.   2

403

Ruffus ait in libro nutrimenti : In ipsa[1] est superfluitas viscosa; et ejus   1
5 semen constringit et folia laxant.   1 v°

404

Ruffus ait : Acetum infrigidat et subtiliat humores grossos, et siccat   1
corpus, et amputat sitim.   2 r°

Et dixit in libro regiminis : Acetum est frigidum et extinguit ardorem   2
ignis præ omni alia medicina, et extinguit sitim et valet contra herisipi-
10 lam, et prohibet fluxum reumatis. Et habentes pulmonem debilem si   3
utuntur aceto ducuntur ad hydropisim; et si excitat se post ejus potum,
non veretur; et omnia hæc signa significant infrigidationem; et est infla-
tivum et generativum ventositatis, et prohibet rem coagulari; provocat
appetitum, et est contrarium flegmati.

405

15 *Ruffus ait :* Allia calefaciunt et incidunt humores grossos et viscosos,   1
et nocent oculorum tunicis et eorum humoribus, et reddunt visum tur-   3 r°
bidum.

406

Dixit Ruffus : Allia nocent auribus, capiti, pulmoni et renibus. Et si   1-2
in aliquo membro est morbus, movent et excitant in eo dolorem. Et hæc   3 r°
20 est causa suæ acuitatis secundum *Joannitium;* et secundum *Ruffum* gene-   3
rat ventositatem. Et allium novellum est melius ad provocandum urinam,   4
laxandum ventrem et expellendum lumbricos.

407

Dixit Ruffus in libro nutrimenti : Non habent amigdalæ in sapore stipti-   1
   4 r°

[1] Sc. *acetosa.*

citatem aliquam radicitus; immo condominantior est in eis dulcedo cum
attenuatione; ideo abstergunt membra occulta et conferunt eis, et sub-
veniunt super rascationem humiditatum de pulmone et pectore; et in
parte amigdalarum perficitur vehemens virtus incisiva, et non comedun-
2 tur ex causa amaritudinis ipsarum. Et in amigdalis est unctuositas; ideo 5
marcescunt si per longum tempus durant, tamen unctuositas ipsarum
est minor unctuositate nucum; ideo non valent ad solutionem ventris, et
nutrimentum ipsarum est modicum.

408

1
4 r° *Dixit Ruffus in libro regiminis* : Amigdalia provocant urinam, et cum
difficultate digeruntur. 10

409

1
5 r° [*Dixit in libro nutrimenti* : Apium ortense, montanum, nasicon, videlicet apium aquæ et sinirion mirabiliter provocant urinam; sed monta-
2 num remotum est ab æqualitate. Sinirium etiam ad usum habetur, et
melius est apio ortensi et acutius eo valde; et in eo est pars aromaticis;
3 ideo abundanter provocat urinam et educit menstrua. Apium vero ortense 15
magis confert stomacho quam alia omnia, cum habeatur magis in usu.]

410

1
5 r° *Ruffus dixit:* Replet (*sc.* apium ortense) matricem de humiditate acuta,
provocat urinam et non solvit ventrem.

411

1
5 v° *De electione aquæ dixit Ruffus in libro regiminis*[1] : Aqua fluens melior
2 est aqua inclusa et superscendens aqua melior est aqua paludis. Aqua 20
pluvialis melior est aqua nivis, et quæ utitur parte orientali melior est
aqua quæ utitur parte occidentali; et quæ utitur parte septentrionali melior
3 est aqua quæ utitur parte meridionali. Et aqua putei est modicæ tenuitatis;
ideo quando in ventre affuerit, humectatio ejus in cibo et dissolutio erunt
minores, ita quod exinde accidet mala digestio, sed descensio ipsius cum 25
urina erit velocior ob causam grossitudinis ipsius et frigiditatem. Et melior erit aqua putei postquam colata[2] fuerit pluries et percussa, et post-
4 quam mundificatus fuerit puteus. Unde aqua currens subtilior est et

---

[1] Cp. Oribase, *Coll. méd.* l. V, passim.
[2] F. l. *collata.*

magis velociter dissolvit cibum et subvenit ad digerendum et provocandum urinam. Aqua lacus est mala, quoniam putrida est, quod in æstate 5
est calida, in hieme est frigida. Et hoc significat super malitiam aquæ; 6
ideo in æstate excitat ventrem et tardat in descensione ad vesicam et in
5 majori parte; et exinde accidit lienteria, fluxus sanguinis ventris, et revertitur passio ad pleuresim et tussim. Nocet spleni inferendo in eo in 7
primo apostemata et dolores. Convertitur passio ad hydropisim; pedes 8
etiam ex causa splenis erunt debiles, et si in eis accidunt ulcera, difficilis
consolidationis erunt, et laboriosa fient. Sed aqua lacus de quo aqua ejus 9
10 emittitur bis in anno, et alia aqua loco illius ingreditur, melior erit et
minor erit in putrefactione.

De aqua pluviali : Aqua pluvialis levis ponderis est, subtilis, clara, 10
calida; decoquitur eo quod in ea coquitur velocius et velociter declinat
ad calefaciendum, et indiget ad minus cum vino misceri, quod per se
15 conveniens est et bona, et omnes bonitates aquæ in ea inveniuntur, quia
valet ad digestionem, ad provocandum urinam, ad epar, splenem, renes
et pulmonem et nervos. Tamen non habet in se vim infrigidativam ve- 11
hementer; magis humectat et putrefacit cito, et hoc significat super
bonitatem ipsius, quoniam alteratur cito ex tenuitate ipsius, et quod in
20 ea est non est aliquod solidum prohibens; et ita cibus melior et potus
cito alterantur. Et aqua pluvialis veris et hiemalis melior est et in his 12
duabus aquis est major pars laudis meæ.

412

Ruffus dixit : Si vis quod corrigatur mala aqua, fodi fac puteos, unum 1
puteum proximum alio puteo, et unus puteus sit inferior altero; et pone 5 vᵒ
25 aquam in eis, apposito in eis luto dulci et pingui, de quo conficitur vas
fictile, et per hæc removebitur qualitas ipsius. Et omnis aqua adhibita 2
ratione ejus ad vinum non nutrit, et est difficilis digestionis, mutans
colorem, inflativa, debilitativa, mitigat sitim, infert reumata frigida, non
provocat somnum, neque aquietat cogitationem, non lætificat cor, et in
30 majori parte efficitur causa ad acuitatem humorum.

413

Dixit Ruffus : Considerata ratione vini, infert excoriationem, mor- 1
pheam et impetiginem, et quotiens bibitur aqua post cibum frigidum de 5 vᵒ
oleribus, cum fallatia erit ne excoriationem cutis, furfura, impetigines
et ulcera putrefacta, et verrucas suspensas, herisipilam et similia.

414

1
5 v°
2 *Dixit Ruffus :* Corrigunt aquam baurachinam, lac, vinum grossum, amidum et ovum. Corrigit aquam aluminosam vinum album et odoriferum.

415

1
5 v° *Dixit Ruffus :* Adhibita relatione ad vinum, aqua bona est laboranti dolore capitis, caligine visus ipsius et dolore in nervis. 5

416

1
5 v° *Ruffus dixit* quia tunc in ipsa dispositione nullus debet ascendere vapor ad caput, et vapor ascendit ex vino magis.

417

1
5 v° *Dixit :* Aqua confert laboranti lassitudine, epilepsi et dolore artetico[1].

418

1
5 v° *Ruffus dixit :* Potus aquæ mitigat appetitum, confert in vitio quod appellatur inflatio dolorosa et ei qui laborat tremore et laboranti oppila- 10 tione[2]; sed malus est potus aquæ pectori, cannali pulmonis quotiens in eis fuerit putrefactio.

419

1
5 v° *Ruffus dixit :* Aquæ potus[3] cum hoc malus est ysophago, ventri, renibus, epati, vesicæ et matrici; et bonus est præfocationi matricis et facit descendere quod fuerit in intestinis, quotiens ea utimur calida quando- 15 que, et quandoque frigida.

420

1
5 v°
2 *Ruffus dixit :* Et confert (*sc.* aqua) laboranti tarda digestione.
Ruffus dixit : Confert laboranti sudore abundanti.

421

1
5 v° *Johannitius dixit et Ruffus :* [Confert] mingenti urinam abundantem.

[1] Alias : *arthetico,* scil. *arthritico.*
[2] *opil.* Ed.
[3] *Aque et* potus Ed.

422

Ruffus dixit : Aqua confert in tempore ascensionis Canis [1]. Confert in juvenibus bonæ carnositatis, infantibus et eis qui fuerint in augmento laborantibus fluxu ventris. Secundum *ayda* et sumentibus medicamen laxativum cui intenta fuit laxatio.   1-2 5 v° 3

423

5   *Dixit Ruffus :* Et (*sc.* aqua confert) laboranti emanatione sanguinis de orificiis venarum quæ sunt in inferioribus; et bibenti vinum simplex abundanter in quo fuerit inflammatio, et laboranti vitio quod appellatur bolismus.   1 5 v°

424

Dixit Ruffus : Aquæ potus confert laboranti febre adusta, videlicet 10 causonica, dum non fuerit durities in partibus hypocondriorum, quoniam ex abundanti potu ipsius vomet et dissolvetur febris, etiam egrediens per sudorem. Etiam ei qui nocumentum sequitur de vitio *aydæ,* et laboranti liquefactione spermatis.   1 5 v° 2

425

Dixit Ruffus : Laborans liquefactione spermatis juvamentum de aqua 15 sequitur in potu aut in balneatione; similiter juvamentum sequitur laborans fluxu sanguinis de matrice et debilis laborans vomitu lactatrix in diebus canicularibus si venter infantis fuerit solutus, aut patitur febrem. Confert etiam potus aquæ et interjectione lamentabili, singultu, fetore oris et totius corporis.   1 5 v° 2

426

20   *Ruffus dixit :* Hujus et [2] juvamentum sequuntur similiter de balneatione aquæ frigidæ, et confert pustulis, furfuri, impetigini et laboranti superabundanti sudore, sumpta in potu aut si cum ea fit balneatio.   1 5 v°

427

Ruffus dixit : Restringit (*sc.* potus aquæ) gingivas, corroborat nervos et compescit acutum venereum. Ideo confert infantibus, quoniam inci-25 piunt pili nasci in pectine ipsorum. Constipat ventrem cum proprietate,   1 6.r°. 2 3

[1] Commencement de la canicule.
[2] *est* Ed.

4 et confert eis qui sunt in augmento et senescentibus, et quorum ventres leniuntur. Hæ operationes omnes sunt in aqua frigida.

5 *De aqua tepida :* Aqua tepida confert epilepsiæ, dolori capitis, obthalmiæ
   antiquæ, corrosioni dentium et gingivarum, et laborantibus in gingivis
   apostemate de quo manat sanguis, laboranti ulcere in palato, apostema-   5
   tibus uvularum et pulmonis, quotiens descendunt ad eos[1] de capite ma-
   teriæ, et laboranti sanie in aure quæ non potest manare, laboranti fetore
6 narium, laboranti aliqua carne superflua in naribus. Confert ori stomachi quotiens fuerit debile tussi frequenti [quæ[2]] accidit ex humoribus
   acutis et febri acuta, et illi cui condominatur colera rubea.   10

428

1   *Dixit Ruffus :* Confert (*sc.* aqua tepida) ei cui condominatur humor
6 r° niger inflammatus, in quo generatur colera nigra, vel in quo accidit *ayda*
      in principio morbi, laborantibus colera æruginosa in febre, laboranti
2   sudore et raritate corporis semper. Si quod inhibens fuerit de potu aquæ
      frigidæ, sequuntur juvamentum et aquæ tepidæ panniculi qui sunt in 15
3   pectore. Etiam aqua calida confert quotiens fit præaptatio corporis ad
      laxationem, ad attenuationem, et ad educendum humores, liquefacien-
      dum et leniendum, digerendum, dissolvendum, et ad aperiendum op-
      pilationes[3], et ad attrahendum materias ad membra.
4   Aqua calida etiam evacuat per sputum et mucillaginem narium, et 20
      confert nauseæ et mitigat omnes dolores, et proprie qui fuerint in par-
      tibus hypocondriorum, in ventre et intestinis, quotiens accidunt ex ven-
5   tositatibus. Confert ad faciendum bonam digestionem, penetrationem
6   nutrimenti et inductionem ipsius ad membra. Facit bonum augmentum,
7   bonum sensum totius corporis et leves motus ejus. Provocat menstrua; 25
      confert visceribus, capiti et nervis, laboranti pleuresi, peripneumonia,
8   dolore gutturis, saltu cordis, exituris magnis. Digerit hæc omnia vitia in
      potu data, aut si balneatio fit in ea; aut calefactio mitigat accidentia quæ
      fiunt ex morsu furunculorum; excitat vomitum, compescit horripilatio-
9   nem et totum frigorem accidentem corpori hominis. Et cum hoc confert 30
10   in herisipila, in ulceribus, et forte mitigat pruritum. Et qui æstimat quod
      aqua salsa confert ad solutionem ventris, et quod aluminosa constipat
      ventrem, peccat, quia si bibitur ad solvendum ventrem et non solvit,

---

[1] Scil. *laborantes.*
[2] Addo *quæ.*
[3] *opil.* Ed.

hoc accidit quod ejus epar congregabit materiam et inde fit hydropisis.
Unde considerandum est in dicto ipsius quod epar congregabit materiam, 11
et non debet æstimari et quod judicetur super bonitatem aquæ de levitate
ponderis ejus tantum.

429

5 *De corrigendis aquis dixit :* Aquæ ponderosæ naturæ generant lapidem 1
et varices, et debet corrigi cum syrupo mellis, aut ante potum ipsius su- 6 r°
mantur aliqua aromata provocantia urinam. Aqua etiam in qua lavatur 2
terra mali luti, mala est, et aqua pluvialis bona est in grossitudine medicinarum ad lavandum eas, et in medicinis quæ accipiunt materias
10 manantes ad oculos et in ulceribus in eis. Et melior aqua fontium est 3
quæ currit super terram aut lutum fictile.

430

Ruffus dixit in libro regiminis : Badurugi siccum inflammat et consumit 1
humiditatem stomachi. 10 r°

431

Dixit Ruffus in libro regiminis : Habet superfluitatem viscosam, et est 1
15 bona ad laxandum ventrem. 11 v°

432

Dixit Ruffus quod bletæ sunt acutæ. 1
11 v°

433

Et dixit in libro regiminis quod sunt vehementioris lenitudinis ventris 1
malva. 11 v°

434

Ruffus dixit : Caro agni lenit ventrem competenter; leporina caro re- 1
20 tinet ventrem et provocat urinam; caro avium generaliter vehementioris 14 v°
siccitatis est. magis quam caro omnium animalium; et vehementioris
siccitatis est caro *suahit;* deinde caro perdicis masculi; deinde caro
columbæ, deinde caro gallicellorum.
Dixit : Caro anatis est humidior carne avium in aqua degentium. 2
25 Caro animalium modici sanguinis est siccior; sed caro masculina est sic- 3
cior carne feminina. Caro salita modici nutrimenti est, quod sal dispergit 4
humiditatem ejus, constipat ventrem, et proprie si infunditur in aceto.

435

l
14 v°
2
3

Dixit Ruffus in libro regiminis : Caro melior est quæ calidior erit ex velocitate digestionis ipsius et abundantia nutrimenti ipsius. Caro caprina minus nutrit quam caro vaccina et difficilioris digestionis est ea. Caro cervina est[1] post eam in siccitate; caro capræ silvestris est siccior carne cervina.

5

436

l
14 v°

Dixit Ruffus in libro lactis : Caro animalis nigri pili est delectabilior et levior carne animalis albi pili.

437

.1
14 v°

2

Et dixit in libro chimorum : Caro porcellorum est abundantis humiditatis et superfluitatis et caro porcorum impinguatorum, ex frigiditate et humiditate ipsorum, similis est ei; sed caro porcorum impinguatorum 10 est melior alia carne aliorum animalium; quam sequitur caro hædorum, et postea eam sequitur caro vitulorum. Sed caro agnorum est humida, viscosa, mucillaginosa, et digestione melior carne agni annotici, quod caro ipsius est minoris humiditatis carne agnorum parvorum.

438

l
17 r°

2

Dixit Ruffus in libro regiminis : Siccus est (sc. caulis); ideo valet ad 15 ebrietatem et provocat urinam.

Et dixit in libro alio : Desiccat ventrem et bonum colorem præstat.

439

l
18 r°

Ait Ruffus : Laxant ventrem (sc. cicera ortulana), provocant urinam et nutriunt multum.

440

l
19 v°

Ruffus dixit quod (sc. citonium) retinet ventrem et provocat urinam 20 per accidens ex parte suæ retentionis in ventre.

441

l
21 r°

Et dixit Ruffus quod coriandrum infrigidat et desiccat.

[1] et Ed.

442

Ruffus dixit in libro regiminis, de cucumere ortensi : Substantia melo- 1
num est tenuior, sed substantia immatura melonis est grossior, et habet 22 r°
in se vires abstersivas et incisivas; ideo provocat urinam, abstergit dentes,
et proprie semen ejus siccatum et tritum si cum eo fricantur dentes. Et 2
5 condominatur ei complexio frigida et humida; et si succatur semen ejus
et radix, non habebunt in se humectationem, immo desiccationem; tamen
cucumer sylvester appellatus asininus, si siccus fructus ejus supponitur
in lana, provocat menstrua, corrumpit fetus et valet ad ictericos. Si cum 3
lacte imponitur naribus, et tollit dolorem capitis appellatum *hayda.*
10 1 ovum imponitur naribus tali modo et ille dolor continet totum caput 4
et per omnia facit, ut dictum est de eo superius.

443

Dixit Ruffus : Cucurbita infrigidat et humectat, lenit ventrem et non 1
provocat urinam. 22 v°

444

Dixit in libro regiminis : Humectat et cito digeritur, sed modici nutri- 1
15 menti est, et incidit sitim. 22 v°

445

Dixit Ruffus in libro regiminis : Epar est tardioris digestionis et majoris 1
nutrimenti quam splen. 24 v°

446

Ait Ruffus : Faba et viscellus ejus nutrit multo nutrimento et inflat 1
ventrem. 25 r°

447

20 *Et Ruffus :* Faseolus calidior est; provocat menstrua, et si miscetur 1
cum oleo nardino et si comeditur cum sinapi, prohibet ejus nocumentum. 25 v°

448

Et Ruffus : Faseolus est laudabilioris humoris; sed albus est abundantis 1
humiditatis et difficilis digestionis; subvenit super digestionem ipsius 25 v°
si comeditur calide cum elmori oleo et cimino, ejecta cortice ipsius exte-
25 riori, ut non comedatur. Sed recens faseolus comedi debet cum sale, 2
pipere et origano, ad subveniendum super digestionem ipsius. Et utatur 3

super eam potu vini simplicis et solidi, et si conditur cum aceto, erit modicæ humiditatis et tardæ digestionis ex causa siccitatis aceti.

449

1
26 r° *Dixit Ruffus* quod sunt [*sc.* feniculi] grossi et mali nutrimenti; tamen provocant urinam.

450

1
26 r° *Dixit in libro regiminis :* Feniculi difficilis digestionis sunt et modici   5
nutrimenti; tamen faciunt ad provocandum urinam.

451

1
27 v° *Dixit Ruffus :* Panis farinæ brunæ lenit ventrem et simile stringit eum, et fermentatus lenit; et panis azimus constringit; et panis magnus est levior parvo et pluris nutrimenti; et panis fornacis est humidior pane clibani; et guastella sepulta in igne stringit ventrem; et panis impastatus   10
cum lacte est multi nutrimenti; et panis calidus calefacit et desiccat, frigidus vero non; et panis frumenti impinguat, et panis quanto mundior, tanto magis generat humorem meliorem; tamen est tardi descensus; ille vero qui non est bene mundus et multi furfuris generat malum humorem et est velocis descensus.   15

452

1
32 r° *Dixit Ruffus in libro regiminis :* Lac melius est aliis medicinis ad opus humorum melancolicorum, pustularum, et morsus in aliquo membro et
2   veneni, et calidum et humidum forte in hoc. Et habet significatio super hoc quia digeritur magis quam digeratur sanguis, et licet fuerit de sanguine, vehementioris est digestionis.   20

453

1
32 r° *Dixit Ruffus* quod lac est unctuosum et digestum; inflatio ejus in caliditate fit velox et levis; ideo sitim infert et inflammatio ejus in febre fit velox et levis.

454

1
32 r° *Dixit Ruffus :* Sumptio ejus in quolibet die humectat corpus et infert ponderositatem in capite et vertiginem et oxiremiam; et postea aut putre-   25
dinem faciet aut sanguinem bonum; retinet naturam aliquando, et atte-
2   nuat eam quandoque. Et lac cujuslibet animalis est juxta modum tenui-

tatis et grossitudinis sanguinis ipsius; et quia sanguis vaccinus est grossus,
lac ejus [1] debet esse grossum; et si sanguis caprinus est subtilis, similiter
lac ejus debet esse subtilis.

455

Dixit Ruffus : Lac jumentorum sequitur lac caprinum in tenuitate.   1
32 rº

456

5   *Ruffus :* Lactuca mitigat caliditatem et ebrietatem, inducit somnum et   1
laxat ventrem.   34 rº

Et dixit : Lactucæ infrigidant corpus et reddunt ipsum pigrum, et sunt   2
facilis digestionis, extinguunt inflammationem, mitigant ebrietatem,
punctionem stomachi et sincopim. Nocent intestinis, laxant ventrem,   3
10 removent appetitum coïtus, et provocant somnum.

457

Dixit Ruffus : Semen lini lenit ventrem.   1
36 rº

458

Dixit Ruffus : Granatum malum est stomacho, vulnerat intestina, et   1
multiplicat sanguinem.   38 rº

459

Et dixit in alio libro : Granatum dulce lenit ventrem et excitat vento-   1
15 sitatem modicam.   38 rº

460

Et dixit in libro regiminis : Granatum acidum confert saltui stomachi,   1
sed dulce non est velocis digestionis.   38 rº

461

Dixit Ruffus quod mentastrum consumit et incidit actum venereum.   1
39 vº

462

Et dixit Ruffus in libro regiminis quod mentastrum montanum desiccat   1
20 et suscitat appetitum cibi, provocat urinam bene et descendere facit   39 vº

---

[1] Scil. *vaccæ.*

coleram rubeam; sed sylvestre calefacit, confert matrici et solvit ventrem competenter.

463

1
42 v°

Et dixit Ruffus in libro regiminis, quod oleum olivarum calefactivum est, et dubitavit in humiditate ejus, quoniam est medicamen ad laborem planum et viscosum; unde ego dico quod ipsum est calefactorium et desiccativum. 5

464

1
43 v°

Dixit Ruffus, in libro regiminis, quod vires ejus (*sc.* origani), ut vires ysopi sunt, tamen debiliores.

465

1
44 r°

Dixit Ruffus : Dactili in primo quando fiunt in arbore multiplicant urinam, sed inflant. 10

466

1
44 r°

Dixit Ruffus in libro regiminis : Dactili pejoris nutrimenti sunt quam ficus et velocioris digestionis et provocationis urinæ; tamen frequens sumptio ipsorum discoriat vesicam et exinde fit dolor in ea.

467

1
45 v°

Ait Ruffus in libro regiminis : Persica laxant ventrem et infrigidant, et dessiccata sunt nutribilia et male et difficilis digestionis. 15

468

1
46 v°

Dixit Ruffus in libro regiminis, quod pisces multorum pedum actum excitant venereum, si fuerint saliti; quod si, quando pisces saliuntur,
2 lucrantur bonum[1], solvunt ventrem. Tamen si lucrantur soliditatem et
3 horribilitatem figuræ, non solvunt ventrem. Verumtamen pisces qui piscantur in mari lucrantur de sale bonum habitum. 20
4 *De aqua piscium salitorum.* Aqua habita de piscibus salitis in mundificatione vehementior et efficacior est aqua in qua liquefit sal et ex efficaci violentia mundificationis ponitur in clysteribus laborantis sciatica et dissenteria maligna.

469

1
46 v°

De jure piscium : Jus vero piscium recentium laxat ventrem per se 25 solum bibitum, aut cum vino et proprie cum aqua, sale, aceto et oleo.

[1] F. supplend. *habitum* ut paulo inferius. (Remarque du correcteur de l'Imprimerie nationale, M. Weil.)

470

De geri salito : Geri[1] salitum sumptum in cibo purgat epyglotum in quo fuerit humiditas, et positum in emplastro attrahit spinas inclusas in corpore.

1
46 v°

471

Ait Ruffus in libro regiminis : Ficus laxant ventrem et accelerant diges-
5 tionem, et nutriunt absque labore; et sunt laudabiles et siccæ, velocis descensus et digestionis, et earum nutrimentum est sufficiens, et sunt calidiores et sicciores recentioribus.

1
47 v°

472

Ruffus : Porrum calefacit corpus et mundificat pectus.

1
48 r°

473

Et dixit in alio libro : Porrum calefacit modice et tollit oxiremiam.

1
48 r°

474

10 *Dixit in libro regiminis :* Calefacit (*sc.* porrum), provocat urinam, solvit ventrem et valet ad oculos.

1
48 r°

475

Inquit Ruffus : Infrigidat corpus [*sc.* portulaca] et debilitat visum.

1
48 r°

476

Dixit Ruffus, in libro regiminis, quod pulmo est modici nutrimenti valde.

1
48 v°

477

Dixit Ruffus : Juxta modum levitatis ejus (*sc.* pulmonis) substantiæ,
15 debuit esse velocioris digestionis; tamen quoniam ipse natat in superioribus stomachi, factus est tardioris digestionis.

1
48 v°

478

Ruffus : Radix confert in flegmate[2], excitat vomitum, nocet capiti, oculis, dentibus et palato.

1
49 r°

---

[1] Legend. *gerris,* anchois.
[2] L'édition porte *flâte.*

479

1
49 r°

Et dixit in alio libro quod (*sc.* radix) est tardæ digestionis. Inflat ventrem, multiplicat flancum et calefacit.

480

1
49 r°

Et dixit in libro regiminis : Radix bona est ad flegma et volentem eva-
cuare id quod in superioribus partibus ventris fuerit; tamen mala est
oculis, dentibus et gutturi.   5

481

1
49 r°

Dixit Ruffus quod (*sc.* radix) corrumpit cibum et male est omnibus
vitiis mulierum, et generat ventositates in superioribus ventris.

482

1
49 v°

Dixit Ruffus in libro regiminis : Renes sunt malæ digestionis et nutri-
cationis et modicæ solutionis ventris.

483

1
50 v°

Dixit Ruffus quod (*sc.* rutha) tollit prægnationem, sed confert usui 10
et provocat urinam.

484

1
50 v°

Et dixit Ruffus in libro regiminis, quod rutha incidit sperma et valet
ad provocandum urinam.

485

1
50 v°

Et dixit Ruffus in libro regiminis : Et melior (*sc.* rutha) est aliis ad intestina inferiora.   15

486

1
54 r°

Ait Ruffus : Sinapis calefacit et laxat ventrem.

487

1
54 r°

Dixit Ruffus quod (*sc.* sisamus) lenit ventrem.

488

1
55 r°

Ruffus : Sparagi multiplicant urinam et constipant ventrem.

35.

489

Ruffus dixit, in libro regiminis, quod digestio splenis non cito fit. 1
55 r°

490

Dixit Ruffus, in libro regiminis, quod illud (*sc.* triossum) incidit vomi- 1
tum, constipat ventrem et non retinet urinam. 59 r°

491

Et dixit Ruffus in libro regiminis : Ventres et intestina sunt tardæ di- 1
5 gestionis, et nutrimentum ipsius est abundans; [sed credo quod vult 59 v°
dicere quod est abundantius nutrimento pulmonis, quia dictum ejus
succedit dicto pulmonis.]

492

Ruffus, de libro vini, dixit : Aliquod vinum est calidum in tertio, et 1
aliquod infrigidat[8] corpus; sed nigrum abundantis nutrimenti est, pre- 60 v°
10 cipue si declinat ad dulcedinem et caret stipticitate; et non est fortis caliditatis, nisi declinat ad amaritudinem, et vinum locorum frigidorum
minoris calefactionis est. Etiam album minoris nutrimenti est; caret 2
odore et non nocet capiti; et juxta odorem ipsius erit percussio ejus in
capite cum veloci aggressu ipsius. Et calidius vinum est croceum, lucidum, 3
15 et proprie si declinat ad amaritudinem; et vetustum fortius est super penetrationem et multiplicationem urinæ. Et corpus lucratur virtutem et 4
patientiam cum velocitate quia penetrat et inducit nutrimentum, lavat
venas, bonam digestionem facit, cito inducit transmutationem ad sanguinem, sanat appetitum caninum, colicam grossam, obthalmiam et
20 maniam. Tamen fit ex superabundantia potus ipsius apoplexia. Etiam 5-6
febricitans non decet vinum bibere, neque laborans apostemate aut dolore capitis, aut ulcere, aut corruptione complexionis.

493

Ruffus de libro ad vulgus : Vinum auget caliditatem innatam et eam 1
suscitat; unde exinde digestio erit melior, etiam sanguis, quia levem 61 v°
25 sustinentiam abundantis cibi facit.

494

Ait Ruffus in libro de regimine, quod ysopus est siccior calamento vel 1
mentastro. Etiam valet contra obscuritatem visus, et dissolvit flegma. 62 r°
Dixit Ruffus : Ysopus laxat flegma crudum. 2

---

¹ Ed. *infrig. aliquod corp. Aliquod* hic deleo.

APPENDICE[1].

SECTION I.

NOTES ADDITIONNELLES

SUR

LE TRAITÉ DES MALADIES DES REINS ET DE LA VESSIE.

Page 19, l. 10. Ces corrections me sont fournies par Aétius, κεφ. ιη'. Περὶ διαπυησάντων νεφρῶν, Ῥούφου. Comme on l'a vu plus haut, le texte du *Tetrabiblon* [ou de la *Tetrabiblos*. G. E. R.] diffère notablement de celui de notre traité. Voici le passage tel qu'il se trouve dans Aétius : Εἰ δὲ πρὸς τὸ ἔξω τρέποιτο τὸ ἐμπύημα, κορυφοῦται μᾶλλον ἢ φλεγμονὴ καὶ τῇ χειρὶ καταφανέσlερον καὶ τῇ ὄψει γίνεται τούτοις δικαίως οἱ ἰατροὶ χειρίζουσιν ἔνθα ἐκκορυφοῦται (το 2196 male) μάλισlα, καὶ θεραπεύουσιν ὡς τὰ κοινὰ καὶ κοῖλα ἕλκη· γνωσlέον μέντοι ὡς εἴωθε ταῦτα συριγγοῦσθαι καὶ δεῖται σπουδαιοτέρας τῆς ἐπιμελείας.

Page 20, l. 4. V et O donnent ...το... τιῶντα; la correction était donc toute naturelle, et le changement du τ en θ ne devait pas être un obstacle; le sens est d'ailleurs évident; il repose en outre sur la distinction qu'Hippocrate fait d'une néphrite calculeuse et d'une néphrite purulente. L'auteur hippocratique décrit quatre maladies des reins dans le traité Περὶ τῶν ἐντὸς παθῶν. (Foes, p. 539-540.) Trois de ces maladies s'accompagnaient, à ce qu'il paraît, assez fréquemment, de tumeurs à la région lombaire, lesquelles nécessitaient des incisions profondes. Pour la première, l'auteur s'exprime ainsi : Ὁκόταν δ' ἀποιδήσῃ καὶ ἐξαρθῇ, ὑπὸ τοῦτον τὸν χρόνον τάμνειν κατὰ τὸν νεφρὸν, καὶ ἐξελῶν τὸ πῦος, τὴν ψάμμον διουρητικοῖσιν ἰῆσθαι. Il se sert à peu près des mêmes expressions pour la troisième. Quant à la seconde, les détails sont encore plus précis; les voici : Ὁκόταν γοῦν ἔμπυος ᾖ ὁ νεφρὸς ἀποιδέει περὶ τὴν ῥάχιν, τοῦτον, ὅταν οὕτως ἔχῃ, τάμνειν κατὰ τὸ ἐποιδέον, μάλισlα μὲν βαθείην τομὴν κατὰ τὸν νεφρόν. Je reviens sur ce texte d'Hippocrate dans l'histoire des maladies des reins qui doit servir d'introduction au traité de Rufus[2]. — Au lieu de σlαντο de Ma et V, dont j'ai fait ἠπίσlαντο, P a αὐτὸ, leçon vicieuse dont on explique facilement l'origine.

---

[1] Les diverses parties qui composent l'appendice sont le plus souvent l'œuvre de M. Daremberg revisée. Sous la réserve de cette révision, et sauf avis spécial, il y aura lieu de lui attribuer tout ce qui ne sera pas placé entre crochets et suivi des initiales du continuateur.

[2] Nous n'avons pas ce travail, si tant est que M. Daremberg l'ait mis à exécution. G. É. R.

Page 22, l. 8. Ma avait déjà conjecturé ἰατρῷ παντός. Ainsi une partie de la conjecture est assurée par les deux manuscrits, et παντός me paraît être le seul mot qui puisse remplir le reste de la lacune. Nous n'avons plus ce que Rufus avait écrit sur l'importance qu'il y a pour le médecin d'être versé dans l'art de connaître les urines. — Il est évident que Rufus compare ici la maladie que les anciens appelaient la colique avec la néphrite calculeuse; cette comparaison, qui se retrouve assez développée dans Paul d'Égine (III, 45), Alexandre de Tralles (X, 1, p. 562), et très-abrégée dans Actuarius (*Meth. med.* I, 22), m'a suggéré les restitutions que j'ai faites à ce passage. Alex. de Tralles dit, p. 562 : πρῶτον μὲν αἱ ὀδύναι τοῖς κωλικοῖς συνεχέσ7εραι (plus continues), καὶ ἰσχυρότεραι τῶν νεφρετικῶν εἰσιν; j'ai donc cru pouvoir faire διασ7ημάτων de σ7ημάτων que donnent Ma et V, et, dès lors, le reste de la restitution devenait assuré; on sait, en effet, que, dans les coliques, pour me servir d'un terme aussi général que celui des anciens, aussi bien que dans la néphrite calculeuse, les douleurs ne sont, en général, pas continues, mais reviennent par intervalles, ἐκ διασ7ημάτων. Paul d'Égine et Alexandre de Tralles admettent, comme Rufus, une colique qui vient du *froid*, c'est-à-dire de la présence d'une *humeur froide* dans l'intestin; cette affection répond assez bien à ce qu'on a appelé depuis *colique venteuse.* — La restitution du mot κάτω entre ἤ et ἐπὶ (Ma a seul πί, les deux mss. ont ἐπὶ) est trop naturelle pour que je la discute. D'ailleurs Rufus dit, dans *De appellationibus partium corporis humani*, p. 38, éd. Clinch [ci-dessus, p. 157], τὸ δὲ κῶλον καὶ κάτω κοιλία ἣν καὶ νεταίρην Ὅμηρος καλεῖ. — Entre φῦσαί τε et καὶ ἐρευγμοὶ j'ai ajouté διαχωρήσεις, me fondant sur ce passage d'Alexandre de Tralles (*l. c.*) καὶ ἐπὶ μὲν τῶν κωλικῶν, εὐθὺς μετὰ τὸ συμβῆναι τὴν γασ7έρα ἐκκρίνεσθαι, παραυτίκα καὶ ἡ ὀδύνη παύεται. — Ma a ατε...ρησεις (*sic*), P et V ont ἀτὰρ καὶ, mais P a ρησας au lieu de ρησεις, ce qui est certainement une leçon vicieuse, suite d'une mauvaise lecture; la restitution que j'ai faite me paraît assurée par le parallélisme des deux membres de phrase; j'ai admis παχέως de P au lieu de παχέος de Ma et V. — Au lieu de πωριδίων, Ma et V ont παριδεῖν et P a παρ' ἰδίων; mais il est évident qu'il faut lire comme je l'ai fait, attendu qu'il s'agit de l'émission de petites pierres avec une urine épaisse et abondante. — πωριδίον, dérivé de πῶρος, mot dont Rufus se sert volontiers pour désigner la pierre molle, est ici synonyme de ψαμμώδη.

Page 25, l. 1. P, V et Ma ont πρᾶγμα; P a οἱ au lieu de τοι de Ma et de V. Peut-être cette dernière leçon vient-elle du copiste; quant à la première, il est possible que ce soit la vraie leçon, et alors il faudrait lire πρᾶγμα ἔχουσιν, ce qui reviendrait au même.

Page 25, l. 4. Entre πάσχοντας fourni par les deux mss. et τὰς οὖρ., j'ai seulement ajouté καὶ en calculant l'étendue de la lacune indiquée par de Matthæi et Dietz. Si je m'en rapportais au manuscrit de Paris, cette lacune serait plus considérable; mais, outre que ce manuscrit est copié avec beaucoup d'incurie, le sens me paraît complet. En effet, Rufus va parler du traitement de ceux qui sont dans l'état dont il vient de parler (τοὺς τάδε πάσχοντας), c'est-à-dire qui n'ont pas des symptômes bien alarmants, mais que cependant il ne faut pas négliger, puis de ceux qui rendent des graviers en urinant et qui éprouvent des douleurs vives. Πάσχοντας tient sous sa dépendance, et tout en les isolant, τάδε et τὰς οὖρ. etc. J'interpréterai donc : il faut traiter ceux qui sont dans l'état dont il vient d'être question et ceux qui urinent des graviers et qui éprouvent des douleurs.

Il était tout naturel de lire ici ϖη[γάνου]. Cette substance est très-souvent recommandée par les anciens, par Rufus en particulier, contre les maladies des voies urinaires. P a ϖη..... δραχμάσι, V δραχμάς, Ma O ἄγμασι. L'ensemble de la phrase, la présence de τοῖς τε, qui supposent l'indication d'un moyen médicamenteux et non d'une dose, me portent à croire qu'il faut lire ἔρ]άγμασι, dont on retrouve, d'ailleurs, les traces dans la leçon de Ma, aussi évidentes que celles de δρ.

Aétius m'a servi à combler les deux dernières lacunes. Voici le passage du médecin d'Amide (κεφ. δ'. Περὶ λιθιώντων νεφρῶν Ἀρχιγένους καὶ Φιλαγρίου. — Θεραπεία τῶν λιθιώντων νεφρῶν, fol. 243 vᵒ du cod. 2193) : κάλλιστον δὲ γίνεται κατάπλασμα καὶ ἐξ ἀλεύρων θερμίνων ἡψημένων ἐν γλυκεῖ· μίσγειν δὲ τῷ ἀλεύρῳ καὶ πευκεδάνου ῥίζας ὡς λειοτάτας. [Cp. ci-dessus, p. 92, l. 2 et suiv.]

Page 25, l. 7. Le texte de P est très-altéré dans tout ce passage ; il a ἀλεύρῳ θερμῷ, ἐπ' εὐκεδάνου (!). Ma et P ont ταῖς ῥίζαις ἄταις. Il faut évidemment l'accusatif.

Page 27, l. 4. Tout ce paragraphe, depuis οἶδα jusqu'à la fin du chapitre, se trouve plus abrégé dans Aétius et sous le nom de Philagrius, qui vivait après Rufus ; je le copie sur le ms. 2193 [fol. 244 rᵒ], pour montrer tout ensemble comment les textes se transforment sous la main des différents auteurs et avec quelle impudeur les anciens se copiaient les uns les autres jusqu'au point de donner comme propres des observations qui ne leur appartiennent pas ; cette citation établira en même temps la sûreté de quelques-unes de mes restitutions : Οἶδα δ' ἐπί τινος φησὶν ὁ Φιλάγριος τὰ μὲν ἄλλα διεξελθόντα τὸν λίθον, οὐ πολλῷ δὲ ἐσωτέρω τοῦ ἄκρου τοῦ αἰδοίου ἐμφραγέντα ἰσχυρῶς καὶ ὀλίγου ἐδέησεν ἀπολέσθαι τὸν ἄνθρωπον διὰ τὴν ἰσχουρίαν καὶ τὴν μεγίστην ὀδύνην. Τῇ οὖν στενῇ λαβίδι ἠδυνήθημεν τοῦτον ἐξελκύσαι, μοχλεύοντες ἠρέμα τῇ στενῇ μηλωτρίδι· εἰ δὲ μὴ οὕτως ἐξελκύσαι ἠδυνήθημεν, τέμνειν διελογιζόμεθα τὴν τομὴν ἐμβαλόντες κατὰ τὸ (f. l. τὸν) μῆκος· (f. delend.) τῆς βαλανοῦ ἄνωθεν· κάτωθεν γὰρ οὐ δεῖ (χρὴ 2196) τέμνειν ἐπειδὴ ὡς ἐπίπαν συριγγοῦται καὶ ὕστερον (πρότερον) διὰ τῆς διαιρέσεώς τὸ οὖρον ἐκκρίνεται· ὅταν δ' οὐρηθῇ ὁ λίθος, γάλα ὄνειον κεραννύον τῷ μέλιτι ὀλίγῳ διδόναι καὶ τὰ ἄλλα χρηστότερον (χρηστὰς, τοῦτον μέγεθος 2191) διαιτᾶν ὡς τὰ ἕλκη· διὰ τὸν ἐκ τῶν λίθων (τοῦ λίθου) γενόμενον σκυλμὸν ἐν τοῖς τοποῖς· μετὰ δὲ ταῦτα προφυλάττειν τὸν ἄνθρωπον ὅπως μὴ πάλιν οἱ νεφροὶ λιθιῶσιν.

Page 27, l. 10. Cette restitution m'est fournie en partie par le texte d'Aétius cité plus haut et que j'ai souligné.

Page 27, l. 11. Ce passage paraît avoir beaucoup souffert. P et V le lisent ainsi : Ἐνθυμεῖσθαι καὶ τοῦτο· εἰ μὲν γὰρ συγκείμενοι εἶεν οἱ λίθοι καὶ τὸ..... κατατλύξαντα, tandis que Ma a lu ἐνθ. δὲ..... σι κ. τ. εἰ μ. γὰρ..... κείμενοι εἶεν οἱ λίθοι, καὶ τὸ... φέρειν κατα*ύξαντα. Il s'agit ici de pierres agglomérées ensemble, qui, en pesant sur l'urètre, produisent de la douleur et la suppression d'urine, mais qu'on peut séparer à l'aide d'injections. Ce sens, qui me paraît certain, doit mettre sur la voie des restitutions à faire. On peut très-bien admettre avec P et V qu'il n'y a point de lacune entre ἐνθυμεῖσθαι et καὶ τοῦτο ; mais, comme cette lacune est indiquée par Ma, et que je l'ai remplie par παραλιθιῶ]σι, la lacune entre γὰρ et κείμενοι, telle qu'elle est figurée dans Ma, ferait supposer qu'il manque plus que συγ. Mais P et V donnent [γὰρ συγ] sans aucun signe de lacune, et, d'ailleurs, le sens est complet avec cette leçon. En lisant καὶ τό[τε ἐσ]ὶν ἀνα]φέρειν κατακλύσαντα, je crois avoir rendu au moins la pensée générale de l'auteur; mais je ne suis pas très-sûr d'avoir retrouvé les mots par lesquels il s'exprimait[1]. La présence de καὶ et l'accent grave sur τὸ donné par les deux manuscrits m'ont fait conjecturer καὶ τὸ[ν οὔρητρα πιέζοιεν χρὴ ἀνα]φ. Peut-être aussi pourrait-on lire, comme je l'avais fait d'abord, καὶ τό[τε ἐσ]ὶν ἀνα]φ. Mais καὶ me paraît alors surabondant.

Page 28, l. 3. Je trouve dans le chapitre IV d'Aétius (V de la trad. lat. p. 550) un passage qui reproduit presque textuellement la phrase qui nous occupe. Voici ce passage, fol. 243 v° du ms. 2193 : Εἰ δὲ (en marge : εἰ δ' ἔτι) ἐσ]ηριγμένος εἴη ὁ λίθος πεφυλάχθαι χρὴ τὸ πλεῖον ποτὸν καὶ τὰ διουρητικά· ταῖς πυρίαις δὲ καὶ καταπλάσμασι καὶ ἐγκαθίσμασιν ἀνιέναι τὰ μέρη καὶ κενοῦν τὴν γασ]έρα κλύσμασιν ὡς μὴ πιέζοιντο οἱ οὐρητῆρες. — Comme on l'a vu plus haut, la phrase ἐνθένδε — ἕλκεσιν se trouve, dans Aétius, immédiatement après l'observation attribuée à Philagrius. Pour ce dernier, le précepte de donner du lait, etc., et de faire suivre un régime comme pour les ulcères, se rapporte à la sortie de la pierre par l'urètre. Ce précepte est justifié par les mots διὰ τὸν ἐκ τῶν λίθων γενομένων σκυλμὸν ἐν τοῖς τόποις (à cause de la déchirure qu'elle fait en passant). Dans Rufus, il paraît que ce précepte se rapporte à la déchirure que fait la pierre en tombant de l'urètre dans la vessie, ce qui revient bien à peu près au même; et, pour laisser toute liberté d'interprétation, j'ai choisi le mot vague ἐκπέσῃ. Du reste, dans Aétius, les idées sont bien mieux suivies et plus complètes.

Page 30, l. 2. M. de Matthæi conjecture προσφέρεται ou μίσγεται. Je préfère ἕψεται; car les lithotriptiques étaient généralement donnés en décoction, comme on peut le voir. D'ailleurs Rufus dit lui-même que ces médicaments étaient cuits, ἀφεψημένα.

Page 30, l. 3. Comme on peut le voir en jetant un coup d'œil sur ce chapitre, tel que je l'ai imprimé d'après Aétius [p. 95], le passage parallèle à celui-ci est un peu différent et moins développé. Ἀποδοκιμασ]έον ou φευκτέον ou quelque autre mot analogue me paraissent seuls devoir combler la lacune qui existe entre λιμν. et καὶ. — Entre εἶναι et καὶ λευκόν il n'existe pas de lacune dans P, mais il y en a une dans V. Pour établir le parallélisme, j'ai mis γλυκύ opposé à σ]ρυφνοῦ; παχύς m'a semblé également le seul mot qu'on pût opposer à λεπ]ός; d'ailleurs voy. Aétius, III, 10. — συμμέτρως m'a été fourni par Aétius.

Page 31, l. 3. 2196 a ὀδύνας, les autres ὀδύνην.

Page 31, l. 4. Les manuscrits ne disent pas d'où ce chapitre est tiré. Ma conjecture αὐτὰς au lieu d'αὐτοῖς; mais la présence de τι dans Aétius lève toute difficulté.

Page 31, l. 5. 2196 a le même texte que Ma; les autres ont τὰ ἰσχία et τὰ σκέλη. A cause de l'ellipse d'ἀκρατεῖς, il faut corriger ναρκώδεις τὰ ἰσχία.

Page 31, l. 6. Les manuscrits ont ὑδεριῶσι.

---

[1] En comparant cette note avec le texte adopté par M. Daremberg, on voit qu'il ne s'est pas arrêté à la lecture proposée ici. — c. é. r.

Page 3ı, l. 8. συμβαίνει τούτοις, mss.

Page 3ı, l. ıo. Πυρίαις λιπαραῖς, mss.

Page 3ı, l. ıo. Après ὑποκλύζειν on lit dans Aétius : Τοῖς δι' ἀλθαίας καὶ Θί-λεως (f. l. τιλ.) καὶ ἰσχάδων μέλιτός τε καὶ νίτρου καὶ ἐλαίου καὶ ἐνέματα εἰς νύκτα παραλαμβάνειν δι' ἐλαίου ἀνηθίνου μετὰ βουτυροῦ καὶ σ῾Ίεάτων χηνείων. Les mots Ἐλπίδες à ὑδατωθῆναι manquent.

Page 3ᴈ, titre du chapitre. Ce chapitre est intitulé dans Aétius : β'. Περὶ ἀτο-νίας νεφρῶν αἱματώδη οὖρα ἐκκρινόντων; dans Paul d'Égine : με' Περὶ αἱμοῤῥαγίας νεφρῶν. Le commencement diffère notablement du texte de Rufus; mais le reste concorde à quelques variantes près. J'examinerai le passage qui suit : Νεφρῶν γε μὴν ἐσ῾Ίι..... ἐοικότας. [Lire le passage ci-dessus, p. 87, l. ᴈ5 et suiv.] Le texte diffère par ces mots dans Aétius : ..... ὄντος καὶ ἀπέπ῾Ίου τοῦ σιτίου, κα-θαρὰ καὶ ὑδ. καὶ ἀνυπ. ἐκκρίνεται τὰ οὖρα. Puis tout ce qui précède πονοῦσι manque dans Aétius. J'ai dû conjecturer πάθους τοιοῦτο au lieu de πονοῦσι. P a νοσοῦσι, ce qui est moins bon. Au lieu de ῥάους, Aétius a κουφίζονται; les mots entre crochets après ὅσοις sont fournis par Aétius. — ἡσυχάζειν μὲν οὖν κατ' ἀρχὰς τούτους remplace τούτοις ἀτρεμ. τε συμφ.; les autres restitutions sont fournies par Aétius, qui a l'accusatif et, après μέλανας, προσφέρεσθαι.

Page 33, l. 6. Cette phrase est peu développée dans Aétius : Πίνειν δὲ τὰ τῶν αἱμοπ῾Ίοϊκῶν φάρμακα καὶ μάλισ῾Ία πολυγόνου χυλὸν καὶ συμφύτου ῥίζης ἀφέψημα καὶ τραγάκανθαν ἐν οἴνῳ μέλανι βεβρεγμένην· ἴσ῾Ίησι δὲ τὰς ἐκ νεφρῶν αἱμοῤῥαγίας. Comme on le voit, le verbe πίνειν, comme faisant suite à συμφέρει, doit être introduit dans le texte de A. Puis vient une suite de médicaments dont le texte commence et finit de la manière suivante : Καὶ σ῾Ίρατιώτου τοῦ ἐπὶ τῶν ὑδάτων νηχομένου χυλὸς πινόμενος..... λευκῆς ἀκάνθης ῥίζης τὸ ἀφέψημα καὶ τὰ παρα-πλήσια ἅτινα ἐν τῷ περὶ αἱμοπ῾Ίοϊκῶν λόγῳ προείρηται. Ce texte a sans doute été omis dans les manuscrits de Rufus à cause de la ressemblance des deux fins de phrase συμφύτου ῥίζης ἀφέψημα et ἀκάνθης ῥίζης ἀφ. Peut-être aussi Aétius l'a-t-il pris ailleurs; le renvoi à ce qu'il dit des hémoptoïques lui appartient et non à l'auteur original.

Page 33, l. 8. La phrase correspondante à ἐπιτιθέναι ... δύναται est plus dé-veloppée dans Aétius. La voici [ci-dessus, p. 88] : Ἐπιτιθέναι δὲ τοῖς νεφροῖς καὶ τῇ ὀσφύι ἔξωθεν τὰ πρὸς ῥοῦν γυναικεῖον ἀναγραφησόμενα ἐπιθέματα καὶ τὰ πρὸς τὰς τοῦ αἵματος π῾Ίύσεις καὶ ὅσα τῇ σ῾Ίύψει καὶ τῇ ξηρότητι τόνον παρασχεῖν· δύναται, οἷα ἐσ῾Ίὶ βάθου φύλλα κ. τ. λ. — Suit une liste de médicaments; puis vient: μετὰ δὲ ταῦτα ἀνατρέφειν τὴν ἕξιν γάλακτι καὶ σιτίοις καὶ κρέασιν ὀρνιθείοις καὶ ὑείοις ἀπι-μέλοις ὡς ἂν καὶ τὸ σύμπαν σῶμα ἄγειν εἰς ἰσχὺν καὶ οἱ νεφροὶ ῥωσθέντες, τὸ οἰκεῖον ἔργον ἐπιτελῶσιν οἰκεῖον δὲ τοῖς νεφροῖς ἐσ῾Ίὶ τὸ διηθεῖν καὶ διακρίνειν τὸ ὀῤῥῶδες ὑγρὸν ἀπὸ τοῦ αἵματος. Le texte καὶ μήτε κ.τ.λ. manque dans Aétius. — V a καιροὺς, P καὶ ποῦς. Il est évident, par ces leçons, que les copistes n'ont pas compris ce que voulait dire ῥοῦς, et qu'ils ont ajouté καὶ ensuite.

Page 35, l. ı. Ce chapitre est intitulé dans Aétius : Περὶ τῶν κατὰ περίοδόν τινα αἷμα οὐρούντων, Ἀρχιγένους. L'édition de Moscou et O portent : Κοινὴ νόσος ἥπατος καὶ φλεβός, ce qui provient sans doute de la transformation en titre, soit par le copiste, soit par l'éditeur, des premiers mots du chapitre. J'ai adopté le titre fourni par P; il est en rapport avec la dénomination consacrée par Rufus lui-même. La marge du manuscrit d'Augsbourg a : Πῶς διαγινώσκειν χρὴ τὸν δια-βήτην καὶ Θεραπεύειν; dans Ma et L, il n'y a point de titre.

Page 35, l. 6. Il me semble évident que l'auteur veut ici établir la raison pour laquelle on a appelé le *diabète* Διάῤῥοια εἰς οὖρα; cette raison, c'est que le flux d'urine, dans le *diabète*, est, pour les organes urinaires, ce qu'est le flux de matières *crues*, dans la lienterie, pour les organes digestifs. Cette comparaison est positivement établie par Rufus; elle se retrouve, du reste, en termes presque semblables, dans le traité de Galien, *De locis affectis* (VI, 3, t. VIII, p. 374) : Ἐμοὶ δὲ δοκοῦσιν οἱ νεφροὶ πεπονθέναι καὶ κατὰ τοῦτο τὸ πάθος ὅ τινες μὲν ὕδερον εἰς ἀμίδα, τινὲς δὲ διάῤῥοιαν εἰς οὖρα, τινὲς δὲ διαβήτην, ἔνιοι δὲ διψακὸν ὀνομάζουσιν... παραπλή-σιον δ' αὖ καὶ τοῦτο κατὰ νεφροὺς καὶ κύσ]ιν πάθος, οἶον ἐν κοιλίᾳ καὶ ἐντέροις ἡ λειεντερία. — Voy. aussi Alex. de Tralles, IX, 8, p. 552, éd. de 1556. — C'est en partant de ces données que j'ai essayé de combler les lacunes, qui sont peu considérables si l'on en juge par les mss. PV; après λεπ]υνθέντες καὶ, le ms. A a tout un feuillet blanc du même papier que celui qui a servi à faire les raccommodages; mais, si l'on considère le contexte, les passages parallèles des auteurs et les deux manuscrits précités, il demeure établi qu'il ne saurait exister une lacune étendue. — VMLO fournissent les meilleurs éléments de la solution du problème; le texte de P est inadmissible, puisqu'il ne tient pas compte de la lacune qui doit certainement exister entre ὄνομα ou ὠνόμα... et ἀλλά. — M. Littré, à qui j'ai soumis ce passage, pense qu'il faut lire : καὶ [κατὰ μεταφο]ρὰν — ὠνόμα[σαν, καὶ οὕτω τ]ἄλλα. Cette restitution me séduit, parce qu'elle a le mérite très-grand de tenir un compte exact des débris du texte (car la différence d'accentuation ne saurait constituer une difficulté sérieuse). Cependant je n'ose point l'adopter, tant la phrase ainsi restituée me paraît elliptique et embarrassée; car le sens est celui-ci : *Par métaphore ils*[1] *ont nommé le diabète diarrhée vers les urines d'une façon très-voisine de ce qu'elle est, c'est-à-dire en se servant d'une comparaison qui exprime la nature d'une façon très-satisfaisante.* En tout cas, qu'on adopte la restitution de M. Littré ou la mienne, il faudrait écrire αὐτῆς au lieu de ταύτης. En conséquence, je me hasarde à proposer, ainsi que je l'ai imprimé dans le corps du chapitre, καὶ [ὅτι ἐσ]ιν ἡ λειεντε]ρία. On m'objectera : 1° que je change ραν en ρία; mais doit-on se montrer scrupuleux jusqu'à ce point devant un texte si mutilé et si mal lu par les copistes? 2° qu'il serait peut-être plus logique pour nous de dire καὶ [ὅτι ἐσ]ι τῆς λειεντε]ρίας ἐγγυτάτω αὕτη (sc. νόσος). Cela est vrai jusqu'à un certain point; on conviendra toutefois que, pour les Grecs, la façon de parler que j'ai admise par ma conjecture n'a rien qui choque absolument. Et, d'ailleurs, serait-il trop hardi d'adopter cette seconde restitution? Peut-être même, dans ce cas, pourrait-on lire ταύτην au lieu de αὕτη; le sens resterait le même et la correction serait plus simple. Si l'on voulait tenir compte de la leçon ὄνομα, on pourrait à la rigueur écrire ὄνομα ἐπέθηκαν. Les autres restitutions s'expliquent d'elles-mêmes. — [Restitution recueillie dans une lettre de Fr. Dübner à M. Da-

---

[1] C'est-à-dire *les anciens;* conformément à ce passage de Galien (*De crisibus*, I, 12, t. IX, p. 597): ἄλλος δέ τις παλαιὸς ἀνὴρ εἰς οὖρα διάῤῥοιαν ὠνόμαζε.

remberg, en date du 6 juillet 1859 : καὶ [ἄλλης (sc. νόσου, qui est en tête de tout le morceau) οὔσης φύσιν τε καὶ ἕδ]ραν ἐγγυτάτω ταύτης διάρροιαν εἰς οὖρα ὠνομά[σαμεν, λειουρία δὲ τ]ὰ νῦν γ' ὀνομαζέσθω. Du reste, ὠνόμασαν est aussi bon si l'accent est sur l'o dans les manuscrits. » Extrait d'une autre lettre : « Voyez ceci exactement calculé sur les lacunes en faisant la part des ligatures : καὶ [ἦν ἐκ τῆς καθ' ἕδ]ραν ἐγγ. τ. δ. ε. ο. ὠνόμα[σαν οὐ λειρουρίαν, ἀλ]λὰ νῦν γε ὀνομαζέσθω, où οὕτως n'est pas nécessaire, parce que λειουρία précède immédiatement. »]

Page 54, l. 1. C'est à mon ami M. Bussemaker que je dois cette restitution, qu'il m'a donnée comme une simple conjecture; je l'ai adoptée sans avoir, non plus que lui, une raison bien plausible pour la justifier; on ne saurait néanmoins lui refuser d'être ingénieuse et de reposer sur les théories des anciens. Ils devaient admettre, en effet, que l'eau froide est le plus souvent (τὰ πολλὰ) une filtration d'une terre froide. Au lieu de κ, dont j'ai fait καιροῦ, O donne ἄ, contrairement à tous les manuscrits.

Page 54, l. 2. Les auteurs anciens s'accordent à donner comme signes du calcul vésical les urines crues, aqueuses, déposant de petites écailles pierreuses; je ne rapporterai que les deux passages suivants, dont le premier appartient au traité De locis affectis (I, 1, t. VIII, p. 10) de Galien, le second à Paul d'Égine (III, 45) : Τὰ τοῦ λίθου σημεῖα τὸ μὲν οὖρον ὑδατῶδες, ὑποστάσεις δέ τινες ψαμμώδεις ἐν αὐτῷ. — Σημεῖα δὲ καὶ τούτων ἀπεπΊόν τε καὶ ὑπόλευκον οὖρον μετὰ ψαμμώδους ὑποσΊάσεως. Je pense que Rufus a exprimé la même opinion dans le membre de phrase τοῖς τ' οὔροις κ. τ. λ., et alors je propose de lire : τοῖς δ' οὔροις λεπΊοῖς καὶ ὑδαρέσιν οὔ[σι μετὰ ψαμμίων σημειοῦνται ou διαγινώσκονται ... παισί.—Ne pourrait-on pas encore lire τὰ πο[λλὰ σημαινό]μενοι τοῖς τ' οὔροις — οὖσι μετὰ ψαμμίων. Παισὶ (?)... γῆς... εἶναι serait alors considéré comme parenthèse. Quant aux mots παισὶ μᾶλλον, leur admission me paraît certaine. C'est un fait acquis dans l'antiquité, et dès Hippocrate, que les calculs vésicaux sont plus fréquents chez les enfants que chez les adultes (cf. Galien, Com. II in H. De nat. hom. XIII, p. 156, t. XVI; De hum. III, 4, p. 364 sqq. t. XVI; Aph. III, 26, p. 634, t. XVII b; — Pseudo-Gal., De dign. et cura morb. ren. cap. II, p. 650, t. XIX b; — Arétée, De sign. et caus. diut. II, 3, p. 138, éd. Kühn. — Aétius, Tetrab. III, serm. III, 4 et 9; — Alex. de Tralles, IX, 7), et la cause en est toujours attribuée, sinon exclusivement, du moins en grande partie, aux appétits voraces et déréglés des enfants. — C'est précisément la considération de ce dérèglement et de cette voracité qui m'a suggéré la restitution que j'ai admise pour la lacune suivante. L'auteur, si je ne me trompe, a voulu dire qu'une des causes pour lesquelles les enfants ont plus souvent la pierre que les adultes, c'est qu'il leur arrive souvent de boire plus froid que ne pourrait le supporter un individu plus avancé en âge. Les enfants des Grecs étaient sans doute comme les nôtres; ils aimaient à boire de l'eau très-froide des fontaines ou de l'eau de glace et de neige. C'est, du reste, le seul parti que je puisse tirer du texte de Moscou. En tout cas, je crois qu'il faut changer ὥσΊε τις en ὅσΊις; alors la phrase devient très-régulière. — Je remarque aussi qu'au lieu de ...τε (γε L) μὴν donné par P, M, O et V, A porte τεμεῖν, leçon dont je ne saurais me rendre compte pour le sens, mais dont la formation s'explique très-bien paléographiquement.

Page 61, l. 4. Cette restitution m'est fournie par le passage suivant tiré d'Aétius

(ms. 2193. fol. 250 v°) : Κεφ. κβ'. Περὶ παραλυθείσης κύσ7εως, Ἀρχιγένους. — Καὶ
ἐμβρεκτέον καὶ ἐπαντλητέον τοὺς τόπους ἐλαίῳ θερμῷ πηγανίνῳ ἢ σικυωνίῳ ἢ γλευκίνῳ πολλάκις τῆς ἡμέρας καὶ τῆς νυκτός. Comme la lacune est peu considérable, je
n'ai admis que quelques-uns des mots qui se trouvent dans Aétius. Si je me suis
arrêté au mot γλεύκινος, c'est que je trouve dans Galien la mention d'un onguent
gleucin ayant des propriétés adoucissantes, tandis que je ne trouve nulle part un
onguent de rue (πηγάνινος). Ainsi Galien recommande, dans le resserrement
des pores de la peau, entre autres onguents, le gleucin, γλεύκινον μύρον (De
sanitate tuenda, III, 10, t. VI; dans le traité Sec. gener. VII, 14) et le
regarde comme un des plus puissants nervins. — Dans Ma et V, il y a μετὰ κηρωτῆς ὑ.....; dans P ὑ manque. La restitution οἰσυπηρᾶς me paraît être conforme
au sens médical et aux inductions paléographiques, et d'abord on trouve sans
cesse dans les manuscrits et même dans les imprimés οἱ pour ὑ, et en particulier
ὑσσώπος pour οἰσύπος. Ainsi, pour rester dans le sujet qui nous occupe, on lit
dans le chapitre sur la phlegmasie de la vessie, tel qu'il est donné par Aétius
d'après Rufus : καὶ κηρωτὰς ἐπιτιθέναι δι' ὑσσώπου καὶ κηροῦ, κ.τ.λ. (codd. 2191
et 2193). Il serait possible à la rigueur qu'il ait existé un cérat dans lequel il entrait de l'hysope comme ingrédient principal; mais je ne trouve nulle part la mention d'un pareil cérat; d'ailleurs, le vieux manuscrit 2296 a ὑσύπου, ce qui est
bien près d'οἰσύπου; Cornarius a lu ou conjecture οἰσύπου, car il traduit œsipi.
Il me semble même que le cérat dont il est question ici est un mélange emplas-
tique analogue à celui dont parle Paul d'Égine, l. VII, ch. 17 (p. 190, l. 38,
éd. de Bâle) [fol. 131 v°, éd. d'Alde] sous le titre d'ὑγροῦ ὑσσώπου (leg. οἰσύπου)
τοῦ φαρμάκου σκευή, et remarquez d'abord qu'il s'agit évidemment ici d'un cérat
dont la base principale était le suint de laine grasse (ἔρια ῥυπαρά, οἰσυπηρά), et
cependant, dans l'édition d'Alde, le titre porte ὑσσώπου, ce qui prouve combien
l'habitude de cet iotacisme est répandue et forte. On pourrait peut-être m'objecter
qu'à propos de ce mot Paul d'Égine parle de l'ὑσσώπος βοτάνη; mais, ainsi qu'il l'a
dit lui-même, l'hysope était ajouté par quelques-uns à toutes les drogues qui
composaient ce cérat, dont la base restait le suint. Le titre se rapporte donc à
οἰσύπος et non à ὑσσωπος; je le répète, malgré toutes mes recherches, je n'ai
pu rencontrer la mention positive d'un cérat d'hysope; cette plante était plutôt
employée à l'intérieur qu'à l'extérieur, sauf en cataplasmes ou fomentations
dans les douleurs de poitrine. Sa nature même montre bien qu'elle ne peut
guère faire la base d'un cérat. Mais voici des arguments positifs à l'appui de
ma restitution. Aétius nomme expressément les ἔρια οἰσυπηρά au nombre des
médicaments employés dans les maladies des reins, cod. 2193, 151 v°, κεφ. κδ'.
Les autres manuscrits sont d'accord pour cette leçon. Je dois faire remarquer
que l'iotacisme n'a lieu, si j'en juge du moins par mes textes, que pour οἰσυπος
seul. Rufus, dans un chapitre sur le satyriasis, éd. de Matthæi, p. 144 [ci-dessus,
p. 79], indique aussi ce moyen médicamenteux. Enfin Galien parle d'un cérat fait
avec du suint; il conseille même celui de l'Attique comme le meilleur; on employait
ce cérat contre les inflammations de l'hypocondre. (De meth. med. XIV, 7, t. X,
p. 965.) Celse indique aussi contre les rhagades un mélange fait avec du cérat et
du suint (œsipo) [VI, xix, 3]. Enfin le suint est considéré par tous les auteurs
anciens comme narcotique. Dans le chapitre correspondant d'Aétius [l. c.], qui

est extrait d'Archigène, je ne trouve qu'un passage qui se rapporte de loin à celui qui nous occupe : Μετὰ δὲ τὰς κενώσεις καὶ σιναπίζειν τό τε ἦτρον καὶ τὴν ὀσφῦν εἶτα κηρωταῖς πραύνειν τὰ μέρη καὶ μαλάγματα τιθέναι εὐώδη. Peut-être μετὰ κηρωτῆς commence-t-il une phrase dont πραύνειν ou quelque mot analogue serait le verbe.

Page 61, l. 6. Entre ἄλλο [mot supprimé dans le texte publié par M. Daremberg] et κασΊόριον, il y a une très-petite lacune dans Ma et les deux manuscrits. J'ai donc considéré ἄλλο, comme on le trouve très-souvent dans l'énumération de recettes, comme signifiant *autre recette*, et j'ai ajouté seulement τὸ. Le castoréum était très-employé dans les maladies de la vessie, dans celles surtout que les anciens [croyaient] pouvoir rapporter à l'innervation; il doit être regardé comme un des ἄκοπα φάρμακα par excellence. (Cp. Dioscoride, B′, κϛ′.)

SECTION II.

NOTES ET NOUVELLES VARIANTES

RELATIVES

AUX PARTIES DU LIVRE XI D'AÉTIUS PUBLIÉES CI-DESSUS.

[Nous plaçons ici deux notes préliminaires de M. Daremberg sur le travail exécuté par lui et laissé inachevé. Ensuite viendront, coordonnées et fondues en une seule série, les collations de sources diverses rassemblées dans son *apparatus*.]

1re note. — En général, j'ai suivi le texte de A [= cod. reg. 2196], parce que c'est le plus ancien de nos manuscrits et parce que j'ai reconnu que ces leçons sont toujours plus rapprochées des textes originaux employés par Aétius que les autres manuscrits; ainsi, toutes les fois que le texte de A est conforme à celui de Rufus, je n'hésite pas à accepter ce texte; quelquefois même les leçons de A m'ont servi à restituer le texte original de Rufus. Comme je ne donne point une édition d'Aétius et que les morceaux que j'en extrais sont en quelque sorte des pièces justificatives, je n'ai pas noté minutieusement toutes les variantes, bien que je les aie relevées; j'ai copié mon texte sur le n° 2193 [= C] et je l'ai constitué définitivement en remplaçant, souvent sans en avertir, les leçons vicieuses de ce manuscrit par des leçons meilleures empruntées aux autres manuscrits que j'ai collationnés; je me contente de signaler les leçons les plus importantes, surtout quand il s'agit d'établir la transformation que les textes employés par Aétius ont subie sous la main des copistes des manuscrits plus récents que A. Mais, quand j'ai changé de mon chef, j'ai toujours averti.

Page 85, l. 3. Les manuscrits ont λειεντερίαν; la leçon de A, que j'ai adoptée, est un des plus précieux résultats de la collation de ce manuscrit.

—— l. 14. Τῆς, A, pro αὐτῆς cæterorum codd.

—— l. 15. J'ai admis ἐν αὐτοῖς, parce que ces mots me sont fournis par A et que, d'ailleurs, ils se trouvent dans un passage analogue quelques lignes plus haut.

—— l. 16. Γὰρ οὗτοι καὶ. A n'a pas, comme B, C, les mots qui manquent dans le texte original.

—— l. 17. Au lieu de πυριφλεγέες δίψαι (que donnent A et le texte original), les autres manuscrits ont πυρὶ φλέγονται δίψει.

—— l. 19-20. J'ai suivi A conforme au texte original; les autres manuscrits ont παροιδοῦνται.

—— l. 20. B et C ont εἰ δ' ἔτι μᾶλλον αὔξεται; seulement C a la bonne leçon à la marge. A la donne dans le corps du texte; c'est aussi celle du texte original.

—— l. 21. [C et] Arétée [p. 133, éd. Kühn]: ὄλην.

2ᵉ note. — Le texte du XIᵉ livre d'Aétius était déjà imprimé quand j'ai eu communication d'un manuscrit de la bibliothèque Laurentienne de Florence (Plut. LXXV, n° 21, XIVᵉ siècle, parchemin). J'ai collationné ce manuscrit (= d) intégralement pour le XIᵉ livre. En général, il concorde avec les manuscrits de la seconde famille, dont les variantes se trouvent presque toujours au bas de mon texte. Rarement il concorde avec l'excellent manuscrit A, qui représente la première famille. Les leçons qui sont propres au manuscrit 21 de Florence n'ont presque aucune valeur[1].

Voici, comme preuve à l'appui de ces propositions, un spécimen des variantes de ce manuscrit. J'ai noté par un astérisque placé avant les leçons celles qui lui sont propres.

Page 85, ch. 1, titre. Ἐκ τῶν Γαληνοῦ, om. — L. 2, *νοήματος. — 12. *Καὶ, om. — 15. δέ, om. — Ib. ἀθρόως. — 18. *πυριφλέγεσθαι δίψα. — 19. *Καὶ, om. — 20. δὲ καὶ ἐπί. — 21. *Καὶ αἱ φλέβες. — Page 86, l. 2. περίτασις δὲ τῆς κύσ⟨τ⟩εως τῆς κοιλίας ἐρράγ. — 5. τε, om. — Ib. *ἀναμισγομένην. — 12. *τά, om. — 13. πολυπλ. — 14. ψυχρότερον. — Ib. τῶν δέ. — Page 87. *ἢ σέρεως. — 3. ἐφθά] ζ'.

COLLATION DES QUATRE MANUSCRITS DE FLORENCE (a b c d)[2].

Page 85, l. 1. Ἐκ τῶν Γαληνοῦ om. d.

2. νοήματος d.

3. ὑδέρων d. — ἡ σαμίδα a; ἢ σ... b c d. — διψακῶν d. — παρακολουθῇ d.

7. ἥδιον (sic) b c.

8. τοῦ ὑγροῦ c.

10. γίγνονται a b c d (passim). — λάβρως· a b c d.

12. καὶ om. d.

15. δὲ om. d. — ἀθρόως a b c d.

16. κύσ⟨τ⟩ην b. — τὴν om. a. — αὐτοῖς b c. — ποιῆται d. — λέγων προσ⟨τ⟩ίθεισιν b.

17. ἀσσώδεις a.

18. πυριφλέγεσθαι a b d. — δίψα a d. — ἐπούρησις b. — ἀπόρησιν a.

19. μακρὸν d. — ὀσφρὺν b. — καὶ om. d.

[1] On verra plus loin que j'en ai relevé plusieurs qui méritent une appréciation moins sévère. — c. é. r.

[2] L'astérisque placé après les variantes désigne celles qui sont propres à ces manuscrits et me paraissent dignes d'être adoptées. — c. é. r.

20. Post δὲ] καὶ add. d.

21. Post καὶ] αἱ add. abc; ε d.

Page 86, l. 1. ἀπορεῖ b; ἀπορῆ d.

2. πλημμυρεῖ a; πλημμυρὶ d. — τὸ ὑγρὸν a. — περίτασις acd. — Post τῆς] κύσ7εως [καὶ] τῆς acd. — ῥάγησαν ad.

3. ἀποτιθέντες a.

5. ἀναμισγομένην d.

6. Pro νεφρῶν] ὑγρῶν ac. — Ante Ἀρχομένου] Ἀρχιγένους cd.

6-7. Ἀρχόμενον τὸ πάθος a.

10. μηδὲ (bis) abcd.

12. τὰ om. d.

13. πολυπλασιάζει bd.

14. τῶν δὲ a.

18. θερμαίνεται d. — ἕλπει d.

20. κοτυλήδωνος ab.

Page 87, l. 1. Pro καὶ, ἢ d. — δὲ om. d. — πολυγώνου b. — χυλοῦ c.

2. συμφήτου d.

3. ἔντερα ζ' d. [Ce signe numérique, mis à la place de ἑφθὰ, qui est la vraie leçon, s'explique par la ressemblance des mots ἑφθά et ἑπ7ά. — c. é. r.] — προσφερέσθω* d.

5. καὶ om. d. — σκευαζόμενος acd. — σκευασμένος b.

7. μεταλλάτ7ει c.

9. σιδήραν c. — διάπυρος a; διαπύρου cd. — ἐσχισμένου ac. — ἀρθέντων b.

11. καὶ om. b. — προσφέρειν τε b. — καὶ ὑπν. ἀντιδ. b.

13. ὅπλον ἐρεβινθίνης μεγ. ἢ ὀρόβ. d.

15. ἐφεψεῖ a; ἀφήψη cd.

16. προκομισ7έον c. — καὶ τὸ ἵθρον acd. — καὶ om. bcd.

17. καὶ ψύγματα om. d.

18. Ante κηρωτὰς] καὶ add. bcd.

19. τινῶν ad; τίνα c.

20. ἐφ' ὧν abcd. — καὶ om. d.

22. τὰ om. b.

23. ʼπροσφάτου d. — καὶ τῇ d. Titre. Ἐκ τῶν Ῥούφου om. d.

25. γε om. ε. — ἐφ' ὧν d.

26. τοῦτο om. a. — τῶν om. a. — Ante ὥσπερ, καὶ add. ac.

27. τῶν om. b; τὴν c.

28. οἱ προσ7υγχάνοντες c.

Page 88, l. 2. πεμφθέντος a.

3. εἴρηνται cd.

4. οὐδὲν ἢ om. b.

5. πάντως* a; πάντος d. [πάντες et πάντως peuvent également se soutenir. c. é. r.]

6. πλείω b. — τούτους abc.

11. ὁ om. acd. — κορκιδ. c.

12. οἱ om. cd. — Pro ὀροφ.] ὠριφθὴ b.

13. κέρας κεκομμένου a.

14. χυλοῦ ac. — τοῦ δ. λωτοῦ a.

17. Post καὶ] τὰ om. a.

19. καὶ δρυὸς . . . μυρσίνης φύλλα om. a; καὶ βαλ. καὶ μυρσ. κ. δρ. φ. cd.

20. μύρτων add. d. σιδίων legit; mox καὶ om. βαλυσ7ίων . . . τῆς π. leg.

22. Post σιτίοις] καὶ add. acd; ὀρνιθίου ἢ ὑ. d. — καὶ add. ac. Titre. Ante αἷμα, τὸ add. ad. — Ἐκ τ. Ἀρχ. om. d.

COLLATION COMPLÈTE DES EXTRAITS DU LIVRE XI D'AÉTIUS SUR LE MANUSCRIT d[1].

Page 89, l. 1. Pro τῷ] τῶν.

4. ῥεύσαντος*.

5. Pro ἢ μανίαι] καὶ μ.

6. δὲ] καὶ add.

10. ἐκκρίνεται. — ἀκμαζόντων καὶ μάλισ7α νέων ἐπὶ τῶν ἀκ.

13. ἐξ ὕψους.

15. εὐθέως.

---

[1] Nous avons intercalé dans ce relevé quelques variantes des manuscrits A B C, notées par M. Daremberg. Toutes les variantes non accompagnées d'un de ces sigles appartiennent à d. — c. é. r.

17. εὐθετήσει.
18. ὀλίγῳ.
19. παραλαμβανομένης.
20. δὲ om.
27. Post γυμνάζειν] δὲ add.
Page 90, l. 1. γο' α' ι". — Post ὠῶν] ὀπῖῶν add. — Post ι'] ὄξους.
Titre. Ἐκ τῶν om.—κ. Φιλαγρίου om.
3. παιδίων.
5. ὧν om.
7. ὁμοτρόπως.
8. πόρους.
9. Pro εἶς] ἐλάτ7ονες.
13. Post καὶ] οἱ om.
15. ῥάχη.
16. νάρκη δὲ.
18. πρὸς ἔκδοσιν.
19. Post ἐνίοτε] καὶ om.
22. Pro τε] δὲ.
Page 91, l. 1. ἐλάτ7ον,
3. Post μέγας] εἴη add. — Post χρὴ] τὴν et κένωσιν om.
6. κωλύει*.
12. ἀρκεῖσθαι om.
13. παραλειφθείη*. — Post ἢ] τὸ om.
17. χηνείου*.—Hic et infra : ἀλθέας.
22. ἀφεψημένων*.
23. καταπλάσμασιν.
Page 92, l. 1. τερεβινθίνην*.
2. ἑψομένων.
4. λειοτάτης.
6. Pro εἰ δὲ μὴ] ἡμῶν.
7. γε om.
9. τὸν οὐρητικόν.
12. καὶ om. — ἡ βαφική.
13. σὺν ἄλλοις [fort. melius.]
15. Pro ἀφεψ.] λεία πινομένη.
16. σκόρδων.
17. σκίλλας. — Post καὶ] τοῦ om.
21. Post ῥίζης] δαμασονίου ῥίζης* add. quæ verba delet infra. — τριφύλλου.
24-25. ἀσπαράγου. — κεκομμένη.
25. σπέρμα καὶ ἡ ῥίζα. — Pro λαπάθου] καλάμου.
26. Pro τὸ κόμμι] κώμη. — Pro ἑφθά, ζ'.

Page 93, l. 1. Pro λειότατον] λεάνας. — καὶ om.
6. ποτῶν. — διουρητικά.
9. αἱ om.
15. προκενουμένου.
17. ἔχοιεν.
21. Pro χρὴ] δεῖ. — πόσιν*. — καταχθέντες.
22. ἐν κύσ7ει. — Pro σφηνὸς] μεγέθους.
23. Post ἄγουσι] τὰ σώματα τῶν καμνόντων.
25. Post κατὰ] μὲν add.
Page 94, l. 1. οὐρήσαντα.
2. Pro ἔτι] αὖθις. Καὶ. — πράσσοντας.
4. διαθρύπῖειν.
5. γενομένων.
8. ἐξωθεῖσαι.
13. τῇ add. ante σ7ενῇ. — Pro μὴ] μηδὲ. — ἐξελκύσαι δυνηθείημεν.
16. οὐ δεῖ.
17. τοῦτον om. — γενόμενον. — σκυλμὸν positum post τόποις.
18. ταῦτα.
20. σιτίων*.
22. Pro προσενεγκ.] παρενὴν [legend. παραινεῖν].
Page 95, l. 1. δὲ om. — ἡμέρας*. — σῖαφύλην.
6. τὰ om.
7-8. λευκὸς καὶ λεπ7ός.
9. κεκομμένη. — ψιλώθρᾳ.
Numéro du chapitre : θ'.—Ἐκ τῶν om.
12. Pro φύσις] ἕξις.
14. εἰσιν. — τοῖς ἰσχν. σωμ. ταῦτα.
16. Pro αἰσθανομ.] ἐργαζομένων.
18. εὐφολβίου.
19. πολλῷ*.
21. συμβαίνοντα.
22-23. ἰάσατο.
25. οἷον.
26. Pro ψαρῶν] καὶ φλορῶν. — τε καὶ om. — Post δὲ] καὶ add.
Page 96, numéro du chapitre : pro θ' : ι'.
6. Pro τελείοις] νέοις.

10. ἀναδιδ. ἐ. τ. Φλ. ἡ τροφή.

11. Pro γὰρ, δὲ.

15. ἐνεργεῖ.

Numéro du chapitre : pro ιδ′] ιη′. — Titre : μηδὲ.

18. ἐν τῇ κύσlει. — τῶν πόρων.

21. τῶν λίθων.

23. τραχέως*.

25. καὶ μὴ οὐροῦντες om.

Page 97, l. 2. ἔθος.

3. εἰς τὴν σάρκωσιν.

4. ἐπιγίγνεσθαι.

Numéro du chapitre : pro ιε′] ιθ′. — Titre : προσφυλακτ. — τοῦ λίθου χροίας.

7. χροίας.

9. ἐμφαίνονται. — καὶ om.

11. χυμὸν ἐπικρατ.

14. σωμάτων.

16. τὰ om. post καὶ.

17. ἐμπλασlικὰ.

19. θρόμβῳ.

21. φησὶν ὁ Ἀρχ.

24. αὐτοῖς. — προσφυλακῆς.

25. ἂν γένοιτο. — πόμα δὲ. — ὕδωρ μὲν ἔ.

26. οὐρητικὸς om.

Page 98, l. 2. ἡ μέση.

4. Pro χρὴ] δεῖ. — τρυγῶδῶν.

5. πολεμιωτάτην. — περιπέσῃ.

6. Post φυλακτ.] δὲ add.

7. Post ἔσlωσαν] ἐν οἷς ἑῶραι ἄδρασlοι παρ. [ut BCUX].

9. τοῖς om. post κεχρ.

13. β′ c″. — λα′ c″.

14. ἐπίπασσε.

15. ἐνωθέντα. — καὶ add. ante μύξαν.

16. ἐμποιεῖ.

17. ἀναλείψεως.

18. καὶ π. ἐπιθ. αὐτῷ.

22. προν. τοῖς ἐπιτηδ. τῶν κακοχ. ἄθρο.

26. παχυτέρῳ. — τοὺς. — λίθους.

Numéro du chapitre : pro ις′] κ′. — ἐκ τῶν om.

Page 99, l. 1. μάλισlα om.

3. κατὰ τῷ πρώτῳ . . . . . σπονδύλῳ.

4. ἄνωθεν μέχρι.

5. τῆς add. ante κυσl.

9. οὐρεῖται δὲ σ. — καὶ om. (οὐρεῖται τε ΑΟ).

11. ἐπιγίν. om. — ἐπιτινομενῆσlαι (sic) Α. — ἐπιτ. δὲ ἔτι* C.

13. λυποθυμίας.

15. συνεχῶς καὶ ΒC. — ἀνορ. δὲ. — παρακ. ἰσχ.

18. ἀνασlῆναι ΒCO.

19. πάντων.

20-21. ἐκ τοῦ σιτίου ΒC. Ces deux mots (ἐκ τοῦ) manquent dans 2196 (=A), leçon qui est très-admissible. [Cp. les notes de la page 99, sur cette même ligne. — ἐπέχειν ΒC.]

22. ἐν τ. ἀσιτ. τά οὖρα.

22. γινόμενα C.

25. ἐπάγοντας.

27. Post λινοσπ., καὶ Ο. — Post τήλεως] μετ′ ἐλ. καὶ μελ. μόνον.

Page 100, l. 2. ἐνδιδῷ.

3. Post κύκλῳ] καὶ add. — ἀναπαύειν.

5. ἄσαρον add. ante ἀρτεμ.

6. τι om.

7. τις φλεγμονή.

9. σχ. ἄνθους [σχοίνου ἀ. Ο].

10. μέρη δ′. τῶν δὲ εἰρ. φαρμ. τινὸς, μέρη β′]. J'ai suivi la leçon de 2191 et 2193 (=BC); 2196 (=A) donne μέρη δ′. τῶν δ′ εἰρ. φ. τινὸς... Cette leçon est très-acceptable; mais je ne saurais déterminer quelle est la vraie. [Cp. la note correspondante insérée p. 100.]

11. τὸ om.

12. ἀνὰ ∠ η′*. [Plus probable.]

13. Pro διὰ] τοῦ.

15. δὲ om.

17. τοῖς κενέωσι.

18. ἐφέλκειν d ΑΒC. ἀφέλκειν me semble préférable. Voir note... [Nous n'avons pas retrouvé la note annoncée.] — Post θερμὸν] ὕδωρ add.

19. συνεψήσας.

22. κηρωτὰ.

36

23. μύρου om. *d* O. — Ce mot est ajouté par A. — τὰ add. A vitiose.

27. ἢ om.

Page 101, l. 1. πεφθέντων. — ὁμοίως. — λυθεισῶν om.

5. μᾶλλον om.

6. μάραθρα, σέλινον, δαύκους.

8. σΊαφυλίνη πάνυ. BGO. Le mot πάνυ n'est pas très-utile, puisque κάθεφθος signifie *fortement.cuit*. [Ce motif n'est peut-être pas suffisant pour rayer du texte d'Aétius un mot que donnent presque tous les manuscrits. c. É. n.] — κρίθινα A vitiose.

10. καὶ γὰρ μάλισΊα B. Cette leçon est la meilleure.

Numéro du chapitre : pro ιζ'] κα'.

13. τὰ om. — ἰσχία.

14. ἀκρατία. — εἰσι τῶν om. — τὴν δὲ.

15. ἐν om.

17. διουρητικά.

Numéro du chapitre : pro ιη', κϛ'. — Ἐκ τῶν om.

21. ὑγροτέρου *d*; ὑγροτέρως O. — Cornarius traduit *ad puris permutationem*. La leçon que j'ai suivie est la seule admissible.

22. προειρημένα. — Post φλεγμ., τῶν νεφρῶν add.

24. περὶ] ita CO; παρὰ A.

25. πυρᾶ.

26. τὰ om, O; ajouté par A.

Page 102, l. 1. Pro μέντοι] δὲ.

2. Pro πάλιν] μᾶλλον *d* O. La leçon de A (πάλιν) est préférable au point de vue médical. — Pro ᾧ] ὡς.

3. πλύματα *d*; ἀπολύματα ABC; ἀπολύμα τινὰ O. Ἀπολύματα signifie des parcelles détachées de la substance du rein. Cornarius : *Sordes elotæ*. Il paraît donc avoir lu πλύματα, qui se trouve à la marge de 2193 (= C) [ubi : γρ. πλύματα] et de la même main que celle qui a écrit tout le manuscrit. Πλ. τινὰ σαρκώδη signifierait des *lavures de chairs*. Il me semble que le contexte et le sens

médical exigent ἀπολ. [M. Daremberg a pourtant adopté ἀποπλ.] — σαρκ. om.

5. συμφέρον.

7. ἂν om.

10. καταπλάσσειν* ἀλεύρῳ κριθίνῳ.

11. καὶ γλ. — αὐτῶν τῶν σύκων *d* O. En général, dans les phrases analogues, le ms. A a le génitif quand les autres manuscrits [ou plutôt d'autres manuscrits] ont l'accusatif. Je signale cette variante une fois pour toutes.

12. κόψαντας.

16. γνωριεῖς.

17. ὄροβον.

21. ἀπόβρεγμα. — ῥαφανίδων.

28. Pro πασΊειλωθὲν, [lire πασΊιλωθὲν,] πασΊιλοθὲν A; πασΊελ. BO; πασΊειλωθὲν C. Cornarius : *In pastillum redactum*.

29. Post δὲ] καὶ* add. — mox καὶ om. — οἰνομέλιτος.

31. ἀφεψ. μαραθρ.

Page 103, l. 2. καὶ λ. κ. ὁμ. κ. ἄοσμ.

4. Pro ὅταν] ὅτε O.

5. καθαίρεσθαι om. O.

5-6. τροφῆς.

7. δὲ om. — δοτέον θερμὸν μὲν B O. — φέροντα B O.

10. κατακειμένων τῶν πασχόντων.

13. διδόναι δὲ om. O. — ὀρνίθων λιπαρῶν *d*; λιπαρὸν O. Dans ce cas (λιπαρόν), c'est du bouillon gras de poule; avec la leçon des autres manuscrits (λιπαρῶν), c'est du bouillon de poule grasse, ce qui revient au même. — Λάχανα*.

15. Pro γὰρ] δὲ. — Πρὸς* add. ante τὰς δὲ.

16-18. ἐμέτοις. — πλησμονὰς om.

20. λύσει *d* A; λύσῃ BC; λύσῃς O.

23. φανήσεται.

24. μηδὲ. — τῷ οὔρῳ, μηδὲ.

27. ἀπολοφανεῖον ut cæt. codd. — φοινίσσοντα κατὰ δύναμιν. — οἴοντε O.

30. δὲ om. O.

Page 104, l. 2. μὲν om.

7. καὶ κοῖλα om.
Numéro du chapitre : pro ιθ΄] κγ΄.
9. ἐκκρίνεται.
10. καὶ ἐρεθ. ἐμπ. om.
11. σΤάγμην φέρεται κ. συν. τὰ οὖρα ἐρεθ. ἐμποιεῖ.
15. βλάπΤεται.
16. ἐσΤι om. — αἰτίας ponit post δυσ-ουρίας.
20. καὶ om. post δὲ.
22. καὶ om. — γλυκέως καὶ οἰν.
25. κεχρῆσθαι — πλείω.
26. οὐρεῖν παραναγκάζειν.
29. ἀφεψήματος.
Page 105, numéro du chapitre : pro κ΄] κδ΄. — Ἐκ τ. Φ. om.
4. τῶν om.
6. Pro κατὰ] τοίνυν.
7. βούϐωνος.
8. Post ἀφηψ.] κύμινον add.
9. ἐπεχ. δὲ τῆς. — καὶ om. — ἀφεψή-ματι.
13. χρώμεθα.
13. κεφαλώτων πράσον ἡψημένων καὶ οἱ ἀπαλώτατοι ἰχθύες.
17. κατεπειγόντων. — καὶ om.
17-18. παραλαμβανέσθωσαν. — καὶ om.
19. μαλαχ. ἀγρ.
Page 106, numéro du chapitre : pro κα΄] κε΄.
6. μὲν om.
9. παχὺν. — διὰ τοὺς.
11. πράγματος.
12. Ante δικασΤ.] ἐν add.
21. εἴρηται.
22. Pro δὲ, τε.
24. Pro ἢ post φλεγμ., καὶ. — Pro ἄλλου, ἑτέρου. — ἐπίσχηται.
27. ὑπακούει. — καθαρισΤέον.
28. Pro δὲ μὴ] τε μὴ.
29. προσδιατείνεσθαι τῷ πλήθει.
Page 107, l. 2. αὐτήν.
3. ἠρέμα τὸ οὖρον.
Numéro du chapitre : pro κϐ΄] λδ΄.
9. καὶ ἄλμυρ. om.

10. ἐριφίων P.
11. καὶ τὰ] καὶ ἔτνη* d; καὶ om. P.
12. Pro τε] τοὺς.
13. ἔχοντα d; ἔχουσιν P.
14. Post μάραθρα] καὶ σέλινα add.
15. ἄλλο.
17. ἀγαθὸν P.
18. καὶ ξηραμένη.
19. γῆς ἐντ. λεγόμ. — τρια om. — γλυκέως.
20. ῥοφὴν.
23. μηλοκυδωνίου d; μηλοκηδωνίων C.
24. Pro τοιαῦτα δὲ] τοιαῦτα δὴ* P.
Page 108, numéro du chapitre : pro κδ΄] κζ΄. — Ἐκ τῶν om. — Post Ἀρχιγ.] ἐγράφη ἐν τῷ ϛ΄ λόγῳ.
3. πόρους.
5. βλαϐῇ τὰ . . .
9. Post ποτε] καὶ add.
10. συμϐαίνει.
12. καὶ om.
14. προσηγάγωμεν.
18. ἐξαντλητέον.
19. δὲ om.
20. ἐν add. ante ὠμῇ. — οἴνου τε.
21. καὶ om. bis.
23. καὶ om.
25. ἁρμόδιον (sc. πρᾶγμα?).
26. ἐξάγοντες.
27. μετὰ ταῦτα add. ante πραΰνειν.
28. σπονδύλου.
Page 109, l. 1. παραφυλατΤόμενα.
2. δεῖ om.
3. νάπυως.
6. Pro χωρίῳ προσείρηται] λόγῳ προσείρ.
7. Pro τε] δὲ. — καὶ ξηρ. om.
Numéro du chapitre : pro κϛ΄] κθ΄ d, λ΄ A; κγ΄ BP. — Ἐκ τῶν om. d C.
9. χαλ. ἐσΤιν κ. θανατ.
11. Pro τε] γὰρ O.
12. Post δὲ] τὸ om. — Post καὶ] τὸ om. O.
14. Post ἔχον] ἐσΤὶ add. AO.
15. περιπιεζ. — τῇ om.
17. ἐμϐρέχειν δὲ.

36.

18. Post λινοσπ. ponit ἐναφ. — Post ἀλθ.] ὁμοῦ.

20. παρακαλοῦντα.

21. αὐτόν τε.

23. ἐπιτεῖναι τὴν ὀδύνην*. — τούτῳ Φιλομούσου. [L'Elenchus medicorum de Fabricius, Bibl. gr. vol. XIII, 1ʳᵉ éd. ne mentionne aucun médecin grec ancien portant le nom de Philomusus. La lecture Φιλουμένου donnée par BCV² est la plus probable. c. é. r.]

Page 110, l. 1. συνεψεῖν.

3. Pro σμύρνης] ζζ [abréviation du mot ζιξίμερι] O. — βραχύ.

4. τῶν κλυσ]ηρίων O.

5. τὰ ἐνέμ., ἐκγαθ. τε κ. καταπλάσματα.

6. ἐμβαλών.

7. ὑδρελαίου.

8. πυριῶν.

10. Pro προσάγειν] προσακτέον O.

12. παραγινέσθω*.

Titre avant τὴν δὲ : Περὶ καθετῆρος BC.

13. ἀνδρῶν μὲν ἀποδοκιμάζειν.

14. καὶ om. — ἐπιτείνων.

15. Post πόρος, ἐσ]ι add.

22. ὁμοία.

23. Pro χρὴ] δεῖ.

26. ἐπισυγκριτικὰ d; συγκριτικὰ O.

27. δεῖ om. — Note sur le chapitre précédent : Ce chapitre se retrouve presque textuellement dans la Synopsis d'Oribase (IX, 28); les seules différences consistent en des phrases retranchées et en quelques variantes très-peu importantes. Je cite en preuve la phrase commençant par Ἐγὼ δὲ κτλ. On verra qu'elle diffère notablement du texte d'Aétius : Ἐγὼ δέ ποτε ὁποῦ μήκωνος ἡμιόβολου ς (λιον D, λου b) μετὰ σμύρνης καὶ κρόκου ὀλίγου (... ον d) διαλύσας εἰς ἔλαιον ὑπέθηκα ὥσπερ τοὺς πεσσοὺς ταῖς γυναιξὶ καὶ παραχρῆμα ἥτ' ὀδύνη ἐπαύσατο καὶ ἐκοιμήθη ὁ ἄνθρωπος. — La phrase que je vais citer, et qui ter-

mine le chapitre, donnera une idée de la manière dont Oribase abrégeait dans la Synopsis : Καὶ πυρίαις δὲ χρῆσθαι ξυμφέρει καὶ εἰς ὕδωρ θερμὸν ἐγκαθίζειν· ἔσ]ω δ' ἀφέψημα λινοσπέρμου καὶ τήλεως τὸ ὕδωρ· καὶ κηρωτὰς δ' ἐπιτιθέναι δι' ὑσσώπου καὶ κασ]ορίου πεποιημένας.

Page 111, numérò du chapitre : pro κζ'] λ'. — ἐκ τῶν om.

2. δίδωσι.

6. Pro δὲ] τε.

11. κωλύει. — μεμέρισ]αι.

12. Pro κένωσιν] ἀφαίρεσιν.

13. Pro δὲ] τε. — τοὺς πάσχοντας. — κατακλύσει [f. mel.]

17. σχοίνου.

18. ἀλφίτων.

22. ἐμπλασσομένη.

23. Pro τό τε] τὸ δὲ.

24. κεκομμένος.

Page 112, l. 3. σχοίνου. — ἁρμόσει.

4. Post φάρμακα] καὶ add. — τε om.

5. ποντικοῦ ῥέου. — πρίσματος.

6. ῥινίσματος. — τῶν ἐρυθρῶν κόκκων (ut. cæt. codd.).

7. Σαμίας γῆς, τῆς Λημνίας σφραγίδος. — ἡ ῥίζα.

8. φλοιός.

9. Point final après Ἀρχιγένης. — Pro κόμμεως] κοιμολίας.

10. χρῶ om.

11. γλύκεως. — Ἄλλο om.

13. τροχ. ὕδ. — Pro μυρτ. ἀπεψ.] μυρτίτου.

14. Ἄλλο. — κυάθων γ' om.

17. Pro ἀρτεμισίας] σ]υπ]ηρίας.

18. ἢ add. ante κονύζης. — ῥαφανίδων.

19. πυτίαν. — ἐριφίου.

20. φάρμακα.

21. διὰ om.

22. ὑπακούει.

23. ἔποχον τὸ οὖρον. — ἐπιφέρει. τῷ καθετηρισμῷ.

26. κομισάμενοι. — παρὰ add. ante τὰ ἄλλα.

25. Post ἐπιθ.] ἐπὶ τοῦ καυλοῦ add.

Page 113, numéro du chapitre : pro κη′] λα′.

1. τῇ add. post κύσ7ει. — Pro ἐπὶ, ἔτι.

4. καὶ om. post ἀλεύρου. — ὄροβον. — περισ7ερὸν κόπρου.

5. πυριάσμασι. — καὶ om. — Post ἄλλοις] χρῆσθαι add. — ὡς ἐκ. — παρὰ.

6. Pro ὥσ7ε] ὅτε. — pro γίνεσθαι, ἐσ7ὶν.

7. τὴν ἕδραν. — ἀπόσπατον.

8. Pro ἢ] καὶ. — προειρημένα.

10. ῥεύσαντα.

Numéro du chapitre : pro κθ′], λδ′. — Ἐκ τῶν om.

13. ἑλκώσεις.

15. Post παρακολουθεῖ] δὲ add.

17. ἐχ. ὥσπ. ἄλευρον.

18. καὶ om. — εἰ. — συνεκκρίνεται om.

19. ἢ add. ante τοῦ αἰδ.

20. ἢ add. ante οὔρ.

21. τῶν τοιούτων.

24. ἀποπαυσόμενοι. — δριμύτερον γιγνόμενὸν.

25. τὸ οὖρον.

Page 114, l. 1. συντήξεως. — καὶ add. ante οἱ μὲν.

3. ἔτι. — ὑπάρχον.

4. μένει.

9. εἰσι.

10. ἐπ᾿ αὐτῶν.

11. ἐγχειρισ7έον.

12. Post μὲν] οὖν om.

14. Post εὐκαιρίαις] ἢ ταῖς ἀνέσεσιν add. ut cæt. codd.

16. ἀπολεαίνουσα. — Post ἀπονιπ7.] τε om.

17. καὶ om. ante τὴν. — pro ἐκμασσομένη] ἐργαζομένη.

22. Pro χηνείου] χυρίου.

25. Post ναρδίνη] μὲν add. — αἱ om.

26-27. τὴν τετραφάρμακον, ἢ τὴν ἐννεαφάρμακον.

28. ἐπιθέμασι add. ante χρησ7έον.

Page 115, l. 1-2. περιοδυνοῦντα. — Pro ἐν αὐτοῖς] σ7υπ7ικῆς*.

3. πλησίων. — ἢ add. ante σ7αφ.

4. σ7υπ7ηρίας, ἀκακίας. — μὲν τοιούτων.

5. Post ἢ] τοῖς add.

10. καὶ λιν.] καὶ om.

11. ἐπισ7άζον.

13. προιέναι. — γινόμεναι.

19. ξηρὸν legit; ἐσ7ι add. — Pro διὰ] μετὰ.

20. γλυκέως. — χλιαρῷ.

21. χλαρὰν.

22. ἀνιεμένην. — τινὰ om.

24. Pro πεπλυμένην, περὶ. — ἐξηρασμένην.

25. ἢ τοῦ κυκν. om.

28. κεκομμένων.

29. τριπλάσιον.

Page 116, l. 3. Pro εἰς συνουσίαν] ἢ συνουσίας.

4. παραμένη.

7. καὶ om. ante πυρίας.

9. περιτοναίου. Idem infra, l. 13.

10. τῶν προγεγραμμένων.

12. εἰ δὲ ἔτι τιθασσεύηται κ. ἐγχρονίζει. — τὰ om.

13. φαρμάκου. — διὰ om.

16. Pro τὸν τῆς, τῷ γε. — ὀπῷ. — ὄροβον. — ἀνιέντες. — Pro ἢ, τῇ.

18. τούτων.

20. δ᾿ om.

22. καὶ om.

23. Pro ιϛ′] λ′. — χρᾶσαι. — νήσ7ης.

24. ἢ καρύου add. post νεοθδ.

25. ἂν om. — γίνεται. — λάβοιεν. — εἰ δὲ ἐνδυτέρα (?) δὲ γίγνεται.

26. πεποηκότι. — πώματι. — μιγ. om.

28. μετὰ add. ante κυάθ. — διαλυέσθω.

30. ἐνώσας δίδου.

31. κεκομμένου. — Pro δοθεῖσα, ποθὲν.

Page 117, l. 1. συναποδιδοὺς. — σπέρματος. — καὶ om.

2. καὶ om. ante ἀνίσου.

3. Pro ὑγιάζειν δὲ δυν.] ὑγιάζει.
Numéro du chapitre, λ'] om.
6. Τοσαῦτα καὶ περὶ φαρμάκων εὑρήσθω add. ante φυλατέσθω. — βράζουσιν.
7. τὴν om. bis. — καὶ ἀργ. παντελῆ.
8. τῶν ὠμῶν.
10. δυσδιαφόρητος.
12. τὸ om. ante πυρ.
14. ἡ om. bis. — ἄθετος om.
15. αἱ ποικιλίαι.
16. Pro καὶ τὸ] ἡ.
17. ὠμῶν λαχάνων. [F. legend. καὶ τι τῶν ὠ. λαχ.]
18. ὁπότε δὲ.
19. Pro ἡ] καὶ.
20. Pro δὲ] γὰρ.
21. Pro εὖ κεκαρθ.] εἰ καθαρτὰ.
23. δὲ om. ante καὶ. — μεταλαβεῖν.
25. Pro εἴη] ἐσΐιν. — εἴτε ἐπὶ τέχνης, εἴτε ἐπιγεγονώς.
26. Pro ἅλις ὑπογεγρ.] ἄλλης ὑπογεγράφθαι.
Page 118, l. 3. ἁρμοδιώτερα.
5. οἱ om. post γόμφοι.
6. καρκίνον δ. ποτάμιον.
7. τε om.
8. Pro σμήξ.] ὀρέξεως. — καὶ om.
9. ἀφεισέον πέπερι.
13. λέγεται.
14. τὸ ἀποιότατον.
19. χρησιμώτατα. — ὑπὲρ φύσιν. — Pro γὰρ] δὲ.
21. ἡ om. — καὶ add. ante πινόμ.
23. τε om.
28. Pro πλατύτ.] γλυκύτερα*.
29. Ante νιτρωδ.] τῶν om. — λαμβανέτωσαν.
Page 119, l. 2. ἡ om.
3. Post τότε δὲ] εἰ add.
4. μυρτίτης.
5. προσπεσούμενα. — Pro ἡ] καὶ.
Numéro du chapitre : pro λα'] λγ'. — Ἐκ τῶν om.
7. Pro μυξώδη] χυλώδη.
9. καὶ om. post ὑδαρῆ.

13. τούτων.
14. δὲ om. post ἡμεῖς. — καὶ om. post ὅτε.
16. εἶναι ταῦτα om. — δὲ om.
17. εἶπον.
20. ὁ Ἀρχ. δὲ.
22. τὴν* add. ante κύσΐιν.
Note de l'auteur de la collation à la fin de ce chapitre : « Vide cap. κϛ' quod in hoc msto hic legitur. »
Numéro du chapitre : pro λϛ'] λε'. — Περὶ πριαπ. καὶ σατυρ.—Ἐκ τ. Γαλ. om.
Page 120, l. 2. τοῦ om. — Σατύρων* ὄνομα Πρίαπον.
4. αὐτὸ om.
5. γενομένου. — Ante Ἐμοὶ] Γαλήνου add.
6. Pro πλεονάκις] πολλάκις.
7. δὲ om.
15. σπάσμασι.
21. οὐδ᾽ ἔτι. — παρακ. αἵματος.
22. δοκείη. — καὶ om. — βδέλας.
23. διὰ om.
29. ψυχ.] σΐυφόντων. — κιμωλίας.
30. Post ὕδ.] ψυχρῷ add. sed κάλλισΐα . . . ψυχρῷ om.
Page 121, l. 1. πλευρῶν [fort. melius].
Numéro du chapitre : pro λγ'] λϛ'. — Ἐκ τῶν om.
9. γίγνεται.
12. αὐτῶν om.
16. Pro μὲν] δὲ. — σιχασμὸν.
19. παρηβοῦσι.
20. τοῖς om.
22. καὶ om.
24. Pro πλῆθος] πάχος.
26. καὶ om.
31. Pro τε] δὲ.
Page 122, l. 1. ἀφεψήματι σχοίνου.
3. Pro τε] δὲ.
4. τὸ om.
7. πολλάκις. — ἀπεσβ.
8. τούτῳ.
9. δὲ om.
10. Pro καρποῦ] φύλλων.

11. τροχίσκους om.
12. Pro τε] δὲ.
14. τὰ om.
16. μέρη om.
17. βουλόμενοί ποτε.
18. κωλύει*. — μεταφεύγειν.
22. κ. μαλαγμ. om. — Pro καὶ] δὲ.
25. ἐπίθεμα. — δὲ om. — τοιόνδε.
Page 123, numéro du chapitre : pro λδ'] λζ'. — Ἐκ τῶν om.
1. λέγεται.
2. συμβαίνειν.
5. Pro μορίων] ἀγγείων.
10. αὐτοῖς. — τὸ σ1όμα.
11. δὲ om. — Post καταλύονται] δὲ add.
11-12. καὶ λεπ7οὶ om.
12. ἀπέχονται.
15. Post αὐτοῖς] τοῖς add.
17. Pro οὖν] τοίνυν.
19. τῶν om.
23. καὶ om. post φασι. — τε om.
27. τὸ transponit post λευκοῖου. — κόρυμβοι μέλανες τρεῖς πινόμενοι.
Page 124, l. 1. γέγραπ7αι.
5. προσαγομένων.
7. ψυχόντων.
11. ἐν om.
13, χυλόν. — εἰς τοῦτο om.
15. ἀφίησι.
16. παρεγχεῖται.
19. φακοῦ. — ἐν om.
21. ὑπότιθ. τ. ψ. — τῶν γονορροϊκῶν.
22. αὕτη om.
32. φαίνεται.

Page 125, l. 2-3. ἔχουσιν ὕπνῳ ἀνασ1άντας διατριψ.
3. Pro τι σχῇ] ἰσχῃ.
4. Pro πολὺ] που.
5. Ante κλίβαν.] τῶν [legend. τὸν].
7. ἔχοι. — περιπατείτω.
8. Pro κρύος] καιρός.
10. δὲ om.
13. Ante τρίτην] τὴν add.
Numéro du chapitre : pro λε'] λη'.
16. οὖν om.
17. ὄν om.
18-19. Pro κοίταις]· κλίναις.
19. δὲ om.—Ante συνουσίας] τῆς* add.
20. Pro τε] δὲ.
22. τὸ add. ante σπέρμα. — κολοκ.
ρ. ἐφθὴ om.
24. κόσ7ου leg. et καὶ add.
Page 125, l. 25, et page 126, l. 1.
Ὠφελεῖ jusqu'à ἐσθιόμενον omis.
5. Pro διὰ] μεθ'.
6. ἐντείνη [f. legend. ἐντείνει].
7. ὀδόλους om.
8. Pro β'] λ'.
9. καὶ om. ante λεάνας.
11. καὶ om.
14. μὲν om. ante μὴ.
15. Post ἀπολλύειν] διὰ τῆς ἕδρας add.
ut cæt. codd. —τούτω [fort. leg. τοῦτο].
17. Pro ἐξέκρινε] ἐξέρυε.
20. μίξαις. — Pro περὶ] ἐπὶ.
24. Post καὶ ξηρᾷ, hæc addit : Ἐντατικόν. Βετονικὴν κόψας, σήσας, μέλιτι πασ7ιλωθέντι ἀναλαβὼν, δίδου φαγεῖν πρὸ τριῶν ὁρῶν [f. l. ὡρῶν]. Τέλος.

SECTION III.

COMPLÉMENT DU LIVRE XI D'AÉTIUS

PUBLIÉ EN PARTIE PAGES 85 ET SUIVANTES [1].

ς΄. Δίαιτα προφυλάτʒουσα κ. τ. λ. [2]

Ἀρχιγένους σμῆγμα[3], πρὸς τὴν κύσʒιν καὶ νεφροὺς πεπονθότας ὡς ψάμμον οὐρεῖν, ᾧ ἐν τοῖς λούτροις ἱδροῦντι χρήσῃ· πεπέρεως, ἀσβέσʒου, σινήπεως, τρυγὸς οἴνου κεκαυμένου, σʒαφίδος ἀγρίας, νίτρου, ἀδάρκης, κησσίρεως, σʒυπʒηρίας[4] σχι- σʒῆς, ϑείου ἀπύρου ἴσα· χρῶ, προαλείφων ἐλαίῳ. Ἐκ τῶν ἔξωθεν[5], ϑρυπʒικὸν λίθων ΔΔ. Εἰ καθάρσεως ἐσʒι χρεία, τῷ ζέματι τοῦ μεγάλου ἀποζέματος, ἕψαι ἰδίος ποσὸς πʒερώματι βοηθήματος καὶ ἐάσας κατακαθίσαι τὴν ὕλην κάθηρον μετὰ τοῦ ὑγροῦ· τῇ δὲ δευτέρᾳ ἢ γ΄ τῶν ἡμέρων, λαβὼν κυκλαμίνου ῥίζης λείας χνοωδεσʒάτης ξηρᾶς ὅσον τοῖς τρισὶ δακτύλοις, μέλιτος καὶ ἐλαίου καὶ βουτύρου ἐξ ἴσου, οἴνου δὲ διπλά- σιον καὶ πλέον ὡς γενέσθαι ποσότητα ποτηρίου μικροῦ, πεπέρεως κόκκους ιδ΄, λι- βάνου χόνδρους β΄ κυαμιαίους, ἀμφότερα λεῖα καὶ βαλὼν ἐν χυθριδίῳ πάντα ἕψη ἀκάπνῳ πυρὶ ἕως εὔκρατον γένηται, μηδ᾽ ὅλος δὲ βράσαι, καὶ δίδου ἐν τῇ ἐμβάσει καὶ ϑρυφθεὶς ὁ λίθος ἐξούρηται.

ζ΄[6]. Συγχρίσματα νεφριτικῶν, Ὁριβασίου.

Κυπρίνου ℥γ΄, κηροῦ ℥β΄, τερεβινθίνης ℥α΄, ἀμαρακίνου μύρου, καὶ δαφνίνου ἀνὰ ℥α΄· κενταυρίου, κασʒορίου, σατυρίου, σμύρνης, πεπέρεως, εὐφορβίου ἀνὰ Γο΄ γ΄· κυπέρου[7], πυρέθρου, γλήχωνος ἀνὰ Γο΄ δ΄· ἀναλαβὼν, μίγνυε ἐπὶ τῷ τέλει· καὶ ἀπο- βαλσάμου Γο΄ α΄[8]. Τινὲς δὲ εὐφορβίου Γο΄ α΄ ςʺ βάλλουσιν. — Ἄλλο μάλαγμα Ἀρχι- γένους. Μάλαγμα δέ φησιν Ἀρχιγένης, ἐξειλέχθω τοῦτο ἐφ᾽ ὧν λιθιῶσιν νεφροὶ ἢ κύσʒις· οὗ οὐκ ἂν εὕροις καταλληλότερον ταῖς τοιαύταις διαθέσεσιν. Πίσσης ὑγρᾶς ἰταλικᾶς κο. β΄ ςʺ, κηροῦ, πιτυΐνης ϑείου ἀπύρου ἀνὰ ℥α΄ ςʺ· νίτρου ℥α΄ ςʺ, πυρέθρου Γο΄ ςʹ, τρυγὸς οἴνου κεκομμένου ℥β΄, καρδαμώμου ἰταλικοῦ ζ α΄, σʒαφίδος ἀγρίας ξ α΄, χαλβάνης Γο΄ ςʹ, τοῖς δὲ τηκτοῖς τακεῖσιν, ἔμπασσε τὰ ξηρὰ λεῖα.

---

[1] Voir la Préface, II, ii, IV, iii et V, iii. — Le texte de ce complément a été cons- titué par le continuateur d'après une copie faite sur le ms. X, qu'il a revue sur le ms. C. Toutes les notes sont de lui. Ne sont men- tionnées que les variantes portant sur le sens. (c. é. r.). — [2] Suite et fin du chapitre. Ce morceau manque dans la traduction latine de Cornarius. — [3] Ita C. σμήγματα d, X. Sauf indication contraire, toutes les variantes de d lui sont communes avec X. — [4] Om. C. — [5] Les mots Ἐκ τῶν ἔξωθεν à ἐξούρηται manquent dans A, C. — [6] Chap. 6 dans le ms. C. — M. Daremberg, précédemment, a suivi le numérotage des chapitres adopté par Cornarius. Nous faisons de même pour le complément. — [7] Om. C. — [8] ἐν ἄλλῳ οὔγγ. δ΄ add. C.

ἜμπλασΊρος[1] νεφριτική.

Ποιεῖ κωλικοῖς, ἰσχιαδικοῖς· ἐσῇὶ δὲ Ἀσκληπιάδου δόκιμον. Κηροῦ Γο' δ', σΊύρα-
κος Γο' α' s", ἀλόης Γο' α' s", κρόκου πυρέθρου, ὀποπάνακος, χαλβάνης, λιβάνου ἀνὰ,
Γο' α', ἀμμωνιάκου θυμιάματος Γο' β', ἐλαίου παλαιοῦ Γο' δ'. Σκευάσας κατ' ὀλίγον,
ἀναλαβὼν, χρῶ θαρρῶν, καὶ θαυμάσεις, φησὶν ὁ Ἀσκληπιάδης. Ἐνίοτε δὲ τοῦ ἐλαίου
Γο' β' μόνας βάλλομεν[2].

ι'[3]. Φάρμακα τῶν ἐν κύσ7ει λίθων θρυπ7ικά, καὶ διουρητικά.

ΈσῇΙι δὲ καὶ φάρμακα τῶν ἐν τῇ κύσ7ει λίθων θρυπ7ικά· πρασίου σπέρμα, ἱππομαράθρου ῥίζα καὶ τὸ σπέρμα[4], ἀρτεμισίας, χαμαιμήλου, ἀμαράκου, ἀλθαίας ῥίζα καὶ
τὸ σπέρμα, βαλσάμου καρπὸς, σίον τὸ παρὰ τὰ ὕδατα, ἀγρώσΊεως ῥίζα, ἀδίαντον,
φιλεταιρίου ῥίζα, σμυρνίου σπέρμα, ὀξυμυρσίνης ῥίζα καὶ ὁ καρπὸς, μαράθρου ῥίζα,
γλυκυσίδη, ῥῶγες πύρινοι ἐσθιόμενοι, κοτυλήδονος ῥίζα, λευκάνθεμον, λίθοι οἱ ἐκ
τῶν σπόγγων, ἄμωμον, τηκόλιθον, λιθόσπερμα, σκολοπένδριού βοτάνη, λίθος τῶν
ἐξουρηθέντων ὑπ' αὐτῶν τῶν πασχόντων τριβεὶς καὶ ποτιζόμενος, ξανθίας ἢ φιλανθρώπου βοτάνης τὸ σπέρμα, γῆς ἔντερα πρόσφατα ἑφθὰ λεῖα μετ' οἴνου ἢ κονδίτου ἢ
ἑτέρου προπόματος, παλιούρου σπέρμα, ἄμωμον. Τοῦτο καὶ τὰ λιθόγονα ὕδατα ἀπο-
καθαίρει. Συνεψομένων αὐτῶν, ἀμυγδάλης πικρᾶς τὸ κόμμι, ἀμπέλου δάκρυον, κοκκυμηλέας δάκρυον τοῦτ' ἐσῇὶ τὸ κόμμι, σΊρουθίου ῥίζα μετὰ ῥίζης πάνακος καππάρεως
φλοιοῦ ἐξουρεῖν τοὺς λίθους[5] ποιεῖ. Λιβανωτοῦ χόνδρος μικρὸς μετ' οἰνομέλιτος, ἀβροτόνου σπέρμα μετὰ πεπέρεως ἴσα· δίδου μετ' οἴνου τούτων ἕκασΊον. Μετ' οἴνου δίδοται
λευκοῦ ἀφεψημένον ἢ ἐμπασσόμενον ξηρὸν ἢ μετὰ μέλιτος ἢ μετὰ προπόματός τινος.
Δίδου δὲ πίνειν καὶ τὰ διουρητικά. Τοῖς μὲν θερμοτέροις τὴν ἕξιν, σικύου σπέρμα,
σελίνου, πετροσελίνου, ὑακίνθου βολβοῦ[6] τὸ σπέρμα, λευκοῦ ἴου σπέρμα, κρόκου
ῥίζαν· καὶ τὰ παραπλήσια τὰ ἐπὶ τῶν λιθιώντων νεφρῶν εἰρημένα. Τοῖς δὲ ψυχροτέροις τὴν κρᾶσιν, τὰ τούτων θερμότερα δίδου, ὁποῖόν ἐσῇι μεῖον φοῦ, ἄκορον, βαλσάμου καρπὸς, ἶρις καὶ τὰ παραπλήσια τὰ προρρηθέντα ἐν τοῖς νεφριτικοῖς.

Ἄλλο Ὀριβασίου πρὸς λιθιῶντας νεφροὺς καὶ κύσ7ιν.

Προσωπίδος βοτάνης, ἣν σκορδονίαν[7] καλοῦσιν οἱ Ρωμαῖοι, καὶ περσώναν, ἔτι δὲ
πλατύφυλλος ὁμοία συμφύτῳ ταύτης Γο' α', πεπέρεως ∠α', ἴρεως Γο' α'· ἀποτίθεσο
λεῖα ἐν ὑέλῳ· ἡ δόσις κοχλ. πλήρωμα μεθ' ὑδρομέλιτος· πότιζε δὲ διὰ τετάρτης.

Ἄλλο Ὀριβασίου.

Φλόμου ῥίζης, φλοιοῦ ἀπόζεμα· πότιζε πλῆθος ἐφεξῆς ἡμέρας ε' καὶ διαλιπὼν
ἡμέρας ι', πάλιν πότιζε ε'.

ια'. Κοινὰ βοηθήματα κύσεως καὶ νεφρῶν λιθιώντων.

Ὀξύμελι κιρνώμενον ὕδατι παρέχειν δεῖ ποτὸν ἅπασι τοῖς λιθιῶσιν νεφροὺς[8] ἢ

---

[1] Chap. 7 dans C. — [2] Ita C. γο' β' ἔβα-
λον. — [3] Chap. 10 pareillement dans C.
— [4] καὶ τὸ σπ. om. X. Corn. — [5] τὸν λίθον X. — [6] Ita C, Corn. ὑακ. βολβοῦ (f. l.
βολβὸν) ἢ τὸ σπ. X. — [7] Ita X. σκόρδιον
C, Corn. Scordium dans Pline, Hist. nat.
XXVI, 48. — [8] νεφροῖς X.

κύσλιν, οἴασπερ ἂν τύχωσιν ὄντες κράσεως, καὶ ὁποῖόν ποτε αἷμα γεννᾶν δυνάμενοι, πότιζε καὶ ὄξος τὸ σκιλλητικόν.

Πόμα θεόπομπον πρὸς πώρους ἐν κύσλει ἢ νεφροῖς [1].

[Κ]ικίου τοῦ ἡμέρου ἐκλεπίσας, κώνων νεαρωτάτων, τήλεως κεκομμένης καὶ σεσησμένης καὶ ἀμυγδάλων πικρῶν γυμνῶν κοπρύτων (?) καὶ μιχθέντων ἴσων ἀλλήλοις σὺν οἴνῳ σκυβελλίτῃ ἢ γοῦν ἀπὸ Παμφυλίας, ἢ πάντως γλυκέως, καὶ λάμβανε ἐπὶ πλείσλας ἡμέρας.

Περὶ σκολύμου ῥίζης καὶ τετλίγων [2].

Καὶ σκόλυμον χρὴ διδόναι πυκνῶς, καθεψεῖν δὲ τὰς ῥίζας αὐτῶν ἐν οἴνῳ λευκῷ, καὶ λεπλῷ τὴν σύσλασιν καὶ τὴν χροιάν· προσφάτως μὲν ἐκ τῆς γῆς ἀνειρημένον, εἰ καιρὸς εἴη, ξηρὸν δὲ κατὰ τὴν ἄλλην ὥραν τοῦ ἔτους· προσφέρειν δὲ δαψιλέσλερον τὸ πῶμα· ἄγει γὰρ οὔρων πλῆθος παχέων, ἔκ τε τῶν φλεβῶν ἁπασῶν ἑλκομένων, ἔκ τε τῶν λιθιώντων μορίων. Σκόλυμος μὲν οὖν κατ' ἰδιότητά τινα τῆς ὅλης οὐσίας τῆς οἰκείας κράσεως δύναμιν ἔχει ἑλκτικὴν τῶν πεπαχυσμένων ὑγρῶν.

Ὀριβάσιος.

Ἀγαθοὶ δὲ καὶ οἱ τέτλιγες ξηροὶ λεῖοι τῷ ποτῷ ἐμπατλόμενοι καθ' ἑαυτοὺς καὶ σὺν ναρδοσλάχυι· συμμέτρως δὲ ἔχουσι ν' τέτλιγες πρὸς δύο s" τῆς νάρδου ∠ [3]. Δοτέον δὲ ἐφ' ἡμέρας θ' κοχλ. α', εἶτα β' κοχλ., εἶτα γ', εἶτα δύο τῆς ἡμέρας, εἶτα α', καὶ οὕτως ἀνακυκλητέον ἕως θ' δόσεις [4] γένωνται· α',β',γ', β',α',β', γ',β',α'.

Περὶ τρωγλοδύτου [5].

Ἄλλα δὲ ἄλλης τετύχηκε φύσεως δι' ἣν καὶ τὴν ἐνέργειαν ἔχει τὴν εἰρημένην, ἥπερ δὴ ὁ τρωγλοδύτης καλούμενος κέκτηται. Στρουθίων δὲ τοῦτο σμικρότατον, κατὰ φραγμοὺς καὶ τοίχους παλαιοὺς διαιτώμενον· σμικρότατον δὲ τοῦτό ἐσλι τὸ ζώφιον ἁπάντων σχεδὸν τῶν ὀρνέων, πλὴν τοῦ βασιλίσκου καλουμένου· παρέοικε δὲ τῷ βασιλίσκῳ κατὰ πολλά, ἄνευ τῶν ἐν τῷ μετώπῳ χρυσιζόντων πλερῶν· εὐμεγεθέσλερος δέ ἐσλι μικρῷ ὁ τρωγλοδύτης τοῦ βασιλίσκου, καὶ μελάντερος, καὶ τὴν οὐρὰν ἐγηγερμένην ἔχων ἀεί, λευκῷ κατεσλιγμένην ὄπισθεν χρώματι· μελάντερος δὲ καὶ λαλίσλερός ἐσλιν οὗτος τοῦ βασιλίσκου. Καί τις ἔτι ψαρώτερος ἐν ἄκρᾳ περιγραφῇ τῆς πλέρυγος· βραχείας δὲ τὰς πλήσεις ποιεῖται· καὶ δύναμιν ἔχει φυσικήν, ἀξίαν θαύματος. Ταριχευθεὶς οὖν [6] καὶ ἄνεφθος δοθεὶς, ἐξιάσατο τὴν νόσον τελείως. Καί τινας οἶδα τῶν χρησαμένων αὐτῷ μηκέτι ὅλως, ὑπὸ τοῦ πάθους ὀχληθέντας· ταριχεύεται δὲ καλῶς τῶν πλερῶν περιαιρούμενος [7] εἶτα χωσθεὶς εἰς ἅλας δαψιλούς. Κἀπειδὰν ξηρὸς γένηται, βιβρώσκεται καὶ παύει τὸ πάθος τελείως. Ἄμεινον δὲ καὶ ἄλλως ἐσθίειν αὐτοὺς εἰ πλείονες εἶεν· ἄφθονον δὲ, οἶμαι, τὸ γένος αὐτῶν ἐσλι πανταχοῦ, κατὰ τὸν χειμῶνα φαινόμενον. Δίδοται δὲ καὶ ἄλλως. Ζῶν [8] προσήκει ἐμβαλεῖν σὺν τοῖς

ϖτεροῖς τὸ σ]ρουθίον εἰς μικρὸν χυθρίδιον, κᾴπειθ' οὕτως ϖωμάσαντα καίειν, ἐπισκο-
πούμενον συνεχῶς μὴ λάθῃ κόνις γενόμενος ἐπὶ τῇ καύσει· καὶ ϖρὸς τὸν ἀέρα μένον [1]
ἐπὶ τῇ καύσει διαφορηθῇ ὅλον· εἴωθε γὰρ τοῦτο συμβαίνειν καὶ αὐτῷ, τῷ σ]ρουθίῳ
καὶ ἄλλοις καιομένοις. Διόπερ κάλλιον μὴ καταχρίειν τὸ ϖῶμα τοῦ χυθριδίου, ἵνα ἐκ
διασ]ημάτων τινῶν βασ]άζοντες τὸ ϖῶμα καθορῶμεν τὸ τῆς καύσεως μέτρον. Διδόναι
δὲ εἰς ἅπαξ ὅλην τὴν τοῦ ἑνὸς σ]ρουθίου καυθέντος τέφραν καθ' ἑαυτὴν ἢ ϖροσπλέ-
κοντας φύλλον βραχὺ καὶ ϖεπέρι, ἡδύσματος χάριν. Τὸ μὲν οὖν καιόμενον χρήσιμον
γίγνεται κατὰ τὰς ὁδοιπορίας, καὶ ἔξεσ]ι τῷ βουλομένῳ, μέλιτι ἑφθῷ ἀναλαβόντα,
ἔχειν ἐν ἑτοίμῳ. Βέλτιον δέ μοι δοκεῖ τὸ τῆς ταριχείας καὶ ἔτι κάλλιον τοῖς δυναμένοις χῶσαι κατὰ τοὺς ἅλας τὸ σ]ρουθίον ζῶν ϖροεπιτιθέντων τῶν ϖ]ερῶν, ὅπερ
κᾀγὼ ϖοιῶ, φησὶν ὁ Φιλάγριος. Λογίζομαι γὰρ ἔχειν τι καὶ τὴν τοῦ αἵματος φύσιν
οὐ τὰ τυχόντα συντελέσαι δυνάμενον, ἐχούσης τι καὶ τῆς κόπρου δρασ]ικὸν ὅπερ
ἐξασθενεῖν κατὰ τὴν καῦσιν ϖείθομαι. Χρήσιμον δὲ τοῖς εὐποροῦσιν καὶ ὁπ]ὸν ἐσθίειν
ὁλόκληρον [2] μηδὲν ἀποβαλλομένους ἐξ αὐτοῦ ϖλὴν τῶν ϖ]ερῶν μόνων. Ταῦτα μὲν
οὖν, κατ' ἰδιότητα τῆς ὅλης οὐσίας, ἐνεργεῖν εἴωθεν. Ἐπιτέμνουσι μέντοι γενναίως
τὸ τῆς λιθιάσεως ἐν νεφροῖς καὶ κύσ]ει ϖάθος καὶ αἱ καυστικαὶ δυνάμεις. Πρότερον
δὲ ἑνὸς μνημονεύσω ἁπλοῦ φαρμάκου λίαν ἐπαινουμένου, καὶ τελείαν ἀναίρεσιν τοῦ
ϖάθους ἐπαγγελλομένου, καὶ ϖως ἐγγίζειν φαινομένου ϖρὸς τὰ κατ' ἰδιότητα τῆς
ὅλης οὐσίας ἐνεργεῖν δυνάμενοι· ἔχει δὲ οὕτως.

Πρὸς λιθιῶντας φάρμακον ᾧ μαρτυρεῖ Μαρκιανὸς ὁ Ἄφρος ἰατρός.

Λαγωοῦ δέρμα ἐπιτίθει ἐπὶ κεραμίδος, καὶ εἰσάγαγε εἰς φοῦρνον· καὶ ὅταν καῇ
ὡς δύνασθαι λειοῦσθαι καλῶς, λαβὼν καὶ λεάνας, δίδου ἐξ αὐτοῦ ϰ [3] μετ' οἴνου νήσ]ει
ἐν τῇ ἐμβάσει τοῦ θερμοῦ. Εἰ δὲ βούλει, φησὶ, δοκιμὴν λαβεῖν τοῦ φαρμάκου, βάλε
ἐξ αὐτοῦ εἰς οἶνον καὶ ἔμβαλε τῷ οἴνῳ, λίθον ἐκ ϖοταμοῦ, καὶ σκεπάσας ἔα ἡμέρας
ὀλίγας καὶ θρυβήσεται ὁ λίθος.

Τοῦ Πρεσβύτου τοῦ Ἰνδοῦ ϖρὸς λιθιῶντας, φασὶ δέ τινες, καὶ τῶν ἔξωθεν λίθων
δύνασθαι θρύβειν, ὡς τὸ ϖρὸ αὐτοῦ· Ἀκόρου, φοῦ, ὑπερικοῦ ἀνὰ ∠ ϛ', ϖράσου
σπέρματος ∠ ιβ', ναρδοσ]άχνος ∠ ι', κασίας, λινοσπέρμου, κυπέρου ἀνὰ ∠ κε'·
μέλιτι ἀναλάμβανε· ἡ δόσις κυάμου [4] μέγεθος.

Ἄλλο, τάχιον ϖοιοῦν ἐξουρηθῆναι τῶν λίθων· μὴ καταφρόνει, φησὶ, τῆς εὐτελείας.
Σκόρδων ὀνυχία ζ' [5], ϖεπέρεως κοκκοὺς ε'· ἅμα λεάνας ϖάνυ μετ' οἴνου λευκοῦ ϖα-
λαιοῦ σ]ύφοντος μιᾶς κράσεως· δίδου ϖίνειν ἐν βαλανείῳ ἐν τῷ εἰσιέναι εἰς τὰ θερμὰ
καὶ ἄπονον μὲν ϖοιεῖ τὸν ϖάσχοντα· ἐνίοτε δὲ καὶ τὸν λίθον ἀπὸ μιᾶς ϖόσεως
ἐκφέρει.

Ὀριβασίου νεφριτικοῖς.

Ἀκόρου, μείου, φοῦ, ἀσάρου, σαρξιφάγου, ϖεπέρεως μέλανος, ϖηγάνου σπέρματος, βετονίκης, ναρδοσ]άχνος, ϖεπέρεως λευκοῦ ἴσα· δίδου ξηρὰ ϰ σὺν οἴνῳ
σ]ύφοντι ἢ ὕδατι.

Ὀριβασίου νεφριτικοῖς ὕπνον ἐμποιοῦν.

Ἀνίσου, σελίνου, ϖετροσελίνου, ναρδοσ]άχνος, ϖεπέρεως λευκοῦ καὶ μέλανος

---

[1] Ita X. μόνον C. — [2] X add. τοῖς μέρεσιν. — [3] Ita X; C donne toujours le mot κοχλιάριον. — [4] Ita C, Corn.; κυάθ. X. — [5] Ita X; σκορόδων σκελίδας C.

καὶ μακροῦ, ἀνὰ ∠ ι΄, κινναμώμου ∠ η΄, σμύρνης ∠ δ΄, ὀπίου ∠ δ΄, κασΊορίου, σίνονος, δαύκου ἀνὰ ∠ β΄, ὑοσκυάμου σπέρματος ∠ α΄s″· ῥᾶ, σαρξιφάγου, βετονίκης, κασίας, κυμίνου, σικύου σπέρματος λελεπισμένου ἀνὰ ∠ α΄· μέλιτι ἀναλάμβανε καὶ δίδου νή-σΊει καρύου ϖοντικοῦ μέγεθος δι᾽ ὕδατος θερμοῦ· ϖοιεῖ καὶ ϖρὸς ἕλκη.

Ἄλλο τοῦ αὐτοῦ ἐπαινούμενον.

Πεπέρεως μέλανος, ϖεπέρεως λευκοῦ, ϖεπέρεως μακροῦ, σαρξιφάγου, βετονίκης, ϖετροσελίνου, ἀσάρου, κελτικῆς ναρδοσΊάχυος, ἴσα δίδου ∠ α΄, μετὰ κονδίτου θερμοῦ κεράσας.

ιβ΄. Περὶ τραγείου αἵματος.

Καὶ ϖρὸς νεφριτικοὺς καὶ λιθιῶντας ἀπαράβατόν ἐσΊι τὸ τράγειον αἷμα εἰς τὸ τούς τε ϖροϋπάρχοντας λύειν λίθους, καὶ οὕτως ἐξουρεῖσΊαι ϖοιεῖν, καὶ ἄλλους οὐκ ἐᾶν γίνεσθαι· ἐσΊι δὲ ἀνώδυνον· ὅταν οὖν ἄρξηται ἡ σΊαφυλὴ ϖερκάζειν, λάμβανε λοπάδα καινὴν[1], καὶ βαλὼν ὕδωρ ἐν αὐτῇ ἕψε· ἵνα τὸ γεῶδες ἀποβάλῃ, καὶ σφάξας τράγον ἐκ ϖοίμνης ἀκμαῖον ϖερίπου δ΄ ἐτῶν[2], δέξαι τοῦ αἵματος τὸ μέσον, μήτε τὸ ϖρώτως ῥέον, μήτε τὸ ὕσΊερον δεχόμενος· εἶτα ἐάσας ϖαγῆναι, κατάτεμε τὸ αἷμα καλάμῳ ὀξεῖ εἰς ϖολλὰ τμήματα ἐν τῇ λοπάδι κείμενον καὶ σκεπάσας δικτύῳ ϖυκνῷ ἢ ὀθόνῃ ἀραιᾷ ἢ κοσκίνῳ ϖυκνῷ τίθει ὕπαιθρον ἡλιοῦσΊαι καὶ τῆς δρόσου μὴ μετα-λαμβάνειν φυλατΊόμενος μήτε βραχῆναι, ὄμβρου γιγνομένου, ξηρανθέντος, λείωσον ἐπιμελῶς, καὶ ἔχε ἐν ϖυξίδι, καὶ δίδου ἐν ἀνέσει ϰ λειότατον ϖλῆρες, μετὰ γλυκέως κρητικοῦ. Ἐπικαλεῖται δὲ τὸ φάρμακον θεοῦ χείρ. Τοῦτο ἡμεῖς, φησὶν ὁ Φιλάγριος, ἐν ὀλίγῳ χρόνῳ ϖεῖραν οὐκ ἀδόκιμον εἰλήφαμεν· ἐνίοτε δὲ εὐωδίας χάριν ϖροσπλέ-κομεν τούτῳ φύλλου βραχύ, ἢ ἀμώμου, ἢ τῶν ὁμοίων. Ἐγὼ δὲ, φησὶ, τοῦτο μίξας τὸ φάρμακον τῷ τρωγλοδύτῃ κεκαυμένῳ μετὰ μεγάλας ὀδύνας, οὐδὲν ἐξουρήσαντί τινι ϖαμμεγέθη διαθρύψας λίθον ἐξέωσα.

ιγ΄. Ἀντίδοτοι διάφοροι ϖρὸς λιθιῶντας.

Ἀντίδοτος Ἰουλιανοῦ διακόνου, ἣν ἐπ᾽ ἐμοῦ, φησὶν Ἀρχιγένης, ϖλεισΊάκις ἐπείρα-σεν. ΘρύπΊει γὰρ τοὺς ἐν νεφροῖς λίθους καὶ κύσΊει, καὶ κατὰ βραχὺ ἐξουρεῖσΊαι ϖοιεῖ. Ποιεῖ δὲ καὶ ἐπιληπΊικοῖς καλῶς· ἄγει καὶ ἔμμηνα διὰ ϖάχος ἢ ψύξιν ἐπισχη-μένα.

ὈσΊῶν ἐλαφείων κεκαυμένων Γο΄ γ΄, κασΊορίου, ϖεπέρεως λευκοῦ, ἀγαρικοῦ, ἀκό-ρου, ἄμεως, κασίας, ἀμώμου, σαρξιφάγου, καππάρεως ῥίζης, φλοιοῦ, καλαμίνθρου, ϖάνακος ῥίζης, ϖυτίας[3] λαγωοῦ, ἑρπύλλου, ϖετροσελίνου ἀνὰ Γο΄ α΄· μέλιτος τὸ ἀρκοῦν. Ἡ δόσις καρύου ϖοντικοῦ μέγεθος. Ἐπὶ μὲν νεφριτικῶν καὶ καταμηνίων ἀγωγῆς, μετ᾽ οἰνομέλιτος· ἐπὶ δὲ ἐπιληπΊικῶν μεθ᾽ ὕδατος θερμοῦ· ϖρὸς δὲ τὰ ἰοβόλα, μετ᾽ οἴνου.

Ἀντίδοτος ἡ διὰ τραγείου αἵματος.

Συντίθεται δὲ ϖρὸς λιθιῶντας, διὰ τοῦ τραγείου αἵματος ἀντίδοτος τοιαύτη. Σίνονος Γρ΄ ιβ΄, ναρδοσΊάχυος Γρ΄ ιβ΄, ϖεπέρεως κοινοῦ Γρ΄ ιβ΄, καὶ ϖεπέρεως μακροῦ[4] Γρ΄ ιη΄,

---

[1] Ita C, Corn.; κενὴν X. — [2] C : ἐτῶν et in ora : γρ. τεσσάρων. — [3] ϖητύας C. — [4] C add. ἐν ἄλλῳ, κοινοῦ.

κυμίνου αἰθιοπικοῦ Γρ΄ ϛ΄, πετροσελίνου, δαύκου, ῥᾶ ποντικοῦ, κρόκου, καρύων λυγι-
σλικοῦ[1], σμύρνης[2], ἀκόρου, ἀνὰ Γρ΄ ιϛ΄, αἵματος τραγείου ἐξηραμένου καθὰ προείρηται, Γρ΄ λϛ΄, μέλιτος ἀπηφρισμένου τὸ ἱκανόν· ἡ δόσις καρύου ποντικοῦ τὸ μέγεθος,
μετὰ κράσεως κονδίτου θερμανθέντος· δίδοται δὲ ἐν τῷ βαλανείῳ, ἐν τῇ ἐμβάσει
τοῦ θερμοῦ.

Ἄλλη Ἀρχιγένους.

Εὐδοκιμεῖ, φησὶν, ἐπὶ λιθιώντων καὶ τοῦτο ᾧ κέχρημαι· ταύτῃ, φησὶν, ἐχρήσατο
Φιλότιμος καὶ Ἰουσλῖνος. Νάρδου σλάχυος ∠ι΄, κρόκου ∠η΄, σμύρνης ∠ε΄, κασλορίου ∠δ΄, καὶ ὀδ. δ΄[3], κασίας, σχοίνου ἄνθους, κινναμώμου ἀνὰ ∠δ΄[4], κόσλου ∠β΄,
σκορδίου πολίου ἀνὰ ∠γ΄· ἀσάρου ∠α΄, καὶ ὀδ. δ΄, μείου ∠ια΄, πεπέρεως λευκοῦ καὶ
μακροῦ, δαύκου, πετροσελίνου, ὀποβαλσάμου, ῥόδων ξηρῶν ἀνὰ ∠α΄· καρποβαλσάμου τετραόβολ. Τινὲς δὲ καὶ νήσσης θηλείας αἵματος ∠β΄, γλυκυρίζης χυλοῦ
∠β΄, σὺν μέλιτι ἀπηφρισμένῳ· ἀναλαβὼν δίδου κυάμου μέγεθος μετ᾽ οἰνομέλιτος
κεκραμένου κυάθ. β΄, ἢ ὕδατος θερμοῦ. Ταύτην καὶ Ὀριβάσιος ἐπαίνει.

Ἄλλο Ἀρχιγένους πρὸς λιθιῶντας.

Νάρδου σλάχυος, πετροσελίνου, δαύκου ἀνὰ ∠β΄· σλυπληρίας σχισλῆς ∠β΄, κινναμώμου, κασίας, σχοίνου ἄνθους, ἀνὰ ∠α΄, κρόκου ὀδ. γ΄, σμύρνῆς τὸ ἴσον, λεῖα
ἀναλάμβανε οἴνῳ οἰνανθίτῃ, καὶ δίδου ὀβόλ. α΄[5], μετ᾽ οἰνομέλιτος· γενναίως, φησὶ,
τούτου τοῦ φαρμάκου πεπείραμαι, καὶ οὐκ ἂν εὕροις αὐτοῦ ἄμεινον φάρμακον, οὔτε
πρὸς ἀνασκευὴν τοιαύτης διαθέσεως, οὔτε πρὸς κώλυσιν συσλάσεως λίθου, οὔτε πρὸς
θρύψιν τοῦ συνεσλῶτος λίθου, οὔτε πρὸς καθελκυσμὸν, οὔτε πρὸς ἐξαγωγὴν καὶ
ἀνακάθαρσιν[6] τῆς ἰλυώδους ἐν τοῖς οὔροις, ὑποσλάθμης, συνεργούσης δηλονότι τῆς
διαίτης· τὸ γὰρ κυριώτατον τῆς προφυλακῆς ἐνταῦθα κεῖται.

Φιλαγρίου πρὸς λιθιῶντας τὸ διὰ τοῦ δαμασωνίου· τῆς δευτέρας δὲ ὑπαρχούσης
τάξεως φησί.

Δαμασωνίου ∠ι΄, δαύκου σπέρματος ∠ϛ΄, δαύκου ῥίζης ∠ϛ΄, σλρουθίου ῥίζης, καππάρεως ῥίζης, φλοιοῦ, κινναμώμου ἀνὰ ∠ϛ΄, κασίας ∠η΄, κόσλρου, πεπέρεως ἀνὰ
∠η΄, νάρδου κελτικῆς, ἴρεως, ἀκόρου, ἀσάρου, μαράθρου·σπέρματος, πετροσελίνου, καρδαμώμου, νάρδοσλάχυος, κυπέρου, κόσλου, σαρξιφάγου, σελίνου σπέρματος, σμύρνης, πεπέρεως λευκοῦ, σεσέλεως, πάνακος ῥίζης, ζιγγιβέρεως, ἀνὰ ∠δ΄,
λίθου συριακοῦ ἄρρενος ∠ιϛ΄, καὶ τῆς θηλείας λίθου ∠ιϛ΄, σμυρνίου σπέρματος,
ἠλέκτρου, ἢ λιγγουρίου, ὃ κάλουσι σούγχινον ἀνὰ ∠ιϛ΄, εὐζώμου σπέρματος ∠ιϛ΄,
μέλιτος τὸ ἀρκοῦν. Ἡ δόσις καρύου ποντικοῦ τὸ μέγεθος σὺν ἀφεψήματι ἐλείου ἀσπαράγου ῥίζης, ἢ σχοίνου ἄνθους, ἢ γλυκυρίζης. Δίδου λουσαμένῳ.

Ἕτερον διὰ δαμασωνίου, Φιλαγρίου. Τῆς τρίτης, φησὶ, τάξεως φαρμάκων λίθων
θρυπλικὸν, διουρητικόν· ποιεῖ καὶ πρὸς νεφριτικούς·

Δαμασωνίου ∠κδ΄, δαύκου σπέρματος, δαύκου ῥίζης, σλρουθίου, καππάρεως ῥίζης,
φλοιοῦ, κασίας, νάρδου κελτικῆς, ἀνὰ ∠ϛ΄[7], ἴρεως, μείου, ἀσάρου, μαράθρου, καρ-

[1] Ita X, Corn. λιβυσλ. C. — [2] σμυρνίου C, ζιγγιβέρεως add. d X.—[3] d X add.
ἐν ἄλλῳ ∠α΄.—[4] Ita C qui add. ἐν ἄλλῳ
∠α΄, et Corn. — [5] Ita C, Corn.; in d X:
ὅσον ξια΄. — [6] Ita C, ἀποκαθ. X. — [7] ἐν
ἄλλῳ ∠ιβ΄ add. X.

δαμώμου, κυπέρου, σετροσελίνου, κόσΊου, σελίνου σπέρματος, σμύρνης, κρόκου ἀνὰ ∠ β', σεσέλεως, σάνακος ῥίζης, τινὲς καὶ ζιγγιβέρεως, σεπέρεως, ἀνὰ ∠ δ', μέλιτος ἀτΊικοῦ τὸ ἀρκοῦν[1]· ἀναλάμβανε καὶ χρῶ καθὰ σροείρηται.

Ὀριβασίου ἐκ τῶν σρὸς ΕὐσΊάθιον, ἡ Ξενοφίλου ἀντίδοτος σρὸς κύσΊιν καὶ νεφροὺς λιθιῶντας καὶ ἡλκωμένους[2]. (Θραύει γὰρ τοὺς λίθους καὶ ὑγιάζει τὰ ἕλκη.)

Κασίας Γο' α', σαρξιφάγου Γο' δ', βετονίκης, κυπέρου, σετροσελίνου, κόσΊου, τριβόλου, ἄγνου σπέρματος, λινοσπέρμου σεφρυγμένου[3] ἀνὰ Γο' β', σελίνου σπέρματος Γο' α' ϛ", φύλλου[4], νάρδου σΊάχυος, ἀσάρου, δικτάμνου, δαφνίδων, ὠκίμου σπέρματος ἀνὰ Γο' α', σμύρνης ∠ δ', ζιγγιβέρεως ∠ δ'[5], σΊροβίλων Γο' ϛ', μέλιτος ℥ β'. Δίδου ἐν λούτρῳ, ἢ σρὸ λούτρου μετ' οἰνομέλιτος[6] ἢ χρυσαΊικοῦ, κυάμου μέγεθος[7].

Ἀνδρομάχου σρὸς λιθιῶντας. Θραύουσα κατὰ μικρὸν καὶ ἐκκρίνουσα τοὺς λίθους μέχρις οὗ καθαρίσει τὴν κύσΊιν· εἶτα διαυγὲς ἀπουρήσει· τὸ δὲ μέγισΊον ἀποθεραπεύει, ὡς μηκέτι γίγνεσθαι, ἔχει δὲ οὕτως. Δαύκου σπέρματος, ἀνήσου, σικύου σπέρματος λελεπισμένου, σελίνου σπέρματος, σετροσελίνου, σμύρνης ἀνὰ ∠ α' ϛ", κασίας, κινναμώμου, νάρδου κελτικῆς, ἀνὰ ∠ α'· λεῖα ποιήσας ἀναλάμβανε ὕδατι ἡλίκον θερμὸν σμικρὸν, καὶ δίδου νήσΊεσι καθ' ἡμέραν, ἐπὶ ἡμέρας λ', σὺν ὕδατι κυάθων τριῶν, καὶ τοῦτο σαρελάβομεν, φησὶ, μετά τινος θρησκείας σκευάζειν[8]· ξυλίνῳ γὰρ καὶ ὅλμῳ καὶ ὑπέρῳ κόπΊεται ἕκασΊα, καὶ τὸν κύπΊοντα δὴ μήτε δακτυλίδιον ἔχειν σιδηροῦν, μήτε ὑποδήματα ἧλον ἔχοντα σιδηροῦν. Τοῦτο ὡς μυσΊήριον ἔλαβον.

Ἀσκληπιάδου σρὸς λιθιῶντας κατάπασΊον.

Βαλσάμου καρποῦ, λίθου τοῦ ἐν τοῖς σπόγγοις εὑρισκομένου, γλήχωνος χυλοῦ, μαλάχης ἀγρίας σπέρματος, νίτρου, ἕκασΊον ἴσα κόψας, σήσας, ἀπόθου, καὶ δίδου κοχλιάριον α' μετ' οἴνου κεκραμένου κυάθων γ'.

Ἄλλο κατάπασΊον δόκιμον.

Ἠλέκτρου ἤτοι σουγχίνου Γο' α', λίθων τῶν ἐν τοῖς σπόγγοις εὑρισκομένων Γο' α', σαρξιφάγου Γο' α'· ἡ δόσις Γρ' β'[9], ὡς βούλει.

Ἄλλο τοῦ διὰ τοῦ καρδαμίνου ξύλου σανὺ δόκιμον.

ΝαρδοσΊάχυος, σεπέρεως, ὑσσώπου, τηκολίθου ἀνὰ Γο' α', σμύρνης, σετροσελίνου, κόσΊου, σαρξιφάγου, κυπέρου, λινοσπέρμου ἀνὰ Γρ' ιη', σεπέρεως Γο' α', Γρ' ιη', κασίας Γρ' θ', ἐλενίου Γρ' ε'[10], ῥινίσματος ἐλεφαντίνου Γρ' β', καρδαμίνου ξύλου Γρ' ιβ', μέλιτος τὸ ἀρκοῦν· ἡ δόσις τριώβολον μετὰ κονδίτου ἢ ὑδρομέλιτος.

[1] Ita C; ἱκανόν X. — [2] Cp. Œuvres d'Oribase, t. V, p. 152. Aétius renvoie plus bas (ci-dessous, p. 580, l. 16) à ce passage-ci comme appartenant au chap. 16. — [3] Ita C; Oribase, l. c. σεφωγμένου, σεφογημένου X. — [4] Le Phyllon. Cp. Pline, Hist. nat. XXVII, 100. — [5] ζιγγ. ∠ δ' om. X, habet C, qui om. σμ. ∠ δ' ut Corn. — [6] Ita C; ἐν οἰνομέλιτι X; διὰ οἰνομέλιτος, Orib. — [7] Vient ensuite, dans d X, ce texte-ci, omis dans C et dans Cornarius : Ἄλλο· [K]ουβαρίδας (ms. οὐβαρι∆∆) καύσας καὶ λεάνας ἐπιμελῶς, σότιζε μετ' οἴνου ἐν ἐμβάσει. — [8] Ita C; σκευαζόμενον X. — [9] Ita C, Corn.: γρ. α' X. — [10] ἐν ἄλλῳ Θ' add. C.

Ἄλλο δόκιμον. Κράμβης σπέρματος ∠ ς', κυπέρου, πετροσελίνου, ἠλέκτρου, πεπέρεως ἀνὰ Γο' α', μέλιτος τὸ ἀρκοῦν· ἡ δόσις καρύου ποντικοῦ μετὰ κονδίτου τοῖς ἀπυρέτοις· τοῖς δὲ πυρέτ7ουσιν, ἐν μελικράτῳ.

Ἄλλο· Κολοκύνθην ξηρὰν καύσας, δίδου τῆς τέφρας κοχλιάριον πίνειν ὡς βούλει, ἢ καταπότια ποιήσας, δίδου· καὶ τάχιον οὐρῆσαι ποιεῖ τὸν λίθον.

Ἄλλο ἐπὶ τῶν θερμοτέρων μάλισ7α ποιοῦν.

Ἀνδράχνην χυλίσας ξήραινε τὸν χυλὸν καὶ καταπότια ποιήσας, δίδου ∠ α', καὶ ἐξουρήσει τὸν λίθον ὥσ7ε θαυμάσαι.

Ἄλλο· Καρκίνους γ' ἢ ε' ἢ ζ', μόνον ἀζύγους καὶ ἐπ' ὀσ7ράκου ζῶντας καύσας καὶ λεάνας τὴν τέφραν, δίδου κοχλ. μετὰ κονδίτου καὶ ἰάσῃ τοὺς λιθιῶντας νεφρούς.

Ἄλλο· Φοῦ ζέσας ὕδατι πότιζε, καὶ ἄγει πάντας τοὺς λίθους· εἰ δὲ εὐπορεῖς τῆς μιθριδάτου τῆς τοῦ σκίγκου δεχομένης, δίδου σὺν τῷ ἀφεψήματι· πεπείραται· χρῶ.

Ὀριβασίου[1] κονδίτον νεφριτικόν, ποιεῖ γὰρ πρὸς νεφρῶν χρονίους πόνους καὶ κύσλεως, καὶ δυσουρίας καὶ σ7ραγγουρίας, καὶ ἰσχουρίας καὶ ψύξεις τούτων τῶν μερῶν. Ἐκκρίνει πώρους, θρύπλει λίθους καὶ πρὸς τὰς ἄλλας διαθέσεις τὸν αὐτὸν τρόπον ποιεῖ καλῶς.

Σαρξιφάγου ∠ α', βετονίκης ∠ α', πετροσελίνου Γρ' ϛ'[2], νάρδου σ7άχυος Γρ' γ', φύλλου Γρ' γ', ἐρυσίμου Γρ' ϛ', πεπέρεως Γρ' ιβ', μέλιτος ξ α', οἴνου καλοῦ ξ δ'.

Ἄλλο Ὀριβασίου (παρὰ Ἀρταχίου[3] φησίν).

Οἴνου ξ ιβ', μέλιτος ξ β', πεπέρεως Γο' α', σαρξιφάγου, βετονίκης, μείου, φοῦ, νάρδου σ7άχυος, πετροσελίνου, κασίας ἀνὰ ∠ β'.

Κονδίτον νεφριτικόν, ποιεῖ γὰρ καὶ πρὸς τοὺς ἐν κύσλει λίθους. Σαρξιφάγου, νάρδου σ7άχυος ἀνὰ Γρ' δ', πεπέρεως Γρ' α', καρπασίας, σμύρνης, μείου, ἀσάρου, κασίας, σίνονος, πετροσελίνου, ἀκόρου, βετονίκης, δαύκου ὁμοίως, ἀνὰ ∠ δ'[4], μέλιτος ξ α, οἴνου ξ δ' ἢ ε'[5].

Ἄλλο νεφριτικόν.

Νάρδου σ7άχυος, φοῦ, σαρξιφάγου, βετονίκης, ἀσάρου, λινοσπέρμου, πεπέρεως, ἀνὰ Γο' α', κόσ7ου Γο' τὸ ϛ''· κοχλ. βάλλε τοῦ ξηροῦ εἰς κονδίτον, καὶ πινέτω πρὸ ὥρας ἀρίσ7ου. Θρύπ7ει λίθους, καὶ ἀπουρεῖσθαι ποιεῖ ὡς μηκέτι συγχωρεῖν συνίσ7α-σθαι τὸν λίθον.

Ἄλλο νεφριτικὸν δόκιμον.

Ζαδώρ, γαλαγγᾶ[6], λιβυσ7ικοῦ, σεσέλεως, πεπέρεως λευκοῦ καὶ μακροῦ, κιννα-μώμου, ζιγγιβέρεως, σμυρνίου σπέρματος, καρυοφύλλου, φύλλου, σ7άχυος, μυρο-βαλάνου, φοῦ, κόσ7οῦ, σκορδίου, σιλφίου, ῥέου βαρβαρικοῦ, παιωνίου[7] καὶ παλιού-ρου σπέρματος, καὶ σαρξιφάγου, καὶ κασίας ἀνὰ ξ β', μετὰ κονδίτου ἢ οἴνου παλαιοῦ· δίδοται καὶ εἰς λουτρὸν καὶ χωρὶς λουτροῦ καὶ ἑσπέρας καὶ πρωί.

[1] Recette donnée par C et Corn. après les trois suivantes. C lit δυσουρίαις, etc. au da-tif. — Sur le conditum et autres composi-tions analogues, voir Boissonade, Notices des man., t. XI, 2ᵉ part. p. 195 et suiv. — [2] C add. ἐν ἄλλῳ ϛ'. — [3] Ita C, om. C; — [4] ἀταραχίου X f. melius. — [4] In X legitur : ἐν ἄλλῳ ἀνὰ γο δ'. — [5] Ita C, Corn., ξϛ' X. — [6] Cornarius : zador, i. e. zaduariae, galangiae, etc. — [7] X add. ἐν ἄλλῳ δὲ καὶ ἰξῶν καρέας, in C : ἐν ἄ. καὶ ἰξοῦ καρέους, Corn.: arboris nucis viscum.

Ἀψινθάτον πρὸς λιθιῶντας πανὺ καλόν.

Πετροσελίνου Γο΄ α΄, σαρξιφάγου Γρ΄ ιβ΄, βετονίκης Γρ΄ ιβ΄, ἐρυσίμου σπέρματος Γο΄ α΄ ϛ΄΄, νάρδου σ]άχυος Γρ΄ ϛ΄, φύλλου Γρ΄ ϛ΄· ῥεοῦ ποντικοῦ Γρ΄ ϛ΄, καλάμου ἀρωματικοῦ Γρ΄ ε΄, δικτάμνου Γρ΄ γ΄, μέλιτος ξ α΄, οἴνου ξ ε΄· δίδου κρᾶσιν νήσ]ει.

Ἄλλο θρυπ]ικὸν τῶν ἐν νεφροῖς λίθων, ὥσ]ε ἐν ἡμέρᾳ μιᾷ δεῖξαι τὴν ὠφέλειαν· ἀβροτόνου ∠ η΄, κρόκου ∠ η΄, ἢ ἀνθυλίδος βοτάνης ∠ ιϛ΄, πηγάνου, φύλλου, χλω-ρῶν [ἀνὰ] ∠ ιϛ΄ [1]· λεάνας καλῶς ἀναλάμβανε τροχίσκους καὶ δίδου ∠ α΄ μετ᾽ ὀξυμέ-λιτος· χρῶ αὐτῷ, φησὶν, συνεχῶς, ἔσ]ι γὰρ καλὸν ὥσ]ε θαυμάσαι.

κα΄ [2]. Πρὸς δυσουρίαν.

Κολοκύνθης σπέρμα καθάρας ἀπόβρεξον ὕδατι· ὅταν δὲ μαλακὸν γένηται, λεάνας ἱκανῶς μετὰ τοῦ ὕδατος καὶ διηθήσας, πότιζε τὸν χυλὸν, χρῶ· πεπείραται.

κβ΄ [3]. Ἄλλο εὐθέως βοηθοῦν.

Ἕρπυλλον μετὰ ἐρεβίνθων ἐψήσας ἐπιπολὺ, καὶ διηθήσας, πότιζε τὸ ἀφέψημα.

Ὀριβασίου διουρητικόν.

Ἀμώμου, καρδαμώμου, σχοίνου ἄνθους ἀνὰ ∠ ϛ΄ [4], κόσ]ου, κασ]ορίου, σμύρνης ἀνὰ ∠ γ΄ [5], κασίας ∠ α΄ [6], μέλιτος τὸ ἱκανόν· ἡ δόσις καρύου ποντικοῦ ἢ κυάμου αἰ-γυπ]ίου τὸ μέγεθος μεθ᾽ ὑδρομέλιτος.

Ἄλλο τοῦ αὐτοῦ διουρητικοῦ.

Ἠρυγγίου λεπ]οφύλλου ῥίζας ἐψήσας εἰς ἀποτρίτωσιν δίδου ποιεῖν.

Ἄλλο τοῦ αὐτοῦ.

Πετροσελίνου, μύρτων μελάνων ἀνὰ ∠ ιϛ΄, σελίνου σπέρματος ∠ λβ΄, ἄμμεως [7] ∠ η΄, κελτικοῦ ∠ δ΄, σμύρνης ∠ β΄, μέλιτος τὸ ἀρκοῦν· ἡ δόσις ∠ α΄, μεθ᾽ ὑδρομέλιτος, ἢ οἴνου κεκραμένου κυ΄ γ΄.

κγ΄. Ἁπλᾶ βοηθήματα πρὸς ἰσχουρίαν καὶ δυσουρίαν διὰ πλῆθος ἢ πάχος γιγνομένην.

Δυσουρίαν καὶ σ]ραγγουρίαν λύει [8] τὰ ἐντοσθίδια τοῦ χερσαίου ἐχίνου, ξηρὰ, ὑπο-θυμιώμενα περισκεπομένου πάντοθεν τοῦ κάμνοντος· χρὴ δὲ αὐτὰ ταριχεύειν καὶ ξηραίνειν· καὶ ἐν ποτῷ δὲ ληφθέντα μετ᾽ οἴνου ξηρὰ, λεῖα ὅσον τοῖς τρισὶ δακτύλοις, πολλῶν οὔρων εἰσὶ κινητικά· καὶ τῆς σαρκὸς δὲ αὐτοῦ ἐν ἡλίῳ ξηραινομένης ἡ δόσις μετ᾽ οἴνου, ὅσον ∠ α΄ ἄγει οὔρων πλῆθος ἀλύπως.

Ἄλλο· Ὄνοι οἱ ὑπὸ τὰς ὑδρίας ἄκρως λύουσι δυσουρίας, δύο ἢ τρεῖς ἐν ὀλίγῳ γάρῳ ἑψόμενοι, καὶ πινομένου τοῦ γάρου μετὰ γ΄ κυ΄ ὕδατος.

Ἄλλο· Γῆς ἔντερα γ΄ ἢ ε΄, λεάνας [9] δίδου μετ᾽ οἰνομέλιτος ἢ μελικράτου, καὶ ἄγει

---

[1] C add. ἐν ἄλλῳ ∠ λβ΄. — [2] Suite et fin du chapitre. — [3] Suite et fin du chapitre. — [4] Ita X; γρ. ϛ΄, ἐν ἄλλῳ ∠ ϛ C. — [5] C: γρ. γ΄, ἐν ἄλλῳ ἀνὰ ∠ γ΄. — [6] C: γρ. α΄, ἐν ἄ. ∠ α΄. — [7] Sur l'ammi, voir Boisso-nade, Notices des man., t. XI, 2ᵉ part. p. 267. — [8] λᾶται C. — [9] λειώσας C, hic et ubique.

τάχιον· ἔξωθεν δὲ φύλλον ἀρτεμισίας, λεάνας μετά σμύρνης, ἐπίχριε τὸν κτένα, καὶ τὸ ὑπογάσ]ριον, καὶ οὐρήσῃ.

Ἄλλο· Περδίκιον βοτάνην λεάνας ἐπιβαλών τε ἔλαιον καὶ ἀναζέσας ἐπιτίθει ἐπὶ τὴν κύσ]ιν, ἢ ἑψήσας τὴν βοτάνην μετ᾽ ἐλαίου, καὶ αὐτὴν μὲν ἀποῤῥίψας, ἐρίῳ δὲ ἀναλαβὼν τὸ ἔλαιον, ἐπιτίθει, ἢ πέπονος καλλίσ]ου δέρμα ¹ σὺν ὀλίγῃ σαρκὶ ἐπιτίθει τῷ ὑπογασ]ρίῳ καὶ ἐπίδησον, καὶ οὐρήσει ὁ πάσχων. Εἰ δὲ ξηρὸν εἴη τὸ δέρμα, πρόβρεχε αὐτὸ ὕδατι θερμῷ καὶ ἐπιτίθει, καὶ ἐπίδησον. Ἐγκαθισ]έον δὲ αὐτοὺς μάλισ]α μὲν, εἰς ἀφέψημα σαμψύχου· εἰ δὲ μὴ, ἀρτεμισίας, πηγάνου καὶ ἀλθαίας.

Ἄλλο πεπειραμένον πρὸς σ]ραγγουρίαν.

Λαβὼν ψωμόγαρον ὅσον κοχλ. β᾽, βάλε αὐτὸ εἰς ἀγγεῖον μετ᾽ ἀπατίδων πέντε ζωσῶν καὶ πηγάνων φύλλων ζ᾽ καὶ ὀλίγου οἴνου, εἶτα βρασάντων ἐπ᾽ ἀνθράκων, πινέτω τὸ ἀφέψημα ὁ πάσχων, καὶ θαυμάσεις².

κε᾽. Πρὸς τοὺς ἐνουροῦντας κατὰ τοὺς ὕπνους (μάλισ]α δὲ παισὶ τοῦτο συμβαίνει).

Ἐρίφειος πνεύμων μετρίως ὀπ]ηθεὶς, καὶ χωρὶς ἄρτου λειφθεὶς, ὡς πλεῖσ]ος, ἐφ᾽ ἡμέρας γ᾽ τοῦ ἐνουροῦντος ταῖς κοίταις διορθοῦται.

Ἄλλο· Λαγωοῦ ἐγκέφαλος ξηρὸς πινόμενος ἐν οἴνῳ παύει τοὺς ἐνουροῦντας.

Ἄλλο· Ὄρχιν λαγωοῦ ξηρὰν ἐπιξύσας οἴνῳ πότιζε· τινὲς δὲ τὸν ἐγκέφαλον τοῦ λαγωοῦ ἐν χοιρείᾳ φύσῃ ἐμβαλόντες καὶ ὀπ]ήσαντες, διδόασιν ἐσθίειν, μετὰ τῆς φύσης· καὶ γὰρ αὐτὴ καθ᾽ αὑτὴν ἡ χοιρεία φύσα, καιομένη καὶ διδομένη ἐν ποτῷ ὠφελεῖ. Παραπλησίως δὲ ποιεῖ καὶ ἡ προβατεία φύσα. Δίδου δὲ τὴν τέφραν μετ᾽ ὀξυκράτου.

Ἄλλο· Στέαρ χήνειον ὅσον ∠ α᾽ μετὰ πυτίας λαγωοῦ, ὅσον ὀβολόν· μίξας μετὰ ἀλφίτων δίδου μετὰ τὸ ἀνακλισθῆναι αὐτοὺς ἐν τῇ κοίτῃ.

Ἄλλο· Γλῶσσαν χηνείαν ἐφθὴν διδόναι, ἐφ᾽ ἡμέρας γ᾽· καὶ ἰᾶται τὸ πάθος· τινὲς δὲ ὀπ]ὴν διδόουσιν.

Ἄλλο καὶ αὐτὸ Ἀρχιγένους· Σμύρνης, καλαμίνθου, ἀνὰ ϟ α᾽, λεάνας μετ᾽ οἴνου εὐώδους, δίδου πρὸ δείπνου πίνειν.

Ἄλλο τοῦ αὐτοῦ· Ῥαφανίδα θαλασσίαν καύσας, δίδου τὴν σποδὸν αὐτῆς ὅλην πίνειν.

Ἄλλο· Πηγάνου μάλισ]α ἀγρίου σπέρμα φρύξας, δίδου πίνειν.

Ἄλλο· Κασ]ορίου ∠ α᾽ πότιζε· εἰ δὲ δριμύτερα καὶ δηκτικώτερα εἴη τὰ οὖρα, πότιζε θρίδακος σπέρματος ∠ α᾽.

Ἄλλο· Ἀλέκτορος λάρυγγα καύσας καὶ λεάνας δίδου πίνειν σὺν ὕδατος ϟ νήσ]ει.

Ἄλλο· Γνάφαλα ἢ τὴν ἀνθήλην, ἐν οἷς οὔρησεν πολλάκις ὁ κάμνων ξηράνας, καύσας, δίδου σὺν τῷ ποτῷ· καταχριέσθωσαν δὲ τὸ αἰδοῖον ἐν τῷ καθεύδειν κιμωλίαν μετὰ περδικίου χυλοῦ, περιδεσμείτωσαν δὲ καὶ τὸν μηρὸν ὡς ἀπὸ παλαισ]οῦ ἑνὸς τοῦ βουβῶνος ἐν τῷ καθεύδειν ἁγνου ῥάβδῳ· διψῶντες δὲ πάντως κοιμάσθωσαν· ἄθετος γὰρ ἡ πολυποσία τῷ πάθει. Τοὺς δὲ ἤδη χρονίζοντας θεράπευε, ὡς τοὺς διὰ παράλυσιν κύσ]εως οὐροῦντας ἀπροαιρέτως. Διαφέρουσι δὲ οὗτοι ἐκείνων τῷ ἐπὶ τούτων ἐν τῷ καθεύδειν μόνον γίγνεσθαι τὸ σύμπτωμα, ἐπὶ δὲ τῶν διὰ παράλυσιν τοῦ μυὸς, τοῦ τραχήλου, τῆς κύσ]εως, καὶ ἐν τῷ ἐγρηγορέναι τοῦτο πάσχειν.

¹ Ita C, Corn., σπέρμα X. — ² Vient ensuite, dans le ms. C, comme chapitre 22, le morceau publié ci-dessus (p. 108) comme chapitre 24.

κθ'. Περὶ τῶν τῆς κύσ7εως ἑλκῶν ¹.

Ἐγὼ δὲ, φησὶν Ἀρχιγένης, ἐπὶ τῶν παλαιοτέρων ἑλκώσεων τούτῳ χρώμενος οὐκέτι ἐδεήθην ποικιλοτέρου φαρμάκου, τῷ ὑποκειμένῳ χρώμενος ὃ καὶ ἔχει οὕτως· Χαμαίδρυος, χαμαιπίτυος, ἀνὰ ∠ κα', ἀσάρου ∠ ζ', πεπέρεως λευκοῦ ∠ ζ', κινναμώμου ∠ α', ὡς λειότατα ποιήσας² ἀποτίθημι· δίδωμι δὲ κοχλ. β' μετὰ γλύκεως κεκραμένου· ἐπὶ δὲ τῶν πυρετ7όντων μεθ' ὕδατος κυαθ. β' ἀνέσας δίδωμι. Δήξεως δὲ ἑλκώδους ὑπαρχούσης καὶ ἀμύλου κοχλ. β' καὶ σικύου σπέρματος ιε' βαλὼν τοῦ δέοντος ἐφικόμην. Ἥκει μὲν οὖν τοῖς βουλομένοις ἐμμεθόδως χρῆσθαι τοῖς βοηθήμασι τὰ προγραφέντα ὑπὸ Ῥούφου καὶ Ἀρχιγένους γεγραμμένα φάρμακα, παραθήσομαι δὲ ὅμως καὶ ἕτερα παραπλήσια καὶ ὑπὸ τῶν ἀρχαίων ἀναγραφέντα· ἔσ7ωσαν δέ σοι εἰς τὴν χρῆσιν τὰ προγραφέντα ὑποδείγματα τῶν γραφησομένων.

Ἀνδρομάχου πρὸς τὰ ἐν νεφροῖς καὶ κύσ7ει ἕλκη.

Λινοσπέρμου, μήκωνος λευκοῦ σπέρματος, σικύου κεκαθαρμένου, τραγακάνθης ἀνὰ ∠ β' ³, ἀμύλου ∠ δ', λείου ὕδατι καὶ ἀναλαβὼν τροχίσκους καρύου ποντικοῦ τὸ μέγεθος, καὶ δίδου ∠ α' μετὰ γλυκέως κεκραμένου.

Ἀσκληπιάδης δὲ οὕτως καὶ Ἥρας ⁴ ἄλλο ποιεῖ πρὸς τὰς συνεχεῖς ἐπιδήξεις καὶ τὰς ἀπὸ κύσ7εως αἱμορραγίας.

Λινοσπέρμου πεφρυγμένου⁵, σικύου σπέρματος κεκαθαρμένου, μήκωνος λευκοῦ σπέρματος, τραγακάνθης ἀνὰ ∠ ς', γλυκέως ὅσον ἐξάρκει· σκεύαζε καὶ δίδου καρύου ποντικοῦ τὸ μέγεθος μετὰ γλυκέως κεκραμένου κυ' β', ἐπὶ δὲ τῶν αἱμορραγούντων, μεθ' ὕδατος.

Ὀριβασίου πρὸς ἑλκώσεις κύσ7εως (ποιεῖ μὲν καὶ [πρὸς] τὰ νεφριτικά, ἰδίως δὲ ποτιζόμενα)· Ἀνδράχνης χυλὸς σὺν. γλύκει, ἀγρώσεως ἀφέψημα, γάλα, οἶνος γλυκὺς, κυπαρίσσου κόμη μετὰ σμύρνης, ὀρόβου μέγεθος.

Πρὸς ἀλγήματα κύσ7εως· Λινοσπέρμου κοχλ. α' μετὰ γλυκέως, σήσαμον, ὀρμίνου σπέρμα, ὀξυσχοίνου καρπός, λώτου καρπὸς, μήκωνος σπέρμα ἀνὰ ∠ α' σὺν ὑδρομέλιτι, κωδωνίων ἄνθους ἀφέψημα.

Τοῦ αὐτοῦ πρὸς ἕλκωσιν νεφρῶν ἢ κύσ7εως.

Στροβίλων, ἡμίναν ἰταλικὴν, φυσαλίδας ι', κάρυα βασιλικὰ η' (ἐν ἄλλῳ ι'), κρόκου ∠ ι', λαπάθου σπέρματος ∠ η', ὀπίου ∠ γ', σικύου σπέρματος λελεπισμένου ∠ γ', σελίνου σπέρματος ∠ γ', μέλιτος ἀπέφθου τὸ ἀρκοῦν· ἡ δόσις τριώβολον.

Ἄλλο Ἀνδρομάχου πρὸς κύσ7ιν ἡλκουμένην καὶ δυσουρίαν.

Στροβίλια λ', ἀμύγδαλα κεκαθαρμένα κ', φοινίκων ιε' τὰς σάρκας, τραγακάνθης ∠ δ', γλυκυρρίζης χυλοῦ ∠ β', κρόκου ὀβολὸν α', σμύρνης τὸ ἴσον· ἀναλαβὼν γλυκὺ χρῶ ὡς εἴρηται.

---

¹ Suite et fin du chapitre. — ² ἐνώσας C, f. melius. — ³ C add. ἐν ἄλλῳ ∠ ιβ'. — ⁴ Probablement Héras de Cappadoce cité souvent par Galien, et non Héras, médecin de Frontin, nommé dans Aétius, l. XII. Cp. Fabric. B. gr. anc. éd. t. XIII, elenchus medicorum. — ⁵ Ita C, πεφωγμ. d

Ἄλλο πρὸς τὰ ἐν τῇ κύσἾει ἕλκη καὶ φλεγμονάς.

Στροβίλια η΄, σικύου σπέρματος κόκκοι μ΄, ἀμύλου τριώβολον, νάρδου σἾαχυος ∠ α΄, σελίνου σπέρματος ∠ β΄, ἐν ὕδατος ξ α΄· ἕψε νάρδου σἾάχυν, σέλινον, εἶτα τῷ ἀφεψήματι μίγνυται τὰ προειρημένα· δίδου κυ΄ β΄, θερμάνας πρὸς τὰς ἐπιτεταμένας δήξεις.

Ἄλλο· Ἀμύλου ∠ η΄, μύρτων μελάνων πεπείρων τῆς σαρκὸς ∠ η΄, μήκωνος σπέρματος ∠ ις΄, γλυκέως προτρόπου ὅσον ἐξαρκεῖ· σκεύαζε καὶ δίδου καρύου ποντικοῦ μέγεθος, μετὰ γλυκέως.

Τροχίσκος ὁ διὰ φυσαλίδων ὡς Ἥρας, πρὸς τὰς ἐν νεφροῖς καὶ κύσἾει διαθέσεις. Κἂν πῦον ἀπούρηται ἢ αἷμα ἢ μυξώδη σώματα ἢ ἰνώδη ἢ παχέα, ποιεῖ καὶ πρὸς τὰς ψωρώδεις διαθέσεις καὶ σἾραγγουρίας τὰς δυσεπουλώτους ἑλκώσεις. Τὸ αὐτὸ καὶ πίνεται καὶ ἐνίεται εἰς τὴν κύσἾιν. Φυσαλίδος βοτάνης τῶν κόκκων ἀριθμῷ κε΄ (ἐοίκασι δὲ[1] ἁλικακάβῳ, μείζονες[2] μέντοι), ἀμυγδάλων θασίων λελεπισμένων, κρόκου, σἾροβίλων πεφωγμένων, λαπάθου ἡμέρου σπέρματος λελεπισμένου ἀνὰ ∠ γ΄[3], κωνείου σπέρματος, ὀπίου, μαράθου σπέρματος, ἀνὰ ∠ γ΄, ὑοσκυάμου λευκοῦ σπέρματος, σελίνου σπέρματος, ἀνὰ ∠ ς΄, σικύου ἡμέρου σπέρματος λελεπισμένου ∠ ιβ΄· ἀναλάμβανε γλυκεῖ καὶ δίδου ∠ α΄, ἀπυρέτοις μετὰ γλυκέως κεκραμένου κυ. γ΄, πυρέτἾουσι δὲ μεθ᾽ ὕδατος· ὅταν δὲ σφοδραὶ ὦσιν αἱ περιωδυνίαι[4], δίδου καὶ εἰς τὴν κοίτην, ἐνίε δὲ καὶ διὰ καθετῆρος· χρῶ ὡς ἐνεργεσἾάτῳ. Ἔνιοι καὶ καρύων ποντικῶν πεφωγμένων ∠ γ΄ ἐμβάλλουσιν.

Πρὸς τὰς ἐν νεφροῖς καὶ κύσἾει ἑλκώσεις καὶ πᾶσαν δυσουρίαν καὶ ἕλκωσιν καὶ λιθίασιν· Ἀνδράχνην χυλίσας ξήραινε τὸν χυλὸν, καὶ ἀνάπλασσε τροχίσκους, καὶ δίδου ∠ α΄ πίνειν μεθ᾽ ὕδατος θερμοῦ.

Τροχίσκος ὁ διὰ τραγημάτων πρὸς τὰς ἐν νεφροῖς καὶ κύσἾει ἑλκώσεις[5]·
Σταφίδων κεκαθαρμένων Ͻο΄ β΄, σἾροβίλων Ͻο΄ β΄, σικύου ἡμέρου σπέρματος λελεπισμένου, μύρτων χωρὶς τῶν γιγάρτων, ἀμυγδάλων πικρῶν λελεπισμένων, ἀμύλου, φοινίκων λιπαρῶν, σελίνου σπέρματος ἀνὰ Ͻο΄ α΄[6], μήκωνος σπέρματος ∠ δ΄, τραγακάνθης, κρόκου, γλυκυρίζης ἀνὰ ∠ δ΄, σμύρνης ∠ β΄· ἀναλάμβανε τροχίσκους μετὰ γλυκέως κρητικοῦ, καὶ δίδου ∠ α΄, μετὰ γλυκέως κυ. β΄.

Ἄλλο διὰ πείραν Ὀλυμπίου σοφισἾου, πρὸς κύσἾιν ἡλκωμένην.

Ῥᾶ ποντικοῦ ∠ δ΄, σικύου σπέρματος κεκαθαρμένου ∠ γ΄, ὑοσκυάμου σπέρματος ∠ β΄, μαλάχης σπέρματος ∠ ε΄, σἾροβίλων πεφωγμένων ∠ ς΄, σελίνου σπέρματος ∠ α΄, ἀμυγδάλων πικρῶν λελεπισμένων θ΄[7], ἑψήματι ἀναλάμβανε καὶ δίδου καρύου ποντικοῦ τὸ μέγεθος μετὰ γλυκέως κεκραμένου κυ. γ΄.

Ἀσκληπιάδου φάρμακον ἐπιτετευγμένον.

Τούτῳ ἴσμεν πολλοὺς χρησαμένους νεφριτικοὺς καὶ τῆς ὅλης ἀπαλλαγέντας δια-

---

[1] Ita C; ἔοικε d. — [2] μείζονα d. — [3] ἀνὰ ∠ γ΄ om. C, f. melius. — [4] Ita C; αἱ πεπλυμέναι ὀδύναι d. — [5] X et le proto-type de Corn. omettent le paragraphe pré-cédent et à la place des mots τροχίσκος ὁ, lisent ici οὔγγ. β΄. — [6] C ajoute: ἐν ἄλλῳ ἀνὰ οὔγγ. β΄. — [7] Ita X; ο΄ C, Corn.

θέσεως· δεῖ δὲ ἐπὶ πολλὰς ἡμέρας ἐπιμένειν τῷ φαρμάκῳ. Θεραπεύει καὶ τὰς περὶ κύσλιν διαθέσεις· δίδοται δὲ καὶ λιθιῶσιν, ἰᾶται δὲ καὶ κωλικούς· ἔχει δὲ οὕτως·

Καρύων ποντικῶν κεκαθαρμένων, ἀμυγδάλων πικρῶν κεκαθαρμένων, σικύου σπέρματος κεκαθαρμένου, καρύου σπέρματος[1] ἀνὰ ∠ γ΄, μήκωνος λευκοῦ σπέρματος· εἰ δὲ μήγε, κωνείου σπέρματος ∠ ς΄, κρόκου, μαλάχης σπέρματος, ὀπίου ἀνὰ ∠ ς΄, ὑοσκυάμου λευκοῦ σπέρματος ∠ ιβ΄, σελίνου σπέρματος ∠ ιβ΄· ἀναλάμβανε μέλιτι ἐφθῷ, καὶ ἀνάπλασσε τροχίσκους, καὶ δίδου τριώβολον μετὰ μελικράτου κυ. γ΄.

Ἄλλο Γαληνοῦ.

Σικύου σπέρματος ∠ ιβ΄, ὑοσκυάμου ∠ ς΄, κωνείου σπέρματος, ὀπίου, μαράθρου, κρόκου ἀνὰ ∠ γ΄, σελίνου σπέρματος ∠ ς΄, μαλάχης σπέρματος ∠ γ΄, κασίας ∠ δ΄, ἀμύγδαλα ι΄, κάρυα ποντικὰ ι΄· γλυκεῖ κρητικῷ ἀναλάμβανε καὶ δίδου τριώβολον[2].

Ἕτερον πρὸς ἕλκωσιν[3] νεφρῶν καὶ κύσλεως.

Δαμασωνίου ∠ β΄, φοινίκων ∠ ι΄, σlροβίλων ∠ η΄, σικύου σπέρματος ∠ δ΄, ἀνίσου ∠ β΄, ἀμυγδάλων πικρῶν ∠ β΄, κρόκου ∠ α΄, πότιζε ὀβολοὺς ζ΄[4], μετὰ γλυκέως κεκραμένου νήσlει· μὴ παρόντος δὲ δαμασωνίου ἠρύγγιον ἔμβαλε· χρῶ δὲ καὶ τῇ Ξενοφίλου[5] ἀντιδότῳ τῇ προγεγραμμένῃ πρὸς λιθιῶντας ἐν τῷ ις΄ κεφαλαίῳ· ποιεῖ δὲ ἡ Ξενοφίλου καὶ αἱ παραπλήσιοι αὐτῇ πρὸς τοὺς ἡλκομένους τὴν κύσlιν καὶ νεφροὺς μετὰ τοῦ καὶ ψαμμία ἀπουρεῖν. Καὶ τοσαῦτα μὲν περὶ φαρμάκων εἰρήσθω[6].

λε΄[7]. Σύνθετον ἐντατικὸν ποιοῦν καὶ πρὸς πάρεσιν τῶν μορίων.

Νάπυος, πάνακος ῥίζης, εὐζώμου σπέρματος ἀνὰ ∠ η΄, καρδάμου σπέρματος ∠ δ΄, πεπέρεως κόκκους κ΄· ἀναλάμβανε τροχίσκοις μετὰ χυλοῦ εὐζώμου, καὶ δίδου ∠ α΄ νήσlει μετ᾽ οἴνου σlύφοντος παλαιοῦ.

Ἄλλο· Κισσοῦ μέλανος σπέρματος, χαμαιμήλου ἄνθους, ὀξυσχοίνου σπέρματος ἀνὰ ∠ δ΄, εὐζώμου σπέρματος, πεπέρεως λευκοῦ, σινάπεως ἀνὰ ∠ β΄, πυρέθρου ∠ δ΄. μέλιτι ἀναλαβὼν ὡς ἔχειν ῥύπου πάχος, δίδου ἀπὸ βαλανείου καρύου ποντικοῦ τὸ μέγεθος.

Ἄλλο· Αἰδοῖον ἐλάφου ξηρὸν καύσας δίδου ∠ α΄ μετ᾽ οἴνου ἀκράτου. Πεπείραται.

Ἄλλο, ᾧ καὶ αὐτὸς κέχρημαι· Ὁρμίνου σπέρματος, σησάμου, πεπέρεως εὐζώμου σπέρματος, σινάπεως, σlροβίλων, σκίγκου οὐρᾶς, σατυρίου, σχοίνου ἄνθους, σlύρακος πράσσου σπέρματος, σlαφίδων ἴσα, μέλιτος τὸ ἀρκοῦν· δίδου ∠ α΄.

Ἄλλο, ᾧ καὶ αὐτὸς[8] κέχρημαι[9]· Ἀλῶν κοινῶν πεφρυγμένων ξα΄ ἰταλικὸν[10], τοῦτ᾽ ἐσlὶ Γο΄ λς΄, ὁρμίνου σπέρματος Γρ. ιβ΄, νάρδου σlάχυος Γο΄ α΄, σκίγκου ἁλῶν Γο΄ α΄, σκίγκου οὐρᾶς ∠ δ΄, ἄμμεως[11] Γρ. ιβ΄, σατυρίου Γο΄ β΄, πεπέρεως Γο΄ α΄, καρδάμου σπέρματος Γο΄ α΄, μαράθρου σπέρματος Γο΄ α΄, ζιγγιβέρεως ἀνὰ[12] Γο΄ α΄, περισlερεῶνος ὑπlίου σπέρματος ξηροῦ ∠ γ΄, πολυγόνου σπέρματος ξηροῦ ∠ β΄, σlροβίλων Γο΄ α΄,

---

[1] C : ἐν ἄλλῳ καὶ καρύου σπ. ἀνὰ ∠ γ΄, ἐν ἄλλῳ οὔγγ. γ΄. — [2] Cette recette manque dans X. — [3] ἑλκώσεις C, f. melius. — [4] Ita C, Corn.; δύο X. — [5] Ita Corn.; ξινοφύλλου X; Ζηνοφίλου C. Cp. ci-dessus, p. 574, l. 5, le passage visé ici. — [6] Phrase omise dans X, d. — [7] Suite du chapitre 3, à

intercaler p. 126, l. 6, après les mots τὴν ἔκτασιν. — [8] αὐτῷ C. — [9] X, d om. ces cinq derniers mots. — [10] Cornarius, sesquisextarium. — [11] Les mss. écrivent généralement ἄμεως. — [12] ἀνὰ ne peut être conservé qu᾽autant que l᾽on supprimera les mesures identiques Γο΄ α΄ qui précèdent.

εὐζώμου σπέρματος ∠ ϛ', φυσαλίδων ∠ δ', ὑπερικοῦ σπέρματος ∠ δ' · κόψας, σήσας, δίδου εἰς ἑσπέραν κοχλιάριον ὡς βούλει.

Ἄλλο δραστικὸν σφόδρα· Σμύρνης, πεπέρεως, νάρδου στάχυος, τραγακάνθης, ἀνὰ ∠ α', λιβάνου ∠ α' ϛ'', κρόκου ∠ α', στύρακος, χαλβάνης, δαύκου, ὁρμίνου σπέρματος ἀνὰ ∠ β', κέγχρυος, μαράθρου σπέρματος, λινοσπέρμου, κνίδης σπέρματος, σεσέλεως, κυμίνου αἰθιοπικοῦ, ἀνίσου, εὐζώμου σπέρματος ἀνὰ ∠ γ', ὀρόβου λευκοῦ πεφρυγμένου ∠ ϛ', σελίνου σπέρματος ∠ γ', σησάμου ἀπλύτου ∠ ι', ἀμύγδαλα πικρὰ λελεπισμένα ιε', ἀμύγδαλα γλυκέα λ', στροβίλια ρ' [1], βολβοὺς ὠμοὺς μεγάλους ϛ' [2], μέλιτος τὸ ἀρκοῦν ὡς ἔχειν κηρωτῆς πάχος· δίδου ∠ α' πρὸ δείπνου, μάλιστα μετ' οἰνομέλιτος ἢ οἴνου αὐστηροῦ. Ποιεῖ πρὸς ἔντασιν [3] καὶ πλεονασμὸν ἀφροδισίων, καὶ μάλιστα ἐπὶ τῶν πρεσβυτέρων καὶ ἀσθενῶν· ποιεῖ καὶ πρὸς παιδοποιΐαν.

Ἄλειμμα ἐνεργέστατον.

Ἐλαίου παλαιοτάτου χ α', σκώληκας τιθυμάλλου ζ ϛ' · λάμβανε δὲ τὰς κάμπας ἐν τῷ θέρει [4], ὅταν ἀκμάζῃ ἡ βοτάνη· καὶ ἐμβαλὼν τὸ ἔλαιον τίθει ἐν ἡλίῳ ἡμέρας ζ' καὶ χρῶ τῷ ἐλαίῳ, τρίβων τὸ περίναιον καὶ τὴν ὀσφῦν. Τὸ αὐτὸ ποιοῦσιν καὶ αἱ ἐπὶ ταῖς πιτύαις κάμπαι μετὰ πολλῆς ἐπιτάσεως.

Ὀριβασίου σατυριακή.

Ζιγγιβέρεως, σατυρίου τῆς ἀνωτέρας ῥίζης, ἀνὰ ∠ η', σκίγκου τῆς οὐρᾶς, μείου, ἀσάρου, πετροσελίνου, καρδαμώμου, σεσέλεως, ἀνὰ ∠ δ', εὐζώμου σπέρματος ∠ γ', κινναμώμου ∠ γ', ὁρμίνου σπέρματος, κνίδης σπέρματος, ἀνὰ ∠ β', σχοίνου ἄνθους ∠ α', νάρδου στάχυος ∠ α', αἵματος τραγείου ξηροῦ κοχλ. μεστὸν, δίδου ∠ α' μετ' οἴνου, τοῖς δὲ ἀσθενεστέροις μετὰ γάλακτος.

Ἄλλο Ὀριβασίου πρὸς πάρεσιν αἰδοίου, μάλιστα γερόντων.

Εὐζώμου σπέρματος ∠ β', κυμίνου Γο' α', ἀνδράχνης Γο' α' · ἀναλάμβανε μέλιτι, καὶ δίδου ὀψὲ καὶ πρωῒ κοχλ. Πρὸς συνουσίαν δὲ, φησὶν, ὁρμᾷ τρωγλίτης στροῦθος [5] ἐσθιόμενος.

[Πρὸς] τοὺς δὲ ἀπὸ περιεργείας δεδεμένους· Αἰγὸς θηλείας οὖρον πότιζε.

Ὀριβασίου ἐντατικόν.

Πεπέρεως, πετροσελίνου, ἐλαφείου αἰδοίου ῥινίσματος ξηροῦ, τερεβινθίνης ἴσα [6] · μέλιτι ἀναλάμβανε καὶ δίδου πίνειν μετ' οἴνου.

Ἄλλο· Ἀσκαλαβώτην καύσας, λεάνας, εἶτα ἐπιβαλὼν ἔλαιον, χρῖσον τοῦ δεξιοῦ ποδὸς τὸν μεγαδάκτυλον καὶ συγγίνου· εἰ δὲ βούλει παύσασθαι, ἀπόπλυνε τὸν δάκτυλον.

Ἄλλο τοῦ αὐτοῦ.

Λαγωοῦ πιτύαν ἢ λέοντος στέαρ χρῖε τὸ αἰδοῖον· εἶτα τρία ἅμα πεπέρεα μετὰ χυλοῦ τραγακάνθης, χρῖε τοὺς διδύμους καὶ περίναιον καὶ ὀσφῦν.

(Voir la suite et la fin ci-dessus, p. 126, l. 7.)

---

[1] Ita X; στροβ. ε', ἐν ἄλλῳ ρ' C; centum Cornarius. — [2] C ajoute ici : ἐν ἄλλῳ καὶ στύρακος, χαλβάνης, δαύκου, ὁρμίνου σπέρματος ἀνὰ ∠ β'. — [3] ἐντάσεις X.

[4] Ita C; τὰς κόλυκας ἐν τ. θ. τουτέστι κάμβας X. — [5] Ita C; στροῦθος τρωγλίτις X. — [6] Ita C ubique; ἴσα ubique d, X.

SECTION IV.

EXTRAITS INÉDITS DES ÉPHODES, D'ABU DJAFAR,

TRADUITS EN GREC AU Xe SIÈCLE [1].

N. B. Ms. de Paris 2239 = A; ms. 2224 = B; ms. bodléien 708 = O; ms. du Vatican 300 = V. — Nous adoptons la division par paragraphes telle qu'elle existe dans le ms. A.

ΛΟΓΟΥ Α' ΠΥΛΗ Κ'.

μς'. Περὶ ἔρωτος.

Ὁ μὲν ἔρως ὑπάρχει νοῦσος γεγεννημένη ἐν τῷ ἐγκεφάλῳ· ἐσʈι δὲ ὑπερβολὴ ἔρω- Ms. Α.
τος, μετὰ συλλογισμοῦ καὶ ἀγρυπνίας, καὶ διὰ τοῦτο ϖαρακολουθοῦσιν[2] αὐτῷ μεγι- fol. 161[r].
σʈώτεροι ϖόνοι τῆς ψυχῆς, φημὶ, ὁ συλλογισμὸς καὶ ἡ ἀγρυπνία. Εἶπε δέ τις τῶν φιλοσόφων ὅτι ὁ ἔρως ὠνόμασʈαι ἀγάπης ἐπίτασις[3]· ϖολλάκις δὲ γίνεται ἡ αἰτία τοῦ
ἔρωτος ἐξ ἀναγκαίας χρείας τῆς φύσεως εἰς τὸ ἀπώσασθαι τὸ ϖεριτʈὸν[4] ἐκ τοῦ σώμα-
τος· ὁ δὲ σοφώτατος Ρoῦφος ἔφη ὅτι ἡ συνουσία ὀνίνησιν εἰς τοὺς ὑπερνικῶντας[5]
αὐτοὺς ἢ μελαίνα χολὴ[6], ἢ ἡ ἀφροσύνη· ἐπισʈρέφει γὰρ ϖρὸς ἑαυτὴν τὴν τούτων
φρόνησιν, καὶ διαλύει τὴν ἰσχυρότητα τοῦ ἔρωτος[7], κἂν τάχα εἰ συνουσιάσει τὸν μὴ
ἐρώμενον, καὶ μαλάσσει αὖθις τὴν σκληρίαν, καὶ ϖολλάκις γίνεται ἡ αἰτία τοῦ ἔρωτος,
ὅταν ἐρᾶται ἡ ψυχὴ ϖληγῆσαι Ꝏέας εὐειδεσʈάτης καὶ χαρακτῆρος, ἢ μορφῆς ὑπερ-
φυεσʈάτης, διότι εἴωθεν ἡ ψυχὴ τοῦ Ꝏεραπεύεσθαι[8] καὶ Ꝏαυμάζειν ἐπὶ ϖαντὶ καλλίσʈῳ
ϖράγματι, ἀπό τε μαργάρων καὶ οἴκων ἢ ἑτέρων ὁμοίων· ἐὰν δὲ ἔσονται τὰ τοιαῦτα
κάλλισʈα ἔν τινι ϖράγματι, ὑπάρχουσιν ὡς εἰς τὸ γένος τὸ ἀνθρώπινον ὁ ἔρως οὗτος
καὶ ἡ φυσικὴ ἀγάπη, τότε κινεῖται ἡ ἐπιθυμία σπεύδουσα καὶ ἡ ψυχὴ ϖρὸς συνουσίαν
ἐκείνου τοῦ ϖράγματος[9], καὶ ὁμιλῆσαι καὶ ϖληρῶσαι[10]· διὰ τὸ δὲ ϖαρέπεσθαι τῷ ἔρωτι
ἀεὶ τὰ ἰσχυρότερα εἴδη τῶν συμβαινόντων τῆς λογικῆς ψυχῆς, φημὶ δὴ, ὁ δυνατὸς
συλλογισμὸς, γίνονται οἱ ὀφθαλμοὶ αὐτῶν κοῖλοι καὶ ταχυκίνητοι, διὰ τὸ ταράτʈεσθαι
ἡ ψυχὴ ἀπὸ τῶν διαλογισμῶν, καὶ τῆς ἐφέσεως τῆς Ꝏεωρίας ἧς ἐρᾶ· ἐπιβαροῦνται δὴ
καὶ τὰ βλέφαρα αὐτῶν· αἱ δὲ χροιαὶ αὐτῶν ὠχραὶ διὰ τὴν κίνησιν τῆς ξανθῆς χολῆς,
ἀπὸ τῆς ἐγρηγόρσεως·|ὁ δὲ σφυγμὸς αὐτῶν δυνατὸς μὴ ἔχων ἁπλότητα τοῦ φυσικοῦ 16 v°.
σφυγμοῦ, μὴ δὲ φυλάτʈων τὸν σφυγμὸν τοῦτ' ἐσʈὶ ϖεφυρμένος[11]. Ἐὰν δὲ καταποθῇ

---

[1] Voir la Préface, V, ıv. — Les notes ré-
digées par M. Daremberg sont suivies de ses
initiales. Nous ne donnons que les variantes
portant sur le sens. — [2] ϖακαλουθῶν A,
ϖαρακολουθεῖ B. Corrigo. — [3] ἀπόσʆασις
B. — [4] ϖερίτʆωμα B. — [5] B : ὀνίνησι τοὺς
ἠτʆωμένοις καὶ ὑπερνικῶν τοὺς αὐτούς.

[6] Ce texte me paraît inintelligible. Cp.
ci-dessus le fragment 60, § 14 et le fragment
302, § 1. — [7] B : τὴν ἰσχυροτάτην ἐξέω-
σιν (legend. ἔξωσιν?). — [8] τρέπεσθαι B.
— [9] B : ἐκείνῳ τῷ ϖράγματι. — [10] καὶ
ϖλησιασμὸν A qui om. ὁμιλ. — [11] ϖεπυ-
ρωμένος B.

ἡ ψυχὴ ἀπὸ τῶν διαλογισμῶν, δηλονότι αἱ ψυχαὶ καὶ ἐνέργειαι φθείρονται καὶ αἱ ἐνέργειαι παντὸς τοῦ σώματος ἅμα, παρέπεται δὲ τὸ σῶμα τῇ ψυχῇ εἰς τὰς ἐνεργείας αὐτῆς, ὁμοίως καὶ ἡ ψυχὴ τοῦ σώματος εἰς τὴν τούτου ἐντελέχειαν, ἤγουν πλήρωσιν, ὡσαύτως δὲ ἔλεξεν ὁ Γαληνὸς ὅτι αἱ δυνάμεις τῆς ψυχῆς παρέπονται τῇ κράσει τοῦ σώματος. Καὶ εἰ μὴ ἰατρευθῇ ὁ ἔρως εἰς τὸ περιποιηθῆναι αὐτὸν[1] τὰ κωλύοντα τὸν διαλογισμὸν αὐτοῦ, καὶ ἡδύνοντα τὴν ψυχὴν αὐτοῦ, καὶ περικόπτοντα τὴν συνέχειαν τῆς διανοίας αὐτοῦ διὰ τῶν μετεωριζόντων, καὶ ἀεὶ ἐξέρχεται ἡ ἔξω χίλη[2], εἰς τὸ πάθος τὸ γνωσ7ὸν, τὴν μελαγχολίαν[3] καὶ καθὼ ὑπὸ τοῦ κόπου τοῦ σώματος, ἐπεγείρονται νοῦσοι ἀνίατοι, ὡσαύτως καὶ ἀπὸ τοῦ ψυχικοῦ κόπου ἐπεγείρονται νοῦσοι δυσίατοι καὶ ἰσχυρότεραι ἀῤῥωσίας καὶ πάνδειναι, ὡς ἐσ7ιν ἡ μελαγχολία, ἀμειότερος δὲ μετεωρισμὸς ὑπάρχει τοῦ συνεχομένου νοῦ ὑπὸ ἐννοιῶν. Καὶ διαλογισμῶν ἐξαίρετα τὸ οἰνοποτεῖν μετὰ τραγῳδίας καὶ μουσουργίας καὶ διηγήμασι φίλων καὶ ἀκοντίζεσθαι μέλος ἰαμβικόν· καὶ βλέπειν περιβόλαια χλοερά, καὶ πρόσωπα ἀνθηρὰ καὶ εὐθαλῆ· φησὶ γὰρ ὁ Ῥοῦφος ὅτι ὁ οἶνος φάρμακον μέγισ7όν ἐσ7ι τῶν φοβουμένων καὶ ἐρώντων. Εἶπε δὲ ὁ Γαληνὸς ὡς ἐξ ἄλλου τινὸς ὅτι ὁ χυλὸς τῆς σ7αφυλῆς εὐφραίνει τὴν ψυχὴν τὴν ᾿λιβερὰν ἢ λυπηρὰν καὶ χαροποιεῖ[4], ὡς ἀπ᾿ ἀνδρὸς περιβοήτου καὶ σοφωτάτου ἔφησε καὶ ὡς ἀπὸ τοῦ Ζήνωνος λέγων ἐκεῖνος· ὥσπερ γὰρ τὰ θέρμια τὰ πικρὰ ὅταν δεύωνται ἐν τῷ ὕδατι γίνονται γλυκύτατα, οὕτω καὶ ὁ οἶνος[5] ἀποδιώκει τὴν πικρότητα τῆς ψυχῆς καὶ τὴν λύπην. Ἔφη δὲ καὶ ὁ Ῥοῦφ ος ὅτι οὐ μόνον ὁ οἶνος πινόμενος συμμέτρως ἐξαπλοῖ τὴν ψυχήν, καὶ ἀποδιώκει ἐξ αὐτῆς[6] τὴν λύπην, ἀλλὰ[7] καὶ ἕτερα πάλιν ποιοῦσι τὰ τοιαῦτα, ὡς τὰ εὔκρατα λουτρὰ καὶ θερμὰ[8], καὶ ἐπὶ τούτων[9] ἐγείρει αὐτοὺς ἡ ψυχὴ αὐτῶν, ὅταν εἰσέρχωνται ἐν τῷ βαλανίῳ συμμέτρως μελῳδεῖν καὶ τραγῳδεῖν. Φασὶ δέ τινες τῶν φιλοσόφων ὅτι ἡ μελῳδία ἐσ7ὶν ὡς ἡ πνοή, ὁ δὲ οἶνος ὡς σῶμα· συναδόντων δὲ αὐτῶν τοῦτ᾿ ἐσ7ὶν ἑνουμένων ἑνοῦνται καὶ τὰ κάλλισ7α προτερήματα. Διηγήσατο δὲ καὶ Ἰσαὰκ ὁ Κάνδης ὅτι ὁ Ὀρφεὺς ὁ μουσουργὸς εἶπεν· οἱ μὲν βασιλεῖς ἄγουσί με εἰς τὰς αὐλὰς καὶ καθέδρας αὐτῶν, τοῦ ἡδύνεσθαι [ἕνεκα] ὑπ᾿ ἐμοῦ καὶ μετεωρίζεσθαι· ἐγὼ δὲ μετεωρίζομαι καὶ ἡδύνομαι, διότι δύναμαι ἀλλοιῶσαι τὰ ἤθη αὐτῶν καὶ τὰς γνώμας, ἀπό τε θυμοῦ εἰς ἱλαρότητα, καὶ ἀπὸ λύπης εἰς χαρὰν καὶ ἀπὸ συσ7ολῆς εἰς ἁπλότητα, καὶ ἀπὸ σ7υγνότητος εἰς εὐθυμίαν, καὶ τὸν φειδωλὸν ποιῶ εὐμετάδοτον καὶ τὸν δειλὸν ἀνδρεῖον. Ἐν τούτοις οὖν καταντᾷ[10] ἡ πρᾶξις τῆς σ7άθμης τῶν μελισμάτων καὶ ἡ οἰνοποσία ὡς τὸ ῥωννύειν τὰ συμβαίνοντα αὐτῇ τῇ ψυχῇ καὶ θεραπεύειν τὰ πάθη[11]. Καὶ τοῦτο οὖν τελειοῦνται ὅπερ ἔφημεν ἐὰν συγκαθείδωνται[12] μετὰ αὐτῶν πρόσωπα[13] εὐπρόσδεκτα. Καὶ ταῦτα ἃ ὁ Δημιουργὸς ἐντέχνως ἐῤῥύθμησεν καὶ κατεσκεύασεν εἰς τέλειον κάλλος καὶ ὡραιότητα, δεικνύουσα ἐν τούτοις ἡ ψυχὴ τὴν αὐτῆς φαεινότητα καὶ λαμπρότητα καὶ τὸ κάλλος, μετὰ ἠθῶν ἀρίσ7ων καὶ καρδιῶν καθαρῶν καὶ ἀμολύντων. Καὶ διὰ τοῦτο εἶπον ἔνιοι· ἡδονή ἐσ7ι ἡ οἰνοποσία καὶ τὸ διαλέγεσθαι καὶ τὸ ὁμιλεῖν μετὰ τῶν εὐφυεσ7άτων καὶ φρονίμων. Ὁ δὲ Γαληνός φησι·

---

[1]. προσποιεῖσθαι αὐτῷ B. — [2] B : ἡ ἐξώκειλεν (inintelligible) ἢ γοῦν ἐξηχθέν. — [3] A om. la suite jusqu'aux mots ἡ μελαγχολία exclusivement. — [4] Le ms. A continue ainsi (correctis corrigendis) : τὸν χρώμενον τοῦτο. Φησὶν ἀνήρ τις περιβόητος καὶ σοφώτατος ἔφρασεν ὡς ἀπὸ τοῦ Ζήνωνος κτλ. — [5] B : οὕτω καὶ ἐγὼ ἐν τῷ οἴνῳ ἀποδιώκεται ἡ πικρία τῆς ψυχῆς μου καὶ ἡ λύπη. — [6] ἀπ᾿ αὐτῆς A. — [7] εἰ μὴ καὶ A. — [8] ἡ θέρμη B. — [9] A : ἐπὶ τούτων ἔνιοι τῶν ἀνθρώπων, ἄγει αὐτοὺς ἡ ψ. αὐτ. κτλ. — [10] κατεν7ᾷ B, καταν7ᾷ A. Corrigo. — [11] [εἰς] θεραπείαν τῶν παθῶν A. — [12] συγκαθεύθονται A. Les deux leçons doivent être rejetées. — [13] μετὰ τοῦ προσώπου A.

τὸ ὁμιλεῖν τὸν ἄνδρα μεθ' ὧν τινῶν ποθεῖ ἕλκει τὸν τόνον τοῦ κόπου ἀπὸ τῶν μελῶν
αὐτοῦ· εἰ δὲ συνάδει μετὰ τούτων περιβόλαια, χλοερά, καὶ λειμῶνες, ἔσ]αι τὸ τε-
λειώτατον. Εἰ δ' οὖ, μὴ ἔσ]ω εἰς αὐλὰς ἐσ]ρωμένας μετὰ ῥόδων καὶ μυῤῥίνων καὶ
ἰτέας καὶ κιτροβασιλικῶν, καὶ μελισσοφύλλου¹, ὧν τὸ χαροποιοῦν ἐπιθέλγει καὶ τὴν
θλιβερὰν καρδίαν τοῦ λυπηροῦ ἀποδιώκει πρὸς χαρὰν μεταβάλλει· ἀπωθεῖ δὲ τὴν εἰς
ἄκραν μέθην καὶ χρᾶσθαι τὸν οἰνοπότην ἐν τῷ καιρῷ αὐτοῦ τὸν ὕπνον.|Ἀπολαυσάτω Fol. 171ᵒ.
δὲ καὶ λουτροῦ μετὰ ταῦτα ὕδατος ἔχοντος γλυκεροῦ καὶ ἀέρος εὐκράτου καὶ φωτεινοῦ.
Καὶ μηδὲν ὁμιλήσῃ ὁ πάσχων καὶ πλησιάσῃ ὅν τινα μισεῖ, ἀλγεῖ γὰρ τὴν ψυχὴν
αὐτοῦ. Ἐπυνθάνετο δὲ καὶ παρά τινῶν ὁ ἰατρὸς ὁ Βαγδαίτης ὁ τοῦ Γαβριὴλ τῷ ὁποίῳ
τρόπῳ ἐπιβαρὺς ὁ ἄνθρωπος ὑπάρχει βαρυτάτου φορτίου, ἔφη ὅτι ὁ ἐπιβαρὺς ἄνθρωπος τὸ βάρος αὐτοῦ ἐπὶ μόνῃ τῇ ψυχῇ διάκειται ἐκτὸς τινὸς τῶν αἰσθήσεων· τὸ δὲ
βαρὺ φορτίον· συνεργοῦσι τούτῳ τὰ μέλη καὶ αἱ αἰσθήσεις καὶ ἡ ψυχὴ εἰς τὸ βασ]δσαι
αὐτό· αὕτη δέ ἐσ]ιν ἡ ὁδὸς θεραπείας τῶν ἐρώντων· καὶ ταύτην ἐφανερώσαμεν· καὶ
μετ' αὐτῶν δίελθε τὴν τριβὴν ταύτην, καθὼς ὑπεδείξαμεν ἐν παντὶ ὁδῷ καὶ τὸν διαλογισμὸν τὸν προῤῥηθέντα ἀποδιώκων καὶ τὴν λύπην ἐξωθῶν².

ΠΫ́ΛΗ ΚΑ'.

μζ'. Περὶ πλαρμῶν.

Ἐπεὶ ὁ πλαρμὸς συμβαίνει ἐξ ἐναντίων ὑποθέσεων καὶ πολλάκις συμβαίνει συνεχῶς
ἀπὸ τῆς φύσεως τῆς οὔσης ἐν τῷ σώματι τοῦ ζώου³, ὅταν κινηθῇ πρὸς τὸ ἀπώσασθαι
χυμὸν σωρευθέντα⁴ ἐν τῷ ἐγκεφάλῳ, εἰς τὸ κωλύειν τοῦ μὴ συμβαίνειν αἰτίας ἢ ὑπο-
θέσεις ἀρρωσ]ημάτων πῇ μὲν ἀρχομένων, ἢ ἑτοιμόταχτα εἶναι τοῦ συμβαίνειν αὐτοὺς·
ἐπεὶ γὰρ ὁ ἐγκέφαλος τοῦ ἀνθρώπου ὑγρότερός ἐσ]ι παρὰ πάντων τῶν ζώων· καὶ διὰ
τοῦτο περισσεύουσιν αἱ ὑγρότητές αἱ περιτ]αὶ ἐν τῷ ἀνθρωπίνῳ σώματι⁵ ἤγουν ἐγκεφάλῳ, καὶ κινοῦνται, ἀποδιώκονται δὲ διὰ τοῦ πλαρμοῦ, ὅπερ πλοεῖται ἀδικηκέναι αὐτὸν, καὶ ποτὲ μὲν γίνεται ὁ πλαρμὸς [ἀπὸ] ἐρεθισμοῦ, τῆς φύσεως τὴν νοῦσον κινουμένης ἐκτὸς τῆς ὥρας τῆς δεούσης, ὡς ὁ γενόμενος ἐν τῷ καταρρῳ, ἤγουν τῇ κορύζῃ, ἢ ἐν
τῇ πλευρήτιδι. Καὶ ποτὲ μὲν γίνεται ἀπὸ ἐρεθισμοῦ χωρὶς νόσου, ἐπειδὴ γὰρ ὁ κάλα-
μος τῆς ῥινὸς τοῦ ἀνθρώπου κολοβός ἐσ]ι καὶ ὡς ἐκ τούτου τάχιον ἀφικνοῦνται πράγ-
ματα βλαβερὰ ἀπὸ τῶν ἐκτὸς ἐν τῷ ἐγκεφάλῳ, ὡς ὁ κονιορτὸς καὶ ὁ σφοδρὸς ψύχος,
καὶ ὁ καπνὸς, καὶ ἡ ἀτμὶς καὶ ἡ ἀκτὶς, καὶ τὰ ὅμοια τούτων. Ὅταν δὲ καταντήσῃ
πρᾶγμα τὸ βλαβερὸν ἐν τῷ ἐγκεφάλῳ διὰ τῆς συνεχοῦς κινήσεως αὐτοῦ ἐξεοῖ τὸ
πνεῦμα καὶ τὴν ὑγρότητα ὃ διὰ τοῦ πλαρμοῦ καὶ παύει τὰς νόσους αἱ βλάδας ἐπάγουσι
τῷ ἐγκεφάλῳ. Τῶν ἀπὸ τῶν ἐκτὸς γινομένων, καθὼς εἴπομεν. Εἰ δὲ συνεχὴς γένηται
ὁ πλαρμὸς καὶ προσθείη, χρὴ λύειν τὴν κεφαλὴν μετὰ ἑψημάτων τοῦ χαμαιμήλου
καὶ τῶν ῥόδων καὶ κριθῆς κεκαθαρισμένης καὶ σεησέμβαρ καὶ τὸ βάλσαμον καὶ τὰ
ὅμοια τούτων· παρήτω δὲ μετὰ χυλὸν τοῦ βασιλικοῦ· ὃ λέγεται ἀραβισ]ὶ βεδερούξ.
Ἐπειδὴ γὰρ ἐκκόπ]ει τὸ πλῆθος τοῦ πλαρμοῦ· εἰ δὲ ὁ ἐγκατεχομένην ἔχων ὑπὸ
πλαρμοῦ τὴν κεφαλὴν θερμὴν, ἀλειφέτω μετὰ ῥοδελαίου ἢ τῶν ἴων μετὰ ῥοδοσ]αγ-

---

¹ Le ms. A continue ainsi : ὧντινων ἢ
φράσις (f. legend. ὀσφρανσις) αὐτοῦ τὸ
χαροποιοῦν τὴν θλιβ. κ. τοῦ λυπ. ἀπώσει
δὲ, κ. τ. λ. — ² Ita A. Leçon de B : καὶ ὅτι

οὕτως αὐτὸν δεῖ διελθεῖν καὶ ἀποδιώκεις
τὴν λύπην. — ³ τῶν ζώων A, f. melius. —
⁴ χυμοὺς ἢ ἀτμοὺς σωρευθέντως A. —
⁵ A : ἐγκεφάλῳ seulement.

μάτων· εἰ δὲ ψυχρὰν ἔχων τὴν κεφαλὴν, ἀλειφέτω μετὰ κρινελαίου ἢ τὸ ἔλαιον τοῦ
Αἰθιοπικοῦ κυμίνου, ἢ τοῦ γίζη (?) ἤγουν τὸ χίρη ἢ τὸ χαμαιμέλειον, εἰ Θεῷ φίλον.

ΛΟΓΟΥ Ε΄ ΠΥΛΗ ΙΒ΄.

τξθ΄. Περὶ ὀδύνης νεφρῶν[1].

F. 106 r°,
col. 1.

Διὰ τί οἱ νεφρητικοὶ ἐμοῦσι φλέγμα; ἐπειδὴ γὰρ τοῖς νεφροῖς τὸ κῶλον παράκειται, τὸ δὲ κῶλον συμπάσχει τῇ γαστρὶ, τῇ δὲ γαστρὶ τὸ στόμα τῆς γαστρὸς, διὰ
τοῦτο κατὰ συμβεβηκὸς τὸ στόμα τῆς γαστρὸς συμπάσχει τοῖς νεφροῖς. Καὶ ἐντεῦθεν
ἀπεψία γίνεται, καὶ οὕτω ἀνεμοῦσι φλέγμα, τάχα δὲ καὶ κατὰ πρῶτον λόγον συμπάσχει
τοῖς νεφροῖς τὸ στόμα τῆς γαστρὸς νευρώδους ὄντος, εὐαισθήτων ὄντων ἀμφοτέρων
συμπάσχουσιν ἑτοίμως. Ὅπου γε καὶ πᾶσι σχεδὸν τοῖς μορίοις πάσχουσι τὸ στόμα
τῆς γαστρὸς συμπάσχει διὰ τὸ πλούσιον τῶν νεύρων· καὶ ταῦτα μὲν, ἐὰν μετρία ἡ
ὀδύνη εἴη τοῦ στομάχου· εἰ δ᾽ ἐπιμείνει ἡ ὀδύνη καὶ ἄμετρος γένηται, ἀσθενεῖ τὸ
στόμα τῆς γαστρὸς, ἀσθενοῦντος δὲ δηλονότι τὰ λεπτότερα ἐφέλκεται ῥεύματα, τὰ
κολλωδέστερα ἐντεῦθεν ἰώδεα ἐπὶ πᾶν ἐμοῦσι, τάχα δ᾽ οὐ μόνον ἐκ τούτου, ἀλλ᾽
ἐπειδὴ διὰ τὸ ἐπαχθὲς τῆς διαθέσεως οὐδὲ σιτίων πληροῦνται οἱ τοιοῦτοι, οὐδὲ καθεύ-
δουσιν, ἐντεῦθεν ξηρότερον καὶ ξανθοχολικώτερον γίνεται τὸ ὅλον σῶμα καὶ διὰ τοῦτο
Col. 2. χολώδη | ἐμοῦσιν.

Ἔστι δὲ καὶ ἑτέρα διάθεσις τοῖς νεφριτικοῖς[2] τὸ κατ᾽ ἰγνὺν[3] κεῖσθαι τοῦ σκέλους
τὴν νάρκην. Εἰ μὲν ὁ δεξιὸς νεφρὸς ἔχει τὸν λίθον, τὸ δεξιὸν σκέλος ἔχει τὴν
νάρκην, εἰ δ᾽ ἀριστερὸς, τὸ ἀριστερὸν σκέλος ἔχει τὴν νάρκην. Ἀλλὰ ζητοῦσί
τινες ἐνταῦθα, πῶς ὑφίσταται νάρκην τὸ σκέλος, τοῦ νεφροῦ πάσχοντος· καί τινες
λέγουσιν, ὅτι νεῦρά εἰσι φερόμενα ἀπὸ τῶν νεφρῶν παρὰ τὰ σκέλη, καὶ διὰ τοῦτο
γίνεται αὐτὴ ἡ νάρκη. Ὁ δὲ Γαληνὸς οὐ τοῦτό φησιν, ἀλλ᾽ ὅτι φλέβες εἰσὶ καὶ ἀρτηρίαι αἵτινες πέμπουσιν ἀποσχίδας παρὰ τὰ σκέλη καὶ παρὰ τοὺς νεφρούς,
καὶ μετὰ τούτων τῶν ἀγγείων δηλονότι καὶ νεῦρά τινα συναποφέρεται, καὶ ἐντεῦθεν
γίνεται ἡ νάρκη. Εἰ δέ τις εἴποι καὶ διὰ τί ἄλλου μορίου πάσχοντος οὐ γίνεται
νάρκη τοῦ σκέλους, λέγομεν ἐπειδὴ οὐ δέχεται τὰ σκέλη οὕτω μεγάλα ἀγγεῖα
ἀπὸ τοῦ ἄλλου μορίου ὡς ἀπὸ τῶν νεφρῶν, καὶ διὰ τὸ μέγεθος τῶν ἀγγείων γίνεται
ἡ συμπάθεια τοῦ σκέλους πρὸς τῶν νεφρῶν[4]. Ἀλλ᾽ ἐπειδὴ ταῦτα εἰρήκαμεν, μετα-
βῶμεν λοιπὸν καὶ ἐπὶ τὰ ἕτερα, φημὶ δὴ τοὺς θεραπευτικοὺς κανόνας. Φησὶν οὖν ὁ
τίμιος Ἱπποκράτης ὅτι δεῖ ἐπὶ τῶν τοιούτων ἐλλέβορον διδόναι, καὶ αὐτὸς μὲν εἶπε
ἐλλέβορον, σὺ δ᾽ εἶπε σκαμμωνίαν, ἀγαρικὸν καὶ τὰ ἄλλα καθαρτικά. Ὅρα δὲ πῶς
λαμβάνειν τὴν ἔνδειξιν ἀπὸ τῆς ἡλικίας. Εἶπε γάρ· τοὺς νέους ἐλλεβορίζειν δοκῶ
ἀπὸ λ΄ ἐτῶν μέχρι καὶ ν΄· καὶ γὰρ ἐπὶ παίδων ἢ γερόντων μὴ φερόντων πολλάκις
τὸν ἐλλέβορον, τότε κεχρήμεθα τοῖς μερικοῖς καὶ τοπικοῖς βοηθήμασι τοῖς διουρητικοῖς ζεμάτοις τοῖς μετὰ τὸ λεπτῦναι καὶ καθαίρειν δυναμένοις, ἀποφράξαι καὶ ἀπαλῦναι. Ἐπὶ δὲ τῶν νέων οὐ μόνον τῷ καθαρσίῳ κεχρήμεθα πολλάκις, ἀλλὰ καὶ τῇ
φλεβοτομίᾳ. Δεῖ δὲ μὴ τὴν τυχοῦσαν φλέβα τέμνειν, ἀλλὰ τὴν πλησιάζουσαν, φημὶ
δὴ τὴν κατὰ ἰγνύν. Τοῦτο γὰρ ἐποίησεν ἐν τῷ περὶ διαίτης ὀξέων, πλευριτικῆς διαθέσεως ὑποκειμένης· τὴν γὰρ κατὰ ἀγκῶνα ἔτεμε φλέβα διὰ τὸ πλησιέστερον. Εἰ
F. 103 v°,
col. 1. δὲ μὴ ὑποπέσῃ ἡμῖν ἡ κατὰ τὴν ἰγνὺν φλέψ, τότε | ἐὰν μὴ ὑποπέσῃ ἡμῖν ἡ κατὰ

ἀγκῶνα φλέψ, ἐξακρίζομεν, τὴν ἀποσχίδα τὴν παρὰ τὴν ἄκραν χεῖρα τέμνομεν· καὶ
οὗτοι εἰσὶν ἐπὶ θερμῇ δυσκρασίᾳ· καὶ αὕτη μᾶλλον ἡ ἐξήγησις ἠρέσκετο ἡμετέρῳ
σοφισῇ· ἡ γὰρ πρώτη πύλη οὐδ' ἧττον σποραδικὰ ἡμῖν προσάγει νοσήματα. Εἰ γὰρ
ἄλλοις μὲν ἐπὶ ψύξει ἐγένετο ὀδύνη, ἄλλοις δ' ἐπὶ θερμασίᾳ οὐκ ἔσλι τοῦτο ἐπί-
δημον, ἀλλὰ μᾶλλον σποραδικόν· τὰ νεφριτικὰ οὐχ οἶδα ὑγιασθέντα ὑπὲρ ἔτη ν'.

Ἑτέρα διαφορὰ ἐνταῦθα φαίνεται, τινὰ γὰρ τῶν βιβλίων ἔχουσι «νεφριτικά,» τινὰ δὲ
«φρενιτικά,» καὶ ἑκάτερος λόγος ἀληθής ἐσλιν. Εἰ μὲν οὖν ἔχοι «νεφριτικά,» τοῦτο
βούλεται εἰπεῖν ὅτι ὥσπερ ἡπατικὴν διάθεσιν λέγομεν κυρίως ἡνίκα ἀσθενήσῃ ἡ αἱ-
ματοποιητικὴ δύναμις, οὕτω καὶ νεφρῖτις κυρίως λέγεται, ὅταν λίθος γένηται ἐν τοῖς
νεφροῖς ὑπὸ ψύξεως. Ἐπειδὴ οὖν δεόμεθα τότε πρὸς θεραπείαν πλουσιωτέρου τοῦ
ἐμφύτου θερμοῦ καὶ πολλῆς δυνάμεως, ἐπὶ δὲ τῶν πρεσβυτέρων ἠσθένησε τὸ ἔμφυτον θερμὸν, καὶ διὰ τοῦτο οὐ θεραπεύονται, ἀλλὰ συναποθνήσκει αὐτοῖς τὸ
πάθος, ὅ τι καὶ ἐν Ἀφορισμοῖς εἴρηται, καὶ αὐτὸς μὲν εἶπεν ὑπὲρ ν' ἔτεα, σὺ δὲ
εἶπε καὶ ὑπὲρ μ' καὶ ὑπὲρ λ' πρὸς τὰ μέτρα τοῦ ἐμφύτου θερμοῦ· καὶ γὰρ τῷ χρόνῳ
ὁρίζεται τὸ ἔμφυτον θερμὸν, ἀλλὰ τοῖς ἑαυτοῦ μέτροις. Εἰ δὲ ἔχει [1] «φρενιτικά,» καὶ
τοῦτο κακόν· εἰ γὰρ ἐν πρεσβυτικῇ ἡλικίᾳ ὅπου ἐσλὶ ψῦχος γίνεται φρενῖτις, χαλεπὸν τοῦτο· δῆλον γὰρ ὅτι μεγίσλη αἰτία ἐξεβιάσατο καὶ οὐ φέρει ἡ δύναμις καὶ τελευτῶσιν οὗτοι· εἴρηται δ' αὐτῷ [2] καὶ περὶ τούτου ἐν Ἀφορισμοῖς.

τθ'. Διάγνωσις [3] κώλου ἀπὸ νεφρῶν.

Τίνι διαφέρει ἡ κωλικὴ ὀδύνη τῆς νεφριτικῆς; καὶ λέγομεν ὅτι ἐπὶ μὲν τοῦ κώλου
ἐγκαρσία γίνεται ἡ ὀδύνη διὰ τὰς ἕλικας τῶν ἐντέρων, ἐπὶ δὲ τῶν νεφρῶν ἐπ' εὐθείας. Ἡ νεφριτικὴ διάθεσις ὑπόκειται, τουτέσλι λιθίασις τῶν νεφρῶν, καὶ ὅτι γίνεται ὀδύνη ἐπὶ ταύτῃ τῇ λιθιάσει καὶ βάρος σὺν αἰσθήσει παρέχουσα, ποτὲ δὲ καὶ
ὀδύνην ἐπάγει. Εἰ μὲν γὰρ ἐν τῇ κοιλότητι τῶν νεφρῶν γένηται ὁ λίθος, τότε κατ'
ἀρχὰς μὲν βάρος γίνεται σὺν αἰσθήσει, ὕσλερον δὲ ἡνίκα μέλλει ὁ λίθος ἐξουρεῖσθαι,
ἐρχόμενος ἐκ τῆς κοιλότητος τοῦ νεφροῦ παρὰ τὰς οὐρητῆρας, ποιεῖ ὀδύνην ἄμε-
τρον, ἰδοὺ μία ὀδύνη. Δευτέρα δὲ | ἐὰν αὐτὴ ἡ οὐσία [4] τοῦ νεφροῦ γένηται ὁ λίθος· τότε Col. 2.
ἡνίκα γεννᾶται, ποιεῖ ὀξεῖαν τὴν ὀδύνην. Ἡ τρίτη ὅταν φέρηται παρὰ τὴν κοιλότητα
τοῦ νεφροῦ, ἐν αὐτῇ τῇ κοιλότητι βαρεῖαν ποιεῖται ὀδύνην. Ἡ τετάρτη, ἡνίκα μέλλει
ἀπὸ τοῦ νεφροῦ ἐπὶ τὰ ἔξω ὁ λίθος ἐρχόμενος παρὰ τὰ οὐρητικὰ ἀγγεῖα ποιεῖ πάλιν
ὀξεῖαν τὴν ὀδύνην, ὥσλε ἡνίκα μὲν ἐν τῇ κοιλότητι γεννᾶται, τρεῖς μὲν ὀξεῖαι ὀδύναι
γίνονται, μία δὲ βαρεῖα ἡ τετάρτη. Ὅθεν συνεχῆ λούτρα ἐπιτάσλομεν, ἵνα τὸν ἀλγοῦντα παραμυθησώμεθα ἐκ τῶν ὀξέων ὀδυνῶν. Τίκτεται δὲ οὗτος ὁ λίθος, οὐ μόνον
ἐπὶ ψυχροτέρᾳ ὕλῃ ἀλλὰ καὶ ἐπὶ θερμῇ δυσκρασίᾳ περιφρατλούσῃ τὴν ὕλην· καὶ τὸ
θαυμασλὸν ὅτι πολλάκις ἐπὶ θερμῇ δυσκρασίᾳ γινόμενος ὁ λίθος ψυχρότατος αἴσθησις παρακολουθεῖ, πολλάκις δὲ ὑπὸ ψύξεως γινόμενος θερμασίας συναίσθησις γίνεται. Τοῦτο δὲ συμβαίνει, ἐπειδή που μὲν ἐπικλεῖται τὸ ἔμφυτον θερμὸν πικνουμένης
τῆς ἐπιφανείας ὑπὸ τῆς ψύξεως, ποῦ δὲ ἡ ψῦξις ἐν τῷ βάθει ἐνεργοῦσα ἀποδιώκει
τὸ θερμὸν ἐπὶ τὰ ἔξω.

Καὶ ὡς ἐπίπαν ἡνίκα ἀπὸ ψύξεως γεννᾶται ὁ λίθος, καὶ τότε καὶ βάρος γίνεται σὺν
αἰσθήσει· ἡνίκα ἀπὸ θερμασίας, τότε ἄμετρος γίνεται ἡ ὀδύνη, καὶ αὕτη μὲν ἡ

---

[1] A omet ici εἰ δὲ ἔχει... ἀφορισμοῖς et place ces mots fol. 107 v°, col. 2. Voir p. suiv., note 5. Cp. Hippocrate, éd. et trad. Littré, t. IV, p. 501, note 31. — [2] αὐτὸ O. Corrigé d'après A. — [3] διάκρισις A, qui infra διάγνωσις habet. — [4] A : εἴπερ ἐν τῇ οὐσίᾳ.

πρώτη διάγνωσις τῶν νεφριτικῶν διαθέσεων· δευτέρα δ' ἡ τῶν οὔρων ὅτι ψαμμία τε καὶ ἐπὶ τούτων ἐκκρίνεται, τουτέσ7ι ψαμμώδης ὑπόσ7ασις, τὸ δὲ χρῶμα ωρὸς τὸν χυμὸν τὸν ωοιοῦντα· εἰ μὲν λευκὰ ὦσιν, Φλέγμα, εἰ δὲ ἐρυθρά, αἷμα ὅπερ ἐν τοῖς νεφροῖς ἐνεχθὲν καὶ σΦηνωθέν τε καὶ ωαγιωθὲν καὶ οὕτω ωοιῆσαι τὸν λίθον. Καὶ ὅτι ὁ λίθος ἐξουρούμενος ἐξέωσε τὰ οὐρητικὰ ἀγγεῖα, καὶ ἐποίησε τοιοῦτον τὸ οὖρον[1]. Οὕτω δὲ καὶ ἐπὶ τῶν ἄλλων ἐκ τῶν χρωμάτων τὸν ωοιοῦντα χυμὸν διαγιγνώσκομεν. Καὶ ωάλιν ψαμμία τε ωυρὰ ὑΦίσ7αται αἱματώδεα ἔσ7αι οὐρέουσιν. Ὁ Γαληνὸς ἐνταῦθα γινόμενός Φησιν ὅτι αὐτὸς εἶπε ωυρὰ ψαμμία, σὺ [δὲ] εἶπε καὶ λευκὰ καὶ ξανθὰ κτλ[2].

Ἐπειδὴ ταῦτα εἴρηται, εἴπωμεν τί ἐσ7ι τὸ μετούρησις. Καί τινες μὲν λέγουσιν ὅτι μετούρησιν λέγει τὸ μετὰ τὴν ἀφούρησιν, καὶ τὴν ἔκκρισιν· γίνεται γὰρ Φησιν τοιαύτή τις Φυσικὴ διοίκησις, ὅτι ἀπὸ μὲν τῶν νεφρῶν ἐπὶ τὴν κύσ7ιν Φερομένου τοῦ οὔρου, τὸ ωαχύτερον ωροωθεῖται ἀπό τε τῆς κύσεως τὸ μὲν λεπ7ομερέσ7ερον ἐκκρίνεται, τὸ δὲ ωαχύτερον ἐν τῇ κύσ7ει μένει· καὶ οὕτω ωοιεῖ τὸν λίθον, καὶ οὕτως ἐκκρίνεται. Καὶ τὸ μὲν τῆς κύσεως Φανερόν ἐσ7ιν, τὸ δ' ἀπὸ τῶν νεφρῶν ἐπὶ τὴν κύσ7ιν μόνην τὴν Φύσιν ἔγνωσται. Ὁ δὲ Γαληνὸς λέγει ὅτι οὐ τοῦτό Φησι μετούρησις, ἀλλ' οὖρον λέγει τὸ ἀπὸ τῶν νεφρῶν μέχρι τῆς κύσεως Φερόμενον, μετὰ γὰρ τὸ ἐνεχθῆναι, τότε γίνεται τὸ σύνταγμα καὶ τότε ὁ λίθος.

«Puis vient une discussion sur la question de savoir pourquoi les enfants ont plus souvent la pierre que les grandes personnes, et s'ils sont, ou non, plus chauds que les adultes, et pourquoi les enfants ont plus souvent la pierre dans la vessie et les adultes dans les reins.

«On trouve ensuite une énumération des causes de la pierre; ce chapitre se termine par une mention fort importante d'Arétée. Jusqu'ici on croyait que cet auteur n'avait point été connu des Arabes; nos manuscrits fournissent la preuve du contraire. Voici le texte :» CH. DAREMBERG[3].

Οὕτω δ' Ἀρεταῖος ὁ Θαυμασ7ός Φησιν ὅτι ὥσπερ ἀδύνατόν ἐσ7ιν ωοιῆσαί τινα τίκτουσαν μὴ συλλαβεῖν[4], οὕτω καὶ τὸ ωάθος τοῦτο τοῦ λίθου δυσχερές ἐσ7ι ἐν τοιαύτῃ ἡλικίᾳ Θεραπεῦσαι[5].

Πάσχουσιν οἱ νεφροὶ τριχῶς, καθὼς ωροείπομεν[6], καὶ εἶπον οἱ ἰατροὶ ὅτι συμβαί-

---

[1] O om. τε καὶ ωαγιῶθεν... τὸ οὖρον. — [2] Suit une dissertation sur les causes de la génération des calculs; cette partie est toute aristotélicienne. On remarquera seulement que l'auteur compare la formation des calculs au dépôt qui s'opère au fond des vases dans lesquels on fait bouillir habituellement de l'eau. CH. D. — [3] Voir Archives des missions scient. et litt. l. c. — [4] C'est sans doute par inadvertance de la part de l'auteur ou du traducteur, ou peut-être encore du copiste, qu'on lit : Il est plus facile d'empêcher une femme accouchée de concevoir, etc., au lieu de : une femme qui a conçu de ne pas accoucher; car le passage d'Arétée auquel il est fait allusion est celui-ci : ῥήϊτερον μὲν γὰρ μή-

τρην ἄτοκον Θέμεναι ἢ νεφροὺς λιθιῶντας ἀλίθους. (Chron. Ther. II, 3, p. 267, éd. Ermerins. CH. D.) — [5] Le ms. A donne ici, avec quelques additions et variantes, le passage omis plus haut (voir p. précéd., note 1): Εἴπωμεν οὖν ὁ ἐξηγούμεθα, ἐὰν ἔχῃ νεφριτικὰ ἐὰν δὲ ἔχῃ Φρενιτικά, λέγομεν ὅτι καὶ τοῦτο κακόν. Τό γὰρ ἐν ωρεσβυτέρᾳ ἡλικίᾳ ὅπου ψύξεως γίνεται Φρενῖτις τοῦτο· δῆλον γὰρ ὅτι κτλ. — [6] Aliter A : Πασχ. ο. υ. διὰ τριῶν γενῶν ωροδηλωθέντων νόσων καθὰ καὶ ωροείπ. La copie de cette portion, faite pour M. Daremberg sur le 2214 de Paris, est tout à fait incorrecte. Je restitue le texte à l'aide du ms. A, sauf indication spéciale.

νει οὕτως εἰς πᾶν μέλος τοῦ σώματος¹, πρῶτον μὲν τῷ ἀλλοιοῦσθαι τὴν κρᾶσιν αὐτῶν, ἀπὸ δ' εἰδῶν καὶ τρόπων ἐκ μετατροπῆς κράσεως κατὰ μόνας ἁπλῆς ἢ ἀπὸ συν-
θέτου καθὼς ὑπεδείξαμεν ἐν ἀλλοδαποῖς τόποις. Τὸ δὲ δεύτερον ἀπὸ νόσου ὀργανικῆς ὡς
τὰ οἰδήματα καὶ αἱ ἐμφράξεις· τὸ δὲ τρίτον ἀπὸ διαλύσεως καὶ τῆς συνεχείας ὡς τὰ τρύα-
ματα ἢ ἐκκοπῆς τομῆς γενομένης καὶ τὰ ὅμοια. Καὶ ὁποῖον δ' εἶδος ἐκ τούτων τῶν τριῶν
ἀρρωσλία συμβαίνει ἐν τοῖς νεφροῖς· ἐπανίσλαται κατὰ τοῦ ἀρρώσλου ὀδύνη σφοδρὰ
παρομοία τοῦ κωλικοῦ πάθους, ἐπειδὴ γὰρ ὁ τοῦ νεφροῦ πόνος καὶ τοῦ κώλου κοινωνίαν ἔχουσιν ἀπὸ τοῦ περικυκλοῦντος ὑμένος πᾶσαν τὴν κοιλίαν, ἡ δὲ μέσον
τούτων διαφορὰ τῆς ὀδύνης τοῦ τε κωλικοῦ καὶ νεφριτικοῦ, ὅτι ὁ πόνος τοῦ νεφροῦ
πάγειος ἐν τῷ τόπῳ αὐτοῦ καὶ ἀκίνητος, ὁ δὲ τῆς κωλικῆς διαθέσεως μαλάτλει ἐν
τῇ κοιλίᾳ δεξιᾷ καὶ ἀρισλερᾷ καὶ προποιεῖ καὶ ὑσλερεῖ καὶ ἀνέρχεται καὶ κατέρχεται,
καὶ ἐσλι σφοδρώτερος πόνος παρὰ τοῦ νεφριτικοῦ, αὖθις δὲ συμβαίνει τοῖς νεφριτικοῖς νάρκωσις τοῦ ποδὸς τοῦ ἀντικρὺς τοῦ νεφροῦ διὰ τὸ κοινωνίαν ἔχειν τοῖς ποσὶν
οἱ νεφροὶ ἐκ τῶν σφυζόντων φλεβῶν, τουτέσλι τῶν παλλόντων καὶ μὴ παλλόντων
τῶν διακειμένων ἐπὶ τῆς ῥάχεως, καὶ ἐπεὶ ὅτι συμβαίνει νάρκωσις ἄνευθεν πόνου
ἐσλι,| διὰ τὴν ἐλάτλωσιν τῆς κινήσεως. Εἰ δ'ὑπάρχει ἡ ὀδύνη τῶν νεφρῶν καὶ ἡ
ἀσθένεια τούτων ἀπὸ δυσκρασίας δεῖ θεωρεῖν· καὶ εἰ ἐσλιν ἀπὸ θερμότητος, γίνεται
τούτῳ ὑπέκκαυσις γόνου τούτου τε λεπλότης καὶ ἐλάτλωσις τοῦ λίπους αὐτοῦ, τὸ δὲ
οὖρον ἐρυθρὸν καὶ κίτρινον, δεῖ ποτίζειν τὸν ἀρρωσλον γάλα ὄνου μετὰ τραγακάνθης
ἢ τὸν ὀρὸν τοῦ γάλακτος, τρεφέσθω δὲ κολοκύνθης ἢ μαλάχης ἢ ἀνδράχνης, καὶ
κλυζέσθω μεθ' ὕδατος θερμοῦ μετὰ σησαμελαίου ἢ μετὰ ὕδατος θερμοῦ καὶ ἰσλαίου,
ἢ κλυζέσθω μετὰ φλοιοῦ τοῦ ψυλλίου ἢ πλίσανης ἢ μεθ' ὕδατος τοῦ ἀποξύσματος
τῆς κολοκύνθης ἢ τοῦ τῆς ἀνδράχνης. Γινωσκέτω δὲ ὁ ἀναγινώσκων ὅτι αἰνίτλεται
διὰ τοῦ κλυσλῆρος ὧδε οὐχ ὡς εἰς τὸν ἀφεδρῶνα, ἀλλ' εἰς τὸν καυλὸν διὰ τοῦ κενοῦ
τοῦ πιτροῦ ἢ δι' ἑτέρου τινὸς ὀργάνου ἀπὸ χαλκοῦ ἢ ἄλλου τινός. Κλυζέσθω δὲ καὶ
διὰ τοῦ ἑψήματος τῶν ἴων καὶ τῆς γλυκυρίζης ἢ ὅπερ ἐκ τούτων εὐπρόχειρόν ἐσλι,
κεκραμένου μετά τινων ἐλαίων χλιαρῶν. Εἰ δ'ἐσλι τὸ πάθος αὐτῶν ἀπὸ δαψιλεσλά-
της ψυχρότητος παρέπεται τῷ πάσχοντι σλέρησις ἐπιθυμίας συνουσίας, ἀδυναμία τῶν
ψοῶν καὶ τῶν ὠμοπλάτων, καθὼς συμβαίνει τοῖς γέρουσι, τὸ δὲ οὖρον λευκόν.
Ἰατρεύεται δὲ ὁ τοιοῦτος μετὰ θερμῶν ἀλειφῶν καὶ λείων καὶ μαλακῶν καὶ διὰ τῶν
διαλυτικῶν ἐμπλάσλρων καὶ μαλακῶν καὶ διὰ κλυσλήρων ὡς τὸ ἔλαιον τῆς δάφνης τὸ
ἀνηθελαίου καὶ ἀμυγδαλελαίου καὶ τοῦ πενταφύλλου· καὶ τὸ καλούμενον κίκκινον
ἔλαιον, σησαμέλαιον, ἢ τὸ χαμαιμήλινον, ἢ τὸ σχοινέλαιον. Χράσθω δὲ ταῖς τοιαύταις
ἀλειφαῖς μετὰ βοείου βουτύρου μεθ' ὕδατος τῶν διαλυτικῶν λαχάνων ὡς τὸ ὕδωρ τῶν
σεύτλων καὶ τῶν σελίνων, καὶ τοῦ τριβόλου, καὶ τοῦ χαμαιμήλου καὶ τῶν ὁμοίων.
Φησὶ δὲ Γαληνὸς ἐν ταῖς Ἐπιδημίαις ὅτι ἡ θεραπεία τῶν νεφριτικῶν ἐσλιν ἀπὸ
τῶν παραγμάτων τοῦ κοινοῦ, τουτέσλι τῶν γυμναζομένων καὶ καταλιμπανόντων τὴν
πλησμονὴν καὶ τοῦ πίνειν τὰ φάρμακα τὰ διουρητικά, καὶ χράσθω τοῖς λεπλύνουσι
καὶ μαλάσσουσι· τοὺς νεωτέρους καὶ ἰσχυροὺς καὶ δοκίμους πρὸς τὴν ἰατρείαν φλεβοτομεῖν ἀπὸ τῶν φλεβῶν τῶν γονάτων καὶ κενοῦν διὰ τῶν ἰσχυρῶν βοηθημάτων. Τοὺς
δὲ χρονίσαντας ἐν τῷ νοσήματι οὐ δεῖ φλεβοτομεῖν ἀλλὰ προσμένειν ἐν τῇ οἰκονομίᾳ
τῇ προλεχθείσῃ | παρὰ τοῦ Γαληνοῦ ὅτι τὸ γυμνάζεσθαι ὠφέλειαν παρέχει, κενοῖ γὰρ
τὸ περίτλωμα ἀπὸ τοῦ σώματος καὶ πέτλει τὴν ὑγρότητα τὴν φλεγματώδη καὶ ὠμήν,
καὶ λεπλύνει αὐτὴν καὶ δυναμει (sic) τὰ μέλη τοῦ σώματος ὅλα, ὠφελοῦσι δὲ ἀπὸ τῶν

F. 108
col. 1.

Col. 2.

¹ A : συμβαίνουσιν εἰς π. μ. τ. σ. καὶ τὸ μὲν ἕν.

καθαρτικῶν τὰ ὄντα διουρητικὰ καὶ καθαίροντα τὰ παχέα καὶ γλίσχρα, τὰ ἐμπεπλα-
σμένα καὶ κεκολλημένα ἐν τοῖς νεφροῖς. Φησὶ δὲ καὶ Ἱπποκράτης ἐὰν συμβῇ πόνος
νεφρῶν τοῖς παρελθοῦσιν ἔτεσι πεντήκοντα οὐ ῥώννυται, τὰ γὰρ πλείονα τῶν χρόνων
νοσήματα ἐν τοῖσι πρεσβύτησι σὺν αὐτοῖς ξυναποθνήσκει.

ΛΟΓΟΥ Ϛ΄ ΠΥΛΗ ΙΓ΄.

τοβ΄. Περὶ τῶν οἰδημάτων τῶν νεφρῶν.

Γεννῶνται πολλάκις ἐν τοῖς νεφροῖς οἰδήματα ἀπὸ περιτώματος χυμοῦ περιρ-
ρέοντος ἐν αὐτοῖς, καὶ αἰσθάνεται ὡς ἐκ τούτων ὁ ἀρρωσ7ος πόνον εἰς λαγῶνα καὶ
φρίκης ὥραν προώραν καὶ πυρετοῦ συνεχοῦς· καὶ διὰ τοῦτο χρὴ κατακλύζεσθαι ἐπὶ
τὸ ἀρισ7ερὸν μέρος, εἰ ὁ πόνος ἐσ7ὶν ἐν τοῖς δεξιοῖς· εἰ δὲ ἡ ὀδύνη ὑπάρχει ἐν τοῖς
ἀρισ7εροῖς, ἐπὶ τὸ δεξιόν· εἰ δ᾿ ὑπάρχει ἐν τῷ μέρει ἔνθα τὸν νεφρὸν ἀλγεῖ αἴσθησις
βάρους καὶ ὥσπερ τι κρεμᾶται ἐν αὐτῷ, σεσημείωται ὅτι τραῦμά ἐσ7ιν· εἰ δὲ νοεῖ
βάρος πολὺ, τεκμαιρόμεθα ὅτι ἀπηρτίσθη ἐν αὐτῷ. τὸ πῦον καὶ σχεδὸν δι᾿ ὀλίγου
ἀπορεῖ τὸ τραῦμα ἕλκος καὶ αἷμα δι᾿ οὔρων. Εἰ δ᾿ ἐγεννήθη τὸ οἴδημα ἀπὸ χυμοῦ
θερμοῦ, ἀκολουθεῖ μεθ᾿ ὧν εἴπομεν δίψα σφοδρὰ καὶ αἴσθησις ὀδύνης μεγίσ7ης, ἔσ7ι
καὶ τὸ οὖρον αὐτοῦ ἐρυθρὸν καὶ πυρετὸς ὀξύς· εἰ δὲ ἡ γέννησις τοῦ οἰδήματος ἀπὸ
χυμοῦ ψυχροῦ, αἰσθάνεται ὁ ἀρρωσ7ος βάρους εἰς τοὺς νεφροὺς αὐτοῦ καὶ πόνου
χαύνου καὶ πυρετοῦ ἱλαροῦ. Καὶ δεῖ δεικνυμένης τῆς αἰτίας τῆς νόσου καὶ τῶν σημείων
αὐτῆς μὴ παραιτεῖσθαι τὴν θεραπείαν αὐτῶν, διότι οἱ νεφροὶ δυσίατοί εἰσιν ἐκ τῆς
αὐτῶν χαυνότητος. | Ἐπειδὴ γὰρ τὰ εἴδη καὶ τὰ φάρμακα οὐ κατανταῶσιν ἐν τοῖς
νεφροῖς, ἀλλ᾿ ἡ δύναμις αὐτῶν τότε ἀσθενὴς γίνεται[1] διὰ τὸ μῆκος τῆς ὁδοῦ[2]· εἰ δὲ
ἡ γέννησις τοῦ οἰδήματος ὑπάρχει ἀπὸ χυμοῦ θερμοῦ καὶ δεικνύει[3] ἡμῖν τὰ προη-
γηθέντα σημεῖα, προτρέπομεν τῷ νοσοῦντι πινεῖν τὸ πεπλυμένον ψύλλιον μετὰ
ῥοδελαίου καὶ σάκχαρος, ἢ λαβὼν μυξάρια[4] ζίζυφα, σπέρμα σικύου, μάννα, ἑψησὸν,
καὶ πινέτω τὸ διυλισθὲν ἐξ αὐτῶν, ἢ λαβὼν ὕδωρ σ7ρύχνου ἰνδίβων καὶ τῶν μαράθρων
ἑψημένα καὶ σεσυρμένα λίτρα Ϛ΄΄ μαλάξας ἐν τούτοις γο΄ Ϛ΄΄ τὸ ἐντὸς τοῦ μελακα-
λάμου, καὶ διυλίσας ἐπίβαλε ἐπ᾿ αὐτοῖς ἀμυγδαλέλαιον γλυκὺ ἢ ἰέλαιον καὶ πινέτω.
Εἰ δ᾿ ἡ γασ7ὴρ τοῦ ἀρρώσ7ου ἐπέχεται, ἔσ7ι δι᾿ εὐθετώτερον αὐτῷ ἐργαλεῖον μετὰ ἴων,
κριθῆς κεκαθαρμένης σπέρμα καὶ ἀλθαίας, μυξαρίων, ἰελαίου καὶ τῶν ὁμοίων. Τρεφέσθω
δὲ διὰ λεπτῶν τροφῶν καὶ εὐπέπλων ὡς ἡ πλισάνη· ἀπεχέσθω δὲ τῶν ἀφροδισίων, καὶ
παραιτεῖσθαι τοῦ ἱππάζεσθαι καὶ κοποῦσθαι, καὶ μὴ πλησιαζέσθω τὰ θερμὰ εἴδη
μάλισ7α τὸ μέλι καὶ τὰ ὅμοια κτλ.

τοε΄. Περὶ τῶν τραυμάτων τῶν φυομένων ἐν τοῖς νεφροῖς καὶ ἐν τῇ κύσ7ει.

Ἰσ7έον ὅτι ὁπηνίκα ἐνσκήψωσι περιτώματα θερμὰ καὶ ὀξύτατα ἐν τοῖς νεφροῖς,
τραυματίζουσι τούτους διὰ τῆς οἰκείας δριμύτητος, ὡσαύτως καὶ ἐὰν ἐν τῇ κύσ7ει
ἐφελκυσθῶσι τοιαῦτα περιτώματα, ταύτην τραυματίζουσιν· ἡ δὲ θεραπεία τοῖν δυοῖν
μία ἐσ7ὶ καὶ οἰκονομία διὰ τῶν τροφῶν καὶ φαρμάκων. Ἀλλ᾿ οὖν χρὴ λέγειν τὴν διαφορὰν τῶν τραυμάτων τῶν συμβαινόντων ἐν τοῖς νεφροῖς καὶ ἐν τῇ κύσ7ει· εἰ μὲν
οὖν ἐσ7ὶ τὸ τραῦμα ἐν τοῖς νεφροῖς, αἰσθάνεται ὁ νοσῶν πόνου ἐν ταῖς ψοαῖς, καὶ τὸ
οὖρον αὐτοῦ πῦον, παχὺ, τεθολωμένον καὶ πολλάκις ἔχει μικρὰ κόμματα κρέατος, ἢ

---

[1] ἐσ7ὶ A. — [2] τοῦ τρίτου φημὶ τῆς ὁδοῦ τῶν εἰδῶν A. — [3] ἐμφαίνει A. — [4] μυο-
χάλας A; item infra.

δε ὁδὸς τοῦ οὔρου αὐτοῦ εὐχερής· εἰ δ' ἔσ῾τι τὸ τραῦμα ἐν τῇ κύσ῾ει, αἰσθάνεται ὁ πάσχων ὀδύνης εἰς τὸ ὑποκένιον ἐν τῇ ἥβῃ καὶ δυσουρεῖ, βρίθει δὲ καὶ ἕλκος ἐν τῷ ἀγγείῳ ἐν ᾧ οὐρεῖ μεθ' ὥραν τῆς οὐρήσεως, καὶ φαίνονται ἐν τῷ οὔρῳ ξύσματα, τυλοὶ, λεπίδες πεταλώδες, δύσοσμοι. Δεῖ τοίνυν περισπουδάζειν εἰς τὴν ἐπιμέλειαν αὐτοῦ γενομένου τραύματος ἐν τοῖς νεφροῖς, διότι ἐὰν χρονίσωσιν οὐ θεραπεύονται εἰ μὴ δυσκόλως· ἐπειδὴ γὰρ οἱ νεφροὶ χαῦνοί εἰσιν. Ὁπηνίκα οὖν ἐνταῦθα ἡ ὕλη καὶ τὸ πῦον κολληθῇ, | γίνονται ἀπαράδεκτοι τῶν φαρμάκων, ἐξαιρέτως δὲ μεθ' ὧν ἰατρεύονται. Col. ... Καταπλασσέσθω τοίνυν ὁ τόπος τῆς ὀδύνης μετὰ σπόγγου βεβρεγμένου ἐν ὕδατι θερμῷ καὶ ἐλαίῳ, εἶτα καταπλασσέσθω μετὰ ῥόδων ξηρῶν καὶ φακῶν, καὶ μυρσινο- κόκκων... (Suivent d'autres recettes, trochisques et emplâtres.)

ΠΎΛΗ ΙΕ΄.

τοθ'. Περὶ οὔρου αἵματος.

Ἡ ῥεῦσις τοῦ αἵματος δι' οὔρου γίνεται διὰ τεσσάρων τρόπων, πῆ μὲν ἀπὸ τοῦ ἥπατος ῥηγνυμένου μέρους τῶν φλεβῶν αὐτοῦ, πῆ δὲ ἀπ' ἐκκοπῆς τῆς φλεβὸς τῆς τοῦ νεφροῦ, τρίτον ἀπὸ ῥήξεως | μέρους τῶν φλεβῶν τοῦ κοίλου τῶν νεφρῶν, ἥτις ὑπάρχει ἡ ὀδύνη μεταξὺ τῆς κύσεως καὶ τῶν νεφρῶν, τέταρτον ἀπ' ἐκκοπῆς τῶν φλεβῶν τῆς κύσεως, καὶ ἐὰν ἔσ῾ιν ἡ οὔρησις τοῦ αἵματος ἐκτὸς πόνου, γινώσκομεν[1] ὅτι ἀπὸ τοῦ ἥπατός ἐσ῾ιν ἡ αἰτία. Εἰ δ' ἔσ῾ιν ἡ χροιὰ τοῦ αἵματος ἐρυθρά, διὰ τάχους ἐξέρχεται χωρίς τινος προηγήσεως, τεκμαιρόμεθα ὡς ἐκ τούτου ὅτι ἡ φλὲψ ἐν τοῖς νεφροῖς ἐρράγη πῆ μὲν ἀπὸ ἐκπηδήματος ἰσχυροῦ, ἢ πλώσεως, ἢ κρούσματος, ἢ ἀπὸ πλήθους αἵματος καὶ ὀξύτητος ῥαγέντος τοῦ φλεβίου ἐξέρχεται αἷμα ἐρυθρὸν, διότι ἐὰν ἀποσπάσῃ φλὲψ καὶ διαρραγῇ, οὐ γίνεται ἡ ῥεῦσις τοῦ αἵματος κατὰ πολὺ, ἀλλὰ μᾶλλον ἐξέρχεται ἐξ αὐτοῦ λεπτὸν, ὑδαρῶδες, ὀλίγον πρὸς ὀλίγον ἐμφαίνει τὴν χροιὰν εἰς τὸ οὖρον τὴν καταβαφεῖσαν ἀπὸ λεπ῾οῦ αἵματος. Γίνεται δὲ καὶ ἡ κένω- σις τοῦ αἵματος πάλιν ἐπὶ τοῖς λιθιῶσιν ἐν τοῖς νεφροῖς, ὅταν ἐμπλακῇ εἰς τὴν ὁδὸν τὴν οὖσαν μέσωθεν τῆς κύσεως καὶ τῶν νεφρῶν, καὶ ποιεῖ πληγὴν, καὶ τότε γίνεται ῥεῦσις τοῦ αἵματος, μάλισ῾ά γε ἐὰν ἔσ῾ιν ὁ λίθος τραχὺς καὶ ὀξὺς, γίνεται δ' ἡ κένωσις τοῦ αἵματος καθὼς εἶπον ἀπὸ τῶν φλεβῶν τῆς κύσεως ἐξ ἀναβρώσεως. Προη- γοῦνται δὲ σημεῖα τοῦ τραύματος τοῦ ὄντος ἐν τῇ κύσει· ὁ πόνος ἐν αὐτῷ, καὶ ἡ ῥεῦ- σις τοῦ ἕλκους, καὶ πολλάκις ἐξέρχεται ψήγματα, τουτέσ῾ι κομμάτια μικρὰ ταύτης τῆς κύσεως. Θέλοντες οὖν θεραπεῦσαι τὸν ἄρρωσ῾ον ἀπὸ τῆς οὐρήσεως τοῦ αἵμα- τος, θεωρήσομεν ἐν πρώτοις εἰ ἔσ῾ιν ἡ οὔρησις τοῦ αἵματος ἀπὸ τοῦ ἥπατος, καὶ εἰ δεικνύει ὃ προείπομεν σημεῖον μετὰ πάντων[2] τῶν συμβαινόντων τῷ ἥπατι, προτρέπομεν τὸν νοσοῦντα τοῦ τέμνειν τὴν βασιλικὴν φλέβα[3] ἐκ τοῦ δεξιοῦ μέρους προσ῾άτ῾οντες αὐτὸν λεπ῾οτροφεῖν καὶ ἀποφεύγειν τὸν κόπον καὶ τὰ ἀφροδίσια, καὶ ἰατρεύσομεν αὐτὸν μετὰ τῶν προηγησαμένων περὶ τῆς κενώσεως τοῦ αἵματος τοῦ ἥπατος· εἰ δ' ἔσ῾ιν ἡ οὔρησις τοῦ αἵματος ἀπὸ ἐκκοπῆς φλεβὸς ἐν τοῖς νεφροῖς, ἢ ἐν τῇ ὁδῷ τῇ ἐν μέσῳ τῶν νεφρῶν καὶ τῆς κύσεως, καὶ ἀπὸ ἀναστομώσεως φλεβὸς ἤγουν ἀνεώξεως, προτρέπομεν αὖθις τοῦ τέμνειν τὴν βασιλικὴν φλέβα | καὶ τοῦτο εἰ συνᾴδει ὁ καιρὸς, καὶ ἡ ἡλικία, καὶ ἡ συνήθεια, καὶ ἡ δύναμις, προσ῾άσσομεν αὐτὸν

F. 109 v
col. 1
Col. 2

F. 110 r
col. 1

---

[1] Dans le cod. Phill., les mots καὶ... πό- νου sont avant τέταρτον, γινώσκομεν est remplacé par γινομένη e on lit ἐκ τοῦ πόρου au lieu d'ἐκτὸς πόνου. CH. DAR. — [2] Mss. πασῶν. — [3] Sic A, hic et infra. Forme byzantine pour φλέβα. (CH. DAR.)

τοῦ ἠρεμεῖν καὶ ἀναπαύεσθαι καὶ παραιτεῖν τὴν κίνησιν, μάλιστά γε ἡ τῆς συνουσίας κίνησις· οἰκονομητέον[1] δ᾽ αὐτὸν μετὰ πάντων[2] τῶν εἰδῶν καὶ τροφῶν τῶν προλειχθεισῶν ἐν ταύτῃ τῇ πύλῃ καὶ μετὰ τῆς θεραπείας [ἧς] εἰρήκαμεν ὄπισθεν περὶ πλύσεως αἵματος.

Suivent des trochisques contre l'hématurie et l'hémoptysie.

ΠΥΛΗ Ις΄.

τπδ΄. Περὶ τῶν λιθιώντων.

Col. 2. Ἡ μὲν γέννησις τοῦ λίθου ἐν τοῖς νεφροῖς ἢ ἐν τῇ κύσλει διὰ δύο προσώπων γίνεται· ἐν μὲν ὅταν ἕψηται χυμὸς παχὺς γλίσχρος εἰς μῆκος καιροῦ καὶ χρόνου μετὰ πυρώδους θερμότητος ὑπάρχουσα ἐν τοῖς νεφροῖς παρὰ φύσιν, δεύτερον δ᾽ ὅταν συμβῇ ἐν τῷ σώματι τῶν νεφρῶν τραῦμα καὶ ἑλκοῦται, μή που [πω] δὲ κενωθὲν καταλιμπανόμενον ἐν τοῖς αὐτόθι πήγνυται καὶ λιθοῦται ἡ ὕλη. Ἐπὶ πλεῖον δ᾽ οἱ νέοι λιθιῶσι καὶ ἐπὶ δὲ τοῖς παιδίοις ὡς ὅτι ἐν τῇ κύσλει αὐτῶν γεννᾶται διὰ τὸ σλενὸς αὐτοῖς εἶναι ὁ τῆς κύσεως τράχηλος, ἢ δ᾽ ὕλη κωλύεται τοῦ ἐξελθεῖν διὰ τὴν σλένωF. 110 vᵉ, col. 1.σιν, καὶ τοῦτο ἴδιον αὐτοῖς ἔνεσλι τὸ τῆς κύσλεως θερμόν· ἡ δὲ μεγίστη αἰτία τοῦ γεννηθῆναι ὁ λίθος ἐν τοῖς παισὶν ἐσλι τὸ πάχος τοῦ οὔρου· ἐπεὶ γὰρ τὸ οὖρον τῶν παίδων παχὺ λίαν καὶ δεῖ πάλιν ὑπάρχειν τὸ τοιοῦτον οὖρον παχὺ ἐπὶ τῶν παιδίων σφοδρότερον ἢ γλισχρότερον διὰ τὴν πρᾶξιν τῆς ἐμφύτου θερμότητος ἐν αὐτοῖς, καὶ ἔπεψε τοῦτο, τὸ δὲ πλειοτέραν γλισχρότητα ἔχον ἐσλι ταχύτερον τοῦ γεννᾶσθαι τὸν λίθον ἰσχυρότερον ἄλγος. Ἐπὶ δὲ ταῖς γυναιξὶν οὐ συμβαίνει λιθίασις, εἰ μὴ σπανίως, καὶ μιᾶς κατὰ μιᾶς, διότι ἡ ὕλη ἡ δι᾽ αὐτῆς (pro ἧς) γεννᾶται ἡ λιθίασις οὐκ ἐπισωρεύεται εἰς τὰς γυναῖκας δι᾽ αἰτίας πλείας, τὸ μὲν ὅτι ὁ τράχηλος τῆς κύσεως ἐν ταύταις κολοβὸς ἡγουν κοντός, δεύτερον ὅτι πλατεῖα ἡ δίοδος, τρίτον ὅτι ἡ κλῶσις τῆς κύσεως εἰς αὐτὰς ὀλίγη, τέταρτον ὅτι ἡ πόσις τοῦ ὕδατος ἐλαττοτέρα ἐν ταύταις παρὰ τῶν παίδων· πολλάκις δὲ γεννᾶται ὁ λίθος ἀπὸ πόσεως τοῦ θολεροῦ ὕδατος καὶ παχέως, διότι ταῦτα τὰ ὕδατα ἐπισωρεύουσιν ἐν τῷ σώματι γλίσχρα περιττώματα παχέα, καὶ συμβαίνει ἀπὸ τούτων ἡ λιθίασις, παρέπονται δὲ τῷ λίθῳ συμπλώματα συνεχῆ, πυρετὸς καὶ δυσουρία καὶ πόνος διηνεκής. Καὶ εἰ ἐγγεννήθη ὁ λίθος ἐν τοῖς νεφροῖς, περίκειται ὁ πόνος, ὃν αἰσθάνεται ὁ ἄρρωστος ἐν ταῖς λαγῶσι, παρόμοιος τῇ νύξει τοῦ κεντητηρίου, μὴ δυνάμενος ὑποφέρειν τὴν νύξιν, τὸ δ᾽ ἔμπεδον ὅ ἐσλι βέβαιον σημεῖον τοῦτο, ὅταν ἐπεξέρχεται ὁ λίθος μετὰ τοῦ οὔρου. Εἰ δ᾽ ἐν τῇ κύσλει ἡ γέννησις τῶν λίθων, αἰσθάνεται ὀδύνης ἐν τῇ ἥβῃ καὶ κνησμὸν εἰς τὴν οὐρήθρην ὥσλε ἐρεθίζειν τοῦτον ὁ κνησμός, ὡς τὸ μαλάξαι τὸν καυλὸν αὐτοῦ καὶ διὰ χειρὸς αὐτοῦ τοῦτον κρεμάσαι, οἰόμενος ὅτι ἡ αἰτία τῆς ὀδύνης αὐτοῦ ἀπὸ τοῦ καυλοῦ ἐσλι, μένει δὲ ὄρθιος ἀεί. Βουλόμενοι δὲ θεραπεῦσαι τὸν λιθιῶντα, θεωρήσωμεν εἰ ἐγεννήθησαν οἱ λίθοι ἐν τοῖς νεφροῖς, καὶ ὑποδεικνύει ἡμῖν τὸ προηγημένον σημεῖον· ἴδωμεν πάλιν καὶ εἰ εἰσὶν ἐν τῷ σώματι χυμοὶ δριμύτατοι, κενοῦμεν διὰ τῶν κενωτικῶν εἰδῶν...

Bains, décoction d'anis, de persil.

Col. 2. Πινέτω δὲ τοὺς εὑρισκομένους λίθους ἐν τοῖς σπόγγοις· ἔφησε δ᾽ ὁ Ροῦφος καὶ ὁ Διοσκορίδης, ὡς ὅτι ἐὰν πίῃ ὁ ἄρρωσλος ἀπὸ τῶν λίθων τοῦ σπόγγου ὁλκὴν μιᾶς δραχμῆς τετριμμένων μεθ᾽ ἑψήματος καὶ ὕδατος θερμοῦ, θρύπλει τοὺς λίθους.

---

[1] ὠκνόμησε A. — [2] πασῶν mss. Fort. legend. πασῶν, deletis εἰδῶν καὶ.

Recettes d'autres breuvages. Opération pour la pierre dans la vessie; lithotriptes.

τπη΄. Περὶ τῆς ἀδυναμίας τῶν νεφρῶν [καὶ] τοῦ καλουμένου διαβήτου.

F. 111 r°, col. 1.

Rien d'important qui ne se retrouve dans la traduction latine; je remarque seulement cette phrase : Πινέτω... ἢ τῶν ῥοιῶν ἢ τῶν μηλοκόκκων, φημὶ ξαροὺρ κατ' Ἄραβας, ce qui prouve, ce me semble, que cette traduction grecque a été faite sur l'arabe et non sur le latin. (Cᴴ. Dᴀʀ.)

τλς΄. Περὶ τῶν ἐνουρούντων ἐν στρωμναῖς.

F. 112 r°, col. 2, l. 4.

Πολλάκις ὁ ἄνθρωπος οὐρεῖ ἐν τῇ στρωμνῇ ἀγνοῶν, πλειστάκις δὲ τοῦτο συμβαίνει τοῖς παισὶ διὰ τὸ βάρος τοῦ ὕπνου αὐτῶν καὶ τὸ πλῆθος τῆς ὑγρότητος, συμβαίνει δὲ καὶ τοῖς γέρουσι διὰ τὴν χαυνότητα τῆς κύστεως αὐτῶν καὶ τὴν τοῦ σώματος ὑγρότητα. Ἰατρεύοντες δὲ προτρέπομεν τοῦ πίνειν τὴν μεγάλην θηριακὴν ἢ λαβεῖν ἡδυσμούς καὶ σμύρναν ἀποβρέχειν ἐν οἴνῳ εὐόσμῳ καὶ πίνειν τὸ ἀπόβρεγμα ἢ λαβὼν βαλάνους σμύρναν λίβανον ἀνὰ μέρος α΄ ἐψήσας μετ' οἴνου καὶ συρώσας ἐπίχεε μυρσινελαίου ∠ β΄ καὶ πινέτω ὀγκ. c΄΄, ἢ λαβὼν κύστιν αἰγὸς ἢ βοὸς κεκαυμένην, χρῶ ταύτῃ μετ' ὄξους καὶ ὕδατος· ὁπηνίκα δὲ θέλει καθεύδειν καὶ ὑπνεῖν, πινέτω ἐξ αὐτῆς, ἔπειτα λαμβανέτω μέρος κιμωλίας καὶ φυράτω ταύτην σὺν τῇ χολῇ τοῦ βοὸς καὶ χριέτω[1] τὸν καυλὸν ἐπάνω καὶ ὑποκάτω, συχνάκις δὲ χράσθω τοῖς θερμοῖς ἀντιδότοις.

ΠΥΛΗ Κ΄.

τλς΄. Περὶ ἐποχῆς οὔρου[2].

Μετέχει βλάβης ἡ ἐξέλευσις τοῦ οὔρου πῇ μὲν ἐξ αἰτίας τῶν νεφρῶν, ἢ ἐξ ἀφορμῆς τῆς κύστεως, συμβαίνει δὲ μάλιστα τοῖς νέοις ἰδίως ἐν τοῖς νεφροῖς ἐκ τῆς θερμοτάτης κράσεως αὐτῶν, τοῖς δὲ παισὶ συμβαίνει ἐν τῇ κύστει διὰ τὴν ἄτακτον αὐτῶν οἰκονομίαν καὶ τὴν ἄκαιρον χρῆσιν τῆς τροφῆς. Εἰ μὲν οὖν ὑπάρχει ἡ ἐποχὴ τοῦ οὔρου ἐξ αἰτίας τῆς κύστεως πολλάκις ὁλοτελῶς ἐπέχεται· αὖθις δὲ κωλύεται καὶ κρατεῖται παρά τινος ἐμποδίζοντος. Εἰ οὖν παντελὴς ἐποχὴ τοῦ οὔρου παντελῶς ἐστὶν ἀπὸ τῆς νεκρώσεως τῆς ἐκκριτικῆς δυνάμεως τῆς ἐν τῇ κύστει, τεκμήριον δὲ τούτου ὅτι οὐκ αἰσθάνεται ὁ ἄρρωστος οὔτε[3] ἀλγοὺς οὔτε βάρους καὶ ποτὲ μὲν συμβαίνει ἀπὸ τῆς στενώσεως τῆς διόδου δι' ἧς ἔρχεται, πῇ δὲ κρατεῖσθαι τὸ | οὖρον ἀπὸ τῆς κύστεως γίνεται ἢ ἀπὸ συγκλεισμοῦ ὄντος ἐκεῖσε ὡς ἀπὸ λιθιάσεως πήξεως[4] αἵματος παχυτάτου χυμοῦ ἕλκους πολλοῦ ἢ ἐξ ἄλλου τινὸς ἐπιπολάζοντος ἐκεῖ οἷον ἀκροχορδῶνες σαρκὸς περιτώματα ἢ ἀπὸ συστολῆς τῆς ὁδοῦ τῆς κύστεως, συμβαῖνον ἐν αὐτῷ οἴδημα ὡς τὸ καλούμενον φλεγμονὴ, ἢ τὸ οἴδημα τὸ σκληρὸν, ἢ τὸ χαῦνον· καὶ εἰ ὑπάρχει τὸ οἴδημα εἰς τὸ βάθος τῆς κύστεως, αἰσθάνεται ὁ νοσῶν βάρους ἐνταῦθα ὀδύνης τε

F. 112 v°, col. 1.

---

[1] χρήσατο pour χρισάτω A, f. mel. —
[2] A partir de ce point M. Daremberg a fait collationner le texte sur le ms. 300 du Vatican, qui diffère très peu de A. — [3] Rédaction de A V : ὁ ἄρρ. οὐκ αἰσθ. ὀδύνης οὔτε ἀλγους, πῇ μὲν ἀπὸ τῆς στ. τ. δ. δι' ἧς ἐξέρχεται, πῇ δὲ συμβαίνει τῷ κρα-

τουμένῳ τὸ οὖρον ὥρας καὶ ὕστερον μὴ ἰσχύον τι οὐρεῖν· ἡ δὲ στένωσις τῆς ὁδοῦ δι' ἧς ἐξέρχεται τὸ οὖρον, ἀπὸ τῆς κύστεως, κτλ. — [4] Rédaction de A V : καὶ πῆξις αἵματος καὶ ὁ παχὺς χυμὸς καὶ τὸ ἕλκος τὸ πολὺ ἢ ὡς ἄλλο τι ἐπιπολάζον ἐκεῖσε ὡς ἀκροχορδῶνες, κτλ.

καὶ πυρετοῦ, ἔχει δὲ καὶ ἀγρυπνίαν καὶ οὔρου ἐποχὴν, καὶ ἔσϯιν ἐπάνω τῆς κύσϯεως
σκληρὸν καὶ αἰσθάνεται πόνου μετὰ παλμοῦ καὶ νύξεως ἤτοι δήγματος, τὸ τοιοῦτον
δὲ τάχιον θανατοῖ εἰ μὴ προφθάσει θεραπεύεσθαι· εἰ δ᾽ ὑπάρχει ἡ ἐποχὴ τοῦ οὔρου
ἀπὸ συγκλεισμοῦ τοῦ πόρου οὐ συμβαίνει τινὶ ἐξ ὧν εἴπομεν, σημειούμεθα εἰ προεγέ-
νετο νόσος ἐν τοῖς νεφροῖς ἢ ἐν τῇ κύσϯει, εἴπερ γὰρ οὐρεῖ αἷμα ἢ πῦον ἢ ψῶραν
εἶχεν ἡ κύσϯις αὐτοῦ, καὶ μετέπειτα ἐκρατήθη τὸ οὔρον αὐτοῦ, ἐγνώκαμεν ὅτι τὸ
πῦον καὶ ἡ ὕλη ἐπήχθησαν[1] ἐν τῇ διόδῳ τοῦ οὔρου, καὶ διὰ τοῦτο ἐκρατήθη, ἡ δὲ
κρᾶσις τούτου οὐκ ἔσϯιν ἀπὸ τῶν καθόλου αἰτιῶν δι᾽ ὧν κρατεῖται τὸ οὔρον, ὁπηνίκα
ἡ ποσότης τούτου ἐλατϯωθῇ. Θεραπεύοντες οὖν τὴν ἐποχὴν τοῦ οὔρου, εἴπερ ἐσϯὶν
ἀπὸ τῆς ἀδυναμίας τῆς ἐκκριτικῆς δυνάμεως τῆς ἐν τῇ κύσϯει, δεῖ καθίζειν τὸν
ἄρρωσϯον ἐν ὕδατι θερμῷ ἐν ἰσότητι, ὑποκλίνειν τε τὸν τράχηλον τῆς κύσϯεως ἐν
τοῖς κάτω καὶ μαλάϯειν μετὰ χειρὸς τὸ ὑπογάσϯριον ὥσπερ ἀποπέμπων τὸ οὔρον ἐν

Col. 2. τῷ τραχήλῳ τῆς | κύσϯεως, ὡς ἡ ἐνέργεια τῆς ἐκκριτικῆς δυνάμεως· οὕτω γὰρ τὸ
οὔρον ἐξέρχεται, εἶτα οὕτως προσϯάσσωμεν τὸν ἄρρωσϯον τοῦ πίνειν τὰ θερμὰ εἴδη
τὰ εὔοσμα ὡς τὴν μεγάλην θηριακὴν τὴν διὰ ῥόδων καὶ τὴν διὰ λαχάνων (?) καὶ τὰ
ὅμοια. Καὶ χρᾶσθαι δὲ πάλιν τοῖς θερμοῖς τοῖς εἴδεσι τοῖς ἡδυπνόοις ὡς τῷ σϯάχει[2] καὶ
τῷ μάκερ καὶ κασσίᾳ, λεπϯοκινναμώμῳ καὶ καρδαμώμῳ καὶ ἀκόρῳ καὶ τοῖς ὁμοίοις. Καὶ
συχνὰ δὲ λουέσθω εἰς βαλανεῖον καὶ ἀλειφέτω τὴν ἥβην καὶ τὰ νῶτα μετὰ νάρδελαίου
ἢ χαμαιμήλελ. ἢ μοσχελ. Καταπλασσέσθω δὲ μετ᾽ ἐμπλάσϯρου συντιθεμένου ἀπό τε
σϯάχυος, κασσίας, χαμαιμήλου, ἀνήθου καὶ τῶν ὁμοίων. Εἰ δ᾽ ἐσϯιν ἡ ἐποχὴ[3] τοῦ οὔρου
ἐξ αἵματος πεπηγότος ἢ ἀπὸ πύου ἢ ἀπὸ φλυκτίδος, δεῖ θεραπεύεσθαι μεθ᾽ ὧν εἴπομεν εἰς τὴν θεραπείαν τοῦ νεφροῦ καὶ τῶν τραυμάτων τῶν γινομένων ἐν αὐτῷ, διη-
νεκέως δὲ καθεζέσθω εἰς ὕδωρ θερμὸν καὶ ἀλειφέσθω μετὰ τῶν διαλυτικῶν ἀλειφῶν,
καὶ κλυζέσθω τὴν οὐρήθραν[4] μετὰ γάλακτος γυναικείου καὶ ἰελαίου τοῦ τε χυλοῦ τοῦ
σπέρματος τοῦ πέπονος καὶ καταπλασσέσθω διὰ τῶν μαλακτικῶν ἐμπλάσϯρων. Εἰ
δ᾽ ὑπάρχει ἡ ἐποχὴ τοῦ οὔρου ἀπὸ οἰδήματος ἐν τῇ κύσϯει καὶ ἔσϯιν ἐν ἀρχῇ τῆς
νόσου, δεῖ[5] τέμνειν τὴν βασιλικὴν φλέβα, καὶ τοῦτο εἰ συνᾴδει ἡ ἡλικία καὶ ὁ καιρὸς
καὶ ἡ συνήθεια· καὶ ἡ δύναμις, εἶτα πίνειν τὸ ὕδωρ τοῦ σϯρύχνου καὶ τῶν ἰνϯύβων, μα-
λασσόμενου ἐν αὐτοῖς κάλαμον μέλαν, πυριᾶν δὲ καὶ τὸν τόπον μεθ᾽ ἐψήματος τινος
τῶν ἀνθέων ὡς τὸ χαμαίμηλον, τὴν ἀλθαίαν, τὰ ἴα, τὸ ἄνηθον καὶ τὰ τούτοις ὅμοια,
τὸ δ᾽ οἴδημα καταπλάϯειν ἐπὶ τῆς ἐπιφανείας ἤτοι ἀπὸ τῶν ἐκτὸς μετὰ σϯρύχνου καὶ
ῥοδελαίου, καὶ κριθαλεύρου. Ἐνδέχεται δὲ καὶ ὁ ἰατρὸς τοῦ γνῶναι τὸν τοῦ οἰδήμα-
τός τόπον ἀπό τε τῆς ὀδύνης καὶ τοῦ βάρους καὶ τῆς αἰσθήσεως. Εἰ δὲ ἡ νόσος
ἴσχυσε καὶ ἐκραταιώθη, δεῖ τέμνειν φλέβα τὴν ἐν τῷ μέρει ἐκείνῳ τῷ ἀσϯραγάλῳ

F. 113 r°,
col. 1. πυριᾶν τε τὸν τόπον μετὰ σπόγγου δεδευμένου ἤτοι βεβρεγμένου | εἰς ἀφέψημα χα-
μαιμήλου, ἀνήθου, ἀλθαίας ῥίζης, λινοσπέρματός καὶ τῶν ὁμοίων, ποιεῖν δὲ καὶ κλυ-
σϯήρια μετὰ γάλακτος γυναικείου καὶ πτισάνης μετὰ ῥοδελαίου, ἀλείφειν τε τὸν τόπον
μετὰ κηροῦ καὶ ὑσσώπου καὶ ἐλαίου διαλυτικοῦ, κλυζέσθω δ᾽ εἰς τὸν καυλὸν μετὰ
ζωμοῦ ἀλθαίας, ἰελαίου, σϯέατος χηνὸς καὶ ὀρνίθων, καὶ καθεζέσθω ἐφ᾽ ὕδατος θερμοῦ, μαλάσσεσθω δὲ τὸ ὑποκϯένιον καὶ τὸν καυλὸν ἐπὶ τῶν κάτω, καὶ οὐρείτω ἐκεῖ εἰς
τὸ ὕδωρ, διότι πολλάκις μετ᾽ ἐξέρχεται μετ᾽ εὐκολίας. Ὁπηνίκα οὖν διαρραγῇ τὸ οἴδημα,
καὶ πινέτω τραγακάνθης, καὶ πέπονος καὶ ἀγγουρίου, σπέρμα, καὶ ἰατρεύεσθω καθὼς
ἰατρεύονται τὰ τραύματα τῶν νεφρῶν καὶ τὰ τούτων οἰδήματα, μὴ οὖν καταφρονείτω

---

[1] πεπήγασιν A. — [2] σϯάχῳ A, ὡς τὸ σϯάχος, κ. τ. λ. V. Corrigo. — [3] κατοχὴ A.
— [4] οὐρήϯρην A. — [5] A V au lieu de δεῖ προσϯάσσωμεν τὸν ἄρρωσϯον τοῦ.

τοῦ καθέζεσθαι ἐφ' ὕδατος θερμοῦ, καὶ ἀλειφέσθω μετὰ τῶν διαλυτικῶν, ἰατρευέσθω δὲ ἐκ τῶν ἀλειφῶν δι' ὧν εἴπομεν ἐν τῷ περὶ τῶν λιθιώντων. Θεωροῦμεν δ' ἕτερον ἐὰν ἐνωθῶσι μετὰ τῆς χρήσεως τῶν εἰδῶν τούτων ὅτι ἰσχυρὰν ποιοῦσι τὴν ἐπιθυμίαν καὶ ἐρεθίζουσι πρὸς κίνησιν ἐν τούτοις ἡ εὐκαιρία τῆς καρδίας ἀπὸ μερίμνης, ἡ συνεχὴς εὐφροσύνη, ὡς φησι Φ ι λ ή μ ω ν | ὁ φιλόσοφος ὅτι ἡ ἐπιθυμία ἔχει τινὰ κινοῦντα αὐτὴν ὡς τὸ συλλαβεῖν περὶ ἔρωτος καὶ μνήμην ἄγειν τὰ περὶ τούτου ἐρωμένου βλέπον τε ἡδὺ καὶ χάριεν καὶ φιλεῖν περιπλέκεσθαι καὶ τὴν χεῖρα μαλάσσειν τοῦ ποθουμένου καὶ ἐγκαλεῖν αὐτὸν καὶ διηγεῖσθαι τὸν ἐνσκήψαντα ἔρωτα ἐν τῇ καρδίᾳ αὐτοῦ καὶ ἐμπνέειν ὡς σlεναγμὸν ἀποπέμπειν ἐκ βάθους καρδίας διὰ τὸ ζέον τῆς ἀγάπης, ταῦτα οὖν καὶ τὰ ὅμοια προσlίθησι τὴν κίνησίν τε καὶ τὴν αὔξησιν τῶν ἀφροδισίων.

ΛΟΓΟΣ ϛ'.

[Προοίμιον.] Περὶ παθῶν τῶν συμβαινόντων ἀνδράσι τε καὶ γυναιξὶν ἐν τοῖς σπερμογόνοις μορίοις.

Fol. 113 col. 1, l. 30.

Συμβαίνει δὲ ἐν τοῖς σπερμογόνοις μέλεσι, τῶν ἀνδρῶν φημι καὶ τῶν γυναικῶν, εἴδη ἀρρωσlιῶν ἀλλοδαπῶν καὶ ἀλλεπάλληλα ἀλλοιούντων[1] τὴν ἐνέργειαν αὐτῶν τὴν πλασθεῖσαν καὶ κατασκευασθεῖσαν ἐν αὐτοῖς· ἐγὼ δὲ ἐν τούτῳ τῷ ἕκτῳ λόγῳ λέξω τὰς τούτων ἀρρωσlίας καὶ τὴν αἰτίαν τούτων, καὶ τὸ τεκμήριον τὸ δηλοῦν ἐκ ποίας ὕλης ἐσlὶ[2] καὶ τὴν ὁδὸν τῆς θεραπείας, ἀρχόμενος ἀπὸ τῆς ἐλατλώσεως τῆς συνουσίας.

ΠΎΛΗ Α'.

Col. 2.

Λαγνείη εἰς τὴν ἀπὸ φλέγματος νοῦσον ὠφέλιμος.

Λαγνεία[3] ἐσlὶν ἡ ἐπὶ τὰ ἀφροδίσια μίξις[4]. Αὕτη δὲ ἡ μίξις ἀμφιβάλλεται εἴτε θερμαίνει εἴτε ψύχει. Παρὰ πᾶσιν δὲ ὁμολογεῖται[5] ὅτι ξηραίνει εἴτε καὶ σπέρματος ἔκκρισις γίνεται καὶ ζωτικοῦ τόνου διαφόρησις. Τί οὖν λέγομεν ὅτι καὶ θερμαίνει καὶ ψύχει· ἀλλὰ κατὰ ποιότητα θερμαίνει, ὅθεν ὁρῶμεν ὅτι ἐπὶ τῇ κινήσει ταύτῃ καὶ ἐπὶ τῷ βρασμῷ θερμότερον γίνεται τὸ σῶμα καὶ δριμύτερον, ἐντεῦθεν καὶ αἷμα ἐκκρίνεται. Κατ' οὐσίαν δὲ ψύχει τῇ ἐκκρίσει τοῦ ζωτικοῦ τόνου καὶ τοῦ σπέρματος καὶ τῇ πολλῇ διαφορήσει. Ὁ οὖν Ἱ π π ο κ ρ ά τ η ς πρὸς τὴν ποιότητα ἀφεωρακὼς εἶπεν ὅτι ἡ λαγνεία παύει τὰ ἀπὸ φλέγματος γινόμενα νοσήματα τῷ λεπlύνειν τὴν ὕλην, πλὴν οὐ δεῖ συνεχῶς ταύτῃ τῇ λαγνείᾳ κεχρῆσθαι, ἐπεὶ ψυχρότερον τὸ σῶμα γίνεται, καὶ πρὸς τοῖς οὖσι καὶ ἄλλο φλέγμα τίκτει. Ὁ δὲ Ἐ π ί κ ο υ ρ ο ς ἀποσlρέφεται πᾶσαν μίξιν[6] ὡς φιλόσοφος[7], πλὴν εὐκαίρως δεῖ κεχρῆσθαι, ὡς λέγει ὁ Ἱπποκράτης μήτε ὑπερπεπληρωμένος μήτε ὑπερκεκενωμένος.

νζ'. Περὶ τῶν τραυμάτων καὶ οἰδημάτων ἐν τῷ καυλῷ.

F. 115 r°, col. 2, l. 4.

Συμβαίνουσιν ἐν τῷ καυλῷ τραύματα καὶ οἰδήματα καὶ φλυκτίδες καὶ γίνεται ἀπὸ

---

[1] Ita B. Rédaction de A : Συμβ. ἐν τ. μέλ. τῶν γεννώντων, φημὶ τὴν αἰδῶ ἅ. τε κ. γυν. — [2] Ita B. Rédaction de A : καὶ τὸ ἐνεργοῦν αὐτοῖς κ. τὸ τεκμ. τ. δ. περὶ τούτων καὶ τὴν ὁδόν... — [3] Réd. de A : Μεμαθήκατε τί ἐσlι λαγνεία· ὅτι ἐπι...

[4] μῆξις B. — [5] ὡμολόγηται (sic) A. ὡμ. est peut-être préférable à ὁμ. — [6] μῆξις A B. Corrigo ex conj. — [7] Rédaction de A : Ὁ δὲ Ἐπικ. ἀποσl. ὡς (f. 1. ὧ) εἰσαγόμενε· πᾶσαν μῆξιν ὡς φιλ. ἀπεσlρέφετο, πλὴν, κ. τ. λ.

καταρροῆς περιτ]ωμάτων ἐκ παντὸς τοῦ σώματος ἐν αὐτῷ, τὰ δὲ συμβαίνοντα ἐν τῷ καυλῷ ἐμφανῆ εἰσι πρὸς γνῶσιν, σεσημείωται δὲ ἡ αἰτία τούτων ἀπὸ τῆς κράσεως τοῦ ἀρρώσ]ου. Εἰ οὖν εἴδομεν ἐν τῷ καυλῷ τραύματα ἄτερ ὄγκου, ϑεραπεύομεν διὰ ταύτης τῆς σ]ήλης, λαβὼν πάπυρον κεκαυμένον καὶ ψιμύθιον καὶ μόλιβδον, καὶ λιθάργυρον ἀνὰ ἐξάγια β', κολόκυνθαν ξηρὰν κεκαυμένην, χυλὸν γλαυκίου ἀνὰ ἐξαγίου [ὁλκὴν], κ. τ. λ.

F. 115 vᵒ, col. 1, l. 7.

ιι'. Περὶ οἰδημάτων τῶν γινομένων ἐν τοῖς ὄρχεσι.

Ὅταν ἐπισυναχθῶσιν ὕλαι ἀπὸ τῶν περιτ]ωμάτων τοῦ σώματος εἰς τοὺς ὄρχεις, συμβαίνει οἰδήματα, καὶ εἰ ἐσ]ι τὸ ἐπιρρέον περίτ]ωμα ἀπὸ ϑερμότητος, ὑπάρχει τὸ εἶδος τοῦ οἰδήματος ἐρυθρὸν καὶ ὠχρόν, παρέπεται δὲ αὐτῷ ὀξύτης πόνου καὶ ἰσχὺς τῆς νύξεως μετὰ ϑερμότητος· εἰ δέ ἐσ]ιν ἡ ὕλη ψυχρά, ἐσ]ι τὸ εἶδος τοῦ οἰδήματος ὡς τὸ εἶδος τοῦ σώματος, μὴ αἰσθανόμενος ἐν αὐτῷ ὀδύνης μήτε νύξεως. Εἰ δ' ὑπάρχει ἡ αἰτία τοῦ οἰδήματος προκαταρκτικὴ ὡς ϑλάσμα ἢ κροῦσμα καὶ τὰ ὅμοια, αὐτὸς ὁ ἄρρωσ]ος ἐξηγήσει σοι περὶ τούτων. Θεραπεύοντες οὖν τὰ οἰδήματα τὸ συμβαῖνον ἀπὸ ϑερμότητος [1], εἴπερ δή ἐσ]ιν ἐκ τοῦ προλεχθέντος σημείου, δεῖ τέμνειν φλέβα βασιλικήν, καὶ σικυᾶν εἰς τὰς πλάτας, εἰ ἐσ]ι τὸ οἴδημα ἐν ταῖς δυσὶν ὄρχεσι· εἰ δέ ἐσ]ι τὸ ἀλγεῖν ἓν ἐκ τῆς πλάτης τῆς ἐν τῷ μέρει ἐκείνῳ, σικυᾶν καὶ κενοῦν [2] ταῦτα τὰ περιτ]ώματα τὰ ϑερμὰ διὰ τῶν κενωτικῶν εἰδῶν ὡς τὸ ἕψημα τῶν μυριοβαλάνων τῶν ξανθῶν, κ. τ. λ.

Fol. 116, col. 1, l. 12.

ιθ'. Περὶ ἀποσπάσματος καὶ κήλης γινομένης ἐν τοῖς ὄρχεσι.

Πόσα συμβαίνει ἀποσπάσματος εἰς τοὺς ὑμένας τῆς κοιλίας καὶ τὰ πλησιάζοντα αὐτοῖς μετὰ τῶν ὄρχεων γίνεται πῆ μὲν ἀπὸ ἰσχυρᾶς κινήσεως ὡς ὁ βασ]άζων τὸ βαρὺ καὶ ὑπάρχων ἐμπεπλησμένος, πῆ δὲ ἀπὸ πάλης ὁμοίως ἢ ἀπὸ ὑγρότητος ἐκλύτου εἰσερχομένης εἰς τὸ μέλος καὶ κενωθείσης ἀπ' αὐτοῦ εἰς ἕτερον τόπον, διαρρηξάσης τὸ διάφραγμα τὸ μεταξὺ ἀμφοτέρων [3] ἡ δὲ ῥῆξις τοῦ διαφράγματος οὐ συνάπτεται· πᾶν γὰρ διαρρηγνύμενον ἐκ τῶν νεύρων ἢ τὰ ἀπὸ τῶν νεύρων κτισθέντα οὐ συμφύονται οὐ δὲ συνάπτονται. Εἴπερ οὖν ὑπάρχει ἀπὸ τῶν ἀποσπασμάτων, ἐλαφρόν ἐσ]ι καὶ σ]ρέφει τοῦτο ἡ καυσ]ηρία, κωλύει γὰρ αὔξασθαι διὰ τὸ συσ]έλλειν τὰ ἄκρα τῶν μελῶν καὶ τῶν ὑμένων, μάλισ]ά γ' ἐπὶ τῶν παίδων· εἰ δέ ἐσ]ιν ἡ ἀπόσπασις εἰς τοὺς ἡλικιώτας προσ]άσσωμεν τοῦ ἐᾶν τὴν πλησμονὴν καὶ τὴν συνουσίαν καὶ τὸν κόπον καὶ τὰς σφοδρὰς κινήσεις. Καὶ προέλοιτο τὴν ἠρεμίαν καὶ ἀνάπαυσιν, καὶ περισφίγξει τὸ ἀπόσπασμα εἰς τὸ διηνεκὲς μετὰ κοίλου μολιβδίνου ὡς τὸ κοῖλον τοῦ κοχλιαρίου. Ποιῶν ἀεὶ καὶ συνδεσμένων διὰ ῥάκων σπαργανωμένων ἰσχυρῶς τὸ ἀνεφγὲς τοῦ κωλύειν ἀπὸ προσθέσεως ῥήξεως· χρισάτω δὲ σὺν τούτοις τὴν σκωρίαν [4] τοῦ μολίβδου μετὰ τῶν σ]υπ]ικῶν εἰδῶν ἐχόντων μέρος δυνάμεως διαλυτικῆς τῶν κατερχομένων ἔνθα ἡ διαρραγὴ ὥραν καθ' ὥραν, ἔσ]ω δὲ τὸ διαλαμβανόμενον ἐξ ἀλόης, σμύρνης,

Col. 2.

λιβάνου ἀρσενικοῦ, φημὶ τοῦ λευκοῦ, λυκίου, κρόκου | ἀκακίας χυλοῦ, ὑποκύσ]ιδος,

---

[1] Rédaction de A V : καὶ ἀνέφανεν ἡμῖν τὸ προηγηθὲν σημεῖον καθὼς ἔφαμεν. Προσ]άσσωμεν τὸν ἄρρωσ]ον τοῦ φλεβοτομῆσαι τὴν βασ. φλ. καὶ σικυᾶσαι, κ. τ. λ.

[2] Ita B. σικυασάτω κ. κένωσαι A. —

[3] Rédaction de A V : καὶ ἐκενώθη ἀπ' αὐτοῦ καὶ ἀπῆρε τόπον ἔτ. μὴ ὄντι αὐτοῦ, διαρρήξας τὸ διάφρ. κ. τ. λ. — [4] τῇ σκωρίᾳ B.

βδελλίου καὶ τῶν ὁμοίων¹. Εἰ δ᾽ αὔξεταὶ τὸ ἀπόσπασμα² καὶ ἔκλινεν εἰς αὐτὸ μέρος
τῶν σπλάγχνων τουτέσ]ι τὰ ἔντερα, ὑπάρχει τοῦτο δυσαχθὲς καὶ ἐπίβαρυ, κωλύει
γὰρ τὸν πάσχοντα ἐξαπλοῦσθαι καὶ κινεῖσθαι παντελῶς, καὶ σπανίως εἰς τοῦτο ἡ
κίνησις καὶ ἐσ]ι δυσίατον πάθος καὶ οὐκ εἶδον τοὺς ἰατροὺς θεραπεύοντας ἔν τινι
θεραπείᾳ τοῦτο ἀλλ᾽ ἢ ποτίζοντες φάρμακα καθαρτικὰ καὶ διαλυτικὰ τῆς κοιλίας τὰ
διώκοντα τὰ πνεύματα ὅταν ἐξαπλῶνται, ὡς τοὺς κόκκους τοῦ σαγαπήνου ἢ τοῦ βδελλίου ἢ τὸ ξηρορόφημα τὸ διὰ σπερμάτων ἢ τὴν ἀντίδοτον τὴν διὰ τῶν ἀρωμάτων ἢ
τὴν διοσπολίτου ἢ τὴν τρυφερὰν τὴν μεγάλην ἢ τὰ ὅμοια, χρίειν δὲ διὰ τῶν συσ]ατι-
κῶν εἰδῶν καὶ σ]υπ]ικῶν, ἀπεχέσθω δὲ τῶν παχυτάτων τροφῶν τῶν γεννώντων τὰ
πνεύματα.

¹ A partir de λυκ. les substances sont à l'accusatif dans A V.—² A V : εἰ δὲ μεγεθύνει
τὸ διάσπασμα f. mel.

SECTION V.

VARIANTES NOUVELLES ET AUTRES NOTES

RELATIVES

AU TRAITÉ DU NOM DES PARTIES DU CORPS¹.

Pag. 133, l. 6. Post τῶν] πραγμάτων add. multi codd.; om. B V O L A N¹. — τῶν πρ. om. N.

7. ὡσαύτως, om. A N N¹.

Pag. 134, l. 11. σε om. R. — ὁ ἐπ. O (ut L).

12. ἐοικέναι T ; ἔοικε Cl. et in ora N N¹.

Page 135, l. 2. Nous n'avons pas les notes visées par M. Daremberg au bas de cette page.

6. Ante βρέγμα] καλεῖται add. Col.

12. Post αἰδώμεθα] add. V, et in ora O : ὁ πρῶτος χιτὼν ὀνομάζεται λευκὸς καὶ κερατοειδής.

Page 136, l. 10. χαροποιὸν O V T.

Page 137, l. 9. Ἱπποκρ. δὲ τὸ δι᾽ αὐ-τῶν φλεγματῶδες περίτ]ωμα ὂν μ. κ. O V T L R.

Page 139, l. 4. Ante γνάθοι] αἱ add. B V O L W F.

8. ὑπὸ confirmé par B V O L W N N¹ P.

9. Post χείλει] πρώτη βλάσ]η (βλά-σ]ησις W).

Page 140, l. 7. φάτναι add. N N¹ cum W.

Page 141, l. 11. ἐπανήκει N.

15. ἄκρου] Ita L N N¹; om. W; add.

¹ Pour les sigles, voir la Préface, II, v. Toutes les variantes que nous avons groupées
ici avaient été recueillies par ou pour M. Daremberg. Les autres notes, à moins d'avis
spécial, sont du continuateur.

O in ora, ubi ἄκρον. F rectius κατὰ τὸ ἄκρον.

Page 142, l. 2. τελευτῶν L prior manus, P.

6. λευκανίαν AFOTV cum L. La forme poétique et ionienne est λαυκανίη.

Page 144, l. 3. τῶν ἄλλων] ἀντίχειρ P in ora.

Page 145, l. 7. ἄγκωμα L, pr. m., F. legend. ὄγκωμα.

9. τὰ δὲ ὀσᾶ, πλευραί om. TPX pr. m., NF.

Page 147[1], l. 3. λακκόπαιδον L; κακόπεδον X pr. m.; κακκόπεδον PRT.

————ἀχιλώδαρον PX pr. m.; N in ora: ἴσως ὀρχιχάδαρον; ἃ ὀρχιχάδαραν (sic) F.

5. Post πλιχάδες] ajouter à la scholie rapportée p. 240 sur ce passage : Cp. Decharme, Mythologie de la Grèce antique, 1879, p. 351.

Page 149, l. 11. Fin de la collation de R.

Page 151, l. 8. ἠθμοειδῆ] ἰσθμοειδῆ PNFT.

Page 151, l. 13. κατωφερεῖς FPX.

Page 154, l. 1. Titre : περὶ ὀφθαλμοῦ FPVT.

5. λειότητι...ὑπὸ] huit mots omis par F[1]F[2]RTPX.

Page 156, l. 4. F in ora : γρ. ὑπὲρ τῶν ὑμένων διαπεφραγμένα τοῦ θώρακος ἐν οἷς ὁ πλεύμων κενοὶ θώρακος.

Page 157[2], l. 5. κῶλον] κόλον X pr. m.; κοῖλον P.

12. φρενῶν] Ita PX sec. m.; νεφρῶν add. X tert. m.; νυμφῶν X pr. m.

Page 158, l. 1. φρενῶν] AN[1] in ora : ἴσως νεφρῶν.

Page 164, l. 7. ὡς μὴ...] ὡς μετὰ τὰ κενά, lacune, puis καὶ τῶν μυῶν P.

Page 166, l. 14. Ce port est appelé Ἀμνισός dans Pausanias (I, XVIII, 5), ce qui justifierait assez la leçon de L rectifiée ainsi : Ἀμνισιάς.

Page 167, l. 11. παραλείπεται X pr. m., P.

TRAITÉ ANONYME DE L'ANATOMIE DES PARTIES DU CORPS.

(Entre le texte précédent et celui-ci, F et P contiennent un chapitre qui n'est qu'un résumé de la première partie.)

Titre dans A : Τοῦ αὐτοῦ [sc. Ῥούφου] ἐκ τοῦ δευτέρου, κεφαλὴ καὶ τὰ ἐν αὐτῇ.

Page 168, l. 1. νῦν] οὖν Cl.; om. FOP.

Page 171, l. 1. τηκεδόνας T (cum A).

11. καλούμενον A; λεγόμενος ὑαλοειδὴς P.

Page 172, l. 8. Titre dans AP, à l'encre rouge : Περὶ τῶν ἐν τῷ σώματι. P ajoute μερῶν.

Page 173, l. 3-4. Lire ainsi la note : Sic A; λήγουσα Cl.

6. γλωσσίδος OV. Plus haut : ἐπιγλωσσ. comme les édd.

Page 174, après la l. 6 : Titre dans FP : Περὶ φάρυγγος, σʆομάχου, πλεύμονος, σπληνὸς καὶ ἥπατος. Deest in A.

14. οὕτως P.

Page 176, l. 8. τῆς χολῆς... φέρεται] treize mots omis par AF, qui donnent ensuite le titre Περὶ ἥπατος (ἔτι ἧπαρ A), puis le texte suivant : Ἔσʆι δὲ τὸ ἧπαρ πολύθερμον καὶ πυρῶδες καὶ πολλὴν τροφὴν ἀναρπάζον εἰς ἑαυτὸ καὶ εἰς τὰ κατάλληλα μέρη· διὸ καὶ εὐρωσʆότερά ἐσʆι τὰ δεξιά. Nous n'avons pas les notes visées à cette page par M. Daremberg.

---

[1] M. Daremberg a, sur les bonnes feuilles, indiqué cette page comme étant « à remplacer, » sans donner ses motifs. Le principal est probablement dans les variantes et restitutions qui vont suivre.

[2] « Page à remplacer. »

11. Titre dans Clinch : Περὶ σπλη-
νός, dans A, σπλήν.

14. Titre dans Clinch : Περὶ καρδίας,
om. A.

Page 177, l. 1. πνεύμονος Cl.; πνεύματος V pr. m.

Page 178, l. 6. Titre : Περὶ στομάχου Cl.; στόμαχος A.

Page 179, l. 5. πρὸς ὑπ. σιτ. γεγ.
om. A.

6. Titre : Περὶ ἐντέρων Cl.

Page 180, l. 3. πολυείλητα] πολυεί-
ληκτα V melius ?

8. ἐμπίπ7ει V mel.

11. τὴν κάτω κοιλίαν. Sur les expressions ἄνω κοιλία et κάτω κοιλία, M. Daremberg a réuni une série d'indications
et de renvois qui peut se placer ici (cp.
ci-dessus, p. 157, l. 1). Nous reproduisons cette note sans la modifier.

Oribase, t. II, p. 100 sqq.; t. III,
p. 25 et 348.—Aristot. Hist. Anim., I,
xvi, p. 495, 627, ed. Bekk. — Aristot.
Part. Anim., II, iii, p. 650, l. 13; Probl.,
I, xlii, p. 864, l. 49.—Plato, Timæus,
p. 73 a.— Pollux, II, 188, 209 et 216.
—Schol. Il. ε′, 532.—Galenus, al. fac.,
I, 1; Us. part., IV, xviii, p. 332; t. VI,
p. 467; De cris., I, 11; t. IX, p. 587;
Mat. med., IV, vi; t. X, p. 289; Comm.
in Vict. acut., IV, xciv; t. XV, p. 896;
Comm. in Hum., II, xxxvii; t. XVI, p. 340;
Comm. in Aph., VI, xx; t. XVIII, p. 32;
ib., VII, xxxiii, p. 141; ib., VII, lvi,
p. 164; ib., VII, lvii, p. 166; Comm.
in Prognost., II, xiii; t. XVIIIᵇ, p. 131-
132.— Stephanus, Comm. in Prognost.,
II, ap. Dietz, t. I, p. 151.—Palladius,
in Epid., VI, v, 25; Dietz, t. II, p. 147.
—Theophilus, in Aphor., IV, iv; Dietz,
t. II, p. 387.— Damascius, in Aphor.,
IV, xviii; Dietz, t. II, p. 396. — Theophilus, in Aphor., VI, xx; Dietz, t. II,
p. 496. — Erot. s. v. κοιλίη et νειαιρά.
—Foes, s. v. κοιλίη, νειαιρά et νηδύς.—
Gorré, s. v. κοιλία.— Theophrastus, H.

Pl. VII, iv, 4.—Arétée. (Voir les index
de Maittaire et d'Ermerins, aux mots
κοιλίη, νειαιρή et γασ7ήρ.)—Schneid. ad
Arist. Hist. Anim. II, p. 50. — Meletius, xxi.

Page 181, l. 3. Titre dans Clinch :
Περὶ νεφρῶν; dans A : νεφροί.

4. M. Daremberg inclinait à admettre
la suppression d'ἀριθμῷ δύο, omis par
A. Il a écrit le mot «bon?» en regard de
cette variante, mais la note visée manque.

Page 182, l. 1. Titre : Περὶ σπερματικῶν [πόρων] Cl.; σπερματικοὶ πόροι A;
om. FP.

Pag. 183, l. 1. Sur l'addition de δύο
par A, note au crayon de la main de
M. Daremberg : «τρεῖς ou rien.»

2. Les notes visées manquent.

8. πρὸς τὴν τυπὴν om. A. Note de
M. Daremberg, au crayon : «mauvais?»

9. Note de M. Daremberg proposant
de placer ἔνθα καὶ αἱ συν. περ. avant ἡ
δὲ καλουμένη μήτρα...

Page 183, l. 12. Titre dans Clinch :
Περὶ φλεβῶν καὶ ἀρτηρίων; om. OVF.

Page 184. M. Daremberg a modifié
ainsi, par une note au crayon, sa traduction du § 72 supprimée dans le corps
du texte : «D'après Érasistrate et Hérophile, les nerfs sont sensibles; mais,
suivant Asclépiade, ils ne le sont pas du
tout.»

Page 186. Titre dans Clinch : Ῥούφου Ἐφεσίου ὀνομασιῶν τῶν κατὰ ἄνθρωπον γ′, περὶ ὀστέων. Dans F. om. Ἐφεσίου, post ἄνθρωπον, add. τοῦ αὐτοῦ.
Titre dans P : Τοῦ αὐτοῦ περὶ ὀστέων γ′.

1. ἐντοσθίδιον AFOV, cum L.

Page 187, l. 4. ἰσθμοειδὲς X pr. m.,
P; ἴθμ. TOV.

11. σπόνδυλος sic omnes codd., at
supra σφόνδυλος.

Page 188, l. 10-11. συνεμπέφυκε (leçon de Cl.) doit être remplacé par συν-
εκπεφ. que fournissent LAFXP.

Page 189, l. 2. μὲν add. APLX.

14. δυσὶν] τρισίν A (altération de τρισίν).

Page 190, l. 4. Lire τοῖς σπλάγχνοις avec AF.

Page 191, l. 6. κοτύλαι... οἱ δὲ].

Ces onze mots sont omis par X pr. m., P.

Page 193, l. 1, Lire στγματοειδές. — Les notes visées dans la traduction française (l. 11) ne se sont pas retrouvées.

SECTION VI.

PREMIER TEXTE ANONYME INÉDIT.

DÉNOMINATIONS DE LA NATURE DE L'HOMME[1].

ΟΝΟΜΑΤΟΠΟΙΙΑ ΤΗΣ ΑΝΘΡΩΠΟΥ ΦΥΣΕΩΣ.

(Cod. Palat. = A ; cod. Col. = B.)

Τὸ ἀπαλὸν, βρέγμα· τὸ ἀνώτερον καὶ ἐξογκώτερον τοῦ ὀπισθολάκου, ἰνίον[2]· τὸ ἄνω τῆς κεφαλῆς, κορυφή[3]· τοὺς μήνιγγας, κροτάφους· μήνιγξ, ἡ τοῦ ἐγκεφάλου ὑμήν[4]· τὸ πρόσωπον τὸ ὑπὸ τὸ βρέγμα, μέτωπον· αἱ περὶ τοὺς κροτάφους ἐκφυεῖσαι τρίχες, ἴουλοι· τὰς καλυπλούσας τοὺς ὀφθαλμοὺς δορὰς, βλέφαρα[5], τὰς δὲ[6] ἐν αὐταῖς τρίχας, τάρσους καὶ βλεφαρίδας· τὰς δύο γωνίας τῶν ὀφθαλμῶν, κανθούς· τὸ τῶν ὀφθαλμῶν μεσώτατον ἤγουν[7] τὸ εἴδωλον, γλήνην· τὸ μετ' αὐτὴν[8] κἂν ὁποίου χρώματος τύχῃ, ὄψιν καὶ κόρην· τὴν κύκλῳ τούτου γραμμὴν τὴν χωρίζουσαν, τὴν ὄψιν, καὶ τὸ λευκὸν, ἴριν· τὰ ὑποκάτω τῶν ὀφθαλμῶν ἀνεσληκότα ὀσλᾶ, ὑποφθάλμια, ὑπώπια καὶ μῆλα. Τὰ τρυπήματα τῆς ῥινὸς, μυκτῆρας, καὶ ῥωθώνας· τὸ μέσον τούτων τῶν τρυπημάτων, διάφραγμα· τὸ ἔνθεν καὶ ἔνθεν τῶν μυκτήρων, πλερύγια· τὸ ἄκρον τῆς ῥινὸς, σφαιρίον. Τὸν λάκκον τοῦ ἄνω χείλους, φίλτερον[9]· τὸ κοῖλον τοῦ κάτω χείλους, νύμφην. Τοῦ ὠτίου τὸ ἐπικλινὲς, πλερύγιον· τὸ ἐντεῦθεν, ἕλικα καὶ λοβόν· τὰ μάγουλα, παρειὰς καὶ[10] γνάθους, καὶ σιαγόνας· τὸ κατώτερον τούτων, γένειον, καὶ ἀνθερεῶνα. Τοῦ ἄνω χείλους τὰς τρίχας, μύσλακας· τὰ δύο ἄκρα τοῦ μύσλακος, ἤγουν[11] τὰ ἐν τοῖς δυσὶν[12] γωνίαις τῶν χειλέων, καὶ τοῦ λάκκου τοῦ κάτω χείλους, τάππον· τὰς τοῦ πώγωνος τρίχας, ὑπήνην. Τοὺς τέσσαρας ἔμπροσθεν[13] ὀδόντας, τομεῖς· μύλους δὲ καὶ γομφίους[14] καὶ τραπέζας καὶ κρατῆρας τοὺς λοιπούς· τοῦ ἐσω-

---

[1] Voir la préface, V, vi. Revoir aussi la p. 236. Nous avons dû constituer le texte, que M. Daremberg avait laissé dans la forme présentée par les manuscrits. — [2] ἰνίου A. — [3] Phrase placée dans A après la suivante. — [4] Phrase omise dans A. — [5] βλεφαρίδες

B. — [6] Om. B. — [7] οἷον B. — [8] μετ' αὐτοῦ B. — [9] Fort. legend. φίλτρον. A om. φίλτ... χείλους. — [10] καὶ bis om. A. — [11] οἷον B. — [12] δύο codd. — [13] ἐμπροσθίους A. — [14] γομ. φίας B.

τάτους πάντων καὶ ὑσίεροφυεῖς, σωφρονισίῆρας· τὰς παρὰ τοὺς ὀδόντας σάρκας, οὖλα. Τὸ ὄπισθεν τοῦ τραχήλου, τένοντα· τὸ ἔμπροσθεν, σφαγήν, γλαυκονίαν καὶ ἀντικάρδιον· ἡ κεφαλὴ, τὸ ἄνω[1]. Ἡ μέση τοῦ βραχίονος, ὦμος· τὸ ὑποκάτω τούτου κοῖλον, μασχάλη· τὸ ἐφεξῆς τοῦ ὤμου, βραχίονα· τὸ μετὰ τοῦτον ὀξὺ, ὑφ' οὗ σίηρι-ζόμεθα κλινόμενοι[2], ἀγκῶνα, ὠλέκρανον καὶ κίβυτον (sc. cubitum)· τὰ μετὰ τὸν ἀγκῶνα ὀσίᾶ, τὸ μὲν ὑποκείμενον, πῆχυν, τὸ ἐπικείμενον, κερκίδα[3]· τὸ δὲ ἐφεξῆς πλατὺ καὶ συμφυὲς, καρπὸν· τὸ ὄπισθεν τούτου, μετάκαρπον, καὶ ταρσόν· εἶτα δάκτυλοι[4], ὁ ἐφεσίηκὼς μὲν τῶν ἄλλων, ὁ μέγας, ὁ δὲ πρῶτος τῶν τεσσάρων, λιχανὸς, ὁ δὲ μέσος καὶ ἀντίχειρ[5], καὶ ὁ μετ' αὐτοὺς[6] παράμεσος, καὶ ὁ μικρός[7]· τὰ ὀσίᾶ αὐτῶν, σκυταλίδες, καὶ φάλαγγες· καὶ ἄλλως ὁ μέγισίος[8] πάντων λέγεται ἀντίχειρ καὶ μείζων ὁ μετ' αὐτὸν λιχανὸς, ὁ μετ' αὐτὸν μέσος, καὶ ἐπιβάτης, ὁ μετ' αὐτὸν παράμεσος καὶ σφάκελος καὶ ἄλλως. Τὰ πρῶτα ἄρθρα, προκόνδυλοι· τὸ μεταξὺ τοῦ μεγάλου δακτύλου καὶ τοῦ λιχανοῦ, θέναρ· τὰ μέσα τῶν δακτύλων, ὑπόνεθρα. Τὸ ἔμπροσθεν καὶ τὸ κάτωθεν[9] τῆς σφαγῆς, σίέρνον· τὸ ἐξόπισθεν τούτου, νῶτον· τὰ ἐφεξῆς καὶ ἕως τῶν τελευταίων τῆς ῥάχεως, μετάφρενα[10]· τὸ δὲ τελευταῖον τῆς ῥάχεως, ὀσφύς· τὸ κάτω τοῦ ὀμφάλου, κοιλία, γασίὴρ, ὑπογάσίριον, καὶ ἦτρον[11]· τὸ ποιοῦν μάλισία γύρωθεν τῶν αἰδοίων, ἐπίσειον[12], καὶ ἥβην, καὶ ἐφήβαιον· τὸ ἐκκρεμὲς τοῦ ἄρρενος, καυλὸς, καὶ σίῆμα· τὸ πέρας τοῦ καυλοῦ, βάλανον[13], καὶ τὸ δέρμα τούτου, πόσθην· τὸ δέρμα τῶν διδύμων, ὄρχιν, οἱ ὄρχεις, καὶ δίδυμοι καὶ παιδογόνοι· τὸ τελευταῖον ὀσίοῦν τοῦ σπονδύλου τῆς ῥάχεως, ἱερὸν ὀσίοῦν καὶ ὑποσπόνδυλον· τὸ ὑπὸ ταῖς πλευραῖς[14] μαλακὰ, λαπάραν καὶ κένωσιν· εἶτα τὰ ἐντεῦθεν ὀσίᾶ, ληγόνας. Τοῦ μηροῦ ὀσίᾶ δύο, τὸ μὲν πρῶτον, μηρὸν, τὸ δὲ ἄλλο, παραμήριον· τὸ ἐπάνω ὀσίοῦν τούτων, ἤγουν τὸ ἐγχωρίως λεγόμενον παπάδιον[15], ἐπιγονατίς, καὶ ἐπιμηρίς· τὸ ἄκρον τοῦ μηροῦ τὸ πρὸς τὴν κνήμην, γόνυ· τὸ ὄπισθεν, ἐν ᾧ καὶ κάμπτομεν τὸ γόνυ, ἰγνύη· τῆς κνήμης ὀσίᾶ δύο, ὧν τὸ ἔμπροσθεν, ἀντικνήμιον, τὸ δὲ ἄλλο, κνήμη καὶ κερκίς· τὰ ἄκρα τῶν αὐτῶν ὀσίῶν, σφυρὰ καλεῖται[16]· τὸ μέσον τῶν αὐτῶν ὀσίῶν, ψαχνὸν (?), μῦς καὶ γασίροκνήμη· τὸ ἔμπροσθεν τοῦ ποδὸς, ταρσὸς, πλατὺ πεδίον. Στῆθος δὲ τὸ κάτω μετὰ τὸ κοῖλον, ἀφ' οὗ οἱ δάκτυλοι, οἱ δὲ τοῦ ποδὸς δάκτυλοι, ὡς καὶ τῆς χειρός· πέλμα[17] δὲ τὸ ὑπὸ κάτω τοῦ ποδός.

---

[1] Phrase omise dans A. — [2] Om. A. — [3] κερκίς A. — [4] δάκτυλον A. — [5] κ. ἀντ. om. A. — [6] μετ' αὐτὰ B; corrigo; om. A. — [7] Pro καὶ ὁ μ. quod habet A, legit B : σφάκελος, ὁ δὲ μετ' αὐτὸν τελευταῖος καὶ μύωψ.— [8] ὁ μέγισίος... jusqu'à καὶ ἄλλως, addition de B qui paraît être une variante introduite dans le texte. — [9] καὶ κάτω B.

[10] μετάφρονα A; corrigo; om. B μετάφρ.

...τὸ δ. τελ. τ. ρ. — [11] λῆτρον A; νῆτρον B.— [12] πίσιον codd. — [13] A met partout le nominatif comme ci-dessus, p. 235, l. 26.— [14] λαθραῖς A. — [15] παπάδιον n'est pas dans le Thesaurus l. gr. Ce passage ne pourrait-il pas indiquer le point de la Grèce dont l'auteur de ce texte était originaire? — [16] Om. A. — [17] Ce mot et les suivants sont ajoutés par B.

SECTION VII.

SECOND TEXTE ANONYME INÉDIT.

SUR LES VARIÉTÉS DE FIÈVRES,

PUBLIÉ D'APRÈS LE MANUSCRIT 2260 DE LA BIBLIOTHÈQUE NATIONALE[1].

F. 138 r°. Σκοπὸν ἔχομεν ἐν τῷ παρόντι [συγ]γράμματι[2] περὶ τῆς τῶν πυρετῶν διαφορᾶς...
εἴπωμεν τί ἐσΊι διαφορά.

Διαφορά ἐσΊι τὸ κατὰ πλείονων καὶ διαφερόντων τῷ εἴδει, ἐν τῷ ὁποῖον τί ἐσΊι κατηγορούμενον. Ποσαχῶς ἡ διαφορά; τριχῶς, κοινῶς, καὶ ἰδίως, καὶ ἰδιαίτατα. Τίς ὁ σκοπὸς τῆς ὅλης πραγματείας, καὶ πόσοι θεραπευτικοὶ σκοποί; τέσσαρες εἰσὶ θεραπευτικοὶ σκοποί· ὁ ἀπὸ τοῦ ποσοῦ, καὶ τοῦ ποιοῦ, καὶ τοῦ καιροῦ, καὶ τοῦ τρόπου τῆς χρήσεως. Ποσαχῶς ἡ ἔνδειξις τῶν θεραπευτικῶν σκοπῶν; πενταχῶς· πρώτη μὲν ἡ ἔνδειξις ἀπὸ τῆς τοῦ πεπονθότος τόπου κράσεως ἐσΊι, τὸ μέτρον ὁρίζουσα τοῦ θερμαίνειν ἢ ψύχειν, ἢ ξηραίνειν ἢ ὑγραίνειν· ἡ κατὰ συζυγίαν πράτΊειν αὐτά· δευτέρα δὲ, τοῦ κοινὸν εἶναι τὸ ἔργον ἅπασι τοῦ ζώου μορίοις, ἡ κοινὴν τὴν δύναμιν εἶναι χορηγεῖ· τρίτη, ἡ παρὰ τὴν διάπλασιν αὐτοῦ· τετάρτη, ἡ παρὰ τὴν θέσιν, ἧς μέρος ἐσΊιν, ἡ πρὸς τὰ πλησιάζοντα τοῦ ζώου μόρια κοινωνία· καὶ πρὸς τούτοις ἅπασιν ἡ τοῦ τῆς αἰσθήσεως ποσοῦ.

Πόσα ὄργανα ἔχει ὁ πυρετός; δύο ὄργανα ἔχει ὁ πυρετός, καὶ κέχρηται τούτοις πρὸς λύμην παντὸς τοῦ σώματος· καρδίαν φημὶ καὶ ἧπαρ· καρδίαν μὲν, ἀναπλουσαν αὐτὴν· ἧπαρ δὲ, τὴν τῶν χυμῶν ὕλην αὐτῷ χορηγοῦν. Ὁρμᾷ οὖν ὁ πυρετὸς ἀπὸ καρδίας καὶ ἥπατος. Φείδεται οὖν ὁ πυρετὸς χόνδρων, ὀσΊέων, νεύρων καὶ τῶν λοι-
v°. πῶν, ἢ οὔ; Οὐ φείδεται οὐ χόνδρων, οὐκ ὀσΊέων, οὐκ ἄλλου τινὸς μορίου, ἀλλὰ συνΊήκει μὲν ἀρτηρίαν, καταναλίσκει δὲ σάρκας, ἐκδαπανᾷ δὲ πᾶσαν τὴν ὑγρότητα τῶν μορίων.

Τί ἐσΊι σκοπός; τὸ προϋπονοούμενον τέλος· καὶ ἄλλως· σκοπός ἐσΊι πρόσληψις ψυχῆς, καὶ προτύπωσις προτεθεῖσα ἐκ μεταφορᾶς τοῦ τοξότου[3], τοῦ πρῶτον μὲν σΊοχαζομένου τὸν τόπον, εἶθ' οὕτως ἐπιπέμποντος τὸ βέλος.

Πόσαι διαφοραὶ τῆς θερμασίας; δύο· ἢ γὰρ ἀνειμένη[4] ἐσΊιν, ἢ ἐπιτεταμένη, τοῦτ' ἐσΊιν ἢ ἧτΊον ἢ μᾶλλον. Οὐκοῦν καὶ τοῦ πυρετοῦ διαφοραὶ δύο, οὐσιώδης καὶ ἐπουσιώδης, καὶ ἐπὶ τὸ ἧτΊον καὶ μᾶλλον ὑπάρχουσι. Τί ἐσΊι τὸ προϋπονοούμενον τέλος ὃ ἀποτετέλεσΊαι τοῦ σκοποῦ; ἡ ἀρχὴ καὶ τὸ τέλος. Καὶ τί ἡ ἀρχὴ καὶ τὸ τέλος; τὸ ἄρξασθαι καὶ τελειῶσαι.

---

[1] Voir la préface, V, vii. Ce texte, comme l'Ὀνοματοποιία, était à constituer lorsqu'il nous a été confié. (G. É. R.) — [2] συντάγ-

ματι, plus bas (fin du fol. 139, r°). — [3] In textu τόξου, in margine τοῦ τοξότου. — [4] ἀμένη ms. Corrigo.

Τίς τυγχάνει ἡ οὐσία τοῦ πυρετοῦ; παρὰ φύσιν θερμασία· τῆς δὲ θερμασίας ταύτης ἡ μὲν μᾶλλόν ἐσ7ιν, ἡ δὲ ἧττον. Καὶ αὗται μὲν οὖν εἰσιν αἱ κυριώταται διαφο- ραὶ τοῦ πυρετοῦ· αἱ δὲ ἄλλαι κατὰ συμβεβηκός· τούτων αἱ μὲν ἀχώρισ7οι, ὅσαι παρὰ τὴν φύσιν, ὡς εἰρήκαμεν, ἐπὶ σ7ερεοῖς καὶ ὑγροῖς καὶ πνεύμασι συνίσ7αν7αι· αἱ δὲ χωρισ7αὶ, ὅσοι παρὰ τὴν κίνησιν, καθὰ φαμὲν, τοὺς μὲν ὀξεῖς, τοὺς δὲ χρονίους, καὶ τοὺς μὲν τεταγμένους, τοὺς δὲ ἀτάκτους· ἀλλὰ καὶ ἀπὸ χρωμάτων μὲν, ὡς ἂν εἴπωμεν, τοὺς μὲν ξανθοὺς, τοὺς δὲ ἐρυθροὺς, τοὺς δὲ πελιδνοὺς, ἀπὸ μορίων δὲ, ὡς ἂν φήσωμεν[1], τοὺς μὲν περιπνευμονικοὺς, τοὺς δὲ πλευριτικοὺς εἶναι πυρετούς. Αὗται γὰρ κατὰ συμβεβηκός εἰσι διαφοραὶ, καὶ χωρισ7αί· οὐ γὰρ ἀεί ἐσ7ιν ὁ πυρετὸς, περιπνευμονικὸς δὲ ἐσ7ὶ μεταλαμβανόμενος εἰς ἄλληλα τῶν παθῶν· καὶ ἐπὶ τῶν ὀξέων δὲ, τὸ αὐτό· δύναται γὰρ ἀπὸ τῶν ὀξέων εἰς χρόνιον πεσεῖν. Εἰκότως οὖν αὗται λέ- γονται χωρισ7αὶ διὰ τὸ μεταπίπτειν αὐτὰς [καὶ] μεταβαίνειν ὡσαύτως ἀεί. F. 139 r°.

Πόσαι διαφοραὶ τῶν πυρετῶν; Καὶ λέγομεν ὅτι τῶν πυρετῶν διαφοραὶ διτ7αὶ, αἱ μὲν οὐσιώδεις, αἱ δὲ ἐπουσιώδεις. Καὶ ποίας καλεῖ οὐσιώδεις, καὶ ποίας ἐπουσιώδεις; Καὶ οὐσιώδεις, καὶ οἰκειοτάτας καὶ πρώτας διαφορὰς καλεῖ ὁ Γαληνὸς τὰς ἀπὸ τοῦ εἴδους τοῦ παρὰ τὸ μᾶλλον καὶ ἧττον. Τῶν γὰρ πυρετῶν οἱ μέν εἰσιν οὐσιώδεις, οἱ δὲ κατὰ συμβεβηκός· καὶ τῶν οὐσιωδῶν, οἱ μὲν περὶ τὸ εἶδος, οἱ δὲ περὶ τὴν ὕλην. Καὶ ἡ[2] μὲν περὶ τὸ εἶδος διαφορὰ, τὸ μᾶλλον καὶ ἧττον· ἡ γὰρ θερμασία, ἢ μᾶλλόν ἐσ7ιν ἢ ἧττον· ἡ δὲ περὶ τὴν ὕλην[3] ἢ ἐπὶ πνεύμασιν ἢ ἐφ' ὑγροῖς, ἢ ἐπὶ σ7ερεοῖς. Καὶ ἡ μὲν ἐπὶ πνεύμασιν, ἢ ζωτικὴ, ἢ ψυχικὴ, ἢ φυσική· ἡ δὲ ἐφ' ὑγροῖς, ἢ ἐπὶ φλέγμασιν, ἢ ἐφ' αἵματι, ἢ ἐπὶ χολῇ, ἢ ἐπὶ μελαγχολίᾳ· ἡ δὲ ἐπὶ σ7ερεοῖς, ἢ ἐπὶ παρεσπαρμένῃ ὑγρότητι, ἢ ἐπὶ νεοπαγεῖ, ἢ ἐπὶ συνεκτικῷ[4]. Καὶ αὕτη μὲν ἡ οὐσιώδης διαφορὰ τῶν πυρετῶν, ποίας καλεῖ οὐσιώδεις, καὶ ποίας ἐπουσιώδεις; τὰς κυριωτάτας καὶ πρώτας, καὶ τὰ παρὰ τὸ μᾶλλον καὶ ἧττον, οὐσιώδεις καλεῖ[5]· τὰς δὲ ἀπὸ τῆς ὕλης καλεῖ ἐπουσιώδεις. Ποῖαι οὖν εἰσιν αἱ οὐσιώδεις, ἢ δηλονότι αἱ τῆς οὐσίας αὐτῆς· τίς δὲ ἡ οὐσία τοῦ πυρετοῦ; ἡ παρὰ φύσιν θερμασία, καὶ ταύτης τοίνυν αἱ διαφοραὶ τῶν πυρετῶν τυγχάνουσι. Πόσαι διαφοραὶ τῶν πυρετῶν; δύο εἰσὶν αἱ διαφοραὶ τῶν πυρε- τῶν, αἱ οἰκειόταται καὶ κυριώταται, αἵ τινες καὶ διαιροῦνται ἐν τῷ παρόντι συντάγματι. Καὶ ἐν μὲν τῷ πρώτῳ διαλαμβάνει περὶ τῶν ὁμογενῶν πυρετῶν, φημὶ δὲ περὶ ἐφη- μέρων, καὶ ἑκτικῶν. Ἀλλ' εὐθέως ἀπορῶν τις ἐπανίσταται καὶ λέγει· Τί φῆς; ὁμογενεῖς ὑπάρχουσιν ὅ τε ἐφήμερος καὶ ὁ ἑκτικός; Παραδέδωκάς μοι τὸν ἐφήμερον εὐηθέσ7α- τον ὄντα, καὶ ἐν μιᾷ ἡμέρᾳ γινόμενόν τε καὶ παυόμενον, τὸν δὲ ἑκτικὸν τοῦτον δυσία- τον καὶ κακοήθη; Ὁμογενεῖς δ' ἀναγορεύεις τοὺς ἐφημέρους; Καὶ λέγομεν οὖν ὅτι ὁμο- γενεῖς αὐτοὺς ἔφη εἶναι ὡς ἀμφοτέρους ἐκ προκαταρκτικῆς αἰτίας ἡνωμένους. Ὅτι τῶν πυρετῶν, οἱ μέν εἰσιν ἐπὶ πνεύμασιν, οἱ δὲ ἐφ' ὑγροῖς, οἱ δὲ ἐπὶ σ7ερεοῖς· καὶ πάλιν τῶν πυρετῶν, οἱ μὲν ἐπὶ τῷ πεπονθότι, οἱ δὲ ἄνευ τόπου· καὶ πάλιν οἱ μὲν ἁπλοῖ, οἱ δὲ σύνθετοι. Ὅτι τῶν νοσημάτων, τὰ μέν εἰσιν ὁμοιομερῆ, τὰ δὲ ὀργανικὰ, τὰ δὲ κοινὰ, καὶ τὰ μὲν ἁπλᾶ, τὰ δὲ σύνθετα, καὶ τὰ μὲν μεθ' ὕλης, τὰ δὲ ἄνευ ὕλης, καὶ ἡ ἐν παντὶ τῷ σώματι, ἢ ἐνὶ μορίῳ, ἢ ἐπὶ κυρίῳ ἢ ἀκύρῳ. Ζητοῦμεν οὖν τὴν οὐσίαν τοῦ πυρετοῦ· ὁ μὲν γὰρ πυρετὸς, συμβεβηκός ἐσ7ι, ἡ δὲ ὕλη οὐ συνδιαιρεῖται. Ὁ πυρετὸς γὰρ οὐσία ἐσ7ὶν, ἐπειδὴ καὶ τὰ πνεύματα καὶ τὰ λοιπὰ οὐσίαι εἰσὶν. Οὐσία δέ ἐσ7ιν αὐτοῦ ἡ παρὰ φύσιν θερμασία. Τί οὖν; ἐάν τις συγγράφων, ἢ ἐνεργῶν, ἢ ὁδοιπορῶν, θερμανθεὶς τὰς χεῖρας ἢ τοὺς πόδας, πυρέτ7ειν αὐτὸν λέγομεν; Οὐδαμῶς· ἐπειδὴ αὕτη ἡ θερ- v°.

---

[1] φήσομεν ms. — [2] εἰ ms. — [3] Le ms. ajoute : Εἰ δὲ περὶ τὴν ὕλην, répétition probablement fautive des mots précédents. — [4] συνεκτικοῦ ms. — [5] Sc. Γαληνός.

μασία ἐν μέρει γίνεται, ὁ δὲ πυρετὸς ἐν ὅλῳ τῷ σώματι. Ἀλλὰ πάλιν ἐροῦσι τινές· Τί οὖν; ἐὰν τις λουσάμενος, ἢ οἶνον πιὼν, ἢ ἄλλως πως[1] διαθερμανθῇ ὅλον τὸ σῶμα, τότε πυρέτλειν φήσομεν τὸν ἄνθρωπον; Καὶ λέγομεν· Οὐχί, ἐπειδὴ οὐ βλάπτει; τὰς ἐνεργείας ἡ τοῦ λουτροῦ θερμασία. Τί δέ ἐσλι πυρετός; ἐροῦμεν πάλιν ὅτι πυρετὸς ἐσλι θερμασία παρὰ φύσιν ἐν ὅλῳ τῷ σώματι γινομένη καὶ βλάπτει τὰς ἐνεργείας. Ἰσλέον οὖν ὅτι ἡ καρδία οἶον πηγή τίς ἐσλι τοῦ ἐμφύτου θερμοῦ· ἐκπεφύκασι δὲ

F. 140 r°.

ταύτης ἀρτηρίαι, οἶον σωλῆνές τινες, καὶ δι' αὐτῶν ἐν τῷ παντὶ σώματι χορηγεῖται ἡ θερμότης. Ἐὰν οὖν τις ὁδοιπορῶν θερμανθῇ, τὴν κεφαλὴν ἐκκαυθεὶς, πάσχουσιν αἱ ἀρτηρίαι καὶ τῇ συγγενείᾳ ἀπαγγέλουσι τῇ καρδίᾳ τὸ πάθος, καὶ οὕτως αὕτη μεταλαμβάνουσα ἀνάπλει τὸν πυρετόν. Τὸ γὰρ ἐν αὐτῇ πνεῦμα ἑτοίμως ὑπὸ τοῦ ὁμοίου θερμοῦ πάσχει. Μεμαθήκατε γὰρ πολλάκις ὅτι τὸ ἡμέτερον σῶμα, ἐκ τριῶν οὐσιῶν συνεσλῆκος, ἐκ πνευμάτων, ἐξ ὑγρῶν, ἐκ σλερεῶν, ἐν αὐτῷ συνισλάμενον ἔχει τὸν πυρετόν. Καλεῖ δὲ ὁ Ἱπποκράτης πρέπουσαν ἐν λέξεσι τὴν ὀνομασίαν.

Τίς ἐσλι συμβεβηκὸς πυρετός; συμβεβηκὼς πυρετός ἐσλιν ὃς γίνεται καὶ ἀπογίνεται χωρὶς τῆς τοῦ ὑποκειμένου φθορᾶς. Καὶ πῶς ὁρῶμεν ἐπὶ τὸν περιφρυγῆ μαρασμὸν, ὅτι γίνεται μὲν, οὐκ ἀπογίνεται δέ; Καὶ λέγομεν ὅτι ὁ περιφρυγὴς μαρασμὸς οὐκ ἀποχωρεῖται τῆς τοῦ ὑποκειμένου φθορᾶς. Ἐροῦμεν δὲ ὅτι πρῶτον μὲν οὐκ ἐσλιν ἀληθὴς ἐπὶ πάντων τῶν συμβεβηκότων ὁ ἀποδεδομένος λόγος, ἀλλ' ἐπὶ μόνων τῶν χωρισλῶν. Ἐπὶ δὲ τῶν ἀχωρίσλων, οὐκ ἔσλιν. Ὁ δὲ κατὰ συμβεβηκὸς τοιοῦτός ἐσλιν· ἢ ἐν τόπῳ πεπονθότι ἐσλὶ ὁ πυρετὸς, ἢ ἄνευ τόπου πεπονθότος· καὶ εἰ μὲν ἐν τόπῳ πεπονθότι ἐσλὶν, ἢ ἐν σπληνὶ, ἢ ἐν ἥπατι, ἢ ἐν πλευρῷ καὶ τοῖς τοιούτοις. Καὶ γὰρ ὁ πυρετὸς εἰ φθείρει τὸ ὑποκείμενον, οὐκέτι συμβεβηκός ἐσλιν, ἀλλ' ἢ κακόηθες νόσημα. Εἰ γὰρ ὁ πυρετὸς ἔφθειρε τὸ ὑποκείμενον, ἔδει πᾶν συμβεβηκὸς φθείρειν τὸ ὑποκείμενον. Ἀλλὰ μὴν οὔτε οἱ ἐπὶ πνεύμασιν, οὔτε οἱ ἐπὶ χυμοῖς πυρετοὶ, οὔτε οἱ ἐπτικοὶ ἀρχόμενοι τοῦτο ποιοῦσιν, ἀλλὰ μόνοι οἱ μαρασμώδεις. Ὅτι οὐκέτι ὁ πυρετὸς φθείρει τὸ ὑποκείμενον, ἀλλὰ τὸ κακόηθες νόσημα.

Καὶ οὗτοι οἱ πυρετοὶ, ἢ συνεχεῖς εἰσὶν, ἢ διαλείποντες, ἢ ὀξεῖς, ἢ χρόνιοι. Εἰ δὲ ἄνευ τόπου πεπονθότος, ἢ ὁ πυρετὸς ἐπ' ἐμφράξει ἐσλί, καὶ αὕτη ἡ ἔμφραξις περὶ τὰ διάφορα μόριά ἐσλι. Καὶ μὴ θαυμάσῃς ὅτι μία οὐσία[2] ἐσλὶ, πολλαὶ δὲ κατὰ συμβεβηκός· οὕτω δὲ καὶ ἐν κατηγορίαις καὶ ἐν παντὶ πράγματι.

Ἀποροῦσι δέ τινες πρὸς τὴν οὐσιώδη διαφορὰν τῶν πυρετῶν τὴν παρὰ τὸ εἶδος· φασὶ γὰρ τὸ μᾶλλον καὶ ἧτλόν τινος λέγεται διαφορὰ, τῆς ἁπλῆς θερμασίας, ἢ τῆς πυρεκτικῆς. Καὶ φαμὲν ὅτι διτλὸν τὸ οὐσιῶδες· οὐσιῶδες γάρ ἐσλι τὸ ἀπὸ τῆς οὐσίας ὁρμώμενον, καὶ τὸ ἀμέσως ἄγον ἡμᾶς ἐπὶ τὴν οὐσίαν. Ἐνταῦθα οὖν οὐσιώδη διαφορὰν λέγομεν τὸ μᾶλλον καὶ ἧτλον, ὡς ἀμέσως ἄγον ἡμᾶς ἐπὶ τὴν θερμασίαν. Σημειοῦται δὲ ὁ Γαληνὸς τὸ ἀπὸ τριχῶν καὶ χροιᾶς· οὐσιώδη δὲ καλεῖ τὴν ἁφὴν, ὡς ἄγουσαν ἡμᾶς εἰς κατάληψιν τοῦ καθαπτομένου, καὶ ἄλλοτε ἐξ ἄλλου τῶν εἰρημένων. Ἐπὶ μὲν τῶν κακοχύμων ἄρχεται ἀπὸ τῶν ὑγρῶν· ἐπὶ δὲ τῶν ἀχωρίσλων, τὴν ἀρχὴν ποιεῖται ἀπὸ τῶν σλερεῶν.

Τί ἐσλι συμβεβηκὸς; ὃ γίνεται καὶ ἀπογίνεται, χωρὶς τῆς τοῦ ὑποκειμένου φθορᾶς· τὸ δὲ συμβεβηκὸς ἐν σώματί ἐσλι; ναί. Καὶ ὁ πυρετὸς ἄρα ἐν σώματι; ναί. Καὶ πόσαι διαφοραὶ τῶν σωμάτων; τρεῖς· καὶ ἐπειδὴ τῶν σωμάτων τρεῖς εἰσι διαφοραί· ἢ γὰρ πνεύματά εἰσιν, ἢ ὑγρὰ ἢ σλερεὰ, καὶ ὁ πυρετὸς ἄρα ἐν πνεύμασιν ἐσλὶν, ἢ ἐν ὑγροῖς, ἢ ἐν σλερεοῖς. Αἱ μὲν κατὰ γένος διαφοραὶ τῶν πυρετῶν, τρεῖς εἰσι γινόμεναι, κατ'

---

[1] πῶς ms. — [2] F. legend. οὐσίᾳ.

εἶδος δὲ πλεῖσ]αι. Εἰς πόσα διαιρεῖται ὁ ἐν πνεύματι πυρετός; εἰς δύο· ἢ γὰρ ἐφή-
μερός ἐσ]ι μονοήμερος, ἢ ἐφήμερος πολυήμερος· ἐπειδὴ γὰρ οὗτος ἢ ἐν ἀπερίτ]ῳ
γίνεται σώματι, ἢ περιτ]ωματικῷ. Καὶ εἰ γένηται ἐν ἀπερίτ]ῳ σώματι, τί ποιεῖ; μονο-
ήμερον. Εἰ δὲ ἐν περιτ]ωματικῷ, ἐφήμερον πολυήμερον. Πῶς; μηκέτι ἀρκούμενος
ὁ πυρετὸς τῷ πνεύματι, ἀλλ' ἐπινεμόμενος τῷ αἵματι, παρεκτείνεται εἰς γ' ἢ δ' ἡμέρας[1], καὶ γίνεται ἐφήμερος πολυήμερος. Διὰ τί καλοῦμεν τὸν ἐφήμερον πολυήμερον;
διὰ τὰ φθάσαντα λεχθῆναι· ἐνίοτε γὰρ καλοῦμεν ἐφήμερον μὲν διὰ τὸ πνεῦμα, καὶ
τὴν ἰδίαν φύσιν αὐτοῦ, πολυήμερον δὲ, διὰ τὴν ὑποκειμένην ὕλην. Διὰ τί τρεῖς διαφορὰς εἶπε τεσσάρων ὄντων χυμῶν. Ἀλλὰ τοὺς μὲν ἐπὶ χολῇ καὶ φλέγματι καὶ μελαγχολίᾳ πυρετοὺς ἔφησεν, ἐφ' αἵματι δὲ οὐκέτι. Ἐπειδὴ πᾶς πυρετὸς ἐπὶ χυμῷ
γινόμενος ἐπὶ σήψει τούτου γίνεται. Τὸ δὲ αἷμα σαπὲν καὶ ποιοῦν πυρετὸν, οὐκέτι
μὲν αἷμα, ἀλλὰ χολὴ γίνεται καὶ οὐχ αἷμα, καὶ λύεται τὸ ζητούμενον, καὶ τεσσάρων
ὄντων χυμῶν, οὐδὲν ἄτοπον τρεῖς εἶναι διαφορὰς πυρετῶν. Καὶ πῶς ἐπὶ ἀσήπ]ῳ αἵματι
πυρετὸς γίνεται; καὶ φαμὲν, ὅτι ἡμεῖς περὶ τῶν ἐπὶ σήψει λέγομεν, οὗτοι δὲ περὶ τῶν
ἀσήπ]ων. Ἄλλως τε καὶ ὁ ἐπὶ ἀσήπ]ῳ αἵματι γινόμενος πυρετὸς ἐπὶ τοὺς πολυημέρους
ἐφημέρους ἀνάγεται. Ὅθεν καὶ ὁ Γαληνὸς, ἐν τῷ ὀγδόῳ λόγῳ, τοὺς συνόχους ἐφημέρους πολυημέρους καλεῖ ἐπὶ ἀσήπ]ῳ αἵματι γινομένους ἐντὸς τῶν ἀγγείων· οἱ δὲ
διαλείποντες ἐκτὸς τῶν ἀγγείων σηπομένου τούτου γίνονται, καὶ οὐκέτι ὡς αἷμά
ἐσ]ιν, ἀλλ' ὡς ξανθὴ χολή.

Διὰ τί τεσσάρων ὄντων χυμῶν, τέσσαρες ὄγκοι γίνονται, διαφοραὶ δὲ πυρετῶν
μόναι τρεῖς, ἐπειδὴ ὄγκος συνίσ]αται καὶ χωρὶς σήψεως χυμῶν; δύναται γὰρ καὶ τὸ
αἷμα χωρὶς σήψεως ὄγκον ποιῆσαι. Πόσαι διαφοραὶ τῶν ἁπλῶν ὄγκων, καὶ πόθεν
ἕκασ]ος γίνεται; τῶν ἁπλῶν ὄγκων τέσσαρες εἰσὶ διαφοραί· φλεγμονή, σκίρρος,
οὐρίοίδημα, καὶ ἐρυσίπελας. Πόσαι διαφοραὶ τῶν πυρετῶν; δύο μέν εἰσιν αἱ οὐσιώδεις.
Καὶ ποίας καλεῖ οὐσιώδεις, καὶ ποίας ἐπουσιώδεις; τὰς κυριωτάτας καὶ πρώτας, καὶ
τὰς παρὰ τὸ μᾶλλον καὶ ἧττον, οὐσιώδεις καλεῖ· τὰς δὲ ἀπὸ τῆς ὕλης, καλεῖ ἐπουσιώδεις. Καὶ ποῖαί εἰσι κατὰ συμβεβηκὸς ἀχώρισ]οι, ποῖα δὲ χωρισ]αί; Χωρισ]ὰ μὲν
ὡς ἂν τις εἴπῃ τοῦ ζώου, τὸ μὲν λογικὸν, τὸ δὲ ἄλογον. Αὗται αἱ διαφοραὶ οὐσιώδεις
ὑπάρχουσιν. Ἐὰν δὲ φήσωμεν τοῦ ζώου, τὰ μὲν λευκὰ ὡς κύκνοι, τὰ δὲ μέλανα ὡς
χελιδόνες καὶ τὰ ὅμοια καλοῦνται κατὰ συμβεβηκός· ἀπὸ γὰρ τῶν χρωμάτων ἐλείφθη-
σαν. Διὰ τί καλοῦνται ἀχώρισ]α; ἀχώρισ]α δὲ καλοῦνται, διὰ τὸ μὴ χωρίζεσθαι τῆς
οὐσίας· τοῦ γὰρ κύκνου τὸ λευκὸν οὐ χωρίζεται, ὡς οὐδὲ τῆς κορώνης ἢ τῆς χελι-
δόνος τὸ μέλαν. Ἐὰν δὲ εἴπωμεν τὰ μὲν περιπατεῖ, τὰ δὲ οὐ περιπατεῖ, τὰ δὲ ἵσ]αται,
τὰ δὲ κάθηται, τῶν ἐμψύχων εἰσὶ ταῦτα κατὰ συμβεβηκὸς χωρισ]ά. Εἰ τοίνυν ἐπὶ
παντὸς πράγματος αἱ διαφοραὶ, αἱ μέν εἰσιν οὐσιώδεις, αἱ δὲ ἐπουσιώδεις, καὶ αἱ μὲν
ἀχώρισ]οι, αἱ δὲ χωρισ]αί. Καὶ ἐπὶ τοῦ πυρετοῦ ἄρα τὸ αὐτὸ φυλαχθήσεται, καὶ γὰρ
τὸ ἀληθὲς σώζεται. Εἰ γὰρ ὁ πυρετὸς πρᾶγμά ἐσ]ι, παντὸς δὲ πράγματος οὐσιώδεις
διαφοραὶ αἱ εἰρημέναι εἰσὶ, καὶ τοῦ πυρετοῦ ἄρα αὗται διαφοραί. Τούτου γὰρ αἱ μὲν
εἰσιν οὐσιώδεις, αἱ δὲ κατὰ συμβεβηκός, καὶ αἱ μὲν ἀχώρισ]αι, αἱ δὲ χωρισ]αί. Τινὲς
λέγουσιν ὅτι τὸ μᾶλλον καὶ ἧττον ἐν τῇ ὕλῃ εὑρίσκεται, τὸ μὲν γὰρ μᾶλλον ἐν
συνόχῳ, τὸ δὲ ἧττον ἐν ἀμφημερινῷ[2] καὶ ἐκτικῷ. Λύσις τούτου ῥαδία ἐσ]ὶ, μετασχη-
ματισθείσης τῆς λέξεως, μᾶλλον δὲ προσ]εθείσης. Ἐν γὰρ τῷ λέγειν «αἱ οὐσιώδεις

---

[1] εἰς τρία ἢ δι' ἡμ. ms. Corr. — [2] ἀφημ.
ms. Corrigo hic et ubique. — Cp. ci-dessus,
p. 437, fragment 113. Voir Boissonade,

Anecdota græca, t. III, p. 371, et Thesaurus,
l. gr. éd. Didot, voce ἀμφημερινός.

κατὰ συμβεβηκὸς,» ἐσ]ι προσ]εθὲν «τὸ ἐν τοῖς κατὰ συμβεβηκὸς,» λύει τὸ ζητούμενον. Εἰ μὲν γὰρ οὐσιώδεις αὗται, οὐκ εἰσὶ κατὰ συμβεβηκός. Εἰ δ' ἐν τοῖς κατὰ συμβεβηκὸς ὑπάρχουσιν, οὐδὲν ἄτοπον εἶναι καὶ αὐτὰς ἐπουσιώδεις. Καὶ γὰρ ἡμεῖς οὐσίαι[1] μὲν ὑπάρχομεν, ἀλλ' ἐν τόπῳ συμβεβηκότι ἐσμέν. Οὕτως οὖν καὶ αἱ παρὰ τὸ μᾶλλον καὶ ἧτ]ον οὐσιώδεις οὖσαι ἐν τοῖς κατὰ συμβεβηκὸς ὑπάρχουσι· κἂν τοῦτο μᾶλλον, οὐσιώδεις ἂν εἶεν τῷ πᾶσι παρακολουθεῖν πυρετοῖς. Πῶς ἀναδέχονται τὰ σ]ερεὰ τὸν πυρετὸν, πρὶν τῶν ὑγρῶν, ὅταν τινὲς, ἠθρηκότες[2] ὠμοὺς χυμοὺς καὶ ψυχροὺς ἐν ταῖς κοιλίαις τῆς καρδίας, ἐπειδὰν θυμωθῶσιν, ἢ ἀγρυπνήσωσιν, ἢ φροντίσωσιν, τότε κατ' ἀνάγκην μήτε χυμοὺς δυναμένης ἀποδέξασθαι τῆς θερμότητος; ψυχροὶ γὰρ εἰσὶ λοιπὸν τῶν ὑγρῶν ξηρανθέντων τὸ πάθος ὑποδέχονται τὰ σ]ερεὰ, διότι ἀμέσως ἄγει ἐπ' αὐτὰ τὴν οὐσίαν τοῦ θερμοῦ καὶ τοῦ ψυχροῦ.

Τοῦ γὰρ πυρετοῦ οὐσιώδης ἐσ]ι διαφορὰ, ἢ περὶ τὴν ὕλην καὶ τὸ εἶδος ἐκ δύο μερῶν σύνθετος. Ὁ γὰρ πυρετὸς σύνθετόν ἐσ]ι πρᾶγμα ἐξ ὕλης καὶ εἴδους· ὕλης μὲν, τῆς θερμῆς δυσκρασίας· εἴδους δὲ, τῆς τοιᾶσδε θερμασίας· ἢ δὲ ὕλη καὶ τὸ εἶδος οὐσιώδεις εἰσὶ διαφοραί. Ὁ δὲ τρόπος τῆς κινήσεως συμβεβηκυία ἐσ]ι τοῦ πυρετοῦ διαφορά. Τὸ δὲ πλῆθος ἀεὶ τῆς πυρετώδους οὐσίας ἐν τῷ πλήθει κεῖται τῆς ἀπορροῆς τῶν περιτ]ωμάτων . . . .

. . . .

Πλεονάσαν ἢ σαπὲν τὸ αἷμα τίνα ποιεῖ παθήματα; Ὁπηνίκα δὲ πλεονάσῃ τὸ αἷμα, καὶ παρασπαρῇ ἐν τοῖς ἀγγείοις καὶ ἐσ]ιν ἀσαπὲς, ποιεῖ πληθώραν, ἢ σύνοχον τὸν ἐπισηπῆ[3]. Εἰ δέ γε σαπῇ, εἰ μὲν ἐπὶ τοῖς ἀγγείοις, ποιεῖ τὸν σύνοχον τὸν ἐπισηπῆ· εἰ δὲ ἐνὶ μορίῳ πλεονάσῃ, καὶ ἐσ]ιν ἀσαπὲς, ποιεῖ ἐρυθήματα· εἰ δὲ καὶ σαπῇ, ποιεῖ ἀπόσ]ημα.

Πλεονάσασα ἢ σαπεῖσα ἡ χολὴ τίνα ποιεῖ παθήματα; εἰ μὲν πλεονάσῃ ἐν τοῖς ἀγγείοις καὶ ἀναχυθῇ ἐν ὅλῳ τῷ σώματι, καὶ ἐσ]ι ἀσαπὴς, ποιεῖ ἵκτερον. Εἰ δὲ πλεονάσασα σαπῇ, εἰ μὲν ἔσω τῶν ἀγγείων, ποιεῖ καῦσον[4]· εἰ δὲ ἔξω τῶν ἀγγείων, ποιεῖ τριταῖον διαλείποντα. Εἰ δὲ ἐν ἐνὶ μορίῳ πλεονάσῃ, καὶ διασαπῇ, ποιεῖ τὸν λεγόμενον ἕρπητα· εἰ δὲ σαπῇ, ἕρπητα τὸν μετὰ ἀναβρώσεως.

Τίνα σημεῖα τῆς μελαγχολίας; ὁμοίως καὶ ἐπὶ τῆς μελαγχολίας, σημαίνει τὸ ἀνιαρὸν, τὸ ἀλγεινὸν, τὸ ὀδυνηρὸν, τὸ ἐπίπονον, καὶ τὸ διαβρωτικόν. Ποῖον τὸ ἐν ἡμῖν χυμῶν ἀποτελεῖ[5] τὰ ἀτμώδη; ποῖον δὲ τὰ λιγνυώδη, καὶ ποῖον τὰ αἰθαλώδη καὶ ποῖον τὰ καπνώδη; ἰσ]έον ὅτι, ἐκ μὲν τοῦ αἵματος, οἱ ἀτμοὶ, ἐκ δὲ τῆς χολῆς τῆς ξανθῆς, τὰ λιγνυώδη, ἐκ δὲ τῆς μελαίνης, τὰ αἰθαλώδη, ἐκ δὲ τοῦ φλέγματος, τὰ καπνώδη. Ποῖον καλοῦμεν λυπηρίαν[6] πυρετόν; Ὁ δὲ λυπηρίας καῦσος μέν ἐσ]ι καὶ οὗτος. Ἐπὶ δὲ φλεγμονῇ γασ]ρὸς ἀναπ]όμενος, πλεονάσας ἢ σαπεὶς ὁ χυμὸς ὁ μελαγχολικὸς, τίνα ποιεῖ πάθη; εἰ μὲν ἐν ὅλῳ τῷ σώματι πλεονάσει ὁ μελαγχολικὸς χυμὸς καὶ ἐσ]ιν ἀσαπὴς, ποιεῖ τὸν μελανιήτερον[7]. Εἰ δὲ πλεονάσας σαπῇ[8], εἰ μὲν ἔξω τῶν ἀγγείων, ποιεῖ τεταρταῖον, εἰ δ' ἐνὶ μορίῳ πλεονάσῃ, καὶ ἐσ]ιν ἀσαπὴς, ποιεῖ σκίρρον· εἰ δὲ σαπῇ, ποιεῖ καρκινώματα, ἢ φαγεδαινώματα[9].

Πόσα ἀγγεῖα τοῦ αἵματος; Ἰσ]έον ὅτι δύο ἀγγεῖά εἰσιν ἐν ἡμῖν τοῦ αἵματος, ἀρτηρίαι καὶ φλέβες· ἢ μὲν τὸ πνεῦμα περιέχουσα, ἢ δὲ τὸ αἷμα. Μεμαθήκαμεν δὲ ὅτι

F. 142 r°.
F. 143 v°.
F. 144 r°.

---

[1] οὐσίαν ms. Corrigo. — [2] ἠθρικότες correction conjecturale. — [3] ἐπιτεσῆ ms. Conj. du copiste de M. Daremberg. — [4] καύσιν ms. — [5] Fort. legend. ἀποτελεῖν. —

[6] Manque dans les lexiques. — [7] Manque dans les lexiques. — [8] Il vaudrait mieux lire ἐσάπη, et, plus loin, ἐπλεόνασε. — [9] Manque dans les lexiques.

ταῦτα τὰ ἀγγεῖα, ἢ ἐν τῷ πέρατι συναναστομοῦνται ἀλλήλοις, ἢ ἐν μέσῳ. Πῶς γίνεται ὁ πυρετός; Ὅταν πλεονάσῃ τὸ αἷμα ἐν ταῖς φλεψὶ, τοῦτο μὴ δυνάμενον στέγεσθαι ἐν αὐταῖς, τῇ συνεχείᾳ κατέρχεται εἰς τὰς ἀρτηρίας· καὶ εἰ μὲν ᾖ μεγάλη ἡ κοιλότης τῶν ἀρτηριῶν, μένει ἐκεῖσε στεγόμενον, καὶ μηδὲν παρεμποδὼν¹ γινόμενον τῷ πνεύματι· εἰ δὲ στενὴ εἴη ἡ ἀρτηρία, καὶ τὸ αἷμα πολὺ, τότε τῇ ῥώμῃ τοῦ πνεύματος τοῦτο ἐξωθούμενον φέρεται περὶ τὰ πέρατα ἅτινα στενότατά εἰσι· καί τοι πᾶν² ἐκεῖ σφηνοῦται καὶ κώλυμα γίνεται τοῦ πνεύματος.

Πόθεν καὶ πῶς γίνονται τὰ λοιμικὰ νοσήματα, καὶ τίς ἡ αἰτία τούτων; Τῶν δὲ F. 148 v°. λοιμικῶν νοσημάτων, ἡ εἰσπνοὴ μάλιστα αἰτία· γίνεται δὲ ποτὲ καὶ διὰ τοὺς ἐν τῷ σώματι χυμοὺς ἐπιτηδείους πρὸς σήψεις ὑπάρχοντας, ὅταν ἀφορμήν τέ τινα ταχεῖαν ἐκ τοῦ περιέχοντος πυρετοῦ λάβῃ τὸ ζῷον· ὡς τὰ πολλὰ δὲ, ἐκ τῆς ἀναπνοῆς γάρ τοι τοῦ περὶ ἀέρος ὑπὸ σηπεδονώδους³ ἀναθυμιάσεως μιανθέντος. Τίς ἡ τῆς σηπεδόνος ἀρχή; ἡ δὲ ἀρχὴ τῆς σηπεδόνος ἤτοι πλῆθός τι νεκρῶν ἐστι μὴ καυθέντων ἐν πολέμῳ, ἢ ἐκ τέλματος, ἢ λιμνῶν, ἢ βαράθρου τινὸς παρακειμένου καὶ ἀναθυμιάσιν δηλητηριώδη καὶ πονηρὰν παραπέμποντος ὥρᾳ θέρους. Τὸ δ' εἶναι καὶ τοὺς κατὰ τὸ σῶμα χυμοὺς ἐκ πονηρᾶς διαίτης ἐπιτηδείους πρὸς σῆψιν, ἀρχὴ τοῦ λοιμώδους γίνονται πυρετοῦ. Οὐδὲν γὰρ τῶν αἰτίων ἄνευ τῆς τοῦ πάσχοντος ἐπιτηδειότητος ἐνεργεῖν πέφυκε. Καὶ ψύξις πολλάκις ἤνεγκε λοιμικὰ νοσήματα· πυκνοῖ γὰρ τὴν ἐπιφάνειαν, καὶ ἀδιαπνεύστους οἱ χυμοὶ, καὶ τῇ σήψει ποιοῦσι πυρετόν. Ἀλλὰ καὶ F. 149 r°. ἐπὶ ξηρότητι λοιμικὰ νοσήματα γίνονται, καθὼς φησιν Ὅμηρος κύνας ἀργοὺς⁴ ὡς ξηρότερον πάθος πρῶτον, ὥσπερ καὶ αἱ θερμότεραι τοῦ περιέχοντος ἡμᾶς ἀέρος καταστάσεις· οἷα περὶ κυνὸς ἐπιτολὴν ἄρτι. Διὰ μὲν τῆς εἰσπνοῆς θερμαίνουσι τὴν καρδίαν, ἔξωθεν δὲ περικεχυμένου τῷ σώματι σύμπαντος τοῦ θερμοῦ, ἀποφαίνουσι καὶ μάλιστα τὰς ἀρτηρίας ὡς ἀνελκούσας τι τοῦ περιέχοντος ἀέρος· συνδιατίθεσθαι δὲ τὴν καρδίαν καὶ τὸ ἐν αὐτῇ ἔμφυτον θερμὸν καὶ θέρμης ἀμέτρου γινομένης τὴν πυρετώδη διάθεσιν ἰσχεῖν.

Κατὰ πόσους τρόπους γίνονται τὰ λοιμικὰ νοσήματα; κατὰ δύο, ἢ κατὰ τροπὴν τοῦ ἀέρος, ἢ κατὰ ἀναθυμίασιν τῆς γῆς, γίνεται πλῶσις τῶν τετραπόδων. Τί διαφέρει τὰ ἐπίδημα νοσήματα τῶν λοιμικῶν; τὰ μὲν ἐπίδημα ποιότητι βλάπτει, τὰ δὲ λοιμικὰ τῇ σήψει. Καὶ τὰ μὲν ἐπίδημα ὀλίγους βλάπτει καὶ τοὺς ἐπιτηδείους· τὰ δὲ λοιμικὰ, πολλούς· ὥστε καὶ τοὺς ἀνεπιτηδείους, καὶ τὰ φλεγμήναντα μέλη τῷ λόγῳ τῆς σήψεως ἀνάπτει τὸν πυρετόν. Διὰ τί καὶ ἐν τοῖς λοιμοῖς ὡς ἐπὶ τὸ πλεῖστον ὀφθαλμίαι προκατάρχονται; ὅτι⁵ τὸ πνεῦμα ἐν ᾧ ἐστιν ὁ λοιμὸς τροπῆς περὶ αὐτῆς γινομένης ἄνω φερόμενον τὴν ὅρασιν ταράσσει· καὶ γὰρ μᾶλλόν ἐστι λεπτὸν καὶ κυριώτερον. Πῶς διὰ σῆψιν γίνεται πυρετός; διὰ σῆψιν, ὅταν οἱ χυμοὶ σαπῶσιν ἐν τῷ βάθει, καὶ ἀναδοθῇ τούτων ἡ σῆψις ἐν τῇ καρδίᾳ, καὶ μολύνει αὐτῆς τὸ ἔμφυτον θερμὸν, ἀνάπτει πυρετόν.

Ποσαχῶς γίνεται ὁ σύνοχος, καὶ ποῖον καλεῖ ὁμότονον, καὶ ποίους ἀκμαστικοὺς, F. 151 v°. καὶ ποίους ἐπακμαστικούς; ὁ σύνοχος ἢ ἐπὶ ζέσει αἵματος γίνεται, καὶ ἀνάγεται ὑπὸ τοὺς πολυημέρους ἐφημέρους, ἢ ἐπὶ σήψει αὐτοῦ, καὶ ἀναφέρεται μεταβληθέντος εἰς χολὴν, ὑπὸ τοῦ ἐπὶ σήψει. Καὶ κατὰ τί διαφέρουσιν οἱ διαλείποντες τῶν συνόχων, καὶ διὰ τί ἐπὶ τῶν διαλειπόντων γίνονται ῥίγη, καὶ φρῖκαι, ἐπὶ δὲ τῶν συνόχων,

---

¹ παρεμποδῶν ms. — ² Fort. legend. Καὶ τὸ πᾶν. — ³ ὑποσηπεδωνώδους. — ⁴ Cp. Il. I, 5o et XXII, 29. — ⁵ τί ms. Correction conjecturale.

οὐδαμῶς; οἱ διαλείποντες καὶ διὰ τὸ σχῆμα τῶν τοιούτων, ἀλλὰ διὰ ἀντίθεσιν, διαφέρουσι τῶν συνόχων. Ὅπου γὰρ ἡ ὕλη ἔξω τῶν ἀγγείων ἤτοι καὶ τῶν σαρκωδῶν
μορίων σαπῇ διαλείποντα τὸν πυρετὸν ἀπεργάζεται. Καὶ πόσαι διαφοραὶ τοῦ συνό-
χου· ὁ μὲν γάρ ἐσ7ιν ἐπιδοτικὸς, ὁ δὲ ὁμότονος, ὁ δὲ παρακμασ7ικός. Πόθεν γίνονται οἱ σύνοχοι πυρετοὶ, καὶ οἱ συνεχεῖς; γίνονται πάντες ἔσω τῶν ἀγγείων τῆς
ὕλης σηπομένης καὶ ζεούσης. Καὶ πόσα εἴδη συνόχου; εἴδη δὲ τοῦ συνόχου τρία,
ἀκμασ7ικὸς, παρακμασ7ικὸς, καὶ ἐπακμασ7ικός· ἐσ7ι δὲ ὁ μὲν ἀκμασ7ικὸς[1] ὁ ταύτην ἀεὶ ἔχων τὴν θερμασίαν, ἀπ᾽ ἀρχῆς ἕως πέρατος· παρακμασ7ικὸς δὲ, ὁ ἀεὶ
ἔχων μειουμένην τὴν θερμασίαν· ἐπακμασ7ικὸς δὲ, ὁ ἀεὶ αὐξανόμενος.

Ποίαν λέγομεν οὐσίαν τοῦ πυρετοῦ; οὐσίαν δὲ λέγομεν τοῦ πυρετοῦ, τὴν ὕπαρξιν
αὐτοῦ, καὶ τὴν ὑπόσ7ασιν καὶ τὴν φύσιν.

F. 155 v°. Πῶς γίνονται οἱ ἐφήμεροι πυρετοί; ἰσ7έον οὖν ὅτι τοῦδε τοῦ ἐπὶ πνεύμασι γένους
ἡ κυρίως διαίρεσις ἥδε ἐσ7ίν· ἢ γὰρ ἐπὶ κόποις, ἢ μέθαις, ἢ ὀργαῖς ἢ λύπαις, ἢ
φροντίσιν οἱ κυρίως καὶ οὐσιώδεις τῶν ἐφημέρων συνίσταντι· οἱ γὰρ ἐπὶ σ7εγνώσει
καὶ πυκνώσει τοῦ δέρματος συνισ7άμενοι πυρετοὶ, ἀπὸ τοῦ αὐτοῦ μὲν γένους εἰσὶν,
πλὴν οὐ κυρίως· ἐπειδὴ γὰρ ταυτί τὰ αἴτια, πῇ μὲν τὸν ἐφήμερον ποιεῖ πυρετὸν, πῇ
δὲ τὸν ἐπὶ σήψει. Ἡ γὰρ σ7έγνωσις καὶ ἡ πύκνωσις ἐν ἀπερίτ7ῳ μὲν σώματι καὶ μηδὲν
τῆς ἀπὸ τῶν χυμῶν μοχθηρίας περίτ7ωμα κεκτημένῳ τὸν ἐφήμερον ἐργάζεται πυρετόν. Ἐν περιτ7ωματικῷ δὲ σώματι, καὶ πλείσ7ην ὡς εἴρηται μοχθηρίαν χυμῶν κεκτημένῳ τοὺς ἀπὸ τοῦ ἑτέρου γένους πυρετοὺς ἀπεργάζεται, ὁποτέρως ἂν τύχοιεν τῶν
χυμῶν ἄθροισιν γενέσθαι, εἰ μὲν ἐπὶ τοῦκτὸς, τοὺς διαλείποντας, εἰ δ᾽ ἐπὶ τὰ ἐντὸς,
τοὺς συνεχεῖς ἀπεργαζομένη. Καὶ πῶς γίνονται οἱ ἐπὶ βουβῶσι πυρετοί; τριῶν οὖν
ἀρχῶν οὐσῶν ἐν τῷ σώματι, λέγω δὴ ἐγκεφάλου[2], καρδίας καὶ ἥπατος, ἑκάσ7ην τῶν
ἀρχῶν τούτων ἡ φύσις ἀδέσι τετίμηκε. Δέδωκε γὰρ τούτοις τοῖς μορίοις εἰς τὴν τῶν
οἰκείων περιτ7ωμάτων ἀπόθεσιν τοὺς προεισηγμένους ἀδένας, ὡς συμπαρακειμένους
τούτοις καὶ πλησιάζοντας. Τοὺς μὲν παρὰ τὰ ὦτα ἀδένας ὁ ἐγκέφαλος κέκτηται, τοὺς
δὲ παρὰ τὰς μασχάλας, ἡ καρδία· τοὺς δὲ περὶ τοὺς βουβῶνας, τὸ ἧπαρ. Ὁπόταν οὖν
ἀθροισθῇ τι τῶν χυμῶν περίτ7ωμα μοχθηρὸν ἔν τινι τῶν κυρίων μορίων, κατα-
κρατῆσαν καὶ ἀσθενῆσαν τοῦτο ποιήσει, τηνικαῦτα ἡ φύσις ἐλευθερῶσαι ζητοῦσα
τὰ κύρια μόρια, ἐπὶ ταῖς ἑαυτῆς δυνάμεσι παραγίνεται κατὰ ἀπόσ7ασιν, τὸ ἐνὸν ἐν
τούτοις περίτ7ωμα ἀποδιῶξαι σπουδάζουσα, μὴ δυναμένη δὲ, τελείαν ἐλευθερίαν
τοῖς κυρίοις παρασχεῖν μορίοις, διὰ τὴν ἐν τούτοις προγεγονυῖαν ἀσθένειαν κατὰ
μετάδοσιν ἀπογαλακτίσασα μέρος τι τῆς ὕλης ἐνσκήψει τοῖς ἀδέσι ποιεῖ, οἵτινες ὡς
ἀραιοὶ καὶ σομφώδεις, ἑτοιμότατα δέχονται. Ὅθεν καὶ Ἱπποκράτης τοὺς τοιούτους
πάντας, κακούς φησιν εἶναι, ὡς μὴ κατὰ ἀπόσ7ασιν τῆς ὕλης ἔξω φερομένης, ἀλλὰ
F. 156 r°. κατὰ μετάδοσιν τοὺς βουβῶνας ἐξαίρουσα. Καὶ οὐδεμίαν ἀπὸ τῶν ἔξωθεν ἔμφασιν
προκαταρκτικῆς τινος αἰτίας τῷ ἰατρῷ παρέχουσα, πρὸς διάγνωσιν τῶν τὸν κυρίως
ἐφήμερον πυρετὸν ἀπεργαζομένων.

Περὶ τῶν δι᾽ ἔρωτα πυρεσσόντων.

Ἔσ7ι δέ τις καὶ ἕτερος πυρετὸς, ἐκ τοῦ τοιοῦδε γένους, ὅσ7ις ἐπὶ συντόνοις τῆς
ψυχῆς φροντίσι συνίσταται· λέγω δὲ, ὅσοι ὥρᾳ κάλλους, ἁλωτοὶ τῷ ἔρωτι γεγόνα-

---

[1] παρακμασ7ικὸς ms. Correction de M. Weil, correcteur de l'Imprimerie nationale.
— [2] ἐγκεφάλῳ ms.

σιν, ἀποτυχόντες ἀπολαῦσαι τοῦ ἐρωμένου· ὥσπερ που καὶ Ἐρασίσ7ρατος ἐφώ-
ρασε δι᾽ ἔρωτα τὸν τοῦ Σελεύκου ἀρρωσ7οῦντα Ἀντίοχον· οὐ καλῶς δ᾽ οὖν ὅμως οἱ
πολλοὶ τῶν παλαιῶν ἰατρῶν ἀπειλήφασιν, ἀπὸ τοιᾶσδε ψυχικῆς Φροντίδος, τὸν ἐφήμερον πυρετὸν συνίσ7ασθαι, μὴ προσδιορισμῷ τινὶ κατὰ λόγον χρησάμενοι· ὁ γὰρ
ἔρωτι τινὶ κάτοχος γεγονώς, εἰ μὲν ἀδυνάτως ἔχει ἀπολαύειν τοῦ ἐρωμένου, ἐπύρεξέ
τε Φροντίσας, καθ᾽ ὃν χρόνον τῆς τοῦ ἐρωμένου ἀπέτυχεν ὁμιλίας, εἴγε καὶ πολλὰν
ἡμερῶν ἀριθμὸς, εἰς ἑξήκοντά που ἦ, καὶ τούτων πλείους διέλθοι· καί τινες ἐξ αὐτῶν, οὐκ ἐφημέρῳ, ἀλλ᾽ ἑκτικῷ πυρετῷ, εἰς τέλος ἑάλωσαν· εἰ δέ γε τοῦ ἐρωμένου
οὐκ εἰς μακρὸν ἀπολαύσειεν, ἧκον οὗτοι τῆς τε Φροντίδος καὶ τοῦ πυρετοῦ ἀπαλ-
λάτ7οντες[1]. Εἰσὶ δέ τινες καὶ ἄλλαι ψυχικαὶ Φροντίδες, μετὰ συντονίας γινόμεναι τοῖς
Φιλοπλούτοις τε καὶ Φιλοχρύσοις καὶ ἐπὶ σωμάτων ἀεὶ χαίρουσιν ὁμιλίαις· οὗτοι γὰρ
τῇ τούτων ἀποτυχίᾳ πεπόνθασι. Καὶ ἐφημέρῳ μὲν πυρετῷ οἱ τοιοῦτοι ἁλίσκονται,
ὁπόταν πρὸς ἡμέραν ἀποτυχόντες Φροντίσωσιν· ἄμφω γὰρ καὶ οὗτοι τῆς Φροντίδος
καὶ τοῦ πυρετοῦ λύονται τῇ τῶν ἐλπιζομένων ἐπιτυχίᾳ.

Διὰ τί ἁπάντων μὲν τῶν ἀπὸ τοῦ αὐτοῦ γένους ἐφημέρων πυρετῶν ἡ ἀρχὴ, ἀπό
τινος προκαταρχούσης τε καὶ Φανερᾶς αἰτίας γέγονεν[2], οἷον ἀγρυπνίας, ἢ λύπης, ἢ
Φόβου, ἢ θυμοῦ, ἢ ἐγκαύσεως, ἢ μέθης, ἢ κόπου, ἢ ψύξεως, εἴτε τινὸς ἄλλης προ-
Φάσεως Φανερᾶς, εἰ καὶ μὴ ἴδια ταῦτα τοῖς τοιοῖσδέ εἰσι πυρετοῖς, ἀχώρισ7α δέ γε
παντάπασιν; Οἱ δ᾽ ἐπὶ συντόνοις τῆς ψυχῆς Φροντίσι γινόμενοι πυρετοὶ, εἰ μὴ προκαταρκτικῆς τινος αἰτίας ὑπαρχούσης ἐν τούτοις, πῶς ἂν γνωρισθεῖεν, καὶ πόθεν τῷ
ἰατρῷ ἡ ἔνδειξις τῶν τοιούτων γενήσεται πυρετῶν; . . . .

Ἀποροῦσι δέ τινες λέγοντες ὅτι ἐσ7ὶ δυνατὸν τὸν ἐφήμερον[3] ὥρας δεκαοκτὼ κατέ-   F. 160 r°.
χειν, συνεχῆ ὄντα καὶ τῶν ἀγγείων ἐντὸς, καὶ μηδόλως διαλείμματι ποιούμενον·
πρὸς οὓς Φαμὲν ὅτι εἰ καὶ συνεχής ἐσ7ιν, ἀλλ᾽ οὖν τὰ τοῦ διαλείποντος κέκτηται
ἰδιώματα. Καὶ γὰρ καὶ ὁ συνεχὴς ὁμοίως τῷ διαλείποντι τὴν εἰσβολὴν ποιήσεται πλὴν
τοῦ ῥίγους, καὶ τῆς περιψύξεως, καὶ τὰς ὥρας τεταγμένας Φυλάξει. Καὶ γὰρ καθ᾽
ἕκασ7ον παροξυσμὸν, καὶ ἀρχὴν λήψει καὶ ἀνάβασιν, καὶ ἀκμὴν, καὶ παρακμήν. Καὶ
ὥσπέρ ἐσ7ιν ἐν ἐκείνοις τὸ διάλειμμα, οὕτως ἐν τούτοις ἡ ἔνδοσις καὶ ἡ μυσοπυρεξία[4],
Ἐν τούτῳ γὰρ διαφέρει τοῦ συνόχου, καὶ γὰρ ὁ σύνοχος, ἀπ᾽ ἀρχῆς ἄχρι τέλους,
ἴσος ἐσ7ὶν, ἢ ἐπακμασ7ικός, ἢ παρακμασ7ικός· τοῦτο δὲ γίνεται τῇ σήψει καὶ δια-
Φορήσει· ὁ δέ γε ἀμφημερινὸς, ἐνδίδων ὁρᾶται καὶ παροξύνεται, καὶ τὰ οἰκεῖα τοῦ
εἴδους Φυλάτ7ων ἰδιώματα, ὡς ἐδείχθη ἐν τῇ περὶ διαφορᾶς πυρετῶν Γαληνοῦ ἐξηγήσει.

Περὶ νόθου ἀμφημερινοῦ ἤτοι συμβεβηκότος.

Ἐσ7ι δέ τις ἐν τούτῳ τῷ γένει καὶ ἕτερος πυρετὸς οὐ κυρίως ἀλλὰ κατὰ συμβε-   v°.
βηκὸς, ὅσ7ις τὸ τοῦ νόθου κεκλήρωται ὄνομα· νόθος γὰρ καὶ ὁ τοιοῦτος ὁμοίως τῷ
τριταίῳ ἐφήμερος[5] ὀνομάζεται· περιτ7ώματι δὲ καὶ οὗτος, οὐ Φλεγματικῷ μόνῳ,
ἀλλὰ καὶ ξανθοχολικῷ τὴν ὕπαρξιν ἔσχηκε, καὶ ἡ μὲν τοῦ Φλέγματος μᾶλλον, ἧτ7ον
δὲ ἡ τῆς χολῆς ποιότης ἐπικρατεῖ ἐν τούτῳ· καὶ διὰ τοῦτο, πραέσ7ερος μὲν οὗτος
τοῦ ὁμογενοῦς ἑαυτῷ[6] καὶ ἀκριβοῦς γεγένηται.

---

[1] ἀπαλλάτ7ονται ms. Fort. legend. ἀπαλλατ7όμενοι. — [2] In marg. γρ. γίνεται. —
[3] Ms. ἀφήμερον. — [4] Manque dans les lexiques. — [5] ἀφ. ms. — [6] ἑαυτοῦ ms.

Περὶ πεμπλαίου πυρετοῦ διάγνωσις.

Φασὶ δὲ τῶν παλαιῶν οὐκ ὀλίγοι ὡς καὶ πεμπλαίου πυρετοῦ γεγένηται σύσλασις· καὶ τινὲς τούτων ὧν εἶς ἐσῖι καὶ ὁ Ῥοῦφος ἐν τῷ περὶ τεταρταίου[1] οἰκείῳ λόγῳ γενόμενος, ἰσῖορίαν τινὰ παραδίδωσι θεατὴς γενέσθαι· καὶ οὕτως αὐτὸς λέγων. Φησὶ γάρ· γυνή τις μετὰ μῆνας τοῦ τοκετοῦ τρεῖς, τεταρταίῳ ἑάλωκε. Μήπω δὲ τούτου ἀκμάσαντος, ἀλλ' ἔτι περὶ τὰς ἀρχὰς ἀνασῖρεφομένου, διὰ πέμπλης παρώξυνε τὸ γύναιον. Λέγω δὴ τοῦ τεταρταίου δύο διαλείποντος, οὗτος μετὰ τρεῖς εἰσβάλλων ἐφαίνετο, καὶ τοῦτο ἐπὶ τρισὶ περιόδοις ἐφάνη γινόμενον. Μετὰ δὲ ταῦτα ὁ πρῶτος τὴν οἰκείαν φυλάτλων τάξιν ἐφαίνετο. Ἀλλὰ καὶ ἑβδομαῖον ὁ τοιοῦτος ὑποτίθεται γίνεσθαι, καὶ ἐννάταιον ῥωμαίῳ σῖρατηγῷ Συμμάντῳ· ὁ δέ γε Γαληνὸς, οὐ μόνον [οὐχ[2]] ἰσῖορῆσαί ποτέ φάσκει, ἀλλὰ οὐδὲ ὅλως γενέσθαι τοῦτο ὑποτίθεται.

SUR LA FIÈVRE QUINTANE. DIAGNOSTIC.

Beaucoup de médecins anciens affirment qu'il existe aussi une fièvre quintane, et l'un d'entre eux, *Rufus*, dans son livre relatif à la fièvre quarte, rapporte un fait dont il dit avoir été témoin oculaire. Voici comment il s'exprime. « Une femme, trois mois après son accouchement, fut prise de la fièvre quarte. Lorsque cette fièvre n'avait pas encore atteint son acmé et ne faisait que commencer ses évolutions, la malade éprouvait tous les cinq jours une recrudescence de fièvre. J'entends par là que la fièvre quarte ayant une interruption de deux jours, réapparaissait après trois autres jours, et ce fait eut lieu par trois périodes successives. Ensuite on vit la première fièvre [reprendre et] garder son cours propre. » Le même médecin suppose qu'il existe aussi une fièvre septime et même une fièvre nonane, dont fut atteint le général romain Symmantus[3]. Quant à *Galien*, non-seulement il dit n'avoir jamais connu ce fait, mais il ajoute qu'il n'a jamais dû se produire.

Περὶ τεταρταίου νόθου.

Νόθον δὲ τεταρταῖον ὁμολογοῦσιν ἅπαντες γίνεσθαι διὰ τὸ ἄκρατον ἐν τούτοις τὸν μελαγχολικὸν τυγχάνειν χυμὸν, ἀλλ' ἀναμεμίχθαι καὶ τούτῳ καὶ χολῶδές τι περίτ]ωμα, κἂν τούτῳ νοθεύεσθαι ὅσῖι τοῦ ἀκριβῶς ῥᾷον πεπέφθαι δύναται. Δύο δέ γε καὶ τρεῖς τεταρταῖοι ἐν τῷ ἀνθρωπίνῳ σώματι, κατὰ τὸν αὐτὸν χρόνον πεφύκασι γενέσθαι, τοῦ περιτ]ώματος δηλονότι τοῦτον ἕνα γεννήσαντος, τισσουμένου κατά τε τὸ ποιὸν καὶ τὸ ποσόν. Ἀλλ' ἡ μὲν δύναμις τοῦ ποιοῦ ἢ ἐν τῷ νοσήματι καὶ ἐν τῇ ὕλῃ φαινομένη οὐχ ὁμοίως τοῖς τρισὶ πεπέρατωται. Ἀλλὰ μᾶλλον μὲν ἐν τῷ προκατάρξαντι φαίνεται, ἧτ]ον δ' ἐν τοῖς δυσὶ, καὶ διὰ τοῦτο σφοδροτέροις μὲν ὁ πρῶτος τὴν εἰσβολὴν ποιησάμενος φαίνεται, ἧτ]ον δ' ἐν τοῖς δυσὶ, οἱ λοιποί. Καθ' ἑκάσῖην μὲν γὰρ ὁ τοῖσδε τοῖς πυρετοῖς ἁλοὺς, παροξυνόμενος τοῖς πολλοῖς τῶν ἰατρῶν, ἐφημέρῳ[4] ἑαλωκέναι κριθήσεται, καὶ τούτων μᾶλλον ὅσοις ἡ πεῖρα τοῦ λόγου

F. 161 rᵒ.

---

[1] περὶ τεταρταίῳ ms. — [2] οὐχ supplendum censeo. — [3] Sur les fièvres quintane, septime et nonane, voir le *Dictionnaire des sciences médicales*, t. XV, 1816, p. 308-309. Cp. Canon d'Avicenne, IV, 67, trad. lat. Venise, 1608, in-fol. t. II, p. 60. Voir aussi Hippocrate, *Epidem.*, I, 3, et Galien, *in Epidem. comment.*, III, éd. Chart. t. IX, p. 87. — [4] ἀφημ. ms.

διὰ σπουδῆς ἔχειν νενόμισ7αι. Οὐ μήν γε ἴασιν ἀκριβῶς, ὡς οὐδ' αὐτῇ τῇ τριβῇ ἀκριβέσ7ερον ἐπεμβάλλουσιν, ἀλλὰ δοκοῦντες εἰδέναι, μηδὲν εἰδότες εὑρίσκονται.

Ποῖαι τῶν πυρετῶν ἐπιπλοκαί, καὶ ποῖαι ἑτερογενεῖς, καὶ ποῖαι ὁμοειδεῖς, καὶ ἑτεροειδεῖς τῶν πυρετῶν ἐπιπλοκαί; Τῶν ἐπὶ σήψει, αἱ μέν εἰσιν ὁμογενεῖς, αἱ δὲ ἑτερογενεῖς, καὶ αἱ μὲν ὁμοειδεῖς τυγχάνουσιν, αἱ δὲ ἑτεροειδεῖς. Ὁμογενεῖς μὲν οὖν εἰσιν, αἱ ἀπὸ τῆς αὐτῆς ὕλης συνισ7άμεναι, τουτέσ7ιν δύο τριταῖοι, καὶ πάλιν δύο ἀμφημερινοὶ, καὶ τρεῖς ἀμφημερινοὶ, καὶ δύο τεταρταῖοι, καὶ τρεῖς τεταρταῖοι· ἑτερογενεῖς δὲ, οἱ ἀπ' ἄλλης καὶ ἄλλης ὕλης συνισ7άμενοι, ὡς τρεῖς ἀμφημερινοὶ, καὶ τριταῖοι, ἢ τεταρταῖοι· ὁμοειδεῖς δέ εἰσιν οἱ διαλείποντες τοῖς διαλείπουσι, καὶ οἱ συνεχεῖς τοῖς συνεχέσι, καὶ οἱ συνεχεῖς τοῖς διαλείπουσιν. Ὅταν οὖν γένηται τριταῖος διαλείπων, καὶ ἀμφημερινὸς συνεχὴς, εὔδηλον ὅτι δύο γεγόνασι πυρετοί· καὶ οὗτοι τυγχάνουσιν ἑτεροειδεῖς, καὶ ἑτερογενεῖς· ἑτερογενεῖς μὲν, ὅτι ἀπὸ ἑτέρας καὶ ἑτέρας ὕλης ἐγένοντο· ἑτεροειδεῖς δὲ, ὅτι ὃς μὲν διαλείπων, ὃς δὲ συνεχής ἐσ7ιν. Ἐὰν δὲ ἀμφημερινὸς καὶ τριταῖος διαλείποντες λέγωνται, δῆλον ὡς ἑτερογενεῖς μέν εἰσιν, ὅτι ἐκ διαφόρων ἐγένοντο χυμῶν· ὁμοειδεῖς δὲ, ἀμφότεροι διαλείποντες, ἐγένοντο. Τὰ ῥίγη πως[1] προηγοῦνται καὶ τοῖσιν ἴσ7ανται, καὶ τοῖσιν ἔπονται. Προηγοῦνται μὲν ἐπὶ τῶν διαλειπόντων.

Καὶ διὰ τί μὴ παντὶ ῥίγει ἔπεται πυρετός; ὅτι τὰ τοιαῦτα ῥίγη διαίταις ἕπεται μοχθηραῖς, ἐμπιπλωμένων τῶν ἀνθρώπων καὶ διαιτωμένων ἀργῶς, πολλάκις δὲ καὶ λουομένων ἐπὶ τροφαῖς· ὅτε δὲ καὶ τῶν ἐδεσμάτων αἱ ποιότητες ἐκ τῆς ψυχροτέρας τε καὶ φλεγματωδεσ7έρας ὦσι κράσεως, ἑτοιμοτάτοις ῥίγεσιν ἀνεκθερμάντοις ἁλίσκονται. Διὰ τί τῶν ὀξέων πυρετῶν φλύκταιναι ἀνὰ τὰ χείλη γίνονται; ἰσ7έον ὅτι περιήλυσις[2] αὕτη ῥαδία ἐσ7ι· καὶ γὰρ ἐν τοῖς πεμφιγώδεσι·πυρετοῖς γίνονται, καὶ οὐκ ἐπὶ πάντων τῶν πυρετῶν τῶν ὀξέων· καὶ γε[3] διὰ τὴν ἐπίτασιν τῆς θερμασίας αὗται γίνονται. Τέλος.

<hr>

[1] πῶς ms. — [2] Fort. legend. περίληψις. — [3] Lire καὶ γὰρ?

<hr>

SECTION VIII.

SYNOPSIS OU TRAITÉ ABRÉGÉ SUR LE POULS

PUBLIÉ PAGES 219 ET SUIVANTES.

ANCIENNE NOTICE PRÉLIMINAIRE, COMMENTAIRE, NOTES ADDITIONNELLES[1].

DE L'ORIGINE DE LA SYNOPSIS.

Dans le *Rapport* que j'ai eu l'honneur d'adresser à M. le Ministre de l'instruc-

[1] Voir la Préface, V, VIII.

tion publique, sur une mission médico-littéraire en Allemagne[1], j'annonce la publication de ce petit traité. J'accomplis aujourd'hui cette promesse d'autant plus volontiers que je donnerai ainsi le spécimen d'un travail particulier dont M. le Ministre a bien voulu me charger, sur les manuscrits de médecine grecs et latins qui se trouvent à la Bibliothèque royale[2]. Ce travail contribuera, je l'espère, à faire mieux ressortir l'importance de la littérature médicale ancienne et à inspirer pour elle le même intérêt qui s'est attaché à la littérature classique, objet de tant de soins et d'encouragements.

L'existence de la *Synopsis* m'a été révélée par le catalogue des papiers de Dietz ; elle y est mentionnée sous le n° X, *Florentina ; fasc. 17-21 ;* 2 ; *Rufi Ephesii, περὶ σφυγμῶν συνόψεως (sic)* ; texte d'après le *cod. VII, plut. 75*[3] ; variantes d'après le *cod. Paris. 2193*[4]. J'avais d'abord regardé ce traité comme tout à fait inconnu, mais je me suis bientôt aperçu qu'il se trouve en latin sous le titre de : *Galeno ascriptus liber, Compendium pulsuum,* dans l'édition des œuvres de Galien, imprimée à Venise par les Junte (ed. sep[a] ; *lib. spur.,* fol. 66) et dans celle de Chartier (t. VIII, p. 330). Je crois néanmoins devoir publier le texte grec, qui est certainement inédit ; d'ailleurs la traduction latine, écrite dans un langage barbare[5], et presque entièrement oubliée, a été si peu lue, qu'Ackermann, ordinairement très-exact, l'a regardée comme l'œuvre originale de quelque arabiste. (*Not. lit. Gal.,* éd. Kühn, t. I, p. CLXVI.) Enfin la *Synopsis* est, par elle-même, assez curieuse pour mériter l'attention des amis de l'érudition médicale ; elle fournit, du reste, des documents que je puis dire nouveaux pour l'histoire de la sphygmologie ; cette seule considération suffira, je l'espère, pour me justifier.

N'ayant pu obtenir les papiers de Dietz qui renferment cet opuscule, je l'ai copié sur notre manuscrit 2193 ; le texte est en général assez correct, mais il présente

---

[1] Ce *Rapport* a été inséré dans les n°ˢ 33 et 34 du *Journal de l'instruction publique,* avril 1845*.

[2] Cette notice date de 1846.

[3] Codex græcus papyraceus ms. f. S.XIV, Joannicii manu exaratus ; constat foliis 244, continens : 1° Aetii, *Tetrabiblon ;* 2° *Synopsis de pulsibus ;* 3° *Quos quando et quibus purgare debemus ;* 4° Rufi, *De medicamentis purgantibus ;* 5° Antylli, *E libro secundo de victus ratione ;* 6° Ejusdem, *De clysteribus* (publié par Dietz) ; 7° Severi iatrosophistæ, *De clysteribus (id.)* ; 8° Galeni, *De consuetudinibus (id.).* Cf. Bandini, *Catal. cod. græc.* t. III, p. 151.

[4] Le ms. 2193 n'est pas décrit dans le catalogue, il n'y est qu'indiqué. Il est du xv° siècle, contient *Aétius,* notre *Synopsis* et un traité *Sur les poids et mesures ;* j'aurai occasion de revenir ailleurs sur ce manuscrit, qui

paraît assez correct, et qui est écrit par une belle main.

[5] Voici quelques échantillons de cette traduction. La première phrase est inintelligible : *Hoc ei quod de pulsibus possibile est competentem modum circuit.* — Le titre du deuxième paragraphe fait partie de la fin du préambule. — Les mots Τελευταῖον δὲ τοὺς παρὰ τοῖς ἀρχαίοις κατονομασθέντας (§ 4, initio) sont rendus de la manière suivante : *In fine vero pulsus qui ablati sunt denominati.* Les termes techniques et d'autres mots encore sont latinisés et non traduits : *alogon, pericardion, palmon, hemioliam (ἡμιόλιον), diacenus (διάκενος),* etc. Enfin, γραμματικῆς ποδισμοῦ (§ 4, *in medio*) est traduit par *grammatica* manuductio. On trouvera encore d'autres exemples dans les notes que j'ai jointes à ce traité.

---

* A moins d'indication spéciale, toutes les notes contenues dans cette section sont, comme le texte, de M. Daremberg lui-même. (c. d. a.)

çà et là quelques leçons douteuses et quelques fautes véritables. J'ai dû suppléer à la collation du manuscrit de Florence[1] par mes propres conjectures, et aussi par l'examen attentif de la traduction latine, qui m'a fourni d'excellentes restitutions. Ces vieilles traductions, souvent incompréhensibles, si on les lit seules, rendent de véritables services quand on les compare à l'original, et qu'on en use avec discernement et discrétion; souvent elles représentent un texte fort ancien et même elles le représentent d'autant plus fidèlement qu'elles sont l'œuvre d'écrivains peu habiles, qui, s'attachant servilement à la lettre, la reproduisent par un calque plutôt encore que par une véritable traduction. J'ai eu souvent l'occasion de vérifier l'exactitude de cette remarque à propos des traductions latines de Galien et d'autres auteurs, de Moschion en particulier.

Il serait assurément très-intéressant de savoir à quelle époque, sinon à quel homme on peut rapporter la rédaction de la *Synopsis* : mes recherches, à cet égard, n'ont pu me conduire à un résultat bien satisfaisant. L'auteur a une certaine originalité de détails et parle quelquefois d'autorité; mais il se montre particulièrement éclectique : tantôt pour Hérophile qu'il cite, et sur lequel il nous fournit des renseignements nouveaux, tantôt pour Érasistrate, qu'il ne nomme pas, il ne paraît point avoir de doctrine bien arrêtée. Tout ce qui n'appartient pas à ces deux auteurs est en quelque sorte du domaine public, ou du moins aucune particularité saillante ne vient révéler une époque ou marquer un progrès dans la sphygmologie. Cette considération même me fait moins regretter de ne pouvoir assigner une date plus ou moins précise à cet opuscule, car il est très-embarrassant, pour un historien, d'avoir un fait important dont il ignore l'origine et qu'il ne peut faire rentrer avec assurance dans l'ordre chronologique.

La *Synopsis* a été rapportée à trois sources différentes, mais, comme on va le voir, sans aucune espèce de critique : à Rufus et à Galien par des copistes, à un arabiste par Ackermann. Elle n'est certainement pas de Galien, les notions les plus superficielles en littérature médicale suffisent pour établir cette assertion; elle n'est pas non plus l'œuvre d'un arabiste, d'abord parce que les arabistes n'écrivaient pas en grec; en second lieu, et pour ne s'en tenir qu'au point de vue d'Ackermann, dans la *Synopsis,* les doctrines sont toutes grecques et, pour ainsi parler, de pur sang; d'ailleurs, Galien eût été cité, copié ou abrégé dans un traité sortant de la main d'un arabiste. Tout au plus pourrait-on supposer, avec moins d'invraisemblance, une origine byzantine, mais la méthode et le style de notre auteur me semblent fort éloignés du style et de la méthode des Byzantins; ces derniers d'ailleurs s'attachaient à Galien plus servilement encore peut-être que les arabistes; on pourra s'en convaincre en jetant les yeux sur ce qu'Actuarius a écrit touchant le pouls (*De morb. diagn.,* I, 9, ed. Ideler, dans *Med. et phys. græci minores,* t. II, p. 363 sq.; Berolini, 1842). Quant à Rufus, si rien ne repousse, rien n'établit non plus la conjecture du copiste[2]. Aucun auteur ancien ne lui at-

---

[1] Bandini, dans son catalogue, rapporte le préambule et quelques mots de la fin; je ne saurais, d'après le peu de variantes que ces citations m'ont fournies, juger de la valeur du manuscrit de Florence. [M. Daremberg a obtenu depuis une collation de ce manuscrit et a profité des variantes dans la présente édition du Περὶ σφυγμῶν. c. ἐ. n.]

[2] Voici l'observation à laquelle il est fait allusion ici : Ἐγὼ (c'est le copiste qui parle) προσέθηκα τοῦτο τὸ περὶ σφυγμῶν μονόβιβλον· νομίζω δ' αὐτὸ μὴ εἶναι Γαλη-

tribue un traité sur le pouls, et, dans celui qui nous occupe, rien ne rappelle avec évidence son style, ses idées et sa méthode. J'ai particulièrement comparé la description du cœur et des poumons, qui se trouve au paragraphe 4 de la *Synopsis*, avec celle que Rufus donne dans son traité *De appellationibus partium corporis humani* (éd. de Clinch, p. 37, 57, 59). On trouve bien quelques analogies de rédaction, mais que prouvent-elles? sinon que les auteurs se rencontrent, souvent même pour les expressions et pour les phrases, en traitant le même sujet[1].

Voici maintenant quelques éléments d'une détermination bien vague, il est vrai, mais raisonnable puisqu'elle ne va pas au delà de ce que prouve le contexte lui-même en dehors de tout témoignage extérieur. Non-seulement Galien n'est pas cité dans la *Synopsis*, et cet argument négatif est déjà considérable, mais rien n'y rappelle les doctrines particulières si étendues et si subtiles du médecin de Pergame; les connaissances de notre auteur sont comparativement très-bornées et beaucoup moins méthodiques. Les opinions d'Hérophile et d'Érasistrate dominent dans ce traité; la distinction des diverses catégories du pouls est restreinte et assez confuse; les espèces qui ont reçu des noms spéciaux sont peu nombreuses[2]; les définitions sont peu précises, les distinctions peu nettes; certains mots ne sont pas pris dans le sens que Galien et ses prédécesseurs immédiats leur donnaient; les caractères assignés au pouls dans les diverses maladies ne sont pas toujours ceux que Galien a cru reconnaître; tout, en un mot, me porte à regarder la *Synopsis* comme appartenant à un auteur qui a précédé Galien même d'assez loin. Mais dans quelles limites resserrer cette distance? C'est ce qu'il ne m'est pas possible de préciser. Voici les seuls résultats auxquels j'ai pu arriver.

Les trois auteurs cités dans la *Synopsis* sont des auteurs fort anciens : Egimius, Praxagore et Hérophile; mais on ne peut en conclure que notre auteur vivait dans un âge aussi reculé; outre que ses connaissances témoignent de recherches déjà multipliées, nous avons la preuve positive qu'il écrivait à une époque assez éloignée de celle où commencèrent les travaux d'Alexandrie. Dans le chapitre VI, où il est question des espèces de pouls connues des anciens, on trouve la mention du pouls *caprizant* (δορκαδίζων). Or nous savons par Galien (conf. note sur la p. 231, l. 1 du texte) que cette dénomination a été donnée pour la première fois à ce pouls par Hérophile. Ce dernier était donc un *ancien* à l'époque de la rédaction de la *Synopsis*; il faut, en conséquence, admettre un intervalle d'au moins cent ans entre notre auteur et Hérophile, qui vivait environ 300 ans avant J.-C. Mais de cent ans après Hérophile à Galien qui naquit l'an 130 après J.-C., il y a un très-long espace de temps, dans lequel flotte, pour ainsi dire, notre *Synopsis*, sans qu'il

---

νοῦ, ἀλλὰ Ῥούφου τοῦ Ἐφεσίου· τὸ γὰρ σύνταγμα οὐκ εἶχεν. Le ms. de Florence place τὸ γὰρ σ. ο. εἴχ. immédiatement après μονόβιβλον, auquel cas on pourrait interpréter ainsi cette note : «C'est moi qui ai «ajouté ce livre Περὶ σφυγμῶν, car le vo-«lume [que je copiais] ne [le] contenait pas. «Je pense qu'il n'est pas de Galien, mais de «Rufus d'Éphèse.» (C. É. R.)

[1] Voir, dans la Préface (p. XXVII), l'opi-

nion exprimée par le continuateur. (C. É. R.)

[2] C'est principalement sur cette partie de la *Synopsis*, où sont rapportés les noms donnés par les anciens aux diverses espèces de pouls, que je fondais mes espérances; mais la mention du pouls *caprizant* m'a seule fourni un renseignement : mes recherches n'ont pu me faire connaître ni la date ni l'origine des autres dénominations.

me soit possible de l'y fixer, même à un demi-siècle près. Peut-être fait-elle partie de cette foule de traités de seconde classe, que Galien mentionne d'une manière générale, mais seulement pour les blâmer, et dont il ne désigne aucun en particulier. (Voir plus loin; note sur la p. 226, l. 10.)

RECHERCHES SUR LA SPHYGMOLOGIE ANTIQUE.

A la suite de ces considérations préliminaires, je réunis, sous forme d'*excursus*, quelques recherches sur différents points qui se rapportent plutôt à l'histoire générale de la sphygmologie, qu'elles ne se rattachent, d'une manière spéciale, au traité qui nous occupe; d'ailleurs, ces recherches, à cause de leur étendue, seraient mal placées dans les notes, déjà si nombreuses et si longues.

I.

La définition de σφυγμός n'a pas toujours été la même aux diverses époques et chez les différents médecins anciens. Pris dans sa signification grammaticale, ce mot exprime simplement un battement : or c'est précisément dans ce sens restreint qu'il est appliqué exclusivement au mouvement des vaisseaux, par les auteurs de la Collection hippocratique, qui n'avaient aucune idée des divers éléments constitutifs du pouls proprement dit. Suivant Galien[1] : «Les anciens, ou, comme « il le dit au traité *De locis affectis* (II, III, p. 75, t. VII), *les très-anciens*, πα- « λαιότατοι[2], donnaient le nom de σφυγμός, non à tous les mouvements des artères, «mais seulement aux mouvements violents sentis par le malade lui-même. Hip-«pocrate a le premier introduit la coutume, qui prévalut après lui, d'appeler « σφυγμός tout mouvement des artères quel qu'il fût.» Ce texte prouve, d'une part, que les anciens connaissaient déjà une partie du sens technique de ce mot, mais qu'ils ne touchaient pas les artères; d'une autre, qu'Hippocrate, ou plutôt les hippocratistes, avaient étendu l'emploi de σφυγμός, et qu'ils touchaient les artères[3]. Il n'en faudrait pas conclure cependant que, pour eux, le mot σφυγμός servît seul à dénommer les battements artériels; παλμός partageait aussi ce sens, mais il était borné aux battements anormaux, à ceux surtout que les anciens appelaient précisément σφυγμοί. Je dois ajouter ici qu'on trouve dans Galien lui-même[4] un passage qui contredit formellement celui que je viens de traduire; on y lit en effet : «De tous les médecins que nous connaissons, Hippocrate *a*, *le pre-*«*mier*, *écrit le nom du pouls* (Πρῶτος... ὄνομα τοῦ σφυγμοῦ γράφει), il n'ignora « pas absolument l'art de l'interroger, cependant il n'y fit pas de grands progrès et « *ne donna pas ce nom à tous les mouvements des artères*; Érasistrate a suivi à peu

---

[1] Cf. surtout *Quod animi mores temp. seq.*, cap. VIII, t. IV, p. 804; *Comm. in lib. Hipp. De hum.*, I, 24, t. XVI, p. 203.

[2] Il serait très-intéressant de savoir quels sont ces anciens médecins prédécesseurs d'Hippocrate. Les écrits antérieurs à ceux du médecin de Cos avaient tous péri longtemps avant l'époque de Galien, sauf le livre *des Sentences cnidiennes* attribué à Euriphon, et dont Hippocrate a combattu la doctrine en

tête du traité *sur le Régime des maladies aiguës*; il est possible que Galien ait trouvé dans ce livre quelque mention du σφυγμός, mais il est plus probable qu'il avait puisé ces renseignements à des sources secondaires.

[3] Dans *Artic.* 40, t. IV, p. 172, il est dit que l'oreille comprimée devient σφυγμα-τῶδες καὶ πυρετῶδες. Voyez aussi *Aphor.* VII, 21.

[4] *De diff. puls.*, I, 2, p. 497, t. VIII.

« près les mêmes errements[1]. » Galien était certainement mal informé, ou ses sou-
venirs le servaient infidèlement lorsqu'il rédigeait ce passage. En plus de dix endroits, il répète que les anciens ne se servaient de σφυγμός que pour désigner les
battements sensibles pour le malade et visibles pour l'observateur. Quant à Hippocrate, il y a d'abord, dans Galien, deux passages d'accord (*Quod animi mores, etc.;
Com. in lib. De hum.*), et, de plus, les écrits hippocratiques déposent en faveur de
la première opinion du médecin de Pergame. Hecker, dans une dissertation, très-
bien faite d'ailleurs, sur la sphygmologie de Galien, et dans laquelle il est surtout
question de diverses espèces de pouls[2], a donc eu tort de s'en tenir au texte que
je viens de réfuter.

Ceci me conduit à prouver par des exemples ce que j'énonçais plus haut sur un
simple témoignage, à savoir qu'Hippocrate avait touché les artères et qu'il l'avait
fait non-seulement pour les mouvements anormaux, mais aussi pour les mouvements naturels. La première proposition résulte d'un assez grand nombre de textes;
j'en citerai seulement quelques-uns[3]. « Chez Zoïle le charpentier, les σφυγμοί furent
« tremblants et *obscurs* (νωθροί[4]). — Σφυγμοί frappant faiblement la main, lan-
« guissants, *allant en s'amoindrissant, ἐκλείποντες*[5]. » Enfin, l'auteur du IIe livre des
Prorrhétiques (p. 414, l. 32, éd. de B.) dit : « Il vaut mieux tâter les vaisseaux
« que de ne pas les tâter; » ce qui est en conformité avec le traité *Des humeurs*, IV,
t. V, p. 480, où l'auteur conseille au médecin de considérer les σφυγμοί et les
παλμοί. Cette distinction même est un fait important dans la sphygmologie hippocratique, bien qu'il soit difficile d'en apprécier la valeur positive. Il n'est pas aussi
aisé de déterminer si les hippocratistes connaissaient les mouvements naturels
des artères, et l'opinion des historiens ne semble pas être fixée sur ce point. J'ai
relevé deux passages qui me paraissent établir l'affirmative avec évidence : au
livre II *Des maladies* (init., p. 142, l. 36, éd. de Bâle) il est dit « qu'il faut brûler
« les vaisseaux des oreilles jusqu'à ce qu'ils cessent de battre (ἔστ᾽ ἂν παύσωνται
« σφύζουσαι); » dans le traité *De locis in homine* (init., p. 64, l. 17, même éd. (ou
lit : « Il y a aux tempes des vaisseaux qui battent toujours (σφύζουσιν ἀεί[6]). » Je
ne connais pas de texte qui se rapporte au mouvement naturel de l'artère radiale.
Au contraire, l'auteur du traité *Des épidémies* (livre II, p. 318, l. 10, éd. de B.)
regarde ce mouvement comme accidentel, anormal, car il dit : ἢν αἱ φλέβες
σφύζωσιν ἐν τῇσι χερσίν. Ce dernier texte, et beaucoup d'autres que je pourrais
citer, prouvent que les observations sur le pouls naturel sont très-restreintes dans
les œuvres d'Hippocrate; le plus souvent, les battements des artères y sont repré-

---

[1] Je remarque en passant qu'Érasistrate,
dans le premier livre de son traité *Des fièvres*, était revenu à cette signification restreinte du mot σφυγμός, et qu'il appelait le
pouls normal κίνησις τῶν ἀρτηριῶν. (Gal.
De diff. puls., IV, 11, p. 716, t. VIII, et
cap. XVII, p. 761.)

[2] *Sphygmologiæ Galeni specimen*, auctore
J.-Fr.-C. Hecker, Berolini, 1817, in-8° de
VIII-41 pages.

[3] On va retrouver ces citations complétées

et détaillées dans la note additionnelle qui
termine le paragraphe I. (c. é. r.)

[4] *Epid.*, IV, p. 330, l. 47, éd. de Bâle.

[5] *De morb. mul.*, XI, p. 643, l. 45, éd.
de Foës, et p. 268, l. 26-27, éd. de Bâle.
[νωθρός signifie plus particulièrement *lent*,
paresseux. c. é. r.]

[6] L'auteur du traité *De flatibus*, p. 298,
l. 31 sq. éd. F. regarde, au contraire, ce mouvement comme anormal.

sentés comme des mouvements anormaux. Quoi qu'il en soit, la première assèr-
tion de Galien n'en subsiste pas moins : les auteurs de la collection hippocratique
appliquaient le mot σφυγμός à toute espèce de battements, et j'ajoute qu'ils se
servaient exclusivement de σφυγμός, de σφύζειν, pour désigner les mouvements
naturels, tandis que σαλμός partageait aussi le sens de σφυγμός pour les battements pathologiques, et désignait, en outre, les mouvements de parties autres
que les artères. Ainsi on lit dans les *Épidémies* (livre I, malade 4) : σαλμοὶ δι'
ὅλου τοῦ σώματος, palpitations de tout le corps[1].

Le sens du mot σφυγμός est donc assez nettement déterminé dans la collection
hippocratique; nous y trouvons de plus des observations suivies, bien que partielles et incomplètes, sur les mouvements physiologiques et pathologiques des
artères. De là à connaître la nature du pouls, à savoir l'explorer, il y a un pas
immense qu'il n'était pas donné aux hippocratistes de franchir.

Du reste, c'est toujours ainsi, je veux dire par des faits de détail, par des
conceptions isolées, que se forme peu à peu la science; et cette unité merveilleuse qu'on est étonné de retrouver subitement à certaines époques, est le résultat
d'un double travail qui coordonne les nombreux éléments dispersés dans l'espace
et dans le temps. Un des rôles de l'historien est précisément de chercher, de retrouver ces éléments, d'en comprendre la valeur, d'en indiquer les relations
cachées, et de montrer enfin comment la vérité, d'abord rudimentaire, s'élève par
degrés à une complète démonstration.

Depuis Praxagore et surtout depuis Hérophile, qui créa véritablement la sphygmologie, jusqu'à Galien, dont les subtilités ne furent égalées que par Solano de
Lucques et par Borden, les définitions du pouls se sont multipliées à l'infini. Le
médecin de Pergame les a rassemblées pour la plupart dans le IVᵉ livre de son
traité *Des différences du pouls*. Il serait curieux et instructif à la fois de suivre, de
discuter, de comparer les unes aux autres, en elles-mêmes et par rapport aux
doctrines qui les ont inspirées, ces nombreuses définitions; mais ce travail m'entraînerait beaucoup trop loin[2]. La suite de mes études me conduira, du reste, à
publier un jour l'histoire de la sphygmique. Je remarque seulement ici que notre
auteur donne du pouls une définition purement pragmatique, qu'il n'y mêle
aucune explication sur la cause première et la nature de ce phénomène.

NOTE ADDITIONNELLE (INÉDITE). Platon, dans le *Timée*, 70, C, appelle σήδησις
καρδίας les mouvements violents du cœur.

Ὁκόσα δὲ τῶν σωμάτων ἀκρητέσlερα... (σαλμὸν) ἐν τῷ σώματι καὶ (σφυγμὸν)
ἐν τῇ κεφαλῇ. (Appendice au Régime dans les maladies aiguës, § 18, t. II, p. 480.)

Dans le passage suivant, de l'*Officine*, § 25, t. III, p. 334, le σφυγμός doit, à
mon avis, non s'entendre des pulsations morbides, comme l'entend M. Littré,
mais des battements de cœur : Τὰ δὲ ἑρμάσματα καὶ ἀποσlηρίγματα, οἷον σlήθει,
σλευρῇσι, κεφαλῇ... τὰ μὲν, σφυγμῶν ἕνεκεν, ὡς μὴ ἐνσείηται, τὰ δὲ, καὶ τῶν δια-

---

[1] Les *Éphémérides des curieux de la nature*
(décembre 1, années 6 et 7, observ. 148)
font aussi mention d'un cas de palpitation
de tout le corps. (Cf. le *Dictionnaire des*

sciences médicales, article palpitation, par
M. Mérat.)

[2] Les éléments de ce travail forment la
note additionnelle qui va suivre. G. É. R.

σ1άσεων τῶν κατὰ τὰς ἁρμονίας ἐν τοῖσι κατὰ τὴν κεφαλὴν ὀσ1έοισι, ἐρεισμάτων χάριν· ἐπὶ τὲ βραχέων ἢ σ1αρμέων ἢ ἄλλης κινήσιος οἷα τὰ κατὰ Θώρηκα καὶ κεφαλὴν ἀποσ1ηρίγματα γίγνεται.

Σφυγμῶδές τε καὶ σ1υρῶδες τὸ ἕλκος. *Fract.* S 25, t. III, p. 5oo.

Il est difficile de savoir si les σαλμοί dont il est question dans le traité *des Maladies des femmes*, I, 25, t. VIII, p. 66, sont des mouvements musculaires ou des mouvements soit des vaisseaux soit du cœur; toutefois, comme il est dit que ces mouvements cessent puis reprennent, il y a lieu de penser qu'il s'agit ici de mouvements musculaires.

Σφυγμὸς ἐν τῇ μήτρῃ. *Épid.* V, 11, t. V, p. 210.

Φλέβες κροτάφων οὐχ ἱδρυμέναι[1]. *Épid.* VI, 2, 6, t. V, p. 280.

Οἱ κατὰ κοιλὴν σαλμοί. *Prorrh.* 144. Cp. le commentaire de Galien.

Κεφαλῆς σφυγμός. *Coaq.* 80, 138.

Κατὰ Φλέβα τὴν ἐν τῷ τραχήλῳ σφυγμός. *Coaq.* 121.

Φλέβες αἱ ἐν κροτάφοισι σφυγματώδεες. *Coaq.* 125.

Σφυγμοὶ νωθροί. *Coaq.* 136.

Φλεβῶν σφαγιτίδων σαλμὸς ἰσχυρός. *Coaq.* 256.

Σφυγμὸς ἐν ὑποχονδρίῳ. *Coaq.* 276, 277.

Οἱ κατὰ κοιλίην ἐν συρετῷ σαλμοί. *Coaq.* 292.

Οἱ σερὶ ὀμφαλὸν σόνοι σαλμώδεες. *Coaq.* 294.

Οἱ σαλμώδεες δι' ὅλου... *Coaq.* 341.

Οἶσι διὰ σφοδρότητος σφυγμοῦ κόπριον ἐξαπίνης διαχωρέει, Θανάσιμον. *Coaq.* 362.

Σφυγμοὶ σρὸς χεῖρα ψαίροντες, βληχροί, ἐκλείποντες... *Maladies des femmes*, II, 120, t. VIII, p. 262.

Αἱ φλέβες αἱ ἐν τῇσι χερσὶ καὶ ἐν τοῖσι κανθοῖσι καὶ ἐπὶ τῇσιν ὀφρύησιν ἡσυχὴν ἔχωσι, σρότερον μὴ ἡσυχάζουσι. *Semaines*, 46, t. VIII, p. 663.

Καρδίη καὶ αἱ κοῖλαι φλέβες κινέονται ἀεί. *Chairs*, 6, t. VIII, p. 592.

Καρδίης σαλμός. *Humeurs*, 9. Voir aussi *Prorrhét.* 3o; *Coaq.* 347.

Σφυγμοί. *Appendice au Régime*, 4; voyez aussi 18 : Παλμὸς ἐν τῷ σώματι καὶ σφυγμὸς ἐν τῇ κεφαλῇ. Voir aussi 8 : σφυγμοὶ κεφαλῆς; 10 : σαλμὸς φλεβῶν. Cp. *Lieux dans l'homme*, 3.

Καρδίη σάλλεται. *Maladie sacrée*, 6.

Ζωίλου τοῦ τέκτονος τρομώδεες σφυγμοὶ νωθροί. *Épidém.* IV, 23, t. V, p. 164.

Dans les *Épidémies*, IV, 43, t. III, p. 184, on dit qu'il faut considérer les σφυγμοί, les τρόμοι, les σπασμοί.

Κατὰ κροτάφους δὲ σφυγμὸς ἦν. *Épid.* VII, 3, t. V, p. 368. Cp. p. 370, 374, 394, 488.

Χρὴ τὰς φλέβας ἀποκαίειν τὰς σιεζούσας τὰς ὄψιας, αἳ σφύζουσι αἰεὶ καὶ μεταξὺ τοῦ τε ἔντος καὶ τοῦ κροτάφου σεφύκασιν. *Lieux dans l'h.*, 13, t. VI, p. 302.

Πυρῶδες ἕλκος γίνεται, ἐπὴν φρίκη ἐγγένηται καὶ σφυγμός. *Plaies*, 1, t. VI, p. 400.

Περὶ τὸν ἐγκέφαλον... φλεβίων... σφυζόντων καὶ σαλλομένων. *Maladies*, II, 4, t. VII, p. 10. Voyez aussi 8, p. 16; 12, p. 22; 16, p. 29.

---

[1] C'est ainsi dans l'édition Littré. C. É. R.

Ἐν τῷ κροτάφῳ... αἱ φλέβες τέτανται καὶ σφύζουσι. *Maladies*, III, 1, t. VII, p. 118.

Ἦπαρ οἰδέει καὶ σφύζει ὑπὸ τῆς ὀδύνης. *Aff. int.* 28, t. VII, p. 240. Cp. p. 282, et *Lieux dans l'h.* 3.

II.

Les diverses définitions que Galien a données du mot ϖαλμός concordent toutes en ce sens que ce mot y est désigné comme exprimant *un mouvement contre nature, sans tension des parties*, analogue dans son espèce à la dilatation et à la contraction des artères[1], et l'on peut ajouter avec l'auteur des *Définitions médicales* (*Déf.* 207, p. 403, t. XIX), ne durant qu'un certain temps; j'ai donc cru qu'on pouvait réunir en une seule les diverses définitions de Galien : « Le ϖαλμός est « une dilatation et un resserrement (ou une élévation et un abaissement, *Déf. méd.*) « contre nature, qui peut survenir dans toutes les parties susceptibles de se dilater; « cette restriction est indispensable, car ni les os, ni les cartilages, ni les nerfs « ne peuvent palpiter, puisqu'ils n'ont pas de cavité. La palpitation *ne se fait pas* « *seulement sentir au cœur*, mais à l'estomac, à la vessie, à l'utérus, aux intestins, « à la rate, au foie, au diaphragme, aux paupières, etc., *enfin aux artères outre le* « *pouls*[2]. »

Il n'est pas facile de concilier ce que dit Galien de la palpitation des artères avec sa définition du mot σφυγμός, qui, comprenant toute espèce de mouvement de ces vaisseaux, ne laisse point de place au ϖαλμός. Je remarque en second lieu que, déjà du temps de Galien, ϖαλμός s'appliquait plus particulièrement aux battements anormaux du cœur, que les anciens ne paraissent pas avoir fait rentrer dans la définition du mot σφυγμός; j'ajoute enfin que, jusqu'à ces derniers temps, on a admis également des palpitations pour beaucoup d'autres parties que pour le cœur, et, spécialement, pour les parties musculeuses[3]. Mais les nosologistes les plus récents réservant le nom de palpitation pour le cœur, c'est-à-dire donnant à ce mot une signification spéciale, qui point, en quelque sorte, en même temps qu'elle les dénomme, les mouvements désordonnés de ce viscère, ne pouvaient l'appliquer à d'autres parties, car nul ne présente des mouvements analogues; on dit seulement encore dans le langage ordinaire que les *chairs palpitent*. Quant à ces mouvements plus ou moins obscurs qui se passent ordinairement dans l'intimité des tissus ou des organes, et qui se révèlent rarement à l'observation directe, mouvements que les anciens, et en particulier Galien, comprenaient sous la dénomination générale de ϖαλμοί, les modernes ont nié les uns et ont rangé presque tous les autres dans la grande classe des spasmes ou mouvements spasmodiques.

Galien[4] blâme Hérophile de borner le ϖαλμός aux muscles. Ce reproche peut être mérité dans les théories anciennes, mais il n'est pas fondé par rapport aux

---

[1] Cf., surtout sur ce dernier point, *De trem. palp. et spasmo*, cap. v, p. 594, t. VII.

[2] *Com. in lib. Hipp. De hum.*, II, 24, p. 335, t. XVI. C'est dans l'édition de Kühn que le texte grec de ce commentaire a paru pour la première fois. *De sympt. causis*, II,

3, in med.; *Def. med.; De trem.*, etc.; et *passim*.

[3] Voir l'art. *palpitation*, par M. Mérat, dans le *Dictionnaire* précité.

[4] *De trem. palp. et spasmo*, cap. v, t. VII, p. 592.

idées modernes, car il n'y a en réalité que les muscles et les parties musculeuses qui peuvent jouir de ces mouvements appelés παλμοί.

Le mot σπασμός a une signification bien plus étendue que le mot français *spasme* (contraction involontaire des muscles, notamment de ceux qui obéissent à la volonté). Pour les Grecs il désigne un mouvement avec tension, contraction et attraction, et s'applique non-seulement aux mouvements spasmodiques considérés en eux-mêmes, mais aux affections caractérisées, soit par la répétition des mouvements de cette nature, soit par un état fixe de tension et de contracture. Du reste, cette partie de la pathologie n'est guère moins confuse chez les modernes que chez les anciens; il est rare que les auteurs soient d'accord sur les choses, faute de s'entendre sur les mots. M. le professeur Chomel est, à mon avis, celui qui a le mieux établi les différences et les rapprochements, dans son excellent traité de *Pathologie générale.*

Le tremblement, τρόμος, ne diffère, suivant Galien[1], du παλμός que par la durée et la rapidité.

III.

J'étudierai dans ce paragraphe les deux questions suivantes, qui se rattachent l'une à l'autre : 1° Quelle est, d'après les anciens, la cause première des mouvements du cœur et des artères? 2° Comment considéraient-ils la diastole et la systole par rapport à l'activité et à la passivité?

Galien (*De dogm. Hipp. et Plat.* II, 6, t. V, p. 265) déclare que le cœur possède en lui-même le principe de ses mouvements, et qu'ils sont indépendants du cerveau. Dans le même ouvrage (V, 4, p. 239) et dans les *Administrations anatomiques* (VII, 8, p. 613-614, t. II), il cherche à démontrer cette indépendance par la continuation des mouvements du cœur quand cet organe a été arraché de la poitrine, ou après la section de la moelle au niveau de la première vertèbre. Ailleurs[2] il dit que le cœur est mû par la force vitale (ζωτική δύναμις), dont il regardait précisément le cœur comme le siége. Érasistrate ne partageait pas cette opinion exclusive, et, dans son livre *Sur les fièvres*, il soutenait que le cœur est mû par la force vitale et par la force psychique (ψυχική) émanée du cerveau[3]. Quelques érasistratéens obscurs, et que Galien ne nomme pas, croyant que le pneuma se meut par lui-même, et, d'un autre côté, regardant les mouvements des artères comme purement mécaniques, ne devaient pas s'occuper du principe de l'activité du cœur[4]. Cette théorie, sur l'activité propre du pneuma, ne paraît pas avoir eu beaucoup d'écho dans l'antiquité, mais elle a été renouvelée de nos jours en Allemagne, pour le sang, surtout par Doellinger[5]. Ainsi, aux diverses époques, les mêmes problèmes sont agités sous des formes différentes; la science moderne semble être un reflet de la science antique avec des éléments retranchés ou surajoutés; les erreurs ou les vérités léguées par les générations passées servent ainsi à l'instruction des générations présentes.

---

[1] Cf., sur τρόμος et σπασμός, Galien *De sympt. causis*, II, 2, *in fine; De tremore*, etc. cap. VIII, *init.; Def. med.*, t. XIX, p. 413.

[2] *De diff. puls.*, IV, II, p. 714, t. VIII.

[3] Gal. *lib. sup. cit.*, IV, 16, p. 760.

[4] Gal. *An in arteriis sang. cont.*, cap. I, t. IV, p. 705-706.

[5] Cf. Burdach, *Traité de physiologie*, p. 365, t. VI.

On sait qu'Haller (*Opera minora*, t. I, p. 187), s'appuyant sur des expériences analogues à celles de Galien, attribuait les mouvements du cœur à une irritabilité particulière, résidant dans l'organe lui-même, et dont le sang est l'excitant naturel. Burdach[1] ne me semble pas éloigné de cette opinion. Müller[2] et Longet[3] ont, au contraire, démontré, soit par leurs propres expériences, soit par celles des autres physiologistes, que les mouvements du cœur dépendent à la fois des deux systèmes nerveux ganglionnaire et cérébro-spinal.

Galien[4] nous apprend que, dans l'antiquité, il y avait de grandes discussions sur la cause première du battement des artères : les uns, au nombre desquels il faut compter Praxagore, Asclépiade[5], Philotime[6], et peut-être Philonide de Sicile[7], admettaient que les artères battent par elles-mêmes, qu'elles ont une faculté pulsatrice innée comme le cœur; les autres, à la tête desquels se place Hérophile, reconnaissaient que les artères jouissent d'un mouvement de diastole et de systole, mais ils croyaient que cette faculté leur est communiquée par le cœur. Nous voyons, en outre, par le même Galien[8], que cette opinion avait encore de nombreuses subdivisions; du reste, nous trouvons dans les renseignements que nous donne le médecin de Pergame sur cette question, des contradictions incessantes, qui viennent de lui-même ou des auteurs dont il rapporte les définitions.

Suivant Érasistrate, l'action des artères est purement mécanique et passive; elles se dilatent, non pour que le pneuma y afflue, mais parce qu'il y afflue, poussé par le cœur pendant sa systole, de même qu'une outre se remplit et se dilate quand on y verse un liquide : ainsi la réplétion des artères et leur diastole, qui en est la suite, dépendent de ce mouvement du cœur; quant à la systole, c'est un simple mouvement de retour[9]. Les érasistratéens ne se sont pas tous tenus au sentiment de leur chef : ainsi quelques-uns définissaient le pouls un mouvement de systole et de diastole des artères et du cœur, accompli par la force vitale et psychique; d'autres, une force commune aux artères et au cœur. Galien, dans un passage[10], déclare que les *pneumatiques* considéraient comme actifs les deux mouvements des artères; mais ailleurs (chap. xiv, p. 756) on voit qu'Athénée, le chef de cette secte, ne faisait intervenir l'activité que dans la systole. Archigène, et quelques autres avant lui, comparant la systole à un mouvement d'attraction ou de succion, par la bouche ou par les narines, paraissent la considérer seule comme active[11].

Il ne semble pas que Galien ait connu bien positivement les opinions d'Hérophile et d'Asclépiade sur cette question; ainsi, dans le traité *Des différences du pouls* (l. IV, chap. x, t. VIII, p. 747), il affirme que, pour Hérophile, la systole était active (ἐνέργεια τῶν ἀρτηριῶν), et la diastole un mouvement de retour à la forme

---

[1] Burdach, *lib. sup. cit.*, t. VI, p. 297, sq.

[2] *Manuel de physiologie*, t. I, p. 148 et s.

[3] *Anat. et phys. du syst. nerveux*, t. II, p. 597.

[4] *De diff. puls.*, iv, 2, p. 702, t. VIII; cf. aussi *De dogm. Hipp. et Plat.*, VI, 7, t. V, p. 561.

[5] *De usu part*, VI, 13, p. 466, t. III.

[6] *De dogm. Hipp. et Plat.*, VI, 7, t. V, p. 561.

[7] *De diff. puls.*, IV, 10, p. 748, t. VIII.

[8] *De usu pulsuum*, cap. iv, v et vi, t. V, p. 162 seq.; *De diff. puls.*, lib. cit. p. 702, 703.

[9] *De diff. puls.*, IV, 2, 17, p. 703, 714, 759, t. VIII.

[10] *De diff. puls.*, p. 713 et cap. v, p. 754-755.

[11] *De usu puls.*, cap. iv, p. 162, t. V.

naturelle; mais ailleurs (chap. xii, p. 754) nous lisons : « Prolixe dans son expo-
« sition, Hérophile considère tantôt la diastole et la systole comme actives, tantôt
« la systole seule. » Asclépiade, dit-il au chapitre x du même ouvrage, p. 748,
pense que la diastole attire activement le pneuma; puis quelques pages plus loin
(chap. xii, p. 755), il déclare que cet auteur, variable dans ses opinions sur les
forces naturelles et psychiques en général et sur celles des artères en particulier,
tantôt reconnaît et tantôt refuse des forces aux artères (IV, ii, p. 713).

Quant à Galien lui-même, il pense que le *pneuma* entre dans les artères pendant la diastole, comme l'air pénètre dans un soufflet de forge dont on écarte les
parois, comme il s'introduit dans les poumons pendant l'inspiration; il regarde
en conséquence ce mouvement de diastole comme actif. Poursuivant ensuite sa comparaison du pouls avec la respiration, il dit que la systole est, comme l'expiration,
purement passive dans l'état naturel, mais que, dans l'état anormal, elle devient
active, de même que l'expiration se change, dans les mêmes circonstances, en
exsufflation, ἐκφύσησις, par l'action des parois thoraciques[1]. La systole devenue
active n'est point un simple mouvement de retour, elle rétrécit la capacité naturelle des artères, mais jamais au point de rapprocher entièrement leurs parois[2].
Les érasistratéens étaient du même avis sur ce point[3].

Galien considérait la systole comme servant à expulser, à travers les parois des
artères, les parties du pneuma et du sang brûlées par la chaleur innée qui se
propageait du cœur aux artères (περίτ1ωμα λιγνυῶδες, καπνῶδες, αἰθαλῶδες[4]). Il
croyait également que la systole du cœur a pour but principal de chasser dans le
poumon ce même περίτ1ωμα que l'expiration expulsait tout à fait au dehors[5].
Les *pneumatiques*, changeant les rôles, attribuent à la diastole les fonctions de la
systole et *vice versa*[6]. Ces idées sur le περίτ1ωμα rappellent, quoique de loin, la
doctrine actuelle sur le rôle que joue l'acide carbonique dans la respiration. On le
voit, rien ne se découvre brusquement, et les progrès récents de la science, ap-
puyés sur des observations plus ou moins exactes, sont marqués, aux diverses
phases de la médecine ancienne, par des pressentiments, par des théories plus ou
moins fausses, mais qui nous font assister néanmoins au développement orga-
nique et successif de la science.

Quant à l'activité de la diastole et sans doute aussi de la systole à l'état anormal,
Galien la regarde implicitement comme dépendante du cœur, puisqu'il admet en
principe, avec Hérophile[7], que le mouvement des artères est sous la dépendance
de cet organe; il a, du reste, cherché à établir ce fait par des expériences que les

[1] *De usu puls.*, cap. vi, p. 169, t. V; *De diff. puls.*, IV, xii, p. 755, t. VIII.

[2] *An in art. sang. nat. contin.*, cap. iii, p. 709, t. IV.

[3] *De diff. puls.*, IV, xvii, p. 560, t. VIII.

[4] *De usu puls.*, cap. iii, p. 161, t. V, et alibi.

[5] *De progn. ex puls.*, II, vii, p. 298, t. IX; on lit dans le traité de l'*Utilité des parties* (VI, ii, au milieu) : διὰ τοῦτο (c'est-à-dire

pour attirer l'air des poumons, et pour expulser les matières brûlées) καὶ διπλῆν ἔχει
ἡ καρδία τὴν κίνησιν ἐξ ἐναντίων μορίων
συγκειμένην ἕλκουσα μὲν, ἐπειδὰν δια-
σ1έλληται, κενουμένη δὲ ἐν τῷ συσ1έλ-
λεσθαι.

[6] *De diff. puls.*, IV, ii, p. 713, t. VIII.

[7] *De usu puls.*, cap. iv, p. 163-164, t. V; *De diff. puls.*, IV, ii, p. 714, t. VIII, *et passim*.

modernes ont reprises, et dont ils ont, en partie, confirmé la valeur[1]. Dans le traité *Des facultés naturelles* (I, 4, p. 9, t. II), il ne parle que pour le cœur de la *vertu*, de la *force sphygmique* (σφυγμικὴ δύναμις); avant lui, Rufus avait dit[2] que le cœur est ἀρχὴ τοῦ σφύζειν, le principe du pouls.

Galien considérait le cœur comme actif dans la diastole, pour attirer le pneuma du poumon[3], dans la systole, pour expulser la matière fuligineuse (voir plus haut) et même dans le repos, car il admettait que la cessation des mouvements est le résultat de la mise en équilibre des fibres agissant en sens contraire[4]; il croyait même la diastole plus active que la systole. Cette opinion était bien naturelle, à une époque où l'on n'avait aucune idée de période, de retour au point de départ; en un mot, de circulation. Car il faut bien reconnaître ce fait capital dans la théorie de Galien, c'est que, si, d'une part, les artères dépendent du cœur pour opérer activement leur diastole, d'un autre, le *pneuma* marche dans leur intérieur sans que le cœur y participe beaucoup, et presque exclusivement par la double force d'attraction et de propulsion que les artères exercent sur lui en se dilatant et en revenant sur elles-mêmes[5]. Ainsi, une fois qu'elles ont reçu du cœur leur principe d'activité, les artères agissent presque seules sur le pneuma; en un mot, le pouls dépend absolument du cœur, le cours du pneuma presque entièrement des artères. Étrange erreur qui ne pouvait naître que d'une doctrine vitaliste, et qui prouve combien le raisonnement peut abuser et aveugler les plus grands génies!

Pour terminer cette exposition incomplète, il est vrai, mais suffisante, ce me semble, pour le but général que je me propose, j'ajoute que Chryserme, et avec lui Héraclide d'Érythrée, tous deux hérophiléens, croyaient que la force vitale était aidée par la force psychique (provenant du cerveau) pour la production du pouls[6]. Ces deux auteurs se rapprochaient en cela de l'opinion des érasistratéens et des modernes. Hérophile, au dire de Galien (*loc. sup. cit.*), admettait bien aussi que quelque chose s'ajoutait à la force communiquée par le cœur, mais nous ne savons pas en quoi consistait ce quelque chose; peut-être faisait-il allusion, soit à

[1] *De dogm. Hipp. et Plat.*, VI, vii, t. V, p. 560 sqq.; *De administ. anat.*, VII, viii, p. 609, t. IV; *De fœtus format.*, cap. v, p. 678, t. IV; *An in arter. sang. nat. cont.*, cap. viii, p. 732 et 734, t. IV.

[2] *De appell. part. corp. hum.*, éd. Clinch. p. 37. [Ci-dessus, p. 155, l. 12.]

[3] *De progn. ex puls.*, II, vii, p. 298, t. IX.

[4] *De usu part.*, VI, viii, p. 439, t. III.

[5] Tous les physiologistes anciens reconnaissent que, dans la diastole, le cœur attire et ne reçoit pas simplement le pneuma. Mais les uns, comme Érasistrate, accordaient une influence réelle à la systole sur la marche de ce fluide; les autres, comme Hérophile et Galien, ne tenaient presque aucun compte de cette influence. Le phénomène de la circulation était, en quelque sorte, décomposé en deux mouvements isolés et indépendants;

l'un s'opérant du centre à la périphérie par l'action combinée des artères et du cœur sur le pneuma et sur une petite quantité de sang, l'autre s'accomplissant dans le même sens par l'action assez mal définie du foie sur les veines, et surtout par l'attraction que les parties exerçaient sur le sang contenu dans les vaisseaux. Le foie recevait le sang de la veine porte, comme le cœur l'attirait du poumon; quant à la communication des artères avec les veines au moyen des capillaires, elle ne jouait qu'un rôle tout à fait secondaire dans la théorie de Galien; je ne puis donc m'expliquer comment on a pu trouver dans cet auteur une idée de la grande découverte d'Harvey.

[6] Gal. *De diff. puls.*, IV, x, p. 743-744, t. VIII.

cette force psychique elle-même, soit à l'espèce d'inspiration et d'expiration que les anciens admettaient dans les artères, et dont il a été parlé plus haut[1], soit enfin, mais cela est beaucoup moins vraisemblable, à une espèce de locomotion des artères, que les empiriques paraissent avoir soupçonnée[2], mouvement qui a beaucoup occupé les physiologistes modernes.

Si maintenant nous examinons rapidement les opinions que les modernes ont émises sur cette double question de la dépendance des artères et de l'activité des mouvements de diastole et de systole, nous trouverons que la science actuelle a passé à peu près par les mêmes recherches et les mêmes hypothèses que la science antique.

Hastings, d'Édimbourg, multipliant les espèces de contractions dans les artères, ne laissait presque point d'action au cœur, et en cela il se rapprochait de l'opinion de Praxagore; Gorter, Hunter, Home, etc., étaient à peu près du même avis. Burdach (*lib. cit.* p. 361), au contraire, et en cela il est d'accord avec Müller (*lib. cit.* p. 160), déclare que les deux mouvements de diastole et de systole sont purement mécaniques. «Le pouls, dit-il plus loin (p. 305), se rattache au cœur, «il n'est essentiellement autre chose que la propagation au système entier de «l'ébranlement communiqué au sang et à la paroi de l'artère par le choc de l'ondée «venant du cœur.» MM. Brachet et Fouillou[3], M. Poiseuille et M. Magendie[4], professent la même opinion. Ce dernier surtout l'a étayée sur un grand nombre d'expériences. (Voir ses *Leçons sur les phénomènes physiques de la vie.*) L'opinion d'Érasistrate a donc prévalu dans la science; et, si les physiologistes regardent la systole et la diastole artérielles comme dépendantes de l'action du cœur, cette dépendance est pour eux purement mécanique et provient de la continuité matérielle des artères avec le cœur, continuité qu'on peut très-bien comparer à celle des tuyaux d'une pompe avec le corps de pompe lui-même. Le pouls est le résultat nécessaire de la dilatation des artères et de leur retour sur elles-mêmes, par l'afflux et l'écoulement alternatif du sang sous la pression du cœur, tandis que, pour Galien, et, avant lui, pour les sectateurs d'Hérophile, la dépendance qui rattache le pouls au cœur est le produit de là propagation d'une force active résidant dans le cœur lui-même; en d'autres termes, pour Galien, le pouls n'est pas le produit d'une impulsion mécanique, mais d'une force communiquée.

Ces opinions appartiennent d'ailleurs à deux principes qui dominent la physiologie antique, surtout celle de Galien, et la physiologie actuelle. Pour les modernes, le système nerveux est l'unique foyer des forces actives de la vie, qui se propagent sans interruption dans toute l'économie, à travers les rameaux périphériques attachés au centre céphalo-rachidien, comme les branches le sont au tronc, et unis entre eux par d'incessantes anastomoses. Pour Galien, au contraire, il y avait trois foyers de vie, le cerveau, le foie et le cœur[5]; le cœur, comme il le dit très-bien lui-même, à propos d'une expérience que je rapporte plus bas, distribue aux artères la force *vitale,* comme le cerveau distribue aux nerfs et par conséquent aux

---

[1] Voir aussi p. précéd., note 5, à la fin.
[2] Gal. *De diagnos. puls.*, I, 1, p. 771, t. VIII.
[3] *Physiologie,* p. 48.

[4] *Précis élément. de phys.,* t. II, p. 38.
[5] Aristote, les stoïciens et les pneumatiques, regardaient le cœur comme le centre unique de la vie.

parties auxquelles ils se rendent, la force *psychique*. On le voit donc *a priori*, les modernes ne peuvent accorder comme lui une force particulière aux artères, laquelle leur serait communiquée par le cœur ; c'est à une autre source qu'ils vont chercher cette force quand ils la leur accordent. Déjà Harvey, Vésale, plusieurs autres physiologistes, et après eux tous, Haller[1], avaient réfuté cette dépendance vitale que Galien admettait dans les artères, et ils avaient démontré le fausseté de l'expérience sur laquelle il appuyait son opinion et qu'il avait répétée plusieurs fois, particulièrement sur l'artère inguinale des chèvres[2]. Voici cette expérience, qui est peu connue : Après avoir lié l'artère pour empêcher l'hémorragie, Galien l'incisait longitudinalement, introduisait dans son intérieur un tube en cuivre ou une plume, lâchait la ligature et voyait le pouls continuer au-dessous du tube ; pour la contre-épreuve, il liait fortement l'artère sur l'extrémité supérieure du tube, lâchait également la ligature de sûreté, et il assure que le pouls cessait au-dessous du tube ; or c'est précisément la vérité de cette assertion que les expérimentateurs cités plus haut nient positivement[3].

Ce qui précède ne me laisse presque rien à ajouter sur l'opinion que les modernes se sont faite de l'activité ou de la passivité des artères dans la diastole et dans la systole. Comme conséquence naturelle des doctrines mécaniques que je viens d'exposer, ils ne reconnaissent dans ces vaisseaux que des mouvements passifs ; ils admettent bien en eux une certaine tonicité, une certaine force musculaire, mais ils refusent à ces propriétés toute participation au double phénomène de dilatation et de resserrement qui caractérise le pouls. Les physiologistes ne s'accordent pas aussi bien pour le cœur : ainsi les uns, avec Bichat et Burdach (*lib. cit.* p. 236 et suiv.), regardent les mouvements de diastole et de systole comme des phénomènes d'activité vitale ; les autres, avec Oesterreicher et Müller (*lib. cit.* t. Ier, p. 136), n'admettent de force active que dans la systole, ce qui, du reste, est en rapport avec la théorie générale de la circulation.

---

[1] *Elementa physiol.*, t. II, p. 242-243.

[2] *An in art. sang. nat. contin.*, cap. VIII, t. IV, p. 732 sq.; *De admin. anat.*, VII, XVI, p. 646, t. II.

[3] J'ai voulu vérifier par moi-même les résultats auxquels Galien dit être arrivé, bien assuré d'avance que j'en trouverais une autre explication que la sienne si je parvenais à les reproduire. En répétant sur un chien, avec mon ami, M. le docteur Bernard, une expérience analogue à celle que je viens de raconter, nous avons constaté les faits suivants : 1° après avoir introduit dans la carotide un tube en plume du même calibre que cette artère, le pouls diminuait sensiblement d'intensité au delà de ce tube, tandis qu'en deçà il conservait toute sa force et sa fréquence ; 2° après avoir, soit lié fortement, soit divisé circulairement la carotide, préala- blement fixée sur la plume par des fils de sûreté, le pouls cessait absolument au delà du tube. Nous nous sommes assurés que cette absence du pouls tenait à la présence d'un caillot qui obstruait l'entrée du tube. Si donc, dans la première partie de l'expérience, nous n'avons observé qu'un ralentissement dans les battements artériels, c'est que nous n'avions pas laissé s'écouler un espace de temps assez long pour la formation du caillot ; je me propose de reprendre cette expérience sur un cheval pour la rendre plus concluante. Du reste, les résultats auxquels je suis arrivé sont d'accord avec ce que l'on sait de l'influence, sur la formation des caillots, d'un corps étranger introduit dans les voies de la circulation, surtout chez certains animaux.

Notre auteur est loin de se prononcer d'une manière très-nette sur toutes ces questions, et ce n'est guère que par induction qu'on peut arriver à connaître partiellement son sentiment; ainsi, au paragraphe premier, il se contente de dire que le cœur et les artères sont les seules parties qui aient un mouvement sphygmique (σφυγμικὴν κίνησιν). On en peut conclure, ce me semble, qu'il admettait en principe, comme Hérophile, la dépendance des artères; mais à quel titre? C'est ce qu'il est impossible de décider, car on ne voit pas clairement non plus s'il reconnaissait quelque puissance active dans les artères; il se sert des mots très-vagues πληρούμεναι, κενούμεναι, σφυγμὸν ἀποτελοῦσι (§ 3); en cela, il se rapproche de la doctrine mécanique d'Érasistrate. Pour exprimer la systole du cœur, il emploie des mots qui ont tous une signification passive, ou du moins qui n'expriment pas une véritable activité; ainsi il dit (même paragraphe), ἡ καρδία... ἐπισυμπεσοῦσα (retombant sur lui-même), ἐφεξῆς αὐταῖς ταῖς ἀρτηρίαις ἐπιχορηγεῖ (fournit) τὸ πνεῦμα, ce qui semble un nouveau tribut payé à la doctrine d'Érasistrate. A la fin du même paragraphe, il représente la systole du cœur comme un mouvement de retour à la forme naturelle, ὅταν δὲ πάλιν συμπέσῃ καὶ κενωθεῖσα εἰς τὸ φυσικὸν σχῆμα ἀναδράμῃ; quant à la diastole, il la considère évidemment comme un mouvement actif et en quelque sorte comme le principe, la source de tous les autres; il dit que la diastole attire le pneuma du poumon, ἐπισπάσηται ἐκ τοῦ πνεύμονος (§ 3, init.); c'est, comme on l'a vu plus haut, l'opinion de Galien.

NOTES.

Page 219, ligne 3. Αἰγίμιον] Galien parle plusieurs fois d'Égimius; dans le traité *Des différences du pouls* (I, II, t. VIII, p. 498, éd. Kühn), on lit : «l'auteur du livre *Des palpitations* (περὶ παλμῶν), inscrit sous le nom d'Égimius, «que ce soit Égimius d'Élée (ou Élie en Arcadie, Ἠλεῖος) ou un autre qui ait «pris ce nom, appelle, contre la coutume non-seulement des médecins mais du «vulgaire, παλμός (palpitation) tout mouvement des artères.» Plus loin (chap. II du livre IV du même ouvrage, p. 716), Galien répète que, dans son traité περὶ παλμῶν, Égimius nomme παλμόν ce qu'on appelle habituellement σφυγμόν; enfin, au chapitre XI du même livre (p. 751 et 752), Galien déclare que, même de son temps, on ne savait pas positivement si le traité Περὶ παλμῶν était authentique, et si Égimius avait réellement écrit le premier sur le pouls. Notre auteur paraît du reste exprimer ce même doute par le mot φασίν, *on dit*. Il n'est cependant pas vraisemblable qu'il y ait eu d'autres Égimius médecins, et que cette conformité de nom ait pu donner lieu à une confusion. Galien cite, il est vrai, dans son traité *De Sanitate tuenda* (II, XII, t. VI, p. 159), un auteur du même nom et qui avait écrit sur la gymnastique, mais il ne le distingue pas de celui qui nous intéresse. Je trouve aussi dans Athénée (XIV, p. 643 F) la mention d'un Égimius qui avait écrit sur la pâtisserie, et qui est cité par Callimaque, grammairien du IIIᵉ siècle avant J.-C. Cet Égimius pourrait être le nôtre, car on sait que les médecins anciens s'occupaient beaucoup plus que les modernes de détails culinaires. Enfin, Pline (*Hist. nat.*, VII, 48, 1), en se référant à Anacréon, compte, parmi les gens qui ont vécu longtemps, un Égimius qui aurait poursuivi sa carrière jusqu'à 200 ans. Il ne s'agit certainement pas, dans ce dernier cas, du même auteur que celui dont parle Galien. Quoi qu'il en soit, l'incertitude où l'on était, à l'époque de Galien et même à celle de notre auteur, sur l'authenticité du traité Περὶ σφαλμῶν, et l'inscription de ce traité, témoignent, à mon avis, en faveur d'une origine fort ancienne. Le médecin du nom d'Égimius auquel on attribuait le Περὶ σφαλμῶν, et qu'on croyait. en outre, avoir écrit le premier sur le pouls, a dû vivre quelque temps avant l'école d'Alexandrie. Haller (*Bibl. med.,* t. I, p. 25) le place avant Hippocrate et même avant Euryphon : cette erreur vient sans doute de quelque inadvertance; Hecker se rapproche plus de la vérité en supposant qu'il florissait vers l'époque de la peste d'Athènes et peu après Hippocrate (*Gesch. der Heilkunde,* t. II, p. 379), mais cette date est peut-être encore trop reculée.

Ligne 4. J'ai suivi la leçon de F.; P a τοῦτον : ce mot se rapporterait à Égimius et pourrait ainsi subsister, bien que superflu.

Ligne 5. F a ὑπάρχει, iotacisme.

Ligne 7. Voir dans la *Notice préliminaire*, § 3, ce que je dis sur la définition du mot σφυγμός.

Page 220, ligne 3. Moschion, surnommé le *correcteur*, le *réformateur* (ὁ διορθωτής) parce qu'il avait réformé quelques points de la doctrine d'Asclépiade, comprenait les méninges dans la définition du pouls; en d'autres termes, il pensait que ces membranes jouissent d'un mouvement sphygmique comme les artères (Gal. *De diff. puls.,* VII, xvi, t. VIII, p. 758). Je retrouve aussi dans les *Définitions médicales* attribuées à Galien la définition suivante : «Le pouls est un mouvement involontaire et naturel de diastole et de systole du cœur, des artères, du cerveau et des méninges.» (Déf. 110, t. XIX, p. 375.)

Ligne 8. Praxagore de Cos, fils de Nicharque, fut le dernier médecin de la famille des Asclépiades, le dernier du moins dont la renommée se soit étendue. A la fois grand médecin et grand anatomiste, il appartenait à la secte logique ou rationnelle (λογική) dont Hippocrate passe pour le fondateur (Gal. *Int. seu Med.,* § 4, t. XIV, p. 683); il vivait vers l'an 335 avant J.-C. Comme maître d'Hérophile, il est pour ainsi dire le précurseur de l'école d'Alexandrie. Nous connaissons surtout Praxagore par Galien qui en fait un grand éloge (*De trem. palp. et spasmo*, cap. 1, t. VII, p. 584 et 585), bien qu'il le blâme en certains endroits, surtout à propos du pouls. N'ayant point ici à faire connaître toutes les opinions de Praxagore, je m'occuperai seulement de celles qui regardent le pouls. Dans le traité *Des différences du pouls* (I, 11, t. VIII, p. 498), Galien avance que Praxagore et Hérophile appelaient σφυγμός tout mouvement sensible des artères, et que, depuis eux, cet usage prévalut. Ce texte renferme deux assertions inexactes : Praxagore et Hérophile n'ont pas les premiers fixé le sens de σφυγμός, je crois avoir démontré (§ 2 de la *Notice préliminaire*), d'après les sources originales et d'après Galien lui-même, que c'est à Hippocrate ou du moins aux hippocratistes qu'il faut rapporter cette manière de considérer le σφυγμός. Les raisons que j'ai fait valoir à l'appui de mon opinion me paraissent subsister devant le texte que je viens de citer, comme devant celui que j'ai discuté dans cette notice. D'un autre côté, nous lisons dans le même traité *Des différences du pouls* (IV, 111, p. 723), cette phrase qui se retrouve presque textuellement dans la *Synopsis* : «pour Praxagore, la palpitation, le spasme et le tremblement sont des affections des artères, ne différant du pouls que par la grandeur (τῷ μεγέθει) et non par l'espèce (τῷ γένει).»

Galien ajoute que son disciple Hérophile l'avait sévèrement repris de cette confusion au commencement de son livre *Sur le pouls*. De ces deux passages rapprochés, il semble résulter que Praxagore comprenait le ϖαλμός, etc., dans la définition du σϕυγμός; mais Galien lui-même nous fournit la preuve du contraire, car il dit : « Pour Praxagore, le σϕυγμός est un mouvement naturel des artères; « la palpitation, le tremblement et le spasme sont des mouvements contre nature. » (*De trem. palp. et spas.*, cap. v, t. VII, p. 598.) Comment, avec cette dernière manière de voir, aurait-il pu désigner par le mot σϕυγμός toute espèce de mouvement sensible des artères? Comment, d'un autre côté, aurait-il pu, sans se contredire, concevoir comme des affections des artères, la palpitation, le spasme, le tremblement, ou leur conserver leur dénomination spéciale, s'il avait donné au mot σϕυγμός toute l'extension que suppose Galien? Praxagore explique donc lui-même comment il entendait l'expression, *tout mouvement sensible;* pour lui elle n'avait pas une autre valeur que pour Hippocrate, c'est-à-dire qu'elle signifiait tout mouvement naturel, physiologique ou pathologique des artères; la difficulté reposait donc exclusivement sur le mot *sensible, κίνησιν αἰσθητήν*, introduit par Galien, sans aucune explication restrictive.

Praxagore s'imaginait que les artères se changent en nerfs à leur terminaison, opinion que Galien a pris la peine de réfuter longuement. (*De dogm. Hip. et Plat.* I, vi, t. V, p. 188 et suiv.) Il est encore l'auteur de cette étrange erreur qu'il n'y a point de sang contenu dans les artères (Gal. *De diagn. puls.*, IV, xii, t. VIII, p. 941); erreur propagée, fortifiée par Érasistrate, et si bien enracinée, que Galien ne l'a réfutée qu'en partie dans son ouvrage intitulé : *Le sang est-il contenu naturellement dans les artères?* et qu'elle s'est même perpétuée jusqu'à la découverte de la circulation.

Ligne 13. Hérophile de Chalcédoine vivait sous Ptolémée Soter, vers l'an 305 ; il est placé, avec son maître Praxagore, dans la secte rationnelle; il est surtout célèbre comme anatomiste; tout ce que nous connaissons de ses doctrines nous est arrivé par des sources secondaires et particulièrement par Galien. On trouve sur Hérophile des renseignements étendus et exacts dans une monographie érudite, mais qui manque peut-être trop de critique, due au professeur Marx de Gœttingue, et intitulée : *Herophilus, eine Beitrag zur Geschichte der Medicin* (Carlsruhe, 1838, in-8°, 103 p.). Hérophile s'était beaucoup occupé du pouls, il avait même composé un livre sur ce sujet. (Gal. *De diff. puls.*, IV, iii, iv, t. VIII, p. 723 et 726.) Ce livre, attaqué par Héraclide de Tarente, était, au dire de Galien, écrit très-obscurément suivant la coutume de son auteur. Hérophile définissait le pouls : Tout mouvement des artères qui se fait sentir durant le cours de la vie. (*De diff. puls.*, IV, ii, t. VIII, p. 716-717.) Nous verrons plus bas (note sur la p. 229, l. 11), quelles divisions il admettait, et à la p. 633 (note sur la p. 225, l. 10), ce qu'il avait écrit sur le rhythme. J'ai dit, dans le § 2 de la *Notice préliminaire,* ce qu'il pensait sur la cause première des battements des artères. J'ajoute ici quelques détails sur un point particulier, qui ne saurait trouver place dans le reste des notes. Hérophile pensait, et Galien partage cette opinion, que les artères ne tirent pas l'air seulement du cœur, mais de toutes les parties du corps, ϖανταχόθεν. (*An in arter. sang. nat. cont.*, cap. viii, t. IV, p. 731.) Cette doctrine était, du reste, celle de toute l'antiquité; elle remonte jusqu'aux premières écoles philosophiques de la Grèce. Ainsi Empédocle croyait que l'air pénètre dans les vaisseaux à travers un grand nombre d'orifices qu'il supposait placés dans les narines. (Arist. *De Respiratione*, cap. III.) Je sais qu'on peut interpréter le texte d'Empédocle de diverses manières (cf. surtout Karsten, *Vet. phil. qui ante Plat. flor. reliq.*, 2ᵉ vol. v. 277-279 et notes), mais je me suis arrêté au sens que je lui donne, et qui est en partie nouveau, par des considérations qu'il serait trop long et inutile de développer ici. Platon admettait un double courant à travers les chairs et le poumon. (*Timée*, t. Iᵉʳ, p. 211, éd. de M. Th.-H. Martin.) Enfin les auteurs hippocratiques des traités *De la Maladie sacrée* et *De la nature des os* reconnaissaient aussi cette respiration cutanée. On sait que c'est la seule qui existe chez les insectes.

Page 221, ligne 4. Le passage suivant, que je copie dans Burdach (*lib. cit.* t. V, p. 428), peut expliquer, à quelques égards, ce que dit Hérophile sur la persistance des παλμοί et des σπασμοί après la mort : « Le mouvement intérieur et oscilla- « toire des muscles soumis à la volonté dure pendant quelque temps. Un lambeau « de chair qu'on vient de couper à un animal récemment mis à mort, produit, « quand on le met dans l'oreille, la sensation d'un bourdonnement, qui cesse « lorsque la chair est complétement morte. De même, il arrive quelquefois que « les spasmes toniques persistent jusqu'au moment de la putréfaction sous la « forme de tétanos et de trisme des mâchoires.

« Le mouvement péristaltique des intestins peut être observé pendant des heures « entières sur les animaux mis à mort dans nos boucheries. Méry pratiqua l'opé- « ration césarienne sur une femme qui était morte en mal d'enfant, et trouva que « les intestins jouissaient encore d'un mouvement très-vif. Suivant Magendie, ce « mouvement devient si fort au moment de la mort, qu'on peut le sentir à travers « les parois du bas-ventre, qu'il détermine les évacuations alvines lorsque déjà la « vie est éteinte depuis quelques minutes, et qu'il ne cesse d'être sensible ainsi « qu'au bout d'un quart d'heure. »

J'ai moi-même observé plusieurs fois ces faits, en assistant aux expériences de M. Magendie.

Ligne 7. J'ai suivi la leçon qui se trouve en interligne [dans P]; le texte pri- mitif porte ἀποπεισθέντων.

Lignes 7-8. Il y a dans le texte primitif βαρηθέντων corrigé en βαρυνθέντων comme ἀποπ., et par la même main. Toute cette phrase qui commence par καὶ τὸν et finit par τῶν μερῶν manque dans la traduction latine.

Page 222, ligne 5. « On admet ordinairement, dit Müller (*lib. cit.* p. 100), que « le pouls est isochrone dans toutes les artères. Au voisinage du cœur, les batte- « ments des artères sont isochrones à la contraction des ventricules, puisque ces « battements sont produits et par la systole des ventricules et par l'ampliation que « l'effort du sang fait acquérir aux artères. Mais à une plus grande distance, le « pouls des artères n'est pas isochrone aux contractions du cœur et il s'en éloigne, « d'après Weber, de 1/6 à 1/7 de seconde. » Bacchius et Galien (*De diff. puls.*, IV, VI, p. 732-733) étaient du même avis que l'auteur de la *Synopsis*. Galien avait reconnu de plus que les artères ne battent pas toutes en même temps dans l'état de maladie; on conçoit, du reste, que les anciens ne pouvaient apprécier que des différences notables.

Je remarque aussi que, dans ce passage, notre auteur prend une fois σφυγμός dans le sens restreint et primitif de battement (τὸν σφυγμὸν ἀποτελεῖσθαι). Voir *Notice préliminaire*, § 1ᵉʳ, *initio*.

Ligne 7. Le texte porte ὁμοίως et la traduction latine a : *similiter;* j'ai cru néanmoins pouvoir lire ὁμοῦ, car il ne s'agit pas, ce me semble, de la similitude, mais de la simultanéité de la réplétion des artères et du cœur. Le pouls cardiaque et le pouls artériel ayant lieu en même temps, il s'ensuivait, pour la plupart des médecins, que le premier était produit par la réplétion du cœur, comme le second par celle des artères. Si l'on conservait ὁμοίως, il faudrait rapporter ce mot à γίνεται, et entendre que le pouls se produit de la même manière pour le cœur et les artères, par la réplétion.

Ligne 8. Le pouls des artères ou leur mouvement de diastole proprement dit est isochrone au battement du cœur, sauf la réserve faite dans l'avant-dernière note. Ce battement provient du choc de la pointe du cœur pendant la contraction ou systole des ventricules. Telle est la doctrine de Müller (*lib. cit.* p. 137); telle est celle de notre auteur (voyez aussi la fin du paragraphe); Burdach (*lib. cit.* p. 254) admet, au contraire, comme prouvé que le battement du cœur dépend de la diastole de cet organe de même que celui des artères vient de leur dilatation.

Galien s'est beaucoup occupé de cette question; il avait répété plusieurs fois la même expérience pour savoir comment le cœur bat, s'il frappe la poitrine en s'approchant du sternum pendant la diastole ou pendant la systole, si les artères se dilatent quand le cœur se contracte, *et vice versa*. Pour cela il mettait le cœur à nu après avoir enlevé le sternum et ouvert le péricarde sans blesser la plèvre; il découvrait en même temps une grande artère, l'artère inguinale par exemple, pour constater la simultanéité des mouvements de diastole et de systole du cœur et des artères, et sans doute aussi l'isochronisme de leurs battements; mais, chose singulière! dans ce passage (*De administ. anat.,* VII, xiv, t. II, p. 635), où il rapporte longuement cette expérience, il ne dit rien des résultats auxquels elle l'a conduit; il ne les laisse même pas pressentir. Dans le traité *Des différences du pouls* (IV, vi, t. VIII, p. 732), il aborde quelques-unes de ces questions au point de vue historique, et montre en même temps sa propre opinion : suivant les érasistratéens, le cœur se dilate et se contracte alternativement avec les artères; quant à celles-ci, recevant le *pneuma* qu'il leur envoie, elles entrent en diastole, non pas toutes à la fois, mais successivement et de proche en proche, à commencer par celles qui sont le plus voisines du cœur et au fur et à mesure que le mouvement se communique par la marche du *pneuma,* car elles n'ont aucune force (δύναμιν) ni par elles-mêmes ni par le cœur. (Voyez aussi *lib. cit.,* IV, ii, p. 702-703.) Au contraire, les hérophiléens, et Galien se déclare formellement pour leur opinion, pensaient que les artères et le cœur se dilatent et se contractent en même temps; d'un autre côté, ils soutenaient que toutes les artères battent ensemble à l'état normal; Bacchius, et peut-être aussi Athénée, le chef des pneumatiques (*De diff. puls.,* IV, xiv, p. 756), était du même avis sur la simultanéité des mouvements homonymes dans les artères et dans le cœur. L'opinion des érasistratéens sur ce dernier point est généralement adoptée de nos jours; celle des hérophiléens est représentée par Burdach : croyant en effet que le cœur bat pendant la diastole (voir ci-dessus), et reconnaissant en même temps la simultanéité du pouls dans le cœur et dans les artères, cet auteur admet implicitement la même simultanéité dans les mouvements de diastole et de systole. Pour compléter la théorie de Galien et d'Hérophile, il importerait de savoir avec lequel des mouvements de diastole ou de systole ils faisaient coïncider les battements du cœur contre le sternum, ou, ce qui revient au même, de connaître leur doctrine sur la simultanéité des battements des artères et du cœur. Je n'ai trouvé aucun texte positif à cet égard. Seulement, dans le traité *Des différences du pouls* (IV, v, p. 729), Galien déclare que ce qu'il dit du cœur, il le dit des artères, et réciproquement; d'où l'on pourrait conclure qu'il rapporte le choc du cœur à la diastole, puisqu'il admet la coïncidence de la diastole des artères avec leurs battements; mais, comme j'ai relevé un certain nombre de passages où évidemment il ne comprend pas les artères dans ce qu'il dit du cœur, *et vice versa,* ma conclusion n'est pas inattaquable. Après ce qui précède, on ne s'étonnera plus que l'auteur de la *Synopsis* dise : « presque tous, trompés par les apparences, pensent que le pouls se produit « par la réplétion simultanée des artères et du cœur ; » mais on ne peut comprendre comment tant d'ingénieuses recherches ont pu conduire Galien à un résultat si opposé à celui que des recherches analogues ont fourni à presque tous les expérimentateurs anciens et modernes.

Ligne 11. Ἀνατομή n'est point ici synonyme de notre mot *anatomie*, mais il est pris dans son sens le plus large, c'est-à-dire dans celui d'ouverture pour voir les parties profondes, et il comprend la physiologie expérimentale aussi bien que l'anatomie proprement dite[1]. L'auteur de l'*Introduction, ou le Médecin,* ouvrage attribué à Galien, entendait ἀνατομή dans le sens de démonstration ou description des parties; il blâmait même ceux qui employaient ce mot pour exprimer l'étude des formes extérieures; que n'eût-il pas dit, si on l'eût pris, comme on le fait de nos jours, dans le sens de structure, d'organisation? Rufus se sert habituellement d'ἀνατομή pour exprimer l'art de la dissection. Je remarque, en finissant cette note, que notre auteur renvoie à la physiologie expérimentale, comme à une étude tout à fait habituelle : c'est qu'en effet cette partie de la science a été très en honneur parmi les anciens, à dater de l'époque de l'école d'Alexandrie, et, sur ce point comme sur tant d'autres, la science antique contient en germe presque tous les travaux des modernes. J'ai démontré, je crois, cette vérité dans ma *Dissertation sur Galien* (Paris, 1841, in-4°).

Ligne 13. In codd. Κωνοειδής, *pinea forma* dans la traduction latine, ce qui signifie sans doute *de la forme d'un pignon* (fruit du pin), c'est-à-dire conique.

Ligne 15. J'ai montré dans une note de ma traduction des *OEuvres choisies d'Hippocrate* (p. 458) que l'auteur du traité *De l'Anatomie* (éd. de Triller, dans *Opuscula,* t. II, p. 259 et 262) connaissait la division du poumon en cinq lobes, trois à droite et deux à gauche (mais sans doute dans le même sens que Galien), tandis que l'auteur des *Coaques* (Sent. 400*) croit que les deux poumons[2] sont divisés chacun en trois lobes, un supérieur, un médian, un inférieur. On lit dans Aristote (*Hist. anim.,* I, xvi, 6) : « Le poumon est toujours divisé en deux (poumon droit et pou- « mon gauche). Cette division n'est pas également manifeste chez les vivipares; elle

---

[1] Voir dans la Préface (p. xxviii) la signification qui, dans ce passage, nous paraît devoir être attribuée au mot ἀνατομή. (C. É. R.)

[2] La page 37 de l'ancienne édition, qui commence ici, a été complétement refondue par M. Daremberg.

« l'est très-peu chez l'homme. Le poumon de l'homme n'est pas subdivisé comme
« celui de certains vivipares. » Rufus (*De appell. part. corp. hum.*, éd. Clinch. p. 57,
édition actuelle, p. 175, l. 4) dit simplement qu'il y a cinq lobes au poumon.
Galien, comme on l'a vu, admet également cette division en cinq lobes, deux à
gauche et trois à droite; il s'est particulièrement occupé du cinquième, qu'il décrit
minutieusement. Comme tous les auteurs ne sont pas d'accord sur ce qu'il entendait par ce cinquième lobe, il importe de le déterminer positivement. Il nous
suffira de renvoyer ici aux passages qui regardent le cinquième lobe et qui se
lisent dans le chapitre IV du livre VI de l'*Utilité des parties*, en ajoutant que les
diverses particularités qu'on y remarque sont toutes confirmées par l'abréviateur
de Galien, Théophile. (*De fabrica corp. hum.*, III, V et XI, p. 94 et 102, ed. Green-
hill, Oxford, 1842, in-8°.) Galien a aussi parlé de ce cinquième lobe dans le
Manuel des dissect., VII, XI, t. II, p. 625. « Au premier abord, dit-il, et pour les
« anatomistes peu exercés, le poumon droit ne semble composé que de deux lobes
« comme le poumon gauche; mais un examen plus attentif fait bientôt connaître
« le cinquième lobe, qui est petit et qui semble une production des deux autres; on
« le découvre facilement en dirigeant son attention sur la veine cave, qu'il contient[1];
« l'excavation qu'il présente pour la recevoir est surtout visible sur l'animal. » Il
importe aussi de rappeler ces parties remarquables du traité de l'*Utilité des parties*
(VI, IV, p. 391) : « Vous ne trouverez pas d'animal chez lequel le nombre des
« lobes de la partie droite ne dépasse d'au moins un celui de la partie gauche
« (observation confirmée par les recherches modernes). Tous les animaux n'ont
« pas de chaque côté deux lobes comme l'homme, mais tous en ont un particu-
« lier placé sous la veine cave. » Si l'on s'en tenait à la lettre de ce texte, on serait
tenté d'admettre que Galien a décrit les poumons humains et que son cinquième
lobe est notre lobe médian, ainsi que quelques auteurs paraissent l'avoir cru
(voyez notamment Hoffmann, *l. c.* p. 100-101), mais il n'en est rien; pour le
médecin de Pergame, le singe et l'homme sont identiques, du moins au point de
vue anatomique : ainsi, quand il parle de l'homme, c'est le singe qu'il faut entendre; la description des parties le prouve surabondamment. Nous allons le voir
spécialement pour le poumon : d'ailleurs, Galien montre bien lui-même qu'il a
étudié cet organe sur un singe et non sur un homme, puisque, en parlant du sillon
que présente le cinquième lobe, il ajoute : « Ce sillon s'observe surtout quand
« l'animal *est vivant*. »

Il me suffira de rapprocher de la description de Galien celle du *lobe accessoire* de
Cuvier (*lobule sous-cardiaque* de M. de Blainville), pour démontrer clairement qu'il
y a identité parfaite entre ce lobule et notre cinquième lobe. Le *lobule sous-cardiaque* ne s'aperçoit pas au premier abord, car il est entièrement recouvert par les
autres lobes et par le cœur; ce n'est qu'après avoir écarté ces parties qu'on l'a-
perçoit dans toute son étendue. Situé dans la cavité droite de la poitrine, petit,
triangulaire, il présente un bord inférieur, qui repose sur le diaphragme à sa
partie moyenne par une surface assez large et également triangulaire; deux bords
supérieurs, l'un externe, mince, libre, l'autre interne, excavé pour embrasser
l'artère pulmonaire et se prolongeant derrière le cœur. Son sommet est à la racine

---

[1] Note additionnelle : Comment ce lobe soutient-il la veine cave dans l'attitude pen-
chée des animaux ?

des autres lobes, dont il semble en effet une production, comme le dit Galien; le lobule s'étend ainsi de sa base à son sommet, depuis le diaphragme jusqu'à l'oreillette. Il est en contact avec le lobe inférieur par sa face externe convexe, et en grande partie avec le cœur par sa face interne concave; sur cette face, au niveau de la veine cave, il présente un sillon très-distinct, et semble en effet supporter cette veine pendant le trajet qu'elle parcourt à travers la poitrine avant d'entrer dans le péricarde et lorsqu'elle y a pénétré; cette dépression si marquée et la position de tout le lobule ont donc pu induire Galien en erreur sur ses usages (il ne peut en effet supporter la veine cave chez les animaux qui marchent à quatre pattes), et nous expliquent sa recommandation de le chercher en dirigeant son attention sur la veine cave. Ainsi tout concorde dans cette comparaison, et le doute n'est plus possible : Galien n'a pas décrit le lobe médian, mais le lobule sous-cardiaque, qui se retrouve chez tous les mammifères au dire de Cuvier. (*Leçons d'anatom. comp.* 2ᵉ éd. publiée par M. Duvernoy, t. VII, p. 24.) Il reste une difficulté dans la description de Galien; cet auteur n'admet que deux lobes pour le poumon droit, tandis que, chez les singes, il y en a toujours trois, comme chez l'homme, et même souvent quatre, indépendamment du lobule. Il est difficile d'admettre qu'il avait précisément décrit le poumon sur un exemplaire qui faisait exception à la règle générale. Comme cette opinion, qui se retrouve dans toute l'antiquité, est commune à beaucoup d'anatomistes de la renaissance, à Vésale, par exemple, il faut bien admettre une raison plus générale : le lobe médian, sur l'homme, mais surtout sur le singe, est coupé obliquement, en biseau, et en quelque sorte aux dépens du lobe supérieur qui repose sur lui par imbrication et le recouvre presque tout entier; des adhérences assez prononcées sur l'animal récemment mis à mort unissent ces deux lobes; le médian n'est pas toujours, du reste, isolé dans toute son étendue, tandis que la séparation des deux lobes inférieur et supérieur, en rattachant le lobe médian à ce dernier, est transversale, profonde, parfaitement nette, et s'aperçoit au premier coup d'œil. C'est sans doute à ces différences si tranchées qu'est due l'erreur des anatomistes qui n'ont reconnu que deux lobes au poumon droit, même chez l'homme.

Page 224, ligne 1. Cette manière de considérer le pouls des nouveau-nés d'après Hérophile est en contradiction avec ce qui est dit quelques lignes plus bas sur le même sujet : ici notre auteur déclare avec Hérophile que le pouls est *οὐ διωρισμένος ἔν τε τῇ συστολῇ καὶ τῇ διαστολῇ*, c'est-à-dire qu'on ne peut y distinguer ni la diastole ni la systole; qu'il est *ἄλογος*, sans proportion, sans analogue, en d'autres termes, qu'il ne peut être mesuré; là, au contraire, nous trouvons précisément cette mesure sans que l'auteur nous avertisse s'il l'a donnée de lui-même ou d'après Hérophile; il y a donc une contradiction, une erreur, ou un défaut d'explication : il faut bien admettre qu'il y a contradiction de la part d'Hérophile, car nous retrouvons dans Galien (*Synopsis de pulsibus*, cap. XII, t. IX, p. 463 sq.) qu'il regardait le temps de la diastole comme égal à celui de la systole chez les nouveau-nés; cette contradiction ne doit pas nous étonner après le jugement sévère que Galien porte sur les doctrines rhythmiques d'Hérophile[1]. (*De progn. ex puls.*, II, III, p. 279, t. X.)

[1] Peut-être cette contradiction n'est-elle qu'apparente et l'auteur veut-il dire qu'aussitôt que l'on peut distinguer un rhythme dans le pouls des enfants du premier âge,

Par le mot βραχύς, *bref*, dont se sert notre auteur pour caractériser le pouls des nouveau-nés, il exprime son peu d'étendue sous le doigt. La comparaison avec une piqûre d'aiguille rend très-bien ce fait. C'est, du reste, le sens de βραχύς dans la sphygmologie antique; il est vrai qu'un peu plus bas βραχύς exprime la brièveté du temps, mais il est alors employé dans le langage prosodique. Galien appelle le pouls des nouveau-nés *très-fréquent*, πυκνότατος. (*Syn. puls.*, cap. xv, p. 472, t. IX; *De caus. puls.*, III, v, p. 118, t. IX.) Il nous apprend aussi qu'Hérophile le regardait comme grand, particularité dont il n'est pas fait mention dans le traité qui nous occupe; Archigène, au contraire, le considérait comme petit, faible, mais rapide et fréquent; Magnus niait sa rapidité. (*De caus. puls.*, I, vii, p. 18, t. IX; *Syn. puls.*, cap. viii, p. 452, t. IX.) Je ne discuterai point ici les diverses opinions qui ont été émises sur cette espèce de pouls, aux différents âges; je dirai seulement que l'extrême fréquence et la confusion de celui des nouveau-nés est généralement admise par les observateurs modernes. (Cf. *Compendium de méd. pratique*, à l'article *pouls*.)

Page 225, ligne 4. Le texte sur lequel la traduction latine a été faite portait sans doute συσ7ολῇ παραβληθεὶς ποδὶ σπονδαίῳ ὃς κ. τ. λ.; car on lit dans cette traduction : « *et systole* comparatus pede vocato *spondeo qui utique*, etc. » Cette addition me paraît nécessaire pour la régularité du sens et de la phrase.

Ligne 10. Tout ce qui précède sur la mesure du pouls aux divers âges est un chapitre en grande partie nouveau dans l'histoire de la sphygmologie ancienne. On savait, par de nombreux témoignages rassemblés par Marx dans le livre mentionné ci-dessus (note sur la p. 220, l. 13), qu'Hérophile avait écrit sur ce sujet à propos du rhythme. Mais les historiens, ne connaissant pas ou dédaignant la traduction latine de la Σύνοψις, n'ont jamais parlé d'une mesure précise. Peut-être les amis de l'érudition médicale me sauront quelque gré d'avoir exhumé un opuscule qui fournit des données nouvelles à cet égard. Si l'on compare le texte de la Σύνοψις avec les renseignements que nous donne Galien, on trouvera que la doctrine de notre auteur et celle d'Hérophile ne concordent pas absolument dans les principes, mais qu'elles se rapprochent par les détails. Dans la Σύνοψις, la mesure du pouls est toute *métrique;* le mot ῥυθμός y est pris dans le sens de *mètre;* l'auteur compare la diastole et la systole à deux syllabes, par conséquent la durée du pouls ne peut dépasser quatre temps, attendu qu'une syllabe ne peut être marquée que par une longue ou deux brèves : c'est, en effet, dans ces limites restreintes que les diverses espèces de pouls sont mesurées[1]. Mais Galien, et en cela il est d'accord avec Pline (*H. N.* XI, xxxviii), Censorinus (*De die nat.*, cap. xii), Vitruve (*De architect.*, I, 1), Ach. Tatius (*Isag. ad Arati Phænom*, éd. de 1630, p. 136), nous apprend qu'Hérophile se servant, comme point de comparaison, du rhythme proprement dit, assimilait la diastole au *levé* (ἄρσις) et la systole au *frappé* (θέσις). Or on sait que, dans la musique et dans la prosodie des anciens, le *levé* et le *frappé*

_____

le rhythme observé est le brachysyllabique. (C. É. R.)

[1] Il convient de faire quelques réserves sur cette assertion. Toute syllabe est longue ou brève, et, par suite, toute syllabe correspond, par la durée de son émission, soit à une longue, soit à une brève. Cp. dans Longin, *Prolegom. in Hephæstionis Enchiridion*, éd. Gaisford, p. 142 : Αἱ μὲν [βραχεῖαι] μονόχρονοι. (C. É. R.)

pouvaient être composés d'un ou de plusieurs instants syllabiques, ou espace de temps employé à prononcer une brève. (*Voy. d'Anacharsis*, cap. xxvii, p. 75 et suiv., t. III, éd. Lequien; voy. aussi *Dissert. sur le rhythme chez les anciens*, par M. Vincent, Paris, chez Dupont, 1845, in-8°, 19 p.) Galien nous donne même un exemple de cette manière de mesurer le pouls, puisque, selon lui, Hérophile regardait la systole chez les vieillards comme dépassant de dix temps celle des nouveau-nés. (Cf., sur tout ce qui précède, Gal. *Syn. de puls.*, cap. xii, p. 463-465 et suiv. t. IX.) Ailleurs (*De progn. ex puls.*, II, iii, p. 278 sq. t. IX; cf. aussi *De diff. puls.*, IV, iii, p. 913, t. VIII) nous lisons de plus que le même Hérophile trouvait la systole chez les vieillards cinq fois plus longue que la diastole. D'un autre côté, nous avons vu, par la note précédente, qu'Hérophile considérait le pouls des nouveau-nés comme le fait l'auteur de la *Synopsis*, et nous pouvons conclure également de notre texte qu'il professait la même opinion que lui pour le pouls spondaïque.

Aux diverses époques de la médecine on a cherché à faire revivre cette doctrine, et cela se conçoit aisément, car elle a je ne sais quoi de singulier, ou, si l'on veut, d'ingénieux et de séduisant qui attache l'imagination. Je citerai particulièrement comme l'ayant professée, Avicenne, Savonarola, Fernel, et, dans des temps plus rapprochés de nous, Marquet qui s'en est montré le défenseur le plus persévérant et peut-être le plus original dans un opuscule assez rare et intitulé : *Nouvelle méthode pour apprendre, par les notes de la musique, à connaître le pouls de l'homme, et les divers changements qui lui arrivent depuis sa naissance jusqu'à sa mort* (Nancy, 1747, 34 p. in-4° et 12 tableaux). Une seconde édition a été publiée à Amsterdam en 1760 ou 1769 avec des additions par le gendre de Marquet, Buc'hoz, qui lui-même avait soutenu sa thèse sur cette question : *An a musica pulsuum diagnosis, etc.* Voici quelques phrases qui feront connaître et apprécier les idées de Marquet : «Le cœur, dit-il, tient le même rang, et fait les mêmes fonctions «dans l'homme, que le balancier dans une montre ou dans une horloge; les «veines et les artères tiennent lieu de roues, et les nerfs sont les cordages qui «font agir la machine hydraulique.» (*Préface.*) Cette première phrase nous peint Marquet comme un partisan déclaré de l'*iatro-mécanisme* qui régnait alors. «Le «pouls naturel, dit-il plus loin, parcourt 3,600 pulsations ou *cadences de menuet* «dans une heure, et le pouls tendu en parcourt 6,000 dans le même espace de «temps.» (P. 24.) Le pouls lent a depuis 6 jusqu'à 12 temps entre chaque pulsation. (P. 27-28.) Enfin Marquet, rivalisant de subtilité avec les anciens, admet un pouls «double ou récurrent, battant véritablement deux coups à chaque pul-«sation, et dans le même instant... semblable à deux ondes qui s'entre-choquent «dans un étang.» Non-seulement il suppose ce pouls, mais il prétend l'avoir observé une fois sur un vieillard; il l'a même noté par deux blanches sur une même ligne ou sur deux lignes parallèles (p. 32).

Pline, en parlant de la doctrine d'Hérophile sur le pouls (*Hist. nat.*, XIX, v, 1), nous apprend que la secte de ce médecin fut abandonnée parce qu'il fallait, pour en faire partie, être versé dans les connaissances littéraires; cette réflexion s'applique très-bien, dans un autre sens, à la méthode de Marquet. Comment, en effet, être assez exercé dans la musique pour arriver à la précision dont il se vantait; comment aller battre la mesure au lit des malades, comment surtout arriver par ce moyen à la détermination des caractères essentiels et de la valeur séméiologique du pouls? Marquet lui-même paraît, du reste, avoir compris le vice et l'insuffisance de sa méthode, car il parle autant des autres caractères que de la *mesure* du pouls, et ne donne aucune règle positive, ne détermine ni le *temps* ni la valeur relative des notes. En un mot, dans cette méthode, la confusion le dispute à l'inexactitude et à l'arbitraire. Sans doute il faut admettre qu'il y a, dans le pouls normal et dans plusieurs espèces de pouls anormaux, un rhythme, une véritable cadence; mais appliquer cette connaissance générale, soit, comme le voulaient les anciens, à mesurer comparativement la diastole et la systole, soit, avec les modernes, à déterminer le nombre des temps en lesquels se décompose la durée totale d'une pulsation, me paraît une entreprise impossible, dans le premier cas, à cause de l'extrême rapidité du mouvement de l'artère, et, dans le second, tout au moins inutile, si ce n'est également impraticable, surtout s'il s'agit d'un pouls très-fréquent, rapide, irrégulier, inégal ou intermittent. Compter les pulsations, en étudier les caractères intrinsèques, les modifications de régularité ou d'égalité positivement appréciables, mène, au contraire, à des résultats beaucoup plus précis, attendu que les caractères fournis par la fréquence, la dureté ou l'intermittence, par exemple, tiennent à des états pathologiques assez tranchés pour qu'on puisse saisir entre eux et les modifications du pouls une certaine relation, une dépendance dont on peut ordinairement se rendre compte. J'ajoute enfin, comme dernière considération, que la *mesure* exacte des *temps* du pouls, en admettant qu'elle fût possible, ne conduirait pas à des renseignements diagnostiques ou pronostiques plus certains que la considération générale de la lenteur ou de la rapidité et du rhythme, qualités qui sont dans un rapport étroit avec les autres caractères bien plus significatifs que présentent les pulsations artérielles, comme il a été dit plus haut. Il y a quelque analogie entre la théorie rhythmique des anciens et l'application ingénieuse que l'immortel Laennec a fait de la musique à la détermination de l'espèce de chant qui se passe dans les artères pendant le bruit de soufflet.

Page 226, ligne 5. On lit dans la traduction latine : « *calor vero* in ventre *su-* « *perabundabat magis quam in extremis,* etc.; » cette restitution, parfaitement en harmonie avec les doctrines anciennes, a éclairci pour moi un passage auquel je ne trouvais d'abord aucun sens raisonnable. Un peu plus haut, on lit : παρ' ἐκείνοις ποδὶ τροχαίῳ; ces mots παρ' ἐκείνοις se rapportent certainement aux grammairiens dont la mention est sous-entendue; il faut également suppléer par la pensée le mot καλουμένῳ; la traduction latine a : *proportionalis est pedi, qui apud eos theo* (?); ce mot vient sans doute d'une abréviation pour *trochæo*.

Ligne 10. La *Notice préliminaire* de la *Synopsis* était déjà rédigée et imprimée lorsque j'ai cru, en relisant ce passage, trouver une trace assez évidente de *méthodisme* dans l'expression ἐν τοῖς μέσοις, pour désigner les hypocondres, ou les parties supérieures du ventre. Je vais d'abord chercher à établir cette assertion, j'en tirerai ensuite les conséquences. Galien (*De methodo medendi*, XI, xv, t. X, p. 785.), après avoir blâmé les méthodiques de l'abus qu'ils faisaient, dans le traitement des fièvres continues, des cataplasmes et des affusions sur les hypocondres, nous apprend qu'ils appelaient cette région τὰ μέσα. Voici le texte : ἡ γὰρ τῶν μέσων τοῦ σώματος, ὡς οὗτοι καλοῦσι, πρόνοια μέγιστον μὲν κακὸν ἐπὶ

τῶν μὴ φλεϐοτομηθέντων ἐσ7ὶν, οὐ μέγισ7ον δ' ἐπὶ τῶν φλεϐοτομηθέντων. Dans un
autre passage (p. 804) Galien nous apprend ce que les méthodiques entendaient
par τὰ μέσα : Τὰ δ' εἰρημένα καταπλάσματα..... ϖάνθ' ἕλκει τὰ ϖεριτ7ὰ ϖρὸς τὸ
τῶν μορίων ἀσθενέσ7ερον, ὅτι ϖερ ἂν ᾖ τοῦτο τῶν κατὰ τὰ μέσα τοῦ σώματος,
εἶτ' οὖν ἧπαρ, εἴτε γασ7ὴρ, εἴτε φρένες, εἴτε μεσάραιον, ἢ νῆσ7ις, ἢ κῶλον, ἢ
νεφροί. Cœlius Aurelianus (Acut. morb., éd. Alm. II, vi et xii, p. 82, 83, 106;
Chron., IV, viii, p. 539) donne aux mots media, mediæ, ou medianæ partes la
même signification. Philumène, qui appartenait à la secte méthodique, se sert
aussi de μέσα pour exprimer les mêmes parties. (Oribase, xlv, 24, p. 64, 66, éd.
Maï.) Ce mot se retrouve encore dans un livre attribué à Galien (De typis, cap. iv,
t. VII, p. 467), mais, à mon avis, dans un sens moins précis; il en est de même
pour un passage d'Arétée. (Chronic. curat. I, iv, p. 310, 311, éd. de Kühn.) Τὰ
μέσα avait donc passé, pour ainsi dire, dans le langage scientifique ordinaire avec
une valeur beaucoup moins spéciale que celle que lui avaient donnée primitivement les méthodiques. Quant à notre auteur, il prend certainement τὰ μέσα
dans le sens vraiment technique. Si donc cette expression, entendue de cette manière, appartient particulièrement au méthodicisme, ne peut-on pas en conclure
avec quelque vraisemblance que la Synopsis est due à un écrivain méthodique?
Or on sait que Thémison, fondateur de la secte, florissait dans la seconde moitié
du dernier siècle avant J.-C.; la date de notre opuscule se trouve donc resserrée
dans des limites beaucoup plus étroites que celles que je lui avais assignées
d'abord dans ma Notice préliminaire. Ce résultat est, en outre, d'autant plus important que Galien, si j'ai bonne mémoire, ne parle d'aucun méthodique ayant
écrit sur le pouls. Ce qui me paraît encore confirmer ma nouvelle opinion sur
l'origine de la Synopsis, c'est que l'on trouve plus d'un rapprochement entre ce
traité et l'ouvrage de Cœlius Aurelianus. A la page 227, l. 7, j'en ai signalé un,
auquel je n'osais pas alors accorder beaucoup d'importance; dans le même paragraphe, notre auteur appelle le pouls des léthargiques, μέγας τε καὶ διάκενος.
Cœlius, d'après Soranus, dit que ce pouls est magnus, tardus, inanis (p. 75).
Enfin on retrouve la même analogie pour le pouls des péripneumoniques (Cœlius,
p. 138). Les caractères assignés par Galien pour ces deux espèces de pouls diffèrent complétement.

Ligne 9. ὀλιγωτέρα] Cette forme paraît être rare chez les auteurs du beau temps
de la littérature grecque. On n'en trouve qu'un exemple dans le Thesaurus; il
appartient à un auteur hippocratique. (De his quæ ad virgines spectant, p. 562,
l. 33, éd. Foes, Genève.) Cette leçon même n'est pas très-assurée, car le cod. vat.
donne λυπηροτέρη au lieu d'ὀλιγωτέρη, ce qui fournit un sens très-raisonnable.
La forme ὀλιζότερος ne paraît pas plus usitée.

Page 227, ligne 1. La traduction latine représente un autre texte que celui que
j'ai sous les yeux, et se rapproche ainsi des idées de Galien; elle porte en effet :
« phreneticorum vero pulsus brevis est, erroneus et non bene robustus. » Galien définit de la manière suivante le pouls des phrénitiques : μικρός ἐσ7ι· σπανιώτατα
δ' ὤφθη ϖοτὲ μέγας, καὶ τόνου μετρίως ἔχει καὶ σκληρὸς καὶ νευρώδης ἐσ7ὶν...
ἔχει δέ τι καὶ κυματῶδες, ἐνίοτε δὲ καὶ ὑποτρέμειν σοι δόξει. (De caus. puls., IV,
xiv, p. 184, t. IX; Synopsis ad Teut., p. 483, t. VIII.) Τόνου μετρίως ἔχει répond
à non bene robustus; et je lirais alors οὐκ εὔτονος; — σκληρὸς καὶ νευρώδης me

semblent exprimer les qualités que notre auteur peint avec une certaine élégance par la comparaison de la corde d'un arc; enfin *erroneus* est sans doute la traduction du mot κυματώδης (*undosus*, ondoyant) oublié dans la Σύνοψις; je n'ai pas cru, du reste, pouvoir changer le texte sur ce seul rapprochement.

Ligne 7. Si l'on s'en tient à la lettre même du texte, ce ne serait pas seulement le pouls des *léthargiques*, mais le pouls en général que certains médecins regarderaient comme *sans corps* (ἀσώματον). Cette opinion rappellerait les disputes élevées entre les stoïciens et leurs adversaires sur la question de savoir si la vertu, si le bonheur, si l'âme, si la *voix* ont un corps. (Laert. *Zeno;* Gal. adscriptus lib. *quod qualitates incorporeæ sunt,* t. XIX, p. 433 sq.) Mais l'ensemble de la phrase et les théories anciennes sur les trois dimensions du pouls me portent à croire qu'il s'agit seulement du pouls des *léthargiques,* et qu'il faut traduire *ce* et non *le* pouls, comme s'il y avait τοῦτον τὸν σφ.; il peut très-bien exister une altération de texte dans ce passage. D'ailleurs, τόν seul dans le sens de τοῦτον serait un ionisme trop prononcé pour notre auteur.

Ligne 9. Je ne sais s'il s'agit ici du *morbus cardiacus* proprement dit, maladie sur laquelle les historiens sont loin de s'accorder (cf. Quitzmann, *Vorstudien z. e. philos. Gesch. d. Med.,* Carlsruhe, 1843, 2ᵉ cahier, p. 138), ou simplement des affections du cœur en général. Quoi qu'il en soit, je ne retrouve dans aucun auteur l'épithète de μυώδης appliquée au pouls. Sans doute l'auteur comparait l'artère à un muscle qui donne au toucher un sentiment de plénitude et de rénitence. Le traducteur latin a mis *morosior.* Je ne sais d'où a pu lui venir cette leçon, qui ne me paraît avoir aucun sens; c'est peut-être une faute de copiste pour *musculosior.*

Ligne 14. Je ne sache pas que Galien ait donné cette épithète au pouls; je suppose qu'ὀξύς a ici la même signification que ταχύς; peut-être même faut-il lire ce mot ὠχύς; mais ce ne sont pas les caractères généralement assignés par les anciens au pouls des péripneumoniques. Du reste, notre auteur concorde avec Galien en ce seul point, qu'il regarde avec lui ce pouls comme inégal. (Gal. *De caus. puls.,* IV, XII, p. 180, t. IX; *De puls. ad Teutr.,* p. 48, t. VIII.) Cœlius Aurelianus (*Acut.,* II, XXVII, p. 138, éd. Alm.) dit que le pouls des péripneumoniques est *vehemens et celer,* ce qui se rapporte aux caractères assignés dans la *Synopsis.*

Ligne 16. Je n'ai trouvé que dans Cœlius (*Chronic.,* I, IV, p. 291) cette division de l'épilepsie avec ou sans spasmes. Voici le texte : *Ejus passionis species duæ esse probantur : alia quæ somno similis altissimo videtur; alia quæ diverso raptu corpus afficit.* Peut-être, dans ce cas, notre auteur entend-il σπασμός, non dans le sens général que lui donnaient les anciens, mais dans la signification spéciale de *convulsions,* et, en cela, son observation se rapproche de la vérité. La définition que Galien donne de l'épilepsie (*De locis affectis,* III, IX, p. 173, t. VIII), sa manière de concevoir le *spasme,* ne lui permettaient ni d'admettre cette division, ni de prendre le mot σπασμός dans une acception restreinte. (Voir la note sur la p. 226, l. 10.)

Page 228, ligne 6. Cette division du pouls est donnée presque textuellement par Hérophile que cite Galien (*De puls. diff.,* II, VI, p. 592, t. VIII); voici ce texte : ὁ δ' Ἡρόφιλος κατὰ γένος τὰς ἄλλας διαφορὰς τῶν σφυγμῶν ἐκθέμενος οὕτως·

μέγεθος, τάχος, σφοδρότης, ῥυθμός. Il n'y a qu'une seule différence, c'est que, dans notre texte, πλήρης remplace σφοδρός; il semblerait au premier abord, par la phrase qui suit dans la *Synopsis*, que πληρής est pris ici comme synonyme de σφοδρός, mais ce serait détourner ce mot de sa signification primitive; et l'on doit admettre que notre auteur reconnaissait véritablement un pouls *plein*, puisqu'il dit que le pouls des léthargiques et des épileptiques est vide, διάκενος (S 6). Archigène avait admis un pouls plein dans le sens littéral du mot; de là la guerre que lui déclare Galien. (*De differ. puls.*, II, III sq. t. VIII, p. 569 sq.) Ce dernier niait qu'il y eût un pouls plein, et soutenait que c'était le même que le pouls σφοδρός, mais il ne substituait pas ces deux mots l'un à l'autre. La division des diverses espèces de pouls admises dans notre traité est loin d'être aussi complète et aussi méthodique que celle de Galien. Je ne puis m'arrêter ici à pénétrer les subtilités de l'une et à montrer les irrégularités de l'autre; ce travail m'entraînerait beaucoup trop loin.

Ligne 9. In cod. P : ἀξιόλο̅γο̅ς (*sic*).

Ligne 12. In cod. πα̅ρα̅ρυθμος (*sic*). L'interprète latin ayant omis les mots ὁ ταύτην..... ταχύς traduit *pararrhythmus vero est, qui cito desilit a manu* (!).

Page 229, ligne 5. Le *Cod. Flor.* porte en titre Γένη τῶν σφυγμῶν; la traduction latine a *De generibus pulsuum*; je n'ai point admis ce titre, parce qu'il n'est pas justifié par la division que l'auteur lui-même donne en tête du paragraphe 4.

Ligne 6. Le texte primitif a : .....καὶ τάχος, κατὰ δὲ τὸν τόνον βραδύτης, κ.τ.λ. La restitution que je propose me paraît justifiée par le contexte lui-même. Il me semble évident, en effet, que βραδύτης, qui est l'opposé de τάχος, a été transposé, car on ne peut le faire rentrer dans la catégorie du τόνος; d'un autre côté, τάχος et βραδύτης étant des qualités absolues, et dépendantes du mouvement et non du repos, j'ai ajouté κατὰ δὲ κίνησιν. Dans la traduction latine, βραδύτης n'est pas représenté; le reste de la phrase répond d'ailleurs au texte grec primitif; je ne sais d'où vient cette différence. Notre auteur considère dans ce passage la πυκνότης (fréquence, *densité* par rapport au temps) autrement que Galien. Pour ce dernier, le pouls πυκνός est celui dans lequel le repos qui précède la diastole est de courte durée; il déterminait donc la πυκνότης d'après un seul battement, tandis que, dans la *Synopsis*, la πυκνότης est caractérisée par une suite de battements qui se succèdent presque sans intervalle. Cette manière de voir est plus rapprochée, jusqu'à un certain point, de celle des modernes, mais celle de Galien est plus rigoureuse, plus logique, puisque les anciens ne mesuraient pas la fréquence du pouls par un espace de temps déterminé. Du reste, notre auteur ne se tient pas à sa définition, car, en parlant du pouls *intercurrent*, παρεμπίπτων, il prend le mot πυκνός dans le sens de Galien (διασ7ολὴν πυκνοτέραν ἐπενέγκει, *in codice* P ἐπενέγκε). Je n'ai pu trouver en français que le mot *court* pour rendre cette expression. D'après Haller (*Elem. phys.*, t. II, p. 259), Kepler, ce *vir ad inveniendum natus*, est le premier qui ait mesuré par les minutes les pulsations artérielles. J'ajoute, pour en finir avec ces définitions, qu'on ne voit pas bien quel sens l'auteur de la *Synopsis* attachait au mot τάχος. Pour quelques médecins anciens et entre autres pour Archigène, la rapidité, ταχύτης, dépendait seulement de la longueur du temps, mais Galien la faisait consister dans le rapport entre la

longueur du temps et l'espace parcouru (*De dignosc. puls.*, II, 1, p. 823, t. VIII);
Théophile adopte la même opinion.

Ligne 11. Il n'est pas toujours facile de déterminer ce que les anciens entendaient par un pouls *myure* : si l'on s'en tient à l'étymologie du mot, ils le com-
paraient à une queue de rat. On verra plus bas, que, dans cette comparaison, on
ne considérait pas seulement le corps de l'artère, mais l'amoindrissement successif
d'une des qualités de l'artère dans une série de pulsations; en un mot, cette comparaison était tantôt réelle, tantôt figurée. Notre auteur ne définit pas le pouls
myure, il se contente de décrire deux espèces de la même forme. Voyons d'abord ce
que dit Galien à ce sujet, nous comprendrons mieux ensuite le texte qui nous
occupe. Je ferai observer d'une manière générale que le pouls *myure* rentre dans
la catégorie de l'*inégalité*; on admettait une inégalité selon un seul battement, κατὰ
μίαν πληγήν (Gal. *De progn. ex puls.*, II, IV, p. 279, t. IX; *Synopsis puls.*, XXIII,
t. IX, p. 508), inégalité dans laquelle la diastole n'est pas uniforme dans toute
sa durée; cette inégalité se subdivise, à son tour, en inégalité selon la position
(κατὰ θέσιν) et selon le mouvement (κατὰ κίνησιν, Gal. *passim*, et Théophile, *De
puls.*, éd. Ermerins, Lugd. Bat. 1840, in-8°, p. 31). En d'autres termes, dans
l'inégalité κατὰ θέσιν, le calibre de l'artère ne présente pas les mêmes dimensions
pendant toute la durée de la diastole; par exemple, dans le pouls *myure* proprement dit, l'artère va en diminuant du cœur à la périphérie comme une queue de
rat; dans l'inégalité κατὰ κίνησιν, le mouvement de la diastole ne présente pas la
même intensité pendant toute la durée; exemple : le pouls *dicrote* et le pouls *caprizant*, tels que les entendait Galien. Il y avait une autre espèce d'inégalité qu'on
appelait κατὰ περιόδους (Théoph. *lib. cit.* p. 33) ou ἐν ἀθροίσματι, *in acervo* (Gal.
Progn. ex puls. loc. sup. cit.), ou encore συστηματικὴν ἀνωμαλίαν. Suivant Galien,
cette dernière dénomination était surtout usitée par les médecins modernes. Un
pouls inégal, *suivant les périodes*, est celui qui, pour me servir de la définition
de Théophile, frappe inégalement les doigts à toutes les diastoles. Galien, poussant la subtilité jusqu'à ses dernières limites, admettait encore l'inégalité ou l'é-
galité dans l'inégalité. Dans le premier cas, les battements inégaux se succèdent
sans ordre, sans retour périodique; en un mot, l'inégalité est absolue et complète;
dans le second cas, des pulsations inégales se reproduisant par séries semblables
entre elles, l'inégalité n'est ici que relative et partielle. (Gal. *De diff. puls.*, I, x et
xi, p. 523 sq. t. VIII.) Voici d'abord ce que je trouve dans les *Définitions médicales*
(Déf. 225, p. 410, t. XIX) sur le pouls *myure* : «On dit que ce pouls est κατὰ
«θέσιν quand, sous le doigt, on sent la partie supérieure de l'artère plus
«dilatée que l'inférieure, *et vice versa;* mais le plus ordinairement on appelle
«pouls myure celui dans lequel les pulsations vont en diminuant ou de grandeur
«ou de fréquence ou de rapidité (inégalité régulière, κατὰ περιόδους).» Galien,
dans la *Synopsis de pulsibus* (cap. XXIII, t. IX, p. 408), admet des pouls myures
κατὰ θέσιν et κατὰ περιόδους; mais, dans le traité *De differentiis pulsuum* (*loc.
cit.*), il ne parle plus que de la seconde espèce de myures, qu'il distingue, du
reste, en myures qui vont en s'amoindrissant (ἐκλείποντες, *deficientes*) et myures
récurrents (παλινδρομοῦντες). On ne saurait mieux représenter matériellement
cette dernière espèce du pouls myure que par deux cônes réunis par leur sommet.
L'auteur de la *Synopsis* ne paraît reconnaître que des myures récurrents; sa pre-

mière espèce répond à celle de Galien; sa seconde, encore moins admissible, serait figurée par deux cônes réunis par leur base.

Ligne 13. Les manuscrits ont μακροτέρας; la traduction latine a *longiores*, mais évidemment il y a une faute dans le texte primitif, et l'on doit lire μικροτέρας.

Page 230, ligne 7. Galien (*De diff. puls.*, I, xi, p. 525, t. VIII; cf. aussi *Progn. ex puls.*, II, v, p. 289, t. IX) dit que, dans le pouls παρεμπίπλων (*intercurrens*), l'inégalité ne porte que sur la fréquence, πυκνότης (c'est-à-dire qu'après un certain nombre de battements il y en a un précédé d'un repos très-court), tandis que, dans le pouls intermittent, ἐκλείπων, elle porte sur la rareté et la petitesse, ce qui revient à la définition de notre auteur : le pouls *intercurrent* ou *intercident* est le pouls *éclipsé* ou *intercadant* de Marquet (*lib. cit.* p. 29).

Ligne 9. L'emploi du verbe ἐάω dans le sens neutre paraît être très-rare. Pour plus de régularité, il faudrait lire σῖῇ au lieu de ἐάσῃ; mais dans un auteur qui n'est pas du grand siècle, dont l'époque est incertaine, et dont le style est peu connu, il ne faut pas se hâter de rejeter une leçon parce qu'elle s'éloigne des habitudes ordinaires, surtout quand elle donne un sens suffisant; car elle peut constituer une de ces nombreuses irrégularités dont on a des exemples positifs : le traducteur latin avait lu aussi ἐάσῃ, car il a *demiserit*.

Ligne 13. L'auteur ne considère pas ici le pouls dicrote comme le font Galien et Théophile, mais comme paraît l'avoir fait Archigène, qui le comparait au rebondissement du marteau sur l'enclume (*De progn. ex puls.*, II, viii, t. IX, p. 306) et comme le font les modernes. Galien, croyant pouvoir mesurer la systole, concevait ainsi le pouls dicrote, qu'il plaçait dans le genre des pouls rentrants, ἀνθελκομένων εἴσω (*loc. sup. cit.* p. 303) : diastole complète; commencement de systole; reprise de la diastole et par conséquent deuxième battement moins fort que le premier; petit repos; enfin systole complète. Pour Théophile (p. 39), le petit repos avait lieu après le premier battement, et le reste en conséquence. On pourrait en quelque sorte représenter le pouls dicrote selon Galien et selon Théophile par les deux figures suivantes :

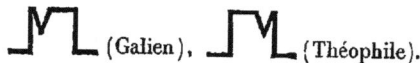

 (Galien), (Théophile).

Pour ces deux auteurs, le pouls dicrote rentrait dans la catégorie de l'inégalité κατὰ μίαν πληγήν et κατὰ κίνησιν, tandis que, pour ceux qui n'admettaient pas la possibilité de sentir la systole, il appartenait à l'inégalité κατὰ περιόδους.

Page 231, ligne 1. Cette définition du pouls *caprizant* est précisément celle qui, dans les idées de Galien, conviendrait au dicrote; seulement notre auteur ne paraît pas bien assuré qu'il y ait véritablement une reprise au milieu de la systole, et, par conséquent, que ce soit un pouls inégal κατὰ μίαν πληγήν, puisqu'il se sert de cette formule ὡς δοκεῖν. Pour Galien, le pouls caprizant est celui dans lequel l'artère, interrompue dans son mouvement de diastole, se reprend sur elle-même pour l'achever plus grande et plus rapide qu'elle ne l'avait commencé. C'est Hérophile qui, comparant ce pouls au saut des chèvres, lui a imposé son nom. (*De diff. puls.*, I, xxviii, p. 556, t. VIII.) Appliquant aussi la mesure prosodique à la détermination des espèces de pouls appelées *dicrote* et *caprizant*, Stark marque le pouls dicrote par un *trochée* — ∪, et le caprizant par un *ïambe* ∪ — (*Allgemeine*

Pathologie, 2ᵉ éd. Leipzig, 1836, IIᵉ vol. p. 183); comme on le voit, cette détermination toute moderne et rationnelle diffère notablement de la manière dont
les anciens appréciaient ces deux espèces de pouls.

Ligne 8. J'ai seulement une remarque à faire sur le pouls *formicant* et sur le
vermiculaire : c'est que Galien semble rapporter au pouls *formicant* ce que dit
notre auteur de l'extrême confusion du pouls *vermiculaire.* (*De diff. puls.*, I, xxvi,
p. 553, t. VIII; cf. aussi Hecker, *Sphygmologia galenica.*)

Ligne 9. Le texte porte ὅτι, et la traduction latine *quod.* Ici ὅτι signifierait *de
sorte que,* mais je ne connais pas d'exemple d'un pareil emploi de ce mot; là
phrase est intraduisible en laissant ὅτι; j'ai donc cru pouvoir sans témérité admettre ὥστε.

Ligne 14. Je retrouve dans un petit traité sur le pouls, inscrit sous le nom de
Galien (*De puls. ad Antonium disciplinæ studiosum ac philosophum*, t. XIX, p. 634
sq.), une énumération analogue de dix espèces de pouls, mais avec quelques développements de plus et des modifications qui tiennent plus à la forme qu'au
fond. Galien n'attribue nulle part une pareille division à Archigène; elle est peut-
être apocryphe. Toutefois, ce qui pourrait faire croire qu'elle est réellement d'Archigène, c'est la mention du pouls vide et plein.

Ce centon manque dans la traduction latine et dans le manuscrit de Florence[1];
dans ce dernier, à la suite de la *Synopsis,* on lit les vers suivants, par lesquels
le copiste se recommande à la faveur d'un Mécène inconnu :

Χειρὸς πόνος πέφυκεν ὡδὶ (sic) καὶ μέγας,
Κόπος δὲ μικρὸς καὶ δόσις ἀμυδρέα (sic)
Σὺ δ' ὦ σοφῶν πρώτιστε καὶ τῶν ῥητόρων
Μὴ μοῦ παρόψει τὸν βραχύτατον πόνον.

Note additionnelle. *Fragment inédit sur le pouls.* — M. Daremberg a donné
une analyse sommaire du petit traité Περὶ σφυγμῶν, de Georgius Sanginatius,
« consul romain et comte palatin » du xvᵉ siècle, dans les *Archives des Missions,*
t. II, p. 547. De cet opuscule, qui est encore inédit et dont notre Bibliothèque
nationale possède deux bons exemplaires (nᵒˢ 2242, fol. 1-6 et 2276, fol. 208 *b-*
212[2]), nous rapporterons ici un extrait dans lequel l'auteur, comme dans le reste
de son opuscule, a suivi de très-près le traité précité du Pseudo-Galien Περὶ σφυγμῶν. (T. VIII, p. 333, éd. Chart.; t. XIX, p. 629, éd. Kühn.) Dans le ms. 2276,
le traité de Sanginatius précède immédiatement celui de Galien, Περὶ σφυγμῶν,
adressé à Teuthra. (c. é. r.)

(Cod. Paris. 2242 = A; cod. Paris. 2276 = B; texte du pseudo-Galien = Gal.)

Τί ἐστι πρῶτον γένος σφυγμοῦ ; Τὸ παρὰ τὸ ποσὸν[3] διαστάσεων · τὸ δὲ ποσὸν[4]

---

[1] Nous le considérons comme absolument
distinct du traité περὶ σφυγμῶν. On rencontre assez fréquemment dans les manuscrits ces annexes à un texte principal extraites
d'un auteur ancien. (Cf. notre *Notice sur le
philosophe Damascius,* 1861, p. 38.) c. é. r.

[2] Le catalogue imprimé de la Bibliothèque

nationale a omis l'indication de l'opuscule
De pulsibus, sous le nᵒ 2276 et, sous le
nᵒ 2242, celle du petit poëme cité précédemment (Préface, p. ix) sur les parties du
corps humain.

[3] τῶν πασῶν A B.

[4] πασῶν A B.

τριχῶς θεωρεῖται, μῆκος, βάθος, καὶ πλάτος. Εἰκότως οὖν οὗτος αὔξεται κατὰ τὰς τρεῖς διαστάσεις, καὶ ὑπερβὰς τὸ μέτρον μέγας λέγεται. Τρία δέ εἰσι τὰ ποιοῦντα τὸν μέγαν· ἡ δύναμις, ἡ κινοῦσα χροιὰ, ἡ κατεπείγουσα ὀργανότης, δι᾽ οὗ γεννᾶται τοὐναντίον, καὶ ὁ μικρὸς σφυγμός.

Τί ἐστι δεύτερον γένος σφυγμοῦ; Τὸ παρὰ τὸ ποιὸν[1] τῆς κινήσεως τῆς ἀρτηρίας, τῆς τε διαστολῆς καὶ συστολῆς τοῦ πνεύμονος ἐν ᾧ θεωρεῖται ὁ ταχὺς[2] καὶ βραδὺς καὶ ὁ σύμμετρος σφυγμός.

Τί ἐστι τρίτον γένος σφυγμοῦ; Τὸ παρὰ τὸν τόνον τῆς δυνάμεως, ἐν ᾧ θεωρεῖται ὁ ἀμυδρὸς, ὁ σφοδρὸς καὶ ὁ σύμμετρος· ἡ γὰρ πυκνότης προλαβοῦσα τὸ μέγεθος ποιεῖ τὸν σφοδρόν· ὅτε γὰρ ἐπικρατήσει ἡ δύναμις τῶν αἰτιῶν, τότε μᾶλλον γίνεται ὁ σφοδρὸς σφυγμός.

Τί ἐστι τέταρτον γένος σφυγμοῦ; Τὸ παρὰ τὴν σύστασιν τοῦ ὀργάνου, λέγω δὴ τῆς ἀρτηρίας τοῦ σώματος, ἐν ᾧ θεωρεῖται ὁ σκληρὸς, ὁ ὁμαλὸς[3] καὶ ὁ σύμμετρος. [Γίνεται δὲ σκληρὸς διὰ ἔνδειαν ὑγροῦ ἢ διὰ ψύξιν, ἢ διὰ ὀδύνην τοῦ ὑπεζωκότος ὑμένος.[4]]

Τί ἐστι πέμπτον γένος σφυγμοῦ; Παρὰ τὸ ποσὸν τῶν ἠρεμιῶν[5], ἐν ᾧ θεωρεῖται ὁ πυκνὸς καὶ ἀραιός· ὁ γὰρ βραδὺς[6] χρόνος τῆς ἠρεμίας σημαίνει τὸν πυκνὸν καὶ τὸν ἀραιόν.

Τί ἐστι ἕκτον γένος σφυγμοῦ; Τὸ παρὰ τὴν ὁμαλότητα, καὶ ἀνωμαλίαν, ἥτις[7] θεωρεῖται καὶ ἐν ἑνὶ σφυγμῷ καὶ ἐν πλείοσιν· ἐν ἑνὶ μὲν ὡς ἐπὶ τοῦ δορκαδίζοντος[8] καὶ τοῦ δικρότου· εἰ δὲ ἐν πλείοσι χρόνῳ γινομένῳ λέγεται συστηματικὴ καὶ ἀνωμαλία· ἐκεῖ δὲ καὶ ἀταξία, ὡς ἐπὶ τῆς παρεμπιπτούσης ὑμένος πληγῆς· τοῦτο δὲ γίνεται βαρουμένης καὶ θλιβομένης τῆς δυνάμεως ὑπό τινων αἰτιῶν.

Τί ἐστιν ἕβδομον γένος σφυγμοῦ; Τὸ παρὰ τὴν τάξιν καὶ ἀταξίαν· τμηθέντος γὰρ ὡς ἀνωμάλου ἐκ τῶν[9] κατὰ περιόδους ἴσων καὶ ἀνίσων ταῦτα γίνεται· οὔτε[10] πάλιν θεωρεῖται κατὰ μίαν πληγὴν, κατὰ τὰς ἀνταποδόσεις.

Τί ἐστιν ὄγδοον γένος σφυγμοῦ; Τὸ παρὰ τὸ πλῆθος καὶ τὸ κενὸν, τουτέστι τῷ παρὰ τῆς ἀρτηρίας σχήματι[11]· πᾶν γὰρ ἀγγεῖον ἢ πλῆρές ἐστιν ἢ κενόν.

Τί ἐστιν ἔνατον[12] εἶδος σφυγμοῦ; Τὸ παρὰ τὴν θερμασίαν τὴν ἀναδιδομένην διὰ τοῦ σώματος τῆς ἀρτηρίας, ἐν ᾧ θεωρεῖται τὸ ποιὸν τῆς ὑποκειμένης ὕλης ἐκ τῆς ἁφῆς τοῦ σώματος, ὡς οἷον τὸ δύσκρατον καὶ δακνῶδες καὶ εὔκρατον, καὶ διὰ τοῦτο σφύζουσιν[13] αἱ ἀρτηρίαι, διὰ τὸ φυλάττεσθαι συμμέτρως τὴν κατὰ φύσιν θερμότητα τῆς τε καρδίας καὶ πᾶσι τοῖς τούτου μέρεσι.

Τί ἐστι δέκατον[14] γένος σφυγμοῦ; Τὸ παρὰ τὸν ἀριθμὸν ἐν ᾧ[15] μετρεῖται ἡ ἀνα-

---

[1] ποσὸν Gal.

[2] παχὺς A B.

[3] μαλακὸς Gal.

[4] A part les deux lignes entre crochets, tout ce passage se retrouve en substance dans le περὶ σφυγμῶν du Pseudo-Galien.

[5] εἰρημένων A B.

[6] βραχὺς Gal.

[7] ἤτοι A B.

[8] δορκαλίζ. A.

[9] τὸ A.

[10] οὕτως Gal.

[11] χύματι Gal.

[12] Tout ce paragraphe dans B comme dans Galien se rapporte au dixième genre, et se trouve placé après le paragraphe suivant.

[13] Les mots σφύζουσιν αἱ ἀρτ. jusqu'à μέρεσι sont placés, dans Galien, après l'exposé des dix genres de pouls.

[14] Neuvième genre dans B et dans Galien.

[15] ἐνομὴν τρίτην A. Corrigé d'après Galien. B: ἔσω ἐνομὴν τρίτην.

λόγον τῆς ἀνταποδόσεως, ῥυθμὸς γάρ ἐσ1ιν ἀναλογίας χρόνων· ὅθεν γινώσκονται
οἱ διαλείποντες καὶ οἱ παρεμπίπ1οντες, κ.τ.λ.

SECTION IX.

FRAGMENT ADDITIONNEL DE PAUL D'ÉGINE

RELATIF AUX MALADIES DES REINS ET DE LA VESSIE[1].

LIVRE III, SUITE ET FIN DU CHAPITRE XLV.

Nous reprenons la dernière phrase restée inachevée dans le corps de ce volume
(p. 447, l. 3). — Le texte a été constitué avec les variantes recueillies pour
M. Daremberg. On n'indique que celles qui portent sur le sens. (Voir, pour les
sigles, la Préface, p. XLVI.) — C. É. R.

. . . .
.....Προφυλακτικὰ δὲ τῆς τῶν λίθων γενέσεως ἔσ1ω, ϖρῶτον μὲν, εὔχυμός τε καὶ
σύμμετρος τροφὴ, καὶ γυμνάσια, ὀσπρίων τε ϖαντοίων καὶ τῶν σιτωδῶν τῆς συνεχοῦς εἰργέσθωσαν[2] χρήσεως, τυροῦ τε καὶ γάλακτος, καὶ τῶν δι' αὐτοῦ σκευαζομένων ὄψων. Οἴνου τε μέλανος καὶ κρεῶν ϖλήθους, καὶ ϖάντων ἁπλῶς[3] τῶν ϖαχυ-
χύμων ἀποχὴ, καὶ τῶν ἄγαν Ͽερμῶν καὶ δριμέων ὑδρογάρων, φημὶ καὶ κονδίτων,
καὶ τῶν ϖαραπλησίων. Οὐ γὰρ[4] ταῦτα τοὺς μήπω γενομένους λίθους κωλύει συσ1ῆναι,
ἀλλὰ καὶ τοὺς ἤδη γεγονότας Ͽρύπτειν ἢ ἐκκρίνειν ϖέφυκε. Πινέτωσαν δὲ τὸ ὀξύμελι μετά τινος τῶν ἁπλουσ1έρων διουρητικῶν, ἀδιάντου, σελίνου, ἀγρώσ1εως
ἀφεψήματος, καὶ μετὰ βαλανεῖον νήσ1εις ϖρὸ τοῦ οἴνου εὔκρατον ὕδωρ ϖινέτωσαν·
καὶ[5] τῷ μέσῳ τοῦ ἀρίσ1ου ψυχρὸν ἐπιρρόφείτωσαν, εἰ μή τι κωλύει[6]. Πλῆθός τε κακοχυμίας συναισθανόμενοι, διὰ φλεβοτομίας ἢ καθάρσεως κενούσθωσαν. Πάντων δὲ
κάλλισ1ον εἰς ϖροφυλακὴν τῶν λίθων, τὸ μετὰ βαλανεῖον, ϖρὶν οἴνου ἢ τροφῆς
ἑτέρας λαϐεῖν, ὕδωρ εὔκρατον ϖίνειν. Καὶ τοὺς ἐν κύσ1ει δὲ λίθους ἐπὶ τῶν ϖαιδίων
τοῖς ἰσχυροτέροις κατεργάσῃ βοηθήμασιν, ἐκ τῶν εἰρημένων ἐκλέγων αὐτά. Ὑπεραυ-
ξηθέντος δὲ τοῦ λίθου ἢ[7] καὶ κατὰ τὸν τράχηλον[8] ἐμφραχθέντος τῆς κύσ1εως τῷ δια-
σεισμῷ καὶ καθετηρισμῷ[9] ἢ καὶ τῇ λιθοτομίᾳ ὡς ἐν τοῖς χειρουργουμένοις εἰρήσεται
χρησ1έον[10].

[1] Voir la Préface, V, IX. — [2] Om. DBA
CJEGXTVχ. — [3] ἔσ1ω add. HK, fort.
melius. — [4] Ἡ γὰρ τούτων ἀποχὴ οὐ μόνον B, fort. mel. — [5] κἂν ACEGV, fort.
mel. — [6] κωλύοι DHKBXGACJEV,
fort. mel. — [7] Om. ACJ. — [8] δάκτυλον
D. — [9] Nous adoptons la leçon de DJ,
au lieu de la vulgate : τῷ διὰ σεισμῶν καθετηρισμῷ. — [10] Il sera intéressant de se re-
porter au passage visé ici (l. VI, ch. LX),
qui traite de la lithiase au point de vue
opératoire.

644 RUFUS D'ÉPHÈSE.

Περὶ φλεγμονῆς.

Εἰ δὲ φλεγμονὴ τῶν νεφρῶν ἢ τῆς κύσεως εἴη, τῇ τε κατὰ τὸν τόπον μετὰ βάρους πυρώσει καὶ ἀλγηδόνι καὶ τῷ πυρέτλειν καὶ παραπαίειν, καὶ ἐμεῖν χολώδη ἄκρατα, καὶ μὴ δύνασθαι οὐρεῖν[1] καὶ μάλιστα τῆς κύσεως φλεγμαινούσης διαγινωσκομένη. Φλεβοτομητέον αὐτίκα, καὶ τοῖς παραμυθουμένοις αἰονήμασί τε καὶ καταπλάσμασι χρησlέον διὰ πηγάνου καὶ ἀνήθου καὶ τήλεως καὶ ἀλθαίας ῥίζης, κλύσμασί τε μαλακοῖς καὶ ἐνέμασι δι᾿ ἐλαίου καὶ μήκωνος καὶ σlέατος χηνός, ἐπὶ δὲ τῆς κύσlεως, καὶ ὀπίου ὀβολὸν S', μετὰ σμύρνης[2] καὶ κρόκου, καὶ ἐλαίου, παραπεμπlέον τῇ ἕδρᾳ, καὶ τὸ μελίκρατον αὐτοὺς προποτισlέον, ἀπέχοντας τῶν πάνυ διουρητικῶν καὶ πολλοῦ πόματος, πλὴν εἰ μὴ δριμὺ καὶ χολῶδες αὐτοῖς ὑγρὸν πλεονάζοι[3] · τότε γὰρ καὶ ποτῷ πλείονι χρησlέον, καὶ ἀθρόως ἔκ τινος τῶν ἀδήκτων διουρητικῶν. Πινέτωσαν δὲ λινόσπερμον με. β', ἀμύλου με. α'[4] κοχλιάριον ἐν ὕδατι, τοῦ τε σικύου καὶ τοῦ πέπονος τὸ σπέρμα λαμβανέτωσαν. Πυρώδους δὲ συναισθήσεως οὔσης περὶ τοὺς νεφροὺς, ἐπιβλητέον αὐτοῖς ῥάκη ἐξ οἰνοροδίνου ἢ ὑδροροδίνου, ἢ μηλίνου, ἢ κηρωτὴν διὰ κηροῦ καὶ ῥοδίνου καὶ χαμαιμηλίνου, ἢ μηλίνου καὶ κρόκων ὠῶν συγκειμένου σὺν ὄξει βραχεῖ ἢ χυλῷ πολυγόνου[5]. Εἰς ὕσlερον δὲ καὶ τῇ διὰ χυλῶν μετὰ χαμαιμηλίνου χρησlέον. Ἀπέχεσθαι δὲ καὶ τῶν ἄγαν θερμῶν διὰ τὴν εἰς πῦον μεταβολήν, καὶ τῶν ἄγαν ψυχόντων· σκιρροῦνται γὰρ ὑπὸ τούτων ῥᾳδίως οἱ νεφροί. Λουτρῶν δὲ τῆς φλεγμονῆς ἐνισlαμένης ἀπέχειν αὐτοὺς καὶ διαίτῃ τῇ πυρεκτικῇ τε καὶ ἀφλεγμάντῳ προσαγορευομένῃ χρησlέον.

Περὶ ἀποσlήματος καὶ ἑλκώσεως τῶν οὐρητικῶν μορίων.

Ἀλγήματα περὶ λαγόνας, ἀνώμαλοί τε φρῖκαι καὶ πυρετοὶ ἄτακτοι σημαίνουσιν ἀπόσlασιν ἐν νεφροῖς· τὴν δὲ κατὰ κύσlιν πρὸς τοῖς εἰρημένοις ἡ κατὰ τὸν τόπον ὀδύνη δηλοῖ. Τὸν δὲ πεπονθότα νεφρὸν εὑρήσεις ἐκ τοῦ τὸν ἄνθρωπον ἐπὶ τὸ ὑγιὲς ἀνακεκλιμένον πλευρὸν κατὰ τὸ ἀντικείμενον ἀλγεῖν, ὥσπερ ἀποκεκρεμαμένου[6] τοῦ νεφροῦ· ἐφ᾿ ὧν τοῖς ἐγκαθίσμασι δι᾿ ὑδρελαίου χρησlέον καὶ καταπλάσμασι διὰ γύρεως καὶ ἐλαίου καὶ ῥητίνης, ἢ ὀροβίνου ἀλεύρου μετὰ μέλιτος ἢ καρδαμώμου, ἢ περισlερᾶς κόπρου μετὰ ἰσχάδων. Πύον δὲ δι᾿ οὔρων ἀθρόως ἐκκριθὲν δηλοῖ τὴν ῥῆξιν τοῦ ἀποσlήματος καὶ ἕλκος ἐν τῷ μορίῳ. Ἐπειδὴ δὲ καὶ χωρὶς ἀποσlήματος ἑλκοῦνται τὰ οὐρητικὰ διὰ ῥῆξιν ἀγγείου, ἢ διὰ βρῶσιν[7] ἐκ δριμείας ὕλης, ἢ λίθου παραξέσαντος. Διορισlέον τὴν ἐν νεφροῖς ἑλκώσιν τῆς κατὰ τὴν κύσlιν, ἢ τοὺς οὐρητῆρας ὧδε. Νεφρῶν μὲν ἑλκωθέντων κατὰ τὰς ψόας ὀδυνῶνται μετὰ βάρους, καὶ ἀκολύτως οὐροῦσι καὶ τὸ πῦον ἀναμεμιγμένον τοῖς οὔροις εὑρίσκεται, σαρκωδῶν μορίων ἐν αὐτοῖς ἐμφερομένων. Τῆς δὲ κύσlεως ἑλκωθείσης κτένα καὶ ὑπογάσlριον σφοδρῶς ὀδυνῶνται καὶ δυσουροῦσι, καὶ τὸ πῦον μετὰ τὴν οὔρησιν ὑφιζάνει κάτω, καὶ λεπίδας ἐν αὐτῷ δυσώδεις ἢ πεταλώδεις ἐμφέρονται. Αἱ δὲ πιτυρώδεις ὑποσlάσεις ψορίαν δηλοῦσι τὴν κύσlιν. Τῶν δὲ οὐρητήρων ἑλκωθέντων, καὶ ἡ μίξις τοῦ πύου μεταξύ πως ἔχει· καὶ τριχοειδῆ μᾶλλον ἐμφέρεται τοῖς οὔροις, καὶ ὁ πόνος κατὰ τὸ μεταξὺ χωρίον[8] νεφροῦ καὶ κύσlεως γίνεται. Εἰ δὲ πῦον ἢ αἷμα ἐκκρίνεται

---

[1] οὐρεῖν Vulg.; corrigé d'après V.— [2] μετὰ ζζ (sc. ζιγγιβέρεως) D E χ.— [3] πλεονάζει T, πλεονάσει D.— [4] μέρος α' D.— [5] πολυγώνου Vulg. Correction de V.—

[6] ἀποκεκρεμωμ. Vulg. Correct. de V.— [7] διάβρωσιν Vulg. Corr. de G.— [8] χωρίου Vulg. Corr. de D.

καὶ χωρὶς τῆς τῶν οὔρων ἐκδόσεως, οὐδενὸς τῶν εἰρημένων, ἀλλὰ τοῦ αἰδοίου δη-
λοῦται ἡ ἕλκωσις. Προποτιστέον τοίνυν τοὺς ἑλκωθέντας τὰ οὐρητικά, [τὸ] μελίκρατον, ἢ τὸ τῆς τήλεως ἀφέψημα[1] σὺν[2] μέλιτι, ἢ σικύου σπέρματι σὺν γλυκεῖ·
τοῖς δὲ ῳὸν οὐροῦσιν, τὴν ἀρμενίαν βῶλον[3] δοτέον, ἢ ναρθήκων καυθέντων τὴν
τέφραν, ὅσον τρισὶ δακτύλοις ἆραι μετὰ γλυκέως. Καὶ ἡ γαλακτοποσία δὲ μεγάλως
τούτους ὀνίνησιν, σύνθετα δὲ ταῦτα· λινοσπέρμου, σικύου σπέρματος, τραγακάνθης,
ἀνὰ ∠ β', ἀμύλου ∠ δ'· τροχίσκους ἀνάπλασσε.

Ἄλλο· Στροβίλους κ', σικύου ἡμέρου κοχλιάρια μ'· τοῦ σπέρματος ἀμύλου κα',
ἀναλάμβανε εἰς κοτύλας β', ἀποζέματος νάρδου ∠ ε', σελίνου σπέρμα ∠ ε'. Ὁ δὲ
Ἀρχιγένης ἐν τῇ πρὸς Ἀτλικὸν ἐπιστολῇ, τῆς δυσουρίας ἐπειγούσης φησὶ λαμβάνε-
σθαι μήκωνος λευκῆς πεφωσμένης σπέρμα λείου ∠ α', ἐμπασσομένην ἀφεψήματι σχοίνου, ἢ καλαμοῦ, ἢ γλυκυρρίζης. Τὰς δὲ ἑλκώδεις ὀδύνας παραιρεῖται τοῦτο· σικύου
σπέρμα[4] κεκαθαρμένου ἀριθμῷ λ', στροβίλια ιβ', ἀμύγδαλα πικρὰ λελευκασμένα λε',
κρόκου ὅσον χρῶσαι, νῆστις προσφερέσθω καθ' ἡμέραν μετὰ γάλακτος ἢ πτροτρόπου.
Πραΰτερον δ' ἂν γίνοιτο[5] εἰ ἀντὶ τῶν στροβίλων μαλάχης σπέρματος ἴσον λάβοι.
Ὑγιάζειν δὲ δύναταί, φησι, τὰς ἐν κύστει ἑλκώσεις καὶ τὸ κῦφι, καὶ αἱ κυφοειδεῖς ἀν-
τίδοτοι. Ἐγὼ δὲ ἐπὶ τῶν παλαιοτέρων τούτῳ χρώμενος οὐκέτι ἐδεήθην ποικιλωτέ-
ρου[6]. Χαμαίδρυος, χαμαιπίτυος ἀνὰ ∠ κδ', ἀσάρου, πεπέρεως λευκοῦ ἀνὰ ∠ ζ', κινναμώμου ∠ α' ὡς ἐπὶ λειοτάτου δίδωμι κοχλιάρια β', διὰ κρητικοῦ γλυκέος. Εἰ δὲ πυ-
ρέσσοι[7], ὕδατος[8] κυ. γ', δήξεως δὲ ἑλκώδους ὑπαρχούσης, καὶ ἀμύλου β' κοχλιάρια[9],
καὶ σικύου σπέρματα[10] ιε' προσβάλλων τοῦ δέοντος ἐφικνοῦμαι. Ταῦτα μὲν ἐκ τῶν[11]
Ἀρχιγένους· Καὶ τὰ διὰ φυσαλίδων[12] δὲ φάρμακα, ἥ τε διὰ τοῦ σπέρματος τῆς
ἀγρίας μαλάχης ἀντίδοτος καὶ ἡ διὰ τραγημάτων εὐχρηστεῖ. Ἐπιθετέον δὲ καὶ κατὰ
τὸν περίναιον καὶ ἦτρον κηρωτὰς μὲν διά τε οἰσύπου[13] πλυτοῦ, καὶ βουτύρου, καὶ
στέατος χηνῶν καὶ στύρακος, εἰς δὲ τὴν κύστιν ἐγχέοντας διὰ κλυστηριδίου μελίκρατον ὑδαρέστατον, ἢ γάλα μετὰ ἐλαχίστου μέλιτος, ἢ μετὰ σικύου σπέρματος, ἢ
τὸ λευκὸν τοῦ ῳοῦ μετὰ πομφόλυγος ἢ τῶν εἰρημένων φαρμάκων τινός. Γενομένου[14]
δὲ τοῦ ἕλκους ἐνετέον τόν διὰ χάρτου τροχίσκον, ἢ τὸν βυθίνον[15], καὶ καταπλάττειν
διὰ φοινίκων καὶ σταφίδων μετὰ κηκίδος, ἀκακίας, ὑποκυστίδος, στυπτηρίας.

Περὶ αἱμορραγίας νεφρῶν.

Ἀτονοῦντες οἱ νεφροὶ πολλάκις οὐ δύνανται τὰ οὖρα ἴσχειν, ἀλλ' εὐρύτεροι ὄντες
χαλῶσί τι τοῦ αἵματος ἐκ τῆς φλεβός, καὶ ἄλλας δὲ παχύτητας[16] ἐῶσιν. Αἱμορραγοῦσι
νεφροὶ πολλάκις καὶ κατὰ περίοδον καθάπερ αἱμορροΐδες, κενωθέντες δὲ ὑποκου-
φίζονται· ἐφ' ὧν οὐδὲν δεῖ[17] παρεγχλεῖν ταχέως, αὖθις στελλομένου τοῦ αἵματος. Εἰ
δὲ ἐπιμένει[18], φλεβοτομητέον ἀπ' ἀγκῶνος καὶ τοῖς πρὸς αἱμοπτοϊκούς[19] τε καὶ τὰς

---

[1] ἀφεψήματι Vulg. Corr. de G. — [2] Du
mot σὺν, T passe aux mots τῇ τῶν οὔρων
διόδω (84 lignes plus loin). — [3] Voir ci-
dessus, p. 413, note. — [4] σικύου σπέρμα
κεκαθαρμένα BACV. Fort. legend. σικ.
σπέρματα κεκαθαρμένα. — [5] γένοιτο V.
— [6] ποικιλλότ. Vulg. Corr. de DBAC.
— [7] πυρέσσει D. — [8] ὕδατι Vulg. Corr.
de D (non certaine). — [9] Ita Vulg.; ἀμύλου κυ. β' D; ἀμ. κο. β' C; ἀμ. δύο κο.

V. — [10] σπέρματος Vulg.; σπέρμα D. Corr.
conjecturale. — [11] τοῦ B. — [12] φυσαλλί-
δων DC. — [13] ὑσσώπου Vulg. οἰσύπου V,
man. secunda in rasura. — [14] νεμομένου
Vulg. Correction conjecturale. Cp. ci-dessus, p. 113, l. 18. — [15] τῶν Βιθυνῶν D;
Βιθυνὸν A C; Βυθίνον B. — [16] παχυτά-
τας Vulg. Corr. de DBACV. — [17] ὅν οὐ
δεῖ D. — [18] ἐπιμένοι HK. — [19] αἱμοπτυϊ-
κοὺς HK.

ἄλλας αἱμοῤῥαγίας φαρμάκοις ἐπί τε νεφρῶν καὶ τῆς αἱμοῤῥαγούσης χρησίέον κυσίέως. Μάλισία δὲ συμφύτου ῥίζαν καὶ τραγάκανθαν οἴνῳ βεβρεγμένην δοτέον[1] αὐτοῖς ⲧαλυγόνου τε καὶ ἀρνογλώσσου χυλὸν σὺν ὀξυκράτῳ ἢ ἀμύγδαλα ⲧικρὰ μετὰ γλυκέως. Ἢ τούτῳ[2] σχισίῆς ∠ α'[3], τραγακάνθης ∠ β', κόμεως ὀβολοὶ ε', γλυκεῖ καταπλάτlειν τε ὠμῇ λύσει, δι' ὀξυκράτου καὶ ῥοδίνου. Ἢ τῷ διὰ τῶν Φοινίκων καὶ σιλιγνίτου μετὰ ἀκακίας ἢ ὑποκυσίίδος ἑψομένων ἐν οἴνῳ σίύφοντι ἢ[4] ὀξυκράτῳ. Ἐπὶ δὲ τῆς κύσίεως αἱμοῤῥαγούσης καὶ σικύαις κατὰ κενεώνων καὶ ἰσχίων χρησόμεθα[5]. Διορισίέον δὲ τὸ αἱμοῤῥαγοῦν μόριον τῇ τε κατὰ τὸν τόπον ὀδύνῃ, καὶ τῷ ἀναμίγνυσθαι[6] τῷ οὔρῳ τὸ αἷμα ἢ μὴ, καθάπερ ἐπὶ τοῦ ⲧύου[7] λέλεκται. Θρομβωθέντος δὲ τοῦ αἵματος ἐν τῇ κύσίει, γνώσει μὲν τοῦτο τῷ τε ἀθρόως ἐπισχεθῆναι τὸ οὖρον μετὰ τὴν τοῦ αἵματος οὔρησιν, καὶ τῷ αἱμάλοπάς τινας ὡς εἰκὸς διεξιέναι, ἢ διαίμους ὑγρασίας. Δίδου δὲ τὸ[8] ζέμα τῆς ἀρτεμισίας ⲧίνειν, καὶ τοῦ ἐλιχρύσου ἢ κονύζης, ἢ ῥαφάνου σπέρμα, ἢ ὀπὸν σιλφίου κυρηναϊκὸν ἢ σελίνου χυλὸν ἐν ὄξει κεκραμένον ἕκασίον, ἢ λαγωοῦ ⲧιτύαν ἢ νεβροῦ ἢ ἐρίφου ἐν ὀξυμέλιτι, ἢ σίακτὴν σὺν ἐλαίῳ καὶ σπόγγους ἔξωθεν ἐξ ἅλμης ἢ σίακτῆς δοτέον θερμῆς. Εἰ δὲ μὴ λύοιτο, τέμνειν τὸν ⲧερίναιον ὥσπερ ἐπὶ τῶν λιθιώντων. Καὶ κομισάμενον τοὺς θρόμβους ⲧροσηκόντως θεραπεύειν.

Ὅσα ἁπλᾶ ⲧρὸς αἱμοῤῥαγίαν[9].

Ῥέου γλυκυσίδος τὸν ἐρυθρὸν κόκκον, ῥάμνου φύλλα, μηδίου ῥίζης, ἵππουριν, κενταυρίου μεγάλου ῥίζαν, ὀπὸν κυρηναϊκὸν[10], σίλφιον, κόνυζαν, ἀψίνθιον, ῥαφάνου σπέρμα, βάτου χυλὸν, σελίνου χυλὸν, ἐν ὄξει κύρνα ἕκασίον. Ἢ διεὶς οἴνῳ διὰ τοῦ αὐλίσκου, ἐνίει[11] τὴν κύσίιν· αἱμοῤῥαγούσης κύσεως ⲧοτίζειν ῥοῦ ⲧοντικοῦ, ἢ σαμίαν γῆν ἢ λημνίαν[12] σφραγῖδα καὶ τὰ σύνθετα ὅσα τοῖς αἱμοπίοικοῖς.

Περὶ σκληρίας νεφρῶν.

Ὅσα δὲ σκληρότητες κατὰ τοὺς[13] νεφροὺς γίνονται, ὀδύνας μὲν οὐκέτι ⲧαρέχουσι, δοκεῖ δὲ ὥσπερ[14] αὐτοῖς ἐκ τῶν κενεώνων κρέμασθαι. Καὶ ναρκώδεις μέν εἰσιν ἰσχίων[15], ἀκρατεῖς δὲ σκελῶν, οὐροῦσι δὲ ὀλίγα. Τὴν δὲ ὅλην ἕξιν τοῖς ὑδατουμένοις μάλισία ἐοίκασι. Τούτους ἀπαλύνειν[16] κηρωταῖς, καὶ μαλάγμασι, τρίψεσι καὶ ⲧυριάμασι[17], καὶ οὐρητικὰ ⲧροσφέρειν, καὶ τὴν γασίέρα ὑποκλύζειν.

Περὶ διαβήτου.

Ὁ διαβήτης ταχεῖα τῶν ⲧινομένων ἐσίὶ διέξοδος, οὐρουμένων τοιούτων οἷαπερ ἐπόθη[18]. Διὸ καὶ διψᾶσιν ἀμέτρως, ὅθεν καὶ δι ψακὸς ἐκλήθη τὸ ⲧάθος, συνισίάμενον ἀσθενούσης μὲν τῆς καθεκτικῆς τῶν νεφρῶν δυνάμεως[19], ἐῤῥωμένης δὲ μᾶλλον τῆς ἑλκτικῆς, καὶ ὅλον ἐξικμαζούσης τὸ σῶμα διὰ θερμασίαν ἄμετρον. Πρὸς ταύτην οὖν ἐνισίάμενοι[20] τὰς τροφὰς ⲧλείονάς τε καὶ δυσμεταβλήτους καὶ μὴ καθύγρους δώσομεν,

[1] δίδου D. — [2] Sc. χρησίέον, nisi leg. sit τοῦτο, ut D, qui infra : ἢ τό. — [3] ∠ δ' D. — [4] ἢ καὶ HK. — [5] χρησώμεθα Vulg. Corr. de DHK. — [6] ἀναμεμίχθαι HK. — [7] ⲧίου Ald. Corr. DHKBAGV. — [8] τῷ Ald. — [9] Ce paragraphe, avec son titre, est une addition de D. — [10] κηρυναϊκὸν ms. Corrigo. — [11] ἐνίεῖν ms. Corrigo. — [12] λιμνίαν ms. Corrigo. — [13] Om. DHKB ACV; fort. delendum. — [14] Om. DV. — [15] τὰ ἰσχία HK. fort. mel. — [16] ἀπολύειν D. — [17] ⲧυριάσμασι Vulg. Corr. de HK. — [18] ἐπεδόθη D. — [19] Om. DHKBV prave. — [20] Fort. legend. ἐνισίῶμεν.

οἷον ἅλικα μετὰ ῥοσάτου, ἢ ῥοδομήλου, ἢ ὑδρομήλου, ἢ οἴνου τῶν μὴ παλαιῶν ἢ ἄλλως θερμῶν τινὸς, λαχάνων δὲ ἴντυβα, σέριν, θριδακίνας, καὶ ἰχθύων τοὺς πετραίους, καὶ τῶν συῶν τοὺς πόδας τε καὶ τὰς μήτρας, ἀπίους τε καὶ μῆλα, καὶ ῥοιὰς, καὶ πίνειν ψυχρόν. Προποτισ7έον δὲ αὐτοὺς πολυγόνου χυλὸν καὶ ἐλενίου[1] ἐν οἴνῳ μέλανι, καὶ φοινίκων ἀπόβρεγμα[2], καὶ μύρτων. Καταπλασ7έον δὲ ὑποχόνδριον[3] καὶ νεφροὺς ἄλφιτον ἐν ὀξυροδίνῳ καὶ φύλλα ἀμπέλου καὶ κοτυληδόνος, καὶ ἐλξίνης καὶ ἀνδράχνης. Ἰδρῶτάς τε ποιεῖν αὐτοῖς καὶ ἐμέτους ἀπὸ ψυχροῦ πόσεως καὶ τῶν διουρητικῶν παντοίων ἀπέχεσθαι, κατ᾽ ἀρχὰς δὲ καὶ φλεβοτομεῖν, οὐδὲν ἄτοπον.

Περὶ σ7ραγγουρίας καὶ δυσουρίας.

Μήτε φλεγμονῆς, μήτε λίθου, μήτε ἄλλου τινὸς τῶν εἰρημένων παρόντος, εἰ μὲν δριμύτης εἴη κατὰ τὸ οὖρον καὶ ἡ ὅλη ἕξις ἢ καὶ τὰ λοιπὰ σημεῖα, χολὴν[4] ἐμφαίνει[5]. Διὰ ταύτην ἡ δυσουρία ἢ σ7ραγγινὴς συνίσ7αται· καὶ δεῖ[6] τοῖς ἀλλοιοῦσι ταύτην καὶ κατακιρνῶσιν κεχρῆσθαι πτισάνης τε χυλῷ καὶ ἰχθύσιν καὶ βαλανείοις καὶ τῇ συμφώνῳ διαίτῃ τῶν δριμέων ἀπεχομένους, καὶ οἴνου καὶ γυμνασίων καὶ θυμοῦ καὶ βραδυσιτίας. Εἰ δὲ τῶν τε οὔρων ἡ λεπτότης τε καὶ λευκότης καὶ τὰ λοιπὰ σημεῖα ψυχρὰν ἄγει δυσκρασίαν, οἶνός τε θερμὸς ἁρμόσει καὶ κονδῖτα καὶ τὰ[7] διουρητικὰ τῶν φαρμάκων τε καὶ βρωμάτων, ἐγκαθίσματα τε θερμότερα· πρὸς δὲ τῷ λευκῷ καὶ παχυτέρων[8] φαινομένων τῶν οὔρων, φλεγματικὸν ὑποληπτέον χυμὸν ἐμφράξαντα τὸν τράχηλον τῆς κύσ7εως· καὶ δεῖ ὀξυμέλιτι χρῆσθαι[9], καὶ τοῖς δι᾽ ὑσσώπου, καὶ γλήχωνος ἢ ὀριγάνου, ἢ θύμου, ἢ σιλφίου, ἐνεψηθεῖσι μελικράτῳ, καὶ ἐν βροχαῖς θερμοτέραις· εἴτε δὲ παχὺς χυμὸς[10], εἴτε λίθος, εἴτε θρόμβος[11], ἤ τι τῶν τοιούτων ἐμφράξαν ἐμποδίζοι[12] τῇ τῶν οὔρων διόδῳ καθετηρίζειν αὐτούς, εἰ μὴ φλεγμονὴ τοῦ μορίου παρείη· τὰς δὲ ἐν πυρετοῖς δυσουρίας ἰᾶσθαι ἐν βροχῇ διὰ πηγανίνου[13], ἢ ἀνηθίνου ἢ παλαιοῦ ἐλαίου· ἐπεχομένης δὲ τῆς κοιλίας[14], ἐνιέσθωσαν τήλεως ἢ μαλάχης ἀφεψήματι. Ἐγκαθιζέσθωσαν τε[15] καὶ οὗτοι[16] οἱ προλεχθέντες εἰς ὑδρέλαιον ἤ τι τῶν εἰρημένων εἰδῶν, εἰς ἀφέψημα σὺν τῷ ἐλαίῳ[17]. Κηρωτῇ[18] δὲ αὐτοῖς ἁρμόσειεν αὕτη· ἀγρίας μαλάχης ῥίζαι ἐν σικυωνίῳ σὺν ὀλίγῳ ὕδατι ἑψόμεναι[19] ἕως οὗ φρύγωσιν· καὶ αὗται μὲν ῥύπτονται[20], τῷ δὲ ἐλαίῳ μίγνυνται χυλὸς πηγάνου τὸ τέταρτον μέρος, καὶ κηροῦ καὶ κασ7ορίου τὸ αὔταρκες[21].

Ἀντίδοτος νεφριτικῶν καὶ ἰσχιατικῶν[22].

Ἐντεριώνης, ὀποπάνακος ἀνὰ Γο´ α´· ἡ δόσις ∠ β´. Ζωπύρου[23] ἄλλο· κυνογλώσ-

---

[1] χυλῷ καὶ ἐλενίῳ (sic) HK. — [2] ἀπόβρέγματι HK, fort. mel. — [3] ὑποχόνδρια D. — [4] χολώδει (pro χολώδη?) D. — [5] ἐμφαίνοιτο D; ἐμφαίνοι HKBACV. — [6] δὴ Vulg. Corr. de DHKAC. — Om. A. — [8] παχυτέρῳ Vulg. Corr. de BV. — [9] καὶ τῷ δι᾽ ὀξυμέλιτος κεχρῆσθαι HK. Les deux leçons peuvent se soutenir, mais celle de HK est préférable. — [10] χ. π. Vulg. Corr. de HK. — [11] θρόμβωσις D. — [12] ἐμποδίζει DK; τήν τι οὔρ. διόδον D. Le ms. T re-

prend ici avec τῇ τῶν οὔρ. διόδῳ. (Cp. ci-dessus, p. 645, note 2.) — [13] πηγανίου Vulg.. πηγάνου D. Corr. de V. — [14] γασ7ρὸς HK. — [15] δὲ DHKV. — [16] Om. C. — [17] ἢ εἰς ἀφέψ. τι τῶν εἰρ. εἰδ. σὺν ἐλαίῳ HK, fort. mel. — [18] κηρωτὴ Vulg. Corrigo. — [19] ἕψονται Vulg., et mss. Corrigo. — [20] ῥίπτονται Vulg. Corr. de D. — [21] τὸ ἀρκοῦν HK. — [22] Autre paragraphe ajouté par le ms. D. — [23] Ζωπυρίου ms. Cp. Fabric. Bibl. gr., t. XIII, p. 455-456.

σου, κασ]όρεως, ὀπίου ἴσον. Ἄλλο Ξανθέωνος[1]· κόσ]ου, ναρδοσ]άχυος, λινοσπέρμου, ἀλθαίας σπέρμα, παλιούρου ἀνὰ Γο′ α′· ξυλοβαλσάμου, Γο′ s″, κνίδης[2]
σπέρμα Γο′ η′· ἡ δόσις Γο′ α′.

Περὶ παραλυθείσης κύσ]εως.

Ἡ ποτὲ[3] μὲν δυσουρία, ποτὲ δὲ τῶν οὔρων ἀκούσιος ἔκκρισις[4] ἕπεται, ἐν τῷ
περὶ παραλύσεως ἔμπροσθεν εἴρηται[5].

Περὶ ἐνουρούντων.

Χάλασις τοῦ κατὰ τὸν τράχηλον τῆς κύσεως μυὸς[6], τοῦτο τὸ πάθος ἐργάζεται[7].
Διὸ τοῖς παισὶν ὡς μάλισ]α συμβαίνειν εἴωθεν[8]. Κοινῶς[9] μὲν οὖν τοῖς τονοῦσιν ὡς
μάλισ]α[10] χρησ]έον, οἷον οἰνελαίῳ θερμῷ καὶ τοῖς παραπλησίοις, φυλατ]ομένους
καὶ[11] τὰ ἰσχυρῶς ψύχοντα, περιθάλποντας δὲ μᾶλλον αὐτοὺς ὡς οἷόν τε. Καὶ γὰρ ἡ
ψύξις οἷον παραλύσεως ἔμφασιν ἐργάζεται. Φυσικῶς δὲ ταῦτα δρᾶ· ἀλέκτορος λα-
ρύγγα καύσας[12] δὸς πιεῖν νήσ]ει ἐν ὕδατι χλιαρῷ, ἢ λευκανθέμου ἄνθη ὁμοίως, ἢ
λαγωοῦ ὄρχιν ἐπιξύων[13] εἰς οἶνον εὐώδη[14], πιεῖν δός· καὶ καλαμίνθην, καὶ σμύρναν[15]
δὸς πιεῖν πρὸ τοῦ δείπνου ἢ πηγάνου ἀγρίου σπέρμα φρύξας δὸς πιεῖν ἐπὶ τρεῖς
ἡμέρας. Καταχριέσθω δὲ καὶ τὸ αἰδοῖον αὐτοῦ κιμωλίᾳ[16] μετὰ χυλοῦ περδικιάδος.

---

[1] Fabricius ne cite pas Xanthéon dans son *Elenchus medicorum veterum.* (L. l.). —
[2] κνήδης ms. Corrigo. — [3] Εἰ δὲ ποτὲ D, fort. mel. — [4] οὔρησις Vulg. Corr. de D.
— [5] εἰρημένῳ Vulg. Corr. de D. Ce paragraphe figure de nouveau dans le ms. D et,
cette fois-ci, dans la forme même du texte de l'édit. aldine. — [6] τραχ. μ. τῆς κ. D,
minus recte. — [7] γίνεται D. — [8] Pro συμβ.

εἴωθεν], B : συμβαίνει. — [9] τινὸς D; variante à noter comme singularité paléographique. — [10] ὡς μαλ. om. HK, fort. mel.
—[11] μὲν HK, fort. mel.— [12] καῦσα Vulg.
Corr. de V. — [13] ἐπιξύον Vulg. Corr. de
DBC. — [14] ἐν οἴνῳ εὐώδη D.— [15] ζζ (sc.
ζιγγίβερι) DH; variante fréquente dans les
mss. médicaux. (Cp. ci-dessus, p. 644, n. 2.)
—[16] κιμωλίαν Vulg. Corr. de HK.

SECTION X.

FRAGMENTS DE RUFUS

EXTRAITS D'IBN EL-BEÏTHAR, DJAMI EL-MOUFFRIDAT

(TRAITÉ DES SIMPLES[1].)

495.

112. — ÉPITHYM.

RUFUS : La plus forte dose d'épithym est de dix drachmes avec du vin cuit[2].

---

[1] Voir la Préface, V, x. — Cette section fait suite à la page 548.
[2] Le nᵒ 1023 du fonds arabe de Paris ajoute : «réduit en poudre.» — (Dr L. L.)

496.

113. — ABSINTHE.

Rufus : Elle est échauffante, apéritive, résolutive; elle dessèche la tête, éclaircit la vue, embellit le teint et fait secréter l'urine. Cependant son amertume déplaît aux gens faibles.

497.

161. — ONAGRE.

Rufus, dans le troisième chapitre de la *Mélancolie* : C'est cette plante de laquelle on dit que la terre dans laquelle elle pousse jouit de la propriété d'apprivoiser les animaux féroces, et cela parce qu'elle adoucit le caractère. Elle est un peu froide, et ce qui chez elle rappelle le vin n'est pas bien prononcé.

498.

453. — L'AIL.

Rufus : Il incise les humeurs grossières et visqueuses. Il nuit à la vue en ce qu'il brûle les tuniques et les humeurs de l'œil, et trouble la vision. — Rufus dit autre part : Il nuit à l'oreille, à la tête, au poumon, aux veines. S'il existe de la douleur quelque part, il l'aggrave. — Rufus, dans un autre endroit : L'ail engendre des vents. Il convient mieux à l'état frais pour provoquer l'écoulement de l'urine, relâcher le ventre et expulser les vers intestinaux.

499.

467. — FROMAGE.

Rufus : Il développe la pituite, échauffe le ventre, provoque la soif et des rapports acides. S'il est digéré, il est très-nourrissant. Préparé par la cuisson, il vaut mieux que préparé par la présure. Le frais vaut mieux que l'ancien. Cuit, il vaut mieux que cru. Toutes les variétés en sont mauvaises et nuisibles. A l'état frais, il est laxatif et sert d'antidote contre la léthargie.

500.

548. — THYM.

Rufus : Le thym et la sarriette éclaircissent la vue et atténuent la pituite. Le thym est plus actif en cela que la sarriette.

501.

696. — POIS CHICHE.

Rufus : Il nourrit suffisamment. Il détermine de la tuméfaction dans les chairs. Il fait dans le corps ce que fait le levain dans la pâte et le vinaigre dans la terre.

502.

755. — PAIN.

Rufus : Le pain de son relâche le ventre. Celui de fleur de farine le resserre.

Le pain fermenté relâche, et le pain azyme constipe. Les grands gâteaux sont plus légers que les petits et plus nourrissants. Le pain de fourneau est plus humide que celui de four. Le pain cuit sous la cendre constipe. Le pain préparé avec du lait est très-nourrissant. Le pain chaud échauffe et dessèche; le pain refroidi agit différemment. Le pain fait avec du vieux froment engraisse. — LE MÊME, autre part : Le pain sur lequel on a répandu de la graine de pavot fait dormir. Celui sur lequel on a répandu de la graine de nigelle et de cumin est dessiccatif et ne gonfle pas; au contraire, il dissipe le gonflement. Le pain mou est plus nourrissant et plus humectant. Il passe plus promptement. Le pain sec agit d'une façon contraire.

503.

767. — MOUTARDE.

RUFUS : Elle relâche le ventre.

504.

792. — LAITUE.

RUFUS dans son *Traité du régime :* La laitue est salutaire contre toutes les affections qui proviennent de l'ivresse, si on la prend en buvant du vin. Elle est bonne contre l'irritation de l'estomac, mais elle nuit aux intestins et provoque le dévoiement. — LE MÊME, autre part : La laitue relâche le ventre.

505.

813. — VINAIGRE.

Rhazès dans le *Continent*[1] : Au dire de RUFUS, le vinaigre subtilise les humeurs grossières, resserre le ventre et calme la soif. Il dit aussi dans son *Livre du régime :* Le vinaigre est froid; il éteint l'inflammation plus promptement que tout autre moyen. Les sujets qui ont les poumons faibles et qui usent habituellement du vinaigre, marchent promptement à l'hydropisie. Ceux qui fatiguent après son ingestion, n'ont rien à en redouter. Il tuméfie et engendre des flatuosités. Il excite l'appétit et aide à la digestion. Il combat la pituite.

506.

820. — VIN.

Si les accidents s'aggravent [dans le cas des convulsions causées par l'abus du vin], il faut renoncer pour longtemps au vin et n'en boire que modérément le reste de l'existence. On a recours aussi aux grandes hiéras, dont la meilleure est celle de RUFUS. En voici la formule : On prend de la lavande stœchas récente et triturée, 2 drachmes; de la petite centaurée, 1 drachme; de la pulpe de coloquinte, 2 daneks; de l'agaric, 4 daneks; de l'euphorbe, 1 danek; du gingembre, de l'agalloche, du castoreum, de chacun 1 danek. Cette boisson évacue les humeurs des nerfs, du cerveau et de la moelle épinière[2]. Elle est également salu-

---

[1] Voir ci-dessus notre fragment 404.

[2] La suite est, soit de Rufus, soit plutôt du compilateur arabe. (C. É. R.)

taire dans toutes les maladies telles que l'épilepsie, l'apoplexie, la paralysie, le coma, la stupeur, les convulsions et les contractures de nature humide. Ce remède n'a pas son pareil. Parfois on remplace la coloquinte par son poids d'extrait d'élatérium, si l'on a de la coloquinte cariée et trop vieille.

507.

830. — Pêche.

La pêche sèche se digère difficilement.

508.

855. — Grive.

Menhadj. Au dire de Rufus, c'est le meilleur des oiseaux champêtres (quant à la chair). Vient ensuite celle des merles, des cailles, des perdrix, des francolins, des perdreaux, des tourterelles, des pigeonneaux, des colombes et des ramiers. Elle est chaude et sèche[1].

---

[1] Restent à publier les fragments compris dans le *Traité des simples*, d'Ibn el-Beïthar, aux chapitres dont les titres suivent : Mespilus; — Gingembre (pour mémoire), fausse attribution à Rufus, par Sontheimer, d'un fragment de l'auteur arabe Douis ben-Tenim. — Raphanus; — Apium; — Chou; — Coriandre; — Poire; — Lait (morceau de plusieurs pages). Voir ces fragments dans les *Not. et extr. des Mss.*, t. XXV, 1ʳᵉ partie.

CORRECTIONS ET ADDITIONS.

N. B. — Toutes les observations non signées sont du continuateur.

Page 3. Rapprocher de cette page le fragment 293, extrait de Rhazès (p. 504-505).

P. 6, l. 10. Voyez Soranus, 75, 18; Orib. *Syn.* VII, 24; VII, 29. (Ch. Dar.)

P. 12, l. 11. Rapprocher le fragment 294.

P. 16, l. 11. λιπαρὸν]. Fort. legend. λιπαροῦ. Cp. Rhazès, fragm. 276.

P. 20, l. 2. Voy. Schol. sur Galien, cod. de Mynas, p. 185 de la copie (?), autre passage de Rufus sur les ulcères, p. 189. (Ch. Dar.)

P. 22, l. 10. Voy. Clinch. p. 62. Cp. Alex. de Tralles, XI, p. 562 ; Aét. I, 122 ; Paul d'Ég. III, 45. (Ch. Dar.)

P. 26, à la marge inférieure : Voy. Orib. t. III, p. 686, l. 32-33. (Ch. Dar.)

P. 31, l. 5. ἀκρατεῖς δὲ] τῶν addendum (?) (Ch. Dar.)

P. 33, note sur la l. 7, après *codd.* ajouter Ma. (Ch. Dar.)

P. 43. l. 5. Voy. Orib. t. IV, ἐκλογαί, cap. 146 ou 147 ; Aét. 112-125 ; Soranus, p. 244, l. 13. (Ch. Dar.)

P. 51, notes, col. 2, l. 4, après α), ajouter A.

P. 59, notes, col. 2, l. 4, lire γὰρ.

P. 140, l. 12, ὑπὲρ] ἐπὶ. Après καταπίνωμεν ajouter ὑπὲρ (voy. l'abrégé). (Ch. Dar.)

P. 227, l. 6 : Τοῦ βάθους νοουμένου]. Annotation manuscrite portée sur une épreuve : τοῦ β. μὴ νοουμ. (?) *Tandis que l'on ne sent pas sa profondeur.* — Cette correction est probable. Cp. p. 229, l. 2.

P. 233, l. 7 : ἄλλων τε τεχνῶν]. Note de la même main : ἄλλων δὲ τ. Correction plausible.

P. 235, l. 20 : αἱ [ἢ (?)]. N. de la même main : «καὶ αἱ φρ.?» Bonne conjecture.

P. 238, sur la note de la p. 136, l. 1, παρὰ [κατὰ?] ὅσον...]. Annotation de la même main : *Omiserim potius.*

Même page, sur la note de la p. 139, l. 6, [ἡλικιῶν]. Annotation de la même main : ? ἡλικίας.

P. 240, l. 23 : συνερ[γεῖ] γὰρ τῇ]. Annotation de la même main : συνεργεῖ δὲ τῇ? (Bonne correction. M. Daremberg avait écrit συνέρ[γει], qui est peu probable. C. É. R.)

Même page, l. 24 : χονδρώδης]. Annotation de la même main : τὸ χονδρῶδες? (Cette correction n'est pas absolument nécessaire. C. É. R.)

P. 280, note 5. Variantes du ms. C d'Aétius (ms. de Paris, n° 2193) : L. 4 du texte grec, après χαλεπὸν] τοῦτο add. — L. 7, ὡς πρὸς] ὥσπερ. — L. 12, om. ὑπάρχοντα. — L. 15, ἐκτέμνοι. — L. 16, δύναιτο. Om. τὸ. — L. 20, après ἰσχίων] ἀγχώνων. — Pro περὶ πήχεων] παραπλησίων.

P. 282, note 3. Variantes du même ms. L. 3, μὲν] δὲ. — L. 5, τοῖς καυτηρίοις. — L. 8, ἑκάτερα. — L. 10, ἔνδοθέν τε. —L. 12, καίειν δὲ. —L. 14, ὅθεν] ἔνθα. — L. 17, ὅταν. — Ligne avant-dernière, lire τὰ ἐπιρρ.

P. 323. Ἱερὰ Ῥούφου. Un manuscrit que j'ai consulté à la bibliothèque de Saint-Marc (cl. II, cod. 171) et rempli d'*Excerpta medica*, contient plusieurs des fragments d'Aétius que nous rapportons. Je donnerai seulement les variantes importantes. P. 323, l. 8, om. οὔγγ. ι'. — P. 324, l. 9, προμελετ. — L. 10, παραληκτικοῖς. — L. 12, προσάγειν εἴωθεν (cp. rédaction de P). Εἰ δέοι. — L. 13, après τῶν] add. δὲ.—L. 14, μικρὰ mel. — P. 325, l. 4, καθαρτέον. — L. 6, σύγκεινται. On voit que, dans notre fragment 61, la rédaction du codex Venetus semble avoir été faite avec les deux sources dont procèdent le ms. de Paris et celui d'Oxford. — P. 327, l. 2, ἄλλας ajouté comme dans P. — L. 4, om. τὸν. — L. 8, avant λιχηνώδεσιν] καὶ τοῖς add. — L. 11, ἐνοχλουμένοις. — P. 328, l. 1, τάριχον παλαιὸν καὶ ὀρίγανον χλωρὸν. — L. 4, ἀφεψήσαντας. — L. 5, ἢ add. ante τούς. — L. 6, ἀλλ' οὐδὲ. — L. 7. δῆλον δέ που om. f. mel. — L. 11, πέπονος καὶ σικύου. — L. 14, καὶ ποθ.] καὶ om. f. mel. — P. 329, l. 3, βραχυτάτων. L. 3, αὐτοὺς add. post. δὲ. — L. 9, τρία om. — L. 11, λεάνας. — L. 13. προηπριστηκόσι, f. mel.—L. 14, κατατεμνέσθωσαν.—P. 330, l. 1, τὰ τμήματα ἀφ. ἐσπ.] ταῦτα. — L. 2, πλῆθος... ἐπισ7ροφείτω. — Post συνεχῶς] ἐκ add. — L. 4, δακτύλων ἢ πτερῶν.—L. 7, ∠ γ'.—L. 8, καταπείροντες.—Après ἔπειτα, rédaction différente : τὰ τοῦ ἐλλεβόρου κάρφη πηγνύμενα τοῖς κεντήμασιν. — P. 331, l. 1. νύκτα ὅλην. — ἐπαίρονται om. — L. 2, post ῥαφαν.] τὰ κάρφη ῥίπ7ειν add. — L. 4, pro δεῖ δὲ ἐκ. ἀκρ.] Προσεκτέον f. mel.

P. 359, fragm. 71, n. 1, *au lieu de*: Cp. fragm. 73, §8, *lire* :...§5.

P. 389 et suiv. (Fragments extraits d'Alexandre de Tralles.) Cette partie de notre publication était imprimée lorsque nous avons eu connaissance d'une nouvelle édition d'Alexandre, avec traduction allemande, donnée à Vienne, par le Dr Puschmann. Ce travail nous a suggéré quelques remarques dont nous présenterons les suivantes, à titre de spécimen. P. 389 du présent vol. (liv. VIII), liv. XI de l'édit. de Vienne, ligne 5, ὁρωμένων]. Le Dr P. conjecture et adopte ὁρῶμεν, d'après la trad. lat. — P. 390, l. 5, εἴη] le Dr P. lit ἀπείη, ce qui confirme notre traduction. — L. 10, ἐμετοί], éd. de V. : ἔμετοι, bis. Nous maintenons notre accentuation.—P. 391, l. 10. L'éd. de V. ne ponctue pas après νεφριτικοῖς, ce qui ne peut être qu'une inadvertance.—L. 13, après νεφριτικοῖς, il faut restituer avec l'éd. de V. : ὄπισθεν μᾶλλον καὶ περὶ τὰς λαγόνας, ἐπὶ δὲ τῶν κωλικῶν ἔμπροσθεν πλέον ἢ ὄπισθεν. Καὶ σ7ύψις δὲ περὶ τὸν οὐρητικὸν γίνεται πόρου τοῖς νεφριτικοῖς. — P. 392, l. 10, l'éd. de V. adopte ἐμβιβαζέσθωσαν.

P. 463, titre du fragm. 140, *lire* : cerebri.

P. 489, l. 22, *lire* : laxetur.

TABLE ALPHABÉTIQUE

DES MATIÈRES

CONTENUES

DANS LES ŒUVRES DE RUFUS D'ÉPHÈSE.

A

B

C

D

E

F

J

K

L

M

N

O

P

PLEURÉSIE, 227, 477.
PLÈVRES, 156, 178.
PLICHADES. Voir PÉRINÉE.
PLOMB appliqué sur les régions lombaires, 430.
PNEUMA, 166, 184, 223.
PODAGRE. Voir GOUTTE.
POILS follets, 135, 139.
POINTE du cœur, 155; — du nombril, 146.
POIREAU, 14, 81, 276, 289, 417, 451, 546.
POIRES, 37, 59, 402.
POIS, 322;—chiches, 322, 400, 445, 541, 649.
POISSONS, 259, 374; — à chair molle, 17, 58, 83.
POITRINE, 145; —(affections de), 477.
POIVRE, 367, 395; — blanc, 224, 268, 293, 308, 452;—long, 308, 323, 386; — noir, 386.
POIX, 340, 449.
POLIUM, 6, 8, 29, 308, 323, 324, 388, 450, 452.
POLLUTIONS nocturnes, 123.
POLYPES, 545.
POLYPODE, 267.
POMMES, 402, 426; — du pharynx. Voir GLANDES. —de pin, 414, 423.
POMMETTES, 139.
PORTE-GRAIN de raisin, 141.
PORTES des veines, 175.
PORTIER. Voir PYLORE.
POTION à la centaurée, 275.
POUCE, 144.
POULE (Graisse de), 39.
POULET, 321: —, plante, 17.
POULIOT, 29.
POULPES, 322.
POULS, 183, 219 et suiv.; parties additionnelles, 610;—caprizant, 231;—dicrote, 230;—eurhythmique, 228; — formiçant, 231; — grand, 228;

— intercident, 230;—myure, 229, 639; — des nouveau-nés, 632; — pararrhythmique, 228; — plein, 228; — rapide, 228; — vermiculaire, 231.
POUMONS, 175; —, aliment, 546.
POUPÉE, partie de l'œil, 136.
POURANGION, 385.
POURPIER, 17, 37, 73, 334, 385.
PRAXAGORE, cité, 161, 163, 165, 166, 220, 613, 626.
PRÊLE, plante antihémorragique, 42.
PRÉPUCE, 146.
PRÉSURE de lièvre, etc., 43.
PRIAPISME, 119, 431.
PROCARDION, 145.
PROCONDYLES, 144.
PROJECTILES divers, 214.
PROJECTION (ἔῤῥιψις), sens de ce mot dans Hippocrate, 296.
PROMENADE, 527.
PRONOSTIC médical, 201.
PROPOMA, 439.
PROSTATE, 182.
PROSTHÉ. Voir PRÉPUCE.
PSOAS, muscles en dedans des lombes, 159.
PSORIASE de la vessie, 57, 423.
PTERNA. Voir TALON.
PTISANE, 15, 36, 48, 334, 394, 413, 416.
PUBIS en général, 194;—chez l'homme, 146;—chez la femme, 147.
PUPILLE de l'œil, 136, 172.
PURÉE de légumes, 58.
PURGATIF, 299, 383, 405, 457, 487; — à l'hiéra, 452; — à l'hiéra de Rufus. Voir REMÈDE SACRÉ DE RUFUS.
PUS, 409.
PUSTULES, 465.
PYGES. Voir SIÉGE.
PYLORE, 157, 179.
PYRÈTHRE, 307, 340.

S

43

V

X

Z

TABLE DES MATIÈRES.

www.ingramcontent.com/pod-product-compliance
Lightning Source LLC
Chambersburg PA
CBHW031537210326
41599CB00015B/1924